IMIP – Instituto de Medicina Integral Prof. Fernando Figueira

Diagnóstico Diferencial em
PEDIATRIA

3ª Edição

IMIP – Instituto de Medicina Integral Prof. Fernando Figueira

Diagnóstico Diferencial em
PEDIATRIA

3ª Edição

Organizadores

João Guilherme Bezerra Alves

Doutorado em Medicina pela Universidade Federal de Pernambuco – UFPE – Recife - PE

Coordenador do Programa de Pós-Graduação do Instituto de Medicina Integral
Prof. Fernando Figueira – IMIP – Recife - PE

Diretor de Ensino do Instituto de Medicina Integral
Prof. Fernando Figueira – IMIP – Recife - PE

Professor Adjunto da Faculdade de Ciências Médicas da Universidade Estadual de
Pernambuco – UPE – Recife - PE

Tutor da Faculdade Pernambucana de Saúde – FPS – Recife - PE

Carlos Henrique Bacelar Lins de Albuquerque

Residência Médica em Pediatria pelo Instituto de Medicina Integral
Prof. Fernando Figueira – IMIP – Recife - PE

Preceptor da Residência Médica do Instituto de Medicina Integral
Prof. Fernando Figueira – IMIP – Recife - PE

Preceptor da Residência Médica de Pediatria da
Universidade Federal de Pernambuco – UFPE – Recife - PE

IMIP
Instituto de Medicina Integral
Prof. Fernando Figueira

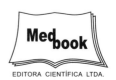

Medbook
EDITORA CIENTÍFICA LTDA.

Diagnóstico Diferencial em Pediatria – 3ª edição
Direitos exclusivos para a língua portuguesa
Copyright © 2013 by
MEDBOOK – Editora Científica Ltda.

NOTA DA EDITORA. Os organizadores desta obra verificaram cuidadosamente os nomes genéricos e comerciais dos medicamentos mencionados; também conferiram os dados referentes à posologia, objetivando informações acuradas e em acordo com os padrões atualmente aceitos. Entretanto, em função do dinamismo da área da saúde, os leitores devem prestar atenção às informações fornecidas pelos fabricantes, a fim de se certificarem de que as doses preconizadas ou as contraindicações não sofreram modificações, principalmente em relação a substâncias novas ou prescritas com pouca frequência. Os organizadores e a Editora não podem ser responsabilizados pelo uso impróprio nem pela aplicação incorreta de produto apresentado nesta obra.

Apesar de terem envidado o máximo esforço para localizar os detentores dos direitos autorais de qualquer material utilizado, os coordenadores e editores desta obra estão dispostos a acertos posteriores caso, inadvertidamente, a identificação de algum deles tenha sido omitida.

Editoração Eletrônica: REDB – Produções Gráficas e Editorial Ltda.

CIP-BRASIL. CATALOGAÇÃO-NA-FONTE
SINDICATO NACIONAL DOS EDITORES DE LIVROS, RJ

D526
3 ed.

Diagnóstico diferencial em pediatria / organização João Guilherme Bezerra Alves, Carlos Henrique Bacelar Lins de Albuquerque. - 3 ed. - Rio de Janeiro : MedBook, 2013.
880 p. : il. ; 24 cm.

ISBN 978-85-99977-91-0

1. Crianças - Doenças - Diagnóstico. 2. Pediatria I. Alves, João Guilherme Bezerra.
II. Albuquerque, Carlos Henrique Bacelar Lins de.

13-00536   CDD: 618.920075
                                CDU: 616-053.2-071

26/04/2013

Reservados todos os direitos. É proibida a duplicação ou reprodução deste volume, no todo ou em parte, sob quaisquer formas ou por quaisquer meios (eletrônico, mecânico, gravação, fotocópia, distribuição na Web, ou outros), sem permissão expressa da Editora.

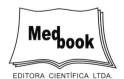

Rua Mariz e Barros, 711 – Maracanã
20270-004 – Rio de Janeiro – RJ
Telefones: (21) 2502-4438 e 2569-2524
contato@medbookeditora.com.br – medbook@superig.com.br
www.medbookeditora.com.br

Colaboradores

Adélia Maria de Miranda Henriques-Souza

Doutorado em Neuropsiquiatria e Mestrado e Ciências do Comportamento pela Universidade Federal de Pernambuco – UFPE – Recife - PE

Preceptora dos Residentes de Neurologia da Universidade Federal de Pernambuco – UFPE – Recife - PE e do Hospital da Restauração – HR – Recife - PE

Neurologista Infantil do Instituto de Medicina Integral Prof. Fernando Figueira – IMIP e do Hospital da Restauração – HR – Recife - PE

Adriana Almeida de Jesus

Pós-Doutoranda em Síndromes Autoinflamatórias pelo National Institutes of Health - USA

Doutorado em Reumatologia Pediátrica pelo Departamento de Pediatria do Hospital das Clínicas da Faculdade de Medicina da Universidade de São Paulo – HCFMUSP - SP

Residência Médica em Reumatologia Pediátrica pelo Instituto da Criança do Hospital das Clínicas da Faculdade de Medicina da Universidade de São Paulo – HCFMUSP - SP

Médica Assistente da Unidade de Reumatologia Pediátrica do Hospital das Clínicas da Faculdade de Medicina da Universidade de São Paulo – HCFMUSP - SP

Adriana Guerra de Castro Borges

Doutorado em Saúde da Criança e do Adolescente pela Universidade Federal de Pernambuco – UFPE – Recife - PE

Especialização no Conceito Neuroevolutivo – Bobath pela Associação Brasileira de Fisioterapia em Neurologia para o Desenvolvimento e Divulgação dos Conceitos Neurofuncionais – ABRADIMENE – São Paulo - SP

Fonoaudióloga com Especialização em Motricidade Orofacial pelo Instituto CEFAC – São Paulo - SP

Docente do curso de Fonoaudiologia da Fundação de Ensino Superior de Olinda – FUNESO – Olinda - PE

Adriana Medeiros de Souza Quaresma Miranda

Especialização em Cardiologia Pediátrica pelo Instituto de Medicina Integral Prof. Fernando Figueira – IMIP – Recife - PE

Médica Responsável pela Avaliação Cardiológica do Berçário, Alojamento Conjunto e Canguru do Instituto de Medicina Integral Prof. Fernando Figueira – IMIP – Recife - PE

Médica Plantonista UTI Pediátrica do Hospital Correia Picanço e da Unidade de Recuperação Cardio-Torácica Pediátrica do Hospital Real Hospital Português de Beneficência de Pernambuco – URCT - RHP – Recife - PE

Médica Plantonista da Unidade de Recuperação Cardio-Torácica Pediátrica - URCT do Pronto-Socorro Cardiológico Universitário de Pernambuco Prof. Luiz Tavares – PROCAPE – Recife - PE

vi Colaboradores

Adriano Almeida Calado
Doutorado em Urologia pela Universidade Federal de São Paulo – UNIFESP - SP
Urologista Pediátrico do Instituto de Medicina Integral Prof. Fernando Figueira – IMIP – Recife - PE
Professor Adjunto de Urologia da Universidade de Pernambuco – UPE – Recife - PE
Chefe do Setor de Urologia Pediátrica do Hospital Universitário Oswaldo Cruz da Universidade de Pernambuco – HUOC-UPE – Recife - PE

Alfredo Meneses Neto
Especialização em Pediatria pela Sociedade Brasileira de Pediatria – SBP
Médico Plantonista da UTI Pediátrica do Instituto de Medicina Integral Prof. Fernando Figueira – IMIP – Recife - PE
Médico Plantonista da UTI Pediátrica do Hospital Universitário Oswaldo Cruz – HUOC – Recife - PE
Médico Plantonista da UTI Pediátrica do Hospital Geral Otávio de Freitas – Recife - PE

Ana Carla Augusto Moura Falcão
Mestrado em Pediatria pelo Centro de Ciências da Saúde da Universidade Federal de Pernambuco – UFPE – Recife - PE
Médica Alergologista e Imunologista do Instituto de Medicina Integral Prof. Fernando Figueira – IMIP – Recife - PE
Médica Imunologista do Pronto-Socorro Cardiológico de Pernambuco – PROCAPE – Recife - PE
Médica Pediatra do Setor DIP Infantil do Hospital Universitário Oswaldo Cruz – Recife - PE

Ana Carla Lins Neves Gueiros
Mestrado em Saúde da Criança e do Adolescente pela Universidade Federal de Pernambuco – UFPE – Recife - PE
Médica Endocrinologista Infantil do Instituto de Medicina Integral Prof. Fernando Figueira – IMIP – Recife - PE
Tutora do curso de Medicina da Faculdade de Pernambucana Saúde – FPS – Recife - PE

Ana Cláudia Mendonça dos Anjos
Especialização em Hematologia e Hemoterapia pela Sociedade Brasileira de Hematologia e Hemoterapia – SBHH
Residência Médica em Hematoncologia Pediátrica pelo Centro Infantil Dr. Domingos A. Boldrini- Campinas - SP
Hematologista Infantil Assistente da Fundação de Hematologia e Hemoterapia de Pernambuco – HEMOPE – Recife - PE
Hematologista do Ambulatório de Hematologia na Policlínica Lessa de Andrade – Recife - PE

Ana Hermínia de Azevedo Ferreira
Especialização em Pediatria e Endocrinologia Pediátrica pelo Instituto de Medicina Integral Prof. Fernando Figueira – IMIP – Recife - PE
Médica do Ambulatório Especializado em Endocrinologia Pediátrica Instituto de Medicina Integral Prof. Fernando Figueira – IMIP – Recife - PE

Ana Luiza Diniz Barbosa Macêdo
Residência Médica em Pediatria pelo Instituto de Medicina Integral Prof. Fernando Figueira – IMIP – Recife - PE
Médica Diarista da Unidade Neonatal do Instituto de Medicina Integral Prof. Fernando Figueira – IMIP – Recife - PE

Colaboradores

Ana van der Linden
Especialização em Neurologia Infantil pelo Hôpital St. Vincent de Paul – Clinique du Prof. Stéphane Thieffry – Université de Paris

Neurologista Infantil do Instituto de Medicina Integral Prof. Fernando Figueira – IMIP – Recife - PE

Ariani Impieri de Souza
Doutorado em Nutrição pela Universidade Federal de Pernambuco – UFPE – Recife – PE e Mestrado em Saúde Materno-Infantil pelo Instituto de Medicina Integral Prof. Fernando Figueira – IMIP – Recife - PE

Tutora do curso de Medicina da Faculdade Pernambucana de Saúde – FPS – Recife - PE

Docente da Pós-Graduação em Saúde Materno-Infantil do Instituto de Medicina Integral Prof. Fernando Figueira – IMIP – Recife - PE

Barbara Guiomar Sales Gomes da Silva
Mestrado em Neuropsiquiatria e Ciências do Comportamento pela Universidade Federal de Pernambuco – UFPE – Recife - PE

Médica Assistente do Ambulatório de Endocrinologia Pediátrica e Preceptora da Residência Médica de Endocrinologia Pediátrica do Hospital das Clínicas da Universidade Federal de Pernambuco – HCUFPE – Recife - PE

Médica da UTI do Hospital das Clínicas da Universidade Federal de Pernambuco – HCUFPE – Recife - PE

Carlos Henrique Bacelar Lins de Albuquerque
Residência Médica em Pediatria pelo Instituto de Medicina Integral Prof. Fernando Figueira – IMIP – Recife - PE

Peceptor da Residência Médica do Instituto de Medicina Integral Prof. Fernando Figueira – IMIP– Recife - PE

Preceptor da Residência Médica de Pediatria da Universidade Federal de Pernambuco – UFPE – Recife - PE

Carolina Alves Pinto Bastos
Residência Médica em Pediatria pelo Instituto de Medicina Integral Prof. Fernando Figueira – IMIP – Recife - PE

Médica Neonatologista da Unidade Neonatal e Preceptora da Residência em Pediatria com Área de Atuação em Neonataologia do Instituto de Medicina Integral Prof. Fernando Figueira – IMIP – Recife - PE

Cláudia Corrêa de Araújo
Mestrado em Saúde da Criança e do Adolescente pela Universidade Federal de Pernambuco – UFPE – Recife - PE

Cirurgiã Pediátrica do Instituto de Medicina Integral Prof. Fernando Figueira – IMIP – Recife - PE

Cirurgiã Pediátrica Concursada da Secretaria de Saúde do Estado de Pernambuco no Hospital da Restauração – HR – Recife - PE e Cirurgião Pediátrica Concursada da Universidade de Pernambuco – UPE – Recife - PE

Cláudio Marques
Residência em Ortopedia pelo Hospital das Clínicas da Universidade Federal de Pernambuco – HCUFPE – Recife - PE

Médico Ortopedista do Instituto de Medicina Integral Prof. Fernando Figueira – IMIP – Recife - PE

Médico Ortopedista do Hospital Otávio de Freitas – Recife - PE

viii Colaboradores

Cleusa Cavalcanti Lapa Santos

Mestrado em Medicina Interna pela Universidade Federal de Pernambuco – UFPE – Recife - PE

Chefe do Setor de Cardiopediatria do Instituto de Medicina Integral Prof. Fernando Figueira – IMIP – Recife - PE

Cardiologista Pediátrica do Hospital das Clínicas da Universidade Federal de Pernambuco – HCUFPE – Recife - PE e Cariologista Pediátrica do Instituto do Coração de Pernambuco – Recife - PE

Danielle Cintra Bezerra Brandão

Mestrado em Pediatria e Ciências Aplicadas à Pediatria da Universidade Federal de São Paulo – UNIFESP - SP

Preceptora da Residência de Pediatria e Neonatologia do Instituto de Medicina Integral Prof. Fernando Figueira – IMIP – Recife - PE

Coordenadora Adjunta do Programa de Reanimação Neonatal do Estado de Pernambuco – Recife - PE

David Negrão Grangeiro

Mestrado em Saúde da Criança e do Adolescente pela Universidade Federal de Pernambuco – UFPE – Recife - PE

Professor Assistente de Cirurgia Pediátrica da Universidade Federal do Ceará – Campos Cariri e da Faculdade de Medicina Estácio – FMJ – Cariri - CE

Eduardo Jorge da Fonseca Lima

Médico com Mestrado em Saúde da Criança pela Universidade Federal de Pernambuco – UFPE – Recife - PE

Coordenador Geral das Residências e Estágios do Instituto de Medicina Integral Prof. Fernando Figueira – IMIP – Recife - PE

Tutor do curso de Medicina da Faculdade Pernambucana de Saúde – FPS – Recife - PE

Emanuel Sávio Cavalcanti Sarinho

Doutorado em Medicina pela Universidade de Pernambuco – UPE – Recife - PE

Professor e Supervisor da Residência Médica em Alergia e Imunologia Clínica e Professor Associado de Pediatria da Universidade Federal de Pernambuco – UFPE - Recife - PE

Cooordenador da Pós-graduação em Ciências da Saúde da Universidade Federal de Pernambuco – UFPE – Recife - PE

Ênio Roberto de Andrade

Mestrado em Medicina pelo Instituto de Psiquiatria do Hospital das Clínicas da Faculdade de Medicina da Universidade de São Paulo – HCFMUSP - SP

Coordenador do Ambulatório de Transtorno de Déficit de Atenção e Hiperatividade – TDAH

Coordenador do Serviço de Psiquiatria da Infância e da Adolescência – SEPIA do Instituto de Psiquiatria do Hospital das Clínicas da Faculdade de Medicina da Universidade de São Paulo – HCFMUSP - SP

Fábia Michelle Rodrigues de Araújo

Mestrado em Saúde Materno-Infantil pelo Instituto de Medicina Integral Prof. Fernando Figueira – IMIP – Recife - PE

Hematologista da Fundação de Hematologia e Hemotarapia de Pernambuco – HEMOPE – Recife - PE

Hematologista e Hemoterapeuta do Hospital Universitário Oswaldo Cruz – HUOC – Recife - PE

Colaboradores

Fabiana Araújo Sperandio
Doutorado em Otorrinolaringologia pela Universidade de São Paulo – USP - SP
Coordenadora da Residência Médica do Instituto de Medicina Integral Prof. Fernando Figueira – IMIP – Recife - PE

Fátima Cristina Mendes de Matos
Doutorado em Clínica Cirúrgica, Cirurgia de Cabeça e Pescoço pela Universidade de São Paulo – USP - SP
Residência Médica em Cirurgia Geral pelo Hospital Municipal Souza Aguiar – Rio de Janeiro - RJ
Residência Médica em Cirurgia de Cabeça e Pescoço pelo Instituto Nacional do Câncer – Rio de Janeiro - RJ
Médica Cirurgiã de Cabeça e Pescoço do Centro de Oncologia do Hospital Universitário Oswaldo Cruz da Universidade de Pernambuco – HUOC-UPE – Recife - PE
Preceptora da Residência Médica em Cirurgia do Internato da Universidade de Pernambuco – UPE – Recife - PE
Médica Cirurgiã de Cabeça e Pescoço do Real Hospital Português de Beneficência de Pernambuco – Recife - PE

Fernanda Maria Ulisses Montenegro
Doutorado em Saúde Materno Infantil pelo Instituto de Medicina Integral Prof. Fernando Figueira – IMIP – Recife - PE
Médica do Ambulatório de Pediatria do Instituto de Medicina Integral Prof. Fernando Figueira – IMIP – Recife - PE
Tutora da Faculdade Pernambucana de Saúde – FPS – Recife - PE

Fernanda Viana Vidal Durão
Residência Médica em Pediatria pelo Instituto de Medicina Integral Prof. Fernando Figueira – IMIP – Recife - PE
Médica Residente em Gastroenterologia Pediátrica do Instituto de Medicina Integral Prof. Fernando Figueira – IMIP – Recife - PE

Fernando Antonio Andrade de Oliveira
Residência Médica em Pediatria pelo Instituto de Medicina Integral Professor Fernando Figueira – IMIP – Recife - PE
Coordenador da Organização de Procura de Órgãos – OPO do Instituto de Medicina Integral Professor Fernando Figueira – IMIP – Recife - PE
Pediatra do Ambulatório de Pediatria no Hospital Barão de Lucena – Recife - PE

Fernando Antônio Ribeiro de Gusmão Filho
Doutorado em Saúde Pública pelo Centro de Pesquisas Aggeu Magalhães da Fundação Oswaldo Cruz – Recife - PE
Médico do Núcleo Hospitalar de Epidemiologia do Instituto de Medicina Integral Prof. Fernando Figueira – IMIP – Recife - PE
Professor da Faculdade de Ciências Médicas da Universidade de Pernambuco – FCM-UPE – Recife – PE

Frederick Lapa Santos
Mestrado em Medicina Interna pela Universidade Federal de Pernambuco – UFPE – Recife - PE
Assistente de Cardiologia e Médico Assistente do Hospital das Clínicas da Universidade Federal de Pernambuco – HC-UFPE – Recife - PE
Tutor do curso de Medicina da Faculdade Pernambucana de Medicina – FPS – Recife - PE

x Colaboradores

Gabriela Ferraz Leal

Doutorado e Mestrado em Genética pela Universidade Federal de Pernambuco – UFPE – Recife - PE

Médica Geneticista do Instituto de Medicina Integral Prof. Fernando Figueira – IMIP – Recife - PE

Médica Geneticista da Universidade de Pernambuco – UPE – Recife - PE

Georgia Lima de Paula

Residência Médica em Pediatria pelo Instituto de Medicina Integral Prof. Fernando Figueira – IMIP – Recife - PE

Médica Preceptora na Enfermaria de Pediatria e Plantonista da Emergência Pediátrica e da UTI Pediátrica do Instituto de Medicina Integral Prof. Fernando Figueira – IMIP – Recife - PE

Tutora do Internato do Instituto de Medicina Integral Prof. Fernando Figueira – IMIP – Recife - PE

Plantonista do Hospital Santa Joana – Recife - PE

Geraldo José Ribeiro Dantas Furtado

Doutorado em Neurociências pela Universidade Federal de Pernambuco- UFPE – Recife - PE

Diretor de Saúde e Chefe do Serviço de Neurocirurgia Pediátrica do Instituto de Medicina Integral Prof. Fernando Figueira – IMIP – Recife - PE

Tutor do curso de Medicina da Faculdade Pernambucana de Saúde – FPS – Recife - PE

Gilliatt Hanois Falbo Neto

Médico Cirurgião Pediátrico com Doutorado em Medicina Materno Infantil pela Università Degli Studi Di Trieste-Itália

Superintendente Geral do Instituto de Medicina Integral Prof. Fernando Figueira – IMIP – Recife - PE

Coordenador Acadêmico dos cursos de Graduação e do Mestrado Profissional em Educação para Profissionais de Saúde da Faculdade Pernambucana de Saúde – FPS – Recife - PE

Pesquisador do Grupo de Estudos da Violência da Diretoria de Pesquisas do Instituto de Medicina Integral Prof. Fernando Figueira – IMIP – Recife - PE

Gisélia Alves Pontes da Silva

Doutorado em Pediatria pela Universidade Federal de São Paulo – EPM/UNIFESP – São Paulo - SP

Mestrado em Pediatria pela Universidade Federal de Pernambuco – UFPE – Recife - PE

Professora Titular de Pediatria e Coordenadora da Comissão de Pós-Graduação do Centro de Saúde da Universidade Federal de Pernambuco – UFPE – Recife - PE

Bolsista de Produtividade em Pesquisa do Conselho Nacional de Pesquisa – CNPq

Hegla Virginia Florêncio de Melo Prado

Mestrado em Saúde Materno Infantil pelo Instituto de Medicina Integral Prof. Fernando Figueira – IMIP – Recife - PE

Coordenadora da Graduação do Instituto de Medicina Integral Prof. Fernando Figueira – IMIP – Recife - PE

Preceptora das Enfermarias de Pediatria Clínica do Instituto de Medicina Integral Prof. Fernando Figueira – IMIP – Recife - PE

Hélio van der Linden Júnior

Especialização em Epilepsia pelo Hospital das Clínicas da Faculdade de Medicina da Universidade de São Paulo – USP - SP

Neurologista Infantil do Centro de Reabilitação e Readequação Dr. Henrique Santillo – CRER – Goiânia - GO

Colaboradores **xi**

Iracy de Oliveira Araujo

Especialização em Nefrologia Pediátrica pelo Instituto de Medicina Integral Prof. Fernando Figueira – IMIP – Recife - PE

Medica da Unidade Renal Pediatrica do Instituto de Medicina Integral Prof. Fernando Figueira – IMIP – Recife - PE

Chefe da UTI Pediátrica do Hospital Universitário Oswaldo Cruz – Recife - PE

Ítalo Roberto Torres de Medeiros

Doutorado em Otorrinolaringologia pela Faculdade de Medicina da Universidade de São Paulo – FMUSP - SP

Especialização em Otorrinolaringologia pela Sociedade Brasileira de Otorrinolaringologia – São Paulo - SP

Diretor de Serviço de Saúde da Otorrinolaringologia do Hospital das Clínicas da Faculdade de Medicina de São Paulo – HCFMUSP - SP

Médico Assistente Doutor do Serviço de Otoneurologia do Hospital das Clínicas da Faculdade de Medicina de São Paulo – HCFMUSP - SP

Izabel Ribeiro da Cunha Lima

Mestrado em Pediatria pela Irmandade da Santa Casa de Misericórdia de São Paulo – ISCMSP - SP

Especialização em Reumatologia pelo Departamento de Pediatria da Faculdade de Ciências Médicas da Santa Casa de São Paulo - SP

Médica do Ambulatório de Pediatria do Ambulatório de Reumatologia e da Emergência Pediátrica do Instituto de Medicina Integral Prof. Fernando Figueira – IMIP – Recife - PE

Jacqueline Rosangela de Araújo

Doutorado em Ciências Biológicas e Mestrado em Saúde da Criança e do Adolescente pela Universidade Federal de Pernambuco – UFPE – Recife - PE

Chefe do Serviço de Endocrinologia Pediátrica e Preceptora da Residência Médica em Endocrinologia Pediátrica do Hospital das Clínicas da Universidade Federal de Pernambuco – HCUFPE – Recife - PE

Jailson de Barros Correia

Doutorado em Microbiologia Médica pela Universidade de Liverpool – Inglaterra

Mestrado em Pediatria Tropical pela Universidade de Liverpool – Inglaterra

Secretário de Saúde da Prefeitura do Recife - PE

Bolsista de Produtividade em Pesquisa do CNPq e Membro Permanente da Câmara de Desenvolvimento Científico e Tecnológico da Fundação de Amparo à Ciência e Tecnologia de Pernambuco – FACEPE - PE

Jaqueline Cabral Peres

Residência Médica em Pediatria pelo Instituto de Medicina Integral Prof. Fernando Figueira – IMIP – Recife - PE

Residência Médica em Hematologia e Hemoterapia – HEMOPE – Recife - PE

Médica Hematologista Infantil do HEMOPE – Recife - PE

Médica Pediatra da Emergência do Hospital da Restauração – HR – Recife - PE

xii Colaboradores

Joakim Cunha Redo

Mestrado em Saúde Materno-Infantil pelo Instituto de Medicina Integral Prof. Fernando Figueira – IMIP – Recife - PE

Especialização em Pediatria e Pneumologia Pediátrica pela Sociedade Brasileira de Pneumologia e Tisiologia – SBPT

Pediatra do Serviço de Pneumologia do Instituto de Medicina Integral Prof. Fernando Figueira – IMIP – Recife - PE

Preceptor do Serviço de Doenças Respiratórias do Instituto de Medicina Integral Prof. Fernando Figueira – IMIP – Recife - PE

João Guilherme Bezerra Alves

Doutorado em Medicina pela Universidade Federal de Pernambuco – UFPE – Recife - PE

Coordenador do Programa de Pós-Graduação do Instituto de Medicina Integral Prof. Fernando Figueira – IMIP – Recife - PE

Diretor de Ensino do Instituto de Medicina Integral Prof. Fernando Figueira – IMIP – Recife - PE

Professor Adjunto da Faculdade de Ciências Médicas da Universidade Estadual de Pernambuco – UPE – Recife - PE

Tutor da Faculdade Pernambucana de Saúde – FPS – Recife - PE

José Nivaldo de Araújo Vilarim

Mestrado em Saúde Materno Infantil pelo Institute of Child Health - University of London – London – England

Médico Pediatra do Instituto de Medicina Integral Prof. Fernando Figueira – IMIP – Recife - PE

Médico Pediatra da Secretaria de Saúde do Governo do Estado de Pernambuco

Preceptor da Residência Médica de Pediatria do IMIP e da Graduação em Medicina da Faculdade Pernambucana de Saúde – FPS – Recife - PE

José Pacheco Martins Ribeiro Neto

Mestrado em Pediatria pela Universidade Federal de Pernambuco – UFPE – Recife - PE

Chefe Unidade Renal Pediátrica do Instituto de Medicina Integral Prof. Fernando Figueira – IMIP – Recife - PE

Coordenador de Tutores da Faculdade Pernambucana de Saúde – FPS – Recife - PE

Jucille do Amaral Meneses

Doutorado em Saúde Materno Infantil pelo Instituto de Medicina Integral Prof. Fernando Figueira – IMIP – Recife - PE

Coordenadora da Residência Médica em Pediatria com Área de Atuação em Neonatologia do Instituto de Medicina Integral Prof. Fernando Figueira – IMIP – Recife - PE

Professora Adjunta de Neonatologia e Coordenadora da Residência Médica em Pediatria com Área de Atuação em Neonatologia da Universidade Federal de Pernambuco – UFPE – Recife - PE

Julianny Sales Silva

Residente da Pneumologia Pediátrica do Instituto de Medicina Integral Professor Fernando Figueira – IMIP – Recife - PE

Médica Pediatra do Instituto de Medicina Integral Professor Fernando Figueira – IMIP – Recife - PE

Karla Danielle Xavier do Bomfim

Mestrado em Saúde Materno Infantil pelo Instituto de Medicina Integral Prof. Fernando Figueira – IMIP – Recife - PE

Preceptora do Ambulatório Geral de Pediatria de Egresso dos Residentes de Pediatria do Instituto de Medicina Integral Prof. Fernando Figueira – IMIP – Recife - PE

Neonatologista da Unidade Neonatal do Hospital das Clínicas da Universidade Federal de Pernambuco – HCUFPE – Recife - PE

Kátia Galeão Brandt

Doutorado em Ciências pela Universidade de São Paulo – USP - SP

Mestrado em Saúde da Criança e do Adolescente pela Universidade Federal de Pernambuco – UFPE – Recife - PE

Professora Adjunta do Departamento Materno Infantil da Universidade Federal de Pernambuco – UFPE – Recife - PE

Luciana Cordeiro Souza Lima

Mestranda em Educação Médica pela Faculdade Pernambucana de Saúde – FPS – Recife - PE

Supervisora do Programa de Residência Médica em Pediatria do Instituto de Medicina Integral Prof. Fernando Figueira – IMIP – Recife - PE

Médica Assistente da Unidade Neonatal Externa do Instituto de Medicina Integral Prof. Fernando Figueira – IMIP – Recife - PE

Médica do Hospital da Restauração – HR – Recife - PE

Luciana Santana Lima

Mestrado em Saúde Materno Infantil pelo Instituto de Medicina Integral Prof. Fernando Figueira – IMIP – Recife - PE

Preceptora de Cirurgia Pediátrica do Instituto de Medicina Integral Prof. Fernando Figueira – IMIP – Recife - PE

Luziane Laís Sabino Luna

Residência Médica em Cirurgia Geral pelo Hospital Getúlio Vargas – HGV – Recife - PE

Residência Médica em Cirurgia Pediátrica do Instituto de Medicina Integral Prof. Fernando Figueira – IMIP – Recife - PE

Médica Plantonista da Cirurgia Pediátrica do Instituto de Medicina Integral Prof. Fernando Figueira – IMIP – Recife - PE

Médica Cirurgiã Pediátrica do Hospital Geral Otávio de Freitas – HGOF – Recife - PE

Luziene Alencar Bonates Lima

Mestrado em Saúde Materno-Infantil pelo Instituto de Medicina Integral Prof. Fernando Figueira – IMIP – Recife - PE

Médica Cardiologista Infantil do Ambulatório Especializado de Pediatria do Instituto de Medicina Integral Prof. Fernando Figueira – IMIP – Recife - PE

Médica Plantonista da Unidade de Terapia Infantil do Pronto-Socorro Cardiológico de Pernambuco – PROCAPE – Recife - PE

xiv Colaboradores

Mara Alves da Cruz Gouveia

Especialização em Pediatria pela Sociedade Brasileira de Pediatria – SBP – São Paulo - SP

Estágio em Gastroenterologia e Nutrição no Hospital La Paz – Madrid – Espanha

Residente em Gastroenterologia Pediátrica pelo Instituto de Medicina Integral Prof. Fernando Figueira – IMIP – Recife - PE

Residência em Pediatria pelo Instituto de Medicina Integral Prof. Fernando Figueira – IMIP – Recife - PE

Marcela Leal da Cruz

Residência Médica em Cirurgia Geral pelo Hospital dos Servidores do Estado – HSE – Recife - PE

Residência Médica em Urologia pelo Hospital Universitário Oswaldo Cruz – HUOC-UPE – Recife - PE

Marcelo Longman Mendonça

Doutorado em Ciências Médicas pela Universidade de São Paulo – USP

Preceptor da Residência de Otorrinolaringologia do Instituto de Medicina Integral Prof. Fernando Figueira – IMIP – Recife - PE

Marcello Pitta Pontual

Mestrado em Pediatria pela Universidade Federal de Pernambuco – UFPE – Recife - PE

Médico Pediatra e Nefrologista Pediatra Voluntário do Instituto de Medicina Integral Prof. Fernando Figueira – IMIP – Recife - PE

Marcelo Soares Kerstenetzky

Especialização em Hepatologia Infantil pela Faculdade de Medicina da Universidade de São Paulo – FMUSP - SP

Coordenador do Centro de Tratamento em Erros Inatos do Metabolismo do Instituto de Medicina Integral Prof. Fernando Figueira – IMIP – Recife - PE

Médico Hepatologista Infantil do Instituto de Medicina Integral Prof. Fernando Figueira – IMIP – Recife - PE

Márcia Jaqueline Alves de Queiroz Sampaio

Mestrado em Saúde Materno Infantil pelo Instituto de Medicina Integral Prof. Fernando Figueira – IMIP – Recife - PE

Médica Preceptora de Pediatria do Instituto de Medicina Integral Prof. Fernando Figueira – IMIP e do Hospital da Restauração – HR – Recife - PE

Membro do Departamento de Segurança Infantil da Sociedade de Pediatria de Pernambuco – SPPE – Recife - PE

Marco Antônio Veloso de Albuquerque

Doutorado em Neurologia pela Universidade de São Paulo – USP - SP

Neurologista Infantil da Fundação Faculdade de Medicina – FFM – São Paulo - SP

Neurologista do Hospital das Clínicas da Faculdade de Medicina de São Paulo – HCFMUSP - SP

Colaboradores **XV**

Margarida Maria de Castro Antunes

Doutorado em Saúde da Criança e do Adolescente pela Universidade Federal de Pernambuco – UFPE – Recife - PE

Mestrado em Pediatria pela Universidade Federal de Campinas – UNICAMP - SP

Médica do Ambulatório de Gastroenterologia Infantil do Instituto de Medicina Integral Prof. Fernando Figueira – IMIP – Recife - PE

Professora Adjunta da Disciplina de Pediatria do Departamento Materno Infantil da Universidade Federal de Pernambuco – UFPE – Recife - PE

Maria Cristina Ventura Ribeiro

Mestrado em Ciências da Saúde pela Universidade Federal de Pernambuco – UFPE – Recife - PE

Residência Médica em Cardiologia e em Cardiologia Pediátrica no Instituto Dante Pazzanese de Cardiologia de São Paulo - SP

Médica do Setor de Cardiologia Pediátrica e Ecocardiografia do Instituto de Medicina Integral Prof. Fernando Figueira – IMIP – Recife - PE

Maria das Graças Moura Lins

Doutorado e Mestrado em Saúde da Criança e do Adolescente pela Universidade Federal de Pernambuco – UFPE – Recife - PE

Médica Pediatra e Plantonista da UTI Neonatal do Hospital das Clinicas da Universidade Federal de Pernambuco – UFPE – Recife - PE

Médica do Ambulatório de Gastroenterologia Infantil do Hospital da Restauração – HR – Recife - PE

Maria do Carmo Menezes Bezerra Duarte

Doutorado e Mestrado em Saúde Materno Infantil pelo Instituto de Medicina Integral Prof. Fernando Figueira – IMIP – Recife - PE

Coordenadora do Doutorado Interinstitucional em Medicina Translacional da Universidade Federal de São Paulo – UNIFESP e do Instituto de Medicina Integral Prof. Fernando Figueira – IMIP – Recife - PE

Tutora da Pós-Graduação *Stricto Sensu* em Saúde Materno Infantil do Instituto de Medicina Integral Prof. Fernando Figueira – IMIP – Recife - PE

Coordenadora da UTI Pediátrica do Hospital Esperança – Recife - PE

Maria Eduarda Nóbrega de Faria

Mestrado em Saúde da Criança e do Adolescente pela Universidade Federal de Pernambuco – UFPE – Recife - PE

Médica do Hospital Geral e Urgência – HGU – Petrolina - PE

Maria Eugênia Farias Almeida Motta

Doutorado em Pediatria e Ciências Aplicadas à Pediatria pela Universidade Federal de São Paulo – UNIFESP - SP

Especialização em Gastroenterologia Pediátrica pela Universidade Federal de Minas Gerais – UFMG – Belo Horizonte – MG e pela Associação Médica Brasileira e Sociedade Brasileira Pediátrica

Professora Adjunta de Pediatria da Universidade Federal de Pernambuco – UFPE – Recife - PE

Colaboradores

Maria Fernanda Branco de Almeida

Doutorado em Medicina pela Escola Paulista de Medicina da Universidade Federal de São Paulo – UNIFESP - SP

Professora Associada da Disciplina de Pediatria Neonatal do Departamento de Pediatria da Escola Paulista de Medicina da Universidade Federal de São Paulo – UNIFESP - SP

Coordenadora do Programa de Reanimação Neonatal e Membro do Conselho Científico do Departamento de Neonatologia da Sociedade Brasileira de Pediatria – SBP

Mariana Pires Jovino Marques

Residência Médica em Pediatria pelo Instituto de Medicina Integral Prof. Fernando Figueira – IMIP – Recife - PE

Residente de Pneumologia Pediátrica do Instituto de Medicina Integral Prof. Fernando Figueira – IMIP – Recife - PE

Marta Cedrim Pituba

Especialização em Ginecologia e Obstetrícia – TEGO e em Ginecologia da Infância de da Adolescência pela Sociedade Brasileida de Obstetrícia e Ginecologia da Infância e do Adolescente – SOGIA – São Paulo - SP

Preceptora do Ambulatório de Ensino da Faculdade Pernambucana de Saúde – FPS – Recife - PE

Preceptora do Ambulatório de Ginecologia Infanto-Puberal do Instituto de Medicina Integral Prof. Fernando Figueira – IMIP – Recife - PE

Matilde Campos Carréra

Doutorado e Mestrado em Medicina Tropical pela Universidade Federal de Pernambuco – UFPE – Recife - PE

Preceptora do Ambulatorio de Dermatologia do Instituto de Medicina Integral Prof. Fernando Figueira - IMIP – Recife - PE

Coordenadora da Residência de Dermatologia do Instituto de Medicina Integral Prof. Fernando Figueira – IMIP – Recife - PE

Tutora da Faculdade Pernambucana de Saúde – FPS – Recife - PE

Supervisora/Auditora Médica da Prefeitura da Cidade do Recife - PE

Melina Tenório Miranda Coimbra

Residente de Gastroenterologia Pediátrica do Instituto de Medicina Integral Prof. Fernando Figueira – IMIP – Recife - PE

Médica Pediatra do Instituto de Medicina Integral Prof. Fernando Figueira – IMIP – Recife - PE

Michela Cynthia da Rocha Marmo

Mestrado em Pediatria e Ciências Aplicadas à Pediatria pela Universidade Federal de São Paulo – UNIFESP - SP

Especialização em Gastroenterologia Pediátrica pela Escola Paulista de Medicina – Universidade Federal de São Paulo – UNIFESP – SP e pela Associação Médica Brasileira - AMB

Médica Gastroenterologista Pediatra do Instituto de Medicina Integral Prof. Fernandes Figueira – IMIP – Recife - PE

Mônica de Aguiar Pacífico Pereira

Especialização em Nefrologia Pediátrica pelo Instituto de Medicina Integral Prof. Fernando Figueira – IMIP – Recife - PE

Médica Pediatra do Hospital Barão de Lucena – Recife - PE

Médica Nefrologista Pediátrica do Real Hospital Português – RHP – Recife - PE

Médica Nefrologista Pediátrica da Unidade Nefrológica – UNINEFRON – Recife - PE

Mônica Maria Coentro Moraes

Mestrado em Pediatria pela Universidade Federal de Pernambuco – UFPE – Recife - PE

Preceptora da Enfermaria de Cirurgia Pediátrica do Instituto de Medicina Integral Prof. Fernando Figueira – IMIP – Recife - PE

Coordenadora de Integração e Tutora do curso de Medicina na Faculdade Pernambucana de Saúde – FPS – Recife - PE

Nara Vasconcelos Cavalcanti

Mestrado em Pediatria Tropical – Universidade de Liverpool – Inglaterra

Preceptora da Enfermaria de Pediatria Clínica do Instituto de Medicina Integral Prof. Fernando Figueira – IMIP – Recife - PE

Médica Plantonista do Setor de Doenças Infecciosas e Parasitárias na Infância do Hospital Universitário Oswaldo Cruz – Recife - PE

Patrícia Gomes de Matos Bezerra

Doutorado em Saúde Materno Infantil pelo Instituto de Medicina Integral Prof. Fernando Figueira – IMIP – Recife - PE

Mestrado em Pediatria pela Universidade Federal de Pernambuco – UFPE – Recife - PE

Coordenadora da Pneumologia Pediátrica do Instituto de Medicina Integral Prof. Fernando Figueira – IMIP – Recife - PE

Tutora no curso de Medicina da Faculdade Pernambucana de Saúde – FPS – Recife - PE

Paula Teixeira Lyra Marques

Especialização em Pediatria pelo Instituto de Medicina Integral Prof. Fernando Figueira – IMIP e em Alergia e Imunologia Clínica em Pediatria pela Universidade Federal de Pernambuco – UFPE – Recife - PE

Médica Assistente do Ambulatório de Imunologia Clínica do Hospital-Dia do Instituto de Medicina Integral Prof. Fernando Figueira – IMIP – Recife - PE

Médica Assistente e Preceptora do Ambulatório de HIV/AIDS da DIP Infantil do Hospital Universitário Oswaldo Cruz da Universidade de Pernambuco – HUOC-UPE – Recife - PE

Paulo Sérgio Gomes Nogueira Borges

Mestrado em Saúde da Criança e Adolescente pela Universidade Federal de Pernambuco – UFPE – Recife - PE

Cirurgião do Instituto de Medicina Integral Prof. Fernando Figueira – IMIP – Recife - PE

Rafael Amora Cruz

Residência Médica em Pediatria pelo Instituto de Medicina Integral Prof. Fernando Figueira – IMIP – Recife - PE

Preceptor da Enfermaria da Pediatria Geral e Médico Plantonista da Emergência Pediátrica do Instituto de Medicina Integral Prof. Fernando Figueira – IMIP – Recife - PE

Renata Teixeira da Silva

Residência Médica em Psiquiatria pela Irmandade da Santa Casa de Misericórdia de São Paulo – SP

Médica Colaboradora do Ambulatório de Ansiedade do Serviço de Psiquiatria da Infância e Adolescência do Instituto de Psiquiatria – SEPIA do Hospital das Clínicas da Faculdade de Medicina da Universidade de São Paulo – HCFMUSP - SP

Rita de Cássia Coelho Moraes de Britto

Doutorado em Saúde Materno Infantil pelo Instituto de Medicina Integral Prof. Fernando Figueira – IMIP

Mestrado em Saúde da Criança e do Adolescente pela Universidade Federal de Pernambuco – UFPE – Recife - PE

Preceptora do Ambulatório de Pediatria do Instituto de Medicina Integral Prof. Fernando Figueira – IMIP e Preceptora da Enfermaria de Pneumopediatria do Hospital da Restauração – HR – Recife - PE

Coordenadora do 3º ano do curso de Medicina da Faculdade Pernambucana de Saúde – FPS – Recife - PE

Roberta Leal Queiroz Silveira

Especialização em Urologia Pediátrica pela Associação Brasileira de Cirurgia Pediátrica – CIPE e em Cirurgia Geral pelo Hospital Getúlio Vargas – HGV – Recife - PE

Cirurgiã Pediátrica do Instituto de Medicina Integral Prof. Fernando Figueira – IMIP e do Hospital Agamenon Magalhães – Recife - PE

Médica Plantonista do Hospital da Restauração – HR – Recife - PE

Roberta Souza da Costa Pinto Meneses

Mestrado em Saúde Materno Infantil pelo Instituto de Medicina Integral Prof. Fernando Figueira – IMIP – Recife - PE

Médica Plantonista da Unidade de Terapia Intensiva Pediátrica e Médica Diarista da Unidade Renal Pediátrica do Instituto de Medicina Integral Prof. Fernando Figueira – IMIP – Recife - PE

Médica Plantonista da Emergência Pediátrica do Hospital Helena Moura – Recife - PE

Roberto José Alves Casado

Mestrado em Saúde Materno Infantil pelo Instituto de Medicin Integral Prof. Fernando Figueira – IMIP – Recife - PE

Médico com Especialização em Terapia Intensiva Pediátrica pela Sociedade de Terapia Intensiva de Pernambuco – SOTIPE – Recife - PE

Médico Diarista da UTI Pediátrica do Instituto de Medicin Integral Prof. Fernando Figueira – IMIP – Recife - PE

Médico Diarista da UTI Pediátrica do Hospital Correia Picanço – Recife - PE

Médico Plantonista do Isolamento Infantil do Hospital Universitário Oswaldo Cruz – HUOC – Recife - PE

Ronaldo Oliveira da Cunha Beltrão

Residência Médica em Pediatria pelo Instituto de Medicina Integral Prof. Fernando Figueira – IMIP – Recife - PE

Residência em Neurologia Infantil pela Universidade Federal do Rio Grande do Norte – UFRN – Natal – RN

Neurologista Infantil do Hospital da Restauração – RH – Recife - PE

Neurologista Infantil da Associação de Assistência a Criança Deficiente – AACD Pernambuco – Recife - PE

Médico Plantonista da UTI Neonatal do Centro Integral de Saúde Amaury de Medeiros – CISAM – Recife - PE

Rosa Magaly Campêlo Borba de Morais

Residência Médica em Pediatria pela Universidade de Pernambuco – UPE – Recife - PE

Residência Médica em Psiquiatria e em Psiquiatra da Infância e Adolescência pelo Instituto de Psiquiatria do Hospital das Clínicas da Faculdade de Medicina da Universidade de São Paulo – HCFMUSP - SP

Médica do Ambulatório de Ansiedade do Serviço de Psiquiatria da Infância e Adolescência do Instituto de Psiquiatria – SEPIA do Hospital das Clínicas da Faculdade de Medicina da Universidade de São Paulo – HCFMUSP - SP

Rosana Carla de Freitas Aragão

Mestrado em Pediatria pela Universidade Federal de Pernambuco – UFPE – Recife - PE

Médica Preceptora da UTI Pediátrica do Instituto de Medicina Integral Prof. Fernando Figueira – IMIP – Recife - PE

Professora Assistente da Universidade de Pernambuco – UPE – Recife - PE

Ruben Rolando Schindler Maggi

Mestrado em Saúde Materno Infantil pelo Instituto de Medicina Integral Prof. Fernando Figueira – IMIP – Recife - PE

Especialização em Pediatria pela Universidade Federal de Pernambuco – UFPE e pela Universidade do Chile – Santiago

Diretor Clínico do Hospital Geral de Pediatria do Instituto de Medicina Integral Prof. Fernando Figueira – HGP – IMIP – Recife - PE

Tutor do curso de Medicina da Faculdade Pernambucana de Saúde – FPS – Recife - PE

Silvio da Silva Caldas Neto

Doutorado em Medicina pela Faculdade de Medicina da Universidade de São Paulo – FMUSP - SP

Livre-Docente em Otorrinolaringologia pela Faculdade de Medicina da Universidade de São Paulo – FMUSP - SP

Professor Adjunto e Chefe do Serviço de Otorrinolaringologia da Universidade Federal de Pernambuco – UFPE e da Universidade de Pernambuco – UPE – Recife - PE

Sulene Pirana

Doutorado em Otorrinolaringologia pela Faculdade de Medicina da Universidade de São Paulo – FMUSP - SP

Especialização em Otorrinolaringologia pela Associação Brasileira de Otorrinolaringologia e Cirurgia Cérvico-Facial – ABORLCCF – São Paulo - SP

MBA em Gestão em Saúde pela Fundação Getúlio Vargas – FGV – Rio de Janeiro - RJ

Médica Assistente do Ambulatório de Foniatria do Departamento de Otorrinolaringologia e Oftalmologia do Hospital das Clínicas da Faculdade de Medicina da Universidade de São Paulo – HCFMUSP - SP

Médica Responsável pelo Setor de Otologia do Serviço de Otorrinolaringologia do Hospital da Universidade São Francisco – São Paulo - SP

Suzana Maria Bezerra Serra

Mestrado em Neurociência pela Universidade Federal de Pernambuco – UFPE – Recife - PE

Neurocirurgiã do Instituto de Medicina Integral Prof. Fernando Figueira – IMIP – Recife - PE

Neurocirurgiã Pediatria do Hospital da Restauração – HR – Recife - PE

xx Colaboradores

Sylvio de Vasconcellos e Silva Neto

Residência Médica em Cirurgia Geral pelo Hospital Getúlio Vargas – HGV – Recife - PE

Residência Médica em Cirurgia de Cabeça e Pescoço pelo Instituto Nacional do Câncer – Rio de Janeiro - RJ

Médico Fiscal do Conselho Regional de Medicina – CRM – Recife - PE

Médico Cirurgião de Cabeça e Pescoço do Real Hospital Português de Beneficência em Pernambuco – Recife - PE

Taciana de Andrade Schuler

Residência Médica em Pediatria pelo Instituto de Medicina Integral Prof. Fernando Figueira – IMIP e em Endocrinologia Pediátrica pelo Hospital das Clínicas de Pernambuco – HCUFPE – Recife - PE

Pediatra e Endocrinologista Pediátrica do Instituto de Medicina Integral Prof. Fernando Figueira – IMIP – Recife - PE

Endocrinologista Pediátrica da Prefeitura Municipal de Caruaru - PE

Tutora do internato de Pediatria da Faculdade Pernambucana de Saúde – FPS – Recife - PE

Thamine de Paula Hatem

Doutorado em Biologia Aplicada à Saúde pela Universidade Federal de Pernambuco – UFPE – Recife - PE

Mestrado em Medicina pela Universidade Federal de Pernambuco – UFPE – Recife - PE

Médica da Terapia Intensiva Pediátrica do Hospital Barão de Lucena – HBL – Recife - PE

Médica da UTI Cardiopediátrica do Real Hospital Português de Beneficência em Pernambuco – Recife - PE

Thereza Helena Diniz Pacheco

Especialização em Dermatologia pelo Hospital Universitário Osvaldo Cruz da Universidade de Pernambuco – HUOC-UPE – Recife - PE

Thereza Selma Soares Lins

Mestrado em Saúde da Criança e do Adolescente pela Universidade Federal de Pernambuco – UFPE – Recife - PE

Médica com Especialização em Endocrinologia Pediátrica pela Santa Casa de Misericórdia de São Paulo - SP

Médica Endocrinologista Chefe do Ambulatório de Endocrinologia Pediátrica do Instituto de Medicina Integral Prof. Fernando Figueira – IMIP – Recife - PE

Valter Kozmhinsky

Mestrado em Medicina Tropical pela Universidade Federal de Pernambuco – UFPE – Recife - PE

Chefe do Serviço de Dermatologia do Instituto de Medicina Integral Prof. Fernando Figueira – IMIP – Recife - PE

Professor de Dermatologia da Faculdade de Ciências Médicas da Universidade de Pernambuco – UPE – Recife - PE

Vanessa van der Linden

Mestrado em Pediatria pela Universidade de São Paulo – USP - SP

Médica Neuropediatra do Hospital Barão de Lucena – PE – Recife - PE

Médica Neuropediatra e Coordenadora Clínica da AACD Pernambuco – Recife - PE

Zelina Barbosa de Mesquita

Mestrado em Pediatria pela Faculdade de Ciências Médica da Santa Casa de São Paulo - SP

Reumatologista Infantil do Instituto de Medicina Integral Prof. Fernando Figueira – IMIP – Recife - PE

Tutora do curso de Medicina da Faculdade Pernambucana de Saúde FPS – Recife - PE

Prefácio da 3ª Edição

Passados oito anos da segunda edição do "Manual de Diagnóstico Diferencial em Pediatria", esta nova edição foi revista e ampliada em quase 50%. Foram adicionados 36 novos capítulos aos 46 existentes na edição anterior; seu título foi reduzido para *Diagnóstico Diferencial em Pediatria* mantendo, entretanto, o compromisso de repassar a experiência da escola de pediatria fundada pelo Prof. Fernando Figueira, em 1960, hoje materializada no Instituto de Medicina Integral Prof. Fernando Figueira (IMIP) e na Faculdade Pernambucana de Saúde (FPS).

Com o rápido movimento de transição epidemiológica registrado no Brasil nesses últimos anos, temos assistido a um melhor controle das doenças infectocontagiosas e a um aumento importante das doenças crônicas não transmissíveis na infância. Também as doenças menos comuns na criança, como as afecções genéticas, metabólicas e da imunidade, antes quase que totalmente encobertas pelas doenças infecciosas geralmente associadas a elevados níveis de subnutrição, começam a ter maior representatividade epidemiológica. Nesta edição essas afecções estão abordadas de modo mais completo e detalhado. Espera-se, assim, que este livro possa contribuir para que essas doenças sejam precocemente reconhecidas e melhor qualidade de vida possa ser oferecida a essas crianças.

Diagnóstico Diferencial em Pediatria – 3ª Edição continua destinado aos estudantes de medicina, residentes e aqueles médicos que têm a oportunidade de atender crianças, parcela mais vulnerável da sociedade aos agravos biopsicossociais. Agradecemos a todos que com a força limpa de seu trabalho contribuíram para sua elaboração.

João Guilherme Bezerra Alves

Sumário

1 Abaulamento do Abdome 1
Mônica Maria Coentro Moraes

2 Adenomegalias 7
Georgia Lima de Paula
Rafael Amora Cruz
Jailson de Barros Correia

3 Afecções dos Testículos 18
Roberta Leal Queiroz Silveira

4 Alta Estatura 21
Taciana de Andrade Schuler
Ana Carla Lins Neves Gueiros

5 Alterações da Forma e do Volume do Crânio 29
Suzana Maria Bezerra Serra
Geraldo José Ribeiro Dantas Furtado

6 Alterações Psiquiátricas na Infância e Adolescência 39
Rosa Magaly Campêlo Borba de Morais
Renata Teixeira da Silva
Ênio Roberto de Andrade

7 Anemias 76
Eduardo Jorge da Fonseca Lima

8 Anorexia 89
João Guilherme Bezerra Alves

xxiv Sumário

9 Artrites e Artralgias **95**
Zelina Barbosa de Mesquita

10 Ascite **102**
Mônica Maria Coentro Moraes

11 Ataxia **108**
Vanessa van der Linden

12 Baixa Estatura **122**
Jacqueline Rosangela de Araújo

13 Buloses **133**
Matilde Campos Carréra

14 Cefaleia **137**
João Guilherme Bezerra Alves

15 Cianose **146**
Maria Cristina Ventura Ribeiro
Ana Luiza Diniz Barbosa Macêdo

16 Colestase **156**
Marcelo Soares Kerstenetzky

17 Coma **168**
Roberto José Alves Casado
Maria do Carmo Menezes Bezerra Duarte
Alfredo Meneses Neto

18 Constipação Intestinal **178**
Maria das Graças Moura Lins
Maria Eugênia Farias Almeida Motta

19 Corrimento Vaginal **185**
Ariani Impieri de Souza
Marta Cedrim Pituba

Sumário **xxv**

20 **Crises Neonatais** 191
Luciana Cordeiro Souza Lima

21 **Defeitos da Parede Abdominal e Inguinoescrotal** 203
Luciana Santana Lima

22 **Derrame Pleural** 209
Paulo Sérgio Gomes Nogueira Borges

23 **Diarreia Persistente e Crônica** 212
João Guilherme Bezerra Alves
Michela Cynthia da Rocha Marmo

24 **Disfonia** 223
Marcelo Longman Mendonça

25 **Disfunções Miccionais Não Neurogênicas e Distúrbios de
Eliminação** 230
Adriano Almeida Calado
Marcela Leal da Cruz

26 **Dispneia** 235
Patrícia Gomes de Matos Bezerra
Julianny Sales Silva
Mariana Pires Jovino Marques

27 **Distúrbios da Comunicação – Foniatria** 245
Sulene Pirana

28 **Distúrbios da Deglutição** 256
Adriana Guerra de Castro Borges

29 **Distúrbios do Movimento** 265
Hélio van der Linden Júnior

30 **Distúrbios do Sono** 275
Fabiana Araújo Sperandio

xxvi Sumário

31 Distúrbios Hemorrágicos em Pediatria 283
Fernanda Maria Ulisses Montenegro
Fábia Michelle Rodrigues de Araújo
Jaqueline Cabral Peres

32 Distúrbios Paroxísticos 295
Ana van der Linden

33 Distúrbios Pigmentares 307
Valter Kozmhinsky

34 Distúrbios Respiratórios no Período Neonatal 323
Jucille do Amaral Meneses
Carolina Alves Pinto Bastos

35 Doenças Císticas Renais 330
Mônica de Aguiar Pacífico Pereira

36 Dor Abdominal Aguda 338
Fernanda Viana Vidal Durão
Melina Tenório Miranda Coimbra
Luziane Laís Sabino Luna

37 Dor Abdominal Recorrente 357
Kátia Galeão Brandt

38 Dor Musculoesquelética Idiopática e Recorrente 372
João Guilherme Bezerra Alves
Izabel Ribeiro da Cunha Lima

39 Dor Torácica 378
Adriana Medeiros de Souza Quaresma Miranda

40 Edema 397
Carlos Henrique Bacelar Lins de Albuquerque

41 Erros Inatos do Metabolismo 404
Vanessa van der Linden
Marcelo Soares Kerstenetzky

42 Estridor **432**

Hegla Virginia Florêncio de Melo Prado

43 Exantemas e Enantemas **434**

Fernando Antônio Ribeiro de Gusmão Filho
Rosana Carla de Freitas Aragão

44 Febre Periódica **448**

Adriana Almeida de Jesus

45 Febre Prolongada **458**

Ruben Rolando Schindler Maggi

46 Hematúria na Infância **472**

Marcelo Pitta Pontual
José Pacheco Martins Ribeiro Neto

47 Hemoptise **480**

Rita de Cássia Coelho Moraes de Britto

48 Hemorragia Digestiva **485**

Maria Eduarda Nóbrega de Faria

49 Hepatoesplenomegalia **498**

Carlos Henrique Bacelar Lins de Albuquerque
Fernando Antonio Andrade de Oliveira
Márcia Jaqueline Alves de Queiroz Sampaio
Nara Vasconcelos Cavalcanti

50 Hipertensão Arterial **528**

José Pacheco Martins Ribeiro Neto

51 Hipoglicemia **536**

Barbara Guiomar Sales Gomes da Silva

52 Hipotonia **555**

Adélia Maria de Miranda Henriques-Souza

53 Icterícia **563**

João Guilherme Bezerra Alves

xxviii Sumário

54 Icterícia Neonatal 577

Danielle Cintra Bezerra Brandão
Maria Fernanda Branco de Almeida

55 Imunodeficiências Primárias e Secundárias 588

Ana Carla Augusto Moura Falcão
Paula Teixeira Lyra Marques

56 Infecções Congênitas 606

José Nivaldo de Araújo Vilarim
Thamine de Paula Hatem

57 Infecções da Pele 622

Thereza Helena Diniz Pacheco

58 Involução Psicomotora 629

Ronaldo Oliveira da Cunha Beltrão

59 Lactente Sibilante 643

Joakim Cunha Redo

60 Manifestações Cutâneas de Doenças Sistêmicas 649

Marco Antônio Veloso de Albuquerque

61 Massas Abdominais 657

Cláudia Corrêa de Araújo
Gilliatt Hanois Falbo Neto
David Negrão Grangeiro

62 Massas Cervicais 669

Fátima Cristina Mendes de Matos
Sylvio de Vasconcellos e Silva Neto

63 Massas Mediastinais 682

Karla Danielle Xavier do Bomfim

64 Neutropenia 692

Ana Cláudia Mendonça dos Anjos

Sumário **xxix**

65 Obstrução das Vias Respiratórias Superiores **702**
Silvio da Silva Caldas Neto

66 Paralisias Agudas **713**
Ana van der Linden

67 Pneumonias Persistentes e Recorrentes **724**
Julianny Sales Silva
Mariana Pires Jovino Marques

68 Poliúria e Polidipsia **738**
Roberta Souza da Costa Pinto Meneses

69 Proteinúria **742**
Iracy de Oliveira Araujo

70 Puberdade Atrasada **745**
Thereza Selma Soares Lins

71 Puberdade Precoce **751**
Ana Hermínia de Azevedo Ferreira
Thereza Selma Soares Lins

72 Quadril Doloroso **756**
Cláudio Marques

73 Retardo do Crescimento **760**
João Guilherme Bezerra Alves

74 Retardo Mental **766**
Gabriela Ferraz Leal

75 Síncope **769**
Luziene Alencar Bonates Lima

76 Síndrome de Má Absorção Intestinal **773**
Mara Alves da Cruz Gouveia
Gisélia Alves Pontes da Silva

xxx Sumário

77 Síndromes Genéticas com Obesidade **783**
Gabriela Ferraz Leal

78 Sopros: Diagnóstico na Infância **786**
Frederick Lapa Santos
Cleusa Cavalcanti Lapa Santos

79 Tosse Aguda e Crônica **800**
Rita de Cássia Coelho Moraes de Britto

80 Urticária **807**
Emanuel Sávio Cavalcanti Sarinho

81 Vertigem **813**
Ítalo Roberto Torres de Medeiros

82 Vômitos **820**
Margarida Maria de Castro Antunes

Índice Remissivo **828**

IMIP – Instituto de Medicina Integral Prof. Fernando Figueira

Diagnóstico Diferencial em

PEDIATRIA

3ª Edição

CAPÍTULO 1

Mônica Maria Coentro Moraes

Abaulamento do Abdome

Ao exame clínico, o abdome pode apresentar-se abaulado devido a muitas causas, as quais deverão ser detectadas a partir de uma boa anamnese do paciente, seguida de exame físico cuidadoso, além da realização de exames complementares, caso seja necessário.

Didaticamente, pode-se considerar que o abaulamento do abdome seja decorrente de uma destas situações: uma condição "fisiológica"; aumento da espessura da parede abdominal; presença de líquido na cavidade peritoneal; distensão gasosa dos intestinos ou do peritônio; ou, ainda, aumento do tamanho de vísceras ou de tumorações abdominais (Figura 1.1). Essas causas podem estar associadas em diversas situações.

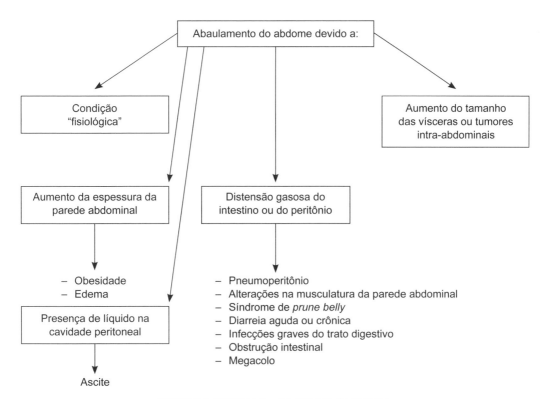

Figura 1.1 Algoritmo de abaulamento do abdome.

ABDOME ABAULADO POR CONDIÇÃO "FISIOLÓGICA"

Com certa frequência, pode ser observado em lactentes e pré-escolares um aumento do volume abdominal, achado que não caracteriza enfermidade, desde que o exame do abdome não apresente anormalidades e a criança esteja saudável de modo geral. À inspeção, não se detecta nenhuma alteração, percebendo-se apenas a proeminência do abdome. Palpando o abdome, não há visceromegalias ou tumorações. A percussão e a ausculta abdominal estão dentro da normalidade.

Essa queixa surge com certa frequência nos consultórios pediátricos e, após adequada anamnese e exame físico completo, sem outras anormalidades, os pais deverão ser tranquilizados.

AUMENTO DA ESPESSURA DA PAREDE ABDOMINAL

Obesidade

A obesidade é caracterizada pela deposição excessiva de gordura no tecido subcutâneo. Essa gordura pode acumular-se em algumas regiões do corpo, como no abdome, determinando o seu abaulamento. Nesse caso, podem ser detectados ao exame físico aumento da espessura da parede abdominal e, em alguns casos, presença de estrias (brancas ou púrpuras).

Esse desvio da nutrição geralmente decorre do desequilíbrio entre a ingesta de alimentos e as exigências calóricas da criança, podendo ocorrer por aumento da oferta (superalimentação) ou por alimentação inadequada. Em alguns casos, a obesidade pode ser devida a causas mais raras, como as de origem endócrina, genética ou relacionadas com lesões do sistema nervoso central.

Atualmente, percebe-se aumento da prevalência da obesidade em crianças de países desenvolvidos, assim como nos países em desenvolvimento. Um estudo realizado em crianças e adolescentes de uma escola particular no Recife, em Pernambuco, constatou sobrepeso em 26% e obesidade em 8,5%.

Edema

O abdome pode apresentar-se abaulado quando estiver edemaciado, ou seja, quando ocorrer infiltração difusa de líquidos na parede abdominal, levando ao seu espessamento. Ao exame físico, observa-se o sinal de godê: a pele pode estar enrugada, com aspecto de "casca de laranja".

O edema pode estar localizado em algumas áreas do corpo ou ser generalizado (anasarca). Esse fenômeno é decorrente do desequilíbrio das forças de Starling, ou seja, aumento da pressão hidrostática ou diminuição da pressão oncótica. Outros fatores patogênicos, como permeabilidade anormal da parede capilar, retenção de sódio e anormalidades na circulação linfática, podem ser acrescentados à formação do edema. Esses fatores, na maioria das vezes, estão associados.

LÍQUIDO NA CAVIDADE PERITONEAL

Ascite

Havendo acúmulo de líquido na cavidade peritoneal que ultrapasse o volume fisiológico, tem-se um quadro denominado ascite.

Ao exame do abdome percebe-se, à inspeção, a saliência do mesmo, podendo haver proeminência do umbigo. Quando o paciente encontra-se em decúbito dorsal, o acúmulo de líquido em flancos pode caracterizar o abdome em ventre de batráquio. À percussão há macicez móvel e o sinal de piparote positivo, ou seja, a transmissão de ondas líquidas ao longo do abdome após o toque (piparote) em um dos flancos, estando o paciente em decúbito dorsal.

Análise da citologia, bioquímica e, em certos casos, cultura do líquido ascítico são de grande utilidade, pois ajudam na elucidação da etiologia do processo e, consequentemente, na melhor condução do caso clínico.

As doenças hepáticas são responsáveis pela grande maioria dos quadros de ascite; em seguida temos neoplasias, insuficiência cardíaca, tuberculose, ascite pancreática, entre outras.

Observa-se ainda abaulamento abdominal, causado por excesso de líquido cefalorraquidiano (LCR) no pós-operatório de pacientes com hidrocefalia descompensada que foram submetidos à colocação de uma derivação ventriculoperitoneal. Esse LCR em excesso na cavidade peritoneal é absorvido aos poucos pelo peritônio, com diminuição progressiva do tamanho do abdome.

DISTENSÃO GASOSA DOS INTESTINOS OU DO PERITÔNIO

Pode ser observado abaulamento abdominal nos casos em que há aumento do conteúdo gasoso dentro do aparelho gastrointestinal ou, ainda, quando esse gás encontra-se livre no peritônio.

Pneumoperitônio

A presença de gás na cavidade peritoneal pode determinar graus variáveis de distensão abdominal. Ao exame físico, pode ser percebido aumento do volume abdominal que, por vezes, dificulta a mecânica respiratória; à percussão, observa-se a presença de timpanismo. A radiografia do abdome realizada de pé permite a visualização de uma camada de gás entre a parede e os órgãos abdominais ou, ainda, entre o diafragma e os órgãos situados abaixo do mesmo.

O pneumoperitônio pode decorrer de lesão em qualquer nível do trato gastrointestinal ou, menos frequentemente, devido a gás proveniente do aparelho respiratório. Esse segundo caso pode ocorrer em recém-nascidos que necessitaram de assistência ventilatória e sofreram barotrauma e, com isso, o gás eliminado decorrente da ruptura do alvéolo penetra no mediastino, alcançando tecidos retroperitoneais e mesentério.

A lesão no trato gastrointestinal que determina o pneumoperitônio pode ser devida a infecção, obstrução intestinal importante, alterações circulatórias com isquemia da parede intestinal ou, ainda, a traumatismo abdominal com ruptura de víscera oca.

Alterações na Musculatura da Parede Abdominal

A diminuição do tônus da musculatura da parede abdominal pode não ser capaz de conter os gases intestinais, permitindo abaulamento abdominal. Consegue-se palpar adequadamente o abdome, exceto em casos de distensão extrema. Percebe-se timpanismo à percussão. Observa-se esse tipo de distensão abdominal em enfermidades como desnutrição, raquitismo, hipotireoidismo ou, ainda, em distúrbio do metabolismo causado pela diminuição da concentração sérica do potássio (< 3,5 mEq/L), ou seja, hipopotassemia.

A hipopotassemia determina hiperpolarização do potencial de repouso das células nervosas e musculares, tornando-as menos excitáveis, levando portanto a uma fraqueza muscular. Podem ocorrer, também, hipotensão arterial, hiporreflexia, parestesias, paralisias, taquicardia, arritmia com distúrbios no eletrocardiograma (prolongamento do intervalo QT, inversão da onda T, depressão de ST e aparecimento da onda U) e, ainda, poliúria e polidipsia, pela perda da capacidade renal de concentração. Essa perda de potássio pode ser decorrente de vômitos, diarreia, uso de diuréticos, administração de corticoides por tempo prolongado ou aldosteronismo primário.

Agenesia dos Músculos da Parede Abdominal (*Prune Belly*)

A síndrome de *prune belly* (abdome em ameixa) é caracterizada por deficiência da musculatura abdominal, criptorquidia e anomalias do trato urinário (megalouretra, dilatação da bexiga e dos ureteres, hidronefrose e refluxo vesicoureteral). Sua incidência é de 1:40.000 crianças nascidas vivas, atingindo mais o sexo masculino (95%). No período pré-natal pode ser detectado oligoidrâmnio por ultrassonografia obstétrica. Hipoplasia pulmonar pode estar associada a essa síndrome.

Diarreia Aguda ou Crônica

Pode ser observado aumento do volume abdominal nos casos de diarreia aguda ou crônica, podendo ser devido a fermentações intestinais aumentadas ou dificuldade na digestão e absorção de alimentos.

Em alguns casos, na doença celíaca, podem-se verificar grandes distensões abdominais causadas pelo acúmulo de gases, além de fezes liquefeitas no nível do intestino delgado.

Infecções Graves do Trato Digestivo

Nos recém-nascidos, especialmente nos prematuros, pode-se diagnosticar a presença de quadro infeccioso abdominal grave, conhecido como enterocolite necrosante. Essa enfermidade ocorre provavelmente devido a uma isquemia do mesentério, com consequente necrose do intestino e proliferação bacteriana.

Clinicamente, observa-se um processo séptico, com distensão abdominal, vômitos e hemorragia digestiva alta. Nos quadros mais graves, como no caso de perfuração intestinal, percebe-se maior distensão abdominal devida a pneumoperitônio.

No caso de infecção do trato gastrointestinal em que ocorre contaminação bacteriana no peritônio surge o quadro de peritonite com importante distensão abdominal, por vezes hiperemia da parede abdominal com pele brilhante e umbigo saliente. O paciente apresenta-se com estado geral grave, distermias e vômitos, podendo evoluir para choque séptico.

Obstrução Intestinal

Havendo obstrução intestinal, especialmente nas porções mais terminais do intestino delgado e do intestino grosso, pode ser verificada distensão abdominal, geralmente acompanhada de parada de eliminação de fezes, além de vômitos, que podem ser desde alimentares até fecaloides.

Dependendo do nível da obstrução, pode ocorrer distensão do abdome superior, nos casos de estenoses ou atresias do duodeno ou jejuno, ou distensão de todo o abdome, como nas atresias ileais, no íleo meconial ou em obstruções no intestino grosso.

À percussão do abdome percebe-se timpanismo, com dor à palpação e diminuição dos ruídos abdominais. A radiografia abdominal revela a presença de níveis hidroaéreos com alças intestinais bastante dilatadas.

Várias enfermidades podem determinar obstrução intestinal, dentre elas a infestação maciça por *Ascaris lumbricoides* merece destaque pela sua alta prevalência em nosso meio.

Megacolo

O megacolo corresponde a um aumento importante das dimensões do colo, podendo ter várias etiologias, como erros alimentares com consequente constipação, alterações endocrinometabólicas, como nos quadros de hipotireoidismo, por lesões orgânicas anorretais (p. ex., estenose anal), associado a transtornos psicogênicos (megacolo psicogênico), por distúrbios neurológicos centrais como na paralisia cerebral ou, mais frequentemente, por alterações na inervação intestinal (megacolo congênito ou doença de Hirschsprung).

No megacolo congênito (MC), as células ganglionares dos plexos mioentéricos na porção distal do tubo digestivo estão ausentes em extensões variáveis. A área aganglônica funciona como lesão obstrutiva, impedindo a progressão do bolo fecal, fazendo com que a porção intestinal normal acima dessa zona tente vencer esse obstáculo, terminando por se dilatar. O provável fator etiológico é a parada da migração caudal dos neuroblastos no tubo digestivo durante a vida embrionária. Incide em 1:5.000 nascimentos e é mais frequente no sexo masculino. Pode estar associado a cardioparias congênitas, síndrome de Down, anomalias anorretais, neurofibromatose e neuroblastoma.

A manifestação clínica do MC pode ser precoce (período neonatal) ou tardia, dependendo da extensão do segmento aganglionar. Nos quadros precoces, geralmente existe história de retardo na eliminação de mecônio (acima de 48 horas para recém-nascidos a termo e 72 horas para os prematuros). Essas crianças podem apresentar vômitos biliosos e importante distensão abdominal, às vezes com movimentos peristálticos exacerbados. Logo após o toque retal ocorre a liberação explosiva de gases e fezes líquidas.

Há suspeita diagnóstica de MC quando a história clínica e o exame físico são compatíveis e a avaliação radiológica através do enema opaco é sugestiva, porém o diagnóstico definitivo só poderá ser firmado com a realização da biópsia retal.

AUMENTO DO TAMANHO DE VÍSCERAS OU TUMORES INTRA-ABDOMINAIS

O aumento de uma víscera abdominal ou a presença de tumoração pode determinar o abaulamento do abdome que, por vezes, apresenta-se de modo assimétrico.

A hepatomegalia, a esplenomegalia ou ambas podem ser decorrentes de infecções (bacterianas, virais ou parasitárias), anemias hemolíticas, erros inatos do metabolismo, neoplasias ou congestão venosa.

As tumorações podem ser tanto benignas quanto malignas, sendo mais frequentes, entre outras causas: nefroblastoma, neuroblastoma, linfoma, teratoma, hidronefrose, cistos mesentéricos e processos ovarianos.

Pode ser observada distensão abdominal nos casos de invaginação intestinal, em fase tardia da doença, na qual a área invaginada determine um quadro de obstrução intestinal.

Bibliografia

1. Araújo CC. Massa abdominal. In: Alves, JGB, Ferreira OS, Maggi RRS, Correia JB. *Pediatria*. Fernando Figueira — IMIP, 4. ed. Rio de Janeiro: MedBook, 2011.
2. Arnold MW. Causas cirúrgicas de dor abdominal. In: Alves, JGB, Ferreira OS, Maggi RRS, Correia JB. *Pediatria*. Fernando Figueira — IMIP. 4. ed. Rio de Janeiro: MedBook, 2011.
3. Balahan G. *Prevalência de sobrepeso e obesidade em crianças e adolescentes de uma escola da rede privada do Recife*. Tese de Mestrado, UFPE. Recife, 2000.
4. Filgueira NA, Figueiredo EAP, Leitão CCS et al. *Medicina interna de ambulatório*. Rio de Janeiro: MedBook, 2012.
5. Mathias AL. Moléstia de Hirschsprung. In: Barbieri D & Koda YKL. *Doenças gastrenterológicas em pediatria*. São Paulo: Atheneu, 1996.
6. Pernetta C. Abdome abaulado. In: *Diagnóstico diferencial em pediatria*. São Paulo: Sarvier, 1987.
7. Sabino E. Obstrução intestinal no período neonatal. In: Alves, JGB, Ferreira OS, Maggi RRS, Correia JB. *Pediatria*. Fernando Figueira — IMIP, 4. ed. Rio de Janeiro: MedBook, 2011.
8. Ulshen M. Major symptoms and signs of digestive tract disorders. In: Berhman RE, Kliegman RM, Jenson HB. Nelson Textbook of Pediatrics. 16. ed. Philadelphia: WB Saunders, 2000.
9. Vilela PC. Abdome agudo na infância — propedêutica e diagnóstico. In: Figueira F, Ferreira OS, Alves JGB. Pediatria (IMIP). Rio de Janeiro: Medsi, 1996.

CAPÍTULO 2

Georgia Lima de Paula
Rafael Amora Cruz
Jailson de Barros Correia

Adenomegalias

O aumento de tamanho de linfonodos (adenomegalia) é encontrado com frequência na infância, dada a maior massa de tecido linfoide em relação ao adulto (principalmente entre 2-10 anos) e pela maior frequência de infecções que costumam cursar com tal manifestação clínica.

Apesar de, na maioria das vezes, essas adenomegalias serem originárias de processos benignos, locais ou sistêmicos, elas podem representar sinal precoce de doença maligna.

O linfonodo varia em tamanho, dependendo da idade do paciente e de sua localização anatômica. Esses mesmos fatores também auxiliam na diferenciação entre adenomegalias e outras massas, a exemplo de torcicolo congênito, cistos tireoglosso e branquial, além do higroma cístico.

Na maioria das regiões anatômicas, o limite superior de tamanho para um linfonodo é de 1 cm em seu maior diâmetro. Para os epitrocleares, o limite é de 0,5 cm e para os inguinais é de 1,5 cm. Os linfonodos cervicais isolados na criança são considerados normais até 1,5-2,0 cm de diâmetro. Quando acima de 3 cm existe risco de malignidade. Linfonodos supraclaviculares e epitrocleares são incomuns em qualquer idade. Até os três meses de idade, qualquer linfonodo palpável deve ser considerado adenomegalia, exceto os inguinais e os muito pequenos.

Os linfonodos aumentam de tamanho devido à proliferação de elementos linfoides normais, infiltração por células malignas ou fagocitárias e processo patológico a distância, o que causa hiperplasia reativa à estimulação antigênica, a qual chegará aos nódulos por meio da drenagem linfática.

As adenopatias podem ser regionais (localizadas) ou generalizadas, estas últimas quando comprometem mais de duas regiões não contíguas.

A causa de uma linfadenopatia geralmente é evidente após história clínica e exame físico completos. Aspectos importantes incluem sinais e sintomas sugestivos de infecção e/ou doença sistêmica, além de localização, tamanho, consistência, fixação e dor associada. Exames laboratoriais devem ser solicitados para confirmar ou afastar suspeitas baseadas nessa avaliação inicial. Caso ela persista sem definição, testes laboratoriais adicionais e biópsia do linfonodo podem ser necessários, conforme discutiremos ao longo deste capítulo.

História clínica detalhada, analisando antecedente de infecção de vias respiratórias superiores, picada de animal, afecção dentária ou cutânea, contato com animais, ingestão

8 Diagnóstico Diferencial em Pediatria

de carne malpassada ou leite não pasteurizado, história de infecções de repetição, uso de drogas e estudo epidemiológico dos contatos auxiliarão na investigação diagnóstica. Na avaliação de uma criança com linfonodomegalia, deve-se também considerar a idade, o estado vacinal, as condições de moradia, inclusive se é zona endêmica para alguma doença infecciosa, mesmo que em viagem, bem como o tempo de evolução; os rapidamente evolutivos sugerem processo infeccioso agudo, enquanto os processos mais lentos, com aumento gradual e sem dor, são sugestivos de infiltração ou formação de granulomas.

Devem ser avaliados sinais e sintomas associados, tais como febre por mais de sete dias, fadiga, palidez, sangramento, hepatoesplenomegalia e perda de peso, que implicam prognóstico mais reservado. Avaliar ainda quanto a sudorese noturna, artralgias, exantemas, assim como o uso de medicações que podem predispor a adenopatias, como fenitoína e carbamazepina. Perda de peso maior que 10% pode indicar malignidade.

Um exame físico completo deve ser realizado, tendo maior ênfase nas regiões correspondentes à drenagem das cadeias acometidas. Avaliar:

- Cabeça: infecção de couro cabeludo (pediculose, tinha), conjuntivite (Kawasaki, leptospirose e síndrome oculoglandular), obstrução nasal ou depressão do palato mole (rabdomiossarcoma, carcinoma de nasofaringe).
- Orofaringe: afecções dentárias, faringites, herpangina, herpes simples, gengivoestomatite.
- Abdome: hepatoesplenomegalia, massa abdominal.
- Pele: lesões locais, exantema.

A região cervical é frequentemente a mais acometida, por ser a área de drenagem de vias respiratórias superiores e devido ao fato de a criança estar propícia, principalmente no primeiro ano de vida, quando as infecções virais são bastante frequentes. Quando bilaterais, relacionam-se com quadros virais; as unilaterais são mais bacterianas.

Na região inguinal, local de drenagem de membros inferiores mais sujeito a traumas, os linfonodos podem estar aumentados sem repercussão clínica significativa.

Apesar de ser difícil definir a causa etiológica pela característica do nódulo, dados sobre consistência, mobilidade, presença de dor e outros sinais inflamatórios, são importantes ferramentas para o diagnóstico diferencial:

- Consistência elástica sugere inflamação; flutuação com supuração espontânea sugere tuberculose; se firme, processo crônico; se pétreo, neoplasias.
- Mobilidade de linfonodos livres e não aderentes é própria dos processos agudos; massas compactas, aderentes entre si e aos tecidos periganglionares sugerem processos crônicos. Todavia, linfomas e metástases podem ser livres (superficiais) ou não (profundos).
- Dor: fenômeno importante, principalmente naqueles linfonodos de crescimento rápido. É causada pela distensão da cápsula, especialmente onde houver suporte ósseo. Geralmente é encontrada em processos benignos.

- Flogose: calor e rubor estão associados a adenites agudas bacterianas, muitas vezes com formação de abscesso e supuração.
- Localização: os epitrocleares, supraclaviculares e em fossa poplítea sugerem neoplasia.

CLASSIFICAÇÃO DAS ADENOMEGALIAS

As adenomegalias podem ser classificadas quanto a diversos aspectos, com o intuito de facilitar o raciocínio clínico. Alguns autores sugerem categorizar as adenopatias quanto ao tempo de evolução em agudas ou crônicas, sendo agudas aquelas que regridem em até três semanas, e crônicas as que perduram além desse período. Outra opção seria, conforme já discutido, categorizar em regionais ou generalizadas. O Quadro 2.1 baseia-se nesta última classificação.

Para facilitar a abordagem diagnóstica, é útil dividir as linfonodomegalias de acordo com o grande grupo de doença ao qual elas pertencem:

- Doenças infecciosas.
- Doenças inflamatórias, não infecciosas.
- Miscelâneas.
- Doenças neoplásicas.

Diante de uma criança com adenomegalia, a principal urgência referente ao diagnóstico é afastar as causas neoplásicas, uma vez que o menor tempo decorrente entre o aparecimento dos sintomas e o início do tratamento específico pode mudar completamente o prognóstico e a sobrevida do paciente. Eis o ponto de partida inicial do pediatra diante de uma criança com adenomegalia: buscar qualquer sinal/sintoma sugestivo de malignidade.

Os chamados "sintomas B" (febre, sudorese noturna e perda de peso significativa — >10% em seis meses) também devem ser exaustivamente inquiridos, embora não sejam frequentes na infância, principalmente em caso de quadro de neoplasia ainda incipiente.

O grupo das miscelâneas engloba doenças mais raras, que não se enquadrariam nos demais, a exemplo de histiocitose de células de Langerhans, sarcoidose, hipertireoidismo. Pela pouca frequência em pediatria, especialmente com esse tipo de apresentação, ficam como possibilidades em segundo plano, não fazendo parte do diagnóstico inicial, devendo ser lembradas caso as hipóteses mais prováveis sejam excluídas.

No grupo das doenças inflamatórias não infecciosas, as que podem cursar com adenomegalia e com maior importância na infância seriam o lúpus eritematoso sistêmico (LES) e a artrite idiopática juvenil (AIJ). Como se tratam de doenças que cursam com inflamação, são esperadas manifestações com sinais flogísticos, seja no próprio linfonodo, seja em outros sítios, como artrite, ou mesmo sistêmicas, como a febre.

No LES, geralmente não é a adenopatia a manifestação única, até porque para se estabelecer o diagnóstico são necessários critérios bem estabelecidos. No caso da AIJ, quando ocorre linfonodomegalia, trata-se da forma sistêmica (doença de Still) e, nesse caso, seria imprescindível a presença de artrite crônica e febre, estando ou não presentes

10   Diagnóstico Diferencial em Pediatria

Quadro 2.1 Adenomegalias regionais

Região	Área de drenagem	Causas
Cervical	Cervical superior: língua, ouvido externo, parótida. Cervical inferior: cabeça e pescoço, laringe, traqueia, tireoide, braços, pulmões e mediastino, abdome	Agudas: IVAS, infecções bacterianas da cabeça e pescoço, incluindo amigdalites, adenite bacteriana primária, mononucleose, síndrome de Kawasaki, difteria. Crônicas: tuberculose, micobacterioses atípicas, mononucleose, toxoplasmose, DAG, citomegalovirose, blastomicose sul-americana, histoplasmose, leptospirose, brucelose, doença de Hodgkin, linfoma não Hodgkin, linfossarcoma, rabdomiossarcoma, histiocitose sinusal, doença de Castleman, doença de Kikuchi
Occipital	Região posterior do couro cabeludo e pescoço	Tinha, seborreia, pediculose, rubéola
Pré-auricular	Conjuntivas, pálpebras e pele da região temporal	Conjuntivite viral ou por clamídia (síndrome oculoglandular de Parinaud), DAG, tracoma, Chagas
Submaxilar/ submentoniana	Lábios, gengivas, dentes, mucosa oral	Cáries e infecções periodontais, queilites, gengivoestomatite herpética
Supraclavicular	Extensa área de drenagem, incluindo cabeça e pescoço, braços, mediastino e abdome	Quando os gânglios encontram-se localizados à esquerda, em geral relacionam-se com problemas no abdome, enquanto os localizados à direita sugerem problemas no tórax/mediastino
Axilar	Membros superiores, parede torácica, seios, parede abdominal superior	Infecção/inflamação nos membros superiores, DAG, doença reumatológica com acometimento de mão/punho, toxoplasmose, adenite pós-BCG
Epitroclear	Mão e antebraço (ulnar)	Infecção/inflamação na mão, sífilis secundária, DAG, doença reumatológica com acometimento de mão/punho
Inguinal	Genitais, pele do abdome inferior, períneo, região glútea, canal anal e membros inferiores	Infecção/inflamação nos membros inferiores, herpes genital, sífilis primária, linfogranuloma venéreo, filariose, cancroide
Ilíaca	Membros inferiores, vísceras abdominais, trato urinário	Infecção local, trauma, apendicite, infecção urinária
Poplítea	Joelho, pele da perna e pé	Infecção local grave

IVAS: infecções virais de vias respiratórias superiores. DAG: doença da arranhadura do gato.

Quadro 2.2 Adenomegalias generalizadas

Infecção sistêmica	**Virais:** – Rubéola, mononucleose infecciosa (Epstein-Barr), sarampo, citomegalovirose, vírus da imunodeficiência humana (HIV), varicela **Bacterianas:** – Tuberculose, sífilis, escarlatina, endocardite subaguda, bacteremia, brucelose **Fúngicas:** – Histoplasmose, coccidioidomicose, paracoccidioidomicose **Parasitárias:** – Toxoplasmose, malária, leishmaniose
Doenças autoimunes	Artrite idiopática juvenil, lúpus eritematoso sistêmico, dermatomiosite, anemia hemolítica autoimune, doença do soro
Neoplasias primárias do tecido linfoide	Doença de Hodgkin, linfoma não Hodgkin
Neoplasias metastáticas	Leucemia linfocítica aguda (LLA), leucemia mieloide aguda (LMA), neuroblastoma
Histiocitoses	Histiocitose de células de Langerhans (Letterer-Siwe), reticulose medular histiocítica
Imunodeficiências primárias	Doença granulomatosa crônica, síndrome de hiper-IgD, síndrome de hiper-IgE
Lipidoses	Doenças de Gaucher e Niemann-Pick
Fármacos	Isoniazida, fenitoína, alopurinol, hidralazina, atenolol, captopril, carbamazepina, cefalosporinas, penicilina, sais de ouro, quinidina, sulfonamidas
Miscelânea	Sarcoidose, hipertireoidismo

Quadro 2.3 Sinais de alerta: pode ser maligno!

- Consistência pétrea
- Nódulos fixos ou aderidos aos planos profundos, coalescentes
- Localização supraclavicular, epitroclear, mediastinal, abdominal, cervical inferior
- Associados a outros sintomas e sinais sistêmicos como:
  - febre prolongada e inexplicada
  - emagrecimento e perda de peso
  - hepatoesplenomegalia, anemia, petéquias, sudorese noturna

outros sintomas como *rash* ou hepatoesplenomegalia. Vale ainda ressaltar que o diagnóstico de AIJ é um diagnóstico de exclusão!

Assim, o principal grupo de doenças que cursam com adenomegalias na infância são as doenças infecciosas. As doenças infecciosas podem ser de etiologia viral, bacteriana, fúngica e parasitária.

Entre as causas fúngicas estariam a histoplasmose, a coccidioidomicose e a paracoccidiodomicose. Infecções fúngicas sistêmicas não são frequentes, e o paciente teria de se enquadrar em algumas características, por exemplo: pacientes imunodeprimidos ou que tiveram quebra da integridade das superfícies mucosas, facilitando a invasão desses organismos de crescimento lento. Além disso, é necessário serem oriundos de zona endêmica para esse tipo de patologia.

Dentre as causas parasitárias, em regiões em desenvolvimento, como o Nordeste brasileiro, a toxoplasmose, a toxocaríase e a leishmaniose visceral (calazar) seriam importantes possibilidades. Diante desse grupo etiológico em geral, os pacientes não apresentam febre no quadro inicial, os linfonodos geralmente não apresentam sinais flogísticos e o estado geral da criança é preservado. Aqui, mais ainda, a história clínica e a epidemiologia são imprescindíveis, a exemplo do contato com felinos no caso de toxoplasmose. Outro dado sugestivo do diagnóstico de infecção parasitária seria o achado de eosinofilia no hemograma ou a apresentação sindrômica sob a forma da síndrome mononucleose-*like* (adenomegalia, hepatoesplenomegalia e linfocitose com atipia linfocitária >10%). Quanto ao calazar, é extremamente raro o acometimento exclusivamente ganglionar, devendo ser lembrado quando outros sinais e sintomas estão presentes, como anorexia, astenia e hepatoesplenomegalia, além de febre mais pronunciada e prolongada.

Entre as causas virais, chamamos a atenção para os agentes que causam adenomegalia e poderiam também se apresentar sob a forma da síndrome de mononucleose-*like*, como o próprio vírus Epstein-Barr (EBV), o citomegalovírus (CMV) e o vírus da imunodeficiência humana (HIV). Nas adenomegalias virais, as crianças geralmente têm o estado geral preservado, febre geralmente ausente ou baixa e, principalmente, concomitância com outras manifestações clínicas, como exantemas e sintomas gripais.

O HIV é cada vez mais prevalente na infância, apesar de conhecidas e eficazes medidas de controle de transmissão vertical, não somente pelo aumento da epidemia global, como pela maior sobrevida das crianças infectadas. Merece destaque, pois pode causar adenomegalias pela multiplicação do próprio HIV na rede de linfonodos (tropismo importante por essas estruturas), pelas infecções oportunistas a que predispõe e pelas neoplasias também por ele precipitadas. Deve ser pesquisado em casos que cursem de forma prolongada ou com evolução atípica.

As adenites bacterianas "típicas" estão entre as principais causas de adenomegalia na infância, e o que mais se destaca no quadro é a presença/exuberância dos sinais flogísticos e o rápido aumento do volume dos linfonodos. Acrescenta-se a isso a presença de febre, que, em geral, é alta, e leucograma caracteristicamente infeccioso (bacteriano). A resposta costuma ser excelente à antibioticoterapia direcionada para os dois agentes mais prevalentes, *Streptococcus pyogenes* e *Staphyloccocus aureus*.

As infecções ditas atípicas, como a adenomegalia causada pelo *Mycobacterium tuberculosis* ou outras micobactérias, costumam ter evolução diferente, podendo a febre ser intermitente, baixa ou até ausente, de curso mais prolongado e sem resposta satisfatória à antibioticoterapia empírica. Outro detalhe que deve estar sempre na mente do pediatra para o diagnóstico de tuberculose ganglionar é a presença de fistulização, mesmo não sendo patognomônica dessa etiologia, uma vez que adenites bacterianas típicas que abscedam não costumam drenar espontaneamente.

Outra patologia pouco lembrada em nosso meio, de etiologia bacteriana, é a doença da arranhadura do gato, que também tem evolução atípica no que se refere às infecções bacterianas, mas deve ser lembrada em casos de adenite bacteriana em que ocorre falha à terapêutica empírica habitualmente usada. Mais uma vez, a epidemiologia (contato com gatos) e o exame clínico minucioso (lesões do tipo porta de entrada, principalmente em membros superiores) já direcionariam bastante para esse diagnóstico.

ABORDAGEM COMPLEMENTAR

Quando a história clínica e o exame físico não são suficientes para elucidar o diagnóstico, uma abordagem complementar se faz necessária. Vários são os protocolos sugeridos para tal investigação. Serão discutidos os principais exames e depois será proposto um fluxograma-padrão, lembrando porém a necessidade de cada caso ser avaliado individualmente. O estado geral da criança e a repercussão que a doença traz são importantes fatores para nortear a necessidade ou não de prosseguir com a investigação.

O hemograma completo com velocidade de hemossedimentação é um bom exame inicial para avaliação; nele, alguns achados sugerem o caminho a ser investigado:

- Leucocitose com neutrofilia e desvio à esquerda: sugere adenite bacteriana.
- Linfocitose com atipia: sugere síndrome "mononucleose-*like*" (Epstein-Barr, citomegalovírus, HIV, toxoplasmose).
- Células blásticas: leucemia.
- Pancitopenia: calazar, leucemia.
- Monocitose: pode estar relacionada com tuberculose.
- Eosinofilia: parasitoses e linfoma de Hodgkin.
- VHS aumentada é inespecífica, porém muito aumentada pode sugerir malignidade; também pode ser útil no seguimento do paciente.

Posteriormente, deve ser analisada a necessidade de outros exames, como teste tuberculínico (PPD), radiografia e/ou tomografia de tórax (investigação de adenopatia mediastinal), ultrassonografia de abdome, VDRL, desidrogenase láctica, sorologia para mononucleose, toxoplasmose, citomegalovírus, vírus da imunodeficiência humana (HIV), além de antiestreptolisina O e pesquisa de estreptococos em orofaringe. Culturas de orofaringe, pele, sangue e/ou linfonodo podem estar indicadas em circunstâncias selecionadas. Hemocultura é útil nas crianças com aparência severamente enferma.

O PPD pode ser positivo, tanto na tuberculose quanto na micobacteriose atípica, porém com menor sensibilidade para esta última.

Ultrassonografia: pode ajudar a diferenciar linfonodos de outras estruturas que os mimetizem, guiar punções por agulha ou investigar gânglios profundos.

A biópsia está indicada em pacientes cuja investigação clínica e laboratorial não tenha sido conclusiva. Caso a linfonodomegalia seja persistente e de localização não habitual (supraclavicular e metade inferior do pescoço), assim como se houver sinais de risco de malignidade, a mesma deve ser realizada imediatamente. Em caso de quadro muito sugestivo de neoplasia, o mielograma é outro exame que se impõe.

A biópsia excisional é indicada se tuberculose ou micobacteriose atípica for uma suspeita forte. Incisão e drenagem podem ser indicadas nos casos de gravidade moderada a severa com linfadenite aguda unilateral. O fluido do abscesso deve ser enviado para cultura (bactérias, micobactérias e fungos devem ser pesquisados).

Fatores que podem indicar a realização de biópsia do linfonodo:

- Crianças com mais de 10 anos de idade.
- Presença de sinais de alerta (veja o texto).
- Consistência endurecida.
- Fixação à pele ou a planos profundos.
- Localização supraclavicular e de mediastino.
- Aumento progressivo ou não regressão do linfonodo em quatro semanas.
- Linfonodos de tamanho maior que o inicial após duas semanas de antibioticoterapia.
- Linfonodos que não diminuem de tamanho após 4-6 semanas ou não retornam ao tamanho normal em 8-12 semanas, principalmente se associados a novos sinais e/ou sintomas.
- No período neonatal, linfonodos maiores que 1 cm.

Para a biópsia, deve ser escolhido o linfonodo mais representativo e não apenas o maior ou de mais fácil acesso. De preferência, deve ser retirado por inteiro, com a cápsula íntegra.

Roteiro de investigação de adenomegalias regional e generalizada (Figs. 2.1 e 2.2).

Adenomegalias 15

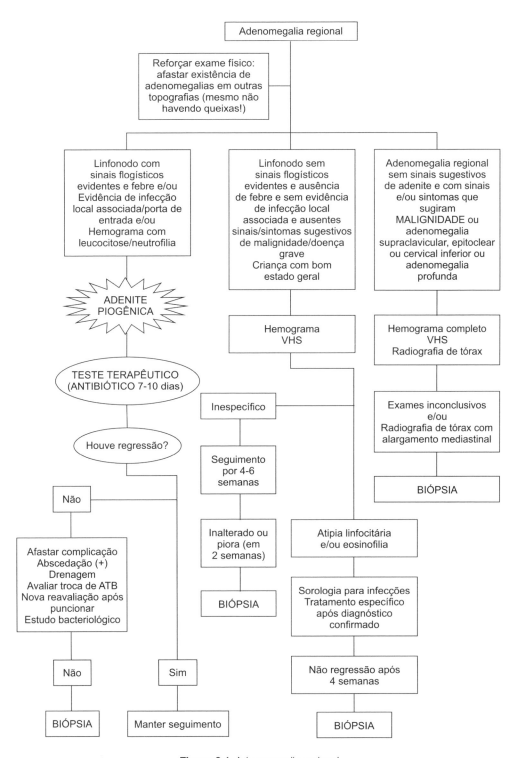

Figura 2.1 Adenomegalia regional.

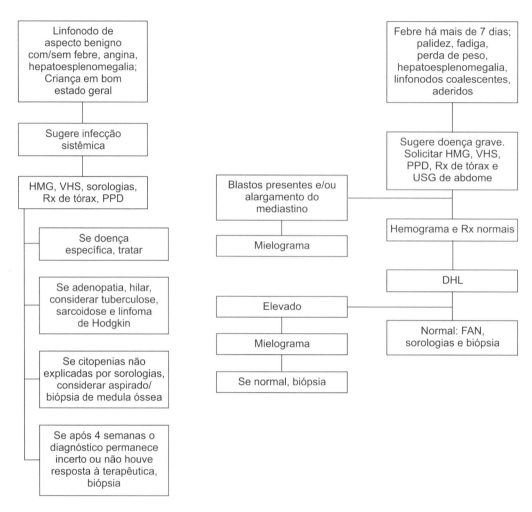

Figura 2.2 Adenomegalia generalizada.

CONCLUSÃO

É importante, após buscar todos os dados da história clínica, exame físico e suporte laboratorial, em busca da definição de alguma etiologia específica, que o paciente seja colocado em algum dos fluxogramas de triagem diagnóstica. Após esse passo, O MAIS IMPORTANTE: que essas crianças possam ser acompanhadas de perto pelo pediatra, a fim de que, ao surgimento do mínimo sinal sugestivo de alguma doença, o diagnóstico seja definido e instituída a terapêutica adequada.

Lembramos que as orientações aos familiares relativas aos sinais/sintomas sugestivos das diversas doenças cabe ao pediatra assistente, e o reconhecimento precoce dessas manifestações clínicas pode ser imprescindível para a sobrevida da criança, principalmente em se tratando de doença linfoproliferativa.

Bibliografia

1. Braga JAP, Tone LG, Loggetto SR. *Hematologia para o pediatra*. São Paulo: Atheneu, 2007.
2. Edwards MS. *Diagnostic approach to and initial treatment of cervical lymphadenitis in children*. UpToDate 2012. [Acesso em 16 ago. 2012.] Disponível em: www.uptodate.com.
3. Figueira F, Alves JG, Bacelar CH. *Manual de diagnóstico diferencial em pediatria*. IMIP. 2. ed. Rio de Janeiro: Medsi, 2005.
4. Freire LMS. *Diagnóstico diferencial em pediatria*. Rio de Janeiro: Guanabara Koogan, 2008.
5. Lopez FA, Campos Júnior D. *Tratado de pediatria*. Sociedade Brasileira de Pediatria. 2. ed. São Paulo: Manole, 2010.
6. McClain KL, Fletcher RH. *Approach to the child with peripheral lymphadenopathy*. UpToDate 2012. [Acesso em 16 ago. 2012.] Disponível em: www.uptodate.com.
7. McClain KL, Fletcher RH. *Causes of peripheral lymphadenopathy in children*. UpToDate 2012. [Acesso em 16 ago. 2012.] Disponível em: www.uptodate.com.
8. Marques HHS, Sakane PT, Baldacci ER. *Infectologia*. Coleção Pediatria Instituto da Criança, Hospital das Clínicas — FMUSP. São Paulo: Manole, 2011.
9. Murahovschi J. *Pediatria: diagnóstico + tratamento*. 6. ed. São Paulo: Sarvier, 2006.
10. Sucupira ACS, Kobinger MEBA, Saito MI et al. *Pediatria em consultório*. 5.d. São Paulo, 2010.
11. Swanson DS. *Etiology and clinical manifestations of cervical lymphadenitis in children*. UpToDate 2012. [Acesso em 16 ago. 2012.] Disponível em: www.uptodate.com.

CAPÍTULO 3

Roberta Leal Queiroz Silveira

Afecções dos Testículos

CRIPTORQUIDIA

Definição

Criptorquidia (*kryptos*, oculto; *orkhis*, testículo) corresponde à descida incompleta do testículo até a bolsa escrotal. Apresenta herança autossômica dominante com penetração incompleta. Incide em 1,8-4% dos meninos nascidos a termo e 30% dos prematuros. Pode ser unilateral ou bilateral em 15% dos casos. O testículo inicia seu desenvolvimento na sexta semana de vida intrauterina em topografia abdominal e pode completar a descida até a bolsa escrotal entre o sexto e o nono mês de vida com persistência de celularidade normal. Aos dois anos já ocorre redução de 40% da celularidade com aumento do risco de desenvolvimento de tumor testicular em até 10 vezes.

Causas

Déficit no estímulo hormonal, involução incompleta do ligamento diafragmático, malformações do epidídimo e redução da pressão intra-abdominal. Todos esses mecanismos podem inibir a descida completa do testículo.

Diagnóstico

Baseia-se, principalmente, no exame físico em que o testículo não é palpado na bolsa escrotal, podendo estar localizado no canal inguinal, desde o interior da cavidade abdominal até próximo à bolsa escrotal.

TORÇÃO TESTICULAR

Definição

Consiste em uma emergência pediátrica na qual ocorre torção do pedículo vascular do testículo. Acomete 1:4.000 homens com menos de 25 anos. Existem dois picos de incidência: um na adolescência e outro no período perinatal. Manifesta-se como dor escrotal de origem súbita e de forte intensidade. Ao exame físico, observa-se dor intensa à palpação, hiperemia e edema da bolsa escrotal com ausência do reflexo cremastérico. Após seis horas do início do quadro da torção, inicia-se a destruição irreversível do parênquima testicular por isquemia secundária a uma obstrução ao fluxo arterial e retorno venoso que culmina com necrose testicular.

Tipos

- *Intravaginal:* Tipo mais comum, acomete adolescentes e adultos jovens. Apresenta deformidade em "badalo de sino" devido a uma alteração anatômica na fixação do testículo. Geralmente é bilateral (40% de torção contralateral assincrônica) e mais comum em testículos criptorquídicos. Causas: contração assincrônica do cremaster, rápido aumento durante o crescimento e presença de tumores testiculares.
- *Extravaginal:* Forma menos comum, tipicamente perinatal, geralmente não tem defeito anatômico associado.
- *Torção propriamente dita*: Torção que ocorre entre a gônada e o epidídimo.

Diagnóstico Diferencial

Torção de apêndice testicular e epidídimo, orquiepididimite, trauma escrotal, hematocele, púrpura de Henoch-Schönlein, hidrocele, hérnia e varicocele, edema testicular idiopático, tumor testicular, tecido ectópico no cordão (adrenal, baço), torção propriamente dita (mesórquio) e peritonite meconial (neonatos).

Exames Complementares

Sumário de urina para diagnóstico de infecção urinária e orquiepididimite. Ultrassom com Dopplerfluxo para avaliar perfusão testicular nos casos de suspeita de torção testicular.

TORÇÃO DE APÊNDICE TESTICULAR

Definição

Consiste na torção dos apêndices testiculares de origem embriológica (hidátide de Morgagni, hidátide pedunculada e órgão de Giraldés). Acomete a faixa etária entre 6-12 anos. Geralmente o quadro é subagudo, com massa palpável na porção superior do testículo e sinal da mancha azul na bolsa escrotal. O reflexo cremastérico encontra-se normal.

Diagnóstico

A ultrassonografia evidencia testículo com vascularização normal e a presença de sinais sugestivos de isquemia do apêndice.

ORQUIEPIDIDIMITE

Definição

Manifesta-se como dor testicular de origem subaguda, podendo vir associada a febre e disúria. Acomete mais adultos e adolescentes, podendo estar associada a DST (infecções por *Chlamydia* e *Neisseria*). Na infância tem associação a malformações, infecções urinárias e parotidite epidêmica. O sinal de Prehn é positivo, com alívio da dor após elevação do testículo durante o exame físico.

Diagnóstico

Sumário e cultura de urina.

Ultrassonografia com Doppler identifica aumento do volume e da vascularização testicular. A cintilografia da bolsa escrotal demonstra acúmulo do traçador na gônada acometida.

TRAUMA TESTICULAR

Definição

Ocorre devido a um trauma na região da bolsa escrotal. Lesão testicular grave é incomum e geralmente secundária a uma queda "em cavaleiro". Pode ocorrer epididimite pós-traumática, formação de hematoma ou hematocele e laceração da albugínea.

Diagnóstico

Ultrassonografia com Dopplerfluxo evidencia presença de líquido livre na bolsa escrotal e, nos casos de trauma forte, imagem de testículo hiperecogênico secundário a uma isquemia tecidual.

Bibliografia

1. Carmona Campos E, Regueiro López JC, Prieto Castro R et al. Criptorquidia y câncer testicular. Servicio de Urología. Hospital Regional Universitario Reina Sofía de Córdoba. Córdoba. *Actas Urol Esp*. 24(1): 49-51, 2000.
2. Hayes Dorado JP, De Pomier ME, Montero Justiniano W. Criptorquidia/cryptorchisdism. *Rev. Inst. Med. Sucre*: 69(124):30-35, 2004.
3. Ketzer de Souza, JC. *Cirurgia pediátrica. Teoria e prática*. Roca, 2008.
4. Macedo A, Vilar S, Streit D. *Urologia pediátrica*. Roca, 2005.
5. Maksoud JG. *Cirurgia pediátrica*. Revinter, 2003.

CAPÍTULO 4

Taciana de Andrade Schuler
Ana Carla Lins Neves Gueiros

Alta Estatura

INTRODUÇÃO

A alta estatura (AE) é definida como a altura acima de dois desvios-padrão da média para sexo e idade. Enquanto crescimento excessivo é o aumento da velocidade de crescimento (VC) acima de dois desvios-padrão da média para sexo e idade. Tanto pode ser uma expressão normal de fatores genéticos e familiares como ter associação a alguma doença, o que é mais raro. É importante salientar que 2,5% das crianças normais excedem esse canal de crescimento e 50-90% da variação do crescimento são devidos a fatores genéticos.

O aumento da VC pode ocorrer fisiologicamente, por recuperação do indivíduo após injúria prévia, mecanismo conhecido como *catch up growth*, comum em neonatos/lactentes que nascem prematuros ou em pré-escolares e escolares após doenças crônicas ou subagudas. Quando esse aumento da VC ocorre em crianças previamente hígidas, devem ser investigadas as causas patológicas.

A procura por atendimento médico para investigação de AE não é muito frequente na prática clínica diária. Ela é mais facilmente aceita na sociedade por ser associada a bom indicador de nutrição e bem-estar social, e muitas vezes é vista como uma qualidade, principalmente em meninos, enquanto as meninas procuram atendimento com maior frequência. Os fatores negativos mais relacionados com esses pacientes são dificuldade de relacionamento e vestuário, adoção de postura cifótica e isolamento social.

FISIOPATOLOGIA

A estatura de um indivíduo é decorrente de efeitos poligênicos, envolvendo tanto os cromossomos sexuais como os autossômicos. A alta estatura, portanto, pode ocorrer por expressão normal dos fatores genéticos e familiares, ser um dos sinais clínicos de uma síndrome genética ou secundária a alterações endocrinometabólicas.

O crescimento e a maturação óssea resultam da interação complexa entre fatores nutricionais, endócrinos, parácrinos e autócrinos. Hormônio do crescimento (GH), fatores de crescimento (como IGF-1 e IGF-2), hormônios tireoidianos, vitamina D e esteroides sexuais são alguns dos importantes participantes desse processo.

Diagnóstico Diferencial em Pediatria

Duplicações no gene SHOX (*short stature homeobox on the X cromossome*), por exemplo, são associadas à alta estatura e podem explicar o crescimento exacerbado de indivíduos com cariótipo 47, XYY e 47, XXY.

QUADROS CLÍNICO E LABORATORIAL

A investigação serve para diferenciar a alta estatura constitucional, causa mais comum de AE, das causas patológicas raras, para que o tratamento adequado, quando indicado, seja instituído o mais breve possível. O tratamento abrange terapias hormonais, intervenções cirúrgicas ou ortopédicas, além de aconselhamento genético e apoio psicológico. O diagnóstico inclui história completa e exame físico detalhado, exames de imagem, dosagens hormonais e estudos genéticos, de acordo com cada caso.

Na história clínica, é necessário saber a época de início da aceleração do crescimento, sintomas associados (como cefaleia e galactorreia), peso e comprimento de nascimento, alimentação atual e pregressa, uso de medicações e altura dos pais, para ser calculada a estatura-alvo do paciente e estabelecer o canal de crescimento.

A fórmula para cálculo do alvo parental é variável com o sexo do paciente:

$$\text{Meninas: } \frac{\text{Est.}_{\text{mãe}} + (\text{Est.}_{\text{pai}} - 13)}{2} \pm 5 \text{ cm} \qquad \text{Meninos: } \frac{(\text{Est.}_{\text{mãe}} + 13) + \text{Est.}_{\text{pai}}}{2} \pm 5 \text{ cm}$$

No exame físico, deve-se aferir corretamente o peso e a estatura, avaliar o estadiamento puberal e observar a existência de dismorfismos e/ou estigmas sindrômicos. O parâmetro mais importante na avaliação do crescimento de uma criança é a VC, a qual deve ser estimada após acompanhamento por um período mínimo de 4-6 meses e comparada com a curva de referência de velocidade de crescimento de Tanner *et al*.

Dentre os exames de imagem, destaca-se a idade óssea (radiografia de mãos e punhos), que estima a maturidade esquelética. Os métodos mais usados nessa avaliação são o de Greulich-Pyle e o de Tanner-Whitehouse (TW2). O primeiro é o mais difundido, pela maior facilidade de interpretação, pois compara as alterações da radiografia do paciente com as de um atlas, porém é uma avaliação apenas aproximada e em escala descontínua. Já o TW2 é um pouco mais fidedigno, porém mais trabalhoso, pois consiste em submeter 20 ossos da mão e punho a um sistema de pontuação para determinar a idade maturacional, além de também ter algumas falhas técnicas.

A determinação da idade óssea permite estimar a estatura final do paciente pelos métodos de Bayley-Pinneau (preferencialmente) ou de Tanner-Whitehouse e, assim, avaliar a necessidade de intervenção terapêutica.

Outros exames de imagem (como a RNM de sela túrcica), dosagens de IGF-1 e IGFBP-3, função tireoidiana, teste de supressão de glicose e cariótipo podem ser úteis de acordo com o quadro clínico apresentado pelo paciente.

DIAGNÓSTICO DIFERENCIAL/CLASSIFICAÇÃO

A alta estatura pode ser classificada como:

- Variante da normalidade: representa o potencial genético normal para aquele paciente.
- Patológica: pode ser primária (decorrente da hiperplasia celular intrínseca nos ossos e tecido conjuntivo) ou secundária (devida a fatores humorais extraesqueléticos).

O crescimento excessivo pode ocorrer no período pré-natal ou pós-natal, como mostra o Quadro 4.1.

Quadro 4.1 Diagnóstico diferencial de crescimento excessivo

Fetal	Pós-natal com alta estatura na infância	Pós-natal com alta estatura final
DM gestacional	Alta estatura constitucional	Alta estatura constitucional
Síndrome de Sotos	Síndrome de Sotos	Síndrome de Marfan
Síndrome de Beckwith-Wiedemann	Síndrome de Beckwith-Wiedemann	Testículos feminilizantes
Síndrome de Weaver	Síndrome de Weaver	Hipersecreção de GH
Síndrome de Bannayan-Riley-Ruvalcaba	Síndrome de McCune-Albright ou outras associadas à hipersecreção de GH	Deficiência de andrógenos ou estrógenos
Síndrome de Simpson-Golabi-Behmel	Gigantismo pituitário	Síndrome de Klinefelter
Síndrome de Marshall-Smith	Obesidade	Síndrome do duplo Y
	Puberdade precoce	
	Síndrome de Marfan	
	Síndrome de Klinefelter (XXY)	
	Síndrome do X frágil	
	Homocistinúria	
	Síndrome do duplo Y (XYY)	
	Hipertireoidismo	

Modificado de Reiter EO, Rosenfeld RG. Normal and aberrant growth. In: Larsen PR et al. *Williams Textbook of Endocrinology* 2002; 10:1003-1114.

A seguir, serão descritas as principais características de cada uma delas.

GRANDE PARA A IDADE GESTACIONAL (GIG)

Os recém-nascidos GIG encontram-se acima do percentil 90 para peso e comprimento, de acordo com a idade gestacional, e são resultantes de crescimento intrauterino excessivo. Após o nascimento, a VC se normaliza e, em torno dos 7 anos de idade, esses pacientes apresentam excesso de peso, porém com estatura normal para a idade e o sexo. É observado, principalmente nos filhos de mães diabéticas, que esses RN têm risco maior de apresentar hipoglicemia grave no período neonatal, decorrente de hiperinsulinismo. Esses pacientes apresentam risco aumentado para desenvolver DM2 posteriormente. Outros podem apresentar mutações no gene HNF4A (um dos oito genes que causam MODY) e ter macrossomia e hipoglicemia hiperinsulinêmica transitória.

SÍNDROME DE BECKWITH-WIEDEMANN

Resulta de várias alterações na função gênica da região responsável por regular o crescimento (11p15.5), principalmente do gene *Igf2*. Sua incidência é de 1:13.700 nascidos vivos e pode ser esporádica (85% dos casos) ou autossômica dominante com penetrância incompleta (15%). Ocorre hiperplasia das células das ilhotas, hiperinsulinemia e, consequentemente, hipoglicemia. Além de crescimento excessivo desde o período fetal, os pacientes podem apresentar hipertrofia de órgãos (displasia medular renal, macroglossia, clitoromegalia etc.), anormalidades umbilicais (como onfalocele e hérnia), craniofaciais e no lobo da orelha, e os níveis de IGF-2 estão elevados. A fusão precoce das epífises resulta em estatura final normal, apesar do crescimento acelerado durante a infância. Essa síndrome é associada a maior risco de desenvolver câncer, como o tumor de Wilms, carcinoma adrenocortical, rabdomiossarcoma e hepatoblastoma, devido à relação destes com os genes do cromossomo 11p. Para acompanhamento desses pacientes, propõe-se a realização de dosagem de alfafetoproteína anualmente (ou a cada 3 meses, se <5 anos), TAC abdominal aos 6 meses de idade, USG abdominal a cada 3 meses, até 5 anos de idade e, após, a cada 4 meses até os 8 anos, quando o risco de neoplasias iguala ao da população geral.

SÍNDROME DE SOTOS

Também chamada de gigantismo cerebral, é associada a mutações no gene NSD1 no cromossomo 5q35. Apesar de a maioria dos casos ser esporádica, decorrentes de mutações *de novo*, são descritos alguns casos de herança autossômica dominante e recessiva.

As crianças nascem GIG e têm crescimento acelerado até 3-5 anos de idade, porém a altura final situa-se no limite superior da normalidade, pois os pacientes podem apresentar puberdade precoce e discreto avanço na IO. O quadro clínico inclui fronte proeminente, calvície frontoparietal, dolicocefalia, macrocefalia, hipertelorismo, orelhas, mandíbulas e queixo proeminentes, palato em ogiva, mãos e pés aumentados, aumento do tecido celular subcutâneo, escoliose, hipotonia, atraso no desenvolvimento neuropsicomotor, dificuldades em esportes e na coordenação motora. A envergadura é até 5 cm maior que a estatura. Também podem ser observadas anormalidades cardíacas e geniturinárias.

Os níveis séricos de GH e IGF-1 estão normais. O EEG pode ser anormal e exames de imagem podem evidenciar dilatação ventricular. Existe risco discretamente aumentado de desenvolver neoplasias, como neuroblastoma, teratoma sacrococcígeo, tumor de ovário, leucemia e linfoma, tumor de parótidas, carcinoma hepático e tumor de Wilms.

OUTRAS SÍNDROMES COM MANIFESTAÇÕES FETAIS

A síndrome de Weaver é uma doença rara, de etiologia desconhecida, esporádica, e caracteriza-se por crescimento exagerado, obesidade, macrocefalia, dismorfismos faciais (hipertelorismo ocular, epicanto, orelhas grandes, filtro nasal longo, micrognatia relativa), retardo puberal, hipertonia, camptodactilia, avanço na IO e extensão limitada do cotovelo.

A síndrome de Bannayan-Riley-Ruvalcaba tem herança autossômica dominante; é causada por mutação do gene PTEN (supressor de tumor), localizado no cromossomo 10. Os pacientes nascem GIG, mas o crescimento se normaliza na infância, resultando em estatura final normal. Podem apresentar macrocefalia, hipotonia, retardo motor e mental, pseudopapiledema, múltiplos hemangiomas, hamartomas, lipomas, manchas acastanhadas e planas na glande e corpo peniano, além de doença tireoidiana autoimune.

A síndrome de Simpson-Golabi-Behmel é decorrente de deleção no gene *GPL-3*, localizado no cromossomo Xp22. O quadro clínico inclui distúrbios de aprendizado, macrocefalia, deficiência mental, fenda palatina, macroglossia, mamilos supranumerários, anormalidades vertebrais, hipoplasia nasal, polidactilia, hipoglicemia e risco aumentado de tumores embrionários.

A síndrome de Marshall-Smith tem etiologia desconhecida e é esporádica. Há crescimento linear acelerado e avanço na IO desde o nascimento, além de falha no ganho de peso. São observados ainda: deficiência mental, hipotonia, fronte proeminente, órbitas rasas, ponte nasal baixa, ramo da mandíbula pequeno, hipertricose, falanges proximais e médias largas, e distais estreitas, além de dificuldade respiratória persistente.

A síndrome de Perlman é autossômica recessiva, de etiologia desconhecida. Caracteriza-se por gigantismo fetal, visceromegalia, hamartoma renal bilateral, nefroblastomatose e tumor de Wilms.

ALTA ESTATURA CONSTITUCIONAL OU FAMILIAR

É a causa mais comum de alta estatura. Normalmente, um ou ambos os pais são altos, os pacientes nascem acima do p75 de comprimento, a curva de crescimento tem deslocamento ascendente até um percentil dentro do canal familiar. O aumento da VC é notado, em geral, nos primeiros anos de vida e diminui após 4-5 anos de idade, quando a curva tende a se tornar paralela ao eixo.

O diagnóstico é feito pela história familiar de alta estatura, exame físico normal, ausência de história patológica e idade óssea compatível com a idade cronológica. A puberdade nesses pacientes evolui de acordo com a história puberal dos pais. As dosagens de IGF-1 (*insulin-like growth factor*), IGFBP-3 (*insulin-like growth factor binding protein*) e GH podem estar aumentadas em alguns pacientes com AE constitucional. Até 31% das crianças e adolescentes podem apresentar GH suprimido no teste oral de tolerância à glicose.

GIGANTISMO PITUITÁRIO

Cerca de 5-15% dos adenomas pituitários podem causar gigantismo em crianças e adolescentes, por secreção aumentada de GH, resultante de mutações que ativam uma proteína G que diminui a atividade da GTPase e aumenta o AMPc. Esses adenomas podem ocorrer em associação à síndrome de McCune-Albright (manchas "café com leite", displasia fibrosa poliostótica e puberdade precoce periférica), neoplasia endócrina múltipla, neurofibromatose e esclerose tuberosa.

Observam-se características faciais grosseiras (com separação dos dentes, aumento do nariz, mandíbula e língua), mãos e pés grandes, aumento do diâmetro dos dedos, cifose dorsal, fadiga, sudorese excessiva, distúrbios visuais e comportamentais, galactorreia (presente quando o tumor secreta também prolactina) e irregularidade menstrual. Em crianças pequenas, o aumento do perímetro cefálico pode preceder o crescimento linear. Cefaleia e compressão do nervo óptico estão relacionadas com a presença do tumor hipofisário. Posteriormente pode ocorrer hipertensão intracraniana. Atraso puberal e hipogonadismo podem ser observados. Quando a hipersecreção de GH está associada à deficiência de gonadotrofinas, a aceleração do crescimento persiste por décadas.

O GH basal pode estar normal ou aumentado, não ocorre supressão do GH após sobrecarga oral de glicose, IGF-1 e IGFBP-3 estão elevados. A IO pode ser normal ou um pouco avançada, com previsão de estatura final bastante elevada. Na suspeita de adenoma hipofisário, deve-se realizar RNM de sela túrcica. Em casos raros, o tumor pode não ser evidenciado na ressonância, por ser um microadenoma ou ser ectópico (carcinoma pancreático ectópico secretor de GHRH).

SÍNDROME DE MARFAN

Tem prevalência estimada em 1:5.000. Apresenta herança autossômica dominante, causada por mutação no gene da fibrilina (FBN1), localizado no cromossomo 15q21, resultando em alterações no tecido conjuntivo, com deficiência de microfibrilas associadas à elastina.

Os sinais clínicos incluem articulações hiperextensíveis, pobreza de tecido muscular, subluxação de cristalino, miopia e deslocamento de retina, cifoescoliose, dedos longos (aracnodactilia), estatura aumentada, comprimento excessivo de membros, relação segmento superior/inferior reduzida e envergadura maior que a estatura. O diagnóstico precoce pode evitar a morte prematura por dilatação, insuficiência e dissecção aórtica.

Quando ocorre alteração no gene da fibrilina 2, além do quadro clínico descrito anteriormente, os pacientes apresentam contraturas, doença conhecida como aracnodactilia contratural ou síndrome de Beals.

SÍNDROME DE KLINEFELTER

Ocorre em 1:500-1:1.000 nascidos vivos do sexo masculino e resulta da presença de cromossomos X extras. O cariótipo mais comum é o 47,XXY, porém podem ser encontrados mosaicos ou cariótipos aneuploides. O crescimento excessivo, como citado anteriormente, pode ser decorrente dos efeitos do gene SHOX localizado nos cromossomos X. Esses cromossomos extras causam hialinização e fibrose testicular, diminuição da produção de testosterona e infertilidade secundária a defeitos na espermatogênese e na função das células de Sertoli. Pode ocorrer micropênis, hipospadia, criptorquidia e testículos muito pequenos no período neonatal. Podem ser observados, ainda, leve retardo mental, distúrbios de comportamento e aprendizagem, membros inferiores longos, relação segmento superior/inferior baixa, ginecomastia e puberdade atrasada ou incompleta.

Mulheres com cariótipo 47,XXX também apresentam alta estatura e disgenesia gonadal devido aos mesmos efeitos do gene SHOX.

SÍNDROME DO XYY

Ocorre em 1:500-1:1.000 nascidos vivos do sexo masculino. O quadro clínico inclui alta estatura, observada após os cinco anos de idade, retardo mental, distúrbio de comportamento, hipospadia, criptorquidia, acne intensa, hipodesenvolvimento do peitoral e cintura escapular.

SÍNDROME DO X FRÁGIL

Decorre de herança ligada ao X, por mutação no gene FMR1, localizado no cromossomo Xq27.3. Resulta em alta estatura, aumento dos testículos, retardo mental, orelhas grandes e mandíbula proeminente, notados após a puberdade.

HOMOCISTINÚRIA

Doença autossômica recessiva, por deficiência da cistationina β sintase, elevando a homocistina e a metionina no sangue e na urina. Os pacientes são normais ao nascimento, mas, quando não tratados, apresentam, na segunda infância: alta estatura do tipo marfanoide, retardo mental, luxação do cristalino e miopia e/ou astigmatismo acentuados, osteoporose, escoliose e fenômenos tromboembólicos. O diagnóstico pode ser feito por triagem neonatal em alguns países.

HIPERTIREOIDISMO

A doença de Graves é mais comum no sexo feminino e pode estar associada a crescimento acelerado em adolescentes. A estatura final é normal, devido ao avanço da IO decorrente do aumento do metabolismo.

OBESIDADE

A obesidade exógena é uma causa comum de crescimento acelerado e maturação óssea precoce em crianças e adolescentes. Esses pacientes podem desenvolver adrenarca e puberdade precoce. A estatura final é normal.

Pacientes obesos que apresentam baixa estatura devem ser investigados para causas patológicas, como hipotireoidismo, deficiência de GH, síndromes de Cushing e Prader-Willi, entre outras.

PUBERDADE

A puberdade precoce, central ou periférica, induz a aceleração do crescimento, porém ocorre comprometimento da estatura final devido à maturação óssea avançada.

Já a puberdade atrasada é associada a baixa estatura na infância, porém pode resultar em alta estatura final.

A aceleração constitucional do crescimento e da puberdade (ACCP) é decorrente da maturação puberal mais rápida que a média da população, com discreto avanço da IO e da VC. A evolução segue, em geral, o padrão puberal de um dos genitores, e a estatura final é dentro do canal familiar e da média populacional.

DEFICIÊNCIA/RESISTÊNCIA ESTROGÊNICA/DEFICIÊNCIA ANDROGÊNICA

Algumas mutações nos receptores estrogênicos ou nos genes da aromatase mantêm as epífises ósseas abertas e resultam em características eunucoides e persistência do crescimento em homens adultos. Essa observação enfatiza o papel fundamental dos estrógenos na fusão epifisária.

INSENSIBILIDADE AO ACTH

Pacientes com deficiência isolada familiar de glicocorticoide, devido a mutações inativadas do receptor ACTH, apresentam crescimento excessivo na infância e sua IO é avançada. Podem apresentar eletrólitos normais e falência adrenal.

Bibliografia

1. Alves C, Lima DS. Casuística de pacientes com queixa principal de alta estatura atendidos em serviço de referência em Salvador, Bahia. *Rev Paul Pediatr* 2008; 26(4):329-35.
2. Drop SLS et al. Sex steroid treatment of constitutionally tall stature. *Endocrine Reviews* 1998; 19(5):540-58.
3. Hochberg Z et al. Tall stature. *Practical Algorithms in Pediatric Endocrinology* 2007; 2:8-9.
4. Nicol LE et al. Crescimento normal e distúrbios do crescimento. In: Kappy MS et al. *Prática pediátrica: endocrinologia*, 2012; 21-75.
5. Rayner J-A et al. The medicalisation of "tall" girls: A discourse analysis of medical literature on the use of synthetic oestrogen to reduce female height. *Social Science & Medicine* 2010; 71:1076-83.
6. Reiter EO, Rosenfeld RG. Normal and aberrant growth. In: Larsen PR *et al*. *Williams Textbook of Endocrinology* 2002; 10:1003-1114.
7. Rosenfeld RG, Cohen P. Disorders of growth hormone/insulin-like growth factor secretion and action. In: Sperling, MA. *Pediatric Endocrinology* 2008; 3:254-334.
8. Toralles MBP. Crescimento excessivo. In: Monte O *et al*. *Endocrinologia para o pediatra*, 2009; 3:85-91.
9. Verge CF, Mowat D. Overgrowth. *Arch Dis Child* 2010; 95:458-63.
10. Weimann E, Bergmann S, Böhles HJ. Estrogen treatment of constitutional tall stature: a risk-benefit ratio. *Arch Dis Child* 1998; 78: 148-51.
11. Zeferino AMB, Barros Filho A, Bettiol H, Barbieri MA. Acompanhamento do crescimento. *J Pediatr.* 2003; 79(Supl.1):S23-S32.

CAPÍTULO 5

Suzana Maria Bezerra Serra
Geraldo José Ribeiro Dantas Furtado

Alterações da Forma e do Volume do Crânio

INTRODUÇÃO

As alterações da forma do crânio de maneira intencional ou patológica representam assunto de interesse secular. Antigas civilizações deformavam o crânio como forma de identificar os membros de sua tribo ou para destacar *status* próprios dentro do grupo social. Entretanto, as deformidades patológicas foram posteriormente estudadas e agrupadas como sendo de etiologia multifatorial.

CRANIOESTENOSE

A craniostenose se caracteriza pelo fechamento precoce de uma ou mais suturas cranianas com consequente redução do crescimento do crânio perpendicular à sutura fechada e crescimento compensatório paralelo à mesma. Para cada tipo de craniostenose temos um aspecto específico do crânio.

Epidemiologia

A craniostenose está presente em frequência de 1 para 1.000 nascimentos e com ocorrência familiar de 2-8%. A idade no momento da cirurgia varia de 2 meses a 7 anos.

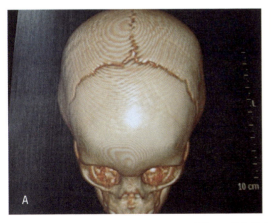
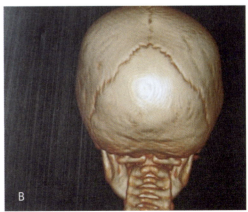

Figura 5.1 Suturas normais.

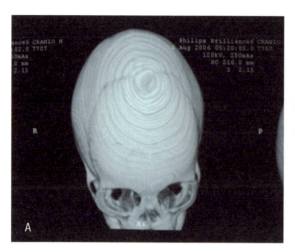 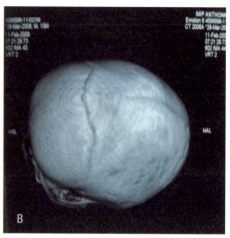

Figura 5.2 Fechamento da sutura sagital.

Quanto ao sexo, predomina o masculino. Em relação ao tipo de sutura fechada, a escafocefalia é a mais frequente.

Etiologia

A craniostenose é agrupada como doença de etiologia multifatorial. Entre as causas podemos citar:

Malformação Primária

Segundo a teoria de Moss, a fusão prematura da sutura é decorrente de malformação da base do crânio, que acarreta modificação dos pontos de aderências da dura-máter, os quais são em número de cinco (*crista gali*, as duas asas menores do esfenoide e as duas cristas petrosas), que agem provocando trações e impedindo o crânio de acompanhar o crescimento cerebral. As deformidades seriam consequentes ao redirecionamento de forças para promover o crescimento do crânio, necessário ao desenvolvimento do encéfalo.

A malformação do esfenoide acarreta a fusão prematura da coronária, enquanto a malformação da *crista gali* e da lâmina cribriforme leva à fusão da sagital.

Uma outra teoria, inclusive mais aceita, é a do defeito no germe mesenquimal, pela qual, sem a cobertura membranosa, os centros de ossificação se aproximam e ocorre a fusão.

Distúrbios Metabólicos

Alterações do metabolismo do cálcio, hipertireoidismo, mucopolissacaridose, mucolipidose, raquitismo, drogas teratogênicas que atuam na matriz funcional como um todo ou diretamente na cápsula neurocranial podem levar à fusão precoce da sutura. Em nossa série de 73 casos tivemos um caso de trigonocefalia secundária a erro inato do metabolismo.

Posição Intrauterina

Decorrente da compressão intrauterina da cabeça pela descida antecipada do feto.

Infecciosa

Segundo Virchow, meningite intrauterina, sífilis, malária e osteomielite seriam causas de fusão precoce.

Genética

Fortalecendo a teoria genética temos a associação de fechamento precoce de uma ou mais suturas com síndromes cromossomais bem definidas. Além disso, temos o caráter familiar, a ocorrência em gêmeos, as variações geográficas, raciais, a prevalência masculina para as escafocefalia e a feminina para as braquiocefalias.

Quadro Clínico

As manifestações clínicas podem resultar do crescimento distorcido do cérebro secundário à deformidade craniana e, possivelmente, ao estado crônico de aumento da pressão intracraniana. O retardo mental e o distúrbio de comportamento são mais frequentes nas formas complexas da craniostenose, porém têm sido encontrados também em crianças com fechamento de uma única sutura. Podem ser encontrados ainda epilepsia, anomalias oculares e distúrbios de comportamento.

Diagnóstico

Exame Clínico

O diagnóstico clínico é feito pela inspeção craniofacial, cuja deformidade varia de acordo com o tipo de sutura fechada. Entretanto, na fusão de todas as suturas, não teremos deformidades evidentes, mas crânio reduzido de volume. Na palpação do crânio podemos encontrar quilha óssea na sutura correspondente a fusão precoce. Um outro achado importante é a fontanela anterior ou bregmática poder encontrar-se aberta e desviada, não sendo, portanto, obrigatório o fechamento da fontanela para o diagnóstico de craniostenose.

Exames Complementares

Radiografia de crânio em AP, perfil e Towne: Podemos observar o desaparecimento da sutura correspondente à fusão precoce. Temos presença da deformidade craniana, impressões digitiformes nos casos de hipertensão intracraniana e/ou alterações craniocervicais.

Tomografia computadorizada do crânio: Estudo tridimensional, que revela a ausência da sutura, onde ocorreu a fusão precoce, a deformidade craniana, presença ou não de alargamento do espaço subaracnóideo e de hidrocefalia.

Ressonância magnética do encéfalo: Para investigação de outras malformações intracranianas associadas, entre elas a de Arnold Chiari.

FORMAS DEFINIDAS DE DEFORMIDADES CRANIANAS

Escafocefalia

A escafocefalia se caracteriza pelo fechamento da sutura sagital. É a forma mais frequente de craniossinostose e predomina no sexo masculino. Nesse tipo de fechamento prematuro, o crânio apresenta aumento do diâmetro anteroposterior, adquirindo formato alongado e com proeminência das bossas frontais e do osso occipital. A fontanela bregmática pode estar presente.

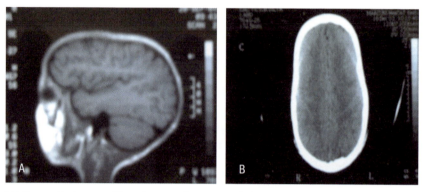

Figura 5.3 Ressonância magnética e tomografia computadorizada de paciente portador de escafocefalia.

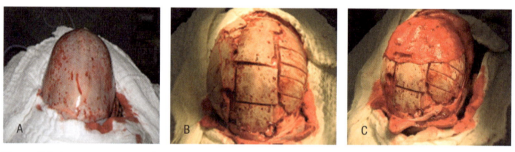

Figura 5.4 Aspecto transoperatório da escafocefalia, notando-se o fechamento da sutura sagital e a sua abertura cirúrgica.

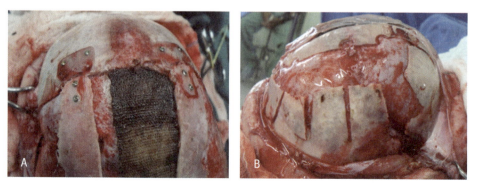

Figura 5.5 Imagem operatória após a abertura da sutura sagital.

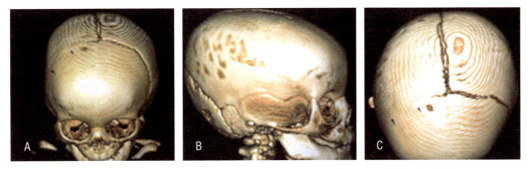

Figura 5.6 Tomografia computadorizada de crânio em 3-D mostrando plagiocefalia.

Plagiocefalia

É o fechamento precoce da sutura coronária unilateral. O crânio apresenta-se com retração da fronte, redução da cavidade orbitária, elevação do olho ipsilateral à fusão, proeminência frontal contralateral e nariz desviado para o lado sadio. A fontanela bregmática pode estar presente e desviada.

Braquicefalia

Consiste na fusão prematura das suturas coronárias. Pode se apresentar como lesão isolada ou acompanhada de manifestações sindrômicas do tipo Crouzon, Apert, Carpenter, Pfeiffer etc. Evolui com comprometimento do desenvolvimento psicomotor. O crânio mostra-se com redução do diâmetro anteroposterior e aumento do biauricular. A testa apresenta-se achatada, as órbitas rasas, com exoftalmia bilateral. A fontanela bregmática pode estar presente.

O tratamento cirúrgico é semelhante ao da plagiocefalia. Nas formas sindrômicas, após correção do crânio, é necessária a correção da face.

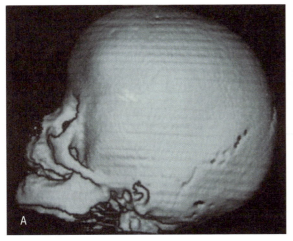 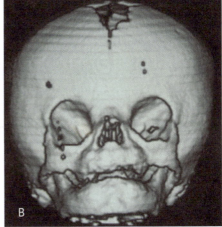

Figura 5.7 Tomografia computadorizada de crânio em 3-D mostrando crânio com braquicefalia.

Síndrome de Apert

Síndrome composta de oxicefalia, fácies dismórfica e sindactilia das mãos e pés. Tem como características principais turricefalia, fronte alta e ampla, além de abaulada, achatamento da região occipital. Fácies mais ou menos achatada, hipertelorismo dos olhos, órbitas rasas com exoftalmia, discreta posição antimongoloide das fendas palpebrais, nariz em geral pequeno e arrebitado, implantação baixa de pavilhão auricular, hipoplasia de maxila, palato estreito e muitas vezes com fenda. Dentes próximos entre si. Sindactilia, mãos em colher, dedos curtos, polegares largos e com desvios internos. Hálux alargado e desviado. Atraso no desenvolvimento psicomotor não é raro. O estudo radiológico mostra fechamento mais frequente das coronárias e, muitas vezes, da lambdoide.

É uma afecção hereditária autossômica dominante, sendo a maioria de natureza esporádica, representando mutações (às vezes favorecida pele idade paterna avançada). Malformações associadas em outros órgãos devem ser pesquisadas.

Síndrome de Crouzon

Apresenta como características crânio em torre, fronte alta e larga. Às vezes, fontanela anterior abaulada, achatamento da região occipital, exoftalmia e hipertelorismo

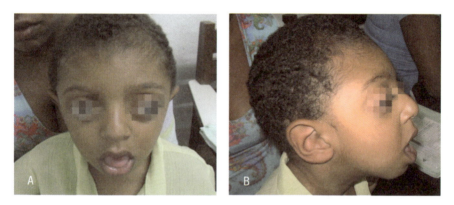

Figura 5.8 Paciente com síndrome de Crouzon: pré-operatório à esquerda e pós-operatório à direita.

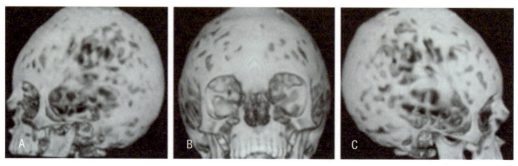

Figura 5.9 Tomografia em 3-D mostrando aspecto de impressões digitiformes em paciente portador da síndrome de Crouzon.

dos olhos, órbitas rasas. Posição antimongoloide das fendas palpebrais, dificuldade na convergência dos globos oculares, estrabismo divergente, às vezes ptose palpebral. Hipoplasia maxilar, nariz em bico de papagaio, lábio superior curto, palato em ogiva, prognatismo, dentes bem próximos. É frequente o atraso mental discreto a moderado. Pode ocorrer déficit visual por atrofia de nervo óptico. Afecção hereditária autossômica dominante. Pai idoso também participa da etiopatogenia.

Síndrome de Saethe-Chotzen

Síndrome composta por oxicefalia, fácies característica, sindactilia discreta ou moderada em mãos e pés, atraso psicomotor. A turricefalia é relativamente discreta com fronte larga, assimetria acentuada da face, implantação baixa dos cabelos, hipertelorismo dos olhos, nariz de raiz larga e deprimida, posição antimongoloide das fendas palpebrais, sobrancelhas de posição alta, às vezes discreta exoftalmia, estrabismo e ptose, como também orelhas de implantação baixa. Eventualmente observam-se: estenose do canal lacrimal e distopia das pregas oculares internas, nariz em bico de ave com desvio do septo, orelhas de implantação baixa, hipoplasia de maxilar, palato estreito e prognatismo. Observam-se também: dedos grossos e relativamente curtos, às vezes com clinodactilia do dedo mínimo, sindactilia exclusiva de partes moles, na base dos dedos II e III; polegares e hálux sem anormalidades. O retardo mental é relativamente frequente, associado a diminuição discreta da audição e deficiência estrutural. Às vezes, criptorquidia. Na radiologia temos fechamento da coronária. A transmissão é autossômica dominante.

Síndrome de Pfeiffer

Tem como características a turricefalia, o dismorfismo facial, polegares e hálux largos, curtos e grosseiros, em geral com desvio axial, além de sindactilias discretas ou moderadas. Fácies larga e de perfil achatado, hipertelorismo ocular, nariz de raiz larga e deprimida, posição antimongoloide das fendas palpebrais, palato em ogiva, maxilar de tamanho reduzido, mandíbula às vezes pequena. Deficiência estatural em alguns casos. Estudo radiológico mostra fontanela anterior ampla e fechamento precoce da coronária. Afecção também autossômica dominante.

Síndrome de Carpenter

Síndrome caracterizada por acrocefalia, dismorfismo facial, braquiclinossindactilia das mãos e polissindactilia dos pés. Oxicefalia e acrobraquicefalia com abaulamento da região da fontanela, às vezes região temporal muito saliente. Fácies larga e chata com exoftalmia, distopia dos cantos internos dos olhos, posição mongoloide e antimongoloide das fendas palpebrais, epicanto, orelhas de implantação baixa e desviada para trás, palato em ogiva, micrognatia. Nas extremidades observam-se: mãos curtas, braqui/campto/clinodactilia, polegares largos, sindactilias cutâneas entre os dedos médio e anular, eventualmente em outros dedos das mãos; hálux curto e muito largo, apresentando duplicação, sindactilia dos dedos dos pés em graus variáveis. Podem ocorrer cardiopatias, discreto retardo mental, anomalia das córneas, obesidade predominante no tronco, déficit estatural, anomalias de vias urinárias, joelho e coxa valgos, luxação lateral da patela, pé valgo. É uma afecção hereditária autossômica recessiva.

Trigonocefalia

Representa o fechamento precoce da sutura metópica. O crânio assume formato triangular, com quilha na linha média e hipotelorismo dos olhos. Existe predominância pelo sexo masculino. Em nossa série de 100 casos, 10 eram trigonocefalia e a maioria do sexo masculino. Esse tipo de craniostenose pode ser acompanhado de malformações encefálicas, como a holoprosencefalia, além de lábio leporino.

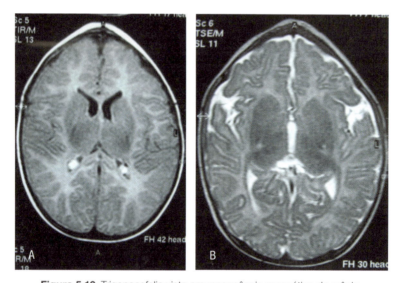

Figura 5.10 Trigonocefalia vista em ressonância magnética de crânio.

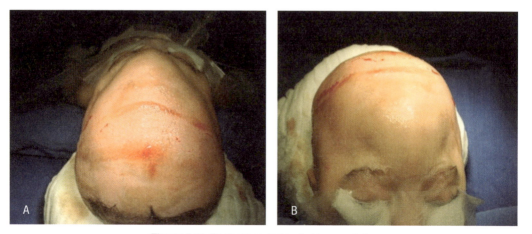

Figura 5.11 Paciente portador de trigonocefalia.

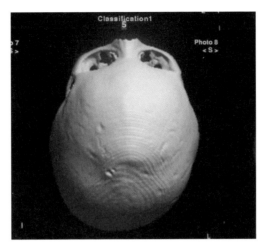

Figura 5.12 Aspecto tomográfico de craniostenose total.

Craniostenose Total

Caracteriza-se pelo fechamento precoce de todas as suturas. O crânio apresenta-se reduzido de volume.

Plagiocefalia Posterior

O fechamento precoce da sutura lambdoide usualmente é unilateral. O fechamento bilateral como ocorrência isolada é raro. A partir de 1992 houve grande aumento na procura médica para avaliação do formato posterior do crânio, fato atribuído à orientação da Academia Americana de Pediatria. A orientação foi que as crianças fossem colocadas em decúbito dorsal ou lateral quando dormindo para evitar morte súbita, acarretando uma deformidade posicional. Essa deformidade posicional pode ser diferenciada da plagiocefalia por fechamento da lambdoide com base no exame clínico e de imagem. A diferença entre as duas é que, na plagiocefalia, a fossa posterior ipsilateral à craniossinostose apresenta crescimento inferior ao normal e as estruturas adjacentes (o trágus, o osso petroso e a linha média do forame magno) são desviadas em direção à sutura fechada. A bossa occipital contralateral é mais parietal. Há uma proeminência occiptomastóidea. A bossa frontal proeminente é contralateral à fusão da sutura. A orelha ipsilateral está desviada posteriormente.

Na deformidade posicional teremos sempre a informação da postura no leito. O infante pode apresentar outras alterações físicas associadas, do tipo torcicolo congênito, esternocleidomastóideo tenso e atraso do desenvolvimento. O trágus e o osso petroso são deslocados anterior e inferiormente, enquanto o forame magno permanece na linha média. A bossa occipital contralateral é mais occipital que parietal, e a bossa frontal é ipsilateral à deformidade posicional. Temos ausência de proeminência óssea atrás do processo mastóideo, e a orelha ipsilateral encontra-se deslocada anteriormente. Não há fusão da sutura lambdoide na deformidade posicional.

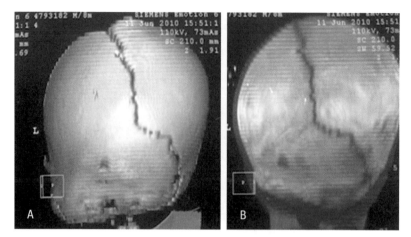

Figura 5.13 Plagiocefalia posterior vista em tomografia em 3-D.

Crânio em Trevo

Caracteriza-se pelo formato do crânio em folha de trevo, ocorrendo acentuado abaulamento do crânio para cima e para os lados, desvio das orelhas para baixo, nariz em sela, protrusão dos globos oculares e hidrocefalia. Ocorre hipertensão intracraniana com evolução progressiva, distrofia e atraso psicomotor. A evolução é desfavorável, com óbito precoce.

DIAGNÓSTICO DIFERENCIAL COM OUTRAS DEFORMIDADES CRANIOFACIAIS

- *Displasia fibrosa*: Alteração óssea que envolve a calvária e a face. Tem etiologia desconhecida. Pode ser de dois tipos: simples, quando o comprometimento é apenas de um osso, e poliostótico, quando mais de um osso está envolvido. Esta última é mais complexa e pode acometer o frontal, a rima orbital, a parede lateral e medial da órbita, o teto orbitário e o forame óptico. Causa proptose, diplopia, cefaleia e, em casos mais graves, perda visual progressiva por compressão do nervo óptico. A radiografia mostra massa esclerótica, tipicamente descrita como *ground glass*. Não há sinostose.
- *Mau posicionamento da órbita*: Consiste em um defeito congênito, existindo dois tipos: o telorbitismo (ampla distância entre as órbitas) e o *hipercantorium* (ampla distância entre o canto medial).
- *Exorbitismo ou proptose ocular*: Ocorre secundariamente à disostose craniofacial e não ao aumento do conteúdo orbitário.

Bibliografia

1. Di Rocco C. Surgical management of craniosynostosis and craniofacial deformities. Chapter 9 p. 119-135.
2. Jane JA, Lin KY, Jane JA Sr. Sagittal synostosis. Neurosurg Focus 2000; 9 (3):e3.
3. Johns FR, Jane JAS, Lin KY. Surgical approach to posterior skull deformity. Neurosurg Focus 2000;9 (3):e4.
4. Nagaraja S, Anslow P, Winter B. Craniosynostosis. *Clin Radiol*. 2012 Aug 28.
5. Ursitti F, Fadda T, Papetti L et al. Evaluation and management of nonsyndromic craniosynostosis. Acta Paediatr. 2011;100(9):1185-94.

CAPÍTULO 6

Rosa Magaly Campêlo Borba de Morais
Renata Teixeira da Silva
Ênio Roberto de Andrade

Alterações Psiquiátricas na Infância e Adolescência

INTRODUÇÃO

O transtorno mental (TM) é definido como uma síndrome ou padrão comportamental ou psicológico clinicamente importante que ocorre em um indivíduo e está associado a sofrimento ou incapacidade. A saúde mental, por sua vez, pode ser entendida como um estado de completo bem-estar mental e social (com a aquisição de marcos do desenvolvimento e habilidades globais), com o necessário estabelecimento de relações seguras de apego, de relacionamentos sociais satisfatórios e de efetivas estratégias de enfrentamento de adversidades.

Estudos sugerem que não somente a carga genética, as condições pré-natais e perinatais e a saúde física e mental dos pais, mas também a vizinhança em que se reside, o local e a época em que se vive, o ambiente escolar, os amigos, as condições socioeconômicas da família, a qualidade do ar, da água e da alimentação, e o acesso a serviços de saúde são fatores-chave para a saúde mental e física na infância e adolescência.

Até meados do século XVIII, não havia qualquer forma de assistência específica aos doentes mentais, mesmo adultos, no Brasil. Depois do século XIX, a urbanização das cidades requereu a intervenção médica nas questões de higiene e saúde, e gradativamente mudou também a concepção da criança, negligenciada até então. Naquele momento, a saúde mental infantil iniciou sua sistematização, com a institucionalização dos saberes médicos e psicológicos aplicados à infância e a mudança de paradigma visando estabelecer-se como especialidade independente e distanciada do modelo "adultocêntrico".

Hoje, sabemos que os transtornos mentais acometem 10-15% das crianças e adolescentes e são considerados a causa mais importante de problemas de saúde na infância. Metade das crianças e adolescentes entre 10-17 anos está envolvida em pelo menos dois ou mais comportamentos de risco, como abuso de álcool e drogas, delinquência, baixo aproveitamento escolar, sexo desprotegido e gravidez. Da mesma forma, vários estudos em culturas distintas têm apontado para proporções igualmente elevadas de crianças na idade pré-escolar e escolar sofrendo de problemas emocionais.

Interferindo negativamente e, muitas vezes, de forma persistente e irreversível sobre o desenvolvimento social, emocional e acadêmico, os TM, em etapas iniciais da vida, não só têm impacto imediato nas crianças e sua família, mas podem ser precursores de

40 Diagnóstico Diferencial em Pediatria

problemas psiquiátricos e sociais ao longo da vida, estando relacionados com as causas de maior mortalidade entre jovens — acidentes, homicídios e suicídios. Exatamente por isso, a atuação precoce na infância (quando os padrões de funcionamento emocional, cognitivo e psicológico ainda não estão estruturados e o cérebro ainda é plástico e mais sensível a modificação) tem melhor potencial de sucesso.

O Brasil possui uma população de 190 milhões de pessoas, das quais 60 milhões têm menos de 18 anos de idade, o que equivale a quase um terço de toda a população de crianças e adolescentes da América Latina e do Caribe. Apesar disso, não há no país uma rede de suporte médico, psicológico e educacional, e os centros de tratamento, normalmente isolados da rede de saúde, são ínfimos perto da demanda nacional. Segundo relatório da Organização Mundial da Saúde, apresentado durante a Terceira Conferência Nacional de Saúde, 30% dos países não têm políticas de saúde mental e 90% não têm políticas de saúde mental que incluam crianças e adolescentes. Vale ressaltar que, no nosso país, em levantamento realizado pela força-tarefa brasileira de psiquiatras da infância e adolescência, em 2008 existiam apenas 107 psiquiatras da infância e adolescência com título na especialidade, conferidos pela Associação Brasileira de Psiquiatria. Dados não oficiais sugerem um contingente entre 300-400 profissionais trabalhando na área, o que ainda é bem pouco diante da população que deveria ser assistida pelos psiquiatras infanto-juvenis.

Levando-se em conta o número limitado de profissionais especializados e a alta prevalência dos transtornos mentais, é fundamental que o pediatra esteja preparado para identificar e tratar crianças com transtornos mentais comuns, ficando para o especialista os casos mais complexos. O pediatra encontra-se em posição bastante privilegiada, por ser o primeiro profissional de saúde que acompanha a criança, por conhecer de forma longitudinal o seu desenvolvimento, por poder e dever, ativamente, investigar sinais e sintomas de TM e identificá-los em suas fases iniciais e, possivelmente, por ser o primeiro contatado pelos pais, diante de sintomas dos transtornos mentais em seus filhos.

Ao avaliar a saúde mental de nossas crianças, é primordial estarmos atentos para as particularidades dessa faixa etária:

- Crianças e mesmo adolescentes apresentam uma forma particular de organização do pensamento e de exposição dos seus sentimentos. Suas perspectivas são, muitas vezes, mais circunscritas que as dos adultos e adaptadas ao seu universo. Crianças mais novas ainda não apresentam pensamento abstrato. Seu entendimento é concreto e a fantasia é considerada como parte saudável do desenvolvimento. São importantes a adaptação dos termos na entrevista diagnóstica e a sensibilidade do entrevistador para perceber a melhor forma de abordagem.
- Há sempre o agravante de o paciente não revelar todas as informações necessárias para um diagnóstico psiquiátrico pautado basicamente na observação, na interação, nos instrumentos diagnósticos e em dados físicos e laboratoriais que excluam alterações clínicas. Até os 18 anos, esse risco é aumentado, pois o paciente pode não perceber a importância de contar sobre os sintomas que o angustiam ou mesmo não percebê-los como patológicos. Assim, a utilização de múltiplos informantes (pais,

Alterações Psiquiátricas na Infância e Adolescência **41**

cuidadores, escola, outros profissionais que acompanham a criança) e a observação lúdica podem ajudar na coleta de dados.

- Em alguns casos, os pais procuram ajuda para seus filhos quando na verdade as questões nucleares envolvem o casal. Diagnosticar transtornos na dinâmica familiar está além do escopo proposto neste capítulo, mas um profissional que se disponha a atender crianças e adolescentes deve estar atento a todas as possibilidades de fatores predisponentes, precipitantes ou perpetuantes da sintomatologia, presentes no ambiente familiar e social.
- Entre o início dos sintomas e a procura de tratamento em crianças e adolescentes pode haver um intervalo de anos. Diferentemente dos adultos, os infantes e jovens não têm autonomia para a busca independente do serviço de saúde. Muitas vezes, quando os cuidadores atentam para os sintomas, estes já são muito mais graves e crônicos.
- A infância e a adolescência são fases complexas do desenvolvimento humano. A maior parte das crianças e adolescentes apresenta variações tanto do desenvolvimento como do comportamento (que podem causar preocupações ainda que dentro dos limites esperados para a idade). Sintomas de transtornos psiquiátricos podem estar presentes sem gravidade e duração suficientes para a formulação de um diagnóstico. O conhecimento, não só das patologias, mas da normalidade nessas idades, é fundamental para a boa clínica dos profissionais da área de saúde mental.
- Ao avaliarmos o comportamento, a forma de perceber o mundo, o modo de lidar com as emoções e a maneira de demonstrar sentimentos de um indivíduo, devemos sempre considerar o contexto histórico, sociocultural e econômico no qual o sujeito está inserido.
- Flexibilidade e jovialidade são capacidades especialmente importantes para profissionais de saúde mental que trabalham com crianças e adolescentes. Conseguir ser entendido por seus pacientes e criar um ambiente empático, demonstrando interesse e conhecimento sobre assuntos típicos dos jovens, é uma ferramenta decisiva na instauração da relação de confiança profissional-paciente.

Para fins didáticos, podemos classificar os problemas de saúde mental na infância e adolescência de várias maneiras. Optaremos por utilizar a nomenclatura de transtornos com comportamento majoritariamente internalizantes, transtornos com comportamento majoritariamente externalizantes, transtornos do desenvolvimento e outros transtornos psiquiátricos na infância e adolescência. Fizemos essa escolha por entendermos que crianças e adolescentes encontram-se em equilíbrio dinâmico, sujeitos constantemente a modificações não só físicas, mas emocionais e comportamentais. Por isso, a intervenção psiquiátrica baseia-se, por vezes, no "sintoma-alvo" a ser abordado, mais que no diagnóstico propriamente dito.

- **Transtornos internalizantes**
  Nesses transtornos, os comportamentos restringem-se ao âmbito privado da criança, não sendo diretamente dirigidos para o entorno em que ela vive. Os dois principais são:
  - Transtornos ansiosos
  - Transtorno depressivo

42 Diagnóstico Diferencial em Pediatria

- **Transtornos externalizantes**
  Nesses transtornos, os comportamentos interferem no cumprimento de tarefas evolutivas, como as requeridas pela escola, e são fatores de risco mais bem observáveis para inadaptação psicossocial. Os dois principais são:
  - Transtorno de déficit de atenção e hiperatividade
  - Transtorno de conduta
  Os transtornos de uso de substância e o transtorno bipolar (fase maníaca) também podem ser agrupados como comportamentos externalizantes.
- **Transtornos do desenvolvimento**
  Transtornos do desenvolvimento são definidos como quaisquer entidades nosológicas ou eventos; com etiologia genética ou adquirida até os primeiros meses de vida; que se manifestam, obrigatoriamente, na primeira ou segunda infância e resultam em déficit no desenvolvimento de funções estreitamente ligadas à maturação biológica do sistema nervoso central, com restrições à funcionalidade e à participação social e com evolução contínua, sem remissões nem recaídas. Na maioria dos casos, as funções atingidas compreendem a linguagem, as habilidades espaçovisuais e a coordenação motora.
  - Transtornos do espectro autista
  - Transtorno de aprendizagem e déficit intelectual
  Os transtornos de eliminação (encoprese e enurese) também podem ser agrupados como alterações do desenvolvimento.
- **Outros transtornos psiquiátricos na infância e adolescência**

TRANSTORNOS INTERNALIZANTES

Transtornos Ansiosos

O grupo dos transtornos ansiosos é o de maior prevalência entre os transtornos psiquiátricos infantis, sendo subdiagnosticados e subtratados na infância e na adolescência. Em contraste com os transtornos de comportamento externalizantes, estes causam mais sofrimento nas próprias crianças do que nos pais, sendo chamados transtornos "internalizantes". Por outro lado, é preciso ter em mente que as ansiedades, de modo geral, não somente são muito comuns, mas podem ser adaptativas. Medos e ansiedade ocorrem normalmente no desenvolvimento.

Interações complexas entre fatores biológicos (como hereditariedade, temperamento/inibição comportamental, reatividade autonômica) e ambientais (como estilo de apego inseguro, pais excessivamente críticos, controladores, ansiosos e eventos de vida negativos ou estressores) têm sido implicadas na gênese dos transtornos ansiosos. Kendall *et al*. (2010) demonstraram que são muito mais frequentes sintomas ansiosos variados sobrepostos do que um transtorno único bem delimitado. Assim, podemos abordar os transtornos de ansiedade como um grupo no diagnóstico diferencial clínico.

Transtornos ansiosos na população pediátrica ocorrem com frequência em associação a queixas somáticas (sintomas físicos ocorrendo na ausência de uma condição médica ou sintomas em excesso para o que seria esperado de dado problema médico), que podem incluir dor torácica, taquicardia, falta de ar, tonturas, náuseas e vômitos. Na verdade, os critérios diagnósticos para alguns transtornos ansiosos comuns na infância incluem sintomas somáticos. Por exemplo, como veremos adiante, os critérios do DSM-IV-TR (*Manual Diagnóstico e Estatístico de Transtornos Mentais*, quarta edição revisada) para transtorno de ansiedade de separação indicam que "queixas repetidas de sintomas físicos (como cefaleias, dores abdominais, náusea ou vômitos)" podem estar presentes em crianças com esse diagnóstico.

É importante lembrar que transtornos ansiosos e problemas clínicos frequentemente coexistem, ainda que a relação temporal entre os dois permaneça obscura. Por exemplo, em criança ou adolescente vulnerável, asma ou doença gastrointestinal pode, em tese, causar aumento da ansiedade e pensamentos catastróficos sobre sensações fisiológicas ou medos sobre sofrer uma urgência médica quando separada dos pais. Por outro lado, é possível que ansiedade e estresse contribuam para aumentar a suscetibilidade a certos problemas médicos de forma direta — como pela diminuição da função imunológica — ou indireta (por comportamentos desadaptativos pouco saudáveis, como hábitos de sono ruins, uso de álcool ou substância psicoativa, baixa adesão a regime de tratamento médico). Ansiedade e problemas de saúde física também podem compartilhar fatores de risco ambientais (como pais fumantes, baixo *status* socioeconômico ou adversidades de infância) e biológicos (como as mesmas vias neuronais).

Transtornos ansiosos são associados a considerável prejuízo funcional e custos econômicos relacionados não só ao tratamento, mas também à perda da produtividade. Em crianças, eles podem estar associados a absenteísmo escolar ou recusa escolar, desempenho acadêmico ruim ou notas menores que as esperadas para as habilidades da criança. Se não forem tratados, tendem a ter um curso crônico. Além disso, quando presentes na infância, também aumentam o risco de transtornos psiquiátricos adultos, incluindo depressão e transtornos de uso de substâncias.

É muito importante o diagnóstico diferencial dos transtornos de ansiedade com problemas clínicos — a comorbidade clínica não exclui necessariamente transtorno de ansiedade e deve ser prontamente tratada devido aos riscos de morbidade e mortalidade associados. Várias condições clínicas mimetizam os transtornos ansiosos (Quadro 6.1).

A seguir, veremos os critérios para o diagnóstico dos principais transtornos ansiosos da infância e adolescência: transtorno de ansiedade de separação (TAS), fobia específica (FE), fobia social (FS), mutismo seletivo (MS), transtorno de ansiedade generalizada (TAG), transtorno do estresse pós-traumático (TEPT) e transtorno obsessivo-compulsivo (TOC).

Transtorno de Ansiedade de Separação

No transtorno de ansiedade de separação, sintomas cognitivos, afetivos, somáticos e comportamentais surgem em resposta à separação genuína ou fantasiada do indivíduo ao qual a criança é mais ligada. A ansiedade pode ser sentida e expressa como medo ir-

44 Diagnóstico Diferencial em Pediatria

Quadro 6.1 Principais condições clínicas que mimetizam os transtornos ansiosos

- Cardiovasculares
  - Arritmias
- Endocrinológicas
  - Hipertireoidismo
  - Hipoglicemia
  - Hiperglicemia
  - Hiperparatireoidismo
  - Feocromocitoma
  - Doença de Cushing
- Neurológicas
  - Epilepsia do lobo temporal
  - Disfunções vestibulares
  - Lesões intracranianas
  - Traumatismo cranioencefálico
  - Encefalopatias
- Respiratórias
  - Asma
  - Pneumonia
  - Pneumotórax
  - Embolia pulmonar
  - Hipóxia
- Medicamentosos
  - Acatisia
  - Toxicidade anticolinérgica
  - Uso de psicoestimulantes
  - Uso de broncodilatadores
- Substâncias psicoativas
  - Maconha
  - Alucinógenos
  - Estimulantes
  - Cocaína, anfetaminas
  - Síndrome de abstinência
  - Álcool, sedativos hipnóticos
- Hematológicas
  - Anemia
  - Porfiria aguda intermitente
- Imunológicas
  - Lúpus eritematoso sistêmico
  - Anafilaxia
- Diversos
  - Excesso de cafeína
  - Uso de bebidas energéticas
  - AIDS

Fonte: Morikawa M e Morais RM. Transtorno de ansiedade generalizada. In: Asbahr FR et al. *Transtornos de ansiedade na infância e adolescência*, 2010.

real de que a criança ou seus pais sejam permanentemente separados devido a acidentes, sequestro, morte etc.

Os sintomas podem incluir pesadelos com temas de separação, incapacidade de dormir sozinho, ir à escola, visitar amigos, permanecer em acampamento de férias. A recusa escolar é um comportamento bastante frequente nesse transtorno. A criança pode apresentar queixas somáticas ou referir eventos como o de o professor "pegar no seu pé". Manifestações somáticas típicas de ansiedade incluem dor abdominal, cefaleia, náuseas, vômitos e, em crianças maiores, pode haver manifestações cardiovasculares, como palpitações, tonturas e sensação de desmaio. Assim, o diagnóstico diferencial com causas clínicas das queixas referidas pela criança é fundamental.

É um transtorno geralmente recorrente, e os sintomas podem piorar no curso de um problema de saúde físico ou procedimento médico. Grande parte das crianças com TAS acaba obtendo remissão do quadro com ou sem tratamento. Entretanto, o transtorno pode ser considerado fator de risco para ansiedade e depressão na vida adulta.

Fobia Específica

Fobias específicas podem iniciar a qualquer momento do desenvolvimento infantil, mas é preciso não confundi-las com os medos transitórios apropriados à fase do desenvolvimento, que não requerem tratamento. Medos são estados agudos de ansiedade, ligados à presença de um objeto, pessoa ou situação. É importante lembrar que o desenvolvimento infantil está associado a diversos tipos de medo.

Alterações Psiquiátricas na Infância e Adolescência **45**

As fobias se distinguem por sua gravidade, irracionalidade, persistência e prejuízo funcional, geralmente secundários à evitação do objeto temido. A maior parte das fobias simples tem remissão espontaneamente, mas algumas persistem.

Quadro 6.2 Medos comuns normais para cada estágio do desenvolvimento

Estágio do desenvolvimento	Objeto ou situação temida
Nascimento–6 meses	Perda de suporte físico Barulhos altos/estímulos sensoriais Objetos grandes se aproximando rápido
7-12 meses	Pessoas desconhecidas
1-5 anos	Barulhos altos Tempestades Animais Escuro Separar-se dos pais
3-5 anos	Seres imaginários Monstros Fantasmas
6-12 anos	Ferimentos, doenças, acidentes Bandidos Desastres naturais Punição/ser levado à coordenação escolar Falhar/ser rejeitado
12-18 anos	Provas na escola Avaliação social/envergonhar-se Inaptidão social/exclusão por colegas Anormalidades psicológicas

Fonte: Dulcan MK, Lake, MB. *Child and adolescent psychiatry (concise guide series).* 4th edition. American Psychiatric Association, 2012.

Fobia Social

A fobia social (FS) é um medo generalizado de situações sociais e desempenho público onde haja a possibilidade de avaliação negativa pelos outros. O indivíduo teme agir de modo humilhante e embaraçoso para si próprio ou mostrar sintomas de ansiedade. Diferentemente das fobias específicas, a FS tende a começar mais tarde, na adolescência, e a persistir até a vida adulta, podendo resultar em prejuízos no funcionamento social e acadêmico ou ocupacional, retraimento social, abuso de substâncias, dificuldades com namoro e intimidade, sintomas depressivos e de ansiedade generalizada. Mesmo em crianças, a FS pode atrapalhar seriamente a vida, impedindo-as de fazer amigos, de ter um bom desempenho na escola ou relação mais íntima e afetuosa com os familiares. A FS em crianças deve ocorrer em situações que envolvam seus pares e não somente interações com adultos, e duração maior que seis meses em menores de 18 anos, de acordo com o DSM-IV-TR.

Mutismo Seletivo

Crianças com mutismo seletivo (MS) não falam em uma ou mais situações importantes, apesar de poderem compreender a linguagem falada e falar em outras situações. Elas têm conhecimento da linguagem, embora possam apresentar transtornos do desenvolvimento da linguagem. Os sintomas persistem por pelo menos um mês e são graves o bastante para afetar o funcionamento escolar e social. Características opositivas são consideradas secundárias aos sintomas ansiosos. Encontramos FS como comorbidade em até 97% das crianças com mutismo seletivo, e alterações do desenvolvimento, principalmente da linguagem, também são extremamente comuns.

É um transtorno considerado raro, com sintomas iniciando-se entre 2-4 anos. Muitas dessas crianças são tímidas, temerosas de novas experiências, socialmente retraídas, resistentes a se separar dos pais, e algumas apresentam comportamento desafiador também. De acordo com os critérios do DSM-IV-TR, a duração mínima é de um mês (não limitada ao primeiro mês de escola). A persistência dos sintomas durante mais de seis meses e após os 10 anos de idade é indicador de mau prognóstico.

O diagnóstico diferencial com doença neurológica causadora de mutismo, como tumores ou hemorragias intracranianas, é mandatório, além de avaliação fonoaudiológica e testes auditivos. Caso haja atraso da aquisição de linguagem, é preciso verificar se há falhas na linguagem receptiva (nesse caso, pode ser feito EEG para excluir síndrome de Landau-Kleffner se a criança não passou do estágio de 10 palavras) ou na articulação de palavras: pode haver envolvimento oromotor devido a anormalidades neurológicas, e defeitos no palato podem ser sugestivos de alterações genéticas. Além disso, seguindo o DSM-IV-TR, é necessário excluir transtorno da comunicação (p. ex., tartamudez), transtorno global do desenvolvimento, esquizofrenia ou outro transtorno psicótico.

Foram relatados como comorbidades em MS alterações cromossômicas, como braço curto do cromossomo 18, síndrome do X frágil e triplo X, e história familiar de autismo e outros transtornos do desenvolvimento.

Transtorno de Ansiedade Generalizada

Crianças com transtorno de ansiedade generalizada (TAG) têm preocupações persistentes, durante pelo menos 6 meses, com temas distantes do contexto típico para a idade (por exemplo, com desempenho profissional, relacionamento com familiares, interações sociais, saúde, ruminações acerca de comportamentos passados ou futuros). É importante ter certeza de que essa preocupação é incontrolável e desproporcional à situação, e não apenas uma reação esperada a um estressor ou circunstância de vida adversa. Hábitos como roer unhas, arrancar os cabelos e chupar o dedo estão relacionados com esse transtorno, assim como queixas somáticas diversas, como fadiga, epigastralgia, cefaleias, podendo motivar repetidas visitas ao pediatra. Crianças mais velhas e adolescentes relatam mais sintomas somáticos do que as pequenas, pois são mais capazes de identificar os sintomas fisiológicos associados às experiências ansiosas.

O TAG é bastante prevalente, podendo atingir até 10% das crianças, quase duas vezes mais frequente em meninas que em meninos, e geralmente ocorre em comorbidade com episódio depressivo e outros transtornos ansiosos. Muitas vezes remite espontaneamente, embora o risco de recorrência em outras etapas da vida seja grande se não tratado.

Determinar a extensão de uma avaliação médica adequada para sintomas recorrentes como cefaleia ou dor abdominal recorrentes pode ser difícil, pois crianças com etiologia clínica para esses sintomas também referem ansiedade e depressão. Uma variedade de problemas médicos pode mimetizar o transtorno de ansiedade generalizada, como efeitos colaterais de medicamentos em uso, intoxicação ou síndrome de abstinência, hipertireoidismo, feocromocitoma e asma, e seu rastreio é essencial.

Transtorno do Pânico

Assim como em adultos, o transtorno do pânico (TP) em crianças e adolescentes é definido pela ocorrência repetida de ataques de pânico. Esses ataques podem ser descritos como episódios agudos, autolimitados, de extrema apreensão ou extremo medo e sensação de perigo iminente para a integridade física ou mental, acompanhados de sintomas vegetativos sugestivos de hiperatividades central e autonômica (taquicardia, tremores, sudorese, tontura, ondas de frio ou calor, sensações de falta de ar ou sufocamento, dor no peito, dor abdominal, instabilidade, vertigem ou desmaio).

Ataques de pânico isolados não são raros nos períodos da infância e adolescência. Há relatos de crises que ocorrem antes dos 10 anos. Entretanto, o TP é pouco observado em crianças pequenas, embora a frequência aumente bastante no final da adolescência. Estima-se que, em 50% dos casos, o transtorno do pânico na população pediátrica venha acompanhado de agorafobia (medo persistente e exagerado de situações em que seja difícil ou embaraçoso sair ou obter ajuda, caso ocorra um ataque de pânico, ou em que o auxílio possa não estar disponível, com eventual ataque de pânico inesperado ou predisposto pela situação).

Transtorno de Estresse Pós-traumático

O transtorno de estresse pós-traumático (TEPT) envolve sintomas persistentes e específicos após exposição direta ou testemunhada de sério evento traumático que faz o indivíduo sentir intenso medo, desamparo, terror. Há "reexperiência" do evento traumático, evitação de situações que relembrem o evento ou entorpecimento emocional, aumento da excitabilidade. Em crianças, pode ser difícil a verificação dos critérios diagnósticos, devido à imaturidade cognitiva e emocional própria de cada fase do desenvolvimento.

Efeitos imediatos do trauma podem incluir medo de separação dos pais, da morte ou mesmo dos próprios sintomas ansiosos. As crianças frequentemente se retraem de novas experiências ou desenvolvem vários outros medos. Sentimentos de culpa são comuns, o que pode contribuir para o pensamento mágico de que elas foram responsáveis pelo evento devido a um pensamento ou ação. Alterações da sensopercepção podem ocorrer, incluindo as táteis, olfatórias, visuais e auditivas. O evento traumático é frequentemente revivido em crianças como pesadelos, devaneios, reencenações potencialmente perigosas, em vez de *flashbacks*. Mesmo crianças mais jovens podem mostrar memórias de eventos traumáticos que não conseguem descrever verbalmente. Sintomas depressivos, entorpecimento psíquico e negação que ocorrem em muitos adultos não são comuns em crianças.

Transtornos do sono (que podem acrescentar prejuízo funcional), regressão (comportamento típico de estágio anterior do desenvolvimento), agitação e irritabilidade são muito comuns, assim como queixas somáticas, em especial cefaleias e dores abdominais. Atrasos cognitivos e do desenvolvimento não são incomuns em crianças que sofreram abuso ou negligência, com retraimento ou excitabilidade secundários a alterações na fisiologia cerebral. O TEPT provavelmente envolve uma complexa interação entre desregulação neuroendócrina e fatores psicológicos e sociais. Dado o alto grau de comorbidade com transtornos internalizantes e externalizantes, é possível que na verdade o trauma afete o funcionamento global de maneira mais generalizada.

TEPT deve ser suspeita diagnóstica em toda criança ou adolescente com mudança abrupta de comportamento ou estado emocional. Esse transtorno pode mimetizar vários outros problemas psiquiátricos e físicos, entretanto a comorbidade não é infrequente. Procedimentos diagnósticos invasivos e dolorosos podem ser vividos como experiência traumática em crianças mais jovens.

Scheeringa *et al.* (1995/2003) propuseram critérios menos dependentes de verbalizações, sensíveis às mudanças inerentes ao desenvolvimento infantil, tendo como parâmetros observações comportamentais objetivas: funções cognitivas, como memória, atenção, pensamento abstrato, linguagem e processamento emocional.

Transtorno Obsessivo-compulsivo

O transtorno obsessivo-compulsivo (TOC) caracteriza-se por obsessões recorrentes, compulsões ou ambas, em grau que causa desconforto ou interferência na vida do indivíduo. Obsessões são ideias, imagens ou impulsos que invadem o curso do pensamento, contra a vontade do indivíduo, levando a desconforto intenso e/ou ansiedade. Geralmente, são acompanhadas de medo, repugnância, dúvida ou sensação de incompletude. Como os adultos, os jovens com TOC tentam tipicamente ignorar, suprimir ou neutralizar pensamentos obsessivos e suas sensações associadas por meio de compulsões, que são comportamentos ou atos mentais repetitivos exercidos para diminuir desconforto, ansiedade ou tensão, muitas vezes em resposta às obsessões, mas sem conexão clara com a realidade, geralmente realizadas de acordo com determinadas regras ou de forma estereotipada. As compulsões podem ser comportamentos repetitivos observáveis (como a lavagem de mãos) ou atos mentais "cobertos" (como contagem mental). Em crianças e adolescentes com TOC, o início do quadro costuma ser silencioso, e mesmo os pais e outras pessoas próximas muitas vezes não se dão conta dos sintomas.

Lembremos que a repetição de comportamentos e atividades, e o seguimento de regras e alguns rituais são importantes para o desenvolvimento infantil. A repetição do comportamento observada no primeiro ano de vida (como soltar um brinquedo de determinada altura várias vezes) é fundamental para a aquisição de funções perceptivas e motoras e sua integração, na criança. Em pré-escolares, é comum observar um comportamento rígido da criança relacionado com rotinas, como ir para a cama à noite, rituais no banho e nas refeições, e certo senso de simetria que, se desrespeitados, podem levar a acessos de birra — isso pode estar relacionado com funções sobre aprendizado e controle sobre o meio ambiente. Nos escolares, rituais com jogos e colecionar objetos são muito frequentes, propiciando aumento da competência nos relacionamentos interpessoais.

Apesar de existir controvérsia a respeito da existência de transtornos psiquiátricos na infância associados a estreptococos (PANDAS), alguns estudos apoiam a hipótese de que infecção por estreptococos beta-hemolíticos do grupo A esteja ligada ao início da doença e exacerbações do quadro clínico em um subgrupo de jovens com TOC/tiques. Entretanto, em estudo prospectivo recente, Leckman *et al.* (2010) não encontraram associação positiva entre exacerbação de sintomas obsessivos ou de tiques em crianças que tinham critérios para PANDAS quando comparadas a crianças com transtorno de Tourette e TOC sem história de PANDAS. Assim, continua controversa a utilidade de cultura de orofaringe e títulos de anticorpos estreptocócicos na ausência de infecção.

Sendo o TOC, de acordo com alguns autores, um modelo de transtorno neuropsiquiátrico, com exames de neuroimagem sugerindo conexões entre os gânglios da base e o córtex cerebral, é preciso estar atento a um subgrupo de condições médicas associadas ao desenvolvimento de sintomas do TOC além das que já vimos para o grupo dos transtornos ansiosos:

- Tumor cerebral ou vasos sanguíneos anormais
- Dano cerebral, infecção ou doença como:
  - Lesão cerebral cursando com anóxia
  - Exposição tóxica (envenenamento por monóxido de carbono, intoxicação por magnésio)
  - Infecção cerebral, como encefalite, que pode resultar em parkinsonismo pós-encefálico
  - Complicações de infecções bacterianas
    - Coreia de Sydenham
    - PANDAS — *Pediatric Autoimmune Neuropsychiatric Disorders Associated with Streptococcal infections*
  - Doenças cerebrais degenerativas (geralmente mais frequentes em adultos)
- Doenças como:
  - Diabetes melito
  - Tireoideopatias
- Abuso de substâncias (inclusive prescritas)
  - Anfetaminas ou estimulantes
  - Cocaína ou *crack*
  - Pílulas para emagrecimento
  - Alucinógenos (LSD, "ácido", *ecstasy*, MDMA)

- Transtornos do desenvolvimento ou da aprendizagem, como:
  - Déficit intelectual
  - Autismo, síndrome de Asperger
- Episódios depressivos

Antes de abordar transtorno depressivo ou transtorno bipolar (os dois principais grupos de transtornos do humor que cursam com episódios depressivos) separadamente, precisamos entender o conceito de episódio depressivo, uma manifestação de sofrimento psíquico internalizante relativamente comum na infância e adolescência.

Isso é comum aos dois diagnósticos, sendo a principal diferença entre os dois o fato de que a depressão dita unipolar cursa apenas com episódios depressivos ao longo da vida (mesmo que com intensidades variadas), enquanto nos transtornos bipolares observamos variações extremas de humor que incluem episódios depressivos, maníacos ou hipomaníacos e episódios mistos.

O episódio hipomaníaco é uma forma mais branda de mania, com sintomas semelhantes, mas duração menor ou sintomas menos graves. Em um episódio hipomaníaco, nenhuma das seguintes condições está presente: sintomas psicóticos, hospitalização, marcada deterioração do funcionamento. Apesar disso, os sintomas apresentam mudança observável no funcionamento do paciente e persistem por quatro dias ou mais.

No episódio misto, observamos critérios do episódio maníaco e do episódio depressivo ao mesmo tempo, diariamente, por um período de pelo menos uma semana. O prejuízo é grave o suficiente para causar impacto nas atividades ocupacionais, escolares, sociais e em relacionamentos interpessoais ou necessita de hospitalização para prevenir dano a si mesmo ou a outros, ou há sintomas psicóticos associados.

Transtorno Depressivo Unipolar

Há 30 anos, duvidava-se que as crianças pudessem experimentar estados depressivos. Hoje se sabe que transtornos depressivos são familiares, recorrentes, em muitos casos com início dos sintomas na infância, associados a grande morbidade psicossocial e mortalidade.

Sintomas relacionados com o humor podem ser manifestados de diferentes formas em diferentes estágios do desenvolvimento. Os principais indicadores de depressão em jovens são: declínio do desempenho escolar, retraimento de atividades sociais e queixas somáticas múltiplas (especialmente cefaleia e dor abdominal), dificuldades de sono, problemas de conduta. Sintomatologia neurovegetativa consistente (sono, atividade, apetite) é mais rara na depressão na infância. O critério de anedonia muitas vezes é preenchido por apatia e tédio. Muitas vezes, humor deprimido ou irritável não é referido, mas pode ser observado pelo clínico durante o atendimento.

Fatores etiológicos para transtorno do humor em crianças e adolescentes são similares aos dos adultos, sendo que a depressão em um dos pais é um poderoso fator contribuinte, via transmissão genética e modelo de parentagem, indisponibilidade emocional e menor capacidade de cuidar dos filhos. Abuso físico e negligência também são fatores precipitantes, especialmente em crianças pequenas.

Transtorno Bipolar

Um episódio depressivo na infância pode ser a primeira manifestação de um transtorno bipolar do humor, assim como em adultos. Durante o curso de um transtorno bipolar, os pacientes experimentam ciclos de humor que incluem episódios maníacos e depressivos ao longo do tempo, com períodos de humor normal (eutimia). A ocorrência de episódio maníaco ou hipomaníaco é essencial para o diagnóstico. Entretanto, as características precisas do transtorno bipolar na infância continuam a ser tema de controvérsias, e o diagnóstico ainda é dificultado pela grande frequência de comorbidades psiquiátricas.

As manifestações clínicas variam com a faixa etária e o estágio de desenvolvimento. Em estudos comunitários, jovens que apresentam crises de labilidade de humor, irritabilidade, comportamento inconsequente e agressividade têm recebido diagnóstico de transtorno bipolar, mas adolescentes geralmente apresentam sintomas similares aos clássicos de adultos.

Considerações sobre Episódio Depressivo na Infância ou Adolescência

Transtornos de humor na infância são problemas sérios que podem se tornar potencialmente fatais, já que estudos de *follow-up* de longo prazo demonstraram que 4% das crianças com depressão maior iniciada na infância e quase 8% dos adolescentes com depressão iniciada na adolescência cometeram suicídio em um prazo de 10-15 anos de seguimento. Além disso, a depressão unipolar de início na infância evolui para transtorno bipolar com maior frequência que a de início na idade adulta.

É importante fazer o diagnóstico diferencial com várias causas de transtornos de humor orgânicas (nesse caso, falamos em "transtorno de humor secundário").

Transtornos Dissociativos/Conversivos; Somatoformes e Somatização

Dissociativos/Donversivos

Transtornos dissociativos/conversivos são caracterizados por queixas mentais e físicas diversas inconsistentes com doença física. Os sintomas comuns incluem paralisia, convulsões, afonia, parestesias, distúrbios visuais, amnésia, transe, confusão de identidade e estados ditos "possessão". Os pacientes podem ser afetados por múltiplos sintomas, que podem ainda modificar-se ao longo do tempo. É muito importante ressaltar que não há evidências de que a manifestação dos sintomas seja produzida intencionalmente. Relação com estresse psicológico ou circunstâncias pessoais difíceis é comum, e condições reforçadoras, como a atenção dos outros e a evitação de situações difíceis, são frequentes. Na infância, o transtorno dissociativo raramente é visto antes dos 5 anos de idade e, em comparação com adolescentes e adultos, nas crianças a distribuição por gênero parece mais equilibrada.

52 Diagnóstico Diferencial em Pediatria

Quadro 6.3 Causas de transtorno do humor secundário

1. **Intoxicação por substâncias**
   a. Álcool ou sedativo-hipnóticos
   b. Antipsicóticos
   c. Antidepressivos
   d. Metoclopramida, bloqueadores de receptores H_2
   e. Anti-hipertensivos (especialmente agentes de ação central, como metildopa, reserpina, clonidina)
   f. Esteroides sexuais (contraceptivos orais, esteroides anabolizantes)
   g. Glicocorticoides
   h. Levodopa
   i. Bromocriptina
2. **Abstinência de substâncias**
   a. Nicotina, cafeína, sedativo-hipnóticos, cocaína, anfetaminas
3. **Tumor**
   a. Cerebral primário
   b. Neoplasias sistêmicas
4. **Trauma**
   a. Contusão cerebral
   b. Hematoma subdural
5. **Infecção**
   a. Cerebral (p. ex., meningites, encefalites, HIV, sífilis)
   b. Sistêmica (p. ex., septicemia, infecção do trato urinário, pneumonia)
   c. Mononucleose e infecção por vírus Epstein-Barr
6. **Hematológicas**
   a. Anemias
7. **Cardíacas e vasculares**
   a. Cerebrovascular (infartos, hemorragias, vasculites)
   b. Cardiovascular (p. ex., insuficiência cardíaca congestiva, choque)
8. **Fisiológicas ou metabólicas**
   a. Hipoxemia
   b. Perturbações eletrolíticas (hipocalemia, hiponatremia, desidratação)
   c. Insuficiência renal ou hepática
   d. Hipo/hiperglicemia
9. **Endócrinas**
   a. Distúrbios da tireoide
   b. Insuficiência adrenal
   c. Hiperparatireoidismo
   d. Hipopituitarismo
   e. Retardo do crescimento (baixo peso e altura para a idade)
10. **Nutricionais**
    a. Deficiência de vitamina B_{12} ou folato
    b. Desnutrição infantil
11. **Neurológicas**
    a. Doenças neurodenegerativas
    b. Coreias
    c. Estados pós-ictais
12. **Doenças da imunidade**
    a. Lúpus eritematoso, artrite juvenil, tireoidites etc.
13. **Situações psicossociais**
    a. Abuso físico ou negligência à criança
    b. Abuso sexual
    c. Luto

Adaptado de Sadock e Sadock, 2007, Rogers *et al.*, 2012.

Transtorno Factício por Procuração

Transtornos factícios englobam uma categoria ampla de perturbações mentais em que os pacientes intencionalmente agem como se estivessem física ou mentalmente doentes sem benefícios óbvios. Testes diagnósticos desnecessários e desperdício de outros recursos médicos oneram os sistemas de saúde com gastos indevidos. A palavra "factício" vem do latim e significa "artificial" ou "criado, feito". De acordo com o DSM-IV-TR, esses transtornos distinguem-se da simulação, que é definida como fingir doença quando o indivíduo geralmente tem um motivo claro para se beneficiar financeiramente ou evitar problemas legais.

A falsificação de sintomas por cuidadores (síndrome de Münchausen por procuração) deve ser incluída no diagnóstico diferencial de crianças com sintomas ou achados de laboratório persistentes e inexplicáveis. Os perpetradores são tipicamente mães que induzem doenças em seus filhos pequenos; entretanto, às vezes os pais ou outros são responsáveis. Além disso, em poucos casos, sintomas pediátricos podem também ser intencionalmente falsificados por crianças e adolescentes. Esse é um diagnóstico a ser aventado apenas após exaustiva investigação clínica.

De acordo com o DSM-IV-TR, os seguintes três critérios são necessários para o diagnóstico de transtorno factício:

1. Produção intencional ou fingimento de sinais e sintomas físicos ou psicológicos
2. A motivação para esse comportamento é assumir o papel de doente
3. Ausência de incentivos externos para o comportamento (como ganho econômico, evitar responsabilidade legal, melhorar o bem-estar físico)

Diagnósticos diferenciais dos transtornos factícios:

- Afecção médica real
- Variabilidade normal entre as doenças
- Doenças resultantes da descontinuação de medicamentos
- Doença psiquiátrica genuína
- Simulação
- Transtorno conversivo/dissociativo
- Pais excessivamente ansiosos

Quadro 6.4 Diferencial entre transtorno factício, simulação e conversão

Transtorno	Tipo de produção	Tipo de motivação
Simulação	Consciente	Consciente
Factício	Consciente	Inconsciente
Conversão	Inconsciente	Inconsciente

Fonte: Jaghab K et al. *Munchausen's Syndrome and Other Factitious Disorders in Children Case Series and Literature Review,* 2006.

54 Diagnóstico Diferencial em Pediatria

Somatização

Transtornos somatomórficos são caracterizados por sintomas físicos (gastrointestinais, pseudoneurológicos, dores, sexuais) múltiplos e recorrentes, que não podem ser explicados por um problema médico ou pelo efeito de uma substância. Também não são intencionalmente produzidos nem fingidos e são creditados a fatores psicológicos. Esses sintomas geralmente levam a múltiplas visitas ao médico e a muitos exames complementares e, em crianças, causam deterioração sociofamiliar ou baixo desempenho escolar.

Especialmente em crianças, sintomas emocionais e transtornos de ansiedade com frequência são comórbidos, tanto com sintomas físicos inexplicados isolados quanto com transtornos somatoformes. Fatores de risco incluem sensibilidade ao estresse, história familiar de transtornos de humor e de somatização, envolvimento excessivo dos pais e percepção psicológica limitada em relação aos sintomas físicos.

É importante lembrar que doenças físicas (crônicas) funcionam como fator de risco para doença psiquiátrica. Como exemplos temos asma, dermatite atópica, fibrose cística, diabetes melito de início na juventude, câncer, baixo peso e estatura, nanismo, anemia falciforme, queimaduras, transplante de órgãos, HIV.

TRANSTORNOS EXTERNALIZANTES

Transtorno de Déficit de Atenção/Hiperatividade

A primeira descrição acadêmica do transtorno de déficit de atenção/hiperatividade (TDAH) foi realizada por George Still em 1902, de um grupo de crianças com comportamento agitado, dificuldade na concentração e no processo de aprendizagem, bem como um defeito mórbido no controle da moral. Still supôs que a causa fosse orgânica e ambiental.

Hoje entendemos a definição de TDAH como uma alteração neurobiológica que cursa com desempenho inapropriado dos mecanismos que regulam a atenção, a reflexibilidade e a atividade, e o mesmo é um dos diagnósticos psiquiátricos mais comuns na infância. Na idade escolar, 3-5% das crianças apresentam esse transtorno. Cerca de 30-50% dos encaminhamentos das crianças para serviços de saúde mental são por sintomas de TDAH. Entre estes, a prevalência é de 10 meninos para uma menina. Por outro lado, quando o estudo envolve a população em geral, essa diferença é menor: 1,5 menino para uma menina. Parece que a razão dessa discrepância está relacionada com maior frequência de comportamentos agressivos e inadequados em meninos. Outra explicação para a diferença de prevalência de TDAH entre os gêneros é, possivelmente, a ausência de diagnóstico do subtipo predominantemente desatento, mais frequente nas meninas, pela sua característica de manifestação internalizante.

Para o diagnóstico de transtorno de déficit de atenção/hiperatividade (TDAH), são necessários seis (ou mais) sintomas de cada grupo (desatenção/hiperatividade), persistirem por pelo menos 6 meses, serem em grau mal adaptativo, inconsistentes com o nível de desenvolvimento, observados em ambientes distintos e que sejam excluídas comorbidades, como transtornos invasivos do desenvolvimento, transtorno de humor e ansiedade. Entretanto, sabemos que, na infância e adolescência, a comorbidade é a regra. Por isso, na prática clínica, muitas vezes o diagnóstico de TDAH coexiste com outras entidades nosológicas, hierarquicamente mais graves.

Determinar a etiologia do TDAH não é tarefa fácil (assim como em quase todos os transtornos mentais). Parece que o aumento do risco de desenvolvimento de TDAH está diretamente relacionado com o nível de exposição a substâncias químicas, como tabaco e álcool, durante o período gestacional.

Na busca por endofenótipos, estudos de neuroimagem sugerem achados volumétricos menores, diminuição do aporte sanguíneo e redução de 10% no metabolismo de glicose em indivíduos com TDAH comparados com sujeitos controles. Além do mais, o padrão de ativação neuronal em adolescentes com TDAH difere dos sujeitos controles quantitativa e qualitativamente. O papel dos neurotransmissores, principalmente a correlação entre o TDAH e os sistemas dopaminérgico e noradrenérgico, também está bem estabelecido.

Em sujeitos com esse transtorno psiquiátrico, a probabilidade de transmissão genética é cerca de 4-5 vezes maior do que em sujeitos sem diagnóstico. A herdabilidade no TDAH chega a 70%. Deve-se levar em conta também que, por se tratar de quadro poligênico, não há um gene único implicado na herança genotípica do TDAH (bem como em quase todas as doenças mentais).

É importante termos sempre em mente que nem toda desatenção, inquietação e impulsividade, entretanto, é TDAH. Como já comentamos anteriormente, o pediatra é o primeiro profissional a ter contato com as queixas dos pais, escolas e dos próprios assistidos. É seu papel a avaliação/investigação de outras condições que possam estar associadas, mimetizar e/ou até mesmo dificultar o diagnóstico e/ou o tratamento.

Quadro 6.5 Algumas condições relacionadas com irritabilidade, desatenção e impulsividade

- Comportamento normal para a idade
- Inabilidade dos cuidadores (educadores também são incluídos)
- Condições ambientais
  - Sociais
  - Econômicas
  - Culturais
- Causas infecciosas
- Doenças genéticas
  - Neurofibromatose
  - Síndrome de Williams-Beuren
  - Síndrome de Prader-Willi
- Intoxicações
  - Uso de medicamento
  - Uso de drogas ilícitas
  - Outras substâncias psicoativas

- Doenças crônicas
  - Cardiovasculares
  - Respiratórias
  - Autoimunes
  - Alterações endocrinológicas
  - Oncológicas
- Deficiência
  - Motora
  - Sensorial
- Alterações neurológicas
  - Traumatismo craniano
  - Coreia
  - Processos expansivos
  - Epilepsias
  - Acidentes vasculares
- Outras alterações psiquiátricas
- Deficiência intelectual ou nível intelectual muito acima da média

Comorbidade no TDAH é a regra. Apenas 30% das crianças com TDAH não apresentam comorbidades. Cerca de 50% das crianças com TDAH preenchem critérios para transtorno de conduta (TC) ou transtorno desafiador opositivo (TDO). Quase todas as crianças com menos de 12 anos que preenchem critérios para TC ou TDO também preenchem critérios para TDAH. Entre adolescentes com TDAH e agressividade, cerca de 30% abusam de substância psicoativa. Apresentam transtorno de aprendizagem 20-30% dos indivíduos com TDAH (especialmente na área de leitura e aritmética). Cerca de 1/4 ou 1/3 das crianças com TDAH preenchem critérios para transtorno de ansiedade. No que se refere aos transtornos afetivos, 20-30% apresentam depressão e cerca de 10-16% apresentam transtorno afetivo bipolar (TAB).

Um dos diagnósticos diferenciais mais complicados no TDAH é o TAB, uma vez que há sobreposição de vários sintomas. Não é rara a coexistência dos dois. Além do mais, o quadro clínico do TAB na infância é distinto do quadro clínico no adulto. Vários critérios diagnósticos para o TAB e para o TDAH são compartilhados, como distração, hiperatividade motora e falar em excesso.

Na idade pré-escolar, a criança é muito ativa, impulsiva, explosiva, fala em excesso e tem pouca necessidade de sono. Já na idade escolar, a criança ou o adolescente apresenta humor irritável, labilidade afetiva, ciclagem rápida (muda bruscamente o humor), delírios de grandeza e explosões de raiva. Deve-se pensar em TAB quando se observa humor elevado, grandiosidade, pensamento acelerado, diminuição da necessidade de sono e comportamento hipersexualizado precoce.

O início precoce do transtorno de humor bipolar indica maior gravidade do transtorno e está associado a altas taxas de comorbidades com TDAH. Crianças que têm transtorno de humor bipolar e TDAH têm curso mais grave do que as que apresentam apenas TAB; frequentemente apresentam sintomas psicóticos, graves problemas escolares e altas taxas de hospitalização.

Estudos longitudinais mostram que 30-70% das crianças com TDAH continuam a apresentar o mesmo comportamento na fase adulta, indicando portanto uma prevalência estimada em adultos jovens de 0,3-3,5%. Porém, com o desenvolvimento, os sintomas de hiperatividade tendem a diminuir, em contraposição aos sintomas de desatenção, que permanecem constantes.

Na infância, quando o TDAH é grave, o risco é aumentado para estados comórbidos com o transtorno desafiador e de oposição (19-44,2%) e transtorno de conduta (10-42,7%). Este último pode predispor ao uso de drogas, inclusive durante a gestação. A exposição intrauterina a drogas psicoativas aumenta a probabilidade de comprometimento das funções executivas do concepto. O TDAH está associado a precocidade do uso de drogas em cerca de três anos, quando comparamos usuários com e sem diagnóstico de TDAH. Além disso, 24% dos drogadictos também apresentavam TDAH na infância; 35% dos usuários de cocaína na vida adulta tiveram diagnóstico de TDAH na infância e 15% desses usuários continuaram apresentando diagnóstico de TDAH na fase adulta.

Quando se compara a relação entre comportamento social inadequado na vida adulta e passado de TDAH na infância, observa-se que existe risco aumentado para maior taxa de criminalidade (desordem pública e crime contra a propriedade privada) e que esse fato está relacionado especificamente com impulsividade aumentada e dificuldade em esperar a gratificação por déficits nos circuitos neuronais de recompensa.

O custo emocional, social e financeiro para os indivíduos com TDAH é claro. Os danos maiores estão nitidamente relacionados com ausência de diagnóstico e tratamento durante a infância e a adolescência. Por isso, devemos estar sempre atentos aos sintomas de TDAH, fornecendo orientação e pronto atendimento diante de jovens com essa possibilidade.

Transtorno de Conduta

Apesar de os problemas relativos a jovens reiteradamente opositores serem relatados há milênios, somente em meados do século passado esses quadros passaram a ser abordados de maneira mais sistemática e científica. Apenas em 1980 foi cunhada no DSM--III a expressão "transtorno de conduta", que, a despeito de suas fragilidades conceituais, permitiu expressivo avanço no conhecimento dos fenômenos envolvidos.

Os transtornos de conduta (TsC) são genericamente um agrupamento diagnóstico caracterizado pela manifestação recorrente de comportamentos agressivos e antissociais por parte de crianças e adolescentes. Os TsC abrangem os diagnósticos de transtorno desafiador e de oposição (TDO) e de transtorno de conduta (TC) propriamente dito. Seus quadros clínicos compreendem comportamentos que são naturais em determinadas faixas etárias — como reações agressivas diante de frustrações — ou que, isolados, não indicam doença em si, como um ato isolado de crueldade. É a ocorrência persistente e regular desses comportamentos que indica possível processo patológico envolvido.

Estudos epidemiológicos têm encontrado prevalências entre 5-10%, conforme as populações estudadas. No Brasil, em estudo realizado no município de Taubaté (SP), encontrou-se a prevalência de 7% em jovens entre 7-14 anos de idade. Essa cifra coloca os TsC como o agrupamento diagnóstico mais prevalente da psiquiatria infantil no Brasil e no mundo.

Quando se considera a distribuição entre os gêneros, estudos epidemiológicos mostram maior prevalência no gênero masculino, na razão 2,5:1 em relação às meninas. Além disso, entre meninos geralmente há maior diversidade e gravidade dos sintomas apresentados.

Desde 1980, pequenas modificações foram realizadas, e atualmente o TC apresenta os seguintes critérios diagnósticos segundo o DSM-IV:

Transtorno de Conduta de Acordo com o DSM-IV

A. Padrão repetitivo e persistente de comportamento no qual são violados os direitos básicos dos outros ou normas ou regras sociais importantes apropriadas à idade, manifestado por três (ou mais) dos seguintes critérios nos últimos 12 meses, com pelo menos um critério presente nos últimos seis meses:

58 Diagnóstico Diferencial em Pediatria

Agressão a pessoas e animais

1) frequentemente provoca, ameaça ou intimida outros
2) frequentemente inicia lutas corporais
3) utilizou arma capaz de causar sério dano físico a outros (p. ex., bastão, tijolo, garrafa quebrada, faca, arma de fogo)
4) foi fisicamente cruel com pessoas
5) foi fisicamente cruel com animais
6) roubou com confronto com a vítima (p. ex., bater carteira, arrancar bolsa, extorsão, assalto à mão armada)
7) forçou alguém a ter atividade sexual consigo

Destruição de propriedade

8) envolveu-se deliberadamente na provocação de incêndio com a intenção de causar sérios danos
9) destruiu deliberadamente a propriedade alheia (diferente de provocação de incêndio)

Defraudação ou furto

10) arrombou residência, prédio ou automóvel alheio
11) mente com frequência para obter bens ou favores ou para evitar obrigações legais (isto é, ludibria outras pessoas)
12) roubou objetos de valor sem confronto com a vítima (p. ex., furto em lojas, mas sem arrombar e invadir; falsificação)

Sérias violações de regras

13) frequentemente permanece na rua à noite, apesar de proibições dos pais, iniciando antes dos 13 anos de idade
14) fugiu de casa à noite pelo menos duas vezes enquanto vivia na casa dos pais ou lar adotivo (ou uma vez, sem retornar por extenso período)
15) frequentemente gazeteia a escola, iniciando antes dos 13 anos de idade

B. A perturbação no comportamento causa prejuízo clinicamente significativo no funcionamento social, acadêmico ou ocupacional.

C. Se o indivíduo tem 18 anos ou mais, não são satisfeitos os critérios para o transtorno da personalidade antissocial.

Especificar o tipo com base na idade de início:

Tipo com início na infância: início de pelo menos um critério característico de transtorno da conduta antes dos 10 anos de idade.

Tipo com início na adolescência: ausência de quaisquer critérios característicos de transtorno da conduta antes dos 10 anos de idade.

Especificar gravidade

Leve: poucos problemas de conduta, além daqueles exigidos para fazer o diagnóstico, e os problemas de conduta causam apenas dano pequeno a outros.

Moderada: o número de problemas de conduta e o efeito sobre outros são intermediários entre "leves" e "graves"

Grave: muitos problemas de conduta além daqueles exigidos para fazer o diagnóstico ou problemas de conduta que causam dano considerável a outros.

Deve-se notar que o critério para o diagnóstico a partir da manifestação de três comportamentos dentre 15 possibilidades tão distintas — desde provocações e mentiras até fuga de casa e assalto à mão armada — tende a incluir jovens com quadros clínicos bastante distintos entre si, tanto em termos de apresentação como de fatores causais associados. Na tentativa de encontrar padrões clínicos que tenham maior consistência, têm-se feito distinções em subgrupos que ofereçam maior homogeneidade psicopatológica e que tenham melhor poder de indicação prognóstica. Os principais subgrupos apontados são socializados e não socializados, o que indica a ocorrência ou não de estabelecimento de laços sociais consistentes. Presente na CID-10.

De início na infância e de início na adolescência, o que indica o padrão cronológico do início dos comportamentos. Presente no DSM-IV.

Intimamente associado ao transtorno de conduta aparece o TDO. Trata-se de um quadro de início habitualmente mais precoce, constituído por comportamentos menos graves do ponto de vista social e que frequentemente antecedem o TC. O TDO é caracterizado no DSM-IV da seguinte forma:

Transtorno Desafiador Opositivo DSM-IV

A. Padrão de comportamento negativista, hostil e desafiador, durando pelo menos seis meses, durante os quais quatro (ou mais) das seguintes características estão presentes:

1) frequentemente perde a paciência
2) frequentemente discute com adultos
3) com frequência desafia ou se recusa ativamente a obedecer a solicitações ou regras dos adultos
4) frequentemente perturba as pessoas de forma deliberada
5) frequentemente responsabiliza os outros por seus erros ou mau comportamento
6) mostra-se frequentemente suscetível ou é aborrecido com facilidade pelos outros
7) frequentemente enraivecido e ressentido
8) frequentemente rancoroso ou vingativo

Obs.: Considerar o critério satisfeito apenas se o comportamento ocorre com maior frequência do que se observa tipicamente em indivíduos de idade e nível de desenvolvimento comparáveis.

B. A perturbação do comportamento causa prejuízo clinicamente significativo no funcionamento social, acadêmico ou ocupacional.

C. Os comportamentos não ocorrem exclusivamente durante o curso de um transtorno psicótico ou transtorno do humor.

D. Não são satisfeitos os critérios para transtorno da conduta e, se o indivíduo tem 18 anos ou mais, não são satisfeitos os critérios para transtorno da personalidade antissocial.

Em contraste com os critérios de TC, que são compostos por comportamentos mais complexos e bem delimitados, o diagnóstico de TDO apresenta sintomatologia de natureza mais temperamental, como padrões gerais de percepção e atuação no ambiente, o que está em consonância com sua manifestação em faixas etárias mais baixas.

Diversos estudos indicam traços particulares de temperamento que favorecem o desenvolvimento de comportamentos desadaptativos e disruptivos em particular. Clarck afirma que o traço temperamental mais provável de contribuir para o espectro de comportamentos disruptivos é uma tendência geral para a desinibição em detrimento da contenção, que inclui tanto baixa conscienciosidade como baixa concordância. De fato, diversos estudos mostram que a tendência à desinibição está frequentemente associada a transtornos de conduta. Crianças com baixa capacidade de exercer autocontrole, planejamento, cuidado e deliberação apresentam maior risco de desenvolver comportamento opositivo, agressividade e problemas de conduta.

Além da desinibição, outros padrões de temperamento têm sido associados a subtipos específicos de transtorno de conduta. Primeiro, há jovens disruptivos caracterizados por altos níveis de raiva, irritabilidade e agressividade reativa. Crianças que ficam facilmente enraivecidas, mas que possuem baixo autocontrole, podem ser particularmente vulneráveis a desenvolver problemas de conduta e opositividade; nesses casos, o problema é fortemente o da baixa autorregulação emocional. Esses jovens teriam seu quadro mais facilmente exacerbado por condições ambientais adversas.

Baixas condições socioeconômicas são apontadas como fator de risco para os TsC. Dificuldades financeiras com mais frequência redundam em conflitos familiares. Jovens pobres, com menos acesso a educação e cultura são mais vulneráveis ao uso de cigarro durante a gestação, o que é um fator de risco para o transtorno de déficit de atenção e hiperatividade (TDAH). Problemas econômicos também aumentam o risco de má nutrição infantil, condição que predispõe a déficits neurocognitivos, que por sua vez predispõem a comportamentos externalizantes persistentes.

O TDAH, por ter como característica grande inquietação motora e comportamento impulsivo, suscita nos cuidadores atitudes agressivas e medidas educativas caóticas e contraproducentes. Estas são apontadas como um dos principais fatores de risco para os transtornos de conduta e uso de substâncias psicoativas. Em um grande grupo de jovens delinquentes, Weisz *et al.* verificaram que o abuso de substâncias predizia a escalada de comportamento violento.

Portanto, a etiologia dos TsC têm sido atribuída à combinação sinérgica de uma miríade de fatores de risco causais de natureza biológica e psicossocial. A seguir os fatores de risco mais estudados para os TsC:

- Características em nível individual:
  - Fatores genéticos
  - Complicações perinatais
  - Temperamento
  - Disfunção em neurotransmissores
  - Déficits verbais
  - Disfunção executiva
  - Alteração na reatividade autonômica
  - Alteração no processamento de informação e cognição social
- Influências em nível familiar:
  - Concentração de criminalidade em famílias
  - Vulnerabilidade/suscetibilidade genética familiar
  - Pobreza social familiar
  - Deficiência no vínculo pais-criança
  - Disciplina e parentagem inadequadas
  - Exposição a conflito marital e violência doméstica
  - Maus-tratos
- Riscos fora da família:
  - Riscos na vizinhança
  - Influência de pares

Os jovens com TsC geralmente apresentam uma série de características associadas que compõem seu quadro clínico e acrescentam morbidade e desadaptação à sua condição vital. Entre as mais importantes, temos: baixo rendimento escolar, maior ocorrência de somatizações, maior envolvimento em práticas de *bullying*, tanto como perpetrador quanto como vítima, e alvo mais frequente de outras formas de violência.

Outra característica marcante dos TsC é a altíssima ocorrência de comorbidades psiquiátricas, chegando a mais de 90%. Particularmente significativa é a interseção de TsC e TDAH. Costello *et al.* encontraram uma série de morbidades na comorbidade TsC e TDAH: sintomas mais graves e variados de TsC, maiores níveis de psicopatologia parental, mais interações conflitantes entre os pais, maiores problemas com pares, mais dificuldades escolares e adversidades psicossociais, déficits neuropsicológicos mais graves e pior prognóstico para a idade adulta que seus congêneres diagnósticos isolados.

São relevantes também as comorbidades com transtornos depressivos, transtorno afetivo bipolar, assim como abuso e dependência de substâncias. Essas comorbidades tendem a se intensificar com o passar do tempo, tornando-se mais marcantes na adolescência. Além disso, frequentemente passam despercebidas pelos profissionais as comorbidades com transtornos de aprendizagem.

No clássico estudo publicado em 1996, "Deviant Children Grown Up", Robins mostrou, após o seguimento de 100 jovens por aproximadamente 25 anos, que 45% daqueles com problemas de conduta vieram a desenvolver transtorno de personalidade antissocial (TPAS), salientando o curso potencialmente duradouro de tais quadros.

Apesar das fortes relações repetidamente identificadas entre o início precoce, variantes agressivas do TC e problemas persistentes ao longo da infância e adolescência frequentemente levando a comportamentos antissociais adultos, nem todas as crianças que apresentam essa forma mais grave de TC tornam-se adultos antissociais. As relações multifatoriais complexas, envolvidas com as características e curso dos TC devem ser orientadas à pessoa com TC. Investigadores notaram que crianças altamente agressivas, que eram deficitárias de outros modos, incluindo relações pobres com pares, baixa motivação escolar e baixo desempenho escolar, frequentemente progrediam para comportamento adulto antissocial. Crianças com níveis comparáveis de agressão sem tais déficits não progrediam para comportamentos antissociais adultos tão frequentemente.

Talvez a forma mais útil de conceituar a evolução dos transtornos de conduta seja aplicar um modelo de desenvolvimento aos processos transacionais que ocorrem entre as características do indivíduo e os múltiplos níveis de ambiente (lar, escola, vizinhança e a comunidade e cultura maiores) aos quais ele está continuamente exposto. Em tais modelos transacionais pode-se construir um número plausível de vias que levem a distúrbios graves e persistentes da conduta e, consequentemente, a sério prejuízo para a vida do jovem. Também é preciso enfatizar que a questão da variação no tempo é de importância central para a reconstrução da evolução dos TsC, pois raramente todas as manifestações e complicações desses transtornos apresentam-se simultaneamente e tampouco se manifestam em níveis de máxima gravidade em todos os momentos. As relações de comportamentos sintomáticos com os fatores de risco envolvidos que variam com o tempo abrem uma perspectiva extremamente importante para a compreensão da psicopatologia do desenvolvimento dos TsC.

Os comportamentos típicos de uma criança com TC tendem a levar a um percurso de dificuldades e fracasso escolar — o que suscita mais reprovações por parte dos adultos — e a manifestações agressivas e egoístas — o que induz à rejeição por boa parte de seus colegas. A combinação de déficits cognitivos e o comportamento antissocial pode agir sinergicamente. A criança pode tornar-se tanto vítima quanto arquiteta de um estilo de vida desadaptativo no qual o investimento no comportamento agressivo é dominante.

Dessa forma deve-se atentar para o diagnóstico e a intervenção adequada nos TsC, evitando que se torne um adulto com concepções e modo de atuação bem peculiar que, aliado a um repertório restrito de como lidar com adversidades, cristaliza as possibilidades de mudanças.

TRANSTORNOS DO DESENVOLVIMENTO

Os transtornos do desenvolvimento são definidos como interrupções ou regressões nas etapas típicas do desenvolvimento infanto-juvenil. Podem ser percebidos como alterações motoras ou psíquicas e resultam de condições específicas congênitas ou adquiridas. Apesar de a predisposição para o aparecimento dos sintomas estar presente desde o nascimento, a manifestação clínica pode ocorrer mais tardiamente. Sempre, porém, antes do início da vida adulta. Seu caráter é crônico e pode impor ao indivíduo uma série de limitações físicas e/ou mentais envolvendo autocuidado, déficit de linguagem receptiva e expressiva, dificuldade de aprendizagem, dificuldade de mobilidade e dependência parcial ou total nas atividades da vida diária. Não são necessárias todas essas características para o diagnóstico. Um transtorno de desenvolvimento (TD) reflete para o indivíduo afetado uma demanda por cuidados especiais, interdisciplinares ou genéricos, com tratamento planejado individualmente. Pela cronicidade dos TD, as intervenções devem ser prolongadas ou contínuas. O custo econômico é alto, mas o custo emocional, envolvendo os indivíduos com transtornos do desenvolvimento e suas redes de suporte (familiares, principalmente), é inestimável. Nesta seção abordaremos os dois principais transtornos psiquiátricos de desenvolvimento: transtornos do espectro autista e déficit intelectual.

Transtornos do Espectro Autista

Os transtornos do espectro autista (TEA) — inseridos nesse grupo nomenclaturas como transtornos invasivos do desenvolvimento, transtornos globais do desenvolvimento e, por alguns, a palavra autismo como sinônimo de TEA e não como uma das suas subdivisões — são definidos como condição nosológica que afeta o desenvolvimento normal do cérebro, culminando com alterações na habilidade social e comunicação, principalmente. Trata-se de um quadro clínico crônico, de início precoce. A intensidade dos sintomas é variável. Inúmeras áreas do desenvolvimento podem ser afetadas de maneiras distintas, como a interação interpessoal, a linguagem verbal e não verbal, a coordenação motora, o aprendizado e, consequentemente, a capacidade adaptativa. Comportamentos estereotipados, maneirismos, interesses restritos e alterações clínicas são observados frequentemente nos TEA. Acometem uma em cada 88 crianças americanas, na proporção de uma menina para cada 54 meninos.

Com base na classificação proposta pelo DSM-IV, podemos subdividir os TEA em: a) autismo infantil; b) síndrome de Asperger; c) síndrome de Rett; d) transtorno desintegrador da infância; e) transtornos invasivos do desenvolvimento sem outras especificações. Os itens *c* e *d*, por suas características etiológicas, evolução clínica e prognóstico específico, merecem abordagem em separado do autismo e da síndrome de Asperger.

Autismo

O transtorno autista foi descrito pela primeira vez em 1943, pelo psiquiatra austríaco Leo Kanner, que identificou 11 crianças com um padrão de comportamento que chamou de "distúrbios artísticos do contato afetivo". Em 1979, Lorna Wing e Gould propuseram a ideia da tríade diagnóstica. O objetivo maior era reforçar a necessidade de se pensar um *continnum* para a definição de gravidade e agrupar os sintomas necessários para o diagnóstico, não só do autismo, mas dos transtornos do espectro autista. Os três domínios principais são comunicação, interação social e padrão de comportamento.

Os médicos — não só os envolvidos com os cuidados primários de saúde — serão figuras centrais no processo de diagnóstico e encaminhamento terapêutico de indivíduos com autismo. São esses profissionais os primeiros a ter contato com crianças com desenvolvimento atípico. Os pais, cada vez mais informados, buscando orientação diante das diferenças comportamentais apresentadas por seus filhos, devem ser ouvidos com cuidado e direcionados para um especialista sempre que estivermos diante de crianças com comprometimento dos marcos de desenvolvimento. Há um hiato, de pelo menos 13 meses, entre a percepção dos pais de alteração no desenvolvimento infantil e o diagnóstico médico. Por isso, a Associação Americana de Pediatria e o Subcomitê da Academia Americana de Neurologia preconizam triagem específica para os TEA durante as consultas de acompanhamento no nono, 18.º e 30.º meses. Algumas escalas podem ser facilmente utilizadas, como o CHAT–M, para identificação de população de risco para atraso global no desenvolvimento.

O primeiro estudo epidemiológico sobre o autismo foi realizado em 1966 na Inglaterra, por Vitor Lotter, que encontrou prevalência de 4,5 casos de autismo para 10.000 crianças entre 8-10 anos de idade. Desde então, dezenas de estudos epidemiológicos vêm sendo descritos na literatura, e observamos considerável aumento nas taxas de prevalência. Esse aumento pode ser justificado, principalmente, pela adoção do conceito mais amplo do autismo, melhor detecção de casos sem deficiência mental e aumento de estudos epidemiológicos populacionais, com adequação de metodologia, contribuindo para a detecção de casos anteriormente não identificados em amostras clínicas. Atualmente, a prevalência do autismo no mundo é de até 12,7 casos para 10.000 crianças. A proporção de autismo é maior entre meninos que entre meninas: cerca de quatro meninos para cada menina. Contudo, essa proporção varia bastante quando se leva em conta o funcionamento intelectual. Entre autistas com comprometimento intelectual importante, essa proporção passa a ser de aproximadamente 1,5 para 1.

A etiologia do autismo é multifatorial. Elementos genéticos, infecciosos, neurológicos, metabólicos, imunológicos e ambientais concorrem na gênese do autismo. Assumindo que não há causa única que explique a variedade fenotípica observada nos indivíduos afetados pelo autismo, também devemos ter em mente que não haverá cura única. Cerca de 70% dos indivíduos com autismo apresentam o chamado autismo idiopático — nenhuma justificativa plausível foi detectada na relação causa-efeito. Alterações dismórficas são encontradas em 30% dos casos; em 5-10% são diagnosticadas outras comorbidades descritas no Quadro 6.6.

Uso de talidomida e misoprostol durante a gestação, idade avançada dos pais, além de fatores de risco perinatais para inúmeras outras doenças neuropsiquiátricas já foram implicadas na etiologia do autismo (hipóxia; apresentação pélvica; baixo peso ao nascimento; Apgar < 7 no quinto minuto de vida; idade gestacional < 35 semanas; incompatibilidade materno-fetal para o sistema ABO; hiperbilirrubinemia, obesidade materna e disfunção autoimune materna). Do ponto de vista genético, não existe dúvida de que a predisposição genética é um fator primordial no autismo. A herdabilidade está entre 80-90%. História familiar, incluindo a recorrência entre irmãos de transtornos do espectro

Alterações Psiquiátricas na Infância e Adolescência **65**

Quadro 6.6 Algumas comorbidades sindrômicas associadas ao autismo

• Sequência de Möbius	• Síndrome de Goldenhar
• Hipomelanose de Ito	• Síndrome de Williams
• Intoxicação por chumbo	• Síndrome de Joubert
• Síndromes neurocutâneas	• Amaurose de Leber
• Neurofibromatose	• Doença celíaca
• Esclerose tuberosa	• Adrenoleucodistrofia
• Síndrome do X frágil	• Síndrome de Angelman
• Malformações cerebrais	• Síndrome de Smith-Lemli-Opitz
• Erros inatos do metabolismo	• Síndrome alcoólica fetal
• Síndrome de Dandy Walker	• Síndrome de Turner
• Síndrome de Cornélia De Lange	• Síndorme de *cri du chat*
• Síndrome de Sotos	• Embriopatia por valproato

Adaptado de CP, Myers SM and the Council on Children with Disabilities. In: Identification and Evaluation of Children with Autism Spectrum Disorders. *Pediatrics*, 2007.

autista, bem como atraso de linguagem e outros transtornos psiquiátricos correlacionados, além da predominância no sexo masculino, maior prevalência entre gêmeos, principalmente univitelinos, associação a doenças genéticas já bem estabelecidas e as várias alterações cromossômicas descritas associadas ao autismo, só corroboram sua etiologia genética. O papel de neurotransmissores (atualmente o foco está no papel e uso terapêutico da ocitocina no desempenho das habilidades sociais em indivíduos com TEA), as particularidades do perfil de estresse oxidativo e outros processos metabólicos, as falhas no sistema autoimune e alterações nas redes neuronais e na neuroanatomia (com a variedade no tamanho das minicolunas e de estruturas cerebrais) são fontes de estudo para entendimento da etiologia do autismo.

O diagnóstico do autismo é sempre clínico. Exames laboratoriais, quando solicitados, visam à exclusão de comorbidades e nunca ao diagnóstico de TEA. Para realizá-lo, é necessário que haja sintomas da tríade, antes dos 36 meses de vida:

• Dificuldade na interação social manifestada por diminuição no uso de comportamentos não verbais, como contato ocular, expressão facial, postura corporal e gestos para lidar com a interação social; inabilidade em desenvolver relações de companheirismo apropriadas para o nível de desenvolvimento; déficit na atenção compartilhada e comprometimento (e não necessariamente ausência) de reciprocidade social ou emocional. Não respondem ao serem chamados pelo nome, por exemplo.

• Dificuldade na comunicação, manifestada por alteração qualitativa ou quantitativa no desenvolvimento da linguagem oral, sem ocorrência de tentativas de compensação através de modos alternativos de comunicação, como gestos ou mímicas; em indivíduos com fala normal, destacada diminuição da habilidade de iniciar ou manter uma conversa com outras pessoas, déficit de ações de imitação social apropriadas para o nível de desenvolvimento.

• Presença de comportamento, interesses e atividades restritos, repetitivos e estereotipados: obsessão por um ou mais padrões estereotipados e restritos de interesse que seja anormal tanto em intensidade quanto em foco; fidelidade aparentemente inflexível a rotinas; hábitos motores estereotipados e repetitivos, por exemplo: agitação ou torção das mãos ou dedos, ou movimentos corporais complexos; obsessão por partes de objetos. Limitação do brincar lúdico e dificuldades com a ação simbólica ou imaginária.

A diferença na graduação de acometimento de cada um dos componentes da tríade caracteriza o espectro autista. O fato de um dos itens da tríade não ser plenamente satisfeito pode afastar o diagnóstico de autismo, porém a possibilidade de TEA persiste. Crianças e adolescentes nessa condição também devem ter acesso a programa individualizado e específico de intervenção terapêutica.

Aproximadamente 25-30% das crianças com TEA podem desenvolver uma linguagem inicial, com subsequente regressão da fala entre 15-24 meses de vida. A regressão de outras competências pode também incluir a perda de gestual de comunicação (adeus, beijo etc.) e as habilidades sociais (por exemplo, contato visual e a resposta ao elogio) ou uma combinação de ambos. A perda de aptidões já alcançadas pode ser gradual ou súbita, e pode ser sobreposta a sutis atrasos preexistentes de desenvolvimento ou desenvolvimento atípico, como interesse anormal em objetos ou outros estímulos não sociais durante o primeiro ano de vida. Embora, para a maioria dos pais e parte dos profissionais que trabalham com crianças, possa ser tentador atribuir a regressão a estressores ambientais (por exemplo, o nascimento de um novo irmão ou a mudança para uma nova casa), isso resulta, não raro, em atraso do diagnóstico. A regressão autística é um evento bem documentado, associado a processo ineficiente de "poda neuronal" e deve sempre alertar o médico para a possibilidade de TEA.

A comorbidade com deficiência intelectual é reportada em 44,6-70% dos indivíduos com autismo típico, e 33% deles apresentam epilepsia. Entre o segundo e o quarto ano de vida de pré-escolares com autismo que apresentavam perímetro cefálico normal ao nascimento, a macrocefalia foi um achado em 25% dos casos. Normalmente, a mesma remite espontaneamente até a adolescência.

Alterações no padrão sono-vigília, dificuldade de controle de esfíncteres, autoagressão e heteroagressão, rituais, fobias atípicas, hiper-resposta sensorial, comer seletivo ou outros distúrbios alimentares, alteração de coordenação motora fina, alterações gastrointestinais e imunológicas, hiperlexia e ilhotas de conhecimento são apenas algumas manifestações clínicas, não pontuadas na tríade diagnóstica, que podem estar presentes.

O autismo ainda permanece sem cura. A intervenção precoce, intensiva, individualizada e especializada ainda é a melhor maneira de observamos ganhos, fundamentais no desenvolvimento de sujeitos acometidos. Outras entidades nosológicas, consideradas no prognóstico do autismo e no seu diagnóstico diferencial, devem ser avaliadas:

- Outros transtornos do espectro autista
- Déficit intelectual sem outras comorbidades
- Transtornos da aprendizagem
- Déficit sensorial
- TDAH

- Tiques (síndrome de Tourette)
- Hiperlexia
- Privação sensorial
- Síndrome de privação afetiva e vitimização infantil
- Abuso sexual
- Doenças crônicas/neurológicas
- Efeito adverso de medicamentos e drogas psicoativas
- Carência vitamínica
- Transtorno de conduta
- Transtorno de depressão na infância
- Transtorno de ansiedade
  - Mutismo seletivo
  - TOC
  - Fobia social
  - TEPT
- Transtorno alimentar
- Transtorno do sono
- Transtorno de linguagem (expressiva e receptiva)
- Esquizofrenia e outros transtornos psicóticos

O prognóstico do autismo é variável e depende da idade de diagnóstico, dos tipos e duração das intervenções, das comorbidades e do suporte familiar. Em 25% dos casos, as crianças com autismo típico atingem progresso considerável e tornam-se adultos com relativa independência.

Síndrome de Asperger

Em 1944, Hans Asperger, um pediatra austríaco com interesse em educação especial, descreveu quatro crianças que tinham dificuldade em se integrar socialmente. Asperger denominou a condição por ele descrita "psicopatia autística", indicando um transtorno estável de personalidade, em que havia marcante isolamento social, apesar de as habilidades intelectuais estarem preservadas. A síndrome de Asperger (SA) não recebeu reconhecimento oficial até a publicação da CID-10 e do DSM-IV. Assim como o autismo, a SA é uma subdivisão dos TEA, e, apesar de semelhanças entre ambos os diagnósticos, os indivíduos com SA não apresentam déficit intelectual, têm desenvolvimento normal até os 3 anos de idade e, por definição, não apresentam atraso quantitativo no desenvolvimento da linguagem (como já descrevemos anteriormente, sempre presente nos casos de autismo). Apesar da inteligência normal, podem apresentar dificuldades em compreender conceitos abstratos, como os usados em metáforas e alegorias, e decodificar pistas sociais, dificultando o aprendizado acadêmico. Além disso, crianças com essa síndrome são frequentemente consideradas "desajeitadas", o que não é visto costumeiramente no autismo. Enquanto indivíduos com autismo foram descritos como "vivendo em um mundo próprio", os pacientes com Asperger foram descritos como "vivendo em nosso mundo, à sua maneira". Atualmente, a validade do diagnóstico de SA como condição distinta do autismo é incerta, tendo sido proposta a sua eliminação do *Manual Diagnóstico e Estatístico de Transtornos Mentais* (DSM), sendo englobada pelo conceito de autismo. Essa mudança baseia-se no fato de que os critérios diagnósticos propostos pelo DSM-IV para SA destoam daquilo que é observado na prática clínica, principalmente os relacionados com a linguagem.

Estima-se que 16-36 a cada 10.000 crianças em idade escolar tenham a síndrome de Asperger. Essa prevalência é bem maior que a do autismo. Os meninos são mais acometidos na proporção de até sete meninos para cada menina, dependendo do critério diagnóstico utilizado. Das crianças com Asperger, 50% atingiriam a idade adulta sem diagnóstico ou tratamento adequado.

A tríade diagnóstica é semelhante à dos outros TEA, porém em menor gravidade. Muitas vezes, alterações percebidas entre o terceiro ano de vida ou início da idade escolar englobam mudanças na comunicação (principalmente não verbal), prejuízos significativos na interação social recíproca e comportamentos e interesses restritos.

As pessoas com SA estão no extremo mais leve do espectro dos transtornos globais do desenvolvimento (TGD) em relação não só à tríade de sintomas, mas no que diz respeito às suas capacidades cognitivas (capacidade de aprender, organizar, reter e generalizar conceitos). Porém, podem ter dificuldades na memória imediata, no controle de impulsos, na percepção de si mesmas, na definição de prioridades, na capacidade de planejamento, na compreensão de ideias muito complexas e abstratas, e na utilização de novas estratégias para enfrentar problemas. Outro ponto importante, comprometido em indivíduos com SA, é a teoria da mente. Trata-se da possibilidade de nos colocarmos no lugar do outro e compreender seus estados mentais. Isso é primordial para dar sentido ao comportamento humano e fazermos entender as pistas que predizem a forma de reação esperada de um indivíduo em dado contexto. No caso das pessoas com SA, é fundamental termos claro que a inabilidade para reconhecer e entender pensamentos, crenças, desejos e intenções de outras pessoas não se relaciona com a ausência de empatia ou com a indiferença com os sentimentos dos outros, mas a um comportamento social inesperado, fruto de falha na teoria da mente. A pessoa com diagnóstico de SA parece quebrar as regras sociais; entretanto, na maioria das vezes, não há intenção deliberada de ser desrespeitoso ou agressivo. A interpretação do comportamento pelos não afetados pela síndrome tende a ser um julgamento moral, e não raramente essas crianças e adolescentes sentem-se injustiçados (devido a muitas experiências sociais, nas quais eles encontram maior grau de gracejos provocatórios e deliberados do que seus pares). Por serem, muitas vezes, vítimas de assédio moral, com consequente limitado êxito social e baixa autoestima, a depressão é um diagnóstico comumente associado à SA, principalmente entre jovens.

Além de transtornos do humor, na SA há incidência aumentada de problemas psiquiátricos secundários (TDAH, tiques, transtorno desafiador opositivo e transtorno obsessivo-compulsivo) e alterações clínicas semelhantes àquelas encontradas no autismo, porém em menor gravidade e frequência. Crianças e adultos SA também podem ter menos contato visual que o esperado, tendendo a olhar para o rosto de uma pessoa com menos frequência e, portanto, perdendo as mudanças de expressão, além da dificuldade específica na interpretação de comunicação não verbal, de expressões faciais e entendimento de ritmo da voz. Muitas vezes, a sua própria prosódia está comprometida e, não raro, o jeito de falar pode parecer pomposo, excessivamente formal ou inadequado para a idade.

A evolução da SA é muito variável. A melhor qualidade de vida no futuro está associada ao diagnóstico precoce. A maioria atinge a velhice, mas há mortalidade aumentada em subgrupos (com epilepsia ou outros transtornos médicos). Questões básicas permanecem (como na priorização, organização, planejamento e execução das ações e na habilidade social), mesmo que amenizados.

Transtorno de Déficit Intelectual

Não só a definição, mas a designação utilizada para nomear as alterações na aprendizagem é alvo de discussão e modificações ao longo de toda a história da humanidade. Um dos vários conceitos utilizados para entendermos a inteligência engloba o conjunto de aptidões intelectuais, emocionais e instintivas que nos capacitam para a ação eficaz e a obtenção de resultados e bem-estar nas diversas áreas da vida, individualmente ou em grupo. O objetivo principal de pensar a inteligência de maneira global é evitar o estigma do diagnóstico de dificuldades de aprendizagem e lidar com a importância social de rótulos aplicados a condições, em alguns casos, incapacitantes. Neste capítulo usamos a terminologia sugerida pela Declaração de Montreal em 2004: déficit intelectual, DI (Declaração de Montreal sobre a Deficiência Intelectual, 2004), em detrimento da nomeação de retardo mental, ainda utilizada no DSM e definida pelo funcionamento intelectual abaixo da média, com início antes dos 18 anos de idade e déficits ou prejuízos concomitantes no funcionamento adaptativo. Os transtornos de aprendizagem (TA; disgrafia e dislexia, por exemplo) diferem do DI por estarem presentes apenas no âmbito da aprendizagem, mas não em aspectos gerais da vida do indivíduo. Os TA podem ser primariamente resultantes de inadequação da metodologia pedagógica ou questões emocionais que repercutem negativamente na vida escolar das crianças e adolescentes ou, secundariamente, relacionados com outras doenças clínicas e psiquiátricas, inclusive com o DI.

Aproximadamente 3% da população geral possui quociente de inteligência (QI) dois desvios-padrão abaixo da média. Em países em desenvolvimento, é definida uma prevalência em torno de 3-4:1.000 para coeficientes intelectuais abaixo de 50 e de 2-3% para QI entre 50-70. Estima-se que 80-90% das pessoas com DI tenham comprometimento leve, enquanto as demais variam de comprometimento intenso a profundo. A prevalência de DI leve varia inversamente proporcional com a condição socioeconômica, enquanto a incapacidade moderada a intensa ocorre com igual frequência em todas as faixas de renda. Grupos étnicos minoritários são mais afetados. Há aumento da prevalência nos anos pré-escolares (0-4 anos) até a infância intermediária (5-12 anos). No primeiro grupo, crianças com DI grave são mais comumente identificadas. Durante a idade adulta jovem (22-34 anos), as estimativas de prevalência diminuem com o término da educação formal. A proporção entre o sexo masculino e o feminino é de 3:1. Os meninos são mais prontamente identificados em decorrência da existência concomitante de comportamento disruptivo e pela maior prevalência de alterações congênitas e síndromes genéticas (ligadas ao X) no sexo masculino.

Embora a etiogênese dos DI não esteja claramente conhecida, história médica abrangente e exame físico cuidadoso são essenciais para revelar a causa. Detalhes sobre abortos maternos prévios, idade dos pais, saúde dos demais membros da família devem ser cuidadosamente perguntados. Encontram-se alterações cromossômicas em 15% dos casos e até 10 vezes mais familiares de primeiro grau afetados com algum tipo de transtorno de aprendizagem. Exame físico visando à investigação de malformações, doenças progressivas e pesquisa de infecções congênitas são de fundamental importância. Contudo, não há características específicas de personalidade ou comportamento unicamente associado ao DI. A apresentação clínica dependerá da patologia de base, e os achados laboratoriais alterados são associados a condição médica geral concomitante. À exceção dos achados dos testes neuropsicológicos e comportamento adaptativo, não existem testes diagnósticos específicos. No exame psiquiátrico deve ser dada atenção particular à qualidade de interação e reciprocidade social, intervalo de atenção, nível de atividades, controle de impulsos, expressão afetiva, funcionamento simbólico e comportamentos estereotipados. A linguagem verbal e não verbal do entrevistador deve se adequar à capacidade cognitiva do paciente. As entrevistas devem ser bem estruturadas, diretivas e breves.

A prevalência de outros transtornos mentais em pacientes com DI grave é pelo menos 4-5 vezes maior quando comparada à da população geral. Nas crianças e adultos com déficit intelectual leve a moderado, o perfil de sintomas e transtornos psiquiátricos é semelhante àquele visto na população não acometida.

O desenvolvimento de noções de tempo, espaço e diferenciação do eu ocorre de forma lenta e primitiva, e o processo de desenvolvimento cognitivo termina mais precocemente. Transtornos de conduta, autoagressões e heteroagressão são descritos e resultam da dificuldade adaptativa inserida na definição do quadro clínico. Alterações no comportamento sexual não se mostram importantes, sendo o paciente muito mais vítima do que agressor. Transtorno alimentar (pica, merecismo), enurese, encoprese podem estar presentes e são justificados pelo próprio déficit intelectual ou por imaturidade no desenvolvimento do sistema nervoso central. Hiperatividade é comumente encontrada, caracterizada não só pelo aumento de atividade motora como pela dificuldade de fixar a atenção. Tiques, hábitos, rituais e depressão também são descritos. Distúrbios do estresse pós-traumático são mais comuns, uma vez que o déficit intelectual não oferece proteção aos agentes estressores.

A etiologia do DI pode ser categorizada por: (1) causas genéticas — alterações precoces do desenvolvimento embrionário, hereditariedade, síndromes genéticas; (2) causas relacionadas com a gravidez e com o puerpério; (3) condições médicas gerais contraídas no começo da infância; (4) causas idiopáticas.

Alterações Psiquiátricas na Infância e Adolescência **71**

Quando, após a história clínica e os exames complementares, nenhuma causa pode ser identificada, diz-se tratar de DI idiopático. Segundo o estudo publicado por Vasconcelos em 2004, o total de síndromes associadas ao DI é de 1.149 e, em 50-70% dos casos, com os instrumentos disponíveis para a avaliação clinicolaboratorial, é possível esclarecer a etiologia dos DI. Esse estudo propõe um protocolo para investigação do déficit intelectual em crianças e adolescentes (Quadro 6.7).

Quadro 6.7 Protocolo para investigação de déficit intelectual em crianças e adolescentes

Etapa 1

1. Anamnese
2. Exames físico e neurológico, com perímetro cefálico e pesquisa de dismorfismos
3. Heredograma abrangendo três gerações
4. Revisão dos resultados do teste do pezinho

Etapa 2

5. Avaliação para autismo
6. Hemograma completo, níveis séricos de eletrólitos, ferro, cálcio, magnésio, fósforo e fosfatase alcalina
7. Triagem das deficiências auditiva e visual
8. Revisão de fotos e vídeos do primeiro ano e do último ano de vida

Etapa 3

Exame de neuroimagem (tomografia computadorizada e/ou ressonância magnética com espectroscopia de prótons)
9. Níveis séricos de homocisteína e amônia
10. Exames endócrinos
11. Testes para TORCH, se pertinentes
12. Cariótipo
13. Pesquisa do X frágil, se pertinente
14. Parecer oftalmológico
15. Testes neuropsicológicos, incluindo o QI

Etapa 4

Gasometria arterial
16. Aprofundar pesquisa metabólica (por exemplo, aminoácidos e ácidos orgânicos urinários, lactato e piruvato no soro e no líquido cefalorraquidiano)
17. Nível sanguíneo de chumbo e creatinoquinase
18. Pareceres da genética e neuropediatria
19. Eletroencefalograma se houver epilepsia

Etapa 5

20. Biópsias e exame histopatológico de órgãos acometidos
21. Técnica FISH para microdeleções específicas
22. Estudos cromossômicos subteloméricos
23. Nível sérico materno de fenilalanina, se a criança tiver microcefalia
24. Sondas de DNA para mutações específicas (por exemplo, MECP2)
25. Espectroscopia

Adaptado de Vasconcelos (2004). FISH = hibridização *in situ* de fluorescência; MECP2 = gene da síndrome de Rett; QI = quociente de inteligência; TORCH = infecções congênitas, como toxoplasmose, sífilis, rubéola, citomegalovírus e herpes.

72 Diagnóstico Diferencial em Pediatria

O curso e o prognóstico do DI são influenciados pelas condições médicas gerais subjacentes, pela gravidade do comprometimento cognitivo e pelos fatores externos. Se uma condição médica geral subjacente é estática, o curso e o prognóstico tendem a ser mais variáveis e dependentes dos fatores ambientais. Indivíduos com DI leve podem desenvolver boas habilidades adaptativas em outros domínios através de intervenções e oportunidades apropriadas. A expectativa de vida está correlacionada com o nível intelectual do indivíduo e a etiologia do seu prejuízo, podendo inclusive apresentar longevidade semelhante à população geral, especialmente aqueles com DI leve.

CONCLUSÕES

Finalmente, após oferecer informações introdutórias sobre os transtornos mentais mais frequentes na infância e adolescência, reiteramos que os demais transtornos mentais, embora não abordados neste capítulo, merecem ser conhecidos e ativamente investigados na prática clínica. Mesmo alguns sendo pouco prevalentes, como a esquizofrenia e os transtornos alimentares, o impacto negativo sobre o conceito de saúde na população infanto-juvenil, o risco de cronificação e o ônus público e privado dos diagnósticos psiquiátricos não são menos importantes. Sugerimos, para mais informações, a leitura complementar do livro *Psiquiatria da infância e adolescência*, de Polanczyk GV e Lamberte MTR (Barueri: Manole, 2012).

Bibliografia

1. American Academy of Child and Adolescent Psychiatry Practice. *Parameters 2007*. Consultado em 30/8/2012. Disponível em: http://www.aacap.org.
2. American Academy of Pediatrics, 2011. Consultado em 30/8/2012. In: http://www2.aap.org/publiced/autismtoolkit.cfm
3. American Psychiatric Association. *Diagnostic and Statistical Manual of Mental Disorders*, Fourth Edition, Text Revision. Referência rápida aos critérios diagnósticos do DSM IV-TR 4. ed. rev. Porto Alegre: Artmed, 2003.
4. American Psychiatric Press Inc. http://www.defnet.org.br/decl_montreal.htm. *DSM-IV-TR : Diagnostic and statistical manual of mental disorders*. 4. ed., 2000.
5. Asbahr FR et al. *Transtornos de ansiedade na infância e na adolescência*. 2. ed. ampliada e atualizada. São Paulo: Casa da Leitura médica, 2010.
6. Assumção Jr FB, Kuczynski, E. Deficiência mental. In: *Tratado de psiquiatria da infância e adolescência*. São Paulo: Atheneu, 2003.
7. Attwood T. *Cognitive abilities. The complete guide to Asperger's syndrome*, 228-258, 2007.
8. Barkley RA, Peters H. The earliest reference to ADHD in the medical literature? Melchior Adam Weikard's Description in 1775 of "Attention Deficit" (Mangel der Aufmerksamkeit, Attentio Volubilis). *Journal of Attention Disorders*, 8 fev. 2012.
9. Broidy LM et al. Developmental trajectories of childhood disruptive behaviors and adolescent delinquency: a six-site, cross-national study. *Developmental Psychology*, 39(2): 222-245, mar. 2003.
10. Brook JS et al. Pathways to children's externalizing behavior: a three-generation study. *The Journal of Genetic psychology*, 173(2):175-197, jun. 2012.
11. Castellanos FX, Acosta MT. The neuroanatomy of attention deficit/hyperactivity disorder. *Revista de Neurologia*, 38 Suppl 1; S131-136, fev. 2004.
12. Centers for Disease Control and Prevention. Why are autism spectrum disorders increasing? Consultado em 30/8/2012. Disponível em: http://www.cdc.gov/Features/AutismPrevalence/
13. Clark LA. Temperament as a unifying basis for personality and psychopathology. *Journal of Abnormal Psychology*, 114(4):505-521, nov. 2005.

14. Cortese S. The neurobiology and genetics of attention-deficit/hyperactivity disorder (ADHD): what every clinician should know. *European Journal of Paediatric Neurology*, 1(5):422-433, set. 2012.
15. Costello EJ et al. Development and Natural History of Mood Disorders. *Biol Psychiatry* 2002; 52: 529-542.
16. Costello EJ et al. Prevalence and development of psychiatric disorders in childhood and adolescence. Archives of General *Psychiatry*, 60(80):837-844, ago. 2003.
17. Declaração de Montreal sobre a Deficiência Intelectual, 2004. Consultada em 30/08/2012. Disponível em: https://gruprd8002.outlook.com/owa/redir.aspx?C=OohGjs5XYUaRM6U7m5fgeCPTZZiMCdAIstRb2jt6A wmFw27bQ767iC-4ett0K7QuPYy_xJuY86s.&URL=http%3a%2f%2fwww.defnet.org.br%2fdecl_montreal. htm"http://www.defnet.org.br/decl_montreal.htm
18. Dulcan MK, Lake, MB. Child and adolescent psychiatry (concise guide series). 4. ed. *American Psychiatric Association*, 2012.
19. Eisenberg L, Belfer M. Prerequisites for global child and adolescent mental health. *J Child Psychol Psychiatry* 2009 jan, 50(1-2):26-35.
20. Emond A et al. Preschool behavioral and social-cognitive problems as predictors of (pre)adolescent disruptive behavior. *Child Psychiatry and Human Development*, 38(3):221-236, out. 2007.
21. Fleitlich B, Goodman R. Social factors associated with child mental health problems in Brazil: cross sectional survey. *BMJ* (Clinical Research ed.), 323:7313; 599-600, 15 set. 2001.
22. Fombonne E. The prevalence of autism. *JAMA* 2003; 289(1):87-89.
23. Frodl T, Skokauskas N. Meta-analysis of structural MRI studies in children and adults with attention deficit hyperactivity disorder indicates treatment effects. *Acta Psychiatrica Scandinavica*, 125(20):114-126, fev. 2012.
24. Fundo das Nações Unidas para a Infância (Unicef, Brasil). Disponível em: http://www.unicef.org/brazil/pt/activities.html. Consultado em 31/8/2012.
25. Garralda ME. Unexplained physical complaints. *Child Adolesc Psychiatr Clin N Am* 2010 Apr;19(2):199-209, vii.
26. Geissler J, Lesch K-P. A lifetime of attention-deficit/hyperactivity disorder: diagnostic challenges, treatment and neurobiological mechanisms. *Expert Review of Neurotherapeutics*, 11(10):1467-1484, out. 2011.
27. Halpern R, Figueras ACM. Influências ambientais na saúde mental. *Jornal de Pediatria* 80:2(Supl), 2004.
28. Hoge EA, Brandstetter K, Moshier S et al. Broad spectrum of cytokine abnormalities in panic disorder and posttraumatic stress disorder. *Depress Anxiety* 2009; 26:447-455. [PubMed: 19319993.]
29. Jaghab K et al. Munchausen's syndrome and other factitious disorders in children case series and literature review. *Psychiatry* (Edgmont). 2006 March; 3(3): 46-55.
30. Jans T et al. Long-term outcome and prognosis of dissociative disorder with onset in childhood or adolescence. *Child and Adolescent Psychiatry and Mental Health* 2008, 2:19.
31. Joffe, V. *Sophie's story: a guide to selective mutism (social communication anxiety disorder),* 2007.
32. Johnson CP, Myers SM AND The Council on Children with Disabilities. Identification and evaluation of children with autism spectrum disorders. *Pediatrics* 120: 5, November 2007.
33. Kelly A MC, Margulies DS, Castellanos FX. Recent advances in structural and functional brain imaging studies of attention-deficit/hyperactivity disorder. *Current Psychiatry Reports*, 9(5):401-407, out. 2007.
34. Kendall PC, COMPTON SN, Walkup JT et al. Clinical characteristics of anxiety disordered youth. *J Anxiety Disord* 24:360-365, 2010.
35. Khouzam HR, El-Gabalawi F. e Priest F. Asperger's disorder: a review of its diagnosis and treatment. *Compr Psychiatry*, 45(3):184-91, 2004.
36. Kieling R, Rohde LA. ADHD in children and adults: diagnosis and prognosis. *Current Topics in Behavioral Neurosciences*, 9:1-16, 2012.
37. Kim-Cohen J et al. The caregiving environments provided to children by depressed mothers with or without an antisocial history. *The American Journal of Psychiatry*, 163(6):1009-1018, jun. 2006.
38. Kurlan R, Johnson D, Kaplan EL and the Tourette Syndrome Study Group. Streptococcal infection and exacerbations of childhood tics and obsessive-compulsive symptoms: a prospective blinded cohort study. *Pediatrics* 2008 Jun; 121(6):1188-97.
39. Landa RJ. *Diagnosis of autism spectrum disorders in the first 3 years of life. Nat Clin Pract Neurol.* 2008 Mar;4(3):138-47. Epub 2008 Feb 5. Review.
40. Leckman J, Murphy TK, Kurlan R. The immunobiology of Tourette's disorder, pediatric autoimmune neuropsychiatric disorders associated with *Streptococcus*, and related disorders: a way forward. *J Child Adolesc Psychopharmacol.* 2010 Aug; 20(4):317-31.

74 Diagnóstico Diferencial em Pediatria

41. Martin IG, Miranda-Vicario EM, Soutullo CA. Duloxetine in the treatment of adolescents *with somatoform disorders: a report of two cases. Acta Esp Psiquiatria* 2012-40(3) 165-8.
42. Mello CB, Miranda MC, Muszkat M. *Neuropsicologia do desenvolvimento. Conceitos e abordagens.* São Paulo: Memnon, 2005.
43. Mental Health Atlas. World Health Organization. 2011. Disponível em: http://whqlibdoc.who.int/publications/2011/9799241564359_eng.pdf. Consultado em 31/8/2012.
44. Minshew NJ, Williams DL, Fadden K. Information processing, neural connectivity, and neuronal organization. In: Zimmerman AW. *Autism: current theories and evidence. Observation, hypothesis, data, evidence and theory.* Human Press, 2008.
45. Moraes C, Abujadi C, Ciasca SM, Moura-Ribeiro MV. *Rev Bras Psiquiatr.* 2008; 30(3):290-301.
46. Newschaffer CJ, Croen LA, Daniels J et al. The epidemiology of autism spectrum disorders. *Annu Rev Public Health.* 2007; 28:235-58. Review.
47. Pliszka SR. Patterns of psychiatric comorbidity with attention-deficit/hyperactivity disorder. *Child and Adolescent Psychiatric Clinics of North America*, 9(3):525-540, vii, jul. 2000.
48. Polanczyk G et al. The worldwide prevalence of ADHD: a systematic review and metaregression analysis. *The American Journal of Psychiatry*, 164(6):942-948, jun. 2007.
49. Polanczyk G, Lamberte MTMR. O conceito de transtorno mental. In: *Psiquiatria da infância e adolescência.* Baueri: Manole, 2012. p. 3-14.
50. Ramsawh HJ et al. The burden of anxiety disorders in pediatric medical settings: prevalence, phenomenology, and a research agend. *Arch Pediatr Adolesc Med.* 2010, October; 164(10): 965–972.
51. Ribeiro PRM. História da saúde mental infantil: a criança brasileira da Colônia à República velha. *Psicologia em Estudo*, Maringá, 11(1):29-38, jan./abr. 2006.
52. Robins D, Fein D, Barton M. Modified checklist for autism in toddlers (M-CHAT), 1999. Consultado em 30/8/2012. Disponível em: http://www2.gsu.edu/~psydlr/Diana_L._Robins,_Ph.D._files/M-CHAT_Portuguese2.pdf.
53. Rocca CCA, Ruschel SHP, Bastistuzzo MC, Graeff-Martins AS. Transtornos de aprendizagem e deficiência intelectual. In: *Psiquiatria da infância e adolescência.* Baueri: Manole, 2012.
54. Rohde LA et al. Attention-deficit/hyperactivity disorder in a diverse culture: do research and clinical findings support the notion of a cultural construct for the disorder? *Biological Psychiatry*, 57(11):1436-1441, 1 jun. 2005.
55. Rutter M et al. *Rutter's child and adolescent psychiatry.* 5. ed. Blackwell, 2008.
56. Sadock BJ, Sadock VA. *Kaplan & Sadock — compêndio de psiquiatria: ciências do comportamento e psiquiatria clínica.* 9. ed. Porto Alegre: Artmed, 2007.
57. Santos, PL. Problemas de saúde mental de crianças e adolescentes atendidos em um serviço público de psicologia infantil. *Psicologia em Estudo*, Maringá, 11(2):315-321, mai./ago. 2006.
58. Sato FP, Vadasz E, Bretani H, Mercadante T. Transtornos do espectro autista: autismo infantil.   In: Polanczyk GV, Lamberte MTR. *Psiquiatria da infância e adolescência.* Baueri: Manole, 2012.
59. Scahill L, Schwab-Stone M. Epidemiology of ADHD in school-age children. *Child and Adolescent Psychiatric Clinics of North America*, 9(3):541-555, vii, jul. 2000.
60. Schmitz M et al. Smoking during pregnancy and attention-deficit/hyperactivity disorder, predominantly inattentive type: a case-control study. *Journal of the American Academy of Child and Adolescent Psychiatry*, 45(11):1338-1345, nov. 2006.
61. Slutske WS et al. Undercontrolled temperament at age 3 predicts disordered gambling at age 32: a longitudinal study of a complete birth cohort. *Psychological Science*, 23(5):510-516, 1 maio 2012.
62. Stewart-Brown S. Research in relation to equity: extending the agenda. *Pediatrics*, 2003; 112(Pt 3):763-5.
63. Telford C et al. Estimating the costs of ongoing care for adolescents with attention-deficit hyperactivity disorder. *Social Psychiatry and Psychiatric Epidemiology*, 15 jun. 2012.
64. Tillman R et al. Life events in a prepubertal and early adolescent bipolar disorder phenotype compared to attention-deficit hyperactive and normal controls. *Journal of Child and Adolescent Psychopharmacology*, 13(3):243-251, 2003.
65. Tucker CL, Slifer KJ, Dahlquist LM. Reliability and validity of the brief behavioral distress scale: a measure of children's distress during invasive medical procedures. *J Pediatr Psychol.* 2001 Dec; 26(8):513-23.
66. Turgay A et al. Lifespan persistence of ADHD: the life transition model and its application. *The Journal of Clinical Psychiatry*, 73(2):192-201, fev. 2012.

67. Vasconcelos MM. Retardo mental. *Jornal de Pediatria* 80(2 supl), 2004.
68. Vermeiren R, Jespers I, Moffitt T. Mental health problems in juvenile justice populations. *Child and Adolescent Psychiatric Clinics of North America*, 15(2):333-351, vii-viii, abr. 2006.
69. World Health Organization. *The ICD-10 classification of mental and behavioural disorders : clinical descriptions and diagnostic guidelines*. Geneva: World Health Organization, 1992.
70. Yonkers KA, Bruce SE, Dyck IR, Keller MB. Chronicity, relapse, and illness. Course of panic disorder, social phobia, and generalized anxiety disorder: Findings in men and women from 8 years of follow-up. *Depress Anxiety*, 2003; 17:173-179.
71. Yoshimasu K et al. Childhood ADHD is strongly associated with a broad range of psychiatric disorders during adolescence: a population-based birth cohort study. *Journal of Child Psychology and Psychiatry*, and allied disciplines, 31 maio 2012.
72. Zimmerman AW Autism: current theories and evidence. Observation, hypothesis, data, evidence and theory. Human Press, 2008.

CAPÍTULO 7

Eduardo Jorge Fonseca Lima

Anemias

Na clínica pediátrica, as anemias colaboram como diagnóstico principal ou pelo menos associado em grande número de pacientes. Dentre as diversas causas de anemia destaca-se, pela sua importância, a anemia ferropriva, que é reconhecida como um dos problemas de saúde pública mais importantes da atualidade, uma vez que afeta cerca de 30% da população mundial. Lactentes, pré-escolares e gestantes, especialmente no terceiro trimestre de gestação, são os grupos mais afetados. Essa elevada prevalência é explicada pela desproporção entre a necessidade de consumo de alimentos ricos em ferro, principalmente nas faixas etárias de maior velocidade de crescimento, e a disponibilidade desses alimentos para a grande maioria da população.

É papel do pediatra fazer o diagnóstico diferencial entre as doenças, específicas ou não, do sistema hematopoético que cursam com anemia, utilizando anamnese detalhada que inclua inquérito alimentar minucioso, exame físico com atenção para a presença de palidez palmar e de conjuntiva, além de icterícia, hepato/esplenomegalia e outros dados que possam colaborar com o diagnóstico clínico. Entretanto, será a avaliação laboratorial com o hemograma completo, especialmente o obtido por contadores eletrônicos, associado à contagem de reticulócitos e esfregaço sanguíneo, que nos encaminhará como ponto de partida para o diagnóstico diferencial das anemias. Outros exames laboratoriais serão solicitados de acordo com dados específicos da anamnese, particularidades do exame físico ou resultados dos exames iniciais.

É a palidez o aspecto clínico que leva à suspeita inicial de anemia, porém vale ressaltar que só na presença de anemia moderada/grave é que esse sinal apresenta boa sensibilidade. Do ponto de vista laboratorial, a anemia é definida como a situação clínica na qual ocorre a diminuição do número de eritrócitos circulantes e/ou da quantidade de hemoglobina neles contida, havendo variações quanto à idade e ao sexo. Estatisticamente, é considerada anêmica a criança com valores de hemoglobina ou hematócrito maiores que dois desvios-padrão abaixo da média de uma população de referência.

A Organização Mundial da Saúde define anemia como a presença de hemoglobina menor que 11 g/dL em crianças com idade entre 6-59 meses, menor que 11,5 g/dL na faixa etária de 5-11 anos e menor que 12 g/dL para adolescentes de 12-14 anos. O Quadro 7.1 apresenta, com mais detalhes, os valores normais e os limites inferiores dos índices hematimétricos mais usados, segundo idade e sexo. Lembramos que a definição é baseada em dados estatísticos, na qual a anemia corresponde aos valores abaixo do limite inferior da normalidade para determinada faixa etária. Isso significa que podemos encontrar pacientes que estão sem anemia segundo a definição, mas que aumentam sua taxa de hemoglobina quando se faz a adequação da oferta de ferro na alimentação e vice-versa.

As informações obtidas pela história clínica e exame físico levarão o pediatra a estabelecer, desde o início da sua avaliação, as possibilidades diagnósticas que nortearão a sua investigação. Grande parte das crianças com anemia leve não apresenta sinais ou sintomas, sendo estes dependentes da idade do paciente, da causa e evolução da anemia (aguda × crônica). Destacaremos alguns aspectos relevantes que devem ser observados na avaliação clínica.

Quadro 7.1 Valores normais e limites inferiores da normalidade para hemoglobina, hematócrito e volume corpuscular médio (VCM) segundo idade e sexo

Idade (anos)	Hemoglobina (g/dL)		Hematócrito %		VCM μ^3	
	Limite inferior	Média	Limite inferior	Média	Limite inferior	Média
0,5-1,9	12,5	11,0	37	33	77	70
2-4	12,5	11,0	38	34	79	73
5-9	13,0	11,5	39	35	81	75
8-11	13,5	12,0	41	36	83	76
12-14 (f)	13,5	12,0	41	36	83	78
12-14 (m)	14,0	12,5	43	37	84	77
15-17 (f)	14,0	12,0	41	36	87	79
15-17 (m)	15,0	13,0	46	38	86	78
18-49 (f)	14,0	12,0	42	36	90	80
18-49 (m)	16,0	14,0	47	41	90	80

Fonte: Dallman e Siimes, citado em Oski, 1998.
f: sexo feminino; m: sexo masculino.

Anamnese

É amplo e variado o espectro das manifestações clínicas na presença de anemia na infância. Na história da doença atual deve-se registrar o tempo de surgimento da anemia, exames já realizados, tratamentos prescritos e quadros indicativos de processos hemolíticos, como icterícia e urina escura. Queixas como palidez, diminuição do apetite, adinamia, sonolência, prejuízo no rendimento escolar, irritabilidade, intolerância aos exercícios físicos podem estar presentes. Em casos mais graves são referidas fraqueza e dispneia aos exercícios. Também devem ser procurados na história clínica dados como presença de febre, sangramentos, dores ósseas, adenomegalia, uso de medicamentos e exposições tóxicas.

Nos antecedentes pessoais, procurar fatores de risco para anemia ferropriva, como prematuridade e baixo peso ao nascer. Deve-se indagar sobre condições da gestação e parto, história de icterícia no período neonatal, internamentos prévios e transfusões já realizadas. História sugestiva de déficit de crescimento, atraso no desenvolvimento, infecções de repetição e litíase biliar têm de ser investigadas. Chamamos a atenção para as doenças crônicas e as enteroparasitoses, especialmente a ancilostomíase e a tricocefalíase. Lembramos ainda a presença de esofagite de refluxo, divertículos e pólipos que cursam com perda crônica de sangue.

Os antecedentes familiares devem buscar a possibilidade de doenças genéticas, como hemoglobinopatias e outras anemias hemolíticas constitucionais. A estrutura familiar e as condições socioeconômicas que limitam o acesso a alimentos ricos em ferro devem ser pesquisadas na suspeita de anemia ferropriva.

Destaque especial deverá ser dado à história da alimentação da criança, procurando investigar sobre desmame precoce, quantidade de leite de vaca ingerida, alimentação artificial sem reposição de ferro, atraso da introdução das papas salgadas etc. Não podemos esquecer que a alimentação com leite de cabra e o uso de certas drogas como o hidantal são fatores de risco para anemia megaloblástica, assim como as dietas vegetarianas estritas. Perversões alimentares, como a geofagia, alertam para a possibilidade de ferropenia.

Exame Físico

A palidez costuma estar associada a anemia, porém vale ressaltar algumas condições que podem alterar a coloração da pele através de mecanismo de vasodilatação e vasoconstrição, como os estados emotivos, calor, febre, exercício físico, desidratação aguda etc. Atualmente é preconizado que a melhor avaliação clínica da anemia é feita utilizando-se a coloração palmar da criança e classificando-a como normal ou com palidez leve ou grave quando comparada com a coloração palmar da genitora.

Devemos observar o estado nutricional do paciente por meio da análise do peso e da estatura. Na presença de sinais clínicos de desnutrição, é muito comum o encontro de anemia ferropriva e deficiência de ácido fólico. O nanismo é parte da síndrome de Fanconi, assim como a presença de manchas hiperpigmentadas na pele. O exame da mucosa oral pode mostrar a presença de glossite nos pacientes com deficiência de ferro.

Icterícia é um dado semiológico importante das anemias hemolíticas que, juntamente com a esplenomegalia e a anemia, forma a tríade dessas síndromes. Vale ressaltar que, devido a microinfartos sucessivos que acontecem na anemia falciforme, a esplenomegalia presente no quadro clínico do pré-escolar pode não ser mais observada a partir dos 6-8 anos de idade, como consequência do processo de autoesplenectomia. Em algumas crianças ocorre hepatoesplenomegalia discreta, por causa de uma resposta reticuloendotelial à anemia.

No exame cardiovascular, é possível a identificação de taquicardia, sopros e, em casos mais graves, quadro de insuficiência cardíaca. O tempo de desenvolvimento da anemia e a velocidade da sua instalação permitem ou não ajustes cardiovasculares que serão observados no exame físico e terão implicação terapêutica.

A anemia pode ser resultante de vários processos patológicos que podem atuar de forma isolada ou associada. Com a finalidade de estreitar as possibilidades diagnósticas, as anemias podem ser classificadas de acordo com a morfologia e a fisiologia:

- *Morfologia*: As hemácias são categorizadas levando em consideração, principalmente, seu tamanho, avaliado pelo volume corpuscular médio (VCM), e também pela aparência, cujas alterações podem ser evidenciadas por meio do esfregaço do sangue periférico. As anemias são então classificadas em *microcíticas* (VCM baixo), *normocíticas* (VCM normal) e *macrocíticas* (VCM elevado). O VCM varia com a idade, porém de modo geral é considerado normal quando os valores são de 75-100 μm^3.
- *Fisiologia*: As anemias podem ser produzidas por três mecanismos básicos:
  1. Diminuição da produção de eritrócitos: Por falta de tecido eritropoético, invasão da medula óssea por elementos estranhos e deficiência de elementos essenciais à formação da hemácia, como ferro, folatos, vitamina B_{12}, vitamina B_6 e vitamina C (p. ex., anemias carenciais).
  2. Excesso de destruição dos eritrócitos: Ocorre na hemólise, que acontece por agressão à hemácia (veneno, toxinas, mecanismo imunológico etc.) ou por defeito do eritrócito, nas seguintes situações: defeito na arquitetura da membrana (p. ex., esferocitose); alterações na formação da hemoglobina (p. ex., anemia falciforme, talassemias etc.); alterações no setor enzimático (p. ex., deficiência de G6PD).
  3. Perdas hemorrágicas: Sangramentos agudos e crônicos.

A contagem de reticulócitos é importante para distinguir a anemia resultante da diminuição da produção de eritrócitos daquela causada por excesso de destruição dos eritrócitos ou perdas (sangramentos). Enquanto, na primeira, existe eritropoese ineficaz ou depressão da medula óssea, levando a uma contagem normal ou baixa dos reticulócitos, na última ocorre resposta normal da medula óssea à anemia, havendo elevado número de reticulócitos.

São considerados normais valores percentuais de reticulócitos entre 0,5-1,5% e valores absolutos entre 25.000-75.000/mm^3. Quando os reticulócitos estão aumentados, pode haver aumento do VCM.

AVALIAÇÃO LABORATORIAL GERAL

Conforme já discutido, na suspeita clínica de anemia devemos iniciar a investigação laboratorial com o hemograma completo associado à contagem de reticulócitos, que fornecerá informações fundamentais quanto à provável etiologia da anemia.

O hemograma evidenciará redução no número de eritrócitos, assim como no valor da hemoglobina (abaixo do esperado para cada faixa etária, de acordo com os valores demonstrados no Quadro 7.1). Os contadores eletrônicos avaliam o volume corpuscular médio de forma mais fidedigna, permitindo a classificação das anemias em microcíticas (anemia ferropriva, intoxicação por chumbo, síndromes talassêmicas), macrocíticas (deficiência de vitamina B_{12} e ácido fólico) e normocíticas (anemias hemolíticas congênitas e adquiridas, perda sanguínea aguda etc.) O RDW (coeficiente de variação eritrocitária), obtido nos contadores eletrônicos, é um elemento útil no diagnóstico diferencial das anemias. É uma medida quantitativa da anisocitose, com valores normais entre 11,5-14,5%. Na talassemia encontramos anemia microcítica, porém RDW normal, já que a microcitose é homogênea. Na anemia ferropriva há heterogeneidade no tamanho das hemácias, o que nos faz encontrar anemia microcítica com RDW elevado. O RDW também está elevado na hemoglobinopatia H e na B-S-talassemia.

O esfregaço sanguíneo fornece dados importantes na avaliação do paciente anêmico. O primeiro aspecto analisado é a morfologia das hemácias, em que se pode observar a presença de microcitose ou macrocitose. Esferócitos, ovalócitos ou eliptócitos sugerem o diagnóstico de processo hemolítico por alteração da membrana celular. O encontro de células falcizadas no esfregaço encaminha para o diagnóstico de anemia falciforme ou hemoglobinopatia C.

A contagem de reticulócitos tanto avalia a resposta da medula óssea à anemia (hipoproliferativas × hiperproliferativas) como permite observar a resposta terapêutica da reposição de nutrientes nas anemias carenciais.

Após essa abordagem clínica e laboratorial inicial, o diagnóstico diferencial das anemias é feito utilizando-se o critério dos índices hematimétricos e classificando-as em microcíticas, macrocíticas e normocíticas.

ANEMIAS MICROCÍTICAS

Anemia Ferropriva

Entre as anemias microcíticas, a ferropriva se destaca como a mais importante forma de anemia na infância. O pico de incidência ocorre entre 6-18 meses e, em estudo de prevalência realizado no ambulatório geral de pediatria do IMIP, chegou a atingir 70% da nossa clientela. Essa elevada prevalência é explicada porque nessa faixa etária maiores quantidades de ferro são necessárias para manter uma expansão acelerada da massa eritrocítica, condição imposta pela grande velocidade de crescimento. Alimentação inadequada não supre essa demanda de ferro. Saliente-se também que as perdas sanguíneas gastrointestinais crônicas podem afetar ainda mais esse delicado equilíbrio de perdas e ganhos.

Apesar da grande prevalência em lactente jovem, é importante lembrar que a anemia ferropriva também é frequente em outras idades, como em pré-escolares, escolares e adolescentes, em função de problemas socioeconômicos, que determinam menor disponibilidade de alimentos ricos em ferro para toda a população.

Existem grupos especiais de pacientes que são mais sujeitos ao aparecimento de anemia ferropriva, conforme destacamos a seguir:

1. Prematuros e recém-nascidos de baixo peso, porque sua massa sanguínea total, dependendo do peso ao nascimento, terá de ser até sextuplicada ao final do primeiro ano de vida, sendo impossível que o aporte de ferro seja suprido apenas pela alimentação.
2. Lactentes nascidos a termo cuja alimentação seja fundamentalmente baseada em leite não materno (de vaca, de cabra etc.), não enriquecido com ferro.
3. Lactentes a termo alimentados com leite materno exclusivo ou quase exclusivo após 6 meses de vida, quando o mesmo vai se tornando inadequado em termos de aporte de ferro.
4. Qualquer grupo de crianças com suspeita de perda intestinal crônica de sangue, como alergia alimentar (inclusive ao leite de vaca), doença diarreica de repetição, parasitoses espoliativas, esofagite de refluxo, anormalidades anatômicas do trato gastrointestinal etc.

O exame físico das crianças com anemia ferropriva geralmente é normal, exceto pela palidez de grau variável e, algumas vezes, sopro cardíaco leve, sem irradiação. Não é observada icterícia e, em lactentes, podemos verificar discreta esplenomegalia em cerca de 10% dos casos.

A confirmação diagnóstica ocorre com o resultado do hemograma, que evidencia queda da hemoglobina e alterações dos índices hematimétricos: VCM, HCM e CHCM baixos, caracterizando anemia microcítica e hipocrômica. Conforme discutido anteriormente, o RDW estará elevado, traduzindo a intensa anisocitose. A contagem de reticulócitos é normal e, com certa frequência, observa-se aumento da contagem de plaquetas, o que parece ser devido a um efeito inespecífico da eritropoetina. Nas anemias ferroprivas é prudente a realização do parasitológico de fezes, que poderá evidenciar parasitos espoliadores de sangue.

Na ausência de resposta satisfatória ao tratamento com o ferro, a principal possibilidade a ser suspeitada é a falta de adesão às orientações prescritas. O tratamento deve ser reorientado levando-se em consideração as dificuldades específicas de cada caso.

A persistência da anemia microcítica em crianças tratadas adequadamente, desde que afastada a possibilidade de perdas sanguíneas ocultas, indica a necessidade de se ampliar a abordagem diagnóstica. É essencial confirmar ou afastar laboratorialmente a condição de ferropenia.

Vários exames permitem quantificar o ferro corpóreo. Entretanto, as dosagens séricas disponíveis retratam apenas uma parte do seu metabolismo e devem ser interpretadas com cautela.

Ferro Sérico

O valor da dosagem de ferro sérico é relativo, uma vez que as alterações são detectáveis somente nos estágios avançados, ou seja, depois de terem sido consumidos os depósitos de ferro. Não é indicada para avaliar a deficiência de ferro (sem anemia). Além disso, os níveis séricos de ferro sofrem variação circadiana (pela manhã, valores 30% mais altos do que à tarde). Dosagens de ferro sérico inferiores a 30 µg/dL indicam carência de ferro no organismo.

Saturação de Transferrina

A transferrina é uma proteína transportadora do ferro na corrente sanguínea; sofre decréscimo conforme o organismo vai sendo espoliado em ferro. A saturação da transferrina é um índice sensível para avaliação de estados ferropênicos, sendo significativos para essa condição valores menores que 14-16%.

Ferritina

É um parâmetro sensível para avaliar os estoques de ferro no organismo em pacientes saudáveis. Seu decréscimo marca o início do processo de ferropenia. Os valores de referência variam com a faixa etária, sendo mais elevados nos primeiro cinco meses de vida e menores na mulher em idade fértil. Em geral, nas crianças, níveis menores que 10 µg/L estão associados a deficiência de ferro. A ferritina pode estar elevada na presença de inflamação crônica, infecção, malignidade e hepatopatias, por isso a determinação simultânea da proteína C reativa (PCR) é necessária para descartar inflamação.

Protoporfirina Eritrocitária Livre

Na ferropenia, temos quantidade insuficiente de ferro para combinar com a protoporfirina e formar o grupo heme da hemoglobina. Com isso ocorre acúmulo de protoporfirina livre (PEL) nos eritrócitos. Valores maiores que 70 µg/dL de PEL são considerados indicativos de carência de ferro. Como parte da protoporfirina livre no interior das células liga-se ao zinco, alguns ensaios utilizam a zinco-protoporfirina (ZPP).

Receptores de Transferrina

A dosagem sérica correlaciona-se com a concentração nas membranas celulares. Os níveis de receptores de transferrina (RT) aumentam progressivamente, quanto maior a deficiência de ferro, e não se alteram nos processos infecciosos, inflamatórios e malignos. De custo elevado, ainda não há valores padronizados internacionalmente para crianças.

Concentração de Hemoglobina do Reticulócito

A concentração de hemoglobina do reticulócito (CHr) permite a determinação do ferro disponível para células recém-liberadas pela medula óssea. Também não é afetado por processos infecciosos, inflamatórios e malignos. É considerado o melhor preditor de deficiência de ferro quando os valores são baixos. Valores menores que 27,5 pg são sugestivos de deficiência de ferro e, quando há diminuição da hemoglobina, indicam anemia ferropriva.

Para o diagnóstico de anemia por deficiência de ferro em crianças de 0-3 anos, a Academia Americana de Pediatria (AAP) recomenda que, além de determinação da hemoglobina, se realize:

- Ferritina sérica + PCR ou
- Determinação do CHr

Para determinação da deficiência de ferro sem anemia, pode-se utilizar ferritina sérica + PCR ou CHr.

Outra alternativa para o diagnóstico da anemia ferropriva sugerida pela AAP é monitorar a resposta ao tratamento com ferro, em crianças estáveis, apresentando quadro de anemia leve (Hb entre 10-11 g/dL), com história de alimentação deficiente em ferro. O aumento de 1 g/dL na concentração de Hb após 1 mês de tratamento faz o diagnóstico de anemia ferropriva.

Caso a investigação confirme a presença de ferropenia por meio de um dos índices descritos anteriormente, o tratamento deve ser retomado considerando-se a possibilidade de falha terapêutica ou de haver outra etiologia associada à ferropenia, como deficiências nutricionais mistas e processos inflamatórios crônicos.

Se a ferropenia for afastada, a investigação diagnóstica caminhará para excluir as demais causas de microcitose: síndromes talassêmicas e intoxicação por chumbo.

Talassemias

Na presença de anemia microcítica, e afastada a ferropenia, devemos indicar a eletroforese de hemoglobina como conduta inicial. Especialmente em crianças com RDW normal, essa condição sugere talassemia. Crianças portadoras de síndromes talassêmicas apresentam produção reduzida ou inexistente de uma ou mais cadeias de globinas que compõem a hemoglobina humana. Há diversos tipos; alfa e betatalassemias destacam-se pela frequência e gravidade. A maioria são doenças genéticas recessivas, determinando heterozigotos geralmente sadios. Na talassemia menor, a maioria dos pacientes (90%) apresenta aumento na porcentagem da HbA2, variando de 3,4-8%, e HbF aumentada em metade dos casos. O diagnóstico do traço talassêmico pode ser presumido quando a microcitose se mantém resistente à terapia de reposição de ferro e simultaneamente há mais de um indivíduo com microcitose na mesma família.

Na talassemia maior (anemia de Cooley), observamos anemia moderada a partir dos 6 meses de idade, embora anemia grave só se manifeste em torno de 1 ano. O baço aumenta progressivamente, e aos 2 anos é bastante acentuado. As alterações da face tornam-se típicas na idade escolar, e a radiografia óssea evidenciará osteoporose, dilatação dos espaços medulares e atrofia trabecular. A queda da hemoglobina é intensa, com microcitose bastante acentuada. A confirmação diagnóstica é dada pela eletroforese da hemoglobina: aumento acentuado da HbF (3-80%) e moderado da A2 (3-8%). A contagem de reticulócitos é pouco aumentada, em contraste com a esferocitose e a anemia falciforme, nas quais a elevação é moderada ou acentuada.

ANEMIAS NORMOCÍTICAS

Na presença de anemia normocítica, devemos procurar como etiologia os processos infecciosos/inflamatórios crônicos, hemoglobinopatias e outras anemias hemolíticas. A dosagem de ferritina também auxilia no diagnóstico diferencial entre a anemia ferropriva e aquela secundária a processos inflamatórios, uma vez que na vigência de quadros inflamatórios seus níveis costumam estar aumentados. Dentro das anemias normocíticas faremos o diagnóstico diferencial das anemias hemolíticas mais importantes desse grupo: anemia falciforme, esferocitose e deficiência de G6PD. Ainda nesse grupo de anemias normocíticas discutiremos sobre eritroblastopenia transitória da infância.

Anemia Falciforme

A maioria dos pacientes com anemia falciforme é de cor morena ou negra. A palidez é moderada, e a icterícia varia de leve a moderada. A esplenomegalia que está presente em todos os lactentes tende a desaparecer com a idade devido aos infartos esplênicos sucessivos.

A doença evolui de forma crônica, entremeada por crises isquêmicas, aplásticas ou de sequestro esplênico. As primeiras, devidas à obstrução da microcirculação de qualquer órgão por aglomerados de drepanócitos, são muito comuns e manifestam-se principalmente por dor abdominal aguda, dor osteoarticular e, mais raramente, priapismo, paresias e paralisias espásticas por lesões do sistema nervoso central. A existência de tumefações dolorosas nos pés e mãos de lactente com anemia falciforrne configura a "síndrome mão-pé". Nas crises aplásticas, a hiperplasia dos eritroblastos da medula óssea, que normalmente compensa de forma parcial a hemólise acelerada, diminui ou mesmo cessa, levando a um súbito agravamento da anemia. Esses episódios são devidos, na maioria dos casos, à inibição seletiva dos precursores eritrocíticos medulares provocada pela infecção pelo parvovírus humano, cujos sintomas se assemelham aos de uma gripe ou resfriado comum.

O diagnóstico laboratorial da anemia falciforme evidencia anemia normocítica com reticulócitos elevados e, na eletroforese da hemoglobina, há a presença de hemoglobina S, que é traduzida por uma alteração na cadeia beta da hemoglobina A, na qual o aminoácido valina substitui o ácido glutâmico e forma a hemoglobina S (HbS). Essa modificação provoca a polimerização da molécula de HbS na carência de oxigênio, determinando a forma de foice do eritrócito, responsável por boa parte dos sintomas.

Esferocitose

A esferocitose é uma anemia hemolítica de característica hereditária autossômica dominante e, do ponto de vista clínico, se caracteriza por anemia variável, icterícia recorrente com evolução em surtos e esplenomegalia presente em quase 100% das crianças afetadas. A comprovação laboratorial mostra anemia hemolítica com níveis de hemoglobina geralmente entre 6-10 g/dL (mas podem estar dentro da faixa de normalidade) e reticulócitos elevados (6-20%), além de aumento de bilirrubina indireta. Entretanto, a chave para o diagnóstico inicial pelo hemograma é o estudo da morfologia das hemácias evidenciando os esferócitos. A confirmação do diagnóstico da esferocitose ocorrerá com o teste da resistência globular, que expressa a integridade da membrana do eritrócito. Nesse exame, a hemácia é colocada em contato com soluções salinas de diferentes concentrações. Normalmente, à medida que o meio se torna mais hipotônico, ocorre maior percentual de hemólise. Nas crianças com esferocitose, a ocorrência de hemólise em meios pouco diluídos é maior e mais precoce, pois nesses casos a membrana é mais permeável. Quando o resultado da avaliação da resistência globular é registrado em gráfico, no qual a porcentagem da hemólise fica na ordenada e a diluição do meio fica na abscissa, a ocorrência de desvio da curva para a direita confirma a hipótese de doença de membrana.

Crianças com anemia ferropriva e anemia falciforme podem apresentar curva de resistência globular desviada para a esquerda, pois essas doenças conferem maior resistência às hemácias.

Anemia por Deficiência Enzimática (Deficiência de G6PD)

A deficiência da enzima eritrocitária glicose-6-fosfatodesidrogenase (G6PD) é sugerida pela história de períodos de crise hemolítica aguda entremeados por longos períodos de normalidade. As crises são precipitadas por infecções, acidose de qualquer etiologia ou medicamentos (nitrofurantoínas, sulfas, cloranfenicol etc.). É frequente que essa doença já se manifeste no período neonatal, fazendo parte do diagnóstico diferencial das icterícias hemolíticas, quando se afasta a possibilidade de incompatibilidade materno-fetal.

A suspeita de deficiência de G6PD só pode ser confirmada pela pesquisa da atividade biológica dessa enzima. Esse exame não deve ser feito nas crises de hemólise, já que os reticulócitos possuem atividade enzimática mais elevada que as hemácias adultas, levando a um resultado falso negativo.

A *eritroblastopenia transitória da infância* (*ETI*) é a forma mais comum de aplasia adquirida de células vermelhas. Há uma supressão temporária da eritropoese, levando à reticulocitopenia e a uma anemia normocítica moderada ou mesmo grave. Neutropenia é encontrada em até 20% dos casos, e as plaquetas podem estar normais ou aumentadas. As crianças afetadas por essa síndrome geralmente são previamente saudáveis, com idade entre 6 meses e 3 anos, especialmente acima de 1 ano. Frequentemente a ETI surge após quadro infeccioso viral, sendo sugerido que seja consequência de uma reação imunológica contra as células progenitoras eritroides. A recuperação ocorre em 1-2 meses, sendo necessária hemotransfusão em casos mais graves. O diagnóstico diferencial com anemia hipoplástica congênita (anemia de Diamond-Blackfan) às vezes é difícil, entretanto nesta última o diagnóstico é feito em idade mais precoce, a anemia é macrocítica e existe aumento de hemoglobina fetal (na ETI há aumento de HbF na fase de recuperação) e da enzima eritrocitária adenosina deaminase.

ANEMIAS MACROCÍTICAS

A presença de macrocitose está associada a várias causas que podem ser agrupadas em três grupos: falência medular, diminuição da produção de eritropoetina ou alteração do processo de maturação nuclear. Os dados de história e exame físico específico de cada criança devem direcionar a investigação diagnóstica. Nesse grupo discutiremos a anemia por deficiência de ácido fólico e por carência de vitamina B_{12}, e também a anemia aplástica, que cursa sem megaloblastose medular.

Anemia por Deficiência de Ácido Fólico

A deficiência de ácido fólico é geralmente acompanhada de carência proteica e de outros nutrientes. É a chamada anemia pluricarencial dos desnutridos ou que aparece na recuperação dos mesmos. Crianças que usam leite de cabra de forma exclusiva e aquelas com história de uso de fenitoína, metotrexato, trimetoprim e pirimetamina estão sujeitas a essa deficiência. Condições clínicas em que há necessidades aumentadas, como gravidez, neoplasias, anemias hemolíticas crônicas e doenças cutâneas esfoliativas, predispõem à deficiência de ácido fólico. Outros fatores predisponentes são doença inflamatória intestinal (má absorção) e alcoolismo.

No laboratório, observamos a associação de macrocitose com leucopenia (afetando especificamente a série granulocítica), hipersegmentação do núcleo dos neutrófilos (5% com cinco ou mais lobos ou 1% com seis ou mais lobos), caracterizando o chamado desvio à direita. O ácido fólico e a vitamina B_{12} têm vias metabólicas comuns; dessa forma, a deficiência de um pode alterar os níveis séricos do outro. No paciente com deficiência de folato pode ocorrer discreta diminuição do nível sérico da vitamina B_{12}, que se normaliza após o tratamento com ácido fólico. Por outro lado, em 25% dos pacientes com deficiência de vitamina B_{12} observa-se discreto aumento no nível sérico de folato. A confirmação diagnóstica é possível por meio da dosagem de folato no sangue (< 3 ng/L) e de metabólitos: homocisteína plasmática aumentada e ácido metilmalônico sérico normal. Pelo risco de haver carência de vitamina B_{12} simultaneamente deve-se realizar também a dosagem desse nutriente.

Anemia por Deficiência de Vitamina B_{12}

Para ser absorvida, a vitamina B_{12} necessita se combinar com o fator intrínseco (FI), formando um complexo que é absorvido no íleo terminal. Portanto, a deficiência de vitamina B_{12} pode decorrer de: **ingestão inadequada** (dietas vegetarianas restritas, com exclusão também de ovos e leite), **má absorção** (deficiência de fator intrínseco, acloridria, drogas que bloqueiam a secreção ácida, doenças pancreáticas etc.), **anormalidades no íleo terminal** (doença de Crohn, enteropatias etc.) e **erros inatos do metabolismo da cobalamina**. A anemia perniciosa juvenil é condição rara que se manifesta na segunda década de vida, com deficiência grave de vitamina B_{12} associada a endocrinopatias e autoanticorpos.

Apesar de a deficiência por ingestão inadequada não ser comum, representa, junto com as alterações da mucosa ileal, as causas mais frequentes de deficiência de vitamina B_{12} em crianças.

O quadro clínico compreende manifestações clínicas de anemia, do trato gastrointestinal e do sistema nervoso: sinais e sintomas inespecíficos de anemia como palidez, fadiga, irritabilidade, anorexia e apatia estão associados tanto a queixas digestivas — vômitos, diarreia e glossite (pela deficiência de vitamina B_{12} nas células do epitélio gastrointestinal) — como a sinais neurológicos — ataxia, parestesias e hiporreflexia. O diagnóstico laboratorial evidencia anemia macrocítica, ocorrendo também neutrófilos hipersegmentados. Observa-se, geralmente, leucopenia com plaquetas normais ou diminuídas. O teste de Schilling pode ser usado para avaliar a absorção da vitamina B_{12} e a disponibilidade do fator intrínseco. O diagnóstico específico pode ser realizado com a dosagem sérica da vitamina B_{12} (os valores normais são de 200-900 pg/mL; valores abaixo de 200 pg/mL são sugestivos da deficiência) e da dosagem da hemocisteína plasmática (aumentada) e do ácido metilmalônico (aumentado). A dosagem do ácido fólico está normal ou mesmo aumentada na deficiência de vitamina B_{12}. O teste terapêutico só deve ser feito em locais onde há impossibilidade da realização dos exames laboratoriais específicos. É importante também que se identifique o problema que está levando ao déficit de vitamina B_{12} e folato, pois em alguns casos é possível o tratamento definitivo, além da reposição medicamentosa das substâncias deficientes.

Anemia Aplástica

A anemia aplástica é caracterizada pela incapacidade da medula de produzir hemácias, leucócitos e plaquetas. Os dados clínicos mais chamativos são a presença de anemia associada a púrpura e pancitopenia. No exame físico ocorre ausência de esplenomegalia. Laboratorialmente, observamos anemia com ausência de reticulocitose associada a leucopenia e plaquetopenia importante. O diagnóstico de certeza é realizado pelo mielograma, que evidencia medula aplástica ou hipoplástica.

As anemias aplásticas classificam-se em primárias e adquiridas ou secundárias. Em relação às primárias destacamos a anemia de Fanconi, na qual o paciente apresenta várias malformações congênitas características, como microcefalia, microftalmia, estrabismo, cardiopatia e defeitos ósseos, especialmente falta do rádio e polegar ausente ou rudimentar.

A anemia de Diamond-Blackfan é uma anemia hipoplástica congênita, rara, que na imensa maioria dos casos é diagnosticada no primeiro ano de vida (2-6 meses de idade). Caracteriza-se por anemia macrocítica, reticulocitopenia e deficiência ou ausência de precursores das células vermelhas na medula óssea. Baixa estatura é observada em 30% dos casos e malformações congênitas em 35-45%, principalmente as craniofaciais. Como comentado anteriormente, há aumento da hemoglobina fetal e da enzima eritrocitária adenosina deaminase. Pode ocorrer neutropenia e trombocitose ou, mais raramente, trombocitopenia.

Entretanto, a forma mais comum de anemia aplástica primária é a chamada anemia aplástica idiopática, de causa não identificada. As formas adquiridas ou secundárias são resultantes de agentes físicos ou químicos. Lembramos o uso de inseticidas como causa importante em nosso meio e, mais raramente, o uso do cloranfenicol.

Concluindo o estudo do diagnóstico diferencial das anemias, salientamos que essa condição é muito comum na prática cotidiana do pediatra e que este deverá sempre avaliar a possibilidade de palidez no atendimento da criança, direcionando o seu raciocínio clínico para as causas mais frequentes de anemia, usando o laboratório de forma criteriosa e encaminhando para o especialista os casos mais complexos.

Bibliografia

1. American Academy of Pediatrics. Committee on Nutrition. Diagnosis and prevention of iron deficiency and iron-deficiency anemia in infants and young children (0-3 years of age). *Pediatrics*. 2010; 126:1040-50.
2. Bourroul MLM, Scaramuzzi DR, Ferrer APS. Anemia na infância. In: Sucupira ACSLet al. (coord.). *Pediatria em consultório*. 5. ed. São Paulo: Sarvier, 2010.
3. Braga JAP, Ivankovich DT. Anemias: investigação e diagnóstico diferencial. In: Braga JAP et al. (coord.). *Hematologia para o pediatra*. São Paulo: Atheneu, 2007.
4. Campanaro CM. Anemias: investigação e diagnóstico diferencial. In: Braga JAP et al. (coord.). *Hematologia para o pediatra*. São Paulo: Atheneu, 2007.
5. Janus J, Moerschel SK. Evaluation of anemia in children. *Am Fam Physician*. 2010; 81:1462-71.
6. Lerner NB, Sills R. Iron-deficiency anemia. In: Kliegman RM et al. (eds.). *Nelson textbook of pediatrics*. 19. ed. Philadelphia: Elsevier/Saunders, 2011.
7. Lerner NB. Acquired pure blood cell anemia. In: Kliegman RM et al. (eds.). *Nelson textbook of pediatrics*. 19. ed. Philadelphia: Elsevier/Saunders, 2011.
8. Lerner NB. The anemias. In: Kliegman RM et al. (eds.). *Nelson textbook of pediatrics*. 19. ed. Philadelphia: Elsevier/Saunders, 2011.
9. Lima EJF, Arruda IKG, Leite ICF, Pereira APC, Lopes MIL. Anemias carenciais. In: Alves JGB et al. (org.). Fernando Figueira: *Pediatria*. 4. ed. Rio de Janeiro: Medbook, 2011.
10. Lima EJF. Diagnóstico diferencial das anemias. In: Figueira F, Alves JGB, Bacelar CH. *Manual de diagnóstico diferencial em pediatria*. Instituto Materno-Infantil Professor Fernando Figueira (IMIP). 2. ed. Rio de Janeiro: Guanabara Koogan, 2005.
11. Maranhão HC, Weffort VRS, Maia JMC, Figueiredo Filho PP, Norton RC. Anemias carenciais na infância. In: Lopez FA, Campos Júnior D (org.). *Tratado de pediatria*. Sociedade Brasileira de Pediatria. 2. ed. Barueri: Manole, 2010.
12. SBP. *Anemia ferropriva em lactentes: revisão com foco em prevenção*. Sociedade Brasileira de Pediatria. Departamento Científico de Nutrologia, 2012. Disponível em: http://www.sbp.com.br/pdfs/Documento_def_ferro200412.pdf Acessado em set. 2012.
13. Segel GB. Hereditary spherocytosis. In: Kliegman RM et al. (eds.). *Nelson textbook of pediatrics*. 19. ed. Philadelphia: Elsevier/Saunders, 2011.
14. World Health Organization. *Iron deficiency anaemia: assessment, prevention and control. A guide for programme managers*. Genebra: WHO; 2001. 132p.

CAPÍTULO 8

João Guilherme Bezerra Alves

Anorexia

Na experiência pediátrica diária, é comum os pais se queixarem da falta de apetite do filho. Entretanto, é preciso que o médico diferencie as situações em que realmente esteja ocorrendo diminuição do apetite ou da fome, com repercussões no crescimento e desenvolvimento da criança, daquelas falsas anorexias, em que a quantidade de alimentação aceita pela criança, embora não atinja as expectativas dos pais, atendem plenamente às suas necessidades nutricionais.

O termo anorexia (do grego *an*, negação, + *orex*, desejo; nesse caso, redução ou perda do apetite) significa ausência ou diminuição do apetite. É conceituado como "o desejo de se alimentar, estado consciente, condicionado por experiência anterior e provocado pelo gosto do alimento". Para outros autores, a anorexia também pode ser considerada ausência ou diminuição da fome, definida como "o estado somático ocasionado pela privação do alimento, que desaparece assim que ocorre a sua ingestão".

Apesar de corresponderem a atividades integradas e utilizadas aqui como sinônimos, *apetite* e *fome* representam condições diferentes. O apetite é uma sensação agradável, que aparece após várias horas de jejum e que corresponde a um estado afetivo, manifestado pelo desejo de ingerir alimentos. Já a *fome* corresponde a uma sensibilidade visceral, é desagradável, habitualmente inicia-se com uma sensação de debilidade geral, "vazio" ou tensão na região epigástrica, associada a irritabilidade, cefaleia, contrações gástricas periódicas e dolorosas.

O controle do apetite e da fome é complexo e ainda não é totalmente compreendido. Sabe-se que envolve a função cerebral cortical (procura e escolha dos alimentos), o hipotálamo (centros da saciedade e da fome), níveis circulantes de glicose, lipídeos, neuropeptídeos, neurotransmissores, hormônios e terminais sensitivos. As sensações de apetite e fome são controladas no nível do hipotálamo; o núcleo do apetite ocupa a sua região lateral, e o da saciedade, a área ventral mediana. Por meio de estudos em animais, sabe-se que lesões no núcleo lateral levam à inanição e que danos no núcleo ventral mediano levam à obesidade. Hoje, são reconhecidas como substâncias estimulantes do apetite o ácido gama-aminobutírico (GABA), a dopamina, a beta-endorfina, a encefalina e o neuropeptídeo Y. Como inibidores do apetite temos a serotonina, a norepinefrina, a colecistoquinina, a neurotensina, o TRH, o naloxone, a somatostatina e o peptídeo intestinal vasoativo (VIP). A complexa interação desses componentes que atuam no

90 Diagnóstico Diferencial em Pediatria

controle do apetite e da saciedade, determinada por influências psíquicas e orgânicas, é que provoca os quadros de anorexia na infância.

FALSA ANOREXIA

Essa é o tipo de anorexia mais observado na prática pediátrica diária. Estima-se que, de cada 10 crianças com queixa de inapetência, nove se enquadrem dentro desse diagnóstico. Essas crianças apresentam crescimento e desenvolvimento normais, além do que a quantidade de alimentos ingerida satisfaz a contento suas necessidades psíquicas. Nessa situação, essa queixa não passa de uma interpretação errônea da família, pois a criança simplesmente não come o que a família esperaria que comesse, mas a quantidade necessária de que o seu organismo precisa.

Nesse tipo de queixa é frequente que os pais comparem a alimentação de seu filho com a de outras crianças, esquecendo as características individuais de cada criança, ou seja, o próprio ritmo metabólico. Algumas pessoas necessitam de quantidade maior de alimentos, e outras, não. Essa é uma das razões para se justificar que nem sempre os quadros de obesidade têm sua explicação unicamente em excessos de ingestão alimentar e inatividade física.

Nesse caso, apesar da queixa, a criança apresenta crescimento dentro da normalidade (peso e estatura nos percentis esperados para a idade), não há registro de afecções graves ou infecções de repetição e ela se mostra ativa (corre, pula, brinca etc.), além de apresentar exame clínico normal.

Para essa confirmação diagnóstica, há necessidade de que o médico faça uma abordagem bastante completa do seu paciente, incluindo a família e a sociedade em que ele vive. Detalhar a história pregressa e os hábitos alimentares, o estado nutricional, o comportamento e a atividade geral da criança, a família, incluindo as características culturais, devem ser regras básicas a serem seguidas para o diagnóstico diferencial.

ANOREXIA VERDADEIRA

A característica principal da anorexia orgânica é o comprometimento do crescimento, aqui identificado como perda, interrupção ou ganho ponderal insatisfatório. Apenas nos casos de evolução crônica é observado acometimento da estatura. As causas são as mais variadas, como quadros infecciosos, doenças inflamatórias, afecções carenciais, processos neoplásicos, entre várias outras. Por isso, no caso de criança portadora de anorexia, a abordagem deve ser a mais ampla possível, procurando outros sinais e sintomas associados (febre, tosse, vômitos, hepatoesplenomegalia, anemia, acometimento articular etc.) para ser feito o diagnóstico diferencial mais direcionado. O quadro de afecções que provocam anorexia é extenso e, aqui, longe de esgotar o tema, citaremos as mais comuns.

Anorexia Psicológica

Esse tipo ocorre quando a alimentação, não satisfazendo as necessidades psíquicas da criança, traz prejuízos ao seu crescimento e desenvolvimento. A alimentação deve ser prazerosa, situação em que a criança deve receber também amor e segurança. É pela boca, ponto de confluência entre o psiquismo e a alimentação, que a criança começa a conhecer o mundo, a sentir prazer (pela sucção). Dessa forma, a anorexia psicológica é quase sempre o resultado de hábitos da alimentação que não foram cumpridos em tom apropriado e progressivo durante os primeiros anos de vida.

Nessas crianças são achados comuns: desmame inadequado, introdução precoce e ansiosa de alimentos sólidos, atos de forçar a alimentação (desrespeitando os próprios desejos da criança e tornando o horário da alimentação uma situação traumática para ela), não seguimento da "regra da autodemanda" (a criança come a quantidade que deseja), alimentá-la dormindo (ausência de associação ao prazer de se alimentar) ou em momentos inoportunos (cansaço, excitação, sonolência), não respeitar as flutuações na aceitação alimentar da criança, monotonia alimentar, ignorar o apetite seletivo (determinado por experiências sensoriais prévias da visão, olfato ou paladar) ou autosseleção.

Nesse tipo de anorexia, que ocorre na ausência completa de uma causa orgânica, sempre observamos atitudes dos pais como superproteção, ansiedade ou angústia. Quanto à criança, geralmente são detectadas atitudes de rebeldia, hostilidade, hiporreatividade, tristeza ou passividade, além de pouca atividade física.

Pelo fato de muitas mães trabalharem fora de casa, privando suas crianças de maior contato materno, é comum elas tentarem recompensar essa ausência nos horários da alimentação. A criança, entretanto, ao descobrir tal ansiedade materna durante a alimentação passa a usar esse momento para tentar "dominar" o ambiente: conseguir mais atenção, exigindo "recompensas" para se alimentar. Nesse caso, a anorexia passa a ser uma forma de reação da criança à sua família.

Anorexia Nervosa

É uma forma grave, que traz risco à vida; apresenta letalidade de 10%. Felizmente é de ocorrência pouco frequente, embora venha aumentando a sua incidência no mundo ocidental (0,7-1,1%). Geralmente acomete adolescentes do sexo feminino (10:1). Personalidade com traços obsessivos ou perfeccionistas representa fator de risco.

Quase sempre é uma expressão de graves conflitos afetivos. É comum nos adolescentes, uma deformação de como eles veem seu próprio corpo em relação à forma e ao peso; há o receio de engordar, a negação da fome e comportamentos alimentares bizarros. Eles também apresentam, frequentemente, atividade física excessiva e inanição.

Retraimento, depressão, hiperatividade, apatia e obsessões são características que se destacam no comportamento das crianças. Existem, ainda, fortes influências culturais, determinadas geralmente pela mídia, que dita os padrões de beleza, habitualmente com a louvação ao tipo físico *thinness*.

Quanto às alterações nos exames complementares, podem ser observados: baixa voltagem, depressão no segmento ST, inversão da onda T e aumento do intervalo QT no ECG. Ocorre diminuição da taxa de metabolismo, aumento dos níveis de cortisol e redução do estrógeno, nas meninas, e da testoterona, nos meninos.

92 Diagnóstico Diferencial em Pediatria

Nos casos mais graves, ocorre desnutrição grave, com todas as suas consequências: queda da imunidade, edema, hipotermia, bradicardia, hipotensão postural, alterações da pele e dos cabelos, distúrbios endócrinos.

Os critérios diagnósticos da anorexia nervosa são:

- Medo intenso de se tornar obeso, o qual não diminui com a progressão da perda de peso.
- Alterações no modo como encara o próprio corpo (peso, forma e tamanho). O paciente sente-se gordo, mesmo apresentando sinais de subnutrição.
- Perda de peso além de 15% do esperado para a idade.
- Nas meninas, amenorreia por, no mínimo, três meses consecutivos.

Infecções

As infecções representam uma das principais causas de anorexia verdadeira, pois a maioria dos quadros infecciosos cursa com diminuição do apetite. Elas apresentam, como característica comum, fora a anorexia, a presença de febre.

Dependendo do agente infeccioso, apresentam evolução aguda ou crônica. As situações mais encontradas na prática diária são as de curta duração, habitualmente benignas e autolimitadas, sendo o principal representante as infecções virais das vias respiratórias superiores provocadas por rinovírus. Entre nós, outros organismos que cursam com anorexia importante ainda devem ser citados como causadores de infecções virais prevalentes: adenovírus, rotavírus (gastroenterite), influenza, parainfluenza, vírus respiratório sincicial (bronquiolite), paramixovírus (sarampo, parotidite), enterovírus que não o da pólio (*Coxsackievirus* e *Echovirus:* doença febril não específica, manifestações respiratórias ou digestivas, doença mão, pé e boca, herpangina), herpes simples (gengivoestomatite), herpesvírus humano tipos 6 e 7 (roséola), varicela-zóster, Epstein-Barr (mononucleose) e citomegalovírus.

Quanto às infecções bacterianas, lembramos aquelas com maior relevância epidemiológica: otite média aguda, pneumonia, infecções por estreptococos beta-hemolíticos do grupo A (amigdalite e escarlatina), estafilococcia, infecções do trato urinário, salmoneloses, shigelose, bacteremia oculta e tuberculose. Nos recém-nascidos e nos lactentes jovens, a queixa de recusa alimentar deve ser interpretada como sinal importante e precoce de quadros infecciosos ou metabólicos.

Em relação às infecções parasitárias, lembramos que as helmintíases intestinais, frequentemente uma das causas mais comuns de anorexia, não detêm evidências científicas que comprovem essa associação. As infecções por *Entamoeba histolytica,* na cidade do Recife, por exemplo, têm sido por cepas avirulentas, fazendo com que as infecções sejam assintomáticas. A giardíase, quando provoca anorexia, geralmente está associada a outras manifestações digestivas (vômitos, diarreia ou dor abdominal).

Encontramos relatos de perda de apetite em lactentes nas 24 horas que se seguem à aplicação da vacina para difteria, tétano, coqueluche e hemófilos tipo B. Entretanto, alguns estudos não apontam essa reação adversa em crianças que estão em aleitamento materno exclusivo. A explicação parece estar nos níveis mais elevados de leptina, interleucina 1 beta e FNT-alfa nos lactentes em aleitamento artificial; esses mediadores, especialmente a leptina, apresentam importante efeito na redução da ingestão calórica.

Afecções Carenciais

A deficiência de ferro (sideropenia), a carência nutricional mais comumente encontrada, antes mesmo de levar a um quadro de anemia ferropriva provoca inapetência. Entre os quadros hematológicos carenciais encontram-se como causa de anorexia as anemias megaloblásticas, tanto por deficiência de ácido fólico como por déficit de vitamina B_{12} (cobalamina).

Alguns estudos sugerem que a deficiência de zinco possa ser uma causa importante de anorexia na infância. Situações de carência grave desse micronutriente levam a hiposmia e hipogeusia. A administração de zinco em lactentes com falta de apetite seletiva para refeições com sal mostrou melhora do apetite dessas crianças.

Entre as hipovitaminoses, merece destaque o beribéri (deficiência da tiamina — vitamina B_1), estando a anorexia associada a manifestações neurológicas (parestesias, hiporreflexia profunda) e cardíacas (taquipneia, cardiomegalia, hepatomegalia dolorosa). Na pelagra (deficiência da niacina), a anorexia é uma das manifestações iniciais, seguindo-se quadro de diarreia, dermatite e demência. No caso de escorbuto, destacam-se as manifestações álgicas e hemorrágicas.

Na desnutrição energética proteica grave, em especial o quadro de *kwashiorkor*, observamos anorexia grave. No marasmo, entretanto, a criança geralmente apresenta-se faminta, a não ser que haja associação a um quadro infeccioso ou metabólico.

Distúrbios Hidroeletrolíticos e Metabólicos

A anorexia se faz presente em praticamente todos os distúrbios hidroeletrolíticos (desidratação, hiponatremia, hipocalemia, hipocalcemia, hipomagnesemia) e metabólicos (acidose, alcalose, hipoglicemia, hipotireoidismo, insuficiência adrenal etc.).

Doenças Neurológicas

Desde a prematuridade, devido à imaturidade dos centros nervosos, passando por malformações do SNC, hemorragias intracranianas, síndrome de Möebius (aplasia dos núcleos dos nervos cranianos), os quadros neurológicos entram no diagnóstico diferencial como causas de anorexia na infância.

Doenças do Sistema Digestivo

Grande número de afecções do sistema digestivo apresenta anorexia dentro do cortejo sintomático, como, por exemplo, afecções da cavidade oral (lesões nas mucosas, doença periodontal), do esôfago (esofagites), do estômago e do intestino (gastrites, diarreia crônica, constipação intestinal, apendicite). As disfunções pancreáticas (pancreatites, tumores) e hepáticas (hepatites, insuficiência hepática) também cursam com importante diminuição do apetite.

Outras Afecções

Várias doenças fazem parte do leque de diagnóstico diferencial da criança com anorexia verdadeira como, por exemplo, doenças do sistema respiratório, tanto as afecções do trato aéreo superior (sinusopatias, hipertrofia adenoidiana grave) como as do inferior (pneumopatias crônicas), cardiopatias que cursam com sinais de insuficiência cardíaca ou de hipóxia, insuficiência renal aguda e crônica, doenças endócrinas (diabetes insípido, hiperparatireoidismo, insuficiência adrenocortical) e neoplasias malignas.

Fármacos

Alguns fármacos, como aminofilina, digitálicos, diuréticos, macrolídeos, cetoconazol, azatioprina, citostáticos, metrotexato, vimblastina e fluoruracil, provocam anorexia como efeito colateral. A síndrome de privação de fármacos, especialmente no período neonatal, também é uma das causas de anorexia.

Bibliografia

1. Alves, JGB. Inapetência. In: Figueira F, Ferreira OS, Alves JGB. *Pediatria*. Instituto Materno-Infantil de Pernambuco (IMIP). 2. ed. Rio de Janeiro: Medsi, 1996.
2. Goldstein MA, Dechant EJ, Beresin EV. Eating disorders. *Pediatr Rev*. 2011; 32(12):508-21.
3. Gowers S, Bryant-Waugh R. Management of child and adolescent eating disorders: the current evidence base and future directions. *J Child Psychol Psychiatry*. 2004 Jan; 45(1):63-83.
4. Litt IF. Anorexia nervosa and bulimia. In: Behrman RE, Kliegman RM & Jenson HB. *Nelson Textbook of Pediatrics*. 16th ed. Philadelphia: Saunders, 2000.
5. Mitchell GL, Farrow C, Haycraft E, Meyer C. Parental influences on children's eating behaviour and characteristics of successful parent-focussed interventions. *Appetite*. 2012; 60C:85-94.
6. Moncada GB. Inapetencia. In: *Psicopediatria — problemas psicológicos del niño en la práctica diaria*. Barcelona: Salvat, 1987.
7. Rome ES. Eating disorders in children and adolescents. *Curr Probl Pediatr Adolesc Health Care*. 2012; 42(2):28-44.
8. Rosen DS; American Academy of Pediatrics Committee on Adolescence. Identification and management of eating disorders in children and adolescents. *Pediatrics*. 2010; 126(6):1240-53.
9. Sigman GS. Eating disorders in children and adolescents. *Pediatr Clin North Am*. 2003; 50(5):1139-77.
10. Yunes, R. El todo y la nada de la alimentación: quándo son patológicas? In: Meneghello J, Fanta E, Martínez AG & Blanco. Pediatria práctica en diálogos. Panamericana, 2001.

CAPÍTULO 9

Zelina Barbosa de Mesquita

Artrites e Artralgias

Dores musculoesqueléticas na infância são comuns, ocorrendo em cerca de 4-30% (25%) das crianças. Felizmente, na maioria das vezes, trata-se de doença benigna; entretanto, 3-4% dos casos constituem doenças sistêmicas graves como, por exemplo, as neoplasias.

Ao avaliar uma criança com dor musculoesquelética, o médico deve conhecer as diversas possibilidades de diagnóstico que determinam artralgia ou artrite. Para um raciocínio clínico correto, a anamnese e o exame físico detalhados são fundamentais. Os exames complementares devem ser solicitados de acordo com as suspeitas diagnósticas. Assim, evita-se solicitação de exames desnecessários que elevam o custo e, eventualmente, direcionam para interpretação confusa.

Ao avaliarmos uma criança com queixas musculoesqueléticas, devemos inicialmente distinguir se são dores extra-articulares ou articulares. As dores extra-articulares acometem basicamente músculos e ligamentos. A dor articular pode ser artralgia ou artrite. Enquanto a artralgia não apresenta sinais inflamatórios, a artrite, uma situação menos frequente, caracteriza-se por derrame articular ou a presença de dois ou mais dos seguintes sinais articulares: limitação, dor à palpação ou à movimentação e calor.

A distinção correta entre essas três situações é importante porque existem doenças que cursam de modo predominante com dor extra-articular, como a fibromialgia. Em outras, como a artrite idiopática juvenil, a presença de artrite é fundamental para o diagnóstico e, finalmente, a artrite e a artralgia podem coexistir, porém com importâncias diagnósticas distintas, como por exemplo, na febre reumática, na qual a artrite é sinal maior e a artralgia é sinal menor dos critérios diagnósticos de Jones.

Na infância, o espectro de diagnóstico diferencial é amplo e difere do adulto. Podemos dividir o diagnóstico diferencial das artrites na infância em três grandes grupos: causas inflamatórias, mecânicas e psicológicas.

CAUSAS INFLAMATÓRIAS

- Artrite idiopática juvenil
- Doença inflamatória intestinal, sarcoidose, fibrose cística e hepatite autoimune

- Neoplasias (leucemia, linfoma e neuroblastoma)
- Febre reumática
- Reacionais (vitais, bacterianas, pós-infecção entérica ou do trato geniturinário e artrite de Lyrne)
- Infecciosas (artrite séptica, osteomielite, discite e TB)
- Sinovite transitória do quadril
- Doenças sistêmicas (LES, vasculites, DM e esclerodermia)

Artrite Idiopática Juvenil

A artrite idiopática juvenil pode acometer uma ou mais articulações. É sempre uma artrite crônica (duração maior ou igual a seis semanas) e, como não existe nenhum sinal, sintoma ou teste laboratorial característico da doença, seu diagnóstico é sempre de exclusão e realizado em bases clínicas.

Critério de Classificação da AIJ

- Idade inferior a 16 anos
- Artrite em uma ou mais articulações definida por edema ou pela presença de dois ou mais dos seguintes sinais: limitação, dor à palpação ou à movimentação e calor
- Duração mínima de doença de 6 semanas
- Exclusão de outros diagnósticos
- Subtipos: sistêmica, oligoartrite (persistente ou estendida), poliartrite FR (+), poliartrite FR (−), entesite relacionada com artrite, artrite psoriásica e outras (aquelas artrites que não preenchem nenhuma categoria ou preenchem mais de uma categoria)

Doenças Inflamatórias

- Doença inflamatória intestinal (DII)
  Cerca de 7-21% das crianças com DII desenvolvem artrite, geralmente após o diagnóstico. Entretanto, em alguns casos, a artrite precede o aparecimento da DII, tornando o diagnóstico muito difícil até o aparecimento do quadro intestinal.
- Sarcoidose
  Embora rara na infância, pode apresentar manifestações clínicas semelhantes às da AIJ. No pré-escolar, a sarcoidose pode apresentar-se com acometimento cutâneo, ocular e articular, sem acometimento pulmonar. As crianças maiores e os adolescentes podem apresentar doença semelhante à do adulto, com manifestações pulmonares e adenopatias de mediastino.
- Hepatite autoimune
  Manifestações multissistêmicas ocorrem em aproximadamente 63% dos pacientes, e poliartrite tem sido observada em 30% dos casos. Grandes e pequenas articulações podem estar afetadas. É mais comum em mulheres jovens. Pode apresentar FAN (+) em alguns casos.

Neoplasias

A artrite pode ser a manifestação inicial de leucemia linfoide aguda, podendo preceder o quadro clínico da doença em até quatro meses. O padrão de comprometimento articular é bastante variável: poliarticular, aditivo ou migratório e, mais frequentemente, acometendo poucas articulações, como joelho, tornozelo ou coxofemorais, simulando sinovite transitória do quadril.

Febre Reumática

O diagnóstico de febre reumática (FR) é basicamente clínico, sendo recomendada a utilização dos critérios de Jones modificados como guia para o diagnóstico. Entretanto, nem todos os pacientes que preenchem os critérios de Jones têm FR. Indivíduos portadores de outras doenças, como LES (artrite, pericardite e, eventualmente, coreia), leucemias (sopro anêmico, febre e artrite), artrite reativa (pós-infecciosa), virais ou bacterianas, frequentemente apresentam um ou mais critérios para o diagnóstico de FR, possibilitando falsos diagnósticos. Contudo, é importante ressaltar que, com a aplicação correta dos critérios de Jones, praticamente nenhum paciente com FR deixará de ser diagnosticado. A avaliação criteriosa de cada caso, aliada à realização de exames para exclusão das outras possíveis hipóteses diagnósticas, é fundamental para minimizar erros diagnósticos.

Reacionais
Pós-estreptocócica

É chamada de artrite pós-estreptocócica aquela que aparece após uma estreptococcia, com período de latência menor que na febre reumática. As principais características da artrite pós-estreptocócica são: (1) artrite de início agudo, simétrica ou assimétrica, geralmente não migratória, podendo afetar qualquer articulação; (2) persistente ou recorrente; (3) não responsiva a ácido acetilsalicílico ou outros anti-inflamatórios não horrnonais; (4) evidência de estreptococcia anterior; (5) não preenche critério de Jones modificado para diagnóstico de febre reumática.

Pós-viral

Várias infecções virais podem apresentar acometimento articular mono/poliarticular, de forma geral agudo, autolimitado, e evoluem sem deixar sequelas. Em geral, surge na primeira semana após a infecção viral, sendo exceção a artrite da hepatite B, em que o acometimento articular pode preceder o quadro clínico da hepatite em até uma semana. Na infância, os vírus mais frequentemente associados à artrite são: mononucleose, citomegalovírus, varicela, adenovírus, coxsackie B, rubéola e parvovírus B-19; e, mais recentemente, o acometimento articular do HIV.

Principais características das artrites virais:

- Início: uma semana após a infecção
- Características do acometimento articular: artralgia ou artrite aguda, mono/poliarticular, mais frequente em pequenas articulações das mãos e joelhos

- Curso autolimitado: poucos dias a 3-4 semanas
- Sem sequelas
- Manifestações extra-articulares: relacionadas com doença viral inicial
- Laboratório: hemograma normal ou com linfocitose e sorologia específica (+)
- Radiologia: normal

Pós-infecção Intestinal e Geniturinária

São as artrites relacionadas com infecções intestinal e geniturinária. Os microrganismos relacionados com infecção intestinal são *Yersinia*, *Salmonella*, *Shigella* e *Campylobacter*; relacionados com geniturinária são clamídia e *Ureaplasma*. Suas principais características são: (1) história de infecção gastrointestinal e/ou geniturinária recente; (2) início em dias ou semanas após a infecção; (3) artrite aguda pauciarticular, assimétrica, geralmente em MMII e, às vezes, lombalgia e sacroileíte: (4) manifestações extra-articulares: febre, miocardite, conjuntivite e uretrite; (5) laboratório: provas de fase aguda (PFA) elevadas e coprocultura ou urocultura eventualmente positivas.

Infecciosas

Artrite Séptica

Mais comum em crianças abaixo de dois anos. Ao exame, apresenta posição antiálgica do membro afetado associada geralmente a manifestações sistêmicas como letargia, vômitos e febre. Costuma haver história de trauma ou infecção de vias respiratórias superiores ou cutânea.

Osteomielite

Geralmente inicia-se com dor intensa do membro afetado, evoluindo com edema local. Pode ou não haver febre. O hemograma, em geral, apresenta leucocitose, e as provas de atividade inflamatória encontram-se elevadas. A cintilografia óssea é positiva em aproximadamente 80% dos casos. Sinais radiológicos são tardios (em geral após duas semanas). O diagnóstico precoce é importante para a instituição imediata de tratamento adequado e prevenção de sequelas.

Discite

Lesão inflamatória ou infecciosa do disco intervertebral. Observam-se recusa para andar ou estender as pernas, claudicação, dor lombar com apagamento da lordose e irritabilidade, principalmente em crianças menores. A tomografia computadorizada auxilia no diagnóstico.

Tuberculose

Comumente resulta de disseminação hematogênica no primeiro ano da doença, sendo secundária a tuberculose pulmonar ou ganglionar, e acomete geralmente joelho, quadril e coluna vertebral (mal de Pott). O acometimento é monoarticular, na maioria dos casos; além disso, é comum a presença de sinais gerais, como febre, emagrecimento, lesões pulmonares ou ganglionares. Radiografia de tórax, culturas e teste de Mantoux auxiliam no esclarecimento do diagnóstico. O principal diagnóstico diferencial é com artrite idiopática juvenil monoarticular.

Sinovite Transitória do Quadril

Ocorre, principalmente, entre 2-10 anos e é mais frequente no menino. Comumente é unilateral e benigna. A dor pode ser referida no joelho do lado acometido. Ao exame, observa-se limitação da abdução, rotação interna e externa da coxofemoral. O estado geral é bom e raramente é observada febre baixa. A ultrassonografia da articulação acometida revela aumento de líquido sinovial. Na suspeita de artrite séptica, a punção é obrigatória.

Doenças Sistêmicas

Lúpus eritematoso sistêmico, dermatomiosite juvenil, esclerodermia e vasculites frequentemente apresentam manifestações musculoesqueléticas.

CAUSAS MECÂNICAS

- Osgood-Schlatter e outras osteocondrites
- Condromalácia de patela
- Hipermobilidade e pós-planos
- Desordens do colágeno (Ehlers-Danlos e Marfan)
- Doenças de depósito (mucopolissacaridose e lipidoses)
- Necrose avascular e outras desordens degenerativas (Legg-Calvé-Perthes, condrólise idiopática, espondilolistese)
- Trauma
- Anemias hemolíticas e hemofilia
- Doenças metabólicas (hipo/hipertireoidismo, diabetes)
- Tumores de cartilagem, ósseos ou musculares (benignos: osteoma osteoide, sinovite vilonodular, hemangioma; malignos: sarcoma sinovial, osteossarcoma e rabdomiossarcorna)

Osgood-Schlatter

É causada pelo trauma repetitivo do ligamento patelar, onde ele se insere na tuberosidade da tíbia. É mais frequente em adolescente atleta do sexo masculino. A dor é na tuberosidade da tíbia e piora com o exercício. A radiografia dos joelhos, além de excluir outras possibilidades de diagnóstico, revela edema de partes moles, alargamento e fragmentação da tuberosidade.

Hipermobilidade e Pés Planos

- Hipermobilidade é definida como o grau exagerado de mobilidade das articulações. As meninas são mais afetadas, e existe predisposição familiar. As queixas articulares podem ser artralgia ou mesmo artrite, especialmente naqueles indivíduos que praticam esportes competitivos.

- Pés planos são causa também de dor, principalmente quando associados a encurtamento do tendão de Aquiles.

Necrose Avascular e Outras Doenças Degenerativas

- Legg-Calvé-Perthes: necrose asséptica da cabeça do fêmur, ocorrendo em crianças, principalmente do sexo masculino e na faixa etária de 4-8 anos. Em 10-18% dos casos pode ser bilateral. A criança se queixa de dor à movimentação do membro acometido e, ao exame, observamos dor à flexão e rotação principalmente interna da articulação coxofemoral acometida. A suspeita diagnóstica é confirmada por achados radiológicos, caracterizados por irregularidade na superfície da cabeça do fêmur com subluxação da articulação. A cintilografia óssea é capaz de estabelecer o diagnóstico mais precoce.
- Epifisiólise é o escorregamento da epífise distal da cabeça do fêmur. Ocorre geralmente em adolescentes de estatura elevada e com tendência à obesidade. A dor é intensa, principalmente à rotação externa da coxofemoral acometida.

Trauma

Atividades físicas traumáticas repetitivas têm relação com fraturas de estresse, sendo responsáveis por dores crônicas e edema local.

Anemia Hemolítica

Das hemoglobinopatias em nosso meio, a anemia falciforme (AF) é a que mais apresenta queixas musculoesqueléticas. Artralgia e artrite estão em geral associadas a crise de hemólise. Os derrames articulares costumam ser discretos, com duração máxima de duas semanas. O sopro cardíaco secundário à anemia pode dificultar o diagnóstico, mimetizando a febre reumática, mas a hepatoesplenomegalia e a icterícia, juntamente com a presença de hemoglobina S, caracterizam o diagnóstico de AF.

Doenças Metabólicas

- Hipotireoidismo e hipertireoidismo: além da fraqueza muscular, podem apresentar rigidez articular, artrite e tenossinovite. O quadro clínico é semelhante, tanto no hipotireoidismo como no hipertireoidismo. Entretanto, no hipotireoidismo, a radiografia do punho demonstra atraso da idade óssea. A dosagem de TSH, T_3 e T_4 esclarece o diagnóstico.
- Diabetes tipo I: as manifestações articulares costumam aparecer mais tardiamente e se caracterizam, geralmente, por limitação da mobilidade articular, afetando principalmente as interfalangianas das mãos e escleredemas.

CAUSAS PSICOLÓGICAS

Síndromes dolorosas idiopáticas (localizadas: síndromes dolorosas noturnas e displasia simpática reflexa; generalizadas: fibromialgia).

Diante de todas essas possibilidades diagnósticas, é compreensível a dificuldade de um diagnóstico precoce em alguns casos, e muitas vezes um diagnóstico etiológico nem sempre é alcançado, apesar dos exames laboratoriais.

Bibliografia

1. Americam Academy of Allergy. Asthma and Immunology. 58th Annual Meeting. New York, Abstracts. *J Allerg Clin Immunol* 2002; 109 (1 suppl):S21-46.
2. Figueira F, Alves JGB, Maggi RS, Correia JB. *Diagnóstico e tratamento em pediatria*. Instituto Materno-Infantil de Pernambuco (IMIP). 2. ed. Rio de Janeiro: Medsi, 2001.
3. Luhmann SJ, Jones A, Schootman M et al. Differentiation between septic arthritis and transient synovitis of the hip in children with clinical prediction aigorithms. *J Bone Joint Surg Am* 2004; 86(5):956-62.
4. Mackie SL, Keat A. Poststreptococcal reactive arthriris: what is it and how do we know? *Rheumarology* 2004; 43(8):949-54.
5. McKinnon HD Jr. Evaluating the febrile patient with a rash. *Am Fam Physician* 2000; 62(4):804-16.
6. Paul ME. The child who has rccurrent infection. *Immunol Allergy Clin North Am* 1999; 19(2):423-435.
7. Weiss JE, Ilowite NT. Juvenile idiopathic arthritis. *Pediatr Clin North Am* 2005; 52(2):413-42.
8. WHO. Rheumatic fever and rheumatic heart discase. *World Healrh Organ Tech Rep Ser* 2004; 923:1-22.

CAPÍTULO 10

Mônica Maria Coentro Moraes

Ascite

Em condições normais, é necessário que haja certa quantidade de líquido entre os folhetos peritoneais para que possa haver boa mobilidade e deslizamento das vísceras abdominais. O acúmulo de líquido na cavidade peritoneal, que ultrapasse o volume fisiológico, é denominado ascite, exceto em caso de secreções purulentas das peritonites e do hemoperitônio. Dependendo da quantidade de líquido no abdome, podemos detectá-lo ao exame físico ou apenas por meio de métodos de imagem. A história clínica do paciente e o exame físico são bastante importantes, no sentido de orientar quanto à etiologia do processo ascítico. A evolução clínica, o prognóstico e o tratamento dependem diretamente da causa da ascite.

Em relação ao exame do abdome, percebe-se, à inspeção, a saliência do mesmo quando o volume de líquido ascítico é de moderada a grande quantidade, estando o umbigo chato ou proeminente. Quando o paciente encontra-se em decúbito dorsal, o acúmulo de líquido em flancos pode caracterizar o abdome em ventre de batráquio. À percussão há macicez móvel e o sinal de piparote positivo, ou seja, estando o paciente em decúbito dorsal percebe-se, com uma das mãos, a transmissão de ondas líquidas ao longo do abdome, após o toque (piparote) em um dos flancos. É importante que a mão de um assistente comprima a linha média do abdome para que seja interceptada a ondulação do panículo adiposo, o que poderia ser confundido com líquido peritoneal. A ultrassonografia do abdome é de grande valia nos casos de ascite de pequeno volume, quando o exame físico pode não confirmar a sua presença.

LÍQUIDO ASCÍTICO

O líquido ascítico (LA) deve ser analisado desde a sua coloração até a avaliação de diversos componentes que nele possam estar contidos, como: celularidade, quantidade de albumina, glicose, triglicerídeos, bilirrubinas, desidrogenase lática, amilase, Gram, citologia oncótica, entre outros. Classicamente, o LA é considerado um exsudato quando a concentração total de proteína é maior ou igual a 2,5 g/dL e transudato caso a quantidade de proteína seja menor que 2,5 g/dL. Considerando-se a classificação de transudato e exsudato, podemos ter algumas características peculiares no LA (Quadro 10.1). Deve ser lembrado que, ocorrendo contaminação bacteriana, um transudato passa a ser considerado exsudato (peritonite secundária).

Quadro 10.1 Diferenças entre o transudato e o exsudato

	Transudato	Exsudato
Aspecto	Claro	Turvo
Coagulação espontânea	Ausente	Comum
Densidade	Menor ou igual a 1.015	Maior que 1.015
Taxa de proteína	Menor ou igual a 2,5 g/dL	Maior que 2,5 g/dL
Citologia	Menos de 250 leucócitos/mm^3 com predomínio de linfócitos	Acima de 250 leucócitos/mm^3 com predomínio de neurrófilos
Bacteriologia	Negativo	Negativo ou positivo

Atualmente tem sido utilizado o gradiente de albumina soro-ascite (GASA), o qual avalia a diferença entre a albumina sérica e a albumina do LA, desde que colhidos no mesmo momento. Caso esse gradiente seja maior ou igual a 1,1 g/dL, existe a forte possibilidade de que haja hipertensão porta; sendo menor que 1,1 g/dL, praticamente está afastada essa hipótese.

O transudato surge devido a um processo mecânico, ou seja, decorrente de desequilíbrio entre as forças de Starling (pressão hidrostática × pressão oncótica), as quais são antagônicas e asseguram o equilíbrio entre o líquido vascular (plasma sanguíneo) e o intersticial. A formação da ascite pode ser decorrente da ação de alguns fatores isolados ou da soma dos mesmos, como veremos a seguir. No transudato, o líquido intravascular poderá extravasar para a cavidade peritoneal caso haja aumento da pressão hidrostática ou diminuição da pressão oncótica, ou ainda pela atuação simultânea desses dois fatores.

Diminuição de Pressão Oncótica ou Coloidosmótica

Determinada basicamente pela diminuição do nível sérico da albumina plasmática, a qual é responsável por manter o líquido no meio intravascular: com isso, há saída desse líquido para o tecido subcutâneo (edema) e para cavidades serosas como o peritônio (ascite). A diminuição da albumina sérica pode ocorrer devido à falta de aporte proteico adequado pela ingestão de alimentos, como no caso da desnutrição, por problemas hepáticos em que haja diminuição da síntese de albumina ou por perdas anormais através dos rins ou intestinos.

O hiperaldosteronismo pode associar-se aos fatores citados anteriormente, favorecendo ainda mais a formação da ascite. A estase na circulação portal diminui o volume sanguíneo, prejudicando a perfusão renal, com consequente ativação do sistema renina-angiotensina-aldosterona, levando a aumento dos níveis de aldosterona, hormônio produzido pelo córtex suprarrenal, o qual é capaz de reter o sódio. Com isso, o sódio é reabsorvido pelos túbulos renais, determinando aumento da secreção do hormônio antidiurético e, consequentemente, retenção de água.

A formação do exsudato decorre de um processo inflamatório, portanto há aumento da permeabilidade de capilares, permitindo a passagem de líquido rico em proteína para a cavidade peritoneal. Observamos esse tipo de líquido ascítico em quadros de tuberculose peritoneal, infecções bacterianas (especialmente peritonites), quadros de estrongiloidose ou, ainda, em neoplasias com acometimento do peritônio.

Essa classificação tem sido criticada, pois não é adequada a alguns casos, como a ascite de origem cardíaca, que geralmente tem proteína maior que 2,5 g/dL porém na realidade é um transudato. O estudo do líquido ascítico é de grande utilidade porque ajudará na condução do caso clínico. Macroscopicamente, esse líquido poderá fornecer informações importantes, dependendo de seu aspecto e coloração, e dessa forma determinar alguns tipos de ascite. Geralmente, o líquido ascítico apresenta coloração amarelada, podendo estar avermelhado, ou seja, com aspecto hemorrágico devido a traumas abdominais ou por enfermidades que desenvolveram alterações da coagulação do sangue ou, ainda, devido a doença neoplásica. Nesses casos, podemos considerar uma *ascite hemorrágica*.

Quando o líquido ascítico apresenta aspecto lactescente, caracteriza-se uma *ascite quilosa*, que é rara, podendo acontecer em qualquer idade, e ao exame observa-se riqueza de gordura e proteína. Decorre geralmente devido a: (1) lesão no canal torácico (por anomalias congênitas, compressão por adenopatias ou tumores nessa região, ou ruptura do canal torácico); (2) pela não drenagem adequada de líquido dos vasos linfáticos periféricos para os grandes vasos coletores; (3) por causa desconhecida, ou seja, ascite quilosa idiopática.

CLASSIFICAÇÃO

Considerando a origem do processo ascítico, podemos encontrar diferentes etiologias para a formação da ascite:

1) De origem vascular (síndrome de hipertensão porta):
   a) Obstrução infra-hepática da veia porta:
      Por processo trombótico (onfalite neonatal, exsanguineotransfusão através da veia umbilical, desidratação extrema)
      – Compressão extrínseca da veia porta por tumores de órgãos vizinhos
      – Anomalias congênitas das veias porta ou esplênica (atresia, cavernomatose, fístula arteriovenosa)
   b) Obstrução intra-hepática da veia porta:
      – Cirrose hepática
      – Hepatofibrose esquistossomótica
      – Hepatofibrose congênita
   c) Obstrução pós-hepática da veia porta
      – Insuficiência cardíaca congestiva
      – Pericardite constritiva
      – Endoflebite obliteranre das veias supra-hepáticas (síndrome de Budd-Chiari)

2) De origem inflamatória
- Peritonite tuberculosa
- Peritonite crônica exsudativa idiopática
- Polisserosite
- Estrongiloidíase generalizada

3) Por hipoproteinemia
- *Kwashiorkor*/caquexia
- Algumas nefropatias (glomerulonefrites, síndrome nefrótica)
- Enteropatias perdedoras de proteína

4) De origem neoplásica
- Tumores
- Leucemia
- Linfomas

5) Ascite quilosa
- Anomalia congênita do canal torácico
- Ruptura traumática ou cirúrgica do canal torácico
- Obstrução por filária ou por compressão
- Ascite quilosa idiopática

6) Falência hepática aguda (FHA)

Em relação ao primeiro item dessa classificação, dependendo do nível em que haja comprometimento vascular relacionado com a veia porta, poderão ocorrer diversos processos mórbidos que, dependendo da evolução, determinarão algum nível de ascite nos pacientes.

Na *cirrose*, a formação da ascite e a hipertensão porta são devidas às alterações da arquitetura hepática, aos nódulos regenerativos e ao aumento da resistência vascular das vênulas portais. A ascite pode ser resultado de diminuição da pressão oncótica (hipoalbuminemia), de aumento da pressão hidrostática (hipertensão porta) ou de obstrução do fluxo venoso para fora, nos nódulos regenerativos. A diminuição da filtração glomerular, o aumento da reabsorção tubular do sódio e a elevação da secreção da aldosterona pela suprarrenal induzem a uma posterior expansão do volume extracelular e contribuem para a perpetuação da formação do líquido ascítico.

Alguns processos inflamatórios abdominais poderão causar aumento na quantidade de líquido entre os folhetos peritoneais. O diagnóstico de *peritonite tuberculosa* com ascite poderá ser firmado desde que haja história clínica e epidemiologia sugestivas de tuberculose, associado ao exame do líquido ascítico (amarelo-claro, com predomínio de linfócitos, glicose baixa e, posteriormente, cultura positiva) e, ainda, biópsia do peritônio, linfonodos ou massas caseosas. Esse agente infeccioso pode atingir o peritônio através dos linfonodos mesentéricos ou penetrando através de úlceras entéricas, ou ainda por disseminação da forma miliar da tuberculose. Nesse tipo de peritonite pode ser usada como auxílio diagnóstico a dosagem da adenosina deaminase no LA, a qual encontra-se aumentada em grande parte dos casos.

A criança com ascite que manifesta febre, irritabilidade, diarreia e leucocitose deve ser considerada como tendo *peritonite bacteriana*. O ideal é que seja feita cultura do líquido ascítico e do sangue antes que seja iniciado tratamento antibiótico.

A *peritonite cancerosa* pode ser decorrente de neoplasias de vísceras abdominais, tumorações metastáticas e, mais raramente, em crianças, devido a carcinoma primário. Clinicamente, o paciente encontra-se decaído, por vezes caquético e com gânglios palpáveis, em especial na região supraclavicular esquerda. Ao exame, o líquido ascítico poderá ser hemorrágico e com presença de células tumorais. O diagnóstico de certeza da etiologia dessa ascite deverá ser dado através de biópsia da tumoração, exigindo por vezes a realização de laparotomia exploradora.

A *infecção maciça por Strongyloides stercoralis* pode determinar um quadro de ascite com presença de exsudato, porém esse diagnóstico deve ser de exclusão, ou seja, após o afastamento das causas mais comuns. Pode ocorrer no lactente e no pré-escolar, nos quais observamos: eosinofilia sanguínea, achado de larvas nas fezes ou no líquido duodenal (por endoscopia digestiva alta).

Existem algumas causas mais raras de ascite, como por extravasamento de líquido pancreático; na doença reumática; perfuração espontânea do colédoco; ruptura traumática das vias biliares; peritonite crônica exsudativa idiopática; polisserosite e infarto intestinal agudo.

A *ascite pancreática* decorrente do extravasamento do líquido pancreático pode ser devida a obstrução parcial das vias pancreáticas (p. ex., malformação congênita, cálculos etc.), pancreatite aguda (não originária da caxumba) ou trauma fechado no abdome superior, o qual pode determinar a formação de pseudocistos pancreáticos que poderão romper, havendo a liberação de líquido de origem pancreática. A avaliação desse líquido ascítico pancreático revela um exsudato que pode ser hemorrágico e com taxa elevada de amilase, tripsina e bicarbonato.

A FHA ocorre após uma agressão ao fígado que pode ser decorrente de processo infeccioso, processo imunológico, alteração metabólica ou ação de drogas como, por exemplo, o acetaminofen. Clinicamente, o paciente pode apresentar quadro de encefalopatia, hipertensão intracraniana, edema cerebral, insuficiência renal aguda, distúrbios metabólicos, coagulopatia, infecções e ascite. A presença de ascite geralmente está relacionada com a existência de hipertensão porta.

Considerando-se o período perinatal, são encontradas algumas causas mais frequentes para a formação da ascite:

- Hidropisia fetal.
- Uropatias obstrutivas.
- Agenesia renal.
- Torção intraperitoneal de gônadas.
- Infecções (citomegalovírus, hepatite congênita, sífilis congênita, entre outras).
- Peritonite meconial (decorrente de perfuração intestinal intraútero).
- Perfuração espontânea das vias biliares.

Em lactentes pode ser observado surgimento de ascite durante a evolução do quadro clínico de atresia das vias biliares.

Bibliografia

1. Alves JGB, Ferreira OS, Maggi RRS, Correia JB. *Pediatria*. IMIP. Rio de Janeiro: MedBook, 2011.
2. Filgueira NA, Figueiredo EAP, Leitão CCS et al. *Medicina interna de ambulatório*. Rio de Janeiro: MedBook, 2012.
3. Lima EJF, Araújo CAFL, Prado HVFM. *Emergências pediátricas*. Rio de Janeiro: MedBook, 2011.
4. Pernetta C. *Diagnóstico diferencial em pediatria*. São Paulo: Sarvier, 1987.
5. Silva LR. *Diagnóstico em pediatria*. Rio de Janeiro: Guanabara Koogan, 2009.
6. Tunnessen WW, Roberts KB. *Sinais e sintomas em pediatria*. Rio de Janeiro: Revinter, 2003.

CAPÍTULO 11
Vanessa van der Linden

Ataxia

O termo ataxia é usado para denotar distúrbios do controle fino da postura e do movimento, que normalmente são controlados pelo cerebelo e seus principais sistemas aferentes dos lobos frontais e das colunas posteriores da medula espinhal.

Há dois grandes tipos de ataxia: a cerebelar e a cordonal posterior (sensitiva).

A sintomatologia de uma lesão cerebelar depende primordialmente de sua topografia, porém três grupos de sintomas são fundamentais: (1) incoordenação na realização dos movimentos voluntários (ataxia), que se caracteriza clinicamente por erros de direção e dismetria, e por marcha atáxica; (2) perda do equilíbrio, fazendo com que o paciente seja obrigado a aumentar sua base de sustentação; (3) hipotonia, manifestada como diminuição da resistência à movimentação passiva dos membros. Quando existe acometimento global do cerebelo, todos esses sintomas estão presentes; no entanto, quando existem lesões mais localizadas, a sintomatologia é característica da porção cerebelar lesada.

É difícil individualizar as diversas síndromes cerebelares utilizando puramente a semiologia, mas existe alguma correlação anatomoclínica que podemos descrever assim: síndrome cerebelar global quando o cerebelo é acometido por inteiro; síndrome cerebelar axial, por lesão vermiana ou paravermiana, manifestando-se primordialmente por perda do equilíbrio e alargamento da base (marcha atáxica); síndrome cerebelar apendicular, por lesão dos hemisférios cerebelares, que cursa com incoordenação dos movimentos finos e voluntários. Há tremor intencional bem evidente à manobra índex-nariz e calcanhar-joelho, dismetria (o alvo não é atingido corretamente) e disdiadococinesia (impossibilidade de realizar movimentos rápidos e alternados).

A ataxia sensitiva pode resultar de anormalidades da via sensitiva proprioceptiva, desde o nervo periférico passando pela raiz dorsal, tratos espinocerebelares ou, menos frequentemente, tálamo e córtex. Assim, nesse tipo de ataxia, o SNC e, principalmente, o cerebelo não recebem informações proprioceptivas dos fusos neuromusculares e órgãos neurotendinosos, entre outras informações sensitivas, perdendo, dessa forma, o controle cineticopostural sobre cada segmento corpóreo em relação aos demais, embora a força muscular permaneça relativamente preservada.

Como o SNC não recebe informações suficientes da posição espacial dos diversos segmentos corporais, o paciente se utiliza da aferência visual para suprir, em parte, esse déficit. Por esse motivo, quando o paciente fecha os olhos, surge o distúrbio do equilíbrio e a incapacidade de localizar a posição espacial dos segmentos corpóreos.

Quando temos ataxia sensitiva por acometimento periférico, um achado importante é a diminuição dos reflexos.

Os pacientes com doenças dos lobos frontais podem ter comprometimento do equilíbrio e da coordenação, além dos sinais clássicos de alteração do comportamento e déficit de atenção. A fisiopatologia da ataxia frontal ainda não é bem compreendida, mas acredita-se que se relacione com dificuldade de comunicação entre córtex, estruturas subcorticais e cerebelo.

Na criança, as ataxias cerebelares são de longe as mais comuns, podendo estar presentes em número enorme de condições neurológicas. Neste capítulo, estudaremos aqueles quadros em que a ataxia é pura ou muito proeminente, sendo a causa primeira da consulta médica.

Quanto à forma do início e evolução, as ataxias podem ser agudas, crônicas não progressivas, crônicas progressivas e intermitentes.

ATAXIA AGUDA

Ataxia Cerebelar Aguda (Cerebelite)

É a causa mais comum de disfunção cerebelar aguda na infância e geralmente afeta crianças entre 2-7 anos de idade. Esse processo infeccioso pode ocorrer por ação direta do vírus sobre o parênquima cerebelar ou através de mecanismo indireto, imunoalérgico, no qual a virose desencadeia um processo inflamatório desmielinizante. No primeiro caso, os vírus mais comumente envolvidos são enterovírus, ECHO e Coxsackie. No entanto, quase nunca se consegue prova sorológica da infecção por esses agentes. No segundo grupo, a varicela é a causa mais comum.

Do ponto de vista clínico, instala-se de forma abrupta, com intenso comprometimento axial e com componente apendicular de menor intensidade e, eventualmente, assimétrico. A ataxia, com frequência, é acompanhada por grande irritabilidade, tremores, náuseas, vômitos e distúrbios da motricidade ocular, particularmente nistagmo. A ataxia varia de instabilidade leve na marcha a incapacidade completa para ficar em pé ou andar. Mesmo quando a ataxia é grave, o sensório fica livre e a criança é normal no restante.

O LCR pode ser normal ou mostrar discreta pleiocitose linfomononuclear e aumento moderado de proteínas.

Indica-se a realização de tomografia computadorizada do crânio ou ressonância nuclear magnética do encéfalo, com o intuito de se excluir a possibilidade de lesão expansiva intracraniana e ter melhor definição diagnóstica. Esses exames costumam ser normais na ataxia cerebelar aguda.

De maneira geral, o prognóstico dessas cerebelites é excelente, com volta à normalidade após alguns dias ou semanas de evolução.

Intoxicações Exógenas

Várias substâncias, em doses tóxicas, podem provocar ataxia. Na criança, as mais frequentes são os anticonvulsivantes (fenitoína, fenobarbital, carbamazepina e benzodiazepínicos), a piperazina e o álcool etílico. O uso excessivo de anti-histamínicos no tratamento de criança com alergia ou infecção do trato respiratório superior pode causar ataxia.

Do ponto de vista clínico, o componente axial é mais intenso e pode vir acompanhado de nistagmo. Distúrbios da consciência, da obnubilação ao coma, podem se associar ou suceder a ataxia.

Síndrome de Opsoclono-mioclono-ataxia (SOMA) ou Síndrome de Kinsbourne

Atinge crianças nos primeiros anos de vida (1-3 anos), porém pode ocorrer muito raramente no adulto. Não há predileção por sexo.

É uma síndrome caracterizada pela presença de opsoclonos (movimentos oculares caóticos, irregulares e rápidos), associados a mioclonias (contrações musculares rápidas, irregulares, de distribuição generalizada) e ataxia cerebelar. As crianças mostram alteração de personalidade ou irritabilidade. A síndrome pode ser precedida por quadro infeccioso inespecífico ou ter origem presumidamente viral. Em grande proporção dos casos, essa síndrome está associada a neuroblastoma, geralmente oculto. Aproximadamente em 50% dos casos publicados, foi descoberto neuroblastoma geralmente torácico, porém pode ser encontrado em qualquer localização e ser muito pequeno, difícil de detectar.

O LCR geralmente é normal, porém em 10% dos casos pode apresentar pleiocitose discreta e hiperproteinorraquia moderada.

Todos os pacientes devem ser rastreados para neuroblastoma. Os estudos habituais para detectar neuroblastoma são a ressonância nuclear magnética do tórax e do abdome, a dosagem da excreção urinária de ácido vanilmandélico e ácido homovanílico, além do estudo com radioisótopos usando metaiodobenzilguanidina (MIBG).

Inicialmente, os movimentos são muito intensos, deixando a criança em pânico. Progressivamente, com a terapia com esteroides, a intensidade das mioclonias vai diminuindo e o opsoclono desaparece. Pode ocorrer remissão parcial ou completa, porém na maioria dos casos o curso é prolongado, por meses ou anos, com recorrências precipitadas por intercorrência infecciosa ou redução na dose do corticoide. Nesses casos, a maioria apresenta como sequelas retardo mental, dificuldades motoras e distúrbios da fala.

Síndrome de Miller Fisher

A síndrome de Miller Fisher (SMF) é uma variante da síndrome de Guillain-Barré e se caracteriza pela presença de oftalmoplegia, ataxia e arreflexia. O curso clínico é similar ao da síndrome de Guillain-Barré. Evidência sorológica de infecção por *C. jejuni* é comum nessa síndrome.

O *C. jejuni* tem sido reconhecido como importante patógeno que antecede a síndrome de Guillain-Barré, muito relacionado com a forma de Miller Fisher. Em 96% dos casos de SMF são encontrados anticorpos contra gangliosídeos GQ1b (componente da mielina) no soro desses pacientes. O *C. jejuni* possui em sua membrana lipopolissacarídeos epitopos GQ1b-símile, ocorrendo provavelmente uma reação cruzada.

O LCR apresenta elevação das proteínas com pouca ou nenhuma célula (dissociação proteinocitológica).

Encefalite de Tronco Cerebral

Encefalite viral que afeta primariamente as estruturas da fossa posterior. O quadro clínico consiste em febre, sintomas sistêmicos e meningite asséptica, associado a ataxia e disfunção dos nervos cranianos. Pode evoluir posteriormente para encefalite difusa, caracterizada por declínio da consciência e crises convulsivas.

O envolvimento predominante do cerebelo é frequentemente observado com o vírus da varicela.

Ressonância nuclear magnética do encéfalo demonstra alteração de sinal no pedúnculo, ponte, cerebelo e medula.

Atrofia cerebelar grave com persistência de sinais cerebelares pode se manter após o episódio agudo.

ATAXIA RECORRENTE

Ataxia Recorrente Familiar

Tem herança autossônica dominante e é caracterizada por episódios recorrentes de ataxia cerebelar e disartria, ocasionalmente nistagmo, sem distúrbio da consciência. São conhecidos pelo menos dois defeitos genéticos distintos: ataxia episódica do tipo 1 e ataxia episódica do tipo 2.

Ataxia Episódica do Tipo 1

Representa um distúrbio do canal de potássio e está mapeada no cromossomo 12p13. O início das crises geralmente ocorre entre 5-7 anos de idade e se caracteriza por breves episódios que duram segundos ou minutos, geralmente desencadeados por movimento súbito e inesperado e/ou exercício, com a presença interictal de mioquimia contínua. O diagnóstico clínico baseia-se na história de crises típicas e antecedentes familiares. A eletroneuromiografia confirma o diagnóstico pela demonstração de atividade contínua de unidade motora, mais frequentemente nas mãos, porém também pode acometer músculos proximais dos membros superiores e, algumas vezes, a face.

Ataxia Episódica do Tipo 2

É um distúrbio do canal de cálcio, e o gene está mapeado no cromossomo 19p13. O início das crises ocorre, em geral, na idade escolar ou adolescência. Os episódios estão sempre acompanhados por nistagmo. Ataxia e nistagmo podem persistir entre as crises. As crises têm frequência de um a três episódios por mês, durando os sintomas de 1 hora a 1 dia.

Vertigem Paroxística Benigna

São ataques de desequilíbrio em que a criança, subitamente, aparenta estar assustada, torna-se pálida, queixando-se de náuseas e tonturas. Há vertigem com alteração da postura. Não há perda da consciência e pode ser visto nistagmo. Os episódios duram minutos, iniciam-se entre 1-3 anos de idade e cessam em torno de 4-48 meses, podendo raramente se estender por anos.

Migrânea Basilar

É caracterizada por crises recorrentes de disfunção cerebelar ou do tronco cerebral associadas a sintomas de crise migranosa.

Doenças Metabólicas

Varias doenças metabólicas hereditárias se manifestam na infância, com episódios recorrentes de ataxia, frequentemente associados a letargia e vômitos.

Doença da Urina do Xarope de Bordo (Leucinose)

É uma doença autossômica recessiva que afeta o metabolismo dos aminoácidos de cadeia ramificada: leucina, isoleucina e valina. O defeito é localizado no complexo cetoácido da cadeia ramificada desidrogenase, com consequente acúmulo desses aminoácidos e de seus cetoácidos: cetoisocaproico, ceto-b-metilvalérico e cetoisovalérico, que são responsáveis pelo odor característico e quadro clínico. Três fenótipos estão associados à deficiência dessa enzima: a forma clássica, de início neonatal, a forma crônica progressiva e a forma intermitente.

A forma intermitente se caracteriza por episódios recorrentes de coma ou letargia com ataxia. O desenvolvimento neuropsicomotor inicial é normal. Os episódios podem se iniciar em qualquer fase da vida e geralmente são desencadeados por períodos de aumento do catabolismo proteico (infecção, trauma, outros) ou por aumento da ingestão proteica. Durante os episódios agudos ocorrem acidose metabólica, cetoacidose com cetonúria positiva, hipoglicemia, e o nível dos aminoácidos de cadeia ramificada e os cetoácidos de cadeia ramificada estão elevados na urina, com odor típico de xarope de bordo. No período entre os ataques, os exames são normais. Os pacientes podem morrer durante esses episódios ou apresentar sequelas.

A ressonância nuclear magnética do encéfalo pode apresentar, na fase aguda, edema cerebral e posteriormente alteração de sinal em tronco, substância branca periventricular, globo pálido e tálamo, além de atrofia cerebral e hipomielinização.

O diagnóstico é feito pela cromatografia de aminoácidos no plasma, LCR e urina, e cromatografia de ácidos orgânicos na urina. Na forma intermitente, o *screening* neonatal é normal.

Deficiência da Piruvato Desidrogenase

A piruvato desidrogenase (PDH) é um complexo enzimático mitocondrial com vários componentes: (1) piruvato descarboxilase (E1), que tem a tiamina como cofator: (2) deidrolipoil transacetilase (E2), deidrolipoil desidrogenase (E3); (3) proteína X, além de duas enzimas reguladoras (cinase e fosfatase). A maioria dos pacientes com deficiência de PDH apresenta alteração na subunidade E1, que tem herança ligada ao cromossoma

X, porém os dois sexos são atingidos. A alteração das subunidades E2 e E3 geralmente é autossômica recessiva. O complexo PDH é responsável pela decarboxilação oxidativa do piruvato a acetil-coenzima A (CoA). Os distúrbios do complexo se associam a diversas afecções neurológicas, incluindo encefalopatia necrosante subaguda (síndrome de Leigh), miopatias mitocondriais e acidose lática. A deficiência de PDH se caracteriza pela presença de lactoacidemia. Uma das formas se caracteriza por episódios intermitentes de ataxia, desencadeados por ingestão de hidrato de carbono ou infecções. Pode haver ou não atraso do desenvolvimento neuropsicomotor. Pode apresentar miopatia e neuropatia periférica. Os exames laboratoriais se caracterizam por acidose metabólica, com aumento do lactato e piruvato no sangue e LCR, além de aumento da alanina na cromatografia de aminoácidos. Entre as crises, muitos pacientes têm discreta elevação do lactato no sangue. Pode ainda ser feito o teste de tolerância à glicose (administração oral de glicose com consequente aumento do lactato). O diagnóstico é feito pela dosagem da enzima em cultura de fibroblastos.

Doença de Hartnup

É uma doença hereditária autossômica recessiva caracterizada por defeito na reabsorção tubular renal e transporte intestinal de um grupo de aminoácidos, levando a aminoacidúria e retenção desses aminoácidos no intestino, incluindo o triptofano. O excesso de triptofano no intestino, por ação bacteriana, forma substâncias indólicas que são encontradas nas fezes desses pacientes. A doença de Hartnup é caracterizada bioquimicamente por indolúria, triptofanúria e aminoacidúria generalizada.

As manifestações clínicas são intermitentes e consistem em alterações pelagroides da pele, fotossensibilidade, nistagmo e ataxia cerebelar. Processos febris e uso de sulfas desencadeiam as manifestações neurológicas. Os distúrbios mentais são variados, podendo haver deficiência mental ou não, ou francas psicoses.

O diagnóstico pode ser feito com a cromatografia de aminoácidos na urina e no plasma. Nas fezes pode-se estudar a excreção de compostos indólicos.

ATAXIA CRÔNICA

Neoplasias do SNC

Os tumores cerebrais na criança compreendem 15-20% dos tumores cerebrais primários, e os tumores cerebrais são o segundo tipo de tumor pediátrico mais comum. Ao contrário do que ocorre no adulto, cerca de 55-60% dos tumores cerebrais na criança situam-se na fossa posterior.

O quadro clínico das neoplasias do SNC é determinado por dois tipos de fenômenos: aqueles devidos ao aumento da pressão intracraniana e os resultantes do comprometimento das estruturas cerebrais na região do crescimento tumoral. A síndrome de hipertensão intracraniana pode ocorrer mediante três mecanismos: edema, hidrocefalia e o próprio aumento da massa tumoral, e clinicamente consiste em cefaleia, vômitos, papiledema, paralisia do sexto par craniano, posições anômalas da cabeça, aumento do perímetro cefálico, distúrbio do comportamento e sinais decorrentes de herniação.

Os tumores do SNC que estão relacionados com a clínica de ataxia são os tumores de fossa posterior.

Neoplasias do Cerebelo e IV Ventrículo

Clinicamente, caracterizam-se por sinais e sintomas de hipertensão intracraniana precoce e, mais cedo ou mais tarde, sinais de comprometimento cerebelar traduzidos por ataxia axial, apendicular ou global.

Os tipos histológicos dos tumores de cerebelo e IV ventrículo são: (1) astrocitoma; (2) meduloblastoma; (3) ependimoma e (4) hemangioblastoma.

Meduloblastoma

É o tumor de fossa posterior mais comum na criança; compreende 15-20% dos tumores intracranianos da criança e 30-40% das neoplasias de fossa posterior da criança. O sexo masculino é mais afetado, e aproximadamente 40% ocorrem nos primeiros 5 anos de vida. Dois terços dos meduloblastomas na criança são localizados no verme cerebelar. É frequente a invasão das leptomeninges por disseminação liquórica.

Os exames de imagem mostram um tumor hiperdenso de verme cerebelar ou verme e hemisfério, com realce difuso pós-contraste.

Astrocitoma

É o tumor cerebral mais comum na criança, acometendo 40-50% das neoplasias primárias intracranianas. Aproximadamente 60% dos astrocitomas na criança são localizados na fossa posterior, sendo 40% no cerebelo e 20% no tronco. A lesão cerebelar pode ser cística, sólida ou cística com necrose central.

Ependimoma

O ependimoma compreende 8-9% das neoplasias primárias do SNC da criança e aproximadamente 15% dos tumores da fossa posterior. Origina-se do epêndima do assoalho ou da porção dorsal do IV ventrículo, tendendo a preenchê-lo completamente. Na criança, o ependimoma intracraniano infratentorial é mais comum (70%) do que o supratentorial (30%).

No exame de imagem, apresenta-se como massa iso/hiperdensa, com calcificações puntiformes, pequenos cistos e moderado realce pós-contraste.

Hemangioblastoma

Tumor raro na criança e frequente no adulto, histologicamente benigno. Cerca de 10-20% fazem parte da síndrome de von Hippel-Lindau, que consiste na associação desse tumor com angiomas retinianos, cistos renais e pancreáticos e tumores renais. Tem herança autossômica dominante, com penetração incompleta.

Neoplasias do Tronco Cerebral

Os gliomas do tronco cerebral constituem 15% dos tumores do SNC na criança. O pico de incidência é entre 3-10 anos de idade.

O quadro clínico é caracterizado por paralisia dos nervos cranianos, sinais piramidais e disfunção cerebelar (ataxia e nistagmo). Hipertensão intracraniana é incomum.

Malformações Cerebelares

Aplasia e Hipoplasia do Cerebelo

Constitui um grupo heterogêneo com patologia e manifestação clínica variadas. Agenesias totais ou parciais, interessando um hemisfério ou o verme, são frequentemente assinaladas. Heterotopias, disgenesias corticais e aplasia da camada granular são os achados microscópicos mais frequentes. Clinicamente, essas alterações podem ser silenciosas ou responsáveis por quadros de ataxias crônicas ou estar associadas a quadros sindrômicos bem definidos, como a síndrome de Joubert.

Síndrome de Joubert

É uma doença autossômica recessiva, caracterizada por agenesia do verme cerebelar, episódios de hiperpneia e apneia, movimento ocular anormal, ataxia e retardo mental. Assimetria facial, anormalidades retinianas, coloboma coreorretiniano e anormalidades renais têm sido associados. As anormalidades respiratórias são proeminentes no período neonatal, porém podem estar ausentes. O verme cerebelar é displásico, e o pedúnculo cerebelar é pequeno. Vários pacientes apresentam anormalidades no eletrorretinograma. A ressonância nuclear magnética mostra completa ou quase completa ausência do verme cerebelar (aparência de dente pré-molar – Figura 11.1).

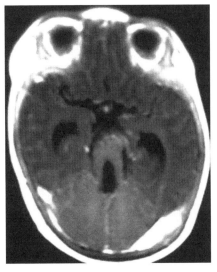

Figura 11.1 Síndrome de Joubert.

Malformação de Chiari Tipo I

É caracterizada pelo deslocamento das tonsilas cerebelares e do verme posterior do cerebelo através do forame magno comprimindo a junção espinobulbar. Raramente é sintomática na infância. Pode estar associada a malformações da base do crânio e medula cervical, com siringomielia em cerca de metade dos casos. Os sintomas podem ser precipitados por trauma. Caracteriza-se clinicamente por cefaleia, disfunção dos nervos cranianos inferiores, ataxia e dor na região do pescoço e região occipital. Algumas vezes são observadas sonolência e apneia.

O diagnóstico é feito pela ressonância nuclear magnética, que proporciona melhor visualização das estruturas da fossa posterior.

ATAXIAS AUTOSSÔMICAS RECESSIVAS

Ataxia de Friedreich

É uma doença autossômica recessiva, causada por mutação no gene que codifica a frataxina (FXN), mapeada no cromossomo 9 (9q13). O gene *FXN* está envolvido na regulação do ferro mitocondrial. A redução do nível da frataxina leva a um acúmulo de ferro mitocondrial, com estresse oxidativo, que resulta em dano tecidual.

A ataxia de Friedreich se caracteriza pela degeneração dos tratos espinocerebelares, colunas posteriores, neurônios dos gânglios espinhais posteriores, tratos corticoespinhais e neurônios dos núcleos denteados do cerebelo e das células de Purkinje. O início ocorre antes dos 20 anos, geralmente entre 5-16 anos de idade, com ataxias cerebelar e sensitiva lentamente progressivas. Posteriormente surgem disartria, fraqueza muscular, distúrbios sensitivos, arreflexia e sinais piramidais (Babinski). Os movimentos respiratórios tornam-se atáxicos e irregulares. O déficit sensitivo é tardio, envolvendo as sensibilidades superficial e profunda (postural, vibratória e articular). A maioria dos pacientes desenvolve pés cavos e cifoescoliose. Pode estar presente nistagmo horizontal. Comprometimento cardíaco caracterizado por cardiomiopatia hipertrófica é achado constante, geralmente grave, levando a arritmias e insuficiência cardíaca, sendo causa frequente de óbito. Em 10% dos casos, diabetes melito insulinodependente está presente. Atrofia óptica ocorre em 12% dos casos.

Após 5-15 anos do início do quadro, o paciente perde a capacidade para deambular, e a morte sobrevém por volta dos 40-50 anos.

No exame de eletroneuromiografia é comum a redução ou a ausência dos potenciais de ação de nervo sensitivo, em contraste com velocidade de condução sensitivomotora normal ou levemente reduzida. O potencial evocado somatossensitivo é caracterizado por dispersão, com atraso das respostas. O potencial evocado visual apresenta redução de amplitude.

A ressonância nuclear magnética de coluna pode apresentar alteração de sinal nas colunas posterior e lateral, com redução da espessura da medula. Leve atrofia de cerebelo pode se desenvolver em fases mais avançadas da doença.

O diagnóstico é baseado nas características clínicas e confirmado pelo exame molecular.

Abetalipoproteinemia

É uma doença autossômica recessiva, caracterizada por um distúrbio na síntese da apolipoproteína beta, essencial para a síntese e a integridade estrutural das lipoproteínas. Como resultado, há má absorção de gorduras e deficiência progressiva das vitaminas A, E e K. Os sintomas neurológicos são resultado da deficiência de vitamina E.

Patologicamente, caracteriza-se por extensa desmielinização dos tratos da coluna posterior e espinocerebelares com grave desmielinização segmentar das fibras mieliniza-das no nervo periférico e coluna posterior. Tem sido registrado envolvimento das células da coluna anterior e córtex cerebelar.

As alterações neurológicas se caracterizam por degeneração espinocerebelar com ataxia progressiva, perda dos reflexos tendíneos, distúrbios da sensibilidade profunda e pés cavos em associação a degeneração pigmentar da retina, com diminuição da acuidade visual e cegueira noturna. As alterações neurológicas podem aparecer entre 2-10 anos de idade. Esses pacientes apresentam má absorção de gordura desde o nascimento, com sintomas de hipodesenvolvimento, vômitos e grande volume de fezes. Apresentam atraso no desenvolvimento neuropsicomotor.

Laboratorialmente, apresentam anemia com presença de acantócitos, colesterol e triglicerídeos baixos. O diagnóstico é confirmado pela ausência da apolipoproteína beta.

Ataxia e Deficiência Isolada de Vitamina E

É caracterizada por ataxia progressiva cerebelar e sensitiva profunda, com início, geralmente, antes dos 18 anos, causada por mutação no gene *TTPA*, que codifica a proteína de transferência do alfa-tocoferol. Na ausência dessa proteína, o alfa-tocoferol é perdido na urina.

A deficiência de vitamina E também pode ocorrer por deficiência da apolipoproteína beta, secundária à insuficiência biliar que resulta em absorção pobre de gordura com esteatorreia e diarreia crônica, e secundária a grandes exéreses intestinais.

O quadro neurológico é semelhante ao observado na abetalipoproteinemia. Deve-se sempre dosar sua taxa em quadros atáxicos progressivos acompanhados ou não de sintomatologia gastrointestinal ou doença hepática crônica.

Ataxia-Telangiectasia (Doença de Louis-Bar)

É uma doença autossômica recessiva, com comprometimento de múltiplos sistemas, afetando primariamente o sistema nervoso, o sistema imune, a pele, os vasos da conjuntiva e as gônadas. O gene foi mapeado no cromossomo 11q22-23. A sintomatologia neurológica é caracterizada por ataxia cerebelar progressiva, coreoatetose e movimentação ocular anormal (apraxia oculomotora).

O quadro neurológico é a manifestação clínica inicial. Geralmente começa após um período de desenvolvimento neuropsicomotor normal, entre 12-18 meses.

A telangiectasia aparece primeiro nas conjuntivas bulbares e posteriormente na metade superior das orelhas e face. Geralmente se desenvolve após os 2 anos de idade (Figura 11.2).

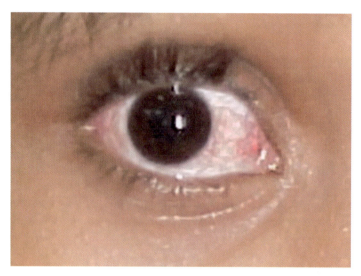

Figura 11.2 Ataxia-telangiectasia – telangiectasias de conjuntiva.

Ocorre imunodeficiência com infecção sinopulmonar de repetição. A síntese de anticorpo e de certas subclasses de imunoglobulinas está alterada devido a distúrbio da função dos linfócitos B e dos linfócitos T *helper*. O timo tem aspecto embrionário, e as concentrações de alfafetoproteína estão elevadas.

A doença sugere um distúrbio generalizado da diferenciação e reparo celulares. O resultado é um aumento na incidência de neoplasias, especialmente linfomas e leucemias. Podem ocorrer ainda imaturidade sexual, disfunção hepática e diabetes.

A doença tem evolução lentamente progressiva e, em torno de 10-15 anos, a maioria das crianças é incapaz de andar, tem fala incompreensível e dificuldade de deglutição. A morte geralmente ocorre na segunda década, porém alguns pacientes chegam à idade adulta. Infecção pulmonar e neoplasia são, frequentemente, a causa da morte.

Os exames laboratoriais demonstram os defeitos imunológicos, a anormalidade cromossômica e a elevação da dosagem de alfafetoproteína.

Os defeitos da imunidade humoral e celular não são constantemente detectados e variam de caso para caso. As alterações mais frequentes são diminuição ou ausência de IgA e IgG2, e déficit de IgG4 e IgE.

Os exames de imagem demonstram atrofia cerebelar.

Ataxia com Apraxia Oculomotora Tipo 1

Doença autossômica recessiva, causada por mutação no gene *APTX*, no cromossomo 9. Caracteriza-se por início precoce, entre 2-16 anos, de ataxia cerebelar lentamente progressiva, seguida por apraxia oculomotora e grave neuropatia axonal motora primária. A apraxia oculomotora, no movimento horizontal e vertical, está presente em 80% dos casos e, geralmente, o início é relatado após a ataxia. A apraxia ocular é seguida por oftalmoparesia externa progressiva. Cerca de 50% dos pacientes apresentam quadro extrapiramidal associado. A função intelectual é normal ou diminuída.

Os exames de imagem evidenciam atrofia cerebelar, e a dosagem de alfafetoproteína é normal. A eletroneuromiografia revela neuropatia axonal. A albumina está baixa em 83% após 15 anos de doença, e o colesterol total está elevado em 63% após 10-15 anos de doença.

O diagnóstico se baseia nos achados clínicos, na exclusão da ataxia-telangiectasia e confirmada pelo exame molecular.

Ataxia com Apraxia Oculomotora Tipo 2

Associada a mutação no gene *SETX*, tem início mais tardio, entre 3-30 anos, caracterizada clinicamente por ataxia, atrofia cerebelar, apraxia oculomotora, neuropatia axonal sensitivomotora e elevação da concentração sérica da alfafetoproteína.

Ataxia Cerebelar Associada a Deficiência de Coenzima Q10

A deficiência de coenzima Q10 no músculo está associada a cinco diferentes fenótipos. A forma atáxica se caracteriza pela presença de ataxia cerebelar de início na infância ou idade adulta. Outros sintomas descritos são deficiência mental, atraso do desenvolvimento, crises convulsivas, sinais piramidais e reflexos profundos abolidos.

A coenzima Q10 é necessária para a transferência de elétrons na cadeia respiratória mitocondrial e contribui para a síntese de ATP. A coenzima Q10 tem também papel antioxidante na membrana celular.

O diagnóstico é feito pela dosagem da coenzima Q em músculo ou fibroblasto. Os outros marcadores de doença mitocondrial, como lactato e piruvato, podem estar normais.

Síndrome de Marinesco-Sjögren

Causada por uma mutação no gene *SIL1*, caracterizada por ataxia lentamente progressiva, iniciada nos primeiros dois anos de vida, associada com catarata congênita e retardo mental. Ocorre atraso do desenvolvimento neuropsicomotor. Outras características incluem baixa estatura, atraso do desenvolvimento sexual, pé valgo e escoliose. A evolução é lenta e o diagnóstico é baseado na clínica.

Doença de Niemann Pick C

Doença rara causada por mutação no gene *NPC1* ou *NPC2*. O *NPC1* (25 éxons, 57 Kb) no cromossomo 18 (18q11-q12), responsável por 90-95% dos casos, codifica uma proteína grande transmembrana, e o *NPC 2* (cinco éxons, 13,5 Kb) no cromossomo 14 (14q24-3), responsável por 4% dos casos, codifica uma pequena proteína, solúvel, identificada como proteína de ligação ao colesterol. A função dessas proteínas ainda é incerta; provavelmente trabalham cooperando na mesma via. No nível celular ocorre um distúrbio do transporte do colesterol LDL, da membrana celular até o retículo endoplasmático, com acúmulo do colesterol não esterificado, resultando em excesso de deposição intracelular de lipídeos: colesterol não esterificado, esfingomielina, fosfolípides e glicoesfingolípides, e os gangliosídeos GM2 e GM3, levando à apoptose celular.

A doença de Niemann Pick tipo C apresenta quadro clínico bem variado, com início desde o pré-natal até a idade adulta. A forma clássica juvenil, mais frequente na maioria dos países, apresenta esplenomegalia moderada ou hepatoesplenomegalia que pode ser detectada em qualquer idade. No entanto, a ausência de organomegalia é relatada em pelo menos 10% dos casos. Problemas escolares, como dificuldades de escrita e comprometimento da atenção, são muito comuns e podem levar a erros de diagnóstico. A paralisia do olhar vertical está quase sempre presente e, muitas vezes, é o sinal inicial. A criança torna-se desajeitada e mostra mais dificuldades de aprendizagem. Cataplexia, com ou sem narcolepsia, normalmente riso-induzida, é outro sintoma comum. A ataxia logo se torna óbvia, com quedas frequentes e dificuldade para correr, com evolução progressiva e variável. Desenvolve disartria e disfagia. Quadro extrapiramidal também é frequente. O comprometimento motor é importante e o declínio intelectual pode ser variável. Cerca de metade dos pacientes com a forma clássica desenvolve convulsões, com gravidade variada. Na fase tardia, os pacientes desenvolvem sinais piramidais e espasticidade.

Os exames de imagem do encéfalo são inespecíficos, e o mielograma, em 50% dos casos, pode apresentar células espumosas e histiócitos azul-marinho.

O diagnóstico é confirmado com o exame de filipin em cultura de fibroblastos ou através do exame molecular.

ATAXIA HEREDITÁRIA AUTOSSÔMICA DOMINANTE

Ataxia Espinocerebelar Dominante

Constitui um grupo heterogêneo de doenças neurodegenerativas, com grande heterogeneidade clínica. São caracterizadas pela presença de ataxia cerebelar progressiva, associada de forma variada com oftalmoplegia, sinais piramidais, distúrbios do movimento, retinopatia pigmentar, neuropatia periférica, disfunção cognitiva e demência.

Já foram descritas mais de 30 formas, sendo mais comum o tipo 3 (doença de Machado-Joseph), a AEC tipo 10 e as AEC tipos 7, 2, 1 e 6.

DOENÇA MITOCONDRIAL

As doenças mitocondriais hereditárias afetam a cadeia respiratória mitocondrial ou o metabolismo oxidativo, na maioria dos casos, e podem ocorrer por desordens no DNA mitocondrial ou nuclear, com padrão de herança autossômico recessivo, autossômico dominante, ligado ao X ou de herança materna. As doenças mitocondriais se apresentam, na maioria dos casos, com comprometimento multissistêmico, com início na infância ou na vida adulta. Existe predomínio do acometimento em órgão que necessita de maior energia, como sistema nervoso, coração, olhos, ouvido interno, glândulas endócrinas, intestino, rim e medula óssea.

Existem síndromes mitocondriais bem definidas, porém na maioria dos casos o fenótipo não se enquadra em nenhuma das síndromes descritas. O sistema nervoso é o segundo órgão mais afetado nas doenças mitocondriais, e a ataxia pode ser o sintoma dominante, com quadro semelhante às ataxias hereditárias.

Bibliografia

1. Barkovich AJ. *Pediatric neuroimaging*. 3. ed. New York: Raven Press, 2000.
2. Doherty D. Joubert syndrome: insights into brain development, cilium biology and complex disease. Semin *Pediatr Neurol*, 2009; 16(3):143-54.
3. Fejerman N, Fernández AE. *Neurologia pediátrica*. Buenos Aires: Edit. Médica Panamericana, 1997.
4. Fenichel CiM. *Neurologia pediátrica*. Rio de Janeiro: Revinter, 2000.
5. Finsterer J. Mitochondrial ataxias. *Can. J. Neurol. Sci*, 2009; 36: 543-53.
6. Fonseca LF, Pianetri CI, Xavier CC. *Compêndio de neurologia infantil*. Rio de Janeiro: Medsi, 2000.
7. Hahn AF. Guillain-Barré syndrome. *Lancet*, 1995; 352:635-41.
8. Lyon G, Raymond DA, Kolodny EH. *Neurology of Hereditarv Metabolic Diseases of Children*. 2. ed. New York: McGraw-Hill, 1996.
9. Manto, MU. *Cerebellar disorders: a practical approach to diagnosis and management*. Cambridge, 2010.
10. Vahedi K, Dueros A, Denier C, Tournier-Lasserve E, Bousser MG. Ataxies paroxystiques et choréoathétoses paroxystiques familiales. *Encycl Med Chir. Neurologie*, 2000;17; 66-70.
11. Vanier MT. Niemann-Pick disease type C. Review. *Orphanet J Rare Dis* 2010; 5:16.

CAPÍTULO 12

Jacqueline Rosangela de Araújo

Baixa Estatura

INTRODUÇÃO

O crescimento é considerado um dos melhores indicadores de saúde da criança. Desvios da normalidade, tanto na altura como na velocidade de crescimento, podem indicar doença. Baixa estatura (BE) é um dos motivos mais frequentes para encaminhamento de uma criança ao endocrinologista. A este cabe inicialmente determinar se há de fato um problema com o crescimento e, em caso afirmativo, se esse problema se deve ou não a alguma doença sistêmica ou um estado de deficiência hormonal específica.

CRESCIMENTO NORMAL

O crescimento humano é um dos processos biológicos mais fascinantes e dinâmicos. Inicia-se na concepção e prossegue através de vários estágios do desenvolvimento. O processo de crescimento depende de fatores genéticos e ambientais que se combinam para determinar a altura do indivíduo. Os principais fatores são o padrão de altura da família, o suporte nutricional, o ambiente psicológico saudável e o sistema endócrino, incluindo ações em níveis hipotalâmico, hipofisário, hepático e ósseo (eixo GH-IGF-1, hormônio do crescimento [GH] e fatores de crescimento insulina-símile). O crescimento da cartilagem de conjugação está sob o controle de diversos hormônios, sendo GH, IGF, T_3, esteroides sexuais, paratormônio, 1,25-vitamina D_3 e insulina os mais importantes.

DEFINIÇÃO DE BAIXA ESTATURA

A expressão "baixa estatura" refere-se geralmente a qualquer criança cuja altura se encontre abaixo do percentil 3 (1,96 desvio-padrão abaixo da média). Entretanto, o fato de uma criança estar, por exemplo, no percentil 25 do gráfico de crescimento não indica necessariamente que esteja normal, uma vez que seu potencial familiar pode corresponder a um percentil maior e sua velocidade de crescimento (VC) pode estar comprometida. Recomenda-se a investigação de crianças que apresentem um ou mais dos critérios a seguir:

- Estatura abaixo do percentil 3
- Velocidade de crescimento menor do que o percentil 3 por mais de 6 meses ou menor que o percentil 25 por 2 anos
- Mudanças para um percentil inferior no gráfico de crescimento após 18-24 meses de idade
- Altura abaixo do potencial genético (abaixo de dois desvios-padrão em relação à média das alturas dos pais)
- Retardo na idade óssea em relação à idade altura

EPIDEMIOLOGIA

Apesar de ser um problema frequente, existem poucas informações sobre a epidemiologia da baixa estatura. Um levantamento nos Estados Unidos com 80.000 crianças em idade escolar detectou 555 casos de estatura abaixo do terceiro percentil, mostrando incidência de 0,7%. Em relação à etiologia, um estudo no sul da Escócia avaliou 449 crianças com estatura abaixo de 2,5 DP e encontrou a distribuição mostrada no Quadro 12.1.

Quadro 12.1 Classificação etiológica de 449 crianças com baixa estatura

Etiologia	Percentual
BEF e/ou RCCP	41%
Causas orgânicas	24%
RCIU	7,5%
Deficiência de GH	8%
Causas não determinadas	19%

BEF: baixa estatura familiar; RCCP: retardo constitucional do crescimento e puberdade; RCIU: retardo do crescimento intrauterino.

AVALIAÇÃO DA CRIANÇA COM BAIXA ESTATURA

Para adequada avaliação do crescimento, os lactentes devem ser pesados e medidos a cada visita, ao menos 3-4 vezes por ano, durante os primeiros 2 anos. A partir de então, a mensuração deve ser feita anualmente ou, mais frequentemente, se houver suspeita de crescimento deficiente.

Serão descritos a seguir alguns critérios que são de extrema utilidade na avaliação da criança com baixa estatura, como a adequada mensuração do peso e altura, o cálculo da estatura-alvo, a avaliação das proporções dos segmentos corporais, a velocidade de crescimento, idade-altura e idade-peso.

Estatura e Peso

Para avaliação adequada do crescimento é necessária precisão na mensuração da estatura e do peso. O uso de técnicas corretas, balança e estadiômetro adequados é essencial para maior confiabilidade. Até os 2 anos de idade, a criança é medida deitada; a partir de então utiliza-se a posição supina. Deve-se estar atento ao posicionamento adequado do paciente, e a mensuração deve ser feita, de preferência, pelo mesmo observador.

Sabe-se que gráficos obtidos pelo padrão regional representativo de determinada população são o melhor critério para ser adotado; entretanto, os resultados do estudo da Organização Mundial da Saúde (OMS) concluíram que as curvas de crescimento das crianças nos diversos países se mostraram praticamente iguais, reforçando a ideia de que qualquer gráfico referencial pode ser utilizado, desde que seja resultado de um estudo de qualidade, que se conheçam os seus defeitos e limitações, e que os resultados que ele fornece sejam interpretados com cautela. A maioria dos serviços pediátricos no Brasil utiliza os novos gráficos da OMS lançados em 2006.

Estatura-alvo (*Target Height* [TH])

A estatura final de um indivíduo depende de herança poligênica, porém se correlaciona intimamente com a altura dos pais. A estatura da criança deve ser comparada não somente com a população de referência, mas também com o alvo familiar pela altura dos pais, que, de preferência, devem ser medidos pelo médico avaliador, pois a estatura referida por eles geralmente tem baixa precisão. Quando há discrepância grande entre as alturas de pai e mãe, a precisão da estatura-alvo se torna menor. O cálculo numérico da TH pode ser feito pela seguinte fórmula:

Estatura-alvo:

$$\text{Meninos} = \frac{(\text{altura da mãe} + 13\ cm) + (\text{altura do pai})}{2} \pm 1 \text{ desvio-padrão (DP)}^*$$

$$\text{Meninas} = \frac{(\text{altura do pai} - 13\ cm) + (\text{altura da mãe})}{2} \pm 1 \text{ desvio-padrão (DP)}^*$$

Velocidade de Crescimento

A velocidade de crescimento (VC) é o mais importante critério de normalidade na avaliação do crescimento. É definida como o crescimento em centímetros no intervalo de um ano. Pode-se utilizar períodos mais curtos, como 4 ou 6 meses, e fazer uma projeção, por exemplo: se em 6 meses o paciente cresceu 3 cm, sua VC será de 6 cm ao ano. Entretanto, o uso de intervalos pequenos pode levar a erros frequentes, não se devendo utilizar período inferior a três meses nem superior a um ano. A VC é o mais importante critério de normalidade na avaliação da baixa estatura e varia com as diversas fases da vida, conforme descrito no Quadro 12.2.

---

*1 DP = 5 cm.

Quadro 12.2 Velocidade de crescimento por faixa etária

Idade	Velocidade de crescimento (cm/ano)
0-12 meses	18-25
12-24 meses	10-13
24-36 meses	7,5-10
3 anos até a puberdade	5-7
Estirão da puberdade	Meninas: 8 Meninos: 10

Proporções Corporais

Muitas doenças que cursam com baixa estatura levam a crescimento despropor-cionado, sendo, portanto, importante a avaliação das proporções corporais através da medida de segmento inferior (SI), segmento superior (SS), envergadura e perímetro cefálico. A medida das proporções permite definir se estamos diante de baixa estatura proporcionada ou se há encurtamento de um segmento em relação a outro. As principais relações analisadas são: segmento superior/segmento inferior (SS ÷ SI) e envergadura/estatura (ENV − EST). Existem tabelas com valores de normalidade para cada faixa etária. Baixa estatura com aumento da relação SS/SI sugere malformações, displasias ósseas, hipotireoidismo ou raquitismo.

Idade-Altura e Idade-Peso

Podemos definir a idade-altura e a idade-peso como a idade cronológica na qual a média da população apresenta altura e peso semelhantes à altura e peso da criança que está sendo avaliada. A projeção da altura do paciente no percentil 50 permite determinar a idade-altura, e a projeção do peso no percentil 50 permite determinar a idade-peso do paciente. Esses dados podem guiar a investigação diagnóstica da baixa estatura. Doenças endócrinas costumam comprometer de forma importante a idade-altura sem compro-metimento da idade-peso. Por outro lado, pacientes que apresentam comprometimento maior da idade-peso em relação à idade altura podem apresentar doenças sistêmicas crô-nicas, como doença celíaca, alergias alimentares, fibrose cística, desnutrição, entre outras.

CAUSAS DE BAIXA ESTATURA

A baixa estatura pode estar presente por uma variante do crescimento normal ou por alguma doença. Quanto à etiologia, podemos classificar assim:

Variantes do Crescimento Normal
- Baixa estatura familiar (BEF)
- Retardo constitucional do crescimento e da puberdade (RCCP)

Causas Primárias

- Retardo do crescimento intrauterino (RCIU)
- Displasias esqueléticas (osteocondrodisplasias)
- Doenças cromossômicas
- Síndromes gênicas

Causas Secundárias

- Doenças sistêmicas crônicas (não endócrinas)
- Doenças endócrinas

VARIANTES DO CRESCIMENTO NORMAL

Baixa Estatura Familiar

A baixa estatura familiar (BEF) é o diagnóstico mais frequente na prática clínica. Caracteriza-se por estatura abaixo do terceiro percentil, porém dentro do alvo familiar, desenvolvimento puberal adequado, VC normal ou no limite inferior da normalidade para a idade cronológica e idade óssea compatível com a cronológica.

A baixa estatura dos pais não pode ser motivo para se subestimar a queixa do paciente. Deve ser mantida a adequada vigilância e/ou eventuais necessidades de investigação e intervenção. O fato de um dos pais (ou ambos) ser baixo geralmente não é questionado; entretanto, podemos estar diante de doença materna ou paterna que não foi devidamente diagnosticada e tratada e que poderá ser transmitida para os filhos levando estes também a ter baixa estatura.

Retardo Constitucional do Crescimento e Puberdade

O diagnóstico de retardo constitucional do crescimento e puberdade (RCCP) deve ser considerado em pacientes com estatura abaixo do alvo familiar, atraso da idade óssea (IO), início tardio da puberdade, história familiar de atraso puberal e sem sintomas ou sinais de outras doenças sistêmicas.

Geralmente, a queda na velocidade de crescimento ocorre entre 4-6 anos de idade, porém a baixa estatura somente costuma ser percebida pela família no fim da primeira década de vida. No seguimento desses pacientes observa-se que a VC pode ser normal ou estar abaixo do percentil 25. Quando a altura é analisada pela IO (altura para a idade óssea), a previsão de estatura final é adequada para o padrão familiar. Entretanto, deve-se estar bastante atento para os pacientes que apresentam retardo no crescimento e, apesar do atraso na idade óssea, não demonstram atraso no início da puberdade, o que leva à piora do prognóstico com altura final abaixo do padrão familiar e muitas vezes abaixo do normal para a população geral. Pacientes com RCCP que apresentam prognóstico inadequado da altura final vêm sendo incluídos no diagnóstico de baixa estatura idiopática, podendo se beneficiar com tratamento adequado.

CAUSAS PRIMÁRIAS

São doenças que cursam com baixa estatura por levarem a anormalidades primárias no potencial de crescimento ósseo. As principais causas são as doenças cromossômicas (síndrome de Turner, síndrome de Down), síndromes gênicas (síndrome de Noonan, Silver-Russell e Prader-Willi), displasias esqueléticas (acondroplasia, hipocondroplasia), doenças de depósito e retardo do crescimento intrauterino (RCIU) de início precoce na gestação (Quadro 12.3).

CAUSAS SECUNDÁRIAS

Nas causas secundárias, a baixa estatura ocorre por fatores que impedem a expressão completa do potencial de crescimento ósseo. Pode ser devido a doenças sistêmicas crônicas não endócrinas ou distúrbios endócrinos (Quadro 12.3).

Doenças Sistêmicas Crônicas (Não Endócrinas)

As causas mais frequentes são a desnutrição (que representa a causa mais comum de falha no crescimento em todo o mundo) e as doenças crônicas dos sistemas gastrointestinal (doença celíaca, doença de Crohn, fibrose cística, parasitoses intestinais), respiratório (asma, bronquiectasias, fibrose cística), renal (nefropatias crônicas glomerulares ou tubulares) e cardíaco (cardiopatias crônicas), além de hepatopatias crônicas e doenças hematológicas (Quadro 12.3).

Doenças Endócrinas

Praticamente todos os hormônios influenciam no crescimento, principalmente o hormônio do crescimento, da tireoide, das suprarrenais, das gônadas e do pâncreas. As doenças endócrinas podem comprometer a estatura final por diversos mecanismos:

- Redução da velocidade de crescimento: deficiência de GH, hipotireoidismo, síndrome de Cushing, diabetes melito
- Aceleração da idade óssea: puberdade precoce, hiperplasia suprarrenal congênita, hipertireoidismo
- Restrição do potencial ósseo de crescimento: pseudo-hipoparatireoidismo, raquitismos

QUANDO INVESTIGAR A CRIANÇA COM BAIXA ESTATURA?

A expressão "baixa estatura" se refere geralmente a qualquer criança cuja altura se encontre abaixo do percentil 3 (1,96 desvio-padrão abaixo da média). Entretanto, o fato de uma criança estar, por exemplo, no percentil 25 do gráfico de crescimento não indica necessariamente que esteja normal, uma vez que seu potencial familiar pode corresponder a um percentil maior e sua velocidade de crescimento (VC) pode estar comprometida.

128 Diagnóstico Diferencial em Pediatria

Quadro 12.3 Causas de baixa estatura

Causas primárias	Causas secundárias
Displasia óssea • Acondroplasia • Hipocondroplasia • Displasias metafisárias • Displasias epifisárias múltiplas	**Não endócrinas** *Desnutrição* *Doença respiratória crônica* • Asma • Fibrose cística • Infecções pulmonares de repetição
Síndromes gênicas • Síndrome de Noonan • Síndrome de Bloom • Síndrome de Seckel	*Doenças gastrointestinais crônicas* • Doença celíaca • Doença inflamatória intestinal
Doenças cromossômicas • Síndrome de Turner • Síndrome de Down	*Doença renal crônica* *Doença cardíaca congênita*
Doenças de depósito • Mucopolissacaridoses	*Doenças hematológicas* • Talassemia • Anemia falciforme
Retardo do crescimento intrauterino • Doenças maternas • Doenças fetais • Doenças placentárias	*Terapia com glicocorticoide* *Doenças hepáticas* • Hepatites crônicas • Atresia de vias biliares
	Endócrinas • Deficiência de GH • Hipotireoidismo • Diabetes melito • Insensibilidade ao GH • Síndrome de Cushing • Diabetes insípido • Puberdade precoce

Outras causas de baixa estatura
Variantes do crescimento normal • BEF • RCCP
Baixa estatura idiopática
Baixa estatura psicossocial

Recomenda-se, portanto, a investigação de crianças que apresentem um ou mais dos critérios a seguir:

• Estatura abaixo do percentil 3
• Velocidade de crescimento menor do que o percentil 3 por mais de seis meses ou menor que o percentil 25 por 2 anos

- Mudanças das linhas de percentis no gráfico de crescimento para um percentil inferior após a idade de 18-24 meses
- Altura abaixo do potencial genético (abaixo de dois desvios-padrão em relação à média das alturas dos pais)
- Retardo na idade óssea em relação à idade-altura

DIAGNÓSTICO DA ETIOLOGIA DA BAIXA ESTATURA

Avaliação Clínica

Para o diagnóstico adequado, é fundamental obter informações precisas sobre a história clínica e os antecedentes pessoais, familiares e patológicos (Quadro 12.4).

A avaliação auxológica adequada e a correta plotagem da altura e peso nos gráficos de crescimento permitem decidir a urgência da investigação. Em uma população de crianças com estatura situada em 2 DP abaixo da média espera-se que cerca de 20% tenham baixa estatura por alguma doença e que cerca de 80% sejam devidos a variantes do crescimento normal (BEF e/ou RCCP); em contrapartida, a maioria das crianças com 3 DP ou mais abaixo da média tem como causa algum tipo de afecção.

No exame físico, o reconhecimento visual de sinais físicos sugestivos de distúrbios endócrinos, doenças crônicas ou síndromes específicas facilita a investigação.

Quadro 12.4 Avaliação clínica da baixa estatura

História clínica
- Idade da observação
- Ritmo de crescimento
- Pesquisar doença crônica
- Verificar padrão alimentar
- Condição psicossocial

História obstétrica
- História da gestação
- Apresentação ao nascimento (pélvica ou cefálica)
- Hipóxia neonatal ou tocotraumatismo
- Estatura e peso ao nascer
- Intercorrências neonatais

História familiar
- Estatura dos pais
- Padrão puberal dos pais

Dados auxológicos
- Peso, estatura
- Relação segmento superior/segmento inferior
- Perímetro cefálico
- Velocidade de crescimento

Exame físico
- Exame físico geral, palpação da tireoide
- Estágio puberal
- Estigmas sindrômicos
- Sinais de doenças crônicas
- Sinais de deficiência hormonal

Avaliação Laboratorial

A radiografia das mãos e dos punhos para avaliação da idade óssea é um dos exames mais importantes na avaliação da baixa estatura. O atraso da idade óssea é observado no RCCP, nas deficiências hormonais, na desnutrição e em outras doenças crônicas. É compatível com a idade cronológica na BEF, acondroplasia, síndrome de Turner, entre outras.

Deverão ser solicitados exames laboratoriais gerais de acordo com os dados encontrados na avaliação clínica. Nas crianças com velocidade de crescimento baixa e/ou estatura com 3 DP ou mais abaixo da média, a investigação deve ser imediata (Quadro 12.5).

Quadro 12.5 Exames de triagem

Hemograma
Sumário de urina
Parasitológico de fezes
Cálcio, fósforo, fosfatase alcalina
Ureia, creatinina
Proteínas séricas
Radiografia de tórax
Teste de Mantoux
Anticorpo antigliadina ou antiendomísio
Cariótipo
TSH, T_4

Os testes para avaliação da secreção do hormônio do crescimento devem ser solicitados quando a investigação inicial for normal em crianças com velocidade de crescimento baixa ou quando houver dados clínicos sugestivos de deficiência hormonal.

A dosagem da concentração plasmática de IGF-1 (fator de crescimento insulina-símile) e IGFBP-3 (proteína carreadora do GH) surgiu como método promissor e simples para o diagnóstico da deficiência de GH, porém os estudos têm demonstrado que os valores encontrados podem ser influenciados por diversos fatores, como idade cronológica, estágio puberal, doenças crônicas e estado nutricional, sendo, portanto, exames de baixa especificidade. Alguns centros utilizam essas dosagens como testes de triagem inicial e no seguimento de pacientes em uso de hormônio do crescimento.

A dosagem basal isolada do GH não tem valor diagnóstico, pois sua secreção é pulsátil. O GH deve ser determinado após testes de estímulos padronizados (Quadro 12.6). O valor de resposta considerado normal depende do método utilizado. Com o radioimunoensaio clássico considera-se normal o pico de GH ≥ 10 ng/mL; nos ensaios imunorradiométricos, valor ≥ 7 ng/mL, e nos métodos imunofluorimétricos e quimiluminescência, a resposta de GH ≥ 5 ng/mL é considerada normal.

Considera-se com deficiência de GH as crianças com baixa estatura, VC baixa, idade óssea atrasada e dois testes de estímulo com resposta inadequada do GH. Além disso, é importante a realização de exames de imagem (ressonância nuclear magnética) da sela túrcica na tentativa de determinar a etiologia da deficiência de GH. Havendo alterações anatômicas da hipófise, apenas um teste de estímulo alterado é suficiente para firmar o diagnóstico de deficiência de GH.

Baixa Estatura **131**

Quadro 12.6 Testes de estímulo para avaliação do GH

Estímulo	Dosagem	Tempo de coleta	Efeitos colaterais
Clonidina	0,1 mg/m^2	0, 30, 60, 90 min	Sonolência, hipotensão leve e fugaz
Insulina	0,1 U/kg (insulina R)	0, 15, 30, 45, 60, 90, 120 min	Hipoglicemia
L-dopa	10 mg/kg (máx. 500 mg)	0, 30, 60, 90, 120 min	Náuseas, vômitos, cefaleia
Arginina	0,5 g/kg (máx. 30 g)	0, 30, 45, 60, 90, 120 min	Cautela em pacientes com doença renal ou hepática grave
Glucagon	0,03 mg/kg (máx. 1 mg)	0, 30, 60, 90, 120, 180 min	Náuseas, vômitos
Propranolol	0,75 mg/kg (máx. 40 mg)	0, 30, 60, 90, 120, 180 min	Palidez, sudorese, fraqueza, confusão mental

CONCLUSÃO

A criança com crescimento deficiente merece cuidadosa avaliação clínica e investigação apropriada, pois podemos estar diante de uma doença sistêmica que adequadamente diagnosticada e tratada levará a melhora no prognóstico da altura final. O avanço dos estudos e a melhor compreensão dos mecanismos moleculares do crescimento possibilitam hoje maior eficiência no diagnóstico e tratamento das desordens do crescimento, entretanto nos próximos anos os testes genéticos para identificar anormalidades específicas que levam à baixa estatura possibilitarão o refinamento do processo diagnóstico.

Bibliografia

1. Baum WF, Schneyer U, Lantzsch AM, Kloditz E. Delay of growth and development in children with bronchial asthma, atopic dermatitis and allergic rhinitis. *Exp Clin Endocrinol Diabetes* 2002;110:53-9.
2. Halac I, Zimmerman D. Evaluating short stature in children. *Pediatr Ann* 2004; 33:170-6.
3. Lee PA, Chernausek SD, Hokken-Koelega AC, Czernichow P. International Small for Gestational Age Advisory Board. International Small for Gestational Age Advisory Board consensus development conference statement: management of short children born small for gestational age, April 24-October 1, 2001. *Pediatrics* 2003; 111:1253-61.
4. Longui CA. Determinação da idade óssea e previsão de estatura final. In: Monte O, Longui CA, Calliari LE, Kochi C. Endocrinologia para o pediatra, 3. ed. São Paulo: Atheneu, 2006:37-60.
5. MacGillivray MH. The basics for the diagnosis and management of short stature: a pediatric endocrinologist's approach. *Pediatr Ann* 2000; 29:570-5.
6. Maghnie M, di Lorgi N, Rossi A et al. Neuroimaging in growth hormone deficiency. In: Ranke MB, Price DA, Reiter EO (eds.). *Growth hormone therapy in pediatrics — 20 years of KIGS*. Basel, Karger, 2007: 93-107.
7. Ogden CL, Kuczmarski RJ, Flegal KM et al. Centers for Disease Control and Prevention 2000 growth charts for the United States: improvements to the 1977 National Center for Health Statistics version. *Pediatrics*. 2002 Jan; 109(1):45-60.
8. Qin S, Shi Y, Deng J. Diagnostic value of serum insulin-like growth factor binding protein-3 in children with or without growth hormone deficiency. *Chin Med Sci J* 2002 Sep; 17(3):160-3.

132 Diagnóstico Diferencial em Pediatria

9. Rosen DS. Pubertal growth and sexual maturation for adolescents with chronic illness or disability. *Pediatrician* 1991; 18:105-20.
10. Rosenfeld RG, Cohen P. Disorders of Growth Hormone/Insulin-like Growth Factor Secretion and Action. In: Sperling MA et al. (eds.) *Pediatric endocrinology*, 3. ed. Philadelphia: Saunders, 2008:254-334.
11. Setian N. Crescimento: abordagem da criança com baixa estatura. In: Damiani D. *Endocrinologia na prática clínica*, 2. ed. Barueri: Manole, 2011:42-50.
12. Van Rijn JC, Grote FK, Oostdijk W, Wit JM. Short stature and the probability of coeliac disease, in the absence of gastrointestinal symptoms. *Arch Dis Child* 2004;89:882-3.
13. WHO Multicentre Growth Reference Study Group. 2006. In: www.who.int/childgrowth
14. Wit JM, Clayton PE, Rogol A.D et al. Idiopathic short stature: definition, epidemiology and diagnostic evaluation. *Growth Hormone & IGF Research* 2008; 18:89-110.

CAPÍTULO 13

Matilde Campos Carréra

Buloses

CONCEITO

São as dermatoses que apresentam vesículas e bolhas como lesões primárias. Podem surgir em queimaduras químicas ou físicas, pela ação de toxina, infecção bacteriana ou viral, eritema multiforme ou doenças metabólicas (porfiria). Existe também um grupo de distúrbios em que as bolhas constituem a manifestação cutânea efetora do processo patogênico e estão presentes quase continuamente durante todo o período da doença ativa. Eram classificadas pela clínica. Atualmente, a histopatologia permite diferenciar alguns tipos pela localização da vesicobolha: intraepidérmica, subcórnea, suprabasal, subepidérmica e por outros aspectos histológicos. Novas técnicas de imunofluorescência e *imunoblotting* permitem uma melhora no diagnóstico.

CLASSIFICAÇÃO

Existem enfermidades em que as bolhas surgem nos primeiros anos de vida. São de caráter genético (dominante ou recessivo), por mutação genética de um dos componentes moleculares da epiderme ou da união dermoepidérmica. Constituem as genodermatoses bolhosas, entre elas a hiperqueratose epidermolítica e a epidermólise bolhosa (simples, juncional e distrófica).

Existem buloses autoimunes em que o paciente produz autoanticorpos com estruturas específicas. Os pacientes sensibilizam-se a certos antígenos da epiderme ou da união dermoepidérmica. Quando há diminuição da adesão da epiderme à membrana basal epidérmica, ocorrem as doenças do grupo penfigoide bolhoso, penfigoide gestacional e penfigoide das membranas mucosas. Quando ocorre adesão reduzida das células epidérmicas umas às outras, tem-se o grupo dos pênfigos foliáceo e vulgar.

As buloses crônicas não hereditárias da infância incluem pênfigo foliáceo (PF), pênfigo vulgar (PV), penfigoide bolhoso (PB), dermatite herpetiforme (DH), dermatose bolhosa crônica da infância. Três delas produzem bolhas subepidérmicas e nesse grupo incluem-se:

- Penfigoide bolhoso (difere do tipo adulto somente em sua predileção pela mucosa oral, face e genitália)

134 Diagnóstico Diferencial em Pediatria

- Dermatite herpetiforme (é similar à doença do adulto; pode começar na infância e persistir na vida adulta)
- Dermatose bolhosa crônica benigna da infância (caracteriza-se por erupção similar à do penfigoide que apresenta IgA linear na membrana basal ou IF negativa).

PÊNFIGO VULGAR

É considerado a forma mais grave de pênfigo. Mais da metade dos casos inicia com lesões exulceradas e dolorosas na mucosa oral; após semanas ou meses surgem lesões cutâneas, bolhas flácidas de conteúdo turvo, límpido ou hemorrágico, que coalescem e se rompem, deixando áreas exulceradas. Ocorre em qualquer idade, sendo mais frequentes entre a quarta e a sexta década da vida. Alguns recém-nascidos de mãe com pênfigo vulgar apresentam a doença clínica e laboratorial de forma transitória, desaparecendo alguns meses após o nascimento; ocorre passagem de anticorpos através da placenta.

PÊNFIGO FOLIÁCEO

Tem ocorrência universal, mais frequentemente entre a quarta ou quinta década da vida. Existe uma forma endêmica conhecida como fogo selvagem, que tem ocorrência familiar, incidindo predominantemente em adultos jovens e crianças que vivem próximos a córregos e rios, em áreas rurais, e em algumas tribos indígenas, encontrada principalmente na América do Sul, incluindo Brasil, Colômbia, Bolívia, Peru e Venezuela. Sugere-se que seja desencadeada por um agente ambiental como um agente infeccioso.

Inicialmente surgem bolhas superficiais que se rompem com facilidade, deixando erosões rasas recorrentes, com eritema, descamação e crostas. As lesões cutâneas geralmente são bem demarcadas e não se estendem em grandes áreas erosadas, como as do pênfigo vulgar. As lesões iniciais geralmente ocorrem na face, pescoço e parte superior do tronco, permanecendo nessas localizações, muitas vezes, por meses ou anos. É a forma frustra ou localizada, conhecida como pênfigo eritematoso, Senear-Usher. Na forma generalizada, as lesões se espalham rapidamente por todo o corpo, no sentido craniocaudal, de forma simétrica.

No pênfigo foliáceo endêmico ocorrem as mesmas manifestações clínicas; no entanto, há sensação de ardor e queimor importante, por isso o nome fogo selvagem. Ocorre ainda sensibilidade aumentada ao frio e piora com a exposição solar. Alguns desses pacientes evoluem para a forma eritrodérmica, com predomínio de eritema e descamação crônica disseminada.

PENFIGOIDE BOLHOSO

Doença bolhosa subepidérmica autoimune, com distribuição frequentemente generalizada, que acomete principalmente indivíduos idosos, embora alguns casos tenham sido relatados em crianças.

Bolhas grandes e tensas, com fundo claro ou hemorrágico, que aparecem sobre pele normal ou eritematosa, podem acometer todo o corpo, tendo predileção por áreas flexurais. Apresenta prurido moderado ou intenso.

PÊNFIGO OU DERMATITE HERPETIFORME (DERMATITE DE DUHRING-BROCQ)

É uma dermatose bolhosa crônica associada a enteropatia sensível ao glúten (doença celíaca), que pode evoluir com ou sem manifestações do trato intestinal. Está associada a um componente genético importante: antígenos de histocompatibilidade humanos específicos (HLA). Na imunofluorescência direta apresenta IgA de forma granular, grumosa, pontilhada ou fibrilar ao longo da zona de membrana basal e na derme papilar, abaixo dessa zona. A imunofluorescência indireta é negativa. Tem início, em geral, na segunda ou quinta década da vida; no entanto, muitos casos já foram relatados em crianças.

Em alguns pacientes há pródromos de febre, mal-estar, ardor e prurido na pele. Surgem posteriormente lesões papulovesiculosas, que evoluem para bolhas tensas, simétricas, de tamanho variado e com tendência a agrupar-se, apresentando aspecto herpetiforme. As lesões distribuem-se simetricamente nos joelhos, cotovelos, couro cabeludo, nuca, ombros e nádegas. É mais frequente em adultos, embora possa ocorrer em crianças. Evolui por surtos e não compromete o estado geral.

A enteropatia presente na dermatite herpetiforme, normalmente, é assintomática e de difícil identificação. A relação entre IgA-EmA e a atrofia vilosa intestinal é um marcador diagnóstico útil nesses casos.

DERMATOSE POR IGA LINEAR E DERMATOSE BOLHOSA CRÔNICA DA INFÂNCIA

Acredita-se que se trate da mesma doença com expressão clínica diferente conforme os grupos etários. É também considerada entidade separada da dermatite herpetiforme, uma vez que esses pacientes não apresentam associação ao HLA-B8 ou DR3, sensibilidade ao glúten nem resposta ao tratamento com a dapsona. Além disso, a imunofluorescência direta demonstra depósito de IgA de forma linear ao longo da membrana basal.

A dermatose por IgA linear ocorre mais frequentemente em adultos e clinicamente faz diagnóstico diferencial, sobretudo, com a dermatite herpetiforme e o penfigoide bolhoso; o diagnóstico é confirmado pela IF direta.

A dermatose bolhosa crônica da infância usualmente começa em crianças em idade pré-escolar. As lesões são vesicobolhas tensas, com fluido claro ou hemorrágico, frequentemente agrupadas, com configuração arciforme ou anular, em regiões inguinais, pélvicas, nádegas, cabeça, pescoço e face. São frequentes em torno da boca e dos olhos. Podem apresentar prurido intenso ou mesmo ausência dessa manifestação clínica. Frequentemente, o início é abrupto, não acompanhado de comprometimento sistêmico. Pode haver remissão espontânea após 3-5 anos; em outros casos pode perdurar até a puberdade.

136 Diagnóstico Diferencial em Pediatria

De todas as buloses crônicas da infância, essa é provavelmente a que ocorre com maior frequência. Paradoxalmente é a menos estudada, provavelmente pela confusão com respeito a sua posição nosológica.

Bibliografia

1. Azulay RD, Azulay DR. Dermatologia. 5. ed. Rio de Janeiro: Guanabara, 2008.
2. Bolognia JL, Jorizzo JL, Rapini RP. Dermatologia. Rio de Janeiro: Elsevier, 2009.
3. Chiossi MP, Roselino AM. Endemic pemphigus foliaceus (fogo selvagem): a series from the Northeastern region of the state of São Paulo, Brazil, 1973-1998. *Rev Inst Med Trop São Paulo*. 2001; 43:59-62.
4. Cursi IB, Araújo ELA, Soares FF et al. Estudo descritivo das dermatoses bolhosas no serviço de dermatologia do HU-UFJF/A HU rev; 30(1):5-7, jan-abr 2004.
5. Habif TP. Dermatologia clínica. 4. ed. São Paulo: Artmed, 2004.
6. Lowy G, Alonso FJF, Cestari TF et al. Atlas de dermatologia pediátrica, topografia e morfologia. Rio de Janeiro: Editora Médica Científica, 2000, p.165-166.
7. Metry DW, Hebert AA, Jordan RE. Nonendemic pemphigus foliaceus in children. *J Am Acad Dermatol*. 2002; 46:419-22.
8. Sampaio SAP, Rivitti EAR. Dermatologia. 3. ed. São Paulo: Artes Médicas, 2007, p. 229-248.
9. Silvestre MC, J Almeida Netto JC. Pênfigo foliáceo endêmico: características sociodemográficas e incidência nas microrregiões do estado de Goiás, baseadas em estudo de pacientes atendidos no Hospital de Doenças Tropicais, Goiânia, GO, *An. Bras. Dermatol*. vol. 80 n. 3. Rio de Janeiro, maio-jun 2005.
10. Tebaldlitardin R, Rocha GL. Buloses crônicas não hereditárias da infância. *An Bras Dermatol*, 56(1): 29-34, 1981. Serviço de Dermatologia do Iaserj-RJ. Caso Clínico S157.
11. Vasconcelos CC, Abad ED, Maceira JP, Saintive S. PO110 Penfigoide bolhoso na infância. *An Bras Dermatol*. 2005; 80(Supl 2):S77-188.

CAPÍTULO 14

João Guilherme Bezerra Alves

Cefaleia

Cefaleia, uma queixa frequente em pediatria, acomete de forma geral cerca de 37-51% das crianças e 58-82% dos adolescentes. Nas crianças predomina no sexo masculino, enquanto nos adolescentes é mais comum nas meninas. Vários estudos têm apontado para um aumento de sua prevalência nas duas últimas décadas, justificado pelas situações de tensão emocional e estresse enfrentadas pelas crianças e adolescentes nos dias de hoje. Estudos de coorte, tanto prospectivos como históricos, têm mostrado que na maioria dos adultos portadores de cefaleia persistente ou recorrente os episódios tiveram início durante a infância ou a adolescência. Isso parece demonstrar a necessidade de o pediatra estar familiarizado com esse tema.

A calota craniana, o parênquima cerebral com todo o seu revestimento ependimário e grande parte das meninges são estruturas não sensíveis à dor. Os mecanismos que determinam a dor são a vasodilatação, o deslocamento e a tração ou inflamação das estruturas sensíveis à dor (artérias, veias e seios venosos, nervos cranianos e espinhais, meninge basal e estruturas extracranianas — cavidades nasal e sinusal, dentes, membranas, mucosas, músculo, pele e tecidos subcutâneos). A inervação dolorosa originada das estruturas cerebrais supratentoriais é transmitida pelo nervo trigêmeo, enquanto a dor oriunda das estruturas da fossa posterior transita pelos três primeiros nervos cervicais. As artérias da região superficial da dura-máter recebem inervação da divisão oftálmica do nervo trigêmeo, e a dor é referida nas regiões ocular e frontal. Já a artéria meníngea é inervada pela segunda e terceira divisões do trigêmeo, sendo a dor representada na região temporal. O nervo trigêmeo inerva ainda as artérias cerebrais, sendo a dor referida em regiões frontal, temporal e ocular. A dor originada nas estruturas da fossa posterior apresenta-se em regiões cervical e occipital.

Perante uma criança com um ou vários episódios de cefaleia, com surgimento agudo ou evolução crônica, anamnese minuciosa acompanhada de exame físico completo pode detectar se a cefaleia tem origem primária (enxaqueca, tensional) ou secundária por causas neurológicas, cardiovasculares, renais, hormonais ou outras. Muitas vezes, uma semiologia bem realizada descarta a necessidade de exames auxiliares. Inicialmente, na história clínica, deve-se verificar a cronologia do sintoma (aguda, recorrente, persistente, progressiva), para classificá-la em grupos principais de diagnósticos diferenciais, como será apresentado a seguir.

É de importância fundamental, no diagnóstico diferencial, a caracterização completa da dor de cabeça: sua progressão (o aumento progressivo da intensidade pode sugerir lesão expansiva intracerebral), sua periodicidade (a diminuição do intervalo assintomático levanta a possibilidade de doença progressiva), sua duração e gravidade (aquela de curta duração e que não chega a alterar a rotina da criança lembra afecção benigna), os fatores desencadeantes (o estresse sugere diagnóstico de cefaleia tensional), agravantes (luzes ou sons sugerem enxaqueca), o local (a dor na face lembra a possibilidade de sinusite), o tipo (a dor pulsátil sugere enxaqueca), seu horário de surgimento (a dor que chega a acordar a criança no meio da noite pode sugerir hipertensão intracraniana) e a resposta terapêutica (aquelas que cessam com a administração de placebos sugerem quadros de fundo emocional).

A verificação dos sinais e sintomas associados, durante o interrogatório sintomatológico, também apresenta relevância no diagnóstico diferencial. Náuseas, vômitos e dor abdominal sugerem enxaqueca, enquanto vômitos "em jato", sem náuseas, são encontrados com frequência no quadro de hipertensão intracraniana. Descrições de auras visuais ou parestesias podem ser registradas antes, durante ou após as crises de enxaqueca. Déficits neurológicos ou ataxias sugerem fortemente lesões intracranianas. A existência de antecedentes familiares adquire um caráter relevante na caracterização da enxaqueca.

O exame físico deve ser minucioso e completo. A coleta de dados antropométricos, como a mensuração do perímetro craniano, pode levar ao diagnóstico de macrocrania. A aferição da pressão arterial nunca deve ser esquecida na abordagem da criança com queixa de cefaleia. Seu estado geral pode sugerir afecções graves, como, por exemplo, a toxemia nas meningoencefalites bacterianas. Lesões do tipo "café com leite" na pele podem levantar a possibilidade de alguma síndrome neurocutânea. O exame de fundo de olho não pode deixar de ser realizado para confirmar um quadro de hipertensão intracraniana (HIC), muito embora a fundoscopia normal não afaste HIC. O exame neurológico deve ser o mais completo possível, lembrando sempre que um exame normal praticamente descarta a necessidade de exames por imagem.

Nos casos em que o diagnóstico diferencial inclua hipertensão ou lesão intracraniana ou ainda nos quadros de cefaleia progressiva, os exames de imagem estão indicados. Sempre considerar a excessiva quantidade de irradiação emitida durante a realização da tomografia computadorizada e, por isso, ser bastante criterioso na sua solicitação. O exame de ressonância nuclear magnética apresenta maior sensibilidade para o diagnóstico de anomalias vasculares, lesões hipotalâmicas ou hipofisárias. Pelo risco de herniação cerebral nos pacientes que apresentam hidrocefalia obstrutiva, edema cerebral ou lesões na massa intracraniana, a punção liquórica lombar deve ser precedida de estudo de neuroimagem.

Existem várias classificações para a cefaleia. Quanto ao tempo, pode ser classificada como aguda ou crônica, recorrente ou não e progressiva ou não. Entretanto, a classificação mais empregada tem sido a etiológica, primária, quando a causa não é determinada de forma específica (migrânea, cefaleia tensional) e secundária quando determinada por doenças sistêmicas ou localizadas na região craniofacial. Na infância são mais comuns as cefaleias primárias.

CEFALEIAS PRIMÁRIAS

Migrânea (Enxaqueca)

É a cefaleia recorrente, paroxística, mais frequente na prática clínica diária. Apresenta prevalência de 2,5-4,5% em escolares, aumentando para 10% nos adolescentes. O pico de incidência é aos sete anos no menino e aos 10 anos na menina. Em 80% dos casos há registro de casos na família. Recentemente, identificou-se um gene responsável pela enxaqueca hemiplégica familiar.

A cefaleia, além de ser recorrente, é não progressiva e cursa com intervalos em que a criança se encontra completamente assintomática. Apesar de ser difícil a caracterização em crianças mais jovens, a cefaleia com apresentação hemicraniana e o fato de a dor se apresentar como pulsátil sugerem bastante o diagnóstico de enxaqueca. Também são dados que corroboram esse diagnóstico:

- Associação a náuseas, vômitos ou dor abdominal
- Completa recuperação após o repouso
- Presença de aura visual, motora ou sensorial

Outras características observadas com certa frequência são os seus fatores desencadeantes: estresse, períodos curtos de sono, excitação, alguns alimentos (menos frequente) e menstruação nas adolescentes. Diferentemente dos adultos, a cefaleia nas crianças apresenta menor duração, geralmente de menos de uma hora. Em alguns casos, a enxaqueca pode estar acompanhada de anormalidades neurológicas, como hemiparesias, hemianestesias, déficits visuais ou paralisias de nervos cranianos (tipicamente o oculomotor).

A International Headache Society, em 2004, estabeleceu critérios para o diagnóstico da enxaqueca, com e sem aura, sendo esta última a mais comum na faixa etária pediátrica (Quadro 14.1).

A enxaqueca sem aura geralmente apresenta um pródromo que consiste em mudança de comportamento, como irritabilidade ou diminuição da atividade, associada a mudanças na aparência física: palidez, olheiras ou aparência geral de "doença". A localização mais frequente é a bitemporal ou bifrontal; menos frequentemente é unilateral, como no adulto. Usualmente estão associados: náuseas, vômitos, dor abdominal, perda do apetite, fotofobia e fonofobia. A dor de cabeça é agravada pela atividade física. Muitas crianças pedem para ficar em um quarto escuro ou dormir, apresentando melhora após esse repouso. Essas crises usualmente duram entre 2-6 horas e tendem a ocorrer 1-2 vezes por mês, embora essa frequência e duração possam ser bastante variadas.

A enxaqueca com aura é habitualmente precedida por uma aura visual (visão borrada ou de pontos luminosos, anormalidades no campo visual, escotomas); entretanto, a aura pode ser autonômica (palidez, astenia, irritabilidade) ou somatossensorial (afasia, parestesias ou paresias focais). As auras geralmente duram menos de 20 minutos, raramente ultrapassando uma hora.

140 Diagnóstico Diferencial em Pediatria

Quadro 14.1 Critérios diagnósticos para enxaqueca (migrânea) em crianças e adolescentes, segundo a International Headache Society, 2004

Critérios diagnósticos:
A. No mínimo, cinco episódios preenchendo os critérios B-D (adiante)
B. Cefaleia com duração de 1-72 horas
C. Cefaleia com, no mínimo, duas das seguintes características:
    1. Localização unilateral, podendo ser bilateral, frontotemporal (não occipital)
    2. Pulsátil
    3. Dor de intensidade moderada ou grave
    4. Agravamento por atividade física de rotina, a qual a criança evita (andar, subir escada)
D. Durante a cefaleia, no mínimo, um dos sinais ou sintomas:
    1. Náusea e/ou vômitos
    2. Fotofobia e fonofobia, a qual interfere com o comportamento
E. Não atribuída a outra desordem

Enxaqueca com aura:
No mínimo, dois episódios que são acompanhados de, pelo menos, três dos seguintes critérios:
1. Sintomas de aura totalmente reversíveis
2. No mínimo, uma aura se desenvolvendo gradualmente por mais de 4 min ou dois ou mais sintomas ocorrendo em sucessão
3. Aura de duração inferior a 60 minutos
4. Cefaleia se iniciando, no máximo, 60 minutos após a aura

Cefaleia Agrupada ou "em Salvas" (*Cluster*)

É um tipo raro de enxaqueca, especialmente antes da puberdade. É não familiar e atinge primariamente o sexo masculino. É chamada "em salvas" devido à sua periodicidade: recorre várias vezes ao dia, durante 6 semanas ou mais, para então passar meses assintomática. Apresenta início e término abruptos, com duração entre 15-40 minutos. A dor é intensa e de localização retro-orbitária. É acompanhada de lacrimejamento, hiperemia conjuntival e rinorreia. Podem ainda estar presentes miose, sudorese facial, ptose e edema palpebral. Ocorre mais durante a noite.

Cefaleia Tensional

Alguns estudos apontam esse tipo de cefaleia como a mais comum na infância. É também conhecida com os nomes de psicogênica, idiopática, essencial, por contratura muscular e por estresse. Representa um difícil diagnóstico diferencial com a enxaqueca, principalmente quando a aura não ocorre. Trata-se de cefaleia persistente, não progressiva. Corresponde a um grupo de cefaleias habitualmente de leve intensidade e que não se intensificam, mas com tendência a manifestações contínuas, muitas vezes diárias. Em grande número de vezes são precipitadas por causas emocionais ou associadas a elas, sem substrato anatômico.

A dor é difusa, em aperto ou "pressão", contínua e simetricamente distribuída, embora apresente certa predileção pela região occipital, chegando a se estender pela nuca. A sua duração varia de alguns minutos a dias, e não costuma atrapalhar as atividades da criança. Associação a fadiga é um achado comum. Ocorre em períodos de estresse, como, por exemplo, durante provas escolares, melhorando nos fins de semana e nas férias. Episódios de cefaleia que melhoram simplesmente com a atenção dos pais e a administração de um placebo (água com açúcar) são sugestivos de cefaleia tensional. Náuseas, vômitos ou dor abdominal são incomuns. O exame clínico é inteiramente normal. Pode ser, ainda, um sinal de depressão, especialmente nos adolescentes.

Para esse diagnóstico, é condição *sine qua non* afastar as causas orgânicas.

CEFALEIAS SECUNDÁRIAS

As cefaleias secundárias têm várias causas, podendo ter como etiologia doenças sistêmicas ou localizadas na região cefálica.

Quadros Infecciosos sem Acometimento do SNC

Os trabalhos realizados em serviços de emergência apontam para os quadros infecciosos, sem acometimento do SNC, como a principal causa de cefaleia aguda. As infecções virais das vias respiratórias superiores são as mais frequentes. É importante identificar sinais de infecção do SNC (sonolência, rigidez de nuca). A associação e a evolução coincidentes com os sinais de infecção (febre, congestão nasal, tosse, hiperemia de naso/orofaringe) praticamente fecham o diagnóstico.

Sinusite

A cefaleia ocorre em aproximadamente 15% das crianças com sinusite. Chama a atenção a associação a sinais de acometimento inflamatório das vias respiratórias superiores por mais de 10 dias de evolução: tosse, obstrução das vias respiratórias superiores, secreção nasal muitas vezes amarelo-esverdeada e com odor fétido. A febre pode estar associada, habitualmente de leve intensidade. Discreto edema periorbitário, associado aos sinais descritos anteriormente, sugere fortemente o diagnóstico de sinusite. A dor de cabeça pode variar com a mudança da posição da cabeça, sendo comum na região frontal em crianças maiores. Na sinusite dos seios frontais, a dor pode se apresentar acima do canto interno dos olhos, enquanto no acometimento dos seios etmoidais a dor referida tende a ser retro-orbitária.

A radiografia dos seios nasais, como exame auxiliar no diagnóstico da sinusite, apresenta baixas sensibilidade e especificidade, não sendo por isso um exame a ser solicitado para confirmação diagnóstica. O diagnóstico é clínico.

Em situações especiais ou suspeitas de complicações, como celulite orbitária e trombose dos seios cavernosos, tomografia ou ressonância magnética deve ser solicitada.

Hipertensão Arterial

A elevação da pressão arterial, na infância, pode causar cefaleia. Habitualmente, é a hipertensão chamada de secundária (lesões renais, coarctação da aorta ou causas endócrinas) que, cursando com níveis de pressão sistólica e diastólica bem acima dos percentis de normalidade esperados para a idade e a estatura, provoca dor de cabeça na criança. Elevações menos intensas, observadas na hipertensão arterial dita primária (essencial) na infância geralmente são assintomáticas.

Cefaleia por Causas Oftalmológicas

Trata-se de cefaleia aguda recorrente, habitualmente separada por períodos assintomáticos. Na prática pediátrica, muitas crianças são encaminhadas ao oftalmologista para avaliação etiológica da cefaleia; entretanto, as causas oftalmológicas não são comuns na infância. O estrabismo e os vícios de refração, o astigmatismo e a hipermetropia podem originar dor de cabeça na infância. A cefaleia nesses casos decorre do esforço contínuo exercido pelo músculo ciliar após longos períodos de esforço visual. Entretanto, a lembrança de que certo grau de hipermetropia é fisiológico na infância deve ser levada em consideração na avaliação oftalmológica. Uma das principais características desse tipo de cefaleia é a sua associação a períodos intensos de leitura.

Glaucoma, congênito ou adquirido, uveíte e anormalidades da córnea podem provocar dor ocular, muitas vezes interpretada pelos familiares como cefaleia. A dor ocular também pode ser referida em situações de acometimento sinusal ou dental.

Nos casos de enxaqueca, com certa frequência a cefaleia é acompanhada de sinais e sintomas oculares, como fotofobia, hiperemia conjuntival e edema de pálpebras.

Cefaleia por Alteração da Articulação Temporomandibular

Causa incomum de cefaleia na infância e adolescência. Mais tipicamente, apresenta-se como dor localizada no ramo ascendente das mandíbulas, anterior ou inferiormente ao pavilhão auricular. A dor é agravada com os movimentos de mastigação. São comuns a história de bruxismo e o achado, no exame físico, de limitação da abertura da boca.

Meningoencefalite

A cefaleia intensa é acompanhada de febre, sinais de hipertensão intracraniana (vômitos, fontanela abaulada) e irritação meníngea (rigidez da nuca). O estado geral está comprometido nas meningoencefalites de etiologia bacteriana. A confirmação diagnóstica é realizada por meio do exame do líquido cefalorraquidiano: a punção liquórica é mandatória no paciente febril e que apresenta rigidez de nuca.

Abscesso Cerebral

Habitualmente decorre de embolizações em pacientes portadores de cardiopatias com *shunts* direita-esquerda, em especial a tetralogia de Fallot, como complicações de infecções (endocardites, meningoencefalites, otite média crônica, mastoidite, sinusite, celulite de face, em especial a orbitária, infecções dentárias), derivações ventriculoperitoneais, feridas penetrantes na cabeça e estados de imunodeficiência. A dor de cabeça é geralmente acompanhada de febre, letargia, sinais de HIP e alterações neurológicas focais. Exames de imagem são considerados o padrão-ouro para o diagnóstico. A coleta do LCR, que nem sempre se apresenta alterado, deve ser sempre ponderada devido ao risco de provocar herniação das tonsilas cerebelares.

Tumores do Sistema Nervoso Central

Os tumores do SNC, habitualmente, provocam cefaleia persistente e progressiva com aumento gradual na frequência e gravidade ao longo do tempo. Representam um grupo de crianças e adolescentes de maior gravidade, necessitando de diagnóstico imediato. As principais características clínicas dos tumores do SNC são os sinais de HIC: cefaleia, vômitos, diplopia e papiledema. Nos lactentes, observam-se fontanela abaulada e macrocrania. Na cefaleia de início recente, aumento progressivo da intensidade (interferindo nas atividades do dia a dia da criança) e da sua frequência (geralmente diária), a ocorrência noturna ou vespertina, chegando a acordar a criança no meio da noite, e a associação a vômitos em jato, sem náuseas, são dados que chamam a atenção. Geralmente, não apresentam boa resposta ao uso dos analgésicos habituais (dipirona ou paracetamol). Outra característica importante é a associação a alterações da personalidade, ataxia e/ou sinais neurológicos focais; esses sinais clínicos apresentam maior especificidade para esse diagnóstico do que a cefaleia.

Os tumores da fossa posterior, que correspondem a dois terços dos tumores na infância, causam obstrução nas vias de circulação do líquido cefalorraquidiano e levam precocemente a sinais de HIC. Já os tumores supratentoriais estão mais associados a sinais focais e crises convulsivas.

A hipertensão intracraniana nas crianças com mais de 2 anos de idade é acompanhada geralmente de papiledema. Nos lactentes, a separação das suturas cranianas e o alargamento das fontanelas permitem certa descompressão do conteúdo craniano. Outras anormalidades no exame neurológico podem estar presentes, como estrabismo, nistagmo ou hemiparesias. Aumento rápido ou prolongado da pressão intracraniana pode levar ao coma e a alterações dos sinais vitais (bradicardia, pulso irregular, respiração irregular). Em crianças, o bloqueio de nuca também é um sinal de gravidade, indicando herniação das amígdalas cerebelares; nessa situação, a punção do líquido cefalorraquidiano é totalmente contraindicada.

Nas crianças em que a queixa de cefaleia esteja associada a sinais de HIC e/ou sinais neurológicos está indicada investigação por imagem (TAC e/ou RNM).

Traumatismo Craniano

É comum haver cefaleia após um caso de traumatismo craniano fechado. Dependendo da intensidade do trauma, a cefaleia pode estar acompanhada de náuseas e vômitos. Na criança com concussão cerebral não complicada, esse período dura poucas horas. Nos casos em que a concussão cerebral é acompanhada de edema ou hemorragia intracraniana, ocorrem acometimento do nível de consciência, sinais neurológicos e alterações respiratórias e circulatórias.

Uma criança que sofre um trauma raramente sofre cefaleia persistente (síndrome pós-concussão). Nesse caso, ela está associada à insônia, à dificuldade de concentração, a alterações no humor ou na personalidade. Costuma desaparecer entre 6-12 meses após o trauma.

Hidrocefalia

A hidrocefalia provoca aumento da pressão intracraniana pelo acúmulo anormal de líquido cefalorraquidiano nos ventrículos cerebrais. Na infância é mais frequentemente congênita, classificada como não comunicante, na qual ocorre bloqueio à circulação do LCR no sistema ventricular; o tipo mais comum é a estenose do aqueduto cerebral. Em crianças maiores e adolescentes, as hidrocefalias adquiridas, do tipo comunicante (o bloqueio à circulação do LCR encontra-se fora do sistema ventricular), incidem com maior frequência, sendo as meningites bacterianas as causas mais comuns.

Em recém-nascidos e lactentes, a cefaleia pode ser interpretada pelo quadro de irritabilidade e choro contínuo. No exame clínico, o principal achado é a macrocrania; mais precocemente, pode ser identificado aumento na velocidade de crescimento do perímetro cefálico. Abaulamento e alargamento das fontanelas, disjunção das suturas, ingurgitamento dos vasos periféricos cranianos e "olhar do sol poente" podem ser sinais tardios. Nas crianças maiores e adolescentes, o quadro clínico típico é de sinais de hipertensão intracraniana: cefaleia, vômitos e edema de papila.

Malformação Vascular

As malformações vasculares, mais comuns na infância do que os aneurismas arteriais, podem causar cefaleia intermitente, não só devido ao seu efeito de massa como pela possibilidade de acarretar pequenas hemorragias.

Convulsões e sinais focais podem estar presentes devido a fenômenos isquêmicos. Ocasionalmente, podem ser percebidos sopros à ausculta da calota craniana. Grandes malformações podem produzir hidrocefalia, ingurgitamento dos vasos cranianos, cardiomegalia e insuficiência cardíaca congestiva.

O sangramento subaracnóideo é a complicação mais grave. É caracterizado por intensa dor de cabeça, rigidez de nuca e perda progressiva da consciência. Já o sangramento intracerebral é caracterizado por sinais neurológicos focais e convulsões.

Pseudotumor Cerebral (Hipertensão Intracraniana Benigna)

A cefaleia é similar à dor ocasionada pelo aumento da pressão intracraniana, apesar de não ser provocada por nenhuma lesão expansiva nem por um processo inflamatório. As crianças podem apresentar diplopia e, no exame clínico, podem ser observados papiledema, paralisia bilateral do sexto par e ataxia. Dessa forma, o diagnóstico de hipertensão intracraniana benigna deve ser feito por exclusão, habitualmente havendo necessidade de exames por imagem.

Outras Causas

Entre várias outras causas de cefaleia na infância, podemos citar: anoxia, hipercapnia, apneia obstrutiva do sono, anemia, doença falciforme, pós-crise convulsiva, hipoglicemia, alimentos (aditivos alimentares como nitratos, glutamato monossódico), drogas (álcool, maconha, solventes, fenacetina, efedrina, cafeína, reserpina, vitamina A, tetraciclinas, ácido nalidíxico, esteroides ou contraceptivos orais), intoxicação pelo ferro ou chumbo, mitocondriopatias (MELAS, cadasil), distúrbios da tireoide (hipotiroidismo, tiroidite de Hashimoto), lúpus eritematoso sistêmico, insuficiência renal crônica e transtornos psiquiátricos.

O diagnóstico é estabelecido basicamente pela história do paciente. As crianças que fazem uso prolongado e constante de analgésicos podem apresentar um quadro de cefaleia com a interrupção do uso dos mesmos (efeito de rebate aos analgésicos).

A cefaleia pode se apresentar algumas horas após a coleta do LCR. Ela aumenta de intensidade com o paciente em pé e diminui ou desaparece quando ele se deita. É benigna e geralmente desaparece dentro de 48 horas. O uso de agulhas calibrosas, coleta de grande quantidade de LCR ou punções repetidas são fatores predisponentes para o seu surgimento.

Bibliografia

1. Arroyo HA. Cefalea en la infancia y adolescencia. Clasificación etiopatogénica. *Rev Neurol* 2003; 37(4): 364-70.
2. Celle ME, Carelli V, Fornarino S. Secondary headache in children. *Neurol Sci*. 2010; 31 Suppl 1:S81-2.
3. Gladstein J, Rothner AD. Chronic daily headache in children and adolescents. *Semin Pediatr Neurol*. 2010; 17(2):88-92.
4. Kondev L, Minsrer A. Headache and facial pain in children and adolescents. *Orolaryngol Clin North Am* 2003; 36(6):1153-70.
5. Lewis DW. Headaches in children and adolescents. *Curr Probl Pediatr Adolesc Health Care*. 2007; 37(6):207-46.
6. Linder SL, Winner P. Pediatric headache. *Med Clin North Am* 2001; 85(4): 1037-53.
7. Olesen J, Richard B. Headache classification update 2004. *Curr Opin Neurol* 2004; 17(3):275-82.
8. Ozge A, Termine C, Antonaci F et al. Overview of diagnosis and management of paediatric headache. Part I: diagnosis. *J Headache Pain*. 2011; 12(1):13-23.
9. Piatt JH. Recognizing neurosurgical conditions in the pediatrician's office. *Ped Clin North Am* 2004; 51(2):507-27.
10. Pinto A, Arava-Parastatidis M, Balasubramaniam R. *J Can Dent Assoc*. 2009; 75(2):125-31.
11. Rosenblum RK, Fisher P. A guide to children with acure and chronic headaches. *J Pediatr Health Care* 2001; 15:229- 35.
12. Rubin DH, Suecoff SA, Knupp KG. Headaches in children. *Pediatr Ann*. 2006; 35(5):345-53.
13. Salgado MD, Gómez RS, Castelló JC, Villalaín MJFP. La cefalea en la infancia. Una aproximación diagnóstica. *An Esp Pediatr* 2002; 57(1):432-43.

CAPÍTULO 15

Maria Cristina Ventura Ribeiro
Ana Luiza Diniz Barbosa Macêdo

Cianose

INTRODUÇÃO

Cianose é a coloração azul da pele e das mucosas que surge quando a concentração de hemoglobina (Hb) reduzida (hemoglobina não ligada ao oxigênio) está maior que 5 g/100 mL no sangue capilar. A quantidade de Hb reduzida está na dependência da sua concentração total e do grau de saturação de O_2; portanto, a cianose pode não ser observada em paciente com anemia importante. É mais facilmente observada em locais em que a pele é mais delgada e a rede capilar ampla, como lobos da orelha, lábios, leito ungueal, mucosas e língua.

Outra causa de cianose, não consequente ao aumento da hemoglobina reduzida, são hemoglobinas anormais (metemoglobina e hemoglobina M). Essas condições, entretanto, são bem menos frequentes na prática médica diária.

Uma criança cianótica deve sempre ser encarada como situação de emergência, principalmente no período neonatal. É importante lembrar que uma criança pode estar hipóxica sem cianose ou ter cianose sem hipoxemia. Por isso, a importância da detecção precoce e precisa para a devida intervenção.

INVESTIGAÇÃO DIAGNÓSTICA

O diagnóstico não é simples, principalmente no período neonatal, pois os achados clínicos se confundem entre as cardiopatias congênitas, os distúrbios respiratórios e sistêmicos. É necessária uma boa história gestacional, antecedentes familiares e achados perinatais, como doenças maternas (diabetes, hipertireoidismo, colagenoses, cardiopatias, pré-eclâmpsia grave e oligoidrâmnio), ingestão de drogas (narcóticos, álcool, anticonvulsivantes e anti-inflamatórios), síndromes genéticas, cardiopatias familiares, rotura prematura da membrana amniótica, corioamnionite, tocotraumatismo e hipóxia perinatal.

O exame físico deve ser feito de forma criteriosa, observando-se padrão respiratório, coloração da pele, frequência cardíaca, frequência respiratória, padrão alimentar, sudorese, ausculta cardíaca, palpação dos pulsos nos membros superiores e nos membros inferiores e aferição da pressão arterial.

As duas causas mais comuns de cianose no recém-nascido são a doença pulmonar e a cardiopatia. A cianose acompanhada de desconforto respiratório importante sugere comprometimento pulmonar e, na cianose de origem cardíaca, a hiperpneia é frequentemente vista, porém é infrequente frequência respiratória muito elevada.

A radiografia de tórax, muito esclarecedora e importante para o diagnóstico das doenças pulmonares, impõe-se em todos os casos. É importante lembrar que, no neonato, a imagem de cardiomegalia pode ser falsa pela existência do timo.

Oximetria de pulso é um método de grande acurácia, prático e não invasivo. Atualmente tem sido indicado como método de rastreamento de cardiopatia congênita crítica dependente do canal arterial. Esse teste apresenta sensibilidade de 75% e especificidade de 99%. O teste consiste em avaliar a oximetria de pulso em todo recém-nascido com idade gestacional > 34 semanas em torno de 24-48 horas de vida. Deve-se aferir no membro superior direito e em um dos membros inferiores. Considera-se normal saturação igual ou maior que 95% nas duas medidas e diferença menor que 3% entre as duas. Se o resultado for alterado deve-se repetir em uma hora. Se persistir alterado, investigar mais detalhadamente cardiopatia congênita com outros exames complementares como o ecocardiograma.

O teste de hiperóxia é utilizado para o diagnóstico diferencial da cianose. Consiste em administrar O_2 a 100% por 5-10 minutos e medir a PO_2 radial direita. Valor > 250 mmHg exclui cardiopatia congênita. Valor > 160 mmHg fica improvável. A falha no aumento da PO_2 para esse nível é muito sugestiva de cardiopatia congênita cianogênica. Esse teste é contraindicado em prematuros pelo risco de desenvolvimento de retinopatia da prematuridade.

O eletrocardiograma é importante no diagnóstico das cardiopatias congênitas e avaliação de arritmias.

O ecocardiograma é um exame complementar de grande auxílio na avaliação das cardiopatias congênitas. É oportuno lembrar que, para evitar erros diagnósticos, ele deve ser precedido de criterioso exame clínico, ECG e radiografia de tórax.

O ecocardiograma fetal tem contribuído bastante para o diagnóstico precoce das malformações cardíacas, possibilitando melhor programação para intervenção precoce ou mesmo para intervenção intraútero.

DIAGNÓSTICO DIFERENCIAL

A cianose pode apresentar-se de três maneiras:

- Periférica
- Central
- Diferencial

Cianose Periférica

A cianose periférica (acrocianose) surge pela remoção excessiva do oxigênio para os tecidos nos capilares periféricos. Se o sangue demora muito tempo na passagem pelos capilares, cede maior quantidade de oxigênio aos tecidos, aumentando assim a taxa de Hb reduzida no local.

148 Diagnóstico Diferencial em Pediatria

Podemos encontrar as seguintes causas de cianose periférica:

- *Acrocianose benigna*: Fenômeno vasomotor que surge por alteração do controle autonômico (espasmos das arteríolas da pele) do fluxo sanguíneo cutâneo. É mais identificada em indivíduos que têm proeminência de veias ao redor dos olhos, nariz e lábios, especialmente em crianças de pele branca. Ordinariamente, essas veias são recobertas por um plexo de artérias cutâneas que dão a coloração rosada da pele. Além de cianóticas, as zonas atingidas são frias e úmidas.
- *Exposição ao frio*: Observa-se mais frequentemente nos primeiros meses de vida. Em ambientes com temperatura externa muito baixa, pode ocorrer em qualquer faixa etária.
- *Desidratação aguda*: Nos pacientes com desidratação do III grau, a cianose pode ser observada nas extremidades devido à hemoconcentração e ao choque hipovolêmico. Outros sinais de desidratação esclarecem o diagnóstico.
- *Fenômeno de Raynaud*: Pode surgir de forma primária (doença de Raynaud) ou associado a outras doenças, como colagenoses e alguns tipos de tumores (fenômeno de Raynaud). O tipo primário é geralmente observado em mulheres jovens, magras ou que tiveram importante perda de peso recente. O exame físico é normal.

Surge pela contração espasmódica intermitente das arteríolas, apresentando caráter paroxístico. Localiza-se nos dedos, é simétrica e obedece à seguinte sequência: a região torna-se pálida e fria inicialmente para, em seguida, se apresentar cianótica e por fim hiperemiada. Coexistem alterações sensoriais de parestesia e dor. Podem surgir alterações tróficas nos locais.

- *Policitemia*: Também chamada "síndrome da hiperviscosidade sanguínea neonatal", consiste em níveis do hematócrito acima de 65% e consequente aumento da viscosidade sanguínea. É observada com maior frequência nos recém-nascidos de mãe diabética, assim como nos portadores da síndrome de Down.

A cianose é exacerbada com o choro e esforços. As seguintes manifestações clínicas podem estar presentes: sonolência, hipotonia muscular, vômitos, tremores, taquipneia, hepatomegalia, cardiomegalia, insuficiência cardíaca e convulsão.

Cianose Central

Na cianose central, diferentemente da periférica, a saturação do O_2 encontra-se diminuída. Pode ser consequente a três mecanismos fisiopatológicos distintos: o sangue que retorna pelas veias pulmonares ainda vem insaturado, há pouco retorno de sangue oxigenado dos pulmões ou por *shunt* direita-esquerda intracardíaco.

Causas de cianose central:

I. Causas pulmonares

A. Comprometimento da superfície de troca:
- Lesões estruturais dos pulmões: pneumonia, atelectasia, tumores, membrana hialina, mucoviscidose, hipoplasia pulmonar.

- Compressão do parênquima pulmonar: cistos, pneumatocele, enfisema, tumores, pneumotórax, derrame pleural, hérnia diafragmática.
- Bloqueio alveolocapilar: fibrose pulmonar, pneumonia intersticial.

B. Hipoventilação:
- Obstrução das vias respiratórias superiores e inferiores: atresia de coanas, macroglossia, traqueomalácia, estenose de traqueia, corpo estranho em vias respiratórias, asma, bronquite.
- Lesões neuromusculares respiratórias: paralisia diafragmática, neurite diftérica, tétano.
- Depressão do centro respiratório: opiáceo, barbitúrico, anestésico, hemorragia intracraniana, traumatismo cranioencefálico.

II. Aparelho cardiovascular

A. Cardiopatia congênita cianogênica:

A cianose, na dependência de cardiopatia congênita, pode ocorrer desde o nascimento ou surgir mais tardiamente.

A cianose traz outras alterações que também podem ser observadas no exame clínico.

- *Hiperpneia*: A diminuição da saturação de O_2 estimula os quimiorreceptores aórtico e carotídeo, com aumento da profundidade e frequência respiratórias.
- *Aumento das células vermelhas*: Secundário ao aumento da eritropoeitina do rim. Surge para manter a oferta de O_2 aos tecidos. Quando o hematócrito chega a 65-70%, o aumento da viscosidade interfere no fluxo sanguíneo.
- *Crise de hipóxia*: Súbita e pronunciada queda da saturação de O_2 e acentuada hiperventilação com acentuada diminuição do fluxo pulmonar.
- *Baqueteamento digital.*
- *Complicação neurológica*: O acidente vascular cerebral é mais frequente em menores de 2 anos secundário a policitemia, trombose intravascular e fenômenos embólicos, e o abscesso cerebral é mais comum após os 2 anos.

  Segundo Freedom, as cardiopatias congênitas cianogênicas podem ser agrupadas em três grupos (Quadro 15.1).
- *Cianose com hipofluxo pulmonar*: A obstrução pode ser em qualquer nível da via de saída do ventrículo direito, causando um sopro sistólico, ou pode haver obstrução total, como na atresia pulmonar, já não apresentando sopro na via de saída. Pode haver sopro contínuo no dorso pela circulação colateral. A segunda bulha é única.

  Nesse grupo estão várias patologias que se apresentam com cianose, pois a estenose pulmonar é uma associação frequente. Na cardiopatia com hipofluxo pulmonar e *shunt* direita-esquerda, o grau de cianose está na dependência do grau de obstrução na via de saída do ventrículo direito que aumenta o *shunt* direita-esquerda. A mais frequente desse grupo é a tetralogia de Fallot.

Nas cardiopatias com única cavidade (ventrículo único, átrio único, drenagem anômala total das veias pulmonares, hipoplasia do lado direito do coração, atresia tricúspide, atresia pulmonar com septo interventricular íntegro), ocorre a mistura do sangue arterial com o venoso, e o grau de cianose também dependerá da magnitude do fluxo pulmonar. Quanto menor o fluxo pulmonar, menor será o retorno de sangue oxigenado e maior será a hipóxia. Nessas situações, a radiografia do tórax demonstra o hipofluxo pulmonar. Quando for observado o arco aórtico à direita, a possibilidade diagnóstica de tetralogia de Fallot deve ser admitida.

Quadro 15.1 Diagnóstico diferencial das cardiopatias congênitas cianogênicas

ECG	Sobrecarga do VD	Sobrecarga do VE	Sobrecarga biventricular
	T4F	AP com SIV íntegro VU com	VU com EP, AP
	EP grave com CIV	AP ou EP	
	DVSVD com EP	Atresia tricúspide	
	AP com SIV íntegro Epstein		
	VU com EP ou AP		
ECG	Sobrecarga do VD	Sobrecarga do VE	Sobrecarga biventricular
	TGA	Atresia tricúspide	*Truncus*
	DVSVD sem EP	VU	DVSVD sem EP
	SCEH		VU
	VU		TGA
ECG	Sobrecarga do VD	Sobrecarga do VE	Sobrecarga biventricular
	SCEH	–	–
	DATVP com obstrução		

AP: atresia pulmonar; CIV: comunicação interventricular; DVSVD: dupla via de saída do ventrículo direito; EP: estenose pulmonar; SCEH: síndrome do coração esquerdo hipoplásico; SIV: septo interventricular; T4F: tetralogia de Fallot; TGA: transposição de grandes artérias;.VE: ventrículo esquerdo; VD: ventrículo direito; VU: ventrículo único.

- *Cianose com hiperfluxo pulmonar:* Nesse grupo, a representante é a transposição das grandes artérias, a mais frequente no período neonatal. O ventrículo esquerdo dá origem à artéria pulmonar, e o ventrículo direito, à aorta. Formam-se duas circulações em paralelo, e o quadro clínico vai depender da mistura das duas circulações através de comunicação interventricular, comunicação interatrial ou persistência do canal arterial. Quanto maior a mistura, menor a cianose. Em recém-nascido com cianose e insuficiência cardíaca, pensar em transposição das grandes artérias. Na radiografia de tórax chamam a atenção o fluxo pulmonar aumentado e o pedículo estreito. Pode ou não haver sopro.
- *Cianose com congestão pulmonar:* Nesse grupo temos a drenagem anômala total das veias pulmonares com obstrução ao retorno venoso e a hipoplasia do coração esquerdo com comunicação interatrial restritiva. Na radiografia de tórax observa-se congestão pulmonar, e o ECG apresenta sobrecarga ventricular direita.
B. Cardiopatia congênita acianogênica com hipertensão arterial pulmonar

A história natural de cardiopatia com grande *shunt* esquerda-direita, principalmente comunicação interventricular, persistência do canal arterial e defeito do septo atrioventricular, é o potencial de evoluir com o aumento da resistência arterial pulmonar. À medida que a resistência pulmonar aumenta, há diminuição do *shunt* esquerda-direita. Finalmente, se a resistência arterial pulmonar fica igual ou excede a resistência sistêmica, há inversão do *shunt*, surgindo *shunt* direita-esquerda, diminuindo a saturação de O_2 sistêmica e surgindo cianose.

À medida que aumenta a resistência pulmonar e diminui o *shunt* esquerda-direita, a intensidade do sopro diminui e por fim desaparece. No exame físico, vai chamar a atenção, além da cianose, a segunda bulha com o desdobramento encurtado por aproximação do componente pulmonar e, por fim, torna-se única e aumentada. Geralmente surge após um período de grande *shunt* esquerda-direita com hiperfluxo pulmonar e insuficiência cardíaca.

A combinação de comunicação interventricular, doença vascular pulmonar e cianose chama-se complexo de Eisenmenger. Outras cardiopatias de *shunt* com doença vascular pulmonar e cianose denominam-se síndrome de Eisenmenger.

A radiografia de tórax é importante, demonstrando redução da área cardíaca, que fica normal ou levemente aumentada, e tronco pulmonar dilatado; o fluxo pulmonar apresenta-se aumentado na região peri-hilar e diminuído na periferia.

C. Isquemia miocárdica transitória com insuficiência tricúspide

Surge como complicação de hipóxia grave. Sua forma de apresentação varia desde taquipneia até choque cardiogênico. É geralmente mascarada pelo quadro subjacente.

Pode causar *shunt* direita-esquerda pelo forame oval quando afeta principalmente o ventrículo direito, produzindo insuficiência tricúspide. O ecocardiograma é útil para avaliar a função miocárdica.

D. Hipertensão arterial pulmonar persistente no recém-nascido

Caracteriza-se pelo aumento da resistência vascular pulmonar, associada a *shunt* direita-esquerda pelo forame oval ou pelo canal arterial persistente, resultando em hipoxemia. Ocorre em 1-2 por mil nascidos vivos e é mais comum em recém-nascidos a termo e pós-termo. Pode associar-se a diversas doenças cardiorrespiratórias, como aspiração de mecônio, sepse, pneumonia (principalmente por estreptococo), hipóxia perinatal, hérnia diafragmática.

Pode ser consequente a:
- Hipoplasia da circulação por hipoplasia pulmonar. Por exemplo, hérnia diafragmática
- Mau desenvolvimento da vasculatura pulmonar com muscularização precoce da íntima e não relaxamento por causas intrauterinas, como fechamento precoce da comunicação interatrial ou do canal arterial, hipertensão fetal, hipóxia fetal
- Má adaptação de uma árvore arterial normal com vasoconstrição arterial por hipóxia perinatal, infecção, aspiração de mecônio.

Poucas horas após o nascimento, apresenta cianose e taquipneia. A história de doenças das patologias associadas auxilia no diagnóstico. A radiografia de tórax tem área cardíaca normal e fluxo pulmonar sem alterações significativas. O ECG pode estar normal ou com leve sobrecarga ventricular direita. O ecocardiograma auxilia no diagnóstico e na quantificação do grau de hipertensão arterial pulmonar.

E. Insuficiência cardíaca congestiva

Quando a descompensação é importante, pode apresentar cianose, tanto de causa central como periférica. O débito cardíaco diminuído para o pulmão e/ou edema pulmonar vão diminuir a troca gasosa no pulmão com causa central, e o retomo venoso prejudicado vai provocar certa estagnação do sangue na circulação periférica.

Associados à cianose encontramos os outros dados para o diagnóstico de insuficiência cardíaca com taquicardia, dispneia, cardiomegalia.

F. *Shunt* arteriovenoso pulmonar

A fístula arteriovenosa pulmonar é uma anomalia vascular em que há conexão direta de uma artéria pulmonar com uma veia pulmonar, o sangue passa diretamente da artéria para a veia sem atingir os capilares e, portanto, sem se oxigenar. Com o tempo, as fístulas tendem a aumentar em número e tamanho.

Geralmente tornam-se aparentes na segunda ou terceira década de vida. Em até 87% dos casos, associa-se a telangiectasia hemorrágica hereditária (síndrome de Rendu-Osler-Weber), a angiodisplasia caracterizada pela telangiectasia da pele e das mucosas, além de episódios de sangramento.

Formas adquiridas podem ocorrer por trauma ou associadas a cirrose hepática, a trombose da veia porta, a esquistossomose e a carcinoma metastático da tireoide.

Quando não associada à síndrome, apresenta-se com dispneia de esforço, e hemoptise pode ser o primeiro sintoma. Com o tempo desenvolvem-se cianose, baqueteamento e policitemia. Pode-se auscultar sopro no dorso.

A radiografia de tórax demonstra lesões arredondadas homogêneas, nodulares, ocupando geralmente o lobo inferior dos pulmões. A tomografia e a ressonância são úteis para demonstrar as lesões, e a arteriografia pulmonar é necessária para demonstrar a anatomia específica das lesões.

III. Patologias das afecções neurológicas

A. Imaturidade do centro respiratório — cianose do prematuro

Pode ser contínua ou intermitente, com fases de apneia. Surge por imaturidade do tecido pulmonar, fraqueza dos músculos respiratórios ou mau desenvolvimento do centro respiratório.

B. Lesões obstétricas intracranianas

Asfixia perinatal e tocotraumatismo podem manifestar-se com cianose importante, contínua ou intermitente. Na hemorragia intracraniana há fundamentalmente surtos de apneia e cianose. A história do parto e outras manifestações neurológicas auxiliam no diagnóstico.

C. Sedação materna

A sedação materna durante o parto deprime o centro respiratório do recém-nascido e causa cianose nos primeiros dias.

D. *Kernicterus*

Surge como consequência da impregnação do sistema nervoso por bilirrubina.

Uma das manifestações do *kernicterus* são os episódios de cianose, que se iniciam entre o terceiro e o sétimo dia de vida. Outras manifestações do *kernicterus*, como letargia, abolição do reflexo de Moro, hipertonia ou hipotonia e intensa icterícia com taxa aumentada de bilirrubina indireta, auxiliam no diagnóstico.

E. Convulsão

Durante a convulsão, pode haver espasmo de glote, movimentos respiratórios desordenados e contraturas do diafragma, podendo causar cianose que cede rapidamente após o término da crise.

IV. Infecção

A. Coqueluche do lactente

O acesso de tosse, quando prolongado, faz o lactente engasgar, entrar em apneia e apresentar cianose por espasmo de glote.

B. Sepse neonatal

Cianose pode ser o primeiro sintoma da sepse neonatal, principalmente se associada a abatimento e diminuição da atividade motora.

C. Miocardite

Pode ocorrer no recém-nascido como doença isolada ou parte de doença generalizada com hepatite ou encefalite associadas. Geralmente é decorrente de infecção viral como coxsackie, rubéola, varicela ou por agentes bacterianos e fúngicos.

V. Alterações metabólicas

A. Hipoglicemia

Pode ter como primeira manifestação a cianose. A avaliação da glicemia e a prova terapêutica confirmam o diagnóstico.

B. Hipocalcemia

Hipocalcemia pode causar cianose pelo espasmo da laringe e dos músculos da respiração.

VI. Doenças gastrointestinais

A. Refluxo gastroesofágico

Comum em prematuros, também acomete recém-nascidos a termo quando o refluxo do conteúdo gástrico pode levar à obstrução das vias respiratórias e apneia.

VII. Hemoglobina anormal

A. Metemoglobina

Metemoglobina em excesso pode causar cianose.

Na hemoglobina normal, o ferro encontra-se no estado ferroso (Fe^{2+}). Na metemoglobina, o ferro encontra-se no estado férrico (Fe^{3+}), que fixa tão fortemente o O_2 que não o libera aos tecidos. Quando a metemoglobina atinge 10%, surge cianose importante não acompanhada de dispneia e não há baqueteamento digital.

Os exames pulmonar e cardiológico são normais. O sangue obtido da picada do dedo não fica vermelho em contato com o ar (agitando o tubo). O exame espectrofotométrico confirma o diagnóstico.

Pode ser de causa congênita rara ou adquirida pelo uso de alguns tóxicos exógenos, como derivados da anilina, nitritos, sulfonamidas e óxido nítrico.

O óxido nítrico, gás bastante utilizado no tratamento da hipertensão arterial pulmonar, pode elevar a metemoglobinemia, principalmente quando utilizado em doses mais elevadas, 80 ppm. Tende a resolver-se rapidamente quando o óxido nítrico é interrompido.

Pacientes tratados com óxido nítrico, mesmo com doses abaixo de 20 ppm, devem ser monitorados com a dosagem de metemoglobina nas primeiras 4-6 horas após o início, repetindo-se a cada 24 horas.

B. Hemoglobina M

Semelhantemente à metemoglobina, fixa-se tão fortemente ao O_2 que não o cede aos tecidos. Encontra-se em raras famílias e transmite-se com caráter autossômico dominante. O quadro clínico é semelhante ao da metemoglobina. O comportamento espectrofotométrico é diferente do da metemoglobina e confirma o diagnóstico.

Cianose Diferencial

Ocorre quando a cianose é mais pronunciada nas extremidades inferiores do que nas superiores ou vice-versa.

Na cianose que predomina nos membros inferiores há um fluxo reverso por um canal arterial, portanto a parte inferior do corpo recebe o sangue insaturado do pulmão, e a metade superior recebe o sangue oxigenado vindo do ventrículo esquerdo. Precisa haver hipertensão arterial pulmonar ou obstrução na aorta antes do canal arterial. Às vezes não é observada clinicamente, mas apenas pela análise da saturação de O_2.

Quando há transposição das grandes artérias, hipertensão arterial pulmonar e um canal arterial largo com fluxo da artéria pulmonar da artéria descendente através do canal, a metade superior recebe sangue menos insaturado do que a metade inferior.

No período neonatal, pode ocorrer o fenômeno de Harlequin, condição em que um quadrante ou a metade do corpo do recém-nascido torna-se cianótico ou pálido enquanto o resto do corpo permanece rosado. Nessa condição, as mãos e os pés permanecem aquecidos. Parece tratar-se de uma instabilidade vasomotora.

Bibliografia

1. Alex R, Kemper MPH, Mahle WT, Martin GR. Strategies for implementing screening for critical congenital heart disease. *Pediatrics* Nov 2011; 128(5): e1-9.
2. Carvalho WB, Proença Filho JO. *Emergência em pediatria e em neonatologia*, 2006
3. Cloherty JP. *Manual de neonatologia*. 2010, p. 316-55.

4. Freedom RM. Neonaral heart disease. Springer-Verlag, 1992.
5. Kanlin CO, O'Donnell CL, Davis PG. Oxygen saturation in health infants immediately after birth. *Pediatrics*. 2006; 148(5):589-9.
6. Karcn LS. Pulmonary arteriovenous fistulas: Mayo Clinic experience, 1982-1997. *Mayo Clinic Proceedings* 1999; 74(12):1305.
7. Kumar U, Aggarwal P, Handa R et al. Central cyanosis in a young mano *Postgraduate Medical Journal* 1999; 75(889):693-6.
8. Oski FA. *Hematologia do recém-nascido*. São Paulo: Manole, 1984.
9. Planchom B. Acrocianose: changing concepts and nosological limitations. *J Mal Vasc* 2001; 26(1) 5-15.
10. Romho CA. Detection of transitory myocardial ischemia secondary to perinatal asphyxia. *Arch Med Res* 2000; 31 (4):337-83.
11. Sasidharan F. An approach to diagnosis and management of cyanosis and tachypnea in term infants. *Pediatric Clin Am North* 2004;999-1021.
12. Soares BG, Schuartsman, Maluf Junior PD. *Pediatria*. Instituto da criança, Hospital das Clínicas, 2011, p. 50-7.
13. Sola A. *Cuidados neonatais. Descobrindo a vida de um recém-nascido enfermo*. Volume II. 2012, p. 824-29.
14. Suguihara C. Tratamento da hipertensão pulmonar persistente do recém-nascido. *J de Pediatria*. 2001; 77(1):S 17-24.
15. Williams SG. Cyanosis in late teens. *Postgraduate Medical Journal* 2001; 77(903):53-6.

CAPÍTULO 16
Marcelo Soares Kerstenetzky

Colestase

INTRODUÇÃO/CONCEITO

A icterícia por predomínio da bilirrubina indireta em recém-nascidos é comum e, na maioria das vezes, por causas fisiológicas. Quando há aumento da bilirrubina direta, existe doença hepatocelular ou biliar que necessita de investigação clínica urgente. Nesses casos, o esclarecimento precoce do diagnóstico etiológico e a instituição do tratamento adequado exercem influência decisiva na sobrevida e na qualidade de vida de muitos pacientes.

Pode-se considerar a colestase neonatal como uma urgência em pediatria.

Colestase significa diminuição ou interrupção da excreção de bile por obstrução do fluxo através da árvore biliar intra/extra-hepática ou por alteração funcional do hepatócito. Clinicamente, caracteriza-se pela tríade icterícia, colúria e hipocolia ou acolia fecal, e laboratorialmente por aumento sérico dos sais biliares, colesterol e bilirrubina direta (BD > 2,0 mg/dL ou > 20% da bilirrubina total).

O número de doenças associadas à colestase na infância é extenso e varia de acordo com a idade. Assim, nos primeiros meses de vida, três entidades clinicopatológicas aparecem como expressão final dos distúrbios hepatobiliares: doença hepatocelular (hepatite neonatal *latu sensu*) e distúrbios dos ductos biliares intra-hepáticos (hipoplasia ou rarefação dos ductos biliares intra-hepáticos) e extra-hepáticos (atresia de vias biliares, cisto de colédoco etc.).

Atualmente, é a seguinte a distribuição das causas de colestase neonatal: 5% de origem infecciosa (TORCH, hepatite B), 15% de causa idiopática, 10% por deficiência de alfa-1-antitripsina, 25% são colestases familiares, 25% são atresia de vias biliares, 20% são doenças metabólicas.

FISIOPATOLOGIA

Os mecanismos da colestase podem ser amplamente classificados em hepatocelulares, pelos quais ocorre diminuição da formação de bile, e obstrutivos, com impedância do fluxo de bile após a sua formação. As características típicas histopatológicas da colestase hepatocelular incluem bile nos espaços dentro dos hepatócitos canaliculares, em associação a lesão inflamatória generalizada. Típicos da colestase obstrutiva são a obstrução da bile nos ductos biliares interlobulares, a expansão portal e a proliferação de ductos biliares em associação a lesão centrolobular.

Os efeitos da colestase são profundos e generalizados. Embora os principais efeitos envolvam a função do fígado e do intestino, os efeitos secundários podem incluir qualquer órgão. Os principais efeitos são retenção de bile, regurgitação de bile para o soro e redução na drenagem da bile para o intestino. Eles resultam em efeitos secundários que levam ao agravamento da doença hepática.

A maioria das doenças colestáticas na infância ocorre no primeiro ano de vida. O RN tem fígado considerado imaturo, sendo mais predisposto às agressões de etiologia infecciosa, metabólica ou tóxica ("colestase fisiológica"), devido à ocorrência de alguns fatores: predominância de formas mono-hidroxiladas dos ácidos biliares (ácido litocólico), que são hepatotóxicas, com capacidade de iniciar ou exacerbar a colestase, e diminuição da captação, síntese e excreção de ácidos biliares.

QUADRO CLÍNICO E LABORATORIAL

A colestase, nos primeiros meses de vida, apresenta características clínicas, bioquímicas e anatomopatológicas que variam muito pouco, qualquer que seja a etiologia, ocasionando maior dificuldade ao diagnóstico para o pediatra e o patologista. O seguimento contínuo e a longo prazo pode estabelecer diagnósticos mais precisos; a prioridade na avaliação é investigar se a colestase é secundária a causas intra-hepáticas, como infecções e doenças geneticometabólicas, que necessitam de tratamento clínico urgente, ou se é decorrente de causas extra-hepáticas, como a atresia de vias biliares extra-hepáticas e o cisto de colédoco, que exigem correção cirúrgica precoce.

Raramente esses pacientes são encaminhados antes de quatro semanas de vida (o diagnóstico de atresia de vias biliares deve ser realizado nas primeiras 6-8 semanas de vida). Mieli-Vergani *et al.* descreveram fatores que contribuíram para o encaminhamento tardio de crianças com prolongada colestase: falta de seguimento da icterícia neonatal, investigação inadequada de distúrbios hemorrágicos, supervalorização da icterícia pelo leite materno.

No exame físico, a coloração das fezes deve sempre ser analisada, com pesquisa ao toque retal ou visualização das fezes nas fraldas. Se a cor for amarelada ou esverdeada, não se trata de doença obstrutiva. Acolia ou hipocolia fecal persistente sugere obstrução das vias biliares (é necessário visualizar diariamente a cor das fezes). Íleo meconial pode sugerir mucoviscidose. Enfatiza-se que a coloração das fezes e da urina faz parte da avaliação precoce dos pacientes colestáticos. Por esse motivo, alguns países já estão utilizando a escala colorimétrica das fezes para seguimento dos recém-nascidos e lactentes (Figura 16.1).

Nos pacientes com quadro obstrutivo (atresia de vias biliares), geralmente o peso ao nascimento é adequado para a idade e estados nutricional e geral normais. Na colestase intra-hepática, geralmente, o RN é prematuro ou pequeno para a idade gestacional.

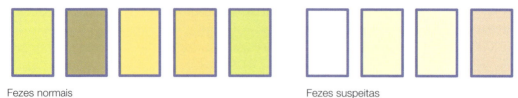

Figura 16.1 Escala cromática das cores das fezes. Estabelece as cores de fezes normais e as suspeitas em relação à colestase neonatal. *Fonte*: Jacquemim (2007).

Nas infecções pode ocorrer grave comprometimento do estado geral e alteração pondoestatural, de acordo com o período de aparecimento da infecção intraútero. Há predominância do sexo feminino nas atresias de vias biliares e, nas colestases intra-hepáticas, do sexo masculino.

Na palpação da região abdominal, é importante ressaltar que a maioria das causas que levam à colestase apresenta hepatomegalia de consistência homogênea, sendo que nos primeiros meses de vida o tamanho do fígado à palpação é de aproximadamente 4 cm, diminuindo com a idade, chegando a 1 cm ou não palpável aos 4 anos. Portanto, no primeiro mês de vida, o tamanho e a consistência do fígado podem não ser os parâmetros adequados para distinguir a doença obstrutiva da hepatocelular.

A investigação laboratorial de um paciente com colestase deve seguir várias etapas:

- Avaliação inicial: testes de função hepática (aminotransferases — AST, ALT —, fosfatase alcalina [FA], gama glutamil transpeptidase [gama-GT], bilirrubinas totais e frações, eletroforese de proteínas, tempo de protrombina com atividade enzimática–índice internacional normalizado [INR], tempo de protrombina parcial ativado [TTPA], glicemia e amônia). Esses testes não diferenciam as causas extra-hepáticas das intra-hepáticas. Níveis muito elevados de AST e ALT sugerem hepatite neonatal, e níveis elevados de enzimas canaliculares (gama-GT, FA) sugerem atresia de vias biliares. Coagulograma alterado pode ser decorrente de deficiência de vitamina K secundária a colestase; caso, após três dias de uso de vitamina K, continue alterado, o comprometimento é mais hepatocelular do que canalicular.
- Quando houver suspeita de doenças infecciosas, deve-se solicitar sorologias, PCR para identificar o possível agente etiológico, assim como culturas de urina e sangue.
- Nas doenças metabólicas (erros inatos do metabolismo), iniciar com dosagem de alfa-1-antitripsina, *screening* urinário (substância redutora e cromatografia na urina), dosagem de ácidos orgânicos, T_3, T_4 e TSH, cloro no suor etc.
- A investigação radiológica consiste na USG abdominal, que auxilia no diagnóstico do cisto de colédoco, dilatação de ductos biliares intra-hepáticos e também na sugestão do diagnóstico de atresia de vias biliares (AVB) pelo achado do sinal da corda triangular (cone fibroso na bifurcação da veia porta). Lembrar que a USG normal não afasta o diagnóstico. Analisando esse cordão nos pacientes atrésicos, Tan Kendricke *et al.* observaram baixo percentual de falsos negativos e nenhum caso de falso positi-

vo para o diagnóstico de atresia. Park *et al.* demonstraram alta especificidade e valor preditivo positivo de 95% nesse achado ultrassonográfico. Apesar da alta especificidade, é importante enfatizar que a ausência desse sinal não é suficiente para descartar o diagnóstico de AVB. A cintilografia hepática com tecnécio-99, quando evidencia o encontro do radiofármaco no intestino, afasta o diagnóstico de AVB, porém a sua ausência não confirma o diagnóstico.

- A biópsia hepática tem papel importante no diagnóstico da AVBEH, definindo se o quadro é de obstrução ou não; se a biópsia sugere obstrução, está indicada laparotomia com colangiografia operatória, pois apenas esse procedimento pode confirmar ou afastar, definitivamente, a possibilidade de atresia de vias biliares nesse caso.

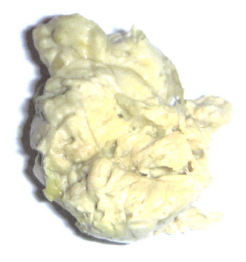

Figura 16.2 Acolia fecal. (*Fonte*: Jacquemim, 2007).

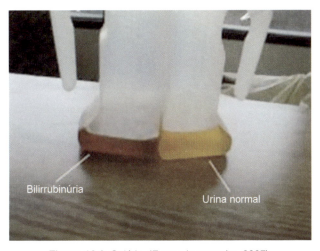

Figura 16.3 Colúria. (*Fonte*: Jacquemim, 2007).

DIAGNÓSTICO DIFERENCIAL

Atresia de Vias Biliares

A atresia de vias biliares (AVB) é o resultado de um processo que acomete as vias biliares extra/intra-hepáticas, ocasionando obliteração ou perda da continuidade das vias biliares extra-hepáticas em qualquer segmento entre o *porta hepatis* e o duodeno. Constitui, ainda hoje, a principal causa de transplante hepático em crianças.

A divulgação de conhecimentos que facilitem o diagnóstico da AVB é de vital importância, pois o prognóstico é melhor se a criança for submetida a tratamento cirúrgico (portoenterostomia Kasai) dentro das primeiras 8 semanas de vida. Colestase, caracterizada por acolia fecal persistente e colúria, necessita de investigação, sendo indicada biópsia hepática em caráter de urgência; se o resultado sugerir atresia de vias biliares, a laparotomia com colangiografia é mandatória. Em alguns casos, quando existe difilcudade de acesso rápido ao resultado da biópsia hepática, indica-se colangiografia peroperatória inicialmente.

O diagnóstico definitivo consiste na demonstração da obstrução da árvore biliar extra-hepática, durante laparotomia exploradora com colangiografia. Nenhuma das modalidades diagnósticas disponíveis apresenta sensibilidade e especificidade de 100% para o diagnóstico da atresia de vias biliares.

Quanto ao tratamento da AVB, a única alternativa atualmente continua sendo a portoenterostomia, introduzida por Kasai e Suzuki, em 1959. O procedimento cirúrgico consiste em estabelecer a drenagem biliar através da anastomose de um conduto intestinal à superfície do hilo hepático (*porta hepatis*), do tipo Y de Roux.

Em relação ao prognóstico, se a portoenterostomia não for realizada, ocorre inevitavelmente a progressão da fibrose para cirrose biliar, com insuficiência hepática e óbito, com um ano em 50-80% das crianças e até três anos em 90-100% dos pacientes.

Os pacientes submetidos a tratamento cirúrgico podem apresentar três diferentes tipos de evolução:

- Resposta satisfatória (AVB operada com sucesso), na qual o paciente tem boa evolução clínica, não apresentando colestase, ficando anictérico, embora possa apresentar discretas alterações das enzimas hepáticas.
- Resposta parcial (AVB operada com sucesso parcial), na qual o paciente apresenta drenagem biliar satisfatória, mas evolui com fibrose hepática progressiva, podendo ainda apresentar níveis discretos de colestase.
- Falha terapêutica (AVB operada sem sucesso), situação em que a criança apresenta evolução igual ou mesmo pior à dos pacientes não tratados, mantendo nível de colestase semelhante ou pior do que o anterior à cirurgia.

Os fatores que influenciam o prognóstico são:

- Idade do paciente no momento da cirurgia
- Extensão da fibrose hepática ou achado de cirrose no momento da cirurgia
- Grau de destruição dos ductos biliares intra-hepáticos

Colestase **161**

Quadro 16.1 Diagnóstico diferencial de colestase neonatal

I – CAUSAS INTRA-HEPÁTICAS

Colestase associada a infecção
- Vírus (citomegalovírus, herpesvírus simples, vírus da hepatite B, HIV, parvovírus B19, outros)
- Bactérias (infecção do trato urinário, sepse, *Listeria*, sífilis e outros)
- Protozoários (toxoplasmose)

Doenças metabólicas
- Defeito no ciclo da ureia (colestase neonatal associada às deficiências de citrina e de arginase)
- Desordens do metabolismo de metais (hemocromatose neonatal, sobrecarga infantil de cobre não wilsoniana)
- Desordens do metabolismo de lipídios (doença de Niemann-Pick tipo C, doença de Wolman, doença de depósito de éster de colesterol)
- Desordens do metabolismo do carboidrato (galactosemia, frutosemia, glicogenose tipo 4)
- Desordens do metabolismo de aminoácidos (tirosinemia)
- Hepatopatias mitocondriais

Formas hereditárias da colestase intra-hepática
Desordens dos transportadores de membrana ou de secreção
- Deficiência dos transportadores dos ácidos biliares — deficiência de BSEP (progressiva e persistente: PFIC2; benigna e recorrente: BRIC2)
- Deficiência dos transportadores de fosfolípides — deficiência do MDR3 (PFIC3)
- Deficiência do transportador de íons — CFTR (fibrose cística)
- Deficiência de FIC1 (progressiva e persistente: PFIC1 e doença de Byler; benigna e recorrente: BRIC1)
- Ictiose neonatal — síndrome da colangite esclerosante
- Artrogripose
- Síndrome de Aagenaes (síndrome da colestase com linfedema)
- Deficiência de alfa-1-antitripsina

Desordens da biossíntese ou conjugação dos ácidos biliares
- Deficiência da 3β-hidroxiesteroide Δ5-C27 esteroide desidrogenase/isomerase
- Deficiência da 3-oxosteroide 5β-redutase
- Deficiência da oxisterol 7α-hidrolase
- Deficiência de BAAT (*bile transporter — familial hypercholanemia*)
- Deficiências secundárias (distúrbios peroxissomais: síndrome de Zellweger)

Desordens da embriogênese
- Síndrome de Alagille (defeito de *Jagged 1*)
- Malformação da placa ductal (ARPKD, ADPLD, doença de Caroli)

Não classificadas
- Síndrome de McCune-Albright
- Defeito funcional de Villin
- Cirrose infantil indiana

Síndromes endócrinas
- Hipotireoidismo
- Pan-hipopituitarismo

Síndromes genéticas
- Síndrome de Down
- Outras trissomias
- Síndrome de Turner
- Síndrome de Zellweger

Doenças de depósito
- Doença de Gaucher

Fármacos e toxinas (tóxicas)
- Endotoxemia, colestase associada a nutrição parenteral, hidrato de coral, antibióticos e outras drogas

Hipóxia/hipoperfusão

Outras
- Lúpus neonatal
- Doença de Caroli
- Síndrome da bile espessa
- Histiocitose X
- Síndrome de ativação macrofágica (linfo-histiocitose hemofagocítica)

Idiopáticas
- Hepatite neonatal idiopática
- Ductopenia não sindrômica

II – CAUSAS EXTRA-HEPÁTICAS
- Atresia de vias biliares extra-hepáticas
- Cisto de colédoco
- Perfuração espontânea das vias biliares
- Coledocolitíase
- Colangite esclerosante neonatal
- Estenose das vias biliares
- Compressão externa das vias biliares (massas ou tumores)

ADPLD: doença hepática policística autossômica dominante; ARPKD: doença renal policística autossômica recessiva; BRIC: colestase intra-hepática benigna recorrente; BSEP: bomba de transporte dos sais biliares; CFTR: regulador transmembrana da fibrose cística; MDR3: proteína de resistência multidrogas; PFIC: colestase intra-hepática familiar progressiva.
Fonte: Modificado de Balistreri e Bezerra (2006).

- Número de episódios de colangite ascendente
- Experiência do cirurgião e equipe
- Local da obliteração das vias biliares
- Forma da atresia, se embrionária ou fetal

Colestases Familiares Intra-hepáticas

As colestases familiares intra-hepáticas constituem um grupo heterogêneo de doenças crônicas que se manifestam, na grande maioria das vezes, na infância, ainda no período neonatal, e que têm características clínicas semelhantes e mecanismos patogênicos diferentes, podendo ocorrer na embriogênese, no transporte canalicular ou na biossíntese dos ácidos biliares.

Quadro 16.2 Colestases familiares intra-hepáticas

Alterações na embriogênese
Síndrome de Alagille
Alterações no transporte canalicular
Colestase familiar 1 (PFIC-1)
Colestase familiar 2 (PFIC-2)
Colestase familiar 3 (PFIC-3)
Alterações na biossíntese dos ácidos biliares

Síndrome de Alagille

É a colestase familiar intra-hepática mais frequente. Na maioria dos casos, o diagnóstico é realizado na primeira infância, com os seguintes achados:

- *Colestase crônica decorrente de ductopenia*, presente em mais de 90% dos casos. Seu início é precoce, nos primeiros meses de vida, com sinais de colestase, e pode ser persistente. Pode ser confundida com atresia de vias biliares. O prurido surge após quatro meses de vida, podendo ser leve ou intenso. A função hepática, na maioria dos casos, está normal.
- *Cardiopatia congênita*: presente em 52-85% dos casos, a maioria com estenose de ramo periférico da artéria pulmonar. Outras anomalias podem ser encontradas: tetralogia de Fallot, atresia pulmonar, comunicação septal ventricular e/ou atrial, ducto arterioso patente, coarctação da aorta.
- *Anomalias esqueléticas*: presentes em 33-87% dos casos, a maioria com vértebras em forma de asa de borboleta. No período neonatal, essas alterações podem não estar visíveis, sendo menos evidentes na adolescência.
- *Anomalias oculares*: presentes em 56-90% dos casos, com achado de embriotóxon posterior. Geralmente, o paciente é assintomático; não é visualizado a olho nu.
- *Fácies*: alterações faciais presentes em 70-90% dos casos: nariz plano com a ponta bulbosa, olhos profundos e espaçados, mandíbula pequena com queixo pontiagudo, rima bucal para baixo e fronte proeminente.

A forma completa da doença apresenta as cinco características descritas, e a incompleta, no mínimo, três, incluindo colestase crônica.

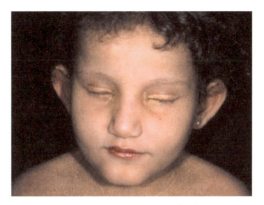

Figura 16.4 Fácies característica e xantomas palpebrais. (*Fonte*: An. *Bras. Dermatol.* 83:3. Rio de Janeiro maio/junho 2008.)

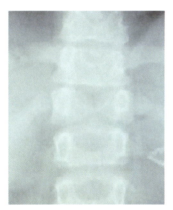

Figura 16.5 Vértebras em borboleta. (*Fonte:* David E, Cinconze S. *Alagille syndrome: genetics, clinical and radiological aspects and therapy.*)

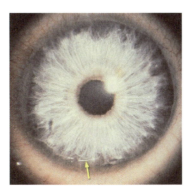

Figura 16.6 Embriotóxon posterior.

Colestases Familiares Intra-hepáticas Progressivas

As colestases familiares intra-hepáticas progressivas (PFIC) correspondem a um grupo de doenças hereditárias, autossômicas recessivas e raras cuja incidência ainda é desconhecida, mas há estimativas de 1/50.000-1/100.000 nascidos vivos. Os mecanismos fisiopatológicos dessas entidades envolvem alterações na geração do fluxo biliar — sendo classificados três tipos: PFIC-1, PFIC-2 e PFIC-3 — e estão relacionados com as mutações dos genes do sistema de transporte hepatocelular envolvidos na formação da bile. Caracterizam-se por colestase crônica e ausência de distúrbios anatômicos identificáveis.

Quadro 16.3 Aspectos clínicos, bioquímicos e histológicos

	PFIC-1	PFIC-2	PFIC-3
Prurido	Grave	Grave	Moderado
Gama-GT	Normal	Normal	Elevado
Colesterol	Normal	Normal	Elevado
Histologia	Colestase canalicular leve, graus variáveis de fibrose, bile granular e grosseira	Hepatite com células gigantes, bile amorfa	Proliferação ductal, infiltrado inflamatório portal
Ácidos biliares séricos	Muito elevados	Muito elevados	Elevados
Lócus do cromossomo	18q21-22	2q24	7q21
Gene/proteína	*ATP8B1/FIC1*	*ABCB11/BSEP*	*ABCB4/MDR3*
Outros sítios de expressão	Colangiócitos, intestino, pâncreas	Nenhum	Nenhum
Defeito funcional	Transporte de aminofosfolípide ATP-dependente	Transporte de ácido biliar ATP-dependente na bile	Translocação da fosfatidilcolina ATP-dependente na bile

Cisto de Colédoco

O cisto de colédoco tem incidência que varia de 1:13.000-1:2.000.000 nascidos vivos, sendo mais frequente entre os orientais, com predomínio evidente no sexo feminino (mais de 80%). Representa a segunda causa de colestase extra-hepática depois da atresia biliar extra-hepática. É classificado nos seguintes tipos: o tipo I consiste na dilatação sacular ou fusiforme do ducto biliar comum (colédoco), responsável por 90% dos casos; o tipo II tem a forma de divertículo; o tipo III é representado por coledococele (dilatação da porção intraduodenal do ducto biliar comum); o tipo IVa exibe dilatações múltiplas dos ductos biliares intra-hepáticos e extra-hepáticos; o tipo IVb, com cistos extra-hepáticos múltiplos, é de ocorrência rara; o tipo V, também denominado doença de Caroli,

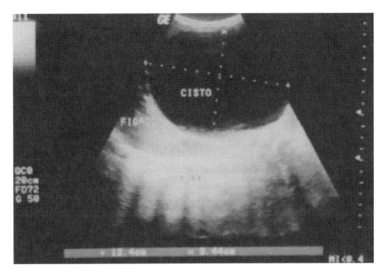

Figura 16.7 Cisto gigante de colédoco em criança.

consiste na dilatação isolada ou múltipla dos ductos biliares intra-hepáticos de grande calibre (segmentares) — na realidade, o tipo V é uma doença cística das vias biliares e não um tipo de cisto de colédoco.

De etiologia ainda não esclarecida, o cisto de colédoco tipo infantil, que ocorre no lactente com idade inferior a 6 meses, tem expressão clínica indistinguível da atresia biliar extra-hepática. Ao contrário desta, seu diagnóstico é facilmente estabelecido pelo ultrassom abdominal, inclusive intraútero, possibilitando o diagnóstico e a correção cirúrgica precoce e, consequentemente, a melhora do prognóstico.

Deficiência de Alfa-1-antitripsina

A deficiência de alfa-1-antitripsina (A1-AT) é uma doença genética relativamente comum. Afeta 1:1.600-2.000 recém-nascidos vivos em populações da América do Norte e norte da Europa, constituindo a doença hepática de origem genética mais frequente na infância. Em um estudo realizado por Sveger, na Suécia, foi demonstrado que apenas 10-15% dos indivíduos com deficiência de A1-AT apresentaram dano hepático, com mínimas lesões que não necessitaram de intervenção terapêutica. Do ponto de vista clínico, as manifestações podem se apresentar nos primeiros 2 meses de vida com quadro de hepatite ou mais tardiamente com sinais de hepatopatia crônica avançada. Cerca de 45% das crianças afetadas são pequenas para a idade gestacional (PIG). A icterícia é do tipo colestática, com hipo/acolia fecal, sendo confundida com atresia de vias biliares em casos de persistência da acolia nos 2 primeiros meses. Cerca de 50% dos casos que iniciaram sintomatologia nos 2 primeiros meses de vida tendem a apresentar o desaparecimento da icterícia lentamente até os 6 meses de idade. O diagnóstico definitivo é realizado pela determinação do fenótipo sérico da A1-1T.

Nutrição Parenteral

A colestase resultante da nutrição parenteral tem explicação patogenética multifatorial. É mais frequente entre os recém-nascidos de peso muito baixo em uso de nutrição parenteral por tempo superior a duas semanas. A colestase associada à nutrição parenteral total ocorre em até 33% dos lactentes que a recebem por menos de 8 semanas; pode acometer 80% dos casos que permanecem em nutrição parenteral por período maior que dois meses. A alteração hepática progride lentamente desde as alterações laboratoriais (elevação dos ácidos biliares séricos, aumento das bilirrubinas com predomínio da fração conjugada ou direta, das aminotransferases e da fosfatase alcalina), icterícia e hepatomegalia, passando por esteatose. Culmina com cirrose biliar nos casos de duração muito prolongada da nutrição parenteral, além da distensão da vesícula biliar e da formação de bile espessa, evidenciada pelo ultrassom abdominal.

Vários fatores estão implicados na gênese da colestase decorrente de nutrição parenteral total prolongada: imaturidade da circulação êntero-hepática; agressões perinatais (jejum, hipóxia, hipovolemia, drogas hepatotóxicas, doenças gastrointestinais, sepse, exposição a vírus hepatotrópicos), deficiência de nutrientes (taurina, ácidos graxos essenciais, carnitina, metais traços, vitamina E, selênio etc.) e toxicidade dos nutrientes (aminoácidos, lipídios, metais etc.).

O prognóstico da colestase secundária à nutrição parenteral é relativamente bom, com remissão lenta das alterações em 4-6 meses depois da sua interrupção. Menos de 10% evoluem para cirrose hepática.

Hepatite Neonatal Idiopática

A denominação hepatite neonatal idiopática abriga a maioria das causas de colestase intra-hepática de natureza desconhecida. É evidente que, com os avanços dos métodos propedêuticos e com a crescente experiência acerca da síndrome colestática, sobretudo nos países desenvolvidos, existe uma tendência à redução dos casos de hepatite neonatal idiopática e ao aumento do diagnóstico de outras entidades clínicas. O predomínio do diagnóstico de hepatite neonatal idiopática nas diversas casuísticas é o resultado inequívoco do domínio ainda incompleto do conhecimento de todas as causas de colestase e das limitações diagnósticas existentes. Cursa inicialmente com colestase e alteração de aminotransferases, evoluindo de forma benigna na maioria dos casos.

A hepatite neonatal idiopática é uma afecção que não tem indicação de tratamento, limitando-se aos acompanhamentos clínico e laboratorial do paciente.

Bibliografia

1. Alagille D, Estrada A, Hadchouel M et al. Syndromic paucity of interlobular bile ducts (Alagille syndrome or arteriohepatic dysplasia): review of 80 cases. J Pediatr. 1987; 110:195-200.
2. Bezerra JA. Colestase neonatal. In: Ferreira CT, Carvalho E, Silva LR. Gastroenterologia e hepatologia em pediatria. Rio de Janeiro: Medsi; 2003. p. 581-97.
3. Bezerra JA. Outras doenças metabólicas do fígado. In: Ferreira CT, Carvalho E, Silva LR. Gastroenterologia e hepatologia em pediatria. Rio de Janeiro: Medsi; 2003. p. 659-76.

4. Jacquemin E. Screening for biliary atresia and stool colour: Method of colorimetric scale. Arch Pediatr. 2007 Mar;14(3):303-5.
5. Mowat AP, Davidson LL, Dick MC. Earlier identification of biliary atresia and hepatobiliary disease: selective screening in the third week of life. Arch Dis Child. 1995 Jan; 72(1):90-2.
6. Ohi R. Biliary atresia. A surgical perspective. Clin Liver Dis. 2000 Nov; 4(4):779-804.
7. Palermo JJ, Joerger S, Turmelle Y et al. Neonatal cholestasis: opportunities to increase early detection. Acad Pediatr. 2012 Jul-Aug; 12(4):283-7. Department of Pediatrics, Washington University, St. Louis,
8. Park WH, Choi SO, Lee HJ. The ultrasonographic 'triangular cord' coupled with gallbladder images in the diagnostic prediction of biliary atresia from infantile intrahepatic cholestasis. J Pediatr Surg. 1999 Nov; 34(11):1706-10. MO 63110, USA.
9. Porta, G. Síndrome colestática do recém nascido e lactente. In: Marcondes EM & Manissadjian A. Pediatria básica, 8. ed. Sarvier, 1237-1243,1991.
10. Suchy FJ. Neonatal cholestasis. Pediatr Rev. 2004 Nov; 25(11):388-96.
11. Tan Kendrick AP, Phua KB, Ooi BC et al. Making the diagnosis of biliary atresia using the triangular cord sign and gallbladder length. Pediatr Radiol. 2000 Feb; 30(2):69-73.
12. Turnpenny PD, Ellard S. Alagille syndrome: pathogenesis, diagnosis and management. European Journal of Human Genetics (2012) 20, 251-257.

CAPÍTULO 17

Roberto José Alves Casado
Maria do Carmo Menezes Bezerra Duarte
Alfredo Meneses Neto

Coma

DEFINIÇÃO

Coma (do grego κώμα [*koma*], ou seja, "sono profundo") é um estado de inconsciência sustentado, em que a pessoa não pode ser despertada, falha em responder normalmente a estímulo doloroso, luminoso ou sonoro, está desprovida do ciclo sono-vigília e não inicia ações voluntárias.

Termos descritivos, como sonolência, torpor, obnubilação e letargia, usados para definir diferentes tipos de vigília, devem ser evitados devido à falta de uniformidade, na literatura, quanto a suas definições.

O coma é considerado um sintoma e não uma enfermidade, que requer diagnóstico e intervenção precoce para preservação da função cerebral, evitando danos cerebrais irreversíveis ou óbito.

FISIOPATOLOGIA

O coma pode ser decorrente de:

- Lesão primária envolvendo córtex cerebral, estruturas diencefálicas, mesencéfalo ou porção rostral da ponte (sistema ativador reticular ascendente).
- Manifestações secundárias a distúrbios metabólicos, tóxicos ou endócrinos.

ETIOLOGIA

Dois grandes grupos norteiam as causas do coma: *traumáticos* (mais frequentes) e *não traumáticos* (CNT). O CNT predomina nos menores de 5 anos, e a mortalidade global nos primeiros 12 meses pode variar de 3-84% dependendo do fator causal.

Causas mais envolvidas com alterações estruturais ou funcionais do SNC:

- *Traumática*
  - Contusão cerebral
  - Hematoma extradural

Coma **169**

- *Não traumática*
  - *Infecciosas (mais frequente em CNT):*
    - Meningite bacteriana
    - Encefalite viral
    - Abscesso cerebral

  - *Metabólicas:*
    - Hipoglicemia
    - Intoxicação exógena
    - Distúrbios hidroeletrolíticos e ácido-básicos (desidratação aguda, hipo/hiper-natremia, hipo/hipercalcemia)
    - Lesão hipóxico-isquêmica
    - Uremia
    - Cetoacidose diabética
    - Estado de mal convulsivo
    - Encefalopatia hepática

  - *Vasculares e cardíacas:*
    - Encefalopatia hipertensiva
    - Embolia cerebral
    - Arritmias cardíacas
    - Choque
    - Vasculite (infecciosa, lúpica)

  - *Causas físicas (acidentes):*
    - Eletrocussão
    - Quase afogamento

  - *Outras afecções neurológicas:*
    - Tumor do sistema nervoso central
    - Hidrocefalia
    - Hemorragia intracraniana

Em geral, traumas, tumores e isquemia focal determinam lesões focais que podem afetar os hemisférios cerebrais ou o tronco encefálico, enquanto os quadros infecciosos, metabólicos e hipóxicos tendem a causar disfunção cerebral generalizada com relativa preservação do tronco encefálico.

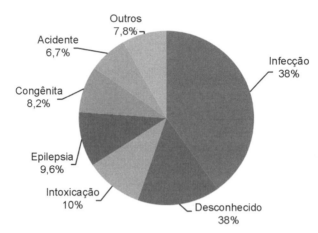

Figura 17.1 Incidência de causas de coma não traumático em crianças. (*Fonte*: Wong *et al*. Arch Dis Child, 2001.)

AVALIAÇÃO E QUADRO CLÍNICO DO PACIENTE COMATOSO

A avaliação detalhada do paciente comatoso guia na identificação de algumas lesões cerebrais, bem como auxilia na diferenciação de três grupos de localizações principais: supratentoriais (acima da tenda do cerebelo), infratentoriais e difusas.

O atendimento básico deve respeitar os princípios de reanimação cardiorrespiratória e cerebral. O objetivo inicial é prevenir lesões hipóxico-isquêmicas secundárias e a herniação cerebral (que se desenvolve quando o cérebro é submetido a diferentes gradientes de pressão entre um e outro compartimento).

A avaliação é pautada em:

- **História clínica:** Averiguar características do acidente (se traumático), tempo de instalação do coma (abrupto: hemorragia, infarto, intoxicações ou gradual: coma hepático, abscesso cerebral, hematoma subdural, tumores do SNC), febre, vômitos (hipertensão intracraniana), convulsões, uso de medicamentos, de agentes intoxicantes e de doenças preexistentes.
- **Exame físico geral:** Exame clínico minucioso com atenção para níveis de pressão arterial, temperatura, pulso, frequência cardíaca, aspecto da pele (palidez, icterícia, *rash* petequial, equimoses, sinais de traumatismo), hálito e ritmo respiratório.
- **Avaliação neurológica**: Com ênfase na pesquisa de sinais de hipertensão intracraniana (HIC), irritação meníngea e lesão neurológica focal, capazes de fornecer dados prioritários para potenciais causas e localização da disfunção cerebral:
- **Nível de consciência:** Avaliado pela postura, atividade motora, abertura ocular ou verbalização. Deve ser registrada e acompanhada de forma objetiva através da utilização da escala de coma de Glasgow (modificada em crianças menores de 5 anos). Nessa escala são avaliados três tipos de resposta: abertura ocular, resposta verbal e resposta motora; o escore varia de 3 a 15).

Quadro 17.1 Escala de coma de Glasgow

Escore	Resposta	Resposta modificada para lactentes
	Abertura ocular	
4	Espontânea	Espontânea
3	Ao estímulo verbal	Ao estímulo verbal
2	Ao estímulo doloroso	Ao estímulo doloroso
1	Ausente	Ausente
	Melhor resposta motora	
6	Obedece comando	Movimentação espontânea
5	Localiza dor	Localiza dor (retirada ao toque)
4	Retirada ao estímulo doloroso	Retirada ao estímulo doloroso
3	Flexão ao estímulo doloroso (postura decorticada)	Flexão ao estímulo doloroso (postura decorticada)
2	Extensão ao estímulo doloroso (postura descerebrada)	Extensão ao estímulo doloroso (postura descerebrada)
1	Ausente	Ausente
	Melhor resposta verbal	
5	Orientado	Balbucia
4	Confuso	Choro irritado
3	Palavras inapropriadas	Choro à dor
2	Sons inespecíficos	Gemido à dor
1	Ausente	Ausente

TCE grave (escore de Glasgow: 3-8): TCE moderado (escore de Glasgow: 9-12): TCE leve (escore de Glasgow: 13-15).

Anormalidades pupilares: Ajuda na localização de algumas lesões: observar tamanho, forma, simetria e reflexo fotomotor (RFM), fornecendo evidência de disfunção de tronco encefálico e nervo oculomotor. O RFM é resistente aos insultos do SNC e sua ausência é indício de lesão estrutural, com exceção da intoxicação por atropina, opiáceos e barbitúricos, hipotermia e encefalopatia hipóxico-isquêmica. Dilatação pupilar unilateral em paciente comatoso sugere compressão ipsilateral do nervo oculomotor por herniação uncal até que se prove o contrário.

- Mióticas fotorreagentes: lesão diencefálica ou metabólica, intoxicação exógena (opioide, colinérgicos).
- Mióticas em cabeça de alfinete fotorreagentes: lesão na ponte.
- Pupilas médias não fotorreagentes ou midriáticas não fotorreagentes: lesão mesencefálica.
- Midriáticas com RFM abolido: herniação de uncus.
- Anisocoria: HIC, lesão expansiva cerebral.

Fundoscopia ocular: Papiledema — hipertensão intracraniana (raramente observada em encefalopatia aguda), hemorragia retiniana — traumas, *shake baby syndrome.*

172 Diagnóstico Diferencial em Pediatria

Integridade do tronco encefálico: Reflexos oculocefálicos, oculovestibulares, corneais, tosse e engasgo são indicativos de integridade do tronco encefálico. Podem ser avaliados por alterações de movimentos oculares:

- Mobilidade ocular incompleta: lesão mesencefálica.
- Resposta calórica abolida: lesão pontina-bulbar.
- Desvio conjugado do olhar para o lado contralateral à hemiplegia: lesão supratentorial contralateral à hemiplegia.
- Desvio conjugado do olhar ipsilateral à hemiplegia: lesão pontina contralateral à hemiplegia.
- Desvio conjugado do olhar para cima: encefalopatia grave ou crise epiléptica.
- Desvios periódicos do olhar para baixo com retorno lento (*bobbing* ocular): lesão pontina.
- Movimentos oculares em "pingue-pongue": lesão supratentorial ou cerebelar.
- Movimentos erráticos: lesão de tronco ou disfunção supratentorial difusa.

Resposta motora: Procede-se à avaliação da postura, tônus e reflexos.
- Hemiparesias: pós-convulsão, lesão expansiva.
- Postura de decorticação envolve disfunção cortical e subcortical, enquanto descerebração é observada em alterações toxicometabólicas e compressões de mesencéfalo.
- Flacidez indica lesão pontina baixa ou medular.

Fontanela anterior quando aberta: abaulada/pulsátil — HIC.

Padrão respiratório: Reflete lesão do tronco encefálico ou interferência com regulação suprabulbar desses centros:

- Cheyne-Stokes: alternância entre respiração profunda e superficial intercalando com períodos de apneia — insulto bilateral dos hemisférios, diencéfalo ou mesencéfalo alto, HIC, como também na doença metabólica e hipóxica.
- Hiperventilação central: lesão mesencefálica ou pontina superior; acidose metabólica.
- Apnêustica: inspiração profunda com pausa seguida de expiração incompleta — lesão pontina medial e caudal.
- Atáxica: padrão irregular com apneia, lesão de bulbo ou medular.

Sinais de irritação meníngea: Kernig, Brudzinski e rigidez de nuca; sugerem infecções do SNC, hemorragia subaracnóidea, herniação tonsilar ou trauma craniocervical.

AVALIAÇÃO COMPLEMENTAR

Deve ser guiada pela história clínica e pelo exame físico.
- *Análise sanguínea:* hemograma, coagulograma, glicemia, função hepática e renal, eletrólitos, amônia, gasimetria, osmolaridade sérica, hemocultura.

Coma **173**

- *Punção lombar:* na suspeita de processos infecciosos, colher líquido cefalorraquidiano (LCR) para análise citobioquímica, bacteriológica, sorologia viral, pesquisa de BK e fungos; salvo as contraindicações (instabilidade hemodinâmica, HIC, plaquetopenia < 50.000).
- *EEG*: deve ser realizado na criança com coma de etiologia desconhecida. É o único exame capaz de detectar o estado epiléptico não convulsivo.
- *Exames de imagem:* tomografia axial computadorizada (TAC) e ressonância magnética (RNM) do crânio ou do encéfalo.
- Screening *toxicológico*

DIAGNÓSTICO DIFERENCIAL DOS PRINCIPAIS TIPOS DE COMA NA INFÂNCIA

Coma Traumático

O traumatismo cranioencefálico (TCE) é a causa mais frequente de coma em crianças, determinando elevada taxa de morbidade e letalidade. Aproximadamente 10-15% das crianças hospitalizadas apresentam traumatismo craniano grave; destas, 33-50% morrem. Esses piores resultados podem ser previstos em pediatria porque as crianças têm maior incidência de edema pós-TCE e reduzida capacidade antioxidante em comparação com os adultos. Além disso, as crianças apresentam maior incidência de episódios de hipotensão após o TCE, o que diminui a pressão de perfusão cerebral. A história de acidente e sinais exteriores encontrados na cabeça (edema, equimose, rinorreia e otorreia, rinorragia, otorragia) não deixa dúvida a respeito do diagnóstico etiológico. Entretanto, nas crianças em coma de etiologia indeterminada, é prudente o minucioso exame da cabeça, bem como de todo o corpo, na eventualidade de os responsáveis pela criança não terem conhecimento do trauma. A TAC de crânio revela o tipo (fratura, edema, hematoma) e a gravidade da lesão. O hematoma extradural frequentemente está associado a uma apresentação clínica bifásica com episódio de perda da consciência imediatamente após o trauma, seguida de intervalo lúcido, para posteriormente apresentar sinais focais e nova perda de consciência decorrente do aumento do hematoma. Este exige tratamento cirúrgico imediato.

Coma Infeccioso

Na infecção aguda com irritação meníngea (febre, cefaleia, vômitos, rigidez de nuca, sinal de Kernig/Brudzinski e abaulamento de fontanela em lactentes) com evolução para coma, o diagnóstico mais provável é de meningite bacteriana. O hemograma pode evidenciar leucocitose com desvio à esquerda. Na ausência de contraindicação, a punção lombar para análise do LCR deve ser realizada (caso necessário, precedido de TAC de crânio para identificar anormalidades intracranianas que possam causar herniação após remoção de liquor). O exame citológico do LCR confirma o diagnóstico de meningite, enquanto o exame direto (GRAM) e a cultura podem identificar a bactéria envolvida. Entre as meningites bacterianas, o coma é encontrado com maior frequência na meningite tuberculosa (apresentação clínica insidiosa).

Na encefalite, há história de quadro infeccioso agudo de início rápido, com irritabilidade, cefaleia, sonolência rapidamente progressiva até o coma, com outros sinais neurológicos, como convulsões, paresias e irritação meníngea. O LCR demonstra pleocitose discreta com predomínio de linfomonócitos (ou mesmo polimorfonucleares no início do quadro), enquanto a sorologia pode definir o agente infeccioso causal.

Coma Metabólico

É importante causa de coma não traumático na criança. Dentre eles, destaca-se, pela importância e pela necessidade de tratamento imediato, o coma hipoglicêmico. Este pode ser decorrente de dose alta de insulina em crianças portadoras de diabetes, consequente a desnutrição grave ou anomalia metabólica. Ao exame, detectam-se pele úmida e pálida, sudorese, irritabilidade e tonturas, perturbações visuais, convulsão e coma. O quadro clínico associado a glicose sanguínea < 40 mg% e o desaparecimento dos sintomas em resposta à administração de glicose autorizam o diagnóstico de hipoglicemia. Investigações são necessárias para esclarecimento da causa da hipoglicemia.

Desidratação aguda grave é causa de coma, em particular em crianças com menos de 2 anos de idade. Na anamnese, há relato de perda de líquidos orgânicos (como vários episódios de vômitos e diarreia) associada à perda de peso. O exame físico evidencia sinais de desidratação (olhos encovados, diminuição da elasticidade da pele e turgor, saliva espessa, depressão da fontanela, além de oligúria, respiração "acidótica", letargia, coma e colapso circulatório). Em relação aos distúrbios eletrolíticos vale ressaltar a importância sérica do sódio. Hipernatremia pode reduzir o volume cerebral, causando lesões vasculares em ponte e hematoma subdural, enquanto correção rápida de hiponatremia (acima de 10 mEq/dia) pode causar mielinólise pontina central pela qual os pacientes podem apresentar tetraparesia e disfunção do nervo craniano seguidos por encefalopatia. A lesão máxima é vista na base da ponte, mas a substância branca supratentorial também é acometida.

Duas outras etiologias que merecem destaque na pediatria são o coma diabético e o coma hepático. Embora o relato na história de diabetes direcione o diagnóstico etiológico, 25% das crianças são diagnosticadas no momento da cetoacidose. Antecedente de diabetes em familiares, além de história prévia de poliúria, polifagia e polidipsia, perda de peso, fadiga e vômitos cujo exame físico evidencie criança desidratada, com respiração "acidótica", taquicárdica, com sinais de choque e diminuição do nível de consciência, deixa pouca dúvida quanto ao diagnóstico de cetoacidose diabética. Exames laboratoriais demonstram hiperglicemia > 200 mg%, cetonemia (cetonas totais > 3 mmol/L) e/ou cetonúria, glicosúria e acidose metabólica (pH arterial < 7,30 ou bicarbonato < 15 mEq/L) com aumento do hiato iônico. Atenção deve ser dada à criança cujo nível de consciência deteriora na quarta à décima segunda hora de início do tratamento da CAD, pois o edema cerebral, que ocorre em 0,3-1,0% de todos os episódios de CAD, é considerado a principal causa de óbito (letalidade de 50-80%).

Encefalopatia hepática aparece como complicação de insuficiência hepática fulminante (FHF) e na insuficiência hepática crônica. Inicialmente caracteriza-se por alterações mentais, de personalidade e cognitivas. Com a progressão, há alterações motoras evidentes associadas a alterações no nível de consciência até o coma. A etiologia da insuficiência hepática fulminante inclui principalmente vírus, drogas (halotano, acetaminofeno, valproato e isoniazida) e toxinas. História pregressa (náuseas, febre, vômitos), icterícia ao exame físico e alterações de transaminases, glicemia e coagulograma alertam para essa possibilidade diagnóstica.

As intoxicações exógenas são responsáveis por grande número de atendimentos em serviço de emergência pediátrica. Os mais variados agentes medicamentosos e tóxicos podem levar a criança ao coma, sendo os principais agentes envolvidos as substâncias presentes no ambiente em que a criança vive (medicamentos, inseticidas, plantas, entre outros). Diante de um quadro de início rápido e inesperado, mesmo quando a anamnese não for esclarecedora em relação à intoxicação acidental ou intencional, essa possibilidade deve ser descartada. Na anamnese, deve-se obter o maior número de informações em relação ao agente intoxicante (nome, volume, recipiente, horário de exposição, local, uso de medicações pela família) e à evolução dos sintomas. No exame físico é importante procurar alguns achados que sugiram ingesta específica de classes de drogas. Deve-se atentar para pele, diâmetro e reatividade pupilares (miose bilateral), hálito, nível de consciência, padrão circulatório e respiratório. Os centros de informação toxicológica são de grande valia para o diagnóstico do tipo do tóxico e do tratamento. Exames laboratoriais, como glicemia, eletrólitos, provas de função hepática e renal, e gasimetria arterial, podem ser úteis. O *screening* toxicológico tem importante papel, mas ressalta-se sua limitação pelo custo elevado e demora na obtenção dos resultados em alguns centros.

Coma de Origem Vascular e Cardíaca

Hipertensão arterial pode ser causa de alteração do sensório na encefalopatia hipertensiva ou mecanismo compensatório para manter a pressão de perfusão cerebral em crianças com HIC ou acidente vascular cerebral.

Na encefalopatia hipertensiva, o quadro inicial pode começar muito abruptamente, com cefaleia intensa, vômitos, convulsões, torpor e coma. Na Região Nordeste ressalta-se a glomerulonefrite difusa aguda (GNDA) como uma das causas, acometendo, na maioria das vezes, meninos em idade escolar. Na anamnese, encontramos história prévia de infecções de vias respiratórias superiores ou de pele, acompanhadas de edema, oligúria, hematúria, cefaleia, vômitos, perturbações visuais, convulsões e letargia com evolução para o coma. Na sequência dos sinais e sintomas da doença, as lesões oftalmoscópicas (espasmo da artéria retiniana, exsudato da retina, papiledema) ou mesmo com fundoscopia normal associada a hipertensão arterial importante fundamentam o diagnóstico.

Diante de uma criança em coma consequente a embolia cerebral encontramos na história, na maioria das vezes, o achado de cardiopatia prévia. A embolia cerebral resulta geralmente de endocardite bacteriana. No exame físico, detectam-se febre, sintomas inespecíficos, sopro cardíaco, petéquias e esplenomegalia, com súbito agravamento, com aparecimento de convulsões, diminuição do nível de consciência com evolução para o coma e sinais neurológicos focais. Os exames laboratoriais revelam leucocitose com desvio à esquerda, e as hemoculturas, o agente etiológico, na maioria dos casos. O eco-cardiograma confirma vegetação, enquanto a TAC de crânio demonstra a extensão e a gravidade da lesão cerebral.

Coma Secundário a Afecções Neurológicas

Se a criança encontra-se em coma, afebril e com sinais neurológicos focais, os diag-nósticos mais prováveis incluem HIC, hidrocefalia, tumor cerebral, além de acidente isquêmico. Nesses casos, exames de neuroimagem elucidam o diagnóstico.

Tumores de SNC são os tumores sólidos mais comuns da infância, produzindo sin-tomas secundários a aumento de pressão intracraniana podendo desenvolver-se insidio-samente (meses) ou mais rapidamente se houver hemorragia dentro do tumor. Diferen-temente da população adulta, metástase é pouco comum na faixa etária pediátrica.

Assim como adultos, crianças podem apresentar acidentes vasculares tromboem-bólicos ou hemorrágicos, entretanto a incidência e os fatores de risco diferem. A causa mais comum de infarto isquêmico pediátrico é anomalia cardíaca congênita ou adquiri-da. Outras causas incluem distúrbios hematológicos (anemia falciforme, coagulopatias, doenças vasculares e vasculopatias). No entanto, em 25% dos pacientes, não há causa evidente. Em relação a acidente vascular hemorrágico, a causa mais comum é a ruptura de malformações arteriovenosas ou aneurismas.

A hemorragia intracraniana é mais frequente no trauma acidental ou não aciden-tal, podendo ocupar qualquer compartimento (epidural, subdural, subaracnoide, intra-cerebral e intraventricular). Hemorragia subdural, particularmente quando bilateral, deve levantar a possibilidade de trauma não acidental. Estudos com *shaken baby syn-drome* revelam hemorragia subdural em 94% dos pacientes. Crianças com hemorragia subdural podem apresentar febre ou convulsões, podendo erroneamente ser atribuída etiologia infecciosa. Hemorragia subaracnóidea pode resultar de trauma ou ruptura de aneurisma (micótico ou congênito) ou malformação vascular. Os sintomas iniciais são inespecíficos, como irritabillidade e letargia, cefaleia grave, meningismo, fotofobia. Pode haver febre e leucocitose. O LCR é hemorrágico e pode haver diminuição da glicorraquia.

Bibliografia

1. Ahmed S, Ejaz K, Shamin MS et al. Non-traumatic coma in paediatric patients: etiology and predictors of outcome. *J Pak Med Assoc.*, v. 61, p. 671-75, 2011.
2. Bragatti JA. Considerations for the pediatric coma patient: not just small adults. *Pediatr Health*, v. 4, p. 581-89, 2010.
3. Carvalho WB, Souza N, Souza RL. Sistema neurológico. In: Carvalho WB, Souza N, Souza RL. Emergência e terapia intensiva pediátrica. São Paulo: Atheneu, 1997, p. 201-16.
4. Danger OB, Sperling MA, Acerini CL et al. European Society for Paediatric Endocrinology/Lawson Wilkins Pediatric Endocrine Society consensus statement on diabetic ketoacidoses in children and adolescents. *Pediatrics* v. 113, n. 2, p. 133-40, February, 2004.
5. Gedeit R. Head injuries. *Pediatrics in Review*, v. 22, n. 4, April, 2001. Disponível em: http://home.mdconsult.com/das/artidelbody/iorg=journal Acesso em set. 2001.

6. Glaze DG. A criança comatosa. In: Oski FA, Deangelis CD, Feigin RD, Warshow JB. *Princípio e prática de pediatria.* Rio de Janeiro: Guanabara Koogan, 1992, p. 1962-6.
7. Graber MA. Emergency medicine: coma. In: University of Iowa Family Prarice Handbook. [OW<l. Disponível em: http://www.vh.org/providers/clinref/fphandbook/chapterOl/O8-1.html Acesso em out. 2001.
8. Kitchener, Hashen, Khalaf. *Critical care in neurology.* Flying Publisher, 2012.
9. Kirkham F. Now-traumatic coma in children. *Arch Dis Child* v. 85, p. 303-12, 2001.
10. Lehman RK, Mink J. Altered mental status. *Clin Ped Emer Med*, v.9, p. 68-75, 2008.
11. Linden AV. Comas na infância. In: Duarte MC, Pessoa ZF, Mello MJ. *Terapia intensiva em pediatria.* Recife: Medbook, 2008, p. 247-54.
12. Lohr Junior A, Liberalesso PBN, Luzzi GCR et al. Etiologia e a morbimortalidade do coma agudo em crianças. *Arq Neuropsiquiatr* v. 61, p. 621-4, 2003.
13. Michelson D, Thompson L, Willams E. Evaluation of stupor and coma in children. In: Uptodate, 2012.
14. Pernetta C. Coma. In: Pernetta C. *Diagnóstico diferencial em pediatria.* São Paulo: Sarvier, 1985. p.137-53.
15. Rosen. *Emergency medicine: concepts and clinical practice.* Year book. Disponível em: http://www. home. mdconsult.com/das/book/body/62515396/624/138400.htlm Acesso em out. 200l.
16. Roval Children's Hospital. *Coma.* Clinical practice guidelines. Disponível em: http://www.rch.uni melb.edu.au/ clinicalguide/pages/coma.php. Acesso em ago. 2012.
17. Sharma S, Kochar SG et al. Approach to the child with coma. *Indian J Pediatr*, v. 77, p. 1279-87, 2010.
18. Stevens RD, Bradway A. Approach to the comatose patient. *Crit Care Med*, v .34, p. 31-9, 2006.
19. Stape A, Cabêdo MTC. Avaliação e conduta no coma. In: Stape A, Troster EJ, Kimura HM et al. *Manual de normas: terapia intensiva pediátrica.* São Paulo: Sarvier, 2000, p. 135-8.
20. Wong CP, Forsyth RJ, Kelly TP et al. Incidence, aetiology, and outcome of non-traumatic coma: a population based study. *Arch Dis Child*, v. 84, p.193-9, 2001.

CAPÍTULO 18

Maria das Graças Moura Lins
Maria Eugênia Farias de Almeida Motta

Constipação Intestinal

INTRODUÇÃO/CONCEITO

Constipação é uma queixa frequente referida em 3% das consultas pediátricas e em 25% das consultas realizadas pelos especialistas. Não é uma doença, mas um sintoma, definido por duas ou mais das seguintes manifestações, durante período mínimo de 1 mês para menores de 4 anos ou de 2 meses para maiores de 4 anos (pelo menos uma vez por semana): duas ou menos defecações por semana; o mínimo de um episódio de incontinência fecal (eliminação de fezes em local inapropriado) por semana, para criança que já tem treinamento de toalete; relato de comportamento voluntário de retenção de fezes; eliminação de fezes endurecidas ou dor à defecação; grande quantidade de fezes no reto; eliminação de fezes volumosas que obstruam o vaso sanitário.

Pode ser classificada, segundo os aspectos evolutivos, em:

- Aguda
- Crônica
  - Primária
    - Funcional — simples (sem alterações sensoriomotoras e da função anorretal) e de difícil manejo (com essas alterações)
    - Orgânica
  - Secundária

A constipação aguda caracteriza-se pela mudança brusca do hábito intestinal, com eliminação de fezes ressecadas em pequeno volume. Ocorre em processos febris e pós-operatórios, quando há diminuição da atividade física, menor ingestão de alimentos e líquidos, associada a drogas e a posição antifisiológica para defecação. A recuperação é espontânea, com a melhora do quadro clínico de base. A constipação crônica é definida arbitrariamente quando o sintoma está presente de forma contínua por mais de 30 dias em menores de 4 anos ou por mais de 60 dias nos maiores de 4 anos. Quando a constipação crônica decorre de alterações relacionadas com o colo e com o ato defecatório — de causa orgânica ou funcional —, é dita primária, e quando é parte da sintomatologia de uma doença sistêmica ou está associada ao uso de drogas, é dita secundária. Classifica-se como funcional *simples* quando a motilidade colônica é normal. É considerada *de difícil manejo* quando existem trânsito intestinal lento,

Quadro 18.1 Diagnóstico diferencial da constipação crônica

Início dos sintomas	Funcional simples	Funcional de difícil manejo	Distúrbio colônico neuromuscular
	6-12 meses de vida	24-36 meses de vida	Período neonatal
Relação com dieta	+	–	–
Soiling	–	+	Raro
Enterocolire	Não	Não	Possível
Estado nutricional	Normal	Normal	Comprometido
Distúrbios emocionais	Não	Sim	Pouco frequente
Fezes presentes ao toque retal	Raro	Presente	Ausente
Segmento agangliônico	Não	Não	Sim

obstrução de saída, sensibilidade anorretal diminuída e/ou discinesia do assoalho pélvico. É a verdadeira constipação funcional para a qual não foi identificado, até o momento, um substrato orgânico que explique o problema. É considerada orgânica quando está associada a alterações estruturais do trato gastrointestinal ou quando é secundária a doenças extraintestinais ou ao uso crônico de certas drogas (Quadro 18.1).

Na maioria dos indivíduos afetados, o sintoma decorre de alterações funcionais e, a partir dos dados da anamnese, do exame clínico e do acompanhamento, com resposta ao tratamento, o diagnóstico pode ser firmado. Em outras situações há necessidade de se refinar a probabilidade diagnóstica, e durante a realização da história clínica o pediatra deve investigar as várias condições nas quais esse sintoma pode estar incluído e indicar, com base na hipótese clínica, os exames complementares.

FISIOPATOLOGIA

A constipação com motilidade colônica e função anorretal normais é a forma mais comum. Tem como causas o consumo de alimentação pobre em fibra alimentar ou o comportamento voluntário de retenção de fezes.

Sem fibra alimentar suficiente, o volume de fezes é menor, pois falta o tipo menos fermentável, que contribui com resíduo para formar as fezes. Alimentação de poucos resíduos não distende o reto adequadamente para desencadear os reflexos que estimulam os movimentos propulsivos para a defecação. A ausência de fibra alimentar também pode ser do tipo mais fermentável, que forma massa fecal ao estimular o crescimento e renovação da microbiota colônica, ao mesmo tempo em que bactérias degradadas agregam-se à massa fecal e, por se constituírem de 80% de água, tornam as fezes mais pastosas e de fácil eliminação, além de produzirem ácidos graxos de cadeia curta que promovem a propulsão fecal.

180 Diagnóstico Diferencial em Pediatria

O comportamento de retenção de fezes é frequente em escolares e pré-escolares que têm medo de defecar devido a episódios anteriores de defecação dolorosa. Isso permite maior tempo para absorção de água das fezes, ressecamento e dor, gerando o ciclo dor-retenção-dor.

À medida que se torna crônica, a retenção de massa fecal aumentada propicia relaxamentos transitórios do esfíncter anal externo, contribuindo para a incontinência fecal crônica. Gradativamente, a distensão retal pelo acúmulo prolongado de fezes atinge as porções superiores do cólon, resultando em alterações de motilidade colônica que vão desde obstrução de saída (retossigmoide) até trânsito colônico lento nos demais segmentos, parcial ou total. A distensão retal e o medo de defecar podem levar a interrupções frequentes dos impulsos aferentes que estimulam a defecação, reduzindo a sensibilidade dos plexos neurais, o que faz com que se sinta cada vez menos desejo de defecar, mesmo com grande quantidade de fezes. O esforço excessivo da musculatura do assoalho pélvico para manter as fezes retidas limita a capacidade de defecação ao trabalhar o mecanismo contrário, de retenção, em vez de eliminação, causando discinesia do assoalho pélvico (a musculatura não relaxa) ou anismo (o esfíncter anal externo não relaxa).

A causa orgânica primária (doença de Hirschsprung) ocorre por alteração congênita do sistema nervoso entérico, causando ausência de neurônios mioentéricos e submucosos que atingem segmentos variados do cólon. Dessa forma, promove alteração de trânsito colônico nas mais variadas extensões, na dependência do segmento afetado.

As causas secundárias dependem da doença de base, mas podem ser decorrentes de processo inflamatório ou alteração da força muscular atingindo diretamente a musculatura colônica.

QUADRO CLÍNICO E EXAMES COMPLEMENTARES

As características clínicas do hábito intestinal e o tempo de início dos sintomas identificam o paciente com constipação, mas não diferenciam os subgrupos funcionais ou a alteração funcional da orgânica. São indispensáveis e não podem ser omitidas as seguintes informações, que podem facilitar a identificação da constipação crônica funcional:

- *Sinais e sintomas relacionados com o tempo de doença:*
  - Retenção fecal/fecaloma
  - Escape fecal
  - Dor abdominal crônica
  - Sintomas urinários (associados ao comportamento retentivo)
- *Sinais e sintomas relacionados com o volume e com a consistência das fezes:*
  - Sangramentos
  - Fissuras
  - Plicomas

- *Sinais e sintomas relacionados com retenção fecal:*
- Inapetência, saciedade precoce, náusea/vômitos (caracterizando a síndrome do estômago constipado)
- Sintomas urinários (associados ao comportamento de retenção)

Nos *pré-escolares* e *escolares*, informações sobre treinamento esfincteriano e comportamento retentivo (secundário à contração voluntária da musculatura glútea e do esfíncter anal externo) são importantes para suspeitar de constipação funcional.

Caracterizar início e evolução dos sintomas e manejo terapêutico anterior.

Ao exame do abdome, observar se há distensão e massa fecal de tamanho variável. Atenção para sinais clínicos de anormalidade na região lombossacra e na região perianal, onde podem ser evidenciadas fissuras e/ou plicomas. Ao toque retal, caracterizar o tônus esfincteriano anal, fezes e a amplitude da ampola retal (importante indicador na constipação funcional).

Os exames complementares serão utilizados em casos selecionados com o objetivo de identificar a causa básica da constipação:

- *Radiografia simples* do abdome, em posição ortostática, posições anteroposterior e lateral: evidenciará, na constipação funcional, grandes massas fecais, alças intestinais dilatadas. A ausência de gás no reto é sugestiva de megacólon congênito no período neonatal.
- *Enema opaco*: Deve ser realizado pela técnica de Neuhauser, sem preparo do cólon. Na doença de Hirschsprung, o segmento distal estreitado corresponde à região aganglionica. Nos casos de segmento aganglionico curto ou muito curto, o diagnóstico diferencial com a constipação funcional pode ser difícil.
- *Manometria anorretal*: Define um traçado representativo da região retal e anal. No indivíduo normal, a dilatação do reto produz relaxamento do esfíncter anal interno. Na aganglionose do cólon, observa-se ausência do reflexo inibitório anorretal.
- *Tempo de trânsito colônico*: Técnica radiológica que utiliza marcadores radiopacos e define se há aumento do tempo de trânsito colônico, podendo sugerir qual o segmento mais afetado. Identifica obstrução de saída, mas não diferencia entre retenção voluntária ou trânsito lento no retossigmoide.
- *Defecograma*: Indicado para a avaliação de discinesia do assoalho pélvico.
- *Biópsia retal*: Está indicada para confirmação histológica do megacólon congênito. Células ganglionares no fragmento estudado exclui o diagnóstico de doença de Hirschsprung no segmento examinado.
- *Técnica histoquímica (acetilcolinesterase)*: Na síndrome e na doença de Hirschsprung, determina a atividade da colinesterase no segmento aganglionico. Evidencia o aumento dessa enzima, devido à sua maior liberação pela hipertrofia das fibras nervosas.

DIAGNÓSTICO DIFERENCIAL DA CONSTIPAÇÃO CRÔNICA

Como se trata de um sintoma e não de uma doença, na condução do diagnóstico diferencial o pediatra precisa definir se é de causa funcional ou orgânica. Se os dados sugerem causa orgânica, é primária ou secundária? Há necessidade ou não de investigação complementar?

Se, após a realização da anamnese e do exame físico, não há dados que sugiram constipação secundária a causas orgânicas (intestinais e extraintestinais), a hipótese diagnóstica deve ser constipação funcional, mesmo quando associada a dor abdominal.

No primeiro ano de vida, algumas situações podem ser caracterizadas como falsa constipação:

- Aumento do intervalo entre as evacuações da criança em aleitamento materno.
- Lactente jovem que aparenta dificuldade para evacuar mas que, ao fazê-lo, elimina fezes pastosas ou semilíquidas (decorre de incoordenação do ato evacuatório, havendo retardo no relaxamento do esfíncter anal interno, denominada disquesia do lactente).

Nos pré-escolares, a constipação não é valorizada, sendo o diagnóstico estabelecido a partir das complicações – constipação oculta. Em geral, as mães não mencionam espontaneamente a queixa de constipação, sendo necessário que o médico realize interrogatório específico. Entre as complicações mais frequentes relatadas nesses pacientes está a dor abdominal crônica.

Nos escolares e adolescentes, erros alimentares (conteúdo insuficiente de fibra alimentar), fatores sociais e modismos podem desencadear quadro de constipação. O aumento do consumo de fibra alimentar e frutas ricas em sorbitol, açúcar não absorvível, como ameixa, pode regularizar o hábito intestinal novamente.

Quando há alta probabilidade diagnóstica de constipação crônica funcional, deve ser instituído o tratamento e observada a evolução clínica. A investigação complementar está indicada quando há possibilidade de doença orgânica.

São "marcadores" de doença orgânica: déficit ponderoestatural, distensão abdominal e ampola retal vazia ao toque retal. Quando os dados sugerem doença sistêmica, a investigação ocorrerá de acordo com a doença de base.

Dentre as causas orgânicas primárias, a doença de Hirschsprung, embora rara (1:5.000 nascidos vivos), precisa ser considerada no diagnóstico diferencial de crianças com constipação. No recém-nascido, manifesta-se por distensão abdominal, vômitos e constipação. Diarreia e sangramento intestinal sugerem enterocolite. Nos lactentes e pré-escolares, caracteriza-se por eliminação de fezes pouco volumosas; o reto tem menor diâmetro e não contém fezes. Pode-se identificar sinais de carência nutricional. Nos escolares, adolescentes e adultos, a principal queixa é de constipação de difícil controle, pouco responsiva ao tratamento clínico. Investigar o tempo de eliminação de mecônio (ocorre normalmente até 48 horas de vida), pois o atraso é indicativo. Lembrar que 25% das constipações funcionais se iniciam no período neonatal.

A síndrome da pseudo-obstrução intestinal é uma causa rara de constipação, iniciando-se em geral na infância. A displasia neurogênica intestinal no período neonatal é semelhante à doença de Hirschsprung. A síndrome de Hirschsprung engloba alterações nos plexos nervosos mucoso e submucoso (hipoganglionose, displasia neuronal, ausência de neurotransmissores).

As malformações anorretais também devem ser consideradas: ânus ectópico — aferir o índice anogenital (relação menor do que 0,3 no sexo feminino e menor do que 0,49 no sexo masculino sugere ânus anteriorizado; Figura 18.1); estenose anal total, cursando com distensão abdominal e vômito; fístulas perineais, cutânea ou entre o reto e o trato urinário, com ou sem ânus anatômico, podem cursar com constipação durante a infância, com abertura anal estreitada ou estenótica deslocada ou posicionada regularmente; esses pacientes podem apresentar distensão abdominal e *failure to thrive*, com fezes percebidas na urina, na região genital. Exame do períneo pode indicar a gravidade da malformação: períneo achatado, ondulação anal ausente, músculos da região glútea desenvolvidos, com fenda glútea incompleta e sacro anormalmente desenvolvido vistos no exame radiológico podem indicar fístula alta.

Espinha bífida ou mielomeningocele pode cursar com constipação porque os nervos que controlam o intestino estão localizados no cordão espinhal sacral. O reflexo inibitório anorretal está presente, mas não a urgência para defecar, além da falha da contração do esfíncter anal interno e distensão retal.

Dentre as causas orgânicas secundárias, que não diferem na sua apresentação clínica daquela presente na constipação crônica funcional, pesquisar, na ausência de resposta à dieta rica em fibra alimentar e laxante:

- *Alergia à proteína do leite de vaca (APLV)*: História pessoal ou familiar de atopia, manifestações alérgicas, associação temporal com introdução do leite de vaca. Investigar o tempo de aleitamento materno, a época da introdução do leite de vaca e os alimentos utilizados na dieta de transição (o conteúdo de fibra alimentar deve ser analisado). Diante da suspeita, realizar teste de desencadeamento alimentar aberto com leite de vaca; se positivo, instituir dieta isenta de proteína do leite de vaca e observar regularização do hábito intestinal.
- *Doença celíaca*: É uma das causas secundárias de constipação. Realizar dosagem de anticorpo antitransglutaminase tecidual humana IgA. Se alterada, iniciar dieta isenta de glúten, devendo-se observar regularização do hábito intestinal.
- *Hipotireoidismo*: Pode cursar com constipação crônica. Solicitar TSH e T4. Se alterados, iniciar tratamento hormonal e observar regularização do hábito intestinal.

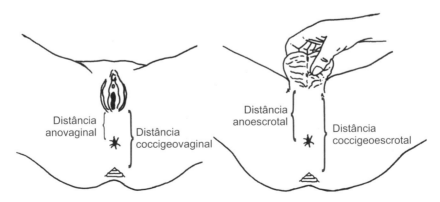

Figura 18.1 Índice anogenital nos sexos feminino e masculino.

184 Diagnóstico Diferencial em Pediatria

- *Fibrose cística*: Ocorre devido à composição alterada do fluido intestinal. Os pacientes têm trânsito lento intestinal associado a má absorção que libera alimentos não digeridos para o cólon; isso, em associação a secreção intestinal reduzida e muco espesso, causa constipação. Pode haver história de íleo meconial no período neonatal. Solicitar dosagem de sódio e cloro no suor para diagnóstico adequado.

OUTRAS CAUSAS ORGÂNICAS DE CONSTIPAÇÃO EM CRIANÇAS

- *Anatômicas*: Malformações anorretais (fissuras, ânus anteriorizado, estenose anal, abscesso anal, retocele, hemorroidas), estenoses colônicas adquiridas (doenças inflamatórias intestinais, enterocolite necrosante).
- *Metabólicas*: Hipotireoidismo, hipercalcemia, hipopotassemia, diabetes melito, fibrose cística, porfiria.
- *Imunoalérgicas*: APLV, doença celíaca.
- *Neuropatias*: Espinha bífida, meningomielocele, trauma de coluna lombossacra, neurofibromatose.
- *Distúrbios neuromusculares intestinais*: Doença de Hirschsprung, síndrome de Hirschsprung, displasia neuronal intestinal, neuropatias viscerais.
- *Distúrbios da musculatura abdominal*: *Prune belly*, gastrosquise, síndrome de Down.
- *Colagenoses*: Esclerodermia, amiloidose, lúpus eritemaroso.
- *Fármacos*: Opiáceos, anti-hipertensivos, antidepressivos tricíclicos, anticolinérgicos, inibidores da monoaminoxidase, antiácidos contendo cálcio e alumínio, contraceptivos orais, ferro, diuréticos, laxativos usados por tempo prolongado.

Bibliografia

1. Benninga M, Candy DC, Catto-Smith AG et al. The Paris Consensus on Childhood Constipation Terminology (PACCT) Group. *J Pediatr Gastroenterol Nutr* 2005; 40(3): 273-5.
2. Croffie JMB & Fitzgerald JF. Idiopathic constiparion. In: Walker A, Durie PR, Hamilton JR et al. *Pediatric gastrointestinal disease*. 3. ed. St. Louis, Missouri: Mosby, 2000. p. 830-43.
3. Di Lorenzo C. Constipation. In: *Pediatric gastrointestinal motility disorders*. New York: Academy Profissional Information Services, 1994. Cap. 8, p. 129-43.
4. Drossman DA. The functional gastrointestinal disorders and Rome III process. *Gastroenterology* 2006; 130:1377-90.
5. Melo NC. Índice anogenital em crianças com e sem constipação intestinal. Tese (Doutorado). Belo Horizonte: Faculdade de Medicina da Universidade Federal de Minas Gerais, 1999.
6. Motta MEFA, Silva GAP. Constipação intestinal crônica funcional na infância: diagnóstico e prevalência em uma comunidade de baixa renda. *J Pediatr* (RJ) 74:451-4, 1998.
7. Motta MEFA, Silva GAP. Sinais e sintomas associados à constipação crônica. *J Pediatr* (RJ) 76:222-6, 2000.
8. Tobias N, Mason D, Lutkenhoff M, Stoops M, Ferguson D. Management principles of organic causes of childhood constipation. *J Pediatr Health Care*. 2008, 22:12-23.

CAPÍTULO 19

Ariani Impieri de Souza
Marta Cedrim Pituba

Corrimento Vaginal

INTRODUÇÃO

Corrimento genital é a queixa mais comum nos consultórios de ginecologia infanto--juvenil e representa cerca de 80% dos motivos da consulta. O diagnóstico do corrimento genital na infância e/ou adolescência é feito apenas com história detalhada e exame físico, podendo o problema ser resolvido logo na consulta inicial. Em alguns casos, os exames complementares são utilizados para esclarecer situações duvidosas ou persistentes.

A *história clínica* deve ser a mais completa possível, detalhando-se todas as características da queixa: início dos sintomas, cor e quantidade da secreção, existência e intensidade da irritação vaginal, prurido e odor, bem como exames e tratamentos já realizados.

A etapa do *exame físico* é fundamental, mas, dependendo da idade, do relacionamento entre paciente e examinador e de vivências anteriores de ambos, pode ser um momento de tensão. Em alguns casos, o exame só pode ser feito no colo da mãe; em outros, não é possível realizá-lo na primeira consulta. Deve-se colocar a criança na maca em decúbito dorsal e com as pernas fletidas de modo a facilitar a visualização do hímen e introito vaginal. Pode-se lançar mão de diversas fontes luminosas: foco, otoscópio com tubo largo ou lanterna. Nesse momento pode-se visualizar área de hiperemia, coloração da secreção e se a mesma se exterioriza pelo orifício himenal ou se há secreção de esmegma entre os grandes e pequenos lábios, indicando a possibilidade de o corrimento ser por higiene inadequada, que é o mais frequente.

A *extensão da investigação* vai depender dessas duas primeiras etapas da consulta (anamnese e exame físico) e de adequada avaliação do problema pelo médico, bem como da ansiedade dos pais e da própria criança/adolescente, por isso devendo ser individualizada. O médico precisa decidir quais casos justificam apenas exame externo da vulva e quais exigem a visualização do canal vaginal.

Embora não seja utilizado de rotina, o colposcópio pode ser útil quando se pretende avaliar a possibilidade de lesões himenais na investigação de abuso sexual ou constatar doenças sexualmente transmissíveis, como lesões na região vulvar ou do vestíbulo. Pode--se ainda utilizar o colpovirgoscópio ou espéculo de virgem (Huffman), porém dificilmente uma criança permite a utilização desses instrumentos sem resistir, sendo necessário, na maioria das vezes, realizá-lo posteriormente com sedação, em casos selecionados.

186 Diagnóstico Diferencial em Pediatria

Dispondo-se de um microscópio, o exame a fresco (diretamente na lâmina) poderá identificar hifas de *Candida* ou o protozoário da tricomoníase (*Trichomonas vaginalis*). A coloração pelo Gram associada à cultura da secreção vaginal (coletada durante o exame físico, se possível) também pode auxiliar no diagnóstico. Exames parasitológico de fezes, sumário de urina e urocultura podem também fazer parte da investigação inicial.

As principais causas de corrimento genital na infância e adolescência são as que se seguem.

LEUCORREIA FISIOLÓGICA

Diante de queixa de corrimento genital, a primeira preocupação é diferenciar uma secreção normal de uma patológica. O corrimento fisiológico pode ocorrer em diferentes momentos da vida da menina.

Na *recém-nascida*, devido aos estrogênios recebidos da mãe, a menina pode apresentar secreção mucoide esbranquiçada em grande quantidade que regride espontaneamente dentro dos primeiros meses de vida.

Na *puberdade*, pouco antes da menarca, devido ao estímulo estrogênico, o útero produz secreção mucoide, e a vagina se torna mais úmida. Começam a aparecer os *Lactobacillus* sp. e a produção de secreção vaginal branco-amarelada, sem odor e sem provocar irritação vulvar. Essa secreção pode se exteriorizar pela vagina e molhar/sujar a calcinha, sendo interpretada pela paciente ou familiar como infecção, embora seja uma secreção fisiológica.

Após a menarca, durante o período de ovulação, o muco cervical torna-se espesso e pode ocorrer o aparecimento de secreção vaginal mais abundante, apresentando periodicidade (em geral, 12-15 dias após a data da menstruação), levando à preocupação quanto à sua normalidade. No período pré-menstrual pode ocorrer aumento da permeabilidade da mucosa vaginal que transuda secreção. A paciente refere como corrimento que surge sempre antes da menstruação.

VULVOVAGINITE INESPECÍFICA

Responde pela maioria (70%) das causas de vulvovaginite na infância. Ocorre por contaminação direta: higiene inadequada, contato com fezes, mãos sujas da própria criança ao se manipular (em geral contaminadas por germes de infecções das vias respiratórias superiores ou da pele) ou pelo uso de roupas sintéticas ou *jeans* por períodos prolongados, o que impede a adequada ventilação da região genital e facilita a proliferação de germes da flora normal da vagina.

Além disso, outros fatores contribuem para a contaminação:

- A vulva da menina pré-púbere encontra-se relativamente exposta, em virtude da posição anteriorizada e das reduzidas dimensões dos pequenos lábios.
- Ausência de pelos pubianos nas pré-púberes.
- Espessura do epitélio (fino e atrófico) que reveste a vulva e a vagina, ainda sem a proteção estrogênica.

Corrimento Vaginal **187**

- A proximidade da vagina ao ânus devido ao períneo ainda não desenvolvido.
- pH da vagina ainda não ácido, o que favorece a contaminação por germes provenientes da pele e região perineal.

Crianças obesas tendem a apresentar queixa de corrimento genital com mais frequência que crianças magras, em virtude de a própria obesidade dificultar a higiene genital adequada, fazendo com que se acumule esmegma entre os pequenos e grandes lábios da vagina, provocando a sintomatologia.

A *queixa* é o corrimento genital, porém em geral não está acompanhado de sintomas, exceto a própria secreção. Às vezes pode ocorrer queixa não bem definida de prurido ou odor, porém o caráter da queixa não é contínuo. Outras vezes pode haver queixa de corrimento intenso e até mesmo queixa de sangramento genital, dependendo do grau de irritação da mucosa vaginal. O responsável pela criança ou a adolescente refere que a secreção vem ocorrendo há "muito tempo" sem melhorar, mas também sem mudar suas características e de forma intermitente. Em geral, há também referência de que a sintomatologia diminui durante o uso de algum antisséptico local e que os sintomas voltam após "terminar o tratamento". Pode haver ainda história de infecções do aparelho urinário, respiratório ou de pele previamente ao aparecimento do corrimento.

Ao *exame físico* observam-se hiperemia da região vulvoperineal e secreção amarelada ou branca, sem odor. Muitas vezes se evidencia higiene perineal insatisfatória, observando-se detritos (esmegma) ou até fezes nos sulcos interlabiais. Outras vezes, não se observa secreção alguma no momento do exame, e o responsável pela paciente geralmente refere que a "secreção sempre desaparece quando ela a traz ao médico".

A *cultura da secreção vaginal* pode ser dispensada, porém, diante de alguma dúvida, será útil para o diagnóstico diferencial. Em geral, não revelará o agente específico, sendo identificada uma flora piogênica mista (cutânea ou fecal), como estafilococos, estreptococos (alfa-hemolíticos), *Corynebacterium*, *E. coli*, enterococos, *Proteus*, *Klebsiella*, *Aerobacter*, difteroides, lactobacilos, entre outros, que podem ser encontrados tanto em crianças sintomáticas quanto assintomáticas. Em virtude da heterogeneidade da flora vaginal normal, o uso rotineiro de culturas bacterianas deve ser desencorajado porque os resultados podem ser enganosos.

Em relação ao *estreptococos α-hemolíticos do grupo A*, alguns autores têm se referido aos mesmos como causadores de infecção específica, podendo provocar vaginite ou celulite da região perineal, necessitando de tratamento específico.

Nota: Muitas vezes, o responsável pela criança não aceita o fato de que aquela secreção ocorre por higiene deficiente. Assim, a adequada orientação e explicação sobre os motivos pelos quais aquelas secreções aparecem exigem tempo e paciência do médico para a correta orientação da higiene. O próprio médico tem de estar seguro de que o problema será resolvido apenas com a higiene para transmitir tal segurança para a pessoa que cuidará da criança.

VULVOVAGINITE ESPECÍFICA

Contribui com 30% dos casos e é determinada por agente etiológico bem definido. Entre os principais agentes encontrados estão os seguintes.

Fungos

• *Candida albicans*. Depois da vulvovaginite inespecífica, é a causa mais comum de vulvovaginite na infância e adolescência, principalmente na pré-menarca. A queixa principal é prurido intenso, irritação da mucosa, dor e secreção branca do tipo "leite coalhado". É importante investigar condições que favorecem o fungo, como uso prévio de antibióticos, drogas imunossupressoras, corticoides, bem como condições clínicas como o diabetes melito. Ao exame físico observam-se secreção branca grumosa característica, hiperemia intensa do vestíbulo e região perineal, edema vulvar e, às vezes, fissuras na pele e mucosa provocadas pelo ato de coçar devido ao prurido intenso. Pode haver disúria. Diante de quadro tão típico, pode-se dispensar a cultura da secreção, partindo diretamente para o tratamento, evitando assim o prolongamento do sofrimento da criança. A confirmação do fungo pode ser feita com "lâmina direta", acrescentando à gota da secreção uma gota de KOH (hidróxido de potássio) a 10% para clarificar o meio e observar melhor as hifas e blastosporos da cândida. Embora a *Candida albicans* seja a principal causa da candidíase vulvovaginal, a cultura da secreção vaginal poderá identificar outras espécies de fungos: *Candida glabrata, Candida parapsilosis, Candida tropicalis, Candida lusitaniae* e *Saccharomyces cerevisiae*. Vale salientar, ainda, que a *Candida* sp. pode, mais raramente, fazer parte da flora vaginal normal, principalmente quando aparece de forma persistente e sem os sintomas característicos.

Bactérias

• *Gardnerella vaginalis*. Essa bactéria pode ser assintomática ou fazer parte da flora normal da vagina. Admite-se que a transmissão não seja exclusivamente sexual. Quando a flora está em desequilíbrio devido a infecção polimicrobiana, pode haver sintomatologia, sendo então chamada de "vaginose bacteriana". Essa denominação é utilizada pelo fato de a bactéria não provocar um processo inflamatório propriamente dito na vagina (vaginite). A queixa é de secreção esbranquiçada ou amarelada, em pequena quantidade, porém a principal característica é o odor, referido como de "peixe cru". Ao exame físico, observa-se secreção branco-acinzentada ou amarelada em pequena quantidade e com odor característico referido. O teste de exalação ou teste das aminas (adição de hidróxido de potássio, KOH, a 10% à secreção) revela-se positivo, exalando odor característico de "peixe cru". O Gram e a cultura de secreção vaginal revelarão a *clue cell* (célula-guia) e a ausência de lactobacilos.

Nos casos assintomáticos, o simples aparecimento de *Gardnerella* no exame não deve ser motivo de preocupação nem de tratamento específico.

• *Neisseria gonorrhoeae*. Por ser de transmissão sexual, diante da confirmação desse agente etiológico em exame de secreção vaginal de uma criança, deve-se cogitar a possibilidade de abuso sexual, quase sempre negado pela família. Alguns autores admitem a contaminação por contato indireto com toalhas de banho de pessoas contaminadas da convivência da criança. Ao exame físico, observa-se secreção espessa, amarelo-esverdeada e em grande quantidade. Em 1-2% dos casos, a gonorreia pode se disseminar e evoluir para artrite, dermatite, peri-hepatite, endocardite e meningite. O Gram identificará "diplococos gram-negativos", e a cultura da secreção vaginal confirmará o diagnóstico, identificando o gonococo.

Nota: A infecção por *Chlamydia trachomatis*, embora possa ocorrer na infância (raramente), não será referida como diagnóstico diferencial de vulvovaginite por ser uma infecção encontrada principalmente na mulher sexualmente ativa e provocar quadro clínico característico de cervicite mucopurulenta e DIP (doença inflamatória pélvica). Deve ser lembrada, porém, nos casos de criança com corrimento genital persistente, após tratamento de infecção por gonococo.

Protozoários

- *Trichomonas vaginalis.* Não é uma infecção comum na infância. A transmissão é basicamente por via sexual, porém há referência de contaminação indireta por meio de roupas e toalhas contaminadas, além de vasos sanitários e piscinas, uma vez que foi comprovado que o protozoário pode sobreviver em ambientes extragenitais. Não obstante, é mandatória a investigação de abuso sexual. Ao exame físico, observam-se secreção purulenta, amarelada ou esverdeada, bolhosa, e hiperemia de vulva. Pode haver odor desagradável, ardência, disúria e prurido, porém menos intenso que o que ocorre com o fungo. O diagnóstico pode ser confirmado pela lâmina direta ao microscópio (onde se coloca uma gota da secreção vaginal associada a uma gota de soro fisiológico a 0,9%) e se verificam protozoários móveis. A cultura da secreção vaginal revelará o tricomonas.

Parasitoses

- *Enterobius vermicularis (oxiúros).* Esse parasito migra do ânus para a vagina, levando consigo coliformes e outras bactérias intestinais, que são os reais agentes etiológicos dessa vaginite. O quadro clínico se caracteriza por prurido intenso vulvar, perineal ou perianal, principalmente à noite. A referência de secreção vaginal inexiste ou é menos importante. O *swab* anal é o exame de escolha para a confirmação diagnóstica, porém, diante de história e quadro clínico sugestivos, o "teste terapêutico" tem sido usado na prática com boa resposta.

VULVOVAGINITE POR CORPO ESTRANHO

Deve ser sempre lembrada diante de corrimento persistente e de coloração escura ou mesclado com sangue. A característica principal é o odor bastante fétido. Ao exame físico, observa-se uma secreção, em geral, sero-hemorrágica. Muitas vezes é possível observar parte do "objeto" (em geral pedaços de esponja, palito, algodão, areia, botões ou papel higiênico) pelo orifício vaginal. Pode ser necessário utilizar colpovirgoscópio ou espéculo de virgem, exame feito em geral sob narcose, para investigar/confirmar/retirar o corpo estranho da vagina.

VULVOVAGINITE ALÉRGICA

Produtos para higiene infantil, fraldas descartáveis, sabonetes, talcos ou roupas sintéticas podem provocar alergias e aparecimento de corrimento genital na criança. Na adolescente, em geral, são secundários a roupas sintéticas ou *jeans* apertados ou a absorventes higiênicos. São comuns prurido vulvar intenso, queimor e desconforto local. Ao exame, observam-se hiperemia e escarificação da pele/mucosa. Em geral, o processo é agudo e revertido após o afastamento do agente alergogênico.

Bibliografia

1. Françoso LA. Vulvovaginires e cervicites. In: Françoso LA, Gejer D, Reato LFN (coord.). *Sexualidade e saúde reprodutiva na adolescência.* Série de Atualizações Pediátricas/Sociedade de Pediatria de São Paulo, Departamento de Adolescência. São Paulo: Atheneu, 2001. 12, p. 155.
2. Greydanus DE. Vulvovaginite. In: Strasburger VC. *Ginecologia básica da adolescente. Guia para o consultório.* Trad. Hildegard Thiemann Buckup. São Paulo: Livraria Santos Editora, 1992, p. 81.
3. Jaquiery A, Srviianopoulos G, Hogg G, Grover S. Vulvovaginitis: clinical features, aetiology and microbiology of the genital tract. *Arch Dis Child* 1999, 81:64-7.
4. Kokotos F. Vulvovaginitis. *Pediatr Rev.* 2006; 27(3):116-7.
5. Koumantakis EE, Hassan EA, Deligeoroglou EK, Creatsas GK. Vulvovaginitis during childhood and adolescence. *J Pediatr Adolesc Gynecol* 1997; 10(1):39-43.
6. McGreal S, Wood P. Recurrent vaginal discharge in children. *J Pediatr Adolesc Gynecol.* 19 jan 2012.
7. Mogielnicki NP, Schwartzman JD, Elliott JA. Perineal group. A streptococcal disease in a pediatric practice. *Pediatrics* 2000; 106(21):276-81.
8. Monteiro MVC, Silva AR, Pedrosa CM et al. Vulvovaginite bacteriana ou inespecífica. *Femina* 1993; 21(2):130-6.
9. Nyirjesy P. Vaginite na paciente adolescente. *Clin Ped Am Norte* 1999; 46(3):737-49.
10. Pokorny SF. O exame genital de meninas pré-púberes e peripuberais. In: Sanfilippo JS, Muram D, Lee PA, Dewhurst J. *Ginecologia pediátrica e da adolescente.* Trad. André Luis de Souza Melgaço. Rio de Janeiro: Guanabara Koogan, 1996, p. 136-49.
11. Rau FJ, Jones CE, Muram D. Vulvovaginite. In: Sanfilippo JS, Muram D, Lee PA, Dewhurst J. *Ginecologia pediátrica e da adolescente*. Trad. André Luis de Souza Melgaço. Rio de Janeiro: Guanabara Koogan, 1996, p. 150-60.
12. Rego RCE, Silva FML, Silva FJL. Vulvovaginite em paciente adolescente. *Pediatria Atual* 2000; 14(5):11-12.
13. Souza MCB, Henriques CA, Couro MFC. Avaliação dos hábitos higiênicos da menina e correlação com a presença de vulvovaginites. *RBGO* 1989; 11(6):114-7.
14. Stricker T, Navraril F, Sennhauser FH. Vulvovaginitis in prepubertal girls. *Arch Dis Child* 2003, 88:324-6.
15. Wanderley MS, Magalhães SEM, Trindade ER. Avaliação clínica e laboratorial das crianças e adolescentes com queixas vulvovaginais, *RBGO* 2000, 22(3):147-52.

CAPÍTULO 20

Luciana Cordeiro Souza Lima

Crises Neonatais

Crises convulsivas são os principais distúrbios paroxísticos no período neonatal e constituem expressão clínica de disfunção do sistema nervoso central. A incidência varia de 1,0-24,2/1.000 nascidos vivos, dependendo das características e da idade gestacional da população estudada. Por apresentar características comuns a outros distúrbios e ser pobremente relatada pelos familiares e cuidadores, tornam o diagnóstico diferencial um desafio nessa faixa etária. O primeiro desafio é diferenciar entre distúrbios paroxísticos epilépticos e não epilépticos. Uma vez definido o diagnóstico de crise epiléptica, o segundo desafio é definir a sua etiologia. Este capítulo abordará a definição e a descrição dos principais tipos de crises que ocorrem em neonatos e como proceder à elucidação diagnóstica etiológica das crises neonatais.

São consideradas crises neonatais as que ocorrem até 28 dias de vida em recém-nascidos a termo; para alguns autores, até 44 semanas de idade concepcional em prematuros. No entanto, muitas das etiologias das crises neonatais podem manifestar-se até 2-3 meses de vida.

SEMIOLOGIA DE CRISES NEONATAIS

As crises neonatais são classificadas de modo particular e, em geral, são crises focais. Em decorrência da imaturidade do sistema nervoso, especialmente em prematuros, as crises epilépticas são pouco organizadas e apresentam padrões erráticos de propagação, em decorrência da mielinização incompleta própria da faixa etária. As crises neonatais, em alguns casos, podem se originar de estruturas subcorticais. Além disso, como o sistema límbico e as estruturas diencefálicas apresentam um grau de desenvolvimento mais avançado, as crises neonatais se manifestam mais frequentemente como automatismos motores, apneias ou cianose.

A classificação das crises neonatais, apresentada no Quadro 20.1, foi proposta em 2004 pela ILAE (International League Against Epilepsy) e pela Comissão de Pesquisa Clínica em Convulsões Neonatais da NIH (National Institutes of Health). Essa classificação se diferencia da anteriormente proposta por Mizrahi e Kellaway, em 1998, por incluir as crises com sinais autonômicos e as que se apresentam sem manifestações clínicas, apenas com registros eletroencefalográficos.

192 Diagnóstico Diferencial em Pediatria

Quadro 20.1 Classificação das crises neonatais proposta pela ILAE-NIH 2004.

I. Clônicas	
a) Unifocal	1. Membros / 2. Face / 3. Hemiconvulsão
b) Multifocal	1. Alternante / 2. Bilateral assíncrona
c) Axial	1. Abdominal / 2. Diafragmática
II. Tônica	
a) Focal	1. Ocular (desvio sustentado) / 2. Membros / 3. Assimétrica
b) Generalizada	1. Simétrica / 2. Assimétrica
III. Mioclônica	
IV. Espasmos	
V. Automatismos motores	
a) Movimentos orobucolinguais	1. Sucção / 2. Mastigatório
b) Ocular	1. Movimento aleatório 2. Piscamento, abertura ocular rítmica
c) Membros (movimentos progressivos)	1. Pedalar / 2. Natatório
d) Movimentos complexos	
VI. Sinais autonômicos	
a) Respiratório	1. Taquipneia / 2. Pausa respiratória
b) Cardíaco	1. Taquicardia / 2. Bradicardia
c) Cardiovascular	1. Hipertensão / 2. Hipotensão
d) Vasomotor	1. Rubor / 2. Palidez
e) Dilatação pupilar	
f) Salivação	
g) Outros	
VII. Sem sinais clínicos (crise eletrográfica)	
VIII. Não classificadas	

As crises clônicas são as mais frequentes e se apresentam como movimentos rítmicos, repetitivos e geralmente lentos (1-3 movimentos por segundo), decorrentes da contração de grupos musculares específicos. Apesar de mais comumente afetar os membros, também podem envolver a musculatura axial. Podem ocorrer de forma alternante ou bilateral. Quando envolve a musculatura bilateral são assíncronas entre os membros. Quando unilateral, podem apresentar-se de forma síncrona ou assíncrona. Se os grupos muscular es envolvidos forem pequenos, os movimentos podem ser mais rápidos e mimetizar uma crise generalizada. Essas crises são importante sinal de alerta em recém-nascidos a termo, geralmente achado no eletroencefalograma (EEG) e relacionadas com hemorragia intracraniana, infartos cerebrais e doenças metabólicas. Sua ocorrência em prematuros não indica necessariamente a existência de doença focal. Como são crises de origem epiléptica, não são suprimidas com a contenção do segmento afetado.

As crises tônicas podem ser focais ou generalizadas. As focais são de origem epiléptica, geralmente cursando com alterações no EEG, e caracterizam-se por postura sustentada, transitória e assimétrica do tronco, extremidades ou desvio ocular. Frequentemente são acompanhadas de apneia, rubor ou cianose. Essas crises são mais comuns em prematuros e podem estar associadas a dano cerebral estrutural e distúrbios metabólicos. Não são provocadas por estimulação e não cedem com a contenção.

As crises tônicas generalizadas caracterizam-se por postura sustentada e simétrica de membros, tronco e pescoço. Raramente apresentam alteração eletrográfica e não constituem crises epilépticas verdadeiras. Podem ser flexoras e/ou extensoras e desencadeadas por estímulos e suprimidas por contenção. Quando os movimentos forem abruptos devem ser diferenciados de espasmos.

As crises mioclônicas podem ser epilépticas ou não epilépticas. Caracterizam-se por contrações rápidas, intensas e erráticas. Frequentemente são bilaterais, afetando principalmente membros, face e tronco. É um padrão de crise pouco comum no período neonatal, mas quando presente sugere dano cerebral difuso e grave. Podem ser provocadas por estimulação. Devem ser diferenciadas das mioclonias do sono, achado normal em qualquer faixa etária, que costumam aparecer em estágios precoces do sono como movimentos repetitivos e rápidos, geralmente de dedos, pulsos e cotovelos. Nesses casos costumam ser suprimidas pelo toque e podem voltar a ocorrer de forma súbita. Só ocorrem durante o sono e não têm alterações eletrográficas associadas.

Os espasmos, raros em neonatos, são considerados crises de origem epiléptica, não podendo ser estimulados ou suprimidos de forma externa. Podem envolver musculatura de tronco e membros, sendo movimentos flexores, extensores ou mistos. Ocorrem em salvas, sendo as contrações iniciais rápidas, seguidas de relaxamento.

Os automatismos motores, anteriormente chamados de crises sutis, são considerados como distúrbios presumivelmente não epilépticos. São comuns no período neonatal e podem ser provocados ou intensificados por estimulação tátil. Os automatismos caracterizados por movimentos complexos geralmente ocorrem em neonatos com sensório muito deprimido, que subitamente despertam e ficam muito ativos, apresentando certos movimentos, como virar a cabeça de um lado para outro ou movimentos de briga ou luta.

A ocorrência de sinais autonômicos tem sua importância associada na identificação de crises neonatais em recém-nascidos que se encontrem sedados e, por isso, impossibilitados de manifestarem as alterações motoras clássicas das crises anteriormente citadas. Entretanto, também podem ocorrer de forma isolada. Uma das mais comuns seriam as apneias ictais, que assim são classificadas se a ocorrência da apneia tiver relação temporal com a alteração no EEG. Nesses casos, apesar de poderem apresentar duração prolongada (> 2 minutos), não ocorre associação a bradicardia. Sinais autonômicos devem ser diferenciados de outras causas, especialmente as apneias, que podem ser normais em prematuros.

DIAGNÓSTICO ETIOLÓGICO DAS CRISES NEONATAIS

A etiologia das crises no período neonatal é o fator determinante primário do prognóstico a longo prazo. Além disso, uma vez que crises não controladas podem contribuir para dano cerebral futuro, a importância do diagnóstico etiológico está diretamente relacionada com melhor tratamento e controle das crises, assim como com tomada de decisões que interfiram na recorrência das mesmas.

Há diferentes formas de conduzir o diagnóstico diferencial das crises neonatais. No Quadro 20.2 encontram-se as causas mais frequentes das crises neonatais e, no Quadro 20.3, a distribuição dessas causas por idade pós-natal de ocorrência das crises.

Além das causas apresentadas, a ILAE reconhece quatro síndromes eletroclínicas que se iniciam no período neonatal: as crises benignas neonatais, as crises benignas neonatais familiares, a síndrome de Ohtahara ou encefalopatia epiléptica infantil precoce e a encefalopatia mioclônica precoce.

As causas mais frequentes de crises neonatais são encefalopatia hipóxico-isquêmica, infecções e distúrbios metabólicos e hidroeletrolíticos. Por isso, a abordagem inicial de neonatos com crises convulsivas deve buscar a realização de exames simples e rápidos para definir ou afastar esses diagnósticos. Sendo assim, quase sempre será importante realizar glicemia capilar, dosagem sérica de eletrólitos incluindo cálcio e magnésio,

Quadro 20.2 Etiologias mais frequentes de crises neonatais

Hipóxia — isquemia (encefalopatia neonatal aguda)

Infeção do sistema nervoso central (meningite, encefalite, infecções congênitas)

Metabólicas (hipoglicemia, hipocalcemia e hipomagnesemia)

Hemorragia intracraniana (intraventricular, intracerebral, subdural e subaracnóidea)

Infarto (acidente vascular cerebral isquêmico e trombose de seios venosos)

Anomalias cromossômicas e condições genéticas

Malformações cerebrais (displasias corticais focais, lisencefalia e hemimegaloencefalia)

Desordens neurodegenerativas

Erros inatos do metabolismo

Convulsões neonatais benignas

Convulsões neonatais familiares benignas

Síndromes neurocutâneas

Trauma (intraparto ou não acidental)

Abstinência de drogas ou intoxicações

Síndromes epilépticas de início precoce

Modificado de Mizrahi e Kellaway, 1998.

Quadro 20.3 Etiologias das crises neonatais por idade pós-natal de ocorrência

24 horas	72 horas a 1 semana
Meningite bacteriana e sepse	Disgenesia cerebral
Efeito direto de drogas	Infarto cerebral
Encefalopatia hipóxico-isquêmica	Crises neonatais familiares benignas
Infecções congênitas	Hipocalcemia
Hemorragia intraventricular	Hemorragia intracerebral
Deficiência de piridoxina	Encefalopatia bilirrubínica aguda
	Acidemia metilmalônica
24-72 horas	Acidemia propiônica
	Distúrbios do ciclo da ureia
Meningite bacteriana e sepse	Esclerose tuberosa
Disgenesia cerebral	Trombose venosa cerebral
Infarto cerebral	
Abstinência de drogas	**1-4 semanas**
Hipoglicemia	
Hipocalcemia	Adrenoleucodistrofia neonatal
Hemorragia intracerebral	Disgenesia cerebral
Incontinência pigmentar	Distúrbios do metabolismo da frutose
Hemorragia intraventricular	Doença de Gaucher tipo II
Deficiência de piridoxina	Gangliosidose tipo I
Distúrbios do ciclo da ureia	Encefalite herpética (Herpes simples)
Esclerose tuberosa	Distúrbios do ciclo da ureia
Trombose venosa cerebral	Esclerose tuberosa
	Trombose venosa cerebral

Adaptado de Fenichel, 2009.

avaliação do *status* ácido-básico do paciente, análise bioquímica, celular e bacteriológica do líquido cefalorraquidiano (LCR) e um exame de imagem inicial, como ultrassonografia transfontanela. Além disso, a realização de EEG é mandatória em pacientes com crises neonatais, a menos que se trate de crise única com causa bem definida como, por exemplo, hipoglicemia que cessa após correção da causa. Este último exame pode ter valor diagnóstico e, no caso de encefalopatia hipóxico-isquêmica, há traçados com valor prognóstico.

Exames de imagem, como tomografia computadorizada, devem ser realizados na suspeita de hemorragias intracranianas e malformações grosseiras ou alterações ventriculares. Sendo a ressonância nuclear magnética (RNM) o exame de escolha na maioria dos casos para avaliar malformações, disgenesias cerebrais, alterações isquêmicas e outras, para a maior parte dessas alterações deve ser solicitada RNM com contraste e, em alguns casos, a realização de estudo com espectroscopia. Estudos de substâncias específicas, dosagem de lactato, amônia, realização de exames para dosagem de perfil de aminoácidos e testes genéticos devem ser decididos após o rastreio inicial, não só pelo custo como também pela espoliação do paciente, a depender das hipóteses mais prováveis. Em casos em que o doente apresenta estigmas específicos de determinadas doenças, o estudo laboratorial do diagnóstico deve ser direcionado para a causa específica, porém isso nem sempre ocorre.

Para melhor direcionamento da investigação laboratorial devemos considerar os principais achados clínicos das diversas causas de crises neonatais.

Encefalopatia Hipóxico-isquêmica

O diagnóstico da encefalopatia hipóxico-isquêmica ainda é baseado no valor do escore de Apgar. No entanto, cada vez mais têm sido valorizados, além dos aspectos clínicos apresentados, os exames laboratoriais que costumam mostrar, em casos graves, alterações como acidose lática, níveis séricos aumentados de enzimas hepáticas, alterações renais e dano miocárdico. Convulsões não costumam fazer parte de quadros leves e moderados de asfixia perinatal, devendo nesses casos ser atribuídas a uma segunda condição, como, por exemplo, hipoglicemia. As crises costumam fazer parte dos quadros mais graves e ocorrem nas primeiras 12-24 horas de vida. Em geral, esses recém-nascidos apresentam-se torporosos ou comatosos, com padrão respiratório irregular, hipotonia, diminuição do reflexo de Moro, choro e sucção ausentes. Essas crises respondem de forma incompleta ao uso de drogas anticonvulsivantes. Muitas vezes, o EEG apresenta alterações sem manifestações clínicas associadas, podendo evoluir para *status* epiléptico, devendo ser consideradas como crise epiléptica e tratadas imediatamente.

Infecções do Sistema Nervoso Central

As infecções do sistema nervoso central, bacterianas ou virais, podem apresentar-se como crises convulsivas em qualquer faixa de idade do período neonatal. Como não costumam apresentar sinais clássicos de hipertensão intracraniana ou irritação meníngea, o quadro clínico é inespecífico, de forma que, nas crises convulsivas, a coleta e a análise do LCR são rotina no diagnóstico diferencial inicial das causas mais comuns. Deve-se considerar os fatores de risco para infecções inespecíficas materno-fetais, além dos antecedentes que sugiram o grupo das infecções congênitas (toxoplasmose, citomegalovírus, sífilis, herpes e rubéola).

A análise do LCR no período neonatal deve respeitar a maior permeabilidade da barreira hematoencefálica própria desse período, sendo considerado normal até 20 células nos a termo e 30 células nos prematuros, dosagem de proteína inferior a 150 mg/dL nos a termo e 200 mg/dL nos prematuros, e quantidade de glicose relativa a dois terços da glicemia sérica. Como a hipoglicemia é comum em recém-nascidos, há indicação de realizar dosagem de glicemia capilar concomitante à coleta do LCR para comparação. Além da realização rotineira de pesquisa pela coloração do Gram e da realização da cultura do LCR, pode haver indicação da realização de pesquisas de anticorpos específicas no soro e LCR.

Distúrbios Metabólicos e Hidroeletrolíticos

Entre os distúrbios mais relevantes associados a crises convulsivas estão hipoglicemia, hipocalcemia e hipomagnesemia. Dessa forma, um rastreio inicial com ionograma, dosagem de cálcio e magnésio sérico, e dosagem de glicemia capilar, está sempre indicado. Não há padrão definido de crise para essas etiologias.

O diagnóstico de hipoglicemia se dá, em geral, pela detecção de glicemia capilar < 40 mg/dL, devendo ser prontamente tratada e confirmada com glicemia sérica. Nas primeiras 72 horas, níveis menores podem ser encontrados sem causar sintomas. As causas da hipoglicemia são variadas e devem ser investigadas. As causas mais comuns e que levam a hipoglicemia transitória são relacionadas com asfixia perinatal, prematuridade, retardo de crescimento intrauterino, sepse e diabetes materno. Se a hipoglicemia evolui de forma persistente, apesar do tratamento apropriado, devem ser investigadas as causas relacionadas com aminoacidúrias, hipopituitarismo congênito, defeitos do metabolismo dos carboidratos, acidúrias orgânicas e outras causas relacionadas com hiperinsulinismo.

Hipocalcemia é um distúrbio frequente em recém-nascidos, sendo considerado quando a dosagem sérica é < 7 mg/dL. Quando ocorre nas primeiras 72 horas, está mais relacionada com prematuridade, baixo peso ao nascer, asfixia perinatal, diabetes materno, hipoparatireoidismo transitório neonatal e hipoparatireoidismo materno. Nesses casos costuma responder bem à reposição de cálcio e, após 1-3 dias, remite clínica e laboratorialmente. As hipercalcemias que ocorrem após 72 horas de vida estão mais relacionadas com crianças que utilizam fórmulas impróprias e a hiperparatireoidismo materno. Uma causa de hipocalcemia que deve ser lembrada no período neonatal é a síndrome de DiGeorge, relacionada com microdeleções do cromossomo 22q11.2, onde os órgãos que derivam do terceiro e quarto arcos branquiais estão hipoplásicos, entre eles a paratireoide. Pode causar crises convulsivas em qualquer faixa etária, desde as primeiras 24 horas de vida. Está associada a anomalias faciais, cardíacas e imunodeficiência.

Hipomagnesemia isolada é menos frequente, mas pode acompanhar distúrbios de cálcio e glicose, devendo ser sempre investigada.

Erros Inatos de Metabolismo

Há diversos distúrbios classificados dentro do grupo dos erros inatos do metabolismo, e seu diagnóstico muitas vezes é difícil pela necessidade de investigação específica e onerosa de cada um deles. O Quadro 20.4 apresenta, de modo resumido, uma relação entre as alterações laboratoriais iniciais encontradas em recém-nascidos com crises neonatais e quais distúrbios devem ser investigados de forma mais dirigida.

Achados clínicos que estão relacionados com maior risco de erros inatos de metabolismo são variáveis e comuns a outras doenças. Aqui citaremos, de forma geral, quais achados podem sugerir uma das doenças desse grupo, mas não serão abordados especificamente. Os achados variam de faixa etária de aparecimento e, além da consaguinidade dos genitores e história prévia em membros da família e irmãos, o recém-nascido pode apresentar hidropisia fetal, ascite, achados dismórficos, hepato/esplenomegalia, discrasias sanguíneas, alterações esqueléticas, oculares e cardíacas, hipotonia, alterações de pele, fácies grotesca, limitação articular, neurodegeneração subaguda, deficiência auditiva, icterícia, desidratação, vômitos, letargia, coma, odor anormal, apneia, acidose metabólica, alcalose respiratória, hiperamonemia, hipoglicemia, cetose, hiperglicemia e insuficiência hepática. Esses sinais e sintomas podem ter relação com a ingestão de dieta ou com jejum prolongado, e costumam ser distúrbios metabólicos de difícil correção com as medidas usuais.

Quadro 20.4 Diagnóstico de erros inatos do metabolismo que causam crises neonatais e se relacionam com achados laboratoriais

Hipoglicemia	Deficiência da frutose 1,6-difosfatase Doença de depósito do glicogênio (tipo 1) Doença do xarope de bordo
Hiperamonemia (atenção aos distúrbios do ciclo da ureia)	Acidemia argininossuccínica Deficiência de carbamil fosfato sintetase Citrulinemia Acidemia metilmalônica Deficiência múltipla de carboxilase Deficiência de ornitino transcarbamilase Acidemia propiônica Acidemia isovalérica Encefalopatia glicínica
Elevação sérica do lactato	Deficiência de frutose 1,6-difosfatase Doença de depósito do glicogênio (tipo 1) Doenças mitocondriais Deficiência múltipla de carboxilase
Acidose metabólica	Deficiência de frutose 1,6-difosfatase Doença de depósito do glicogênio (tipo 1) Doença do xarope de bordo Acidemia metilmalônica Deficiência múltipla de carboxilase Acidemia propiônica

Encefalopatia Bilirrubínica Aguda

A encefalopatia bilirrubínica aguda é cada vez menos frequente como causa de crises neonatais em países desenvolvidos, porém em países em desenvolvimento o inadequado tratamento da icterícia ainda torna esse diagnóstico obrigatório em recém-nascidos prematuros e a termo que tenham elevados níveis de bilirrubina indireta. Deve-se estar atento a essa condição em pacientes com níveis acima do seguro para a idade pós-natal e com fatores de risco para impregnação do sistema nervoso central, como hipóxia perinatal, doença hemolítica (especialmente incompatibilidade materno-fetal Rh e ABO), infecção, pacientes que se encontrem com letargia ou sonolência e baixos valores da relação bilirrubina-albumina.

A evolução clínica da encefalopatia bilirrubínica aguda ocorre em três fases, sendo a primeira fase caracterizada por hipotonia, letargia e diminuição dos reflexos, com duração de 24 horas. Após 2-3 dias inicia-se a segunda fase, com aparecimento de febre, hipertonia e opistótono. Nessa fase é que as crises convulsivas costumam ocorrer, mas não são obrigatórias.

Hemorragia Intracraniana e Tocotraumatismos

Os tocotraumatismos ocorrem mais comumente em recém-nascidos a termo e com bom peso, de mãe primípara, com parto vaginal laborioso e período expulsivo prolongado. As hemorragias podem ser subaracnóidea, subdural ou intraventricular. Todas podem se manifestar com crises convulsivas. Exame de imagem, como ultrassonografia transfontanela, pode confirmar ou sugerir o diagnóstico. Quando a localização for subdural ou subaracnóidea, pode ser necessário realizar tomografia computadorizada sem contraste para melhor elucidação diagnóstica. As hemorragias subaracnóideas pequenas podem não ser visíveis nesses exames de imagem, sendo algumas vezes diagnosticadas após coleta de LCR sanguinolento, sem que tenha ocorrido acidente durante a punção liquórica. Em prematuros, as hemorragias intraventriculares e periventriculares são comuns, mesmo sem associação a tocotraumatismos, e devem ser acompanhadas com atenção, através de exames de imagem repetidos de rotina. Podem ocorrer hemorragias subaracnóidea e subdural sem associação a traumas, mas são menos comuns.

Deficiência de Piridoxina

Os recém-nascidos apresentam crises convulsivas precoces, sendo inicialmente mais comuns crises clônicas focais que podem evoluir para *status* epiléptico. Outros tipos de crises podem ocorrer. Deve ser pensado nesse diagnóstico em pacientes que tenham crises convulsivas precoces, sendo afastadas outras causas mais comuns, e que não respondam bem aos anticonvulsivantes rotineiramente utilizados. O EEG encontra-se alterado e, em geral, após uma dose de piridoxina (100-500 mg) há normalização do EEG em até 10 minutos. Tem sido indicada a utilização de teste terapêutico com piridoxina em pacientes que não tenham controle das crises e para os quais a causa não foi estabelecida. Há uma forma chamada de dependência de piridoxina determinada por herança autossômica recessiva, e esse diagnóstico pode ser suspeitado se há história familiar, especialmente em irmãos mais velhos. Para esses pacientes, a suplementação dietética de piridoxina deve ser realizada por toda a vida.

Incontinência Pigmentar

É uma síndrome neurocutânea que envolve pele, dentes, olhos e sistema nervoso central. Tem padrão de transmissão ligado ao X e possui alta letalidade em indivíduos do sexo masculino. As manifestações ao nascer incluem *rash* vesicobolhoso, que lembra a epidermólise bolhosa, nas superfícies flexoras dos membros e face lateral do tronco, que só mais tarde evoluem para lesões hiperpigmentadas. Alterações neurológicas ocorrem em metade dos pacientes, e no período neonatal caracterizam-se por crises, do segundo para o terceiro dia de vida, geralmente de ocorrência unilateral. O diagnóstico pode ser dado pela biópsia das lesões cutâneas e teste genético. Estudo de imagem do sistema nervoso central, como a ressonância nuclear magnética, pode sugerir esse diagnóstico.

Abuso de Substâncias

O uso de substâncias, ilícitas ou terapêuticas, pelas mães até poucos momentos que antecedem o parto tem sido frequente. Uma vez que as mães utilizem alguma droga, as alterações neurológicas podem ocorrer por ação direta da substância ou por abstinência após o nascimento. O uso de álcool e maconha, apesar de poder causar danos ao feto, não está frequentemente associado a crises neonatais por abstinência dessas substâncias. Os barbitúricos podem causar abstinência se forem utilizados em doses muito elevadas anteriormente ao parto, o que não é usual. Além disso, como o fenobarbital tem tempo de meia-vida longa em recém-nascidos, mesmo com a retirada súbita da droga a abstinência não costuma ocorrer. Podem ocorrer crises por abstinência com o uso de heroína, metadona, codeína e propoxifeno. Nesses casos, os sintomas ocorrem precocemente (< 24 horas), mais comumente em recém-nascidos a termo, podendo ocorrer tremores, irritabilidade, choro estridente e hiperatividade. Também podem ser registradas dificuldades na alimentação. Crises epilépticas ocorrem em apenas 5% dos casos, mas tremores e movimentos mioclônicos ocorrem em até 10-25%, podendo ser confundidos com crises epilépticas.

Em nosso meio, a utilização do *crack* tornou-se um problema de saúde pública, e cada vez mais mães têm acesso a essa droga. Há relatos de associação a anomalias cerebrais, maior risco de lesões isquêmico-hemorrágicas e impacto sobre o neurodesenvolvimento, levando a alteração do padrão de sono do recém-nascido, irritabilidade e hipertonia. No entanto, ainda não há relação causal bem estabelecida nem estudos que avaliem a relação do *crack* com crises no período neonatal.

SÍNDROMES ELETROCLÍNICAS DO PERÍODO NEONATAL

Crises Neonatais Benignas

As crises ocorrem na primeira semana de vida, principalmente entre o quarto e o sexto dia de vida. Por isso também são chamadas de "crise do quinto dia". Em geral, essas crises ocorrem em recém-nascidos a termo, saudáveis, sem alterações no pré-natal e no período intra/pós-parto. Consistem em crises clônicas unilaterais, sucessivas, afetando a face e os membros. Essas crises podem dar a ideia de *status* epiléptico. As crises podem mudar de lado e, menos frequentemente, ser bilaterais. Apneia pode ocorrer em até um terço dos pacientes. As crises duram em média 1-3 minutos e apresentam repetição que podem durar 2 horas a 3 dias. As crises tendem a ter regressão espontânea ainda na primeira semana de vida e, em geral, não precisam de tratamento.

O EEG interictal pode mostrar padrão ponta teta alternante ou alterações inespecíficas focais ou multifocais. O EEG é normal em 10% dos casos. O EEG ictal mostra espículas rítmicas ou ondas lentas na região rolândica ou em outros locais.

Crises Familiares Neonatais Benignas

Em algumas famílias, a ocorrência de crises no período neonatal acomete vários membros. Essas alterações têm sido associadas a modificações genéticas de canais de potássio. Podem aparecer durante todo o período neonatal, mas são mais frequentes na primeira semana, entre o segundo e o terceiro dia, e regridem espontaneamente nos primeiros seis meses. Cerca de 60-70% remitem em até seis semanas de vida.

As crises ocorrem em neonatos normais, com bom escore de Apgar, que tiveram gestação sem intercorrências. A duração das crises é de 1-2 minutos, mas podem recorrer com 20-30 episódios por dia. As crises começam com atividade motora tônica e continuam com apneia, seguida por vocalizações, movimentos oculares, sinais autonômicos ou automatismos motores. Evoluem por fim para crises clônicas, em geral multifocais, usualmente assimétricas e unilaterais. O período pós-ictal é breve, e os neonatos permanecem normais entre as crises.

O diagnóstico se baseia no excelente estado geral da criança antes e depois das crises, na história familiar e na ausência de outros achados. O EEG interictal pode ser normal ou apresentar anormalidades focais ou multifocais, com padrão teta alternante. Esse EEG tem pouco valor confirmatório, mas serve para excluir outras causas. O EEG ictal será mais característico, mas nem sempre é obtido.

Encefalopatia Mioclônica Precoce (*Early Myoclonic Encephalopathy* [EME])

Essa síndrome, normalmente, tem início nos primeiros 10 dias de vida em 60% dos casos, às vezes já ao nascimento. Incide com a mesma frequência entre os sexos. É uma doença multicausal e há predominância de casos familiares. Erros inatos do metabolismo são as causas mais comuns. Evolui com importante comprometimento do desenvolvimento neurológico de forma progressiva.

A manifestação clínica mais comum é a ocorrência de crises de difícil controle, aparecendo inicialmente como crises mioclônicas erráticas e seguidas de crises focais simples. Evolui com a idade para espasmos infantis. Os movimentos mioclônicos são chamados de erráticos pela súbita migração de uma para outra parte do corpo, de forma aleatória e assíncrona. Costumam ser breves, simples ou repetitivos e quase contínuos. As crises focais se manifestam usualmente com desvio ocular e associados a sinais autonômicos, como rubor facial ou apneia, podendo ocorrer crises clônicas focais afetando qualquer parte do corpo. As crises tônicas e os espasmos infantis estão na evolução dessa doença, mas costumam ocorrer após um mês de vida.

Os exames de imagem são usualmente normais nas fases iniciais e no primeiro mês de vida, mas com a evolução pode ocorrer atrofia cortical e periventricular. Como as principais causas são os erros inatos do metabolismo, exige-se a realização de exames específicos para seu diagnóstico. O EEG apresenta um padrão surto-supressão que pode evoluir mais tarde para padrão de hipsarritmia atípico ou espículas multifocais e ondas agudas.

Síndrome de Ohtahara (*Early Infantile Epileptic Encephalopathy* [EIEE])

É uma doença rara, porém grave e de aparecimento muito precoce. As crises se iniciam mais frequentemente nos primeiros 10 dias de vida, mas podem aparecer até 3 meses após o nascimento. Há discreta predominância no sexo masculino. As causas mais comuns são malformações do desenvolvimento cerebral, incluindo hemimegaloencefalia, porencefalia, síndrome de AiCardi, agenesia dos corpos mamilares, disgenesias cerebrais e displasias corticais focais. Não há casos familiares relatados. Envolve evolução com importante comprometimento do desenvolvimento neurológico.

Essa síndrome se manifesta com padrão clínico e eletrográfico de espasmos tônicos, que consistem usualmente em flexão tônica que dura 1-10 segundos, podendo ter repetição que varia de 10-300 episódios por dia. Pode ser generalizado e simétrico ou lateralizado. Ocorre durante o sono ou vigília. Menos frequentemente, os neonatos podem apresentar crises clônicas focais ou hemiconvulsões. Crises mioclônicas são raras e mioclonias erráticas não são encontradas, o que ajuda na diferenciação da EME.

O diagnóstico habitualmente conta com alterações importantes na RNM, mas se a imagem for normal é necessário realizar avaliação rigorosa para quadros metabólicos. O EEG mostra padrão surto-supressão e tem periodicidade pseudorrítmica. Esse padrão aparece no início da doença e desaparece com 3-6 meses de vida. Há uma evolução temporal dessa síndrome para o padrão da síndrome de West (padrão de hipsarritimia) e então para a síndrome de Lennox-Gastaut.

CONCLUSÃO

O diagnóstico diferencial das crises neonatais é amplo e muitas vezes difícil. Apesar de necessitar, na maioria dos casos, de atendimento conjunto com um especialista em neurologia infantil, é papel do pediatra conhecer as causas mais comuns, diagnosticá-las e tratá-las prontamente, a fim de diminuir os danos sobre o sistema nervoso central dos recém-nascidos.

Bibliografia

1. Engel Jr. J, Pedley TA. *Epilepsy a comprehensive textbook*. Philadelphia: Lippincott Williams & Wilkins, 2008.
2. Fenichel GM. *Clinical pediatric neurology: a signs and symptoms approach*. Philadelphia: Saunders Elsevier, 2009.
3. Panayiotopoulos CP. *A clinical guide to epileptic syndromes and their treatment*. London: Springer, 2010.
4. Panayiotopoulos CP. *Atlas of epilepsies*. London: Springer, 2010.
5. Pellock JM, Bourgeois BFD, Dodson WE et al. *Pediatric epilepsy: diagnosis and therapy*. New York: Demos, 2008.
6. Tekgul H, Gauvreau K, Soul J et al. The current etiologic profile and neurodevelopmental outcome of seizures in term newborn infants. *Pediatrics:* 2006; 117;1270-80.
7. Yacubian EMT, Garzon E. *Semiologia das crises epilépticas*. São Paulo: Lemos Editorial, 2003.

CAPÍTULO 21

Luciana Santana Lima

Defeitos da Parede Abdominal e Inguinoescrotal

DEFEITOS DA PAREDE ABDOMINAL

Os defeitos mais comuns da parede abdominal são a onfalocele, a gastrosquise, a hérnia umbilical e a hérnia epigástrica. Serão abordadas a onfalocele e a gastrosquise, e em seguida as afecções da região inguinoescrotal.

A onfalocele e a gastrosquise são defeitos congênitos da parede abdominal caracterizados por exteriorização do conteúdo abdominal, principalmente as alças intestinais. Embora semelhantes entre si, são duas entidades que apresentam diferenças embriológicas e morfológicas.

Fisiopatologia

Ao redor da 10ª semana de desenvolvimento intrauterino, as vísceras abdominais localizam-se externamente à cavidade abdominal do feto. À medida que há o crescimento fetal, essas vísceras retornam à cavidade abdominal já desenvolvida fazendo o movimento da rotação e a fixação mesenterial por volta da 12ª semana. A ausência de retorno das vísceras à cavidade abdominal origina a onfalocele, geralmente acompanhada de rotação intestinal incompleta e ausência de fixação mesenterial (Figura 21.1).

A patogenia da gastrosquise é assunto controverso. Algumas correntes defendem que o defeito acontece após ruptura precoce da somatopleura paraumbilical, no nível da veia umbilical direita, que se encontra atrofiada. As vísceras se desenvolvem na cavidade abdominal e prolapsam através do defeito existente, localizando-se soltas na cavidade amniótica, banhadas pelo líquido amniótico (Figura 21.2).

Qualquer que seja o defeito da parede abdominal, onfalocele ou gastrosquise, a desproporção entre as vísceras exteriorizadas e o tamanho da cavidade abdominal são o que ditam o prognóstico.

O quadro clínico e o diagnóstico diferencial entre a onfalocele e a gastrosquise estão dispostos no Quadro 21.1.

Diagnóstico Diferencial

Outras malformações e anomalias cromossômicas é um fator que afeta o prognóstico. As malformações são mais comuns na onfalocele, como cardiopatias e hérnia diafrag-

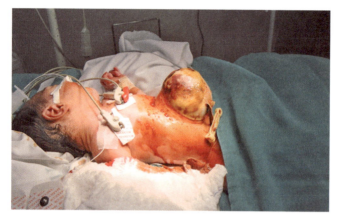

Figura 21.1 Recém-nascido com onfalocele.

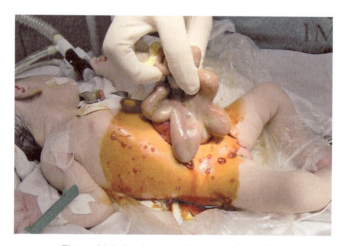

Figura 21.2 Recém-nascido com gastrosquise.

Quadro 21.1 Diferenças clínicas e morfológicas entre onfalocele e gastrosquise

	Onfalocele	**Gastrosquise**
Localização	Anel umbilical	Lateral ao cordão
Tamanho do defeito	3-10 cm	<4 cm
Membrana de revestimento	Presente	Ausente
Alças intestinais	Normais	Edema e exsudato
Fígado herniado	Presente	Raro
Má rotação	Presente	Presente
Cavidade abdominal	Pequena	Menor que na onfalocele
Anomalia associada	40-80%	Rara
Atresia intestinal	Rara	10-15%
Retos abdominais	Inserção anômala	Normalmente inseridos

mática, além das trissomias. A malformação congênita mais associada à gastrosquise é a atresia intestinal, principalmente as jejunoileais. A raridade das malformações associadas nas gastrosquises e a maior frequência delas na onfalocele nos permite apontar uma causa de base genética para a onfalocele.

A má rotação está quase sempre presente nas duas malformações, e a prematuridade acontece mais na gastrosquise.

O diagnóstico de onfalocele e gastrosquise é antenatal mediante ultrassonografia gestacional. As onfaloceles intactas são diferenciadas das gastrosquises pela identificação do saco herniário e pela eventual posição extra-abdominal do fígado. Outras malformações congênitas podem ser diagnosticadas na onfalocele. Na gastrosquise, as alças intestinais estão soltas, boiando livremente no líquido amniótico. As onfaloceles rotas intraútero são geralmente indistinguíveis das gastrosquises.

DEFEITOS DA REGIÃO INGUINOESCROTAL

As principais afecções da região inguinal e dos testículos são hérnia inguinal, hidrocele, cisto de cordão e distopias testiculares. A hérnia inguinal representa a afecção cirúrgica eletiva mais frequente na criança.

Fisiopatologia

A cavidade peritoneal se comunica com a túnica vaginal do testículo através de uma evaginação do peritônio, chamada processo vaginal ou conduto peritoneovaginal. Ao término da migração do testículo, no terceiro trimestre de gravidez, começa um processo de obliteração retrógrada do conduto a partir do anel inguinal interno. Quando ocorre algum desvio na obliteração desse conduto, total ou parcial, surgem as afecções cirúrgicas da região (Figura 21.3).

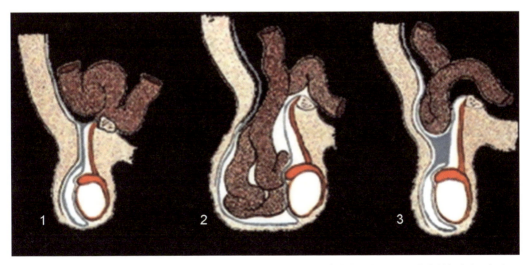

Figura 21.3 Esquema. 1. Conduto peritoneovaginal fechado; 2. Hérnia inguinoescrotal; 3. Hérnia inguinal.

Diagnóstico Diferencial

Hérnia Inguinal

A reabsorção incompleta do processo vaginal explica o aparecimento da hérnia inguinal que representa a protrusão do conteúdo abdominal para a região inguinal. É mais frequente do lado direito (60% dos casos). A principal queixa é tumoração na região inguinal, redutível, que piora aos esforços. Clinicamente observa-se tumoração indolor na região inguinal, com transiluminação negativa e espessamento do conduto inguinal (sinal do papel de seda; Figura 21.4).

Hidrocele

É o acúmulo de líquido peritoneal em torno do testículo. Pode ser não comunicante/residual ou comunicante, estando o conduto peritoneovaginal patente. A hidrocele comunicante apresenta-se de tamanho variável dependendo da quantidade de drenagem do líquido peritoneal. O diagnóstico é clínico, sendo detectada tumoração cística em bolsa escrotal, com transiluminação positiva.

Cisto de Cordão

Caracteriza-se pelo acúmulo de líquido peritoneal na porção média do conduto peritoneovaginal. O diagnóstico é clínico através da palpação de tumoração cística, pouco móvel, na porção média do conduto inguinal.

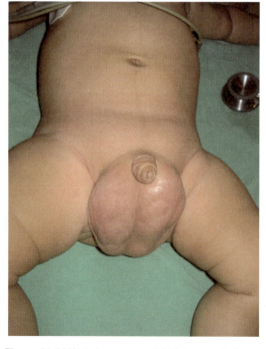

Figura 21.4 Hérnia inguinoescrotal bilateral em lactente.

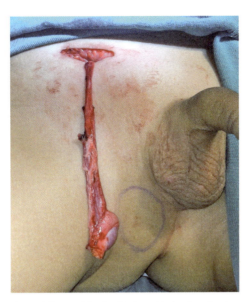

Figura 21.5 Criptorquidia (testículo ectópico localizado no períneo).

Distopias Testiculares

Na 28.ª semana, os testículos iniciam a descida a partir do retroperitônio, direcionando-se para os anéis inguinais profundos, e por volta da 32.ª entram nas bolsas escrotais.

Os fatores associados a essa descida vão desde mudanças anatômicas até alterações nos hormônios androgênicos e gonadodróficos. A suspeita diagnóstica é feita geralmente pelos pais, por nunca terem palpado o testículo na bolsa escrotal ou observado a bolsa escrotal vazia com tumoração palpável em outra região (inguinal/crural/perineal; Figura 21.5).

Criptorquidia

Parada na descida do testículo no seu trajeto normal, não alcançando a bolsa escrotal; pode localizar-se no retroperitônio ou no canal inguinal.

Ectopia Testicular

Após atravessar o conduto inguinal, o testículo desvia-se de seu caminho normal e localiza-se de forma aberrante: externamente à aponeurose do músculo oblíquo externo, na coxa, no dorso do pênis ou no lado oposto (ectopia cruzada).

Testículo Retrátil

A hipertrofia ou a hipercontratilidade da musculatura cremastérica pode fazer com que o testículo, que normalmente chegou à bolsa escrotal, seja palpado na região inguinal. Na puberdade, a tendência é localizar-se na bolsa escrotal.

Anorquia

Ausência de um ou de ambos os testículos. Falha na gênese embriológica.

Bibliografia

1. Goldbaum G, Dailing J, Milham S. Risk factors for gastroschisis. *Teratology*. 2005; 42: 397-403.
2. Lanna JCBD, Sobrinho MDL. Distopias testiculares. In: Maksoud JG, editor. *Cirurgia pediátrica*. São Paulo: Revinter; 2003. p. 717-733.
3. Ledbetter DJ. Gastroschisis and omphalocele. *Surgical Clinics of North America*. 2006; 86: 249-260.
4. Maksoud JG. Defeitos da região umbilical e paraumbilical. In: Maksoud JG, editor. *Cirurgia pediátrica*. São Paulo: Revinter; 2003. p. 702-710.
5. Peralta CFA, Barini R. Ultrassonografia obstétrica entre a 11.ª e 14.ª semanas: além do rastreamento de anomalias cromossômicas. *Revista Brasileira de Ginecologia e Obstetrícia*. 2011; 33: 49-57.
6. Sekabira J, Hadley GP. Gastroschisis: a third world perspective. *Pediatric Surgery International*. 2009; 25:327-329.
7. Tovar JA. Hernias — inguinal, umbilical, epigastric, femoral and hydrocele. In: Puri P, Hollwarth M, editors. *Pediatric surgery*. New York: Springer; 2006. p. 139-152.
8. Velhote MCP. Afecções cirúrgicas da região inguinal: hérnia inguinal. In: Maksoud JG, editor. *Cirurgia pediátrica*. São Paulo: Revinter; 2003. p. 711-716.

CAPÍTULO 22

Paulo Sérgio Gomes Nogueira Borges

Derrame Pleural

INTRODUÇÃO

A pleura é a serosa que reveste os pulmões e a cavidade torácica. Os derrames pleurais constituem a manifestação clínica mais frequente de doença pleural primária ou secundária. Os derrames decorrentes do envolvimento pleural secundário a doenças torácicas ou sistêmicas são muito mais frequentes do que os causados por doença primária da pleura.

CONCEITO

O acúmulo de líquido na cavidade pleural chama-se derrame pleural. A formação do derrame pleural pode envolver vários mecanismos.

FISIOPATOLOGIA

A formação do derrame pleural envolve um ou mais dos mecanismos capazes de aumentar a entrada ou diminuir a saída de líquido no espaço pleural.

Aumento da Entrada de Líquido no Espaço Pleural

Quatro mecanismos são capazes de aumentar o fluxo de líquido para o espaço pleural: aumento da pressão hidrostática, na microcirculação sistêmica; diminuição da pressão oncótica, plasmática; aumento da permeabilidade capilar, pleural; diminuição da pressão no espaço pleural.

Dificuldade de Saída de Líquido do Espaço Pleural

Os fatores que dificultam a saída de líquido do espaço pleural estão basicamente relacionados com redução da função linfática pleural.

Outros Mecanismos de Formação do Derrame Pleural

Passagem de líquido da cavidade abdominal para o espaço pleural através de pertuitos, na superfície do diafragma, ou através da vasta circulação linfática existente entre o abdome e o tórax.

Quadros Clínico e Laboratorial

Dor, dispneia e tosse seca são os sintomas decorrentes de um derrame pleural.

No exame físico observa-se, no lado do derrame, à inspeção e à palpação, expansibilidade diminuída e frêmito toracovocal abolido. Na percussão, macicez e ausculta, murmúrio vesicular abolido e egofonia na parte mais alta do derrame.

A radiografia de tórax PA em pé mostra classicamente a parábola de Damoiseau.

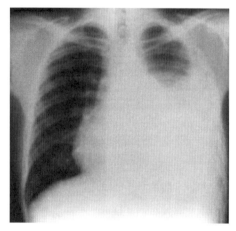

Figura 22.1 Parábola de Damoiseau. Imagem radiológica em PA mostrando vasta opacificação dos dois terços inferiores do hemitórax esquerdo. A imagem corresponde a um grande derrame pleural, desenhando a curva de Damoiseau e rechaçando a traqueia e o coração para o lado oposto.

Pequenos derrames que podem não ser detectados na radiografia em pé podem ser visualizados com decúbito lateral e raios horizontais (Laurell).

A ultrassonografia e a tomografia computadorizada do tórax podem ser úteis em derrames septados, hemitórax totalmente opaco e na suspeita de tumores.

Toracocentese

A punção da cavidade pleural pode ser diagnóstica quando há pus, linfa ou sangue.

Quando o líquido aspirado é citrino, pode-se lançar mão de exames laboratoriais.

Bioquímica

As dosagens das proteínas totais e da desidrogenase lática são utilizadas para classificar os derrames em exsudatos ou transudatos. Os exsudatos caracterizam-se pela ocorrência de mais de 2,5 g/dL de proteínas ou uma relação proteínas pleurais/proteínas plasmáticas maior que 0,5. Desidrogenase lática maior que 200 UI ou relação DHL pleural/DHL plasmática maior que 0,6 também é característica de exsudato. Valores inferiores a esses caracterizam os transudatos.

Outras dosagens devem ser solicitadas de acordo com a suspeita diagnóstica, como glicose, pH, amilase e citologia oncótica.

DIAGNÓSTICO DIFERENCIAL

Principais causas de derrame pleural:

- Exsudatos:
  - Pneumonias bacterianas
  - Neoplasia primária ou metastática
  - Tuberculose pleural
  - Embolia pulmonar
  - Pancreatite
  - Pleurite urêmica
  - Colagenoses (artrite reumatoide e lúpus eritematoso sistêmico)
- Transudatos:
  - Insuficiência cardíaca congestiva
  - Síndrome nefrótica
  - Cirrose hepática
  - Desnutrição
  - Enteropatia perdedora de proteínas
  - Embolia pulmonar
  - Diálise peritoneal
- Quilotórax
  - Congênito
  - Rotura traumática do ducto torácico (cirurgia cardíaca, acesso venoso central)
  - Obstrução ao retorno venoso central (trombose de grandes vasos)
  - Obstrução do ducto torácico (linfomas, tuberculose, filariose)
- Derrame pleural hemorrágico
  - Traumatismo torácico
  - Neoplasias

Bibliografia

1. Cirino LMI, Silva Gomes FM, Batista BN. The etiology of extensive pleural effusions with troublesome clinical course among children. *São Paulo Med J*. 2004; 122(6):269-72.
2. De Dooy JJMI, van Wijk JAE, Plötz FB, Bökenkamp A. Recurrent pleural effusion during peritoneal dialysis: question. *Pediatr Nephrol* (2008) 23:373–374.
3. Freitas S, Fraga JC, Canani F. Thoracoscopy in children with complicated parapneumonic pleural effusion at the fibrinopurulent stage: a multi-institutional study. *J Bras Pneumol*. 2009; 35(7):660-668.
4. Grimberg A, Shigueoka DC, Atallah NA et al. Acurácia diagnóstica da ultrassonografia nos derrames pleurais: revisão sistemática. *São Paulo Med J*. 2010; 128(2):90-5.
5. Menschhein CL, Dal Bó K, Cancelier ACL, Esmeraldino W. Chylothorax congenital. *Revista da AMRIGS*, Porto Alegre, 54(3):325-328, jul.-set. 2010.
6. Mocelin HT, Fischer GB. Fatores preditivos para drenagem de derrames pleurais parapneumônicos em crianças. *J Pneumol* 27(4), jul-ago 2001.
7. Silva GA. Derrames pleurais: fisiopatologia e diagnóstico. *Medicina*, Ribeirão Preto, 31:208-215, abr./jun. 1998.
8. Teixeira LR, Figueiredo Pinto JA, Marchi E. Malignant pleural effusion. *J Bras Pneumol*. 2006; 32(Supl 4):S182--S1899.

CAPÍTULO 23

João Guilherme Bezerra Alves
Michela Cynthia da Rocha Marmo

Diarreia Persistente e Crônica

INTRODUÇÃO

A diarreia é uma das queixas mais frequentes na prática pediátrica. Apesar da redução dos índices de letalidade nos últimos anos, com o melhor emprego da terapia de reidratação oral, evitando a morte por desidratação na forma aguda da doença, a diarreia persiste como uma das principais causas de mortalidade infantil tardia nos países pobres. De acordo com a OMS, a doença diarreica é a segunda principal causa de morte em crianças abaixo de 5 anos de idade, matando 1,5 milhão de crianças a cada ano, apesar de poder ser prevenida e tratada.

CONCEITOS

A diarreia é conceituada como o aumento do número de evacuações e/ou a presença de água e eletrólitos em excesso, diminuindo a consistência das fezes. Pode ser classificada em relação à duração (Quadro 23.1) e quanto à sua fisiopatologia (Quadro 23.2).

Quadro 23.1 Classificação da diarreia quanto à duração

Tipo	Duração
Aguda	≤ 14 dias
Persistente	15 < 30 dias
Crônica	> 30 dias

Quadro 23.2 Tipos de diarreia

Osmótica	Secretória	Inflamatória/infecciosa	Esteatorreia
• Alergia alimentar • Intolerância congênita aos carboidratos • Imunodeficiência	• Cloridrorreia congênita • Defeito congênito da absorção do sódio	• Colite alérgica • Enterocolite necrosante • Doença inflamatória intestinal • Doenças infecciosas • Imunodeficiência	• Fibrose cística • Insuficiencia pancreática endócrina • Abetalipoproteinemia

Diarreia Persistente

A diarreia persistente é definida como um episódio diarreico inicialmente agudo e de etiologia presumivelmente infecciosa, que se prolonga por mais de 14 dias. O ponto de corte de 14 dias foi definido por diferenças nos índices de mortalidade em crianças que prolongavam a diarreia acima desse período. A característica infecciosa nem sempre é confirmada e, muitas vezes, pode-se identificar infecções secundárias à infecção inicial. No entanto, a sua principal característica é a associação ao comprometimento do estado nutricional. Deve-se esclarecer que os casos de início insidioso, evolução crônica e/ou recorrente, assim como os processos de má absorção determinados por doenças genéticas, como fibrose cística, estão excluídos da definição de diarreia persistente. Esta incide praticamente em países pobres, onde representa elevada morbimortalidade entre os lactentes.

Os fatores de risco para que a diarreia infecciosa aguda resulte em quadro de diarreia persistente são:

- Precariedade das condições socioeconômicas
- Idade menor que um ano
- Baixo peso ao nascer
- Infecções prévias e imunodeficiêcias
- Ausência de aleitamento materno
- Desnutrição energético-proteica e deficiência de zinco
- Manuseio terapêutico inadequado do episódio diarreico agudo (pausa alimentar, dietas hipocalóricas, uso de medicamentos como antibióticos)

A natureza multifatorial da patogênese — infecções por vários patógenos, recorrência dessas infecções e características do hospedeiro — seria a causa desse tipo de diarreia. O prolongamento da diarreia decorre da não recuperação da lesão inicial da mucosa intestinal, destruição de grande número de enterócitos, com redução das enzimas absortivas, das quais a mais atingida é a lactase. A lesão prolongada e o reparo da mucosa intestinal defeituoso resultam em morfologia anormal da mucosa, levando a absorção pobre de nutrientes do lúmen e permeabilidade aumentada do intestino aos antígenos da dieta e de microrganismos. A gravidade dessas lesões é maior em crianças menores devido à imaturidade intestinal. Além disso, a deficiência de micronutrientes causa imunodeficiência transitória, o que pode ser um fator de risco importante para diarreia persistente. A consequente menor absorção dos nutrientes, nesse processo, impede a regeneração da mucosa intestinal, contribuindo para a manutenção da diarreia, tornado um processo vicioso.

Diarreia Crônica

O número de afecções que entram no diagnóstico diferencial da criança com diarreia de evolução por mais de 30 dias é extenso. Visando poupar investigações desnecessárias, é importante que esforços sejam direcionados para a coleta de história clínica completa, sendo indispensáveis:

214 Diagnóstico Diferencial em Pediatria

- A caracterização socioeconômica da família
- A classificação nutricional
- A história alimentar completa
- A idade do paciente
- A descrição detalhada do número e do aspecto das evacuações (existência de sangue, fezes gordurosas, restos alimentares, muco) e data de início dos sintomas
- Sintomas associados (febre, acometimento articular, urgência, despertar noturno para evacuar, tenesmo, perda de peso, dor abdominal)
- Tratamentos utilizados e respostas apresentadas

Dentre várias classificações utilizadas na investigação diagnóstica de crianças com diarreia crônica, ficaremos com aquela de ordem mais prática, que rotula os principais diagnósticos pela característica principal das fezes: predominantemente líquida (diarreia osmótica/secretora), existência de sangue e/ou pus (diarreia inflamatória) e grande quantidade de gordura (esteatorreia).

DIARREIA OSMÓTICA/SECRETORA

Síndrome do Intestino Irritável

Em 2006, os critérios de Roma III definiram a síndrome do intestino irritável em crianças e adolescentes incluindo:

- Desconforto abdominal ou sensação desconfortável descrita como dor ou dor associada a duas ou mais das seguintes alterações em pelo menos 25% do tempo: melhora com a evacuação, início associado a mudança na frequência das fezes, início associado a mudança na forma e aspecto das fezes.
- Nenhuma evidência de processo anatômico, inflamatório, metabólico ou neoplásico que explique os sintomas.

Para o diagnóstico da síndrome do intestino irritável, os critérios citados devem ocorrer pelo menos uma vez por semana, pelo menos por 2 meses antes do diagnóstico. Até o momento não foram identificadas alterações laboratoriais relacionadas com essa síndrome.

Ansiedade, depressão e outras queixas somáticas são relatadas por crianças e seus pais. O diagnóstico deve ser aventado em paciente que preencha os critérios associados a exame físico normal e curva de crescimento com ausência de sinais de alarme.

Diarreia Funcional

Descrita também nos critérios de Roma III, a chamada diarreia funcional ocorre em lactentes e pré-escolares até cerca de 36 meses. Segundo a última edição desses critérios, publicada em 2006, os critérios diagnósticos devem incluir todos a seguir:

- Passagem recorrente, diária, de três ou mais fezes não formadas e volumosas
- Sintomas que duram mais de 4 semanas

Início dos sintomas entre 6 meses e 36 anos de idade
- As evacuações ocorrem enquanto o paciente está acordado
- Não há déficit de crescimento se a ingestão calórica está adequada

A criança deve ser investigada quanto a infecções entéricas, laxantes, antibióticos ou mudanças na dieta (superalimentação, consumo excessivo de suco ou sorbitol, excessiva ingestão de carboidratos, baixa ingestão de gorduras e alergia alimentar). As fezes, frequentemente, contêm muco ou alimentos não digeridos visíveis. Os sintomas resolvem-se espontaneamente por volta da idade escolar.

Enteropatia Ambiental

Doença restrita a crianças que vivem em precárias condições socioeconômicas (baixa renda, menos de quatro anos de escolaridade materna, ausência de saneamento, higiene comprometida etc.), expondo-as de forma frequente e contínua a enteropatógenos, agravando a situação nutricional. Por outro lado, a desnutrição torna essas crianças mais vulneráveis aos agentes infecciosos. O somatório dos frequentes episódios diarreicos agudos pode confundir com a diarreia prolongada ou crônica.

A diarreia é o sintoma mais comum dessa patologia, podendo haver esteatorreia ou as fezes apresentarem-se aquosas, explosivas, devido à má absorção de carboidratos. Associado à diarreia pode haver distensão e dor abdominal. Falência do desenvolvimento, anorexia e deficiência de vitaminas também estão presentes. O diagnóstico é feito pelo conhecimento das condições de vida da criança e a história clínica bem detalhada.

O sobrecrescimento bacteriano é a síndrome disabsortiva associada a excessivo número de bactérias no intestino delgado proximal. A combinação de diarreia, esteatorreia, flatulência, distensão abdominal, dor abdominal e deficiência de proteínas sugere o diagnóstico de sobrecrescimento bacteriano. O teste do hidrogênio no ar expirado após a administração de um carboidrato (lactulose, por exemplo) seria o teste menos invasivo para o diagnóstico, apesar de que poucos serviços contam com esse exame. A enteropatia ambiental muitas vezes se confunde com sobrecrescimento bacteriano devido à dificuldade de separar os fatores desencadeantes, sendo este último considerado por muitos autores como parte do quadro clínico da enteropatia ambiental.

Intolerância à Lactose

A intolerância à lactose (açúcar do leite) é provocada pela deficiência da enzima lactase. A deficiência primária (congênita) da lactase é extremamente rara. Como a lactase é a dissacaridase que apresenta menor concentração e localização mais superficial em relação à mucosa intestinal, é a enzima que é afetada mais precoce e frequentemente, assim como a que se restabelece mais lentamente após os agravos à mucosa intestinal. Dessa forma, a deficiência secundária da lactase apresenta grande relevância clínica na infância, pois habitualmente pode ocorrer em consequência das diarreias infecciosas, alergia ao leite de vaca, desnutrição grave, doença celíaca, entre outras doenças que levam à perda da enzima no enterócito.

A deficiência da enzima lactase impede a absorção do açúcar do leite (lactose) e ocasiona diarreia pelo mecanismo osmótico; a lactose não absorvida na luz intestinal atrai água e eletrólitos, e sofre ação das bactérias intraluminais, liberando gases e radicais ácidos. A tradução clínica desse efeito consiste nas seguintes manifestações clínicas: diarreia (fezes líquidas e ácidas — a criança apresenta assaduras precocemente, o pH fecal é baixo e a presença de substâncias redutoras nas fezes é positiva), dor abdominal e certo grau de distensão abdominal. Outra característica importante é a rápida melhora do quadro com a supressão da lactose na dieta.

Alergia ao Leite de Vaca

O consenso europeu, em 2012, definiu alergia alimentar como o efeito adverso levando a uma resposta imunológica específica que ocorre de maneira reprodutível após a exposição a determinado alimento. A prevalência de doenças alérgicas alimentares aumentou drasticamente nas últimas décadas, sendo mais comuns no grupo pediátrico. Estudos indicam que a alergia alimentar afeta 6-8% das crianças nos primeiros três anos de vida, com diminuição dessa prevalência ao longo da primeira década, chegando a 3-4% nos adultos.

Na infância, o leite de vaca é o alimento que mais frequentemente ocasiona alergia na criança, especialmente no seu primeiro ano de vida. Fatores como prematuridade, história de asma e/ou alergia alimentar em pais e irmãos, infecções do trato gastrointestinal associados à introdução precoce da proteína do leite de vaca na dieta favorecem o surgimento da alergia ao leite de vaca.

Existe um período de latência bastante variável entre a introdução do leite de vaca e o início dos sintomas (dias a meses). Assim como a manifestação clínica, pode ocorrer de forma imediata ou tardiamente após a ingestão do leite de vaca, sendo esse modo de apresentação determinado pelo mecanismo imunológico envolvido, como sugere a maioria dos autores. Os pacientes com manifestações do tipo IgE mediada ou tipo I apresentam as manifestações mais agudas e mais graves, como rinoconjuntivite aguda, urticária, síndrome da alergia oral, angioedema e anafilaxia. As manifestações mediadas por células são mais tardias e representadas principalmente pelas enteropatias e proctocolites. Ainda existem as formas mistas, que seriam representadas pela asma, dermatite atópica e esofagite eosinofílica.

Algumas formas especiais de apresentação dessa afecção merecem ser lembradas, como a enteropatia perdedora de proteínas (as evacuações diarreicas apresentam elevado teor de proteínas, levando à hipoalbuminemia e ao edema), a proctolite (que se manifesta através de hemorragia digestiva baixa, principalmente em lactentes) e a síndrome de Heiner (hemossiderose pulmonar associada a alergia alimentar).

O diagnóstico é realizado através da exclusão do alérgeno da dieta. O paciente deve apresentar remissão dos sintomas e reprodução deles após a sua reintrodução na dieta. Os testes cutâneos e as dosagens de IgE específicas traduzem sensibilidade ao alérgeno e, isolados, não determinam o diagnóstico de alergia alimentar. Assim, seus resultados devem ser associados ao quadro clínico do paciente e sua resposta ao teste de exclusão e desencadeamento para o alimento causador dos sintomas.

Deficiências Congênitas de Dissacaridases

São as chamadas deficiências primárias das dissacaridases (lactase, maltase e sacarase). São afecções raras e apresentam herança autossômica recessiva.

A deficiência congênita da lactase é extremamente rara. Cursa com diarreia (fezes ácidas e com presença de SR), distúrbios hidroeletrolíticos e metabólicos (acidose metabólica). Os sintomas ocorrem desde os primeiros dias de vida, geralmente nas primeiras 48 horas.

Esse diagnóstico não deve ser confundido com a deficiência ontogênica da lactase. Essa intolerância natural ao leite tem início por volta dos 2-4 anos de idade e vai progressivamente aumentando até a vida adulta; nos mamíferos em geral, ocorre declínio natural da lactase após o desmame. No homem, ocorre um decréscimo em torno de 70-100% dos valores da lactase observados nos primeiros meses de vida. Isso justifica o motivo pelo qual muitos adultos que na infância toleravam bem o leite apresentam quadros variáveis de distensão abdominal, cólicas e diarreia após a ingestão de leite.

Deficiência primária da sacarase-isomaltase, apesar de ser também incomum, é mais frequente do que a deficiência congênita da lactase.

Intolerância aos Monossacarídeos

A intolerância congênita aos monossacarídeos, assim como as deficiências das dissacaridases, são extremamente raras. De maior relevância epidemiológica são as intolerâncias adquiridas, geralmente secundárias a processos infecciosos do trato intestinal. Recém-nascidos, prematuros, lactentes mais jovens e portadores de DEP grave são especialmente suscetíveis. O quadro clínico é de diarreia crônica (fezes líquidas com baixo pH fecal e presença de SR), acompanhada de comprometimento nutricional. Caracteristicamente, a diarreia cede com a pausa alimentar.

A deficiência de absorção congênita de glicose-galactose é uma afecção rara, de herança autossômica recessiva. Nessa doença, o sistema de transporte através da membrana do enterócito, que funciona com um carregador comum com o sódio, está ausente. Esse defeito no transporte da glicose também é verificado nas células do túbulo renal, determinando glicosúria. A suspeita diagnóstica é levantada diante de um recém-nascido que apresenta diarreia (fezes líquidas e explosivas, distensão abdominal, vômitos, desidratação e acidose metabólica) com início na primeira semana de vida. Essas crianças toleram bem a frutose. No exame de urina detecta-se glicosúria.

Acrodermatite Enteropática

É uma doença provocada pela baixa concentração de zinco no organismo, decorrente de sua má absorção. Clinicamente, apresenta manifestações gastrointestinais, dermatológicas e certo grau de deficiência diante de infecções. Pode ser primária (defeito congênito isolado da absorção do zinco) ou secundária (enteropatias com má absorção).

A diarreia habitualmente tem início após o desmame, evolui com gravidade variável e intolerância aos dissacarídeos (eventualmente com esteatorreia). O quadro dermatológico consiste em lesões simétricas, inicalmente eritematosas, que progridem para erupção vesicobolhosa e posteriormente apresentam aspecto psoriasiforme. É bem característica a sua distribuição ao redor dos orifícios naturais (ânus, boca, nariz, olhos, orelhas) e nas extremidades. São ainda observados com frequência: retardo do crescimento, irritabilidade, acometimento ocular (conjuntivite, blefarite) e quadros infecciosos associados de gravidade variável (moniliase ungueal, otite, pneumonia).

A dosagem da fosfatase alcalina (enzima dependente de zinco) pode ser realizada durante a investigação diagnóstica. O zinco sérico e o urinário estão diminuídos.

Cloridorreia Congênita

Trata-se de um defeito seletivo no transporte intestinal do cloro. Sua principal característica clínica é a associação de diarreia intensa (fezes com elevado teor de água e cloro) com alcalose metabólica. Ainda se observam hipocloremia e hipocalcemia.

Imunodeficiências

A diarreia crônica pode ser uma das manifestações iniciais de imunodeficiência congênita ou adquirida. A associação com perda de peso importante, moniliase oral persistente, linfadenopatias ou hepatoesplenomegalia justifica uma triagem para as imunodeficiências. Outra indicação seria a identificação de certos agentes causais responsáveis pela diarreia: *Cryptosporidium*, *Isospora belli*, *Microsporidium*, *Giardia lamblia* (em crianças maiores), *Mycobacterium avium*, citomegalovírus, herpes simples, *Candida albicans*.

DIARREIA INFLAMATÓRIA

Doença de Crohn

A doença de Crohn (DC) é uma inflamação crônica, idiopática, transmural que pode afetar um ou mais segmentos do trato digestório. Sua incidência tem registrado aumento na última década (4:100.000 habitantes). Aproximadamente 30% dos pacientes apresentam sintomatologia nas duas primeiras décadas de vida.

As manifestações clínicas são bastante variáveis. De modo geral, estão presentes diarreia intermitente (fezes com pus e/ou sangue), febre, dor abdominal e déficit do crescimento. Sangramento retal, embora frequente, é menos característico da doença de Crohn, sendo mais comum na retocolite ulcerativa. Podem ocorrer fístulas ou outras lesões perianais em até 50% dos pacientes, estenose do trato gastrointestinal, além de manifestações extraintestinais, como artrite, eritema nodoso, pioderma gangrenoso, uveíte, colangite esclerosante e esteatose hepática.

Diferentemente da retocolite ulcerativa, que apresenta lesões difusas em toda a mucosa, na doença de Crohn as lesões são descontínuas ao longo do tubo digestivo, apesar de que na infância é comum o acometimento contínuo do cólon do tipo pancolite.

O dignóstico é determinado através da associação do quadro clínico com as alterações histopatológicas (granuloma não caseoso, abscessos de criptas, criptites, eosinofilia mucosa, destruição citoarquitetural) da biópsia dos segmentos do trato digestório pela colonoscopia e endoscopia. O granuloma nem sempre está presente, porém seu achado torna o diagnóstico de doença de Crohn muito provável. São achados comuns, porém inespecíficos, anemia microcítica, plaquetose, aumento do VSH, aumento da proteína C reativa, aumento da fração alfa-2 e hipoalbuminemia. Existe uma relação maior de positividade do anticorpo antissacaromices (ASCA), porém, em pacientes muito pequenos, é frequente esse anticorpo estar negativo. O trânsito intestinal está indicado na investigação como exame radiológico de imagem. Estudos também colocam a importância da tomografia computadorizada e ressonância magnética com enterografia no esclarecimento diagnóstico desses pacientes.

Retocolite Ulcerativa Inespecífica

A retocolite ulcerativa (RCU) é uma inflamação crônica idiopática do reto que se estende continuamente em uma extensão variável até a porção do cólon distal. Sua incidência ocorre em cerca de 15:100.000 habitantes.

Sua principal característica clínica é a diarreia acompanhada de sangramento digestivo baixo. Dor abdominal, tenesmo, anorexia e vômitos são outras manifestações digestivas comuns. Manifestações extraintestinais também podem estar presentes, como colangite esclerosante, pioderma gangrenoso, artrites, espondilites e uveítes.

Assim como na doença de Crohn, o diagnóstico é dado através da associação do quadro clínico com as alterações histopatológicas da biópsia do cólon realizada durante a colonoscopia. Provas de atividade inflamatória (hemograma, velocidade de hemossedimentação, proteína C reativa, protidograma, plaquetas) e avaliação sorológica através do p-ANCA podem contribuir para o diagnóstico. Exames de imagem, como estudos contrastados por RX, tomografia e ressonância magnética, também podem ser utilizados para a investigação clínica.

Colites Infecciosas

Vários agentes etiológicos podem provocar colite, caracterizada, habitualmente, por febre, dor abdominal, tenesmo e diarreia com sangue. As infecções bacterianas (*Shigella*, *Clostridium difficile*, *Salmonella*, *Campylobacter*) tendem a apresentar evolução aguda. Já a colite amebiana não tem sido descrita entre nós, pois as cepas identificadas na região metropolitana do Recife não são invasivas.

Duas etiologias merecem registro em nosso meio: a tuberculose e a esquistossomose. Na tuberculose, a contaminação intestinal pode ser por via hematogênica (forma miliar), por contiguidade, deglutição do escarro ou ingestão de leite contaminado (*Mycobacterium bovis*). O íleo terminal e o ceco são as áreas acometidas com maior frequência. O envolvimento pulmonar é registrado em menos de 50% dos pacientes. No quadro clínico, além da diarreia com características inflamatórias, chamam a atenção a evolução febril, a dor abdominal e a perda de peso.

Nas crianças procedentes de áreas endêmicas e com antecedentes de banho de rio, a esquistossomose deve ser lembrada como causa de diarreia crônica inflamatória. A retocolite é provocada pela intensa reação inflamatória à deposição dos ovos (granuloma esquistossomótico). Os exames parasitológicos de fezes e a biópsia retal confirmam o diagnóstico.

ESTEATORREIA

Fibrose Cística

É a doença hereditária letal comum, com incidência de 1:2.000. O acometimento pancreático, responsável pelas manifestações digestivas da doença, tem início com muco impactado nos ácinos e ductos, seguindo-se dilatação e atrofia progressivas, podendo culminar com a destruição total da glândula. Ao lado da insuficiência pancreática e da consequente má absorção intestinal, a doença é caracterizada pelo envolvimento pulmonar (manifestações obstrutivas crônicas) e níveis anormais de eletrólitos no suor.

Os sintomas digestivos podem surgir nas primeiras semanas de vida ou apenas se manifestar mais tardiamente. As fezes são caracteristicamente volumosas e espumosas, pela presença de gordura, e fétidas, em decorrência de fenômenos putrefativos nas proteínas não absorvidas. Associados a esteatorreia, são observados com frequência: desnutrição energético-proteica (DEP), distensão abdominal, flatulência, edema, anemia e prolapso retal.

Na investigação diagnóstica para as manifestações intestinais, a evidência de gordura nas fezes através do método quantitativo de Van der Kamer contribui tanto com o diagnóstico quanto para o controle de tratamento com enzimas pancreáticas. A verificação de elastase fecal também pode contribuir para o diagnóstico de insuficiência pancreática. O diagnóstico definitivo é dado através da dosagem de cloro e sódio no suor (iontoforese). A avaliação das mutações genéticas associadas à doença também colabora com o diagnóstico.

Doença Celíaca

O consenso da sociedade europeia de gastroenterologia pediátrica define doença celíaca como uma doença sistêmica imunomediada desencadeada pelo glúten e prolaminas relacionadas com indivíduos geneticamente suscetíveis e caracterizada pela presença de uma combinação variável de manifestações clínicas glúten-dependentes, anticorpos específicos, haplótipos HLA-DQ2 ou DQ8 e enteropatia. Seu início é insidioso e progressivo, caracterizado muitas vezes pelo aumento de volume das fezes e má evolução ponderoestatural. Seguem-se distensão abdominal, anorexia, vômitos e irritabilidade. Atualmente têm-se evidenciado muitos casos de formas oligossintomáticas, podendo existir pacientes assintomáticos.

De forma geral, a comprovação da esteatorreia nem sempre é fácil. A simples realização do teste de Sudam nas fezes é pouco sensível e específica, sendo que exames como a prova de Van der Kamer e a aferição do esteatócrito são avaliações que podem fornecer mais informações sobre a perda de gordura nas fezes. Na doença celíaca, a prova de absorção da D-xilose (carboidrato cuja absorção pela mucosa enteral traduz a integridade física e funcional desta) encontra-se alterada. A investigação específica da doença celíaca consiste na avaliação de anticorpos antitransglutaminase tipo 2, incluindo o anticorpo antiendomísio e anticorpos contra a forma deaminada de peptídeos gliadina (anticorpo antigliadina deaminada). O estudo histopatológico da mucosa duodenal também deve ser realizado para o diagnóstico. Especialistas europeus permitem a dispensa da biópsia em caso de anticorpos antitransglutaminase positivos 10 vezes acima do valor normal de referência em indivíduo geneticamente suscetível (HLA DQ2 e DQ8 positivos). Essa orientação ainda é alvo de discussão e deve ser avaliada particularmente em cada paciente.

Síndrome de Shwachman

É uma doença de transmissão autossômica recessiva, rara (incidência de 1:20.000), caracterizada por insuficiência pancreática exócrina, retardo do crescimento, eczema, disostose metafisária, neutropenia e alterações na quimiotaxia dos polimorfonucleares. As manifestações clínicas iniciais se fazem presentes no primeiro ano de vida, mais frequentemente a esteatorreia e o déficit de crescimento. As infecções piogênicas recorrentes são comuns, constituindo importante causa de morte de crianças.

Síndrome de Zollinger-Ellison

Bastante incomum na infância, atinge mais os adultos a partir da quarta década de vida. Consiste na associação de gastrinoma, tumor das células beta do pâncreas com elevada produção de gastrina, com úlcera péptica. Mais da metade desses pacientes apresenta esteatorreia.

Abetalipoproteinemia

Afecção de transmissão autossômica recessiva, rara, caracterizada pela má absorção de gordura, degeneração espinocerebelar e retinopatia pigmentar. As manifestações iniciais são retardo do crescimento e esteatorreia no primeiro ano de vida, acompanhados de arreflexia profunda. Na segunda década de vida, o quadro neurológico predominante é o de ataxia e se desenvolve retinite pigmentar. No sangue periférico, observa-se número elevado de acantócitos, e os níveis plasmáticos do colesterol e triglicerídeos encontram-se bastante diminuídos.

Enteropatia Perdedora de Proteínas (EPP)

Doença de etiologia múltipla, a EPP apresenta, como característica básica, a eliminação de proteínas séricas pelo tubo gastrointestinal. A EPP é secundária a obstrução linfática ou a alterações da mucosa intestinal (erosões ou ulcerações). A EPP deve ser diferenciada das doenças nas quais a proteína ingerida não é absorvida (síndrome de má absorção intestinal). A dosagem da alfa-1-antitripsina nas fezes pode fornecer informações sobre a existência de enteropatia perdedora de proteínas. Essa proteína é endógena (sintetizada no fígado), não faz parte da dieta nem é ativamente secretada, digerida ou absorvida no trato intestinal.

A principal causa de EPP é a linfangiectasia intestinal, uma doença caracterizada pela obstrução e dilatação dos vasos linfáticos do mesentério e das alças intestinais. Pode ser primária (congênita) ou adquirida. As principais manifestações clínicas decorrem da hipoalbuminemia e da má absorção de gorduras pela obstrução das vias linfáticas (ede-

222 Diagnóstico Diferencial em Pediatria

ma, desnutrição, infecções de repetição, sinais clínicos de déficit de vitaminas lipossolúveis — A, D, E e K). Cursa habitualmente com linfopenia e, às vezes, diminuição dos níveis das imunoglobulinas. A ascite quilosa é uma complicação que pode ocorrer devido à ruptura dos vasos linfáticos do mesentério ou da glândula serosa.

As afecções cardíacas que cursam com pressão elevada nas câmaras à direita, especialmente as pericardites constritivas, também podem levar à EEP. O mecanismo fisiopatológico é semelhante ao que ocorre com a obstrução dos vasos linfáticos.

Várias outras afecções que produzem erosões ou ulcerações na mucosa intestinal (tuberculose intestinal, estrongiloidíase, RCUI, doença de Crohn, entre outras) podem cursar com graus variáveis de perda de proteínas nas fezes.

Bibliografia

1. Barbieri D, Koda YKL. *Doenças gastroenterológicas em pediatria*. São Paulo: Atheneu, 1996.
2. Figueira F, Alves j08, Maggi RS, Correia JB. *Diagnóstico e tratamento em pediatria*. Instituto Materno-Infantil de Pernambuco (IMIP). 2. ed. Rio de Janeiro: Medsi, 2001.
3. Husby S, Koletzko S, Karponay-Szabó IR et al. European Society for Pediatric Gastroenterology, Hepatology, and Nutrition Guidelines for the Diagnosis of Coeliac Disease. *J Pediatr Gastroenterol Nutr*. 2012; 54(1): 136-60.
4. Lee WS, Boye CC. Chronic diarrhoea in infants and young children: causes, clinical features and outcome. *J Pediarr Child Health* 1999; 35(3):60-36.
5. Pediatric Gastroenterology Chapter, Indian Academy of Pediatrics. Chronic and persistent diarrhea in infants and young children: status statement. *Indian Pediatrics*. 2011: 37(48): 37-42.
6. Ramaswamy K, Jacobson K. Infectious diarrhea in children. *Gastroenterol Clin* 2001; 30(3):611-24.
7. Rasquin A, Di Lorenzo C, Forbes D et al. Childhood functional gastrointestinal disorders: child/adolescent. *Gastroenterology* 2006;130:1527–37.
8. Spergel JM, Pawlowski NA. Food allergy — mechanisms, diagnosis, and management in children. *Pediatr Clin North Am* 2002; 49(1):73-96.
9. Talbotec C. Intestinal malabsorption in children. *Rev Prat* 2001; 51(9):983-7.
10. Turner D, Levine A, Escher JC et al. Management of pediatric ulcerative colitis: a joint ECCO and ESPGHAN evidence-based consensus guidelines. *J Pediatr Gastroenterol Nutr*. 2012 Sep; 55(3):340-61.

CAPÍTULO 24

Marcelo Longman Mendonça

Disfonia

INTRODUÇÃO

A disfonia é uma queixa relativamente comum na faixa etária infantil. Na idade escolar, a ocorrência de desordens vocais é descrita em cerca de 6-23% dos escolares, podendo impedir o bom desempenho acadêmico e dificultar a socialização das crianças. O estigma da "criança com voz fraca" interfere nas habilidades de comunicação e muitas vezes pode ser um fator de exclusão entre seus pares, tornando-a retraída e tímida e afetando-a negativamente.

Em relação às alterações vocais, o início dos sintomas, sua duração e progressão devem ser bem definidos. História pregressa de infecção do trato respiratório superior, sintomas nasossinusais, obstrução faríngea por hipertrofia adenoamigdaliana ou trauma vocal são informações importantes. A história médica completa deve ser levantada, atenta para fatos como intubação prévia, alergias, asma, refluxo gastroesofágico, uso de medicações, parto normal ou cesariana e cirurgia prévia na região de cabeça e pescoço ou tórax. A associação de queixas ao quadro clínico, como disfagia e/ou dispneia, impõe a necessidade imediata de avaliação diagnóstica.

AVALIAÇÃO DA VOZ

Apesar de a queixa dos pais ou do cuidador ser de disfonia, é importante diferenciar em alguns casos se a alteração está relacionada com problemas articulatórios da voz e estruturas de ressonância, presentes frequentemente em pacientes com hipertrofia adenoamigdaliana, insuficiência velofaríngea, doenças neurológicas e hipoacusia, não havendo relação com a laringe propriamente dita. Estenose subglótica leve a moderada, levando a uma diminuição da pressão subglótica, pode ter como manifestação voz fraca, por exemplo.

Muitas vezes, a qualidade vocal do paciente, ou seja, o "tipo de voz", interpretada por um avaliador experiente, indica com grande probabilidade de acerto a natureza da lesão. Na análise vocal, a escala GRBASH é a mais amplamente utilizada. Avalia-se o grau (*grade*), a rouquidão (*rough*), a soprosidade (*breath*), a astenia (*asthenia*), a tensão (*strain*) e a aspereza (*harsh*) da voz. Essas características vocais perceptivo-auditivas avaliadas por um "ouvido treinado" podem ajudar na diferenciação entre as principais causas de disfonia e devem ser incorporadas à avaliação do paciente disfônico. Apesar disso, alguns estudos têm mostrado resultados inconsistentes entre avaliadores distintos.

Avaliação objetiva da voz, acústica (quantificação da frequência fundamental, intensidade vocal, razão sinal/ruído) ou aerodinâmica (medida do fluxo aéreo e da resistência da via respiratória laríngea), necessita de aparelhagem específica e onerosa, além de ser de difícil realização em crianças, não tendo aplicação prática no diagnóstico rotineiro da disfonia infantil.

VISUALIZAÇÃO LARÍNGEA

A avaliação perceptiva e/ou objetiva da voz não descarta a avaliação física da laringe. A criança disfônica tem um sintoma decorrente de alteração no aparelho fonador que pode ser examinado visualmente, de forma confiável, para se chegar a um diagnóstico anatômico. O diagnóstico visual é a base para a avaliação anatômica das pregas vocais em relação às condições patológicas e de função.

O exame de escolha para a visualização da laringe em crianças disfônicas é a nasofibrolaringoscopia. A videolaringoscopia com endoscópio rígido, utilizada nos adultos e em crianças geralmente acima dos 10 anos de idade, tem melhor qualidade de imagem, porém necessita da colaboração do paciente, sendo de difícil realização em crianças menores. A associação da videoestroboscopia a esses exames aprimora o diagnóstico, detalhando a avaliação da camada de cobertura e bordas livres das pregas vocais, além da onda mucosa durante a fonação, possibilitando um diagnóstico diferencial mais preciso entre diversas lesões, como espessamentos nodulares, pequenos pólipos, cistos e alterações estruturais mínimas.

Se a avaliação apropriada não for possível devido à idade do paciente, sua falta de colaboração ou dificuldade de acesso a um serviço de otorrinolaringologia munido de nasofibrolaringoscopia, e sendo a disfonia o único sintoma, o quadro clínico não implica a necessidade de um diagnóstico imediato. A situação é muito diferente quando a disfonia é associada a estridor, dispneia ou disfagia. A prioridade então é fazer o diagnóstico rápido e acurado dos sintomas mais graves, com a necessidade de avaliação da laringe.

Ainda que os problemas da voz possam levar a uma avaliação otorrinolaringológica inicial, as desordens vocais na criança requerem muitas vezes uma equipe multidisciplinar, com a participação de otorrinolaringologia, pediatria, fonoaudiologia e psicologia.

CAUSAS ESPECÍFICAS DE DISFONIA

Alterações tanto na estrutura quanto na função da laringe pediátrica podem levar à disfonia. Portanto, vários são os fatores que podem ser responsáveis por uma alteração vocal. Na criança, disfonia secundária a distúrbios psicogênicos e alterações vocais puramente funcionais não são comuns.

Segundo McMurray, podemos classificar a disfonia na infância em várias categorias: infecciosa, anatômica, congênita, inflamatória, neoplásica, neurológica e iatrogênica.

Outra classificação bastante utilizada na literatura organiza as disfonias em:

- **Orgânicas:** a lesão responsável pela disfonia tem causa que independe da produção vocal (paralisias laríngeas, tumorações, papilomatose).
- **Funcionais:** secundária ao uso abusivo/inadequado da voz. Não há lesões no aparelho fonador (distúrbios comportamentais, desequilíbrios funcionais intrínsecos do aparelho fonador).
- **Organicofuncionais:** lesões geradas no aparelho fonador decorrentes do uso inadequado do mesmo (nódulos vocais, pólipos).

A seguir, algumas das causas mais comuns de disfonia na infância.

Laringite

Particularmente na população pediátrica, a possibilidade de laringite rinogênica ou decorrente de adenoidite crônica, bem como laringite inespecífica crônica por irritantes ambientais, deve ser levada em consideração nas disfonias intermitentes. O refluxo laringofaríngeo pode ser a principal causa de uma disfonia ou pode piorar os sintomas de lesões prévias da laringe.

Fonotrauma

Condição secundária ao abuso vocal decorrente de esforço vocal repetitivo ou exagerado. Essa tensão laríngea ocasiona traumatismo da camada de cobertura das pregas vocais com reação inflamatória local, principalmente edema e hiperemia, com consequente rouquidão. Formação de equimose e/ou hematoma intracordal não é comum, mas pode ocorrer e prolongar o período de recuperação da voz.

Nódulos Vocais

O nódulo vocal é a causa mais comum de disfonia persistente em crianças. O sexo masculino é mais acometido. Observa-se em crianças com maior demanda vocal e uso vocal inadequado/abuso vocal quando a musculatura laríngea fica constantemente tensionada. Devido às peculiaridades da laringe infantil, principalmente a configuração da proporção glótica, essa contração muscular exagerada ocasiona uma fenda glótica triangular medioposterior, com consequente concentração da energia fonatória no 1/3 médio das pregas vocais, gerando um "calo" ou espessamento epitelial local. Nos nódulos mais recentes, há predomínio de edema submucoso, sendo o espessamento epitelial menos evidente. Com a evolução, a lesão mais tardia apresenta-se mais firme, com graus variados de hiperqueratose.

Outros fatores também podem colaborar para o desenvolvimento do nódulo vocal: infecções de repetição das vias respiratórias superiores, respiração bucal crônica, deficiência auditiva e insuficiência velofaríngea. Salientada por vários autores, a frequente associação de um espessamento nodular contralateral com lesões estruturais mínimas exige avaliação cuidadosa da laringe desses pacientes.

Os pacientes com nódulos vocais apresentam rouquidão, com soprosidade e diminuição da frequência fundamental, podendo ser observado também algum grau de aspereza. São comuns fadiga vocal, dores musculares cervicais, sensação de ardor e constrição na faringe.

Na videolaringoscopia, apresenta-se como espessamento epitelial na transição do 1/3 médio ao 1/3 anterior da borda livre das pregas vocais. De característica séssil, é bilateral e simétrico. Durante a fonação, existe contato prematuro entre os nódulos, impedindo a completa coaptação das pregas vocais e consequente formação de uma fenda glótica do tipo duplo fuso (ou ampulheta).

Papilomatose Laríngea Recorrente

A papilomatose laríngea recorrente (PLR) é a segunda causa mais frequente de disfonia na infância, decorrente de lesão benigna de laringe. A sua incidência é de aproximadamente 3,96 para cada 100.000 indivíduos da população pediátrica. Apesar de ser raramente fatal, é grande a sua morbidade, devido principalmente ao alto índice de recorrência e ao potencial de comprometimento das vias respiratórias, além do risco (baixo) de malignização. De difícil tratamento definitivo, o impacto na qualidade de vida da criança e da sua família é enorme. É um diagnóstico diferencial importante que deve ser realizado: as crianças podem ser equivocadamente tratadas para asma, alergias e nódulos vocais caso essa hipótese não seja aventada, podendo evoluir de forma dramática para insuficiência respiratória aguda.

A PLR é causada pelo papilomavírus humano (HPV). Os subtipos 6 e 11 apresentam menor potencial de malignização e são os responsáveis pela maioria dos casos de PLR. O processo de aquisição da doença na infância não é bem definido, mas o principal fator de risco para o desenvolvimento da PLR são lesões condilomatosas genitais na mãe durante a gravidez, sendo o parto vaginal mais associado a doença. Nem todas as crianças expostas ao HPV infectam-se (cerca de 30%), assim como pequena fração das crianças infectadas desenvolve PLR. Outros fatores de risco, como imunidade, tempo e quantidade de exposição viral, podem estar associados.

A apresentação clínica mais comum é a disfonia progressiva, com rouquidão e aspereza, que geralmente tem início entre os 2-4 anos de idade. Está associada caracteristicamente a sintomas obstrutivos de caráter progressivo da via respiratória superior, podendo evoluir para estridor e insuficiência respiratória. De forma menos comum, a dificuldade respiratória pode ser o primeiro sintoma, caso haja envolvimento restrito da subglote ou região posterior da laringe. Outros sintomas menos frequentes são tosse crônica, pneumonia recorrente e disfagia. O comprometimento extralaríngeo pode ocorrer em 13-30%, sendo os locais mais afetados a cavidade oral, a traqueia e os brônquios.

Ao exame videolaringoscópico, o papiloma apresenta-se como lesões agrupadas sésseis ou com projeções pedunculadas, acometendo tecidos com justaposição de epitélio escamoso e ciliado. Mais comumente, localiza-se nas pregas vocais e vestibulares, subglote e face laríngea da epiglote.

Alterações Estruturais Mínimas das Pregas Vocais

Associado ao progresso nos métodos diagnósticos da laringe, particularmente à videolaringoscopia com estroboscopia, vivenciamos melhor compreensão das lesões microestruturais da camada de cobertura das pregas vocais.

As chamadas alterações estruturais mínimas de cobertura das pregas vocais (AEM) desestabilizam a mobilidade mucosa, interferindo no modo de vibração das pregas vocais e, consequentemente, ocasionam algum grau de disfonia. São alterações, na maioria das situações, de origem congênita. Alguns autores consideram tais lesões como diferentes estágios evolutivos de uma mesma entidade congênita. Entretanto, a origem adquirida decorrente principalmente de trauma ou infecção é possível.

As AEM podem ser classificadas em cinco tipos:

1. Sulco vocal, subdividindo-se em sulco estria menor, sulco estria maior, sulco bolsa e sulco oculto.
2. Ponte mucosa.
3. Microdiafragma laríngeo.
4. Cisto epidermoide.
5. Vasculodisgenesia.

O paciente com AEM geralmente apresenta história de disfonia não progressiva desde o nascimento. A voz tem uma característica rouco-soprosa, associada a algum grau de aspereza. É comum a piora aos esforços vocais.

A visualização das AEM por intermédio de uma videolaringoestroboscopia muitas vezes já define o diagnóstico. Porém, a certeza em relação aos tipos específicos de AEM apenas se confirma durante avaliação microscópica na sala de cirurgia, quando da realização de laringoscopia direta exploradora com melhor visualização e palpação das lesões.

Pólipo Vocal

O pólipo vocal é uma lesão subepitelial da camada de cobertura da prega vocal, associada a edema e hemorragia que não se absorve. O início dos sintomas geralmente é súbito, associado ao uso abusivo da voz ou infecção laríngea. O tamanho e a localização da lesão ditam o comprometimento vocal. A voz tem característica rouco-soprosa, com dificuldade de emissão de sons agudos e fadiga vocal.

Na videolaringoscopia, apresenta-se como lesões arredondadas, translúcidas, com superfície lisa, sésseis ou pediculadas, geralmente unilaterais e posicionadas na borda livre do 1/3 médio ou do 1/3 anterior das pregas vocais. Varia de coloração, a depender do seu conteúdo hemorrágico, entre claro e transparente a róseo ou vinhoso.

Cisto Intracordal

Lesão adquirida da prega vocal, o cisto de retenção mucoide simples é geralmente unilateral e localizado no 1/3 médio da prega vocal. Está associado, frequentemente, à área de hiperqueratose contralateral (nodulação). O paciente apresenta disfonia persistente de início subagudo. A voz tem característica rouco-soprosa com aspereza variável. O diagnóstico diferencial principal é com o cisto epidermoide (AEM) e com o nódulo vocal, realizado através da videolaringoscopia.

Paralisias Laríngeas

São secundárias a uma lesão da inervação laríngea (nervos laríngeos recorrentes, laríngeo superior ou mesmo troncular — nervo vago — ou de fibras do SNC que participam da sua constituição). A paralisia unilateral é mais frequente que a bilateral e, em cerca de 60% dos casos, ocorre do lado esquerdo, devido ao maior trajeto do nervo laríngeo recorrente desse lado. É a segunda causa mais comum de estridor em recém-nascidos, geralmente decorrente de malformações do SNC ou cardiovasculares e esôfago-traqueia, secundária a trauma cirúrgico torácico ou cervical e trauma decorrente do parto.

A sintomatologia pode ser muito variável, dependendo do nível da lesão neural, do grau de atrofia e principalmente da posição da prega vocal paralisada e se a paralisia é unilateral ou bilateral. Os sintomas de disfonia, dispneia e alteração na deglutição (penetração e aspiração laríngea) dependem da conformação laríngea adquirida após a instalação da paralisia.

A videolaringoscopia, sem grande dificuldade, diagnostica a imobilidade da(s) prega(s), assim como a sua posição (mediana, paramediana, lateralizada). Avalia também o desnivelamento entre as pregas, a sensibilidade laríngea, a fenda glótica residual e sinais de penetração e/ou aspiração laríngea. A depender da história clínica, a diferenciação entre lesão neural e fixação (secundária a doença articular ou luxação cricoaritenóidea, fixação cicatricial, infiltração tumoral) necessita de outros exames: eletromiografia, tomografia computadorizada ou até mesmo avaliação por laringoscopia direta intraoperatória.

Bibliografia

1. American Speech-Language-Hearing Association (ASHA). *Use of endoscopy by speech-language pathologists: position statement.* 2008. www.asha.org/policy.
2. Campos G. Avaliação da criança disfônica. *VI Manual de Otorrinolaringologia Pediátrica da Interamerican Association of Pediatric Otorhinolaryngology (IAPO).* Barueri: Gráfica e Editora RR Donnelley, 2007.
3. Derkay CS, Darrow DH. Recurrent respiratory papillomatosis. *Ann Otol Rhinol Laryngol*, 115(1), 1-11, 2006.
4. Frizzarini R, Miwa L. Paralisias laríngeas. *Fundamentos em laringologia e voz.* Rio de Janeiro: Revinter, 2006, p. 79-84.
5. Jarrus M, Cahali RB. Nódulos vocais em crianças e adultos. *Fundamentos em laringologia e voz.* Rio de Janeiro: Revinter, 2006, p. 127-129.
6. Maddern BR, Campbelll TF, Stool S. Pediatric voice disorders. *Otolaryngologic Clinics of North America*, 24(5), 1125-40, 1991.
7. McMurray JS. Disorders of phonation in children. *Pediatric Clinics of North America*, 50 (2), 363-80, 2003. www.asha.org/policy.
8. Pontes PAL, Pontes AAL. Alterações estruturais mínimas. *Laringologia.* Diretoria de Publicações/ABORL--CCF, p. 58-65.
9. Ribeiro FC. Papilomas laríngeos. *Fundamentos em laringologia e voz.* Rio de Janeiro: Revinter, 2006, p. 157-163.
10. Sant'anna GD, Ogando PB. Papilomatose respiratória recorrente. *Laringologia.* Diretoria de Publicações/ABORL-CCF, p. 94-103.

Disfonia **229**

11. Thies SM. Pediatric voice disorders: evaluation and treatment. American Speech-Language-Hearing Association (ASHA). Nov, 2010.
12. Tsuji DH, Chung D. Alterações estruturais mínimas das pregas vocais. *Fundamentos em laringologia e voz*. Rio de Janeiro: Revinter, 2006, p. 53 -68.
13. Tsuji DH, Imamura R. Paralisias laríngeas. *Laringologia*. Diretoria de Publicações/ABORL-CCF. p. 76-84
14. Woo P. Disfonias na infância. *IX Manual de Otorrinolaringologia Pediátrica da Interamerican Association of Pediatric Otorhinolaryngology* (IAPO). São Paulo: Editora e Gráfica Vida & Consciênica, 2001.

CAPÍTULO 25

Adriano Almeida Calado
Marcela Leal da Cruz

Disfunções Miccionais Não Neurogênicas e Distúrbios de Eliminação

INTRODUÇÃO/CONCEITO

A disfunção não neurogênica do trato urinário inferior em crianças, também conhecida como disfunção do trato urinário inferior (DTUI), é caracterizada clinicamente pelos sintomas diurnos de urgência e urgência-incontinência sem evidências de alterações neurológicas, anatômicas ou infecção urinária (ITU), em crianças que já alcançaram o controle miccional ou acima dos 5 anos de idade. A DTUI está frequentemente associada a constipação intestinal, e quando os dois distúrbios estão presentes caracteriza-se a síndrome dos distúrbios de eliminação.

A DTUI é uma entidade frequente e pode ser encontrada em aproximadamente 40% dos pacientes atendidos pelo urologista pediátrico. Além disso, quase 20% das crianças de 4-6 anos molham a roupa durante o dia.

No Brasil, a prevalência de disfunção miccional em crianças de 3 e 9 anos, em Pelotas, Rio Grande de Sul, foi de 24,2% e 20,2% de incontinência urinária diurna. São taxas maiores que as encontradas em estudos de outros países, provavelmente devido à inclusão de menores de 5 anos de idade.

A prevalência de sintomas miccionais é maior em meninas. Estas apresentam 2,9 vezes mais chance de ter disfunção do trato urinário inferior em relação aos meninos.

Sintomas miccionais parecem estar associados a fatores sociais. Mota *et al.* (2005) descreveram que cerca de 15% das famílias dos pacientes com disfunção miccional pertenciam à classe E e 39,2% à classe D1 (que representam renda familiar de R$207,00 e R$424,00, respectivamente — Anep).

FISIOPATOLOGIA

Estudos avaliando os padrões miccionais em crianças, através de várias metodologias, têm tentado esclarecer o funcionamento do trato urinário inferior. As evidências mostram que o mesmo parece não ser um ato reflexo e coordenado em todas as crianças antes do treinamento esfincteriano.

Disfunções Miccionais Não Neurogênicas e Distúrbios de Eliminação **231**

O desenvolvimento do controle vesical ocorre durante os primeiros 4-6 anos de vida de forma complexa e ainda não totalmente elucidada. Normalmente, até os 5 anos de idade, exceto quando causas orgânicas estão presentes, a criança é capaz de anular sua vontade e adiar a micção de maneira socialmente aceitável. Após essa idade, a incontinência noturna e a diurna tornam-se um problema social, sendo causa de intervenções terapêuticas.

Na avaliação de uma criança, deve-se levar em consideração essa dinâmica fisiológica. A ocorrência de incontinência em criança que está começando a andar é diferente da que ocorre em uma criança de 5 anos de idade.

O treinamento esfincteriano como fator etiológico relacionado com a disfunção miccional tem sido discutido na literatura. Sugere-se que, atualmente, tal treinamento esteja sendo realizado de forma mais tardia e possa estar relacionado com maior prevalência de incontinência urinária. Além disso, sintomas urinários foram associados aos métodos de treinamento agressivos.

A origem congênita da DTUI também é sugerida pela literatura. Estudos relatam crianças com alterações importantes do trato urinário superior, diagnosticadas no pré-natal ou antes do treinamento esfincteriano, associadas a disfunção vesical grave sem causas anatômicas ou neurológicas.

A proximidade anatômica da bexiga e da uretra com o reto, e a inervação similar (S2-S4) do esfíncter uretral e anal, suscita que, provavelmente, a disfunção ocorre em ambos os sistemas simultaneamente, caracterizando a síndrome dos distúrbios de eliminação.

QUADRO CLÍNICO

As manifestações clínicas da DTUI são classificadas de acordo com as fases da função vesical: armazenamento e esvaziamento. Aumento ou diminuição da frequência miccional, incontinência urinária, urgência e noctúria constituem sintomas de armazenamento, enquanto hesitância, esforço miccional, jato urinário fraco e intermitência são sintomas de esvaziamento. Outros sintomas encontrados são as manobras de contenção, sensação de esvaziamento incompleto, gotejamento pós-miccional, dor genital ou do trato urinário inferior.

Devido à sobreposição das manifestações clínicas e aos comuns casos limítrofes, a DTUI se apresenta de forma complexa. A DTUI em crianças pode ser classificada em urgência-incontinência, micção postergada, bexiga hipoativa, micção disfuncional, incontinência do riso (*giggle incontinence*) e refluxo vaginal. Os tipos mais frequentes de DTUI são descritos a seguir.

Urgência-incontinência ou Síndrome de Urgência ou Bexiga Hiperativa

A principal manifestação clínica dessa apresentação é a urgência. A incontinência e a polaciúria podem estar presentes, mas não são pré-requisitos.

Micção Postergada

Esse nome é utilizado para aquela condição em que as crianças habitualmente adiam a micção, apresentando manobras de contenção, como sentar no calcanhar, até a incontinência urinária ser inevitável. Frequentemente, associa-se a baixa frequência miccional e sensação de urgência na plenitude vesical. Algumas crianças diminuem a ingestão hídrica para aumentar os intervalos e reduzir a incontinência.

Micção Disfuncional

Disfunção que ocorre somente durante o esvaziamento vesical. A criança pode também apresentar sintomas durante a fase de armazenamento urinário. Deve ser constatado padrão de fluxo interrompido ou estacado através de repetidas fluxometrias com eletromiografia ou por estudo urodinâmico. Ocorre contração esfincteriana contínua ou intermitente durante o esvaziamento vesical, comumente resultando em resíduo urinário e ITU.

Historicamente, outros nomes descreviam a micção disfuncional, como bexiga neurogênica não neurogênica, síndrome de Hinman, bexiga neurogênica oculta e incoordenação detrusor-esfíncter.

Bexiga Hipoativa

Caracterizada por baixa frequência miccional e necessidade de esforço abdominal para iniciar, manter ou completar a micção. O padrão de fluxo é o intermitente. O detrusor é inábil em esvaziar completamente a bexiga e, com frequência, há incontinência urinária devido ao enchimento vesical excessivo e maior risco de ITU.

A inter-relação da DTUI com ITU, RVU e constipação é descrita na literatura, além das implicações da DTUI na idade adulta. A associação de RVU e DTUI é fator prognóstico ruim no tratamento da primeira condição. Dessa forma, antes do tratamento cirúrgico do RVU sugere-se avaliar e tratar a DTUI.

Recentes estudos têm enfatizado a relação da incontinência urinária em crianças com qualidade de vida e alterações comportamentais, inclusive o bem-estar da família. Essa característica é importante, pois a terapêutica para essa desordem tem base no tratamento comportamental (uroterapia e treinamento muscular), na qual a aderência e a motivação do paciente são fundamentais.

DIAGNÓSTICO

A avaliação de crianças com sintomas do trato urinário inferior em geral, e particularmente a incontinência diurna, deve consistir em detalhada e estruturada história, diário miccional e exame físico completo. Adicionalmente, pode-se dispor de exames complementares que consistem na análise urinária, urofluxometria, eletromiografia do assoalho pélvico e ultrassonografia pré/pós-miccional.

O fluxo urinário com a medida do resíduo pós-miccional por ultrassonografia é uma ferramenta importante no diagnóstico da disfunção miccional em crianças após o treinamento esfincteriano e decisório na indicação de investigação invasiva. No entanto, deve-se estar atento aos achados fluxométricos em pacientes assintomáticos.

Estudos invasivos, como o estudo urodinâmico e a videourodinâmica, têm papel reservado no diagnóstico da DTUI.

O uso da ressonância magnética nuclear (RMN) é justificado apenas nas alterações ao exame físico sugestivas de comprometimento do SNC como, por exemplo, estigmas cutâneos na região vertebral, não sendo rotineiramente indicado para avaliação dos pacientes com DTUI.

Portanto, métodos não invasivos devem ser as ferramentas de primeira linha, e somente os não responsivos à terapia convencional devem submeter-se ao exame urodinâmico. Além disso, a utilização na prática clínica desse exame é frequentemente limitada por fatores como a falta de padronização, a disponibilidade do equipamento, a experiência do médico e o custo.

Uma ferramenta importante no diagnóstico, sobretudo para seguimento dos pacientes de DTUI, é o questionário DVSS. Criado em 2000, no Canadá, o Dysfunctional Voiding Symptom Score (DVSS), baseado no I-PSS, consiste em 10 questões qualitativas e quantitativas relacionadas com incontinência urinária, hábitos miccionais, urgência, postura, hábitos intestinais e eventos estressantes da vida. As questões foram pontuadas de 0 a 3, com maiores escores indicando maiores sintomas de disfunção.

O DVSS não deve ser utilizado como ferramenta única de diagnóstico da DTUI, mas associado a outros exames não invasivos. A maior utilidade do DVSS é fornecer uma linha de base dos sintomas para avaliação pré/pós-tratamento. Pode ser utilizado para seguimento e tratamento comportamental intensivo nos pacientes com RVU e escores elevados.

Diagnóstico Diferencial em Pediatria

Quadro 25. 1 Versão em português do Brasil do DVSS

Durante os últimos 30 dias	Nunca ou quase nunca	Menos que a metade do tempo	A metade do tempo	Quase todo o tempo
1. Seu filho tem molhado a roupa de xixi durante o dia?	0	1	2	3
2. Quando seu filho se molha de xixi, a cueca ou a calcinha fica ensopada?	0	1	2	3
3. Com que frequência seu filho não faz cocô todos os dias?	0	1	2	3
4. Seu filho tem de fazer força para fazer cocô?	0	1	2	3
5. Com que frequência seu filho só vai ao banheiro fazer xixi uma ou duas vezes por dia?	0	1	2	3
6. Seu filho segura o xixi cruzando as pernas, agachando ou dançando?	0	1	2	3
7. Quando seu filho precisa fazer xixi, tem de ir rápido ao banheiro (não consegue esperar)?	0	1	2	3
8. Seu filho tem de fazer força para fazer xixi?	0	1	2	3
9. Seu filho disse que sente dor quando faz xixi?	0	1	2	3
10. Seu filho passou por alguma situação estressante como as dos exemplos a seguir nos últimos 30 dias? Marque ao lado sim ou não. – Bebê novo em casa – Mudança de casa – Mudança de escola – Problemas escolares – Abuso (sexual/físico) – Problemas em casa (divórcio/morte) – Eventos especiais (aniversário) – Acidente/ferimento – Outros		Não (0)		Sim (3)

Bibliografia

1. Bakker E, Wyndaele JJ. Changes in the toilet training of children during the last 60 years: the cause of an increase in lower urinary tract dysfunction? *BJU Int*. 2000 Aug;86(3);248-52.
2. Calado AA, Araújo EM, Barroso Jr U et al. Cross-cultural adaptation of the Dysfunctional Voiding Score Symptom (DVSS). Questionnaire for Brazilian Children. *Int Braz J Urol*. 2010, 36; 458-63.
3. Chapple CR. Primer: questionnaires versus urodynamics in the evaluation of lower urinary tract dysfunction — one, both or none? *Nat Clin Pract Urol*. 2005 Nov;2(11):555-64.
4. Chase J, Austin P, Hoebeke P, McKenna P. The management of dysfunctional voiding in children: a report from the standardization committee of the international children's continence society. *J Urol*. 2010 Apr;(183):1296-1302.
5. Farhat W, Bagli DJ, Capolicchio G et al. The dysfunctional voiding scoring system: quantitative standardization of dysfunctional voiding symptoms in children. *J Urol*. 2000 Sep;164(3 pt2):1011-5.
6. Hoebeke P, Bower W, Combs T et al. Diagnostic evaluation of children with daytime incontinence. *J Urol*. 2010 Feb;183(2):699-703.
7. Kaufman MR, DeMarco RT, Pope JC et al. High yield of urodynamics performed for refractory non-neurogenic dysfunctional voiding in the pediatric population. *J Urol*. 2006 Oct;176(4 pt 2):1835-7.
8. Klassen TP, Kiddoo D, Lang ME et al. The effectiveness of different methods of toilet training for bowel and bladder control. *Evid Rep Technol Assess (Full Rep)*. 2006 Dec;(147):1-57.
9. Lordelo P, Maron F, Barros DG et al. Lower urinary tract dysfunction in children. What do pre-school teachers know about it? *Int Braz J Urol*. 2007 May-Jun;33(3):383-8.
10. Mota DM, Victora CG, Hallal PC. Investigação de disfunção miccional em uma amostra populacional de crianças de 3 a 9 anos. *J Pediatr*. 2005;81(3):225-32.
11. Upadhyay J, Bolduc S, Bägli DJ et al. Use of the dysfunctional voiding symptom score to predict resolution of vesicoureteral reflux in children with voiding dysfunction. *J Urol*. 2003 May;169(5):1842-6.
12. Vidal I, Héloury Y, Ravasse P et al. Severe bladder dysfunction revealed prenatally or during infancy. *J Pediatr Urol*. 2009 Feb:5(1);3-7.
13. Von Gontard A, Heron J, Joinson C. Factors associated with low and high voiding frequency in children with diurnal urinary incontinence. *BJU Int*. 2010 Feb:105(3);396-401.

CAPÍTULO 26

Patrícia Gomes de Matos Bezerra
Julianny Sales Silva
Mariana Pires Jovino Marques

Dispneia

INTRODUÇÃO

A dispneia é um dos sintomas mais importantes de doença respiratória e indica respiração difícil. Pode ser referida pelo paciente ou observada ao exame físico. Não deve ser confundida com hiperventilação (respirar além das necessidades, resultando em alcalose respiratória), hiperpneia (aumento da ventilação, como no exercício físico) e taquipneia (aumento da frequência respiratória).

A etiologia da dispneia é variada e pode ser genericamente agrupada nos seguintes tipos:

- Fisiológica: causada pela insuficiência de oxigênio pós-exercício, grandes altitudes, respiração em espaços confinados etc.
- Pulmonar: deve-se a causas restritivas e obstrutivas.
- Cardíaca: causada pela insuficiência cardíaca.
- Circulatória: provocada por anemia grave ou esforço físico.
- Química: secundária a alterações no equilíbrio ácido-base.
- Central: causada por lesões cerebrais que levam à hiperventilação.
- Psicogênica: desencadeada por distúrbios emocionais que levam à hiperventilação e à dispneia.

O diagnóstico diferencial da dispneia deve ser minuciosamente embasado na anamnese, no exame físico e nos exames complementares adequados. Para facilitar o raciocínio clínico, as causas de dispneia podem ser agrupadas de acordo com a faixa etária do paciente ou conforme as afecções de cada sistema orgânico. Neste capítulo, as causas mais raras de dispneia serão apenas citadas, e as mais comuns descritas objetivamente.

GRUPOS DE CAUSAS DE DISPNEIA POR FAIXA ETÁRIA

Logo após o Nascimento
- Doenças congênitas da cavidade bucal e das vias respiratórias superiores
- Doenças congênitas do aparelho respiratório
- Doenças adquiridas dos brônquios, pulmões e pleuras

236 Diagnóstico Diferencial em Pediatria

- Hemorragia intracraniana
- Doenças cardíacas
- Doenças neuromusculares

Após o Período Neonatal

- Doenças da laringe
- Doenças dos brônquios
- Pneumonias bacterianas e suas complicações
- Doenças cardíacas

GRUPOS DE CAUSAS DE DISPNEIA POR SISTEMA ORGÂNICO

Doenças da Cavidade Bucal, Faringe e Esôfago

- Malformações congênitas da boca. Macroglossia, glossoptose, sequência de Pierre Robin (glossoptose, micrognatia e fissura palatina), higroma cístico, cisto tireoglosso.
- Atresia do esôfago. O esôfago termina em fundo cego, resultante de falha de desenvolvimento da traqueia e do esôfago durante o período fetal, impedindo a passagem do alimento para o estômago. Pode ser suspeitada no período pré-natal pela ultrassonografia, na ocorrência de poli-hidrâmnio, assim como pela identificação do coto esofágico superior dilatado e com líquido em seu interior ou visualização do estômago diminuído. Ao nascimento, o diagnóstico é sugerido quando não se consegue a passagem da sonda nasogástrica até o estômago. Pode estar associado a fístula traqueoesofágica e causar dispneia de graus variáveis, principalmente durante a alimentação.
- Abscesso periamigdaliano. Complicação infrequente de amigdalite bacteriana, podendo ocasionar dispneia por obstrução à passagem do ar na orofaringe.

Doenças do Nariz e da Nasofaringe

- Atresia uni/bilateral de coanas. Resulta da persistência da membrana bucofaríngea embrionária. Pode ser óssea ou cartilaginosa. Quando ocorre bilateralmente, o recém--nascido apresenta desconforto respiratório grave logo ao nascer. O diagnóstico é feito pela não progressão da sonda nasogástrica pela nasofaringe e confirmado por tomografia computadorizada de face e/ou nasofibroscopia.
- Rinite. Dispneia é observada principalmente nos lactentes jovens com rinite aguda, mais comumente de etiologia viral, pois nessa faixa etária eles tendem a respirar obrigatoriamente pelo nariz.
- Hipertrofia de amígdalas e adenoides. Quando as amígdalas e as adenoides obstruem mais de 70% do *cavum*, podem causar desconforto respiratório importante durante o sono e até mesmo períodos de apneia. O diagnóstico é suspeitado, principalmente, pelo fato de a criança respirar somente pela boca, tanto de dia como à noite, ter o sono inquieto e não reparador, e apresentar roncos. O diagnóstico pode ser confirmado pela radiografia do *cavum* em perfil e pela nasofibroscopia flexível.

Dispneia **237**

Doenças do Pescoço
- Tumores do pescoço. Higroma cístico e cisto do canal tireoglosso podem causar dispneia por compressão das vias respiratórias.

Doenças da Laringe e da Traqueia
- Doênças congênitas da laringe. A estenose e as membranas laríngeas causam estridor e dispneia de graus variados. O diagnóstico é confirmado pela laringoscopia.
- Laringotraqueobronquite. Consiste na inflamação dos tecidos da laringe, da traqueia e dos brônquios, resultando em edema, aumento na produção de secreções e estreitamento das vias respiratórias. Os agentes causais mais comuns são os vírus *parainfluenza dos tipos 1 e 2* e o *vírus sincicial respiratório*. A faixa etária mais acometida é entre os 3 meses e os 3 anos de idade. O diagnóstico é principalmente clínico, com história de tosse, coriza e febre que progridem para rouquidão, tosse ladrante e graus variáveis de estridor. Quando excepcionalmente realizada, a radiografia em perfil da região cervical pode revelar estreitamento subglótico e distensão da hipofaringe (sinal da "torre de igreja").
- Laringite estridulosa. Quadro de instalação súbita, principalmente à noite, sem pródromos de infecção aguda viral das vias respiratórias superiores. O diagnóstico é clínico, caracterizado por tosse ladrante e estridor de graus variáveis, com recuperação rápida.
- Edema angioneurótico da laringe. Causado pela reação alérgica a determinados alérgenos. A criança apresenta dispneia súbita e grave, com cianose e estridor inspiratório.
- Corpo estranho na laringe. A aspiração de corpo estranho geralmente ocorre na faixa etária dos 6 meses aos 5 anos de idade. Essa hipótese diagnóstica deve ser lembrada em crianças previamente sadias que apresentem dificuldade respiratória de instalação súbita, após acesso de tosse, engasgo ou sufocação. A laringoscopia é tanto diagnóstica como terapêutica.
- Laringite diftérica. Graças à boa cobertura vacinal, essa condição raramente tem sido diagnosticada. Deve ser lembrada naquelas crianças com diagnóstico de difteria faríngea e que evoluem com afonia seguida de dispneia importante, causada pela obstrução da laringe pelas membranas diftéricas.
- Tumores da laringe. Os tumores mais comuns da laringe são benignos: papilomas, angiomas, adenomas e fibrolipomas. Destes, o mais frequente é o papiloma da laringe, que pode acometer qualquer idade e que se inicia com rouquidão, tosse seguida de afonia e, mais tardiamente, dispneia de graus variáveis. Na história clínica, há relato de parto vaginal e lesões verrucosas na genitália materna. O hemangioma da laringe é subglótico, causa sintomas já no primeiro trimestre de vida, com dispneia inspiratória e estridor. Concomitantemente, a criança pode apresentar hemangiomas em outras áreas, como a cabeça e o pescoço. O diagnóstico definitivo desses tumores é feito pela broncoscopia flexível.
- Lesões traumáticas da laringe e pós-intubação. Essas lesões podem ocorrer após exame endoscópico das vias respiratórias e no período pós-intubação. A criança apresenta-se com rouquidão e dispneia caracterizada por estridor de graus variáveis, que, dependendo da gravidade da lesão, poderão, gradativamente, melhorar com o tempo.

238 Diagnóstico Diferencial em Pediatria

- Epiglotite. É uma condição grave, que pode levar à morte em poucas horas se não for identificada e tratada a tempo. Graças à vacinação mais ampla contra o *H. influenza* do tipo B, sua incidência diminuiu no nosso meio. A faixa etária mais acometida está entre 2-6 anos de idade. O diagnóstico é clínico e, na história, observa-se desconforto respiratório de instalação súbita, com febre alta, que progride rapidamente em poucas horas. Não há história prévia de infecção aguda de vias respiratórias superiores, mas a criança pode se queixar de dor de garganta. Ao exame, o paciente apresenta-se angustiado, toxêmico, com tosse abafada, febre elevada, retrações inspiratórias, salivação excessiva e se mantém sentado, com hiperextensão do pescoço. Nas fases mais tardias, devido à hipoxemia, a criança pode estar letárgica, com cianose e bradicardia. A radiografia em perfil da região cervical (feita sob vigilância rigorosa) poderá mostrar a epiglote edemaciada ("sinal do polegar"). A visualização direta da epiglote só pode ser feita em bloco cirúrgico ou UTI, devido ao risco de obstrução total das vias respiratórias.
- Doenças congênitas da traqueia. A estenose congênita da traqueia causa dispneia desde o nascimento, e o diagnóstico definitivo é feito por broncoscopia flexível.

Doenças Congênitas dos Brônquios e Pulmões

- Agenesia e hipoplasia pulmonares. A dispneia geralmente se inicia no período neonatal, quando são observados menor mobilidade respiratória no lado acometido, abolição do murmúrio vesicular e desvio do mediastino para o lado afetado. A radiografia de tórax revela opacidade homogênea do lado afetado, indistinguível de atelectasia completa do pulmão. O diagnóstico pode ser feito pela broncoscopia flexível, que demonstra ausência do brônquio principal ou rudimentos deste, e complementado pela tomografia computadorizada de tórax.
- Cistos pulmonares congênitos. Quando pequenos e isolados, não causam dispneia. Entretanto, quando o cisto aumenta de volume, pode causar dispneia já no período neonatal ou nos primeiros meses de vida. Quando o cisto se rompe, forma-se um pneumotórax, com dispneia de instalação súbita. Os cistos também podem infectar repetidas vezes.
- Enfisema lobar congênito. Consiste em um lobo pulmonar hiperinsuflado (os mais frequentes são os superiores) que causa dispneia, inicialmente discreta no período neonatal, mas que, gradativamente, vai piorando com o passar dos dias ou semanas. Ocasionalmente, a dispneia pode se agravar nos primeiros dias de vida. O lobo hiperinsuflado leva ao desvio do mediastino para o lado oposto, e os principais diagnósticos diferenciais com essa doença são o pneumotórax e o cisto pulmonar congênito hipertenso.
- Hérnia diafragmática. Consiste em defeito congênito no qual há uma abertura no diafragma, possibilitando a passagem dos órgãos abdominais para a cavidade torácica. Caso o defeito não seja grande, o desconforto respiratório pode ser leve ou até mesmo tardio. Entretanto, nos pacientes com hérnia volumosa, a dispneia é grave logo ao nascimento, pois o pulmão homolateral fica colabado e hipoplasiado, com desvio do mediastino para o lado oposto e compressão do pulmão. Nos casos clás-

sicos, notam-se abaulamento de um hemitórax e abdome escavado. O diagnóstico pode ser feito pela radiografia, com ou sem contraste, do tórax e abdome.

- Eventração diafragmática. Defeito congênito caracterizado por área anormal adelgaçada do diafragma, sem anel herniário, mas que permite que os órgãos abdominais penetrem na cavidade torácica, envolvidos pelo diafragma. A dispneia é causada pela compressão do pulmão homolateral, pelo conteúdo herniado e pelo desvio do mediastino para o lado oposto.

Doenças Pulmonares Adquiridas do Recém-nascido

- Síndrome do desconforto respiratório. Ocorre por imaturidade pulmonar de recém-nascidos prematuros, cuja deficiência do surfactante pulmonar provoca grande aumento da tensão superficial dos alvéolos, gerando atelectasias. A dispneia é precoce e progressiva, às vezes na sala de parto, com piora nas 36-48 horas subsequentes. A melhora começa a ser notada a partir de 72 horas de vida. O diagnóstico é feito pela história clínica e pelo padrão radiológico característico de infiltrado reticulogranular difuso, com broncograma aéreo.
- Síndrome de aspiração meconial. Resulta na aspiração de mecônio para o trato aéreo, cuja quantidade e viscosidade estão diretamente relacionadas com a gravidade do desconforto respiratório do recém-nascido. A dispneia pode ser variável, desde leve a quadros mais graves, acompanhados de gemido, cianose, palidez, taquicardia, tórax abaulado e expiração prolongada. A radiografia de tórax pode mostrar achados variáveis, conforme a gravidade da aspiração. Nos casos leves, pode ser normal ou apresentar apenas hiperinsuflação. Nos casos graves, além da hiperinsuflação e rebaixamento diafragmático, observam-se infiltrados nodulares grosseiros e irregulares que se estendem do hilo para a periferia dos campos pulmonares.
- Taquipneia transitória do recém-nascido. É o aumento da frequência respiratória acima de 60 incursões por minuto e que pode ocorrer em recém-nascidos a termo e em prematuros próximos ao termo, principalmente quando nascidos de parto cesariano. Há um retardo na absorção do líquido pulmonar fetal, causando dispneia de grau leve a moderado, com regressão espontânea nas primeiras 72 horas de vida.
- Pneumonia bacteriana neonatal. Na história clínica, observam-se amniorrexe prematura, corioamnionite, infecção do trato urinário ou vulvovaginite maternas. Inicialmente, o recém-nascido pode apresentar apenas inquietação, seguida de desconforto respiratório de graus variáveis, acompanhada de cianose, tiragem, batimento das asas do nariz, resíduo gástrico e palidez. A radiografia de tórax revela condensações pneumônicas.
- Displasia broncopulmonar (DBP). A doença pulmonar descrita no final da década de 1960 ocorria, caracteristicamente, em RN de baixo peso ao nascimento (≤ 2.500 g) e idade gestacional ≥ 32 semanas, que necessitavam de ventilação mecânica agressiva e/ou eram submetidos a altas concentrações de oxigênio para tratamento da insuficiência respiratória. Esses neonatos apresentavam quadros radiológicos característicos, em que se observavam diferentes graus de edema, hiperinsuflação, cistos e traves

fibróticas. A lesão pulmonar era secundária ao reparo do dano tecidual. Essa forma de apresentação da doença é conhecida nos dias de hoje como DBP "clássica" e, atualmente, é raro encontrarmos pacientes com essas características clínicas.

Na década de 1990, ocorreram mudanças marcantes na apresentação da doença pulmonar no período neonatal, caracterizando a "nova" DBP, que nada mais é que uma consequência da mudança do perfil do paciente, associada a novos recursos terapêuticos, que, além de levarem a aumento significativo da sobrevida do RNPT com idades gestacionais cada vez mais extremas, agridem menos o pulmão imaturo. O principal mecanismo fisiopatológico envolvido é o bloqueio do desenvolvimento normal do pulmão. Os critérios diagnósticos incluem dependência de oxigênio com 28 dias de vida ou 36 semanas de idade gestacional corrigida. Na "nova" DBP, o desconforto respiratório é caracterizado por taquipneia e retrações, acompanhadas ou não de sibilância. Ocorre melhora gradativa do desconforto respiratório nos primeiros anos de vida. O quadro radiológico torna-se menos importante, pois seus achados são geralmente tênues e frustros.

Doenças Adquiridas dos Brônquios e Pulmões

- Asma. É uma doença inflamatória secundária à hiper-reatividade das vias respiratórias intrapulmonares, levando a redução variável do fluxo aéreo. Caracteriza-se por tosse, dispneia e sibilância, ocorrendo em conjunto ou isoladamente, com reversão espontânea ou em resposta a um broncodilatador. Sua prevalência está aumentando em todo o mundo. No Brasil, por meio de um estudo multicêntrico internacional, foram observadas prevalências que variaram em cerca de 20% no Recife com escolares de 6-7 anos e de 13-14 anos. O diagnóstico é clínico, com ênfase na história de episódios recorrentes de tosse e sibilância. O exame físico no período entre as crises pode ser inteiramente normal, notando-se aumento do diâmetro anteroposterior do tórax apenas nos pacientes mais graves. O teste de função pulmonar pode ser normal no período intercrise ou evidenciar distúrbio ventilatório obstrutivo. Na crise aguda, observam-se dispneia, uso de musculatura acessória, expiração prolongada e ausculta com roncos e sibilos difusos.
- Bronquiolite viral aguda. É uma doença aguda do trato aéreo inferior que acomete lactentes e crianças pequenas. O vírus sincicial respiratório causa 50-90% dos casos. Inicia-se com sintomas típicos de uma infecção viral de vias respiratórias superiores, com coriza, tosse e febre, durando 2-4 dias, porém seguidos de dispneia de graus variáveis e sibilância. A maioria dos pacientes apresenta quadros leves, cujo desconforto respiratório não ultrapassa 1 semana de duração. Os mais graves necessitarão de internamento para oxigenoterapia e tratamento de suporte. O diagnóstico é essencialmente clínico, e a radiografia é inespecífica, com rebaixamento das cúpulas diafragmáticas, aumento dos espaços intercostais e atenuação das estruturas hilares.
- Pneumonias bacterianas. Consistem em grande causa de mortalidade em crianças pequenas, se não forem adequadamente diagnosticadas e tratadas. A etiologia inclui patógenos bacterianos e virais. O diagnóstico é essencialmente clínico, com história

de febre, tosse, astenia, recusa alimentar e graus variáveis de dispneia. Em crianças, os sinais mais significativos da provável pneumonia são aumento da frequência respiratória e tiragem. A ausculta é variável, dependendo do grau de comprometimento do parênquima pulmonar, podendo-se encontrar estertores grossos, finos (característicos de envolvimento alveolar), diminuição ou abolição do murmúrio vesicular. Se a criança tiver asma associada, também poderão ser auscultados sibilos. Os achados radiológicos são variáveis, dependendo do comprometimento do pulmão: pequenos infiltrados até grandes consolidações parenquimatosas.

- Corpo estranho em brônquios. A aspiração de corpo estranho geralmente ocorre na faixa etária dos 6 meses aos 5 anos de idade. O corpo estranho pode ser expulso pelo reflexo da tosse, obstruir parcialmente a via respiratória ou obstruí-la totalmente, levando ao óbito. Muitas vezes, a aspiração não é presenciada pela família e, portanto, a história de engasgo, sufocação, tosse paroxística e dispneia pode não ser relatada, especialmente se o corpo estranho ocluir parcialmente a via respiratória. O diagnóstico deve ser lembrado nas crianças da faixa etária de risco, com história de dispneia e tosse súbitas que não melhoram com medicações. A radiografia de tórax pode ser normal, o que não afasta o diagnóstico, mas poderá revelar um corpo estranho radiopaco, área de atelectasia ou enfisema localizado. O diagnóstico definitivo é feito pela broncoscopia, que também é terapêutica.
- Atelectasia. Consiste no fechamento ou colapso de um segmento, lobo ou lobos do pulmão. A atelectasia causa alteração na relação ventilação-perfusão, resultando em hipóxia, diminuição da complacência pulmonar e hipoventilação. O segmento atelectasiado pode, ainda, acumular secreções e aumentar o risco de infecções. As causas de atelectasia são muitas e ela pode ocorrer por um desses mecanismos: obstrução intrabrônquica (corpo estranho, rolha de muco, fibrose cística, asma), doença ou dano à parede brônquica (estenose da via respiratória, inflamação da via respiratória e edema causados por aspiração ou inalação de fumaça), compressão brônquica extrínseca (tumores, linfonodos, cardiomegalia, anéis vasculares, enfisema lobar), deficiência ou disfunção do surfactante (síndrome do desconforto respiratório, síndrome de angústia respiratória do tipo adulto, pneumonia, edema pulmonar, quase afogamento) e compressão do tecido pulmonar normal (quilotórax, hemotórax, pneumotórax, tumores). O diagnóstico é feito pela história clínica e achados radiológicos e tomográficos.
- Bronquiectasia. Resulta da dilatação e inflamação do brônquio, com consequente acúmulo de muco. O muco torna-se infectado e causa, por sua vez, mais dano à parede brônquica. Pode causar dispneia se atingir grandes segmentos brônquicos. A etiologia das bronquiectasias é variada e inclui sequelas de infecções (coqueluche, sarampo, tuberculose, adenovírus, pneumonia), discinesia mucociliar, fibrose cística e obstrução brônquica (corpo estranho, tumores, tuberculose). Além de dispneia, observam-se, na história clínica, tosse crônica, produtiva, hemoptise, ausculta com roncos e estertores grossos, e unhas em vidro de relógio com baqueteamento digital. O diagnóstico é feito pela história e achados radiológicos de paredes brônquicas espessadas ou formações císticas. Porém, se a bronquiectasia for incipiente, a radiografia de tórax poderá

242 Diagnóstico Diferencial em Pediatria

ser normal, e esses achados só poderão ser vistos em tomografia computadorizada de tórax.

* Fibrose cística. É a doença genética autossômica recessiva mais comum da raça branca. Ela é caracterizada por secreções anormalmente espessadas que causam distúrbios em múltiplos órgãos. O defeito genético encontra-se no braço longo do cromossomo 7, que produz uma proteína anormal, chamada de proteína reguladora da condutância transmembrana da fibrose cística. Ao nascimento, os pulmões são normais. Porém, a secreção anormal espessa vai se acumulando nos brônquios, causando obstruções e dilatações. Estas, por sua vez, causam alterações na relação ventilação-perfusão, hipóxia, infecção crônica, hiperinsuflação, bronquiectasias, colapso das vias respiratórias, hipertensão pulmonar, *cor pulmonale* e falência respiratória. O diagnóstico é feito pela história clínica, pela dosagem elevada de sódio e cloro no suor, pelo método da estimulação pela pilocarpina e pelo teste genético para a determinação da mutação genética.

Doenças da Pleura

Efusão ou derrame pleural consiste em acúmulo anormal de fluido no espaço pleural. A doença de base e a quantidade da efusão determinam o grau de desconforto respiratório. Grandes derrames diminuem os volumes pulmonares e dificultam as trocas gasosas, resultando em hipoxemia e dispneia. A etiologia do derrame é variada, predominando bactérias (*S. pneumoniae, S. aureus, H. influenzae*), tuberculose, vírus (adenovírus, parainfluenza) e *Mycoplasma pneumoniae*. Várias doenças podem cursar com derrames do tipo transudato na sua evolução: insuficiência cardíaca congestiva, síndrome nefrótica, cirrose ou insuficiência hepática, glomerulonefrite aguda, hipoproteinemia etc. As causas de derrame do tipo exsudato são: empiema parapneumônico, embolia pulmonar, neoplasias, doenças do colágeno, traumas, hipersensibilidade a drogas, doenças gastrointestinais, entre outras. O diagnóstico é feito pela história clínica, pelos achados de ausculta com abolição do murmúrio vesicular e macicez à percussão. A radiografia de tórax demonstra efusão pleural, que, dependendo do volume, pode desviar estruturas do mediastino para o lado contralateral.

Doenças do Mediastino

* Pneumomediastino. As causas de pneumomediastino são basicamente as mesmas do pneumotórax (complicação de pneumonia, trauma, ruptura de alvéolos superdistendidos, espontâneo etc.). O ar espalha-se no mediastino após dissecar progressivamente o tecido conjuntivo peribrônquico e perivascular. A dispneia dependerá do volume de ar derramado e da compressão exercida em cima das estruturas do mediastino. O diagnóstico é clínico e radiográfico, no qual se observam bolhas de ar ao redor do coração e dos vasos.
* Tumores e adenopatias do mediastino. Essas afecções podem causar dispneia através da compressão da traqueia e brônquios. As principais adenopatias intratorácicas são causadas por tuberculose, doença de Hodgkin e linfoma não Hodgkin. Os tumores de mediastino são representados pelo higroma cístico, neuroblastoma, cistos bron-

cogênicos e teratoma. O diagnóstico é clínico, e as radiografias de tórax revelam o alargamento do mediastino, o desvio da traqueia ou do brônquio principal, ou mesmo massa circunscrita no mediastino anterior ou médio.

Doenças Cardíacas e Vasculares

- Cardiopatias congênitas. A dispneia varia amplamente nas cardiopatias congênitas com cianose (por exemplo, tetralogia de Fallot), pois depende do tipo de defeito anatômico e de sua gravidade. Ela pode estar ausente em momentos de repouso ou agravar-se com o esforço físico. Nas cardiopatias sem cianose, o mecanismo da dispneia é variado: insuficiência cardíaca, compressão brônquica pelos ramos distendidos da artéria pulmonar hipertensa ou pelo átrio esquerdo hipertrofiado (por exemplo, na insuficiência ou estenose mitral, comunicação interventricular etc.), obstrução brônquica intrínseca e coração hipertrofiado comprimindo o pulmão adjacente.
- Insuficiência cardíaca congestiva. A taquidispneia é um achado frequente nessa situação e varia amplamente conforme a gravidade da doença de base. Pode variar desde leve taquipneia até grave dispneia em repouso. Associa-se a dispneia, hepatomegalia e taquicardia.
- Miocardite. A etiologia da miocardite é variada, desde viroses, septicemias, febre tifoide, doença de Chagas, doenças do colágeno etc. A dispneia é acompanhada de taquicardia, abafamento das bulhas e arritmias. Caso ocorra insuficiência cardíaca, nota-se também hepatomegalia. O diagnóstico é clínico, complementado pelo eletrocardiograma.
- Pericardite. As etiologias mais comuns na infância são as infecções virais, bacterianas (como complicação de estafilococcia, levando ao quadro de pericardite purulenta, ou na tuberculose, pericardite crônica constritiva) e nas afecções imunológicas (febre reumática, lúpus). A dispneia e a taquicardia são as principais manifestações. Desconfia-se de pericardite quando se ausculta o atrito pericárdico. Nos derrames mais volumosos, as bulhas tornam-se abafadas e a área de macicez cardíaca aumenta. Os achados radiográficos variam conforme o volume do derrame, assim como os do eletrocardiograma.
- Anel vascular congênito. O anel vascular resulta de certas malformações congênitas do arco aórtico e dos grandes vasos que dele emergem. A traqueia e o esôfago são envolvidos e comprimidos por esse anel, resultando em dispneia de grau variável, associada a dificuldade de deglutição, regurgitações e aspiração para o pulmão. O diagnóstico pode ser feito pela radiografia de tórax, que demonstra o desvio e o estreitamento da coluna aérea. O esofagograma mostra uma compressão extrínseca na parede posterior do esôfago, logo acima da bifurcação da traqueia. A tomografia e o ecocardiograma também auxiliam no diagnóstico. A angiorressonância, quando necessária, demonstra claramente qual é a artéria malformada.

Doenças Neurológicas

- Hemorragia intracraniana do recém-nascido. Os recém-nascidos prematuros podem apresentar, nas primeiras horas de vida, esse tipo de hemorragia. A dispneia pode estar presente, em conjunto com outros sinais de envolvimento do sistema nervoso.

- Malformações do sistema nervoso central. Diversas afecções do sistema nervoso central (por exemplo, microcefalia, hidrocefalia etc.) podem afetar os centros respiratórios, causando dispneia ou apneia após o nascimento.
- Doenças neuromusculares congênitas. A dispneia pode ocorrer nos casos com hipotonia muscular generalizada, afetando os músculos respiratórios. Ao mesmo tempo, observa-se redução ou abolição dos reflexos tendinosos.
- Síndrome de Guillain-Barré. A dispneia é grave quando a polirradiculoneurite afeta a musculatura torácica e o diafragma. O diagnóstico é feito pela história de paralisia ascendente, acompanhada de alterações liquóricas características (dissociação albuminocitológica).

Doenças Hematológicas e Intoxicações

Nas anemias, a dispneia pode estar presente, principalmente nas formas mais graves. A intensidade da dispneia dependerá não só da gravidade, mas também da rapidez com que a anemia evolui.

A dispneia pode fazer parte de um conjunto de sintomas de vários tipos de intoxicações, acidentais ou medicamentosas.

Bibliografia

1. Berhman RE, Kliegman RM, Arvin AM, Nelson WE. *Nelson textbook of pediatrics*. 19. ed. Philadelphia: W. B. Saunders, 2011.
2. Cloherty JP. *Manual of neonatal care*. Lippincott Williams & Wilkins. 2011.
3. Hilman BC. *Pediatric respiratory disease: diagnosis and treatment.* Philadelphia: W. B. Saunders Company, 1993.
4. Kendig and Chernick's. *Disordes of the respiratory tract in children*. 8. ed. Saunders, 2012.
5. Lopes FA, Campos Jr D. *Tratado de pediatria*. 2. ed. São Paulo: Manole, 2009.
6. Pernetta C. *Diagnóstico diferencial em pediatria*. 3. ed. São Paulo: Sarvier, 1985.
7. Pessoa FP. *Pneumologia clínica e cirúrgica*. São Paulo: Atheneu, 2000.
8. Rozov T. *Doenças pulmonares em pediatria. Diagnóstico e tratamento*. 2. ed. São Paulo: Atheneu, 2012.

CAPÍTULO 27

Sulene Pirana

Distúrbios da Comunicação – Foniatria

A foniatria é a área de atuação da otorrinolaringologia que estuda, diagnostica e trata os distúrbios da comunicação humana.

A avaliação médica foniátrica é essencial para diagnosticar, tratar e orientar as intervenções terapêuticas (fonoaudiológica, psicológica, pedagógica). Sem um diagnóstico correto, o tratamento e o acompanhamento ficam prejudicados.

O diagnóstico é muito importante para melhor determinar a indicação terapêutica e o prognóstico. Nos casos de distúrbios da comunicação, muitas vezes há subdiagnóstico pelo desconhecimento, pois é pequeno o número de médicos foniatras e não há formação específica durante o curso de medicina e a residência.

Ocorre, com frequência, tomar-se o sintoma pelo diagnóstico e indicar o tratamento sem esclarecê-lo. Um exemplo é denominar, aleatoriamente, dislalia às alterações na fala. Dislalia é um sintoma, pouco específico, e significa apenas alterações nos sons da fala; pode ser normal, dependendo da faixa etária, mas também pode indicar um problema mais sério que afeta inclusive a linguagem.

COMUNICAÇÃO

Como seres sociais, vivemos em um mundo modificado pelas ações humanas e suas relações. Desde o nascimento, a estrutura cerebral vai sendo modificada por essas relações, reorganizando radicalmente as ações reflexas, formando novos padrões motores e novos sistemas funcionais. Desde o nascimento, as relações com as pessoas, por intermédio da linguagem, são decisivas para a formação das funções mentais superiores que distinguem o ser humano dos outros animais.

Comunicação é a transmissão de ideias, experiências, conhecimentos e sentimentos por meio de qualquer código; não é exclusiva dos seres humanos e sempre implica referência social. A fala ecolálica, reverberativa, não constitui comunicação. É uma função mental superior, social em sua origem, mediada em estrutura e voluntária e consciente no seu funcionamento.

Para nos comunicarmos utilizamos meios linguísticos e não linguísticos (expressões fisionômicas, gestos, desenhos, melodia).

245

LINGUAGEM

A linguagem tem um papel fundamental na mediação dos processos mentais, ajudando a organizar o mundo exterior e a transpor as sensações em pensamentos. Não apenas nomeia os objetos, mas também distingue suas propriedades essenciais e os inclui no sistema de relações com outros objetos.

Possibilita a formação de imagens mentais do mundo exterior, concreto e abstrato, permitindo que falemos sobre ele sem a necessidade de estarmos concretamente diante dele.

Linguagem é um conceito abstrato. A utilização de um código, oral ou gestual (língua de sinais), para se comunicar utiliza elementos e regras da língua para a compreensão e expressão de significados. Pode se exteriorizar através da fala ou não. A linguagem manifesta através de códigos verbais é prerrogativa da espécie humana.

É exclusiva do ser humano se considerarmos a capacidade de dar diferentes significados ao mesmo código (ironia: comunica o oposto do que parecia; humor; poesia; ato falho: a verdade que se escondia etc.). Essa não fixidez de sentido é sua marca mais importante e que demonstra o domínio do código linguístico: a mesma forma pode ter significados diferentes, até mesmo opostos; é o sentido que se renova.

A linguagem é uma função simbólica e depende, para o seu desenvolvimento, de funções neuropsicomotoras de bases condicionadoras da função simbólica. Os níveis hierárquicos da experiência cognitiva humana são: percepção, imaginação ou formação de imagens mentais, simbolização, linguagem interna, receptiva e expressiva e conceituação.

Déficits de linguagem refletem um déficit mais geral na simbolização, maior do que apenas linguístico. São manifestações da função simbólica: linguagem, brincadeira simbólica ("faz de conta"), desenho e imagem mental.

Com o passar dos anos, sua capacidade simbólica, em grande parte em função da linguagem, se desenvolve e se desdobra em infindáveis manifestações: inicialmente com o brinquedo, posteriormente com o desenho, o qual faz representando a realidade, desenho que vê, compreende e atribui significado.

No seu processo evolutivo, desde o nascimento, a criança passa pelas seguintes experiências: recebe as mensagens faladas a princípio de forma indiscriminada e passiva; progressivamente, em nível expressivo, passa ao exercício dos rudimentos da fala e a associar cada vez mais a experiência concreta, a realidade, às imagens acústicas formadas no seu cérebro; a partir de um ano passa a expressar, dentro de seu repertório linguístico, suas reações frente à realidade interna ou externa. Refaz nesse primeiro ano o que a humanidade levou milhares de anos para construir; consegue fazer isso porque sua organização cerebral vai maturacionalmente apresentando progressos neurofisiológicos compatíveis com o exercício dessas funções complexas.

A linguagem tem um papel muito importante no desenvolvimento e na manutenção das relações sociais, da autoimagem e intelectual.

Podemos analisar a linguagem quanto à *forma*, *conteúdo* e *uso*:

- Forma indica o sistema de sons, regras gramaticais e símbolos escritos.

- Conteúdo se refere ao significado: o que se diz e o que se entende.
- Uso é a organização do discurso em relação ao interlocutor; intenção comunicativa; discurso.

A integração de forma, conteúdo e uso define a competência para a linguagem.

- Necessidades mínimas para o desenvolvimento da linguagem:
  - Experiência com a linguagem: relações sensoriais.
  - Aparato sensorial adequado para perceber os *inputs*: audição/visão.
  - Cérebro capaz de detectar e aprender as estruturas de linguagem a que o indivíduo está exposto.
  - Aparato articulatório capaz de ser programado para produzir os sons da fala/gestos da língua de sinais.

Organização da Linguagem

- *Fonologia*: sistema de sons; gramática
- *Léxico*: vocabulário
- *Morfologia*: fixação e modificação das palavras
- *Sintaxe*: ordem dos elementos linguísticos
- *Semântica*: organização do significado
- *Discurso*: organização dos recursos linguísticos
- *Prosódia*: entonação, ritmo, acentuação, modulação vocal

Fala

A fala é uma produção motora pela qual a maioria dos indivíduos se comunica, mas sua ausência não implica necessariamente ausência de linguagem. Reflete condições linguísticas e não linguísticas do indivíduo.

As condições linguísticas são o domínio do código, a utilização correta de seus fonemas (sons que formam a língua ou gestos, no caso da língua de sinais), a sua morfologia (gramática). As condições não linguísticas são audição, praxia, atenção, memória, psiquismo, voz e atividade motora capaz de produzir os movimentos para emitir a fala.

Articulação é a movimentação de lábios, língua, palato, pregas vocais e músculos respiratórios que constituem a função motora que converte os sons em palavras.

Fala alterada no ritmo, na produção motora ou na gramática pode ou não interferir na comunicação; fala corretamente articulada e bem construída gramaticalmente tende a significar que há boa linguagem, mas não o garante.

A criança inicia a vocalização pelo choro, na fase pré-linguística. Ao redor do 3.º-4.º mês de vida, começa a consonantização, o balbucio, que é o jogo laringe-faringe, boca e palato, emitindo sons e fonemas sem relação com o que acontece à sua volta. O complexo audio-fonatório vai evoluindo. As reações das pessoas próximas estimulam a continuidade dessas vocalizações e vão atribuindo significado a elas, surgindo a silabação.

248 Diagnóstico Diferencial em Pediatria

A fase linguística se inicia com as primeiras palavras, por volta de 1 ano de idade, inicialmente sílabas bilababiais: mama, papa. É interessante notar que a palavra "mãe" tem som inicial parecido em muitas línguas (p. ex., mãe, *madre*, *mother*).

Inicialmente, a criança se ouvia e se repetia (ecofonia), passando a imitar modelos sonoros alheios (ecolalia), ouvindo o meio, em especial a figura materna, identificando os objetos, as pessoas e atravessando o período palavra-frase (em que uma palavra pode ter vários significados e representar frases), chegando à valorização da melodia verbal, da acentuação e da entonação.

No meio do segundo ano, os significados começam a ser substituídos por significantes, as coisas são representadas pelo nome das coisas; passa a responder a palavras com palavras; evoca pessoas, coisas ou situações sem a presença destas, ultrapassando a fase concreta.

Evolui o número de palavras e a estrutura das frases se torna mais complexa: fase da gramatização, paralela à diferenciação eu–tu. Vai desenvolvendo a noção do próprio corpo e do mundo que a cerca, do espaço e do tempo, culminando com a simbolização.

DISTÚRBIOS DA COMUNICAÇÃO

Distúrbios da comunicação são alterações da compreensão, formulação e/ou expressão oral e/ou escrita e podem afetar de forma significativa a capacidade intelectual e as relações sociais. Podem ser causados por disfunções auditivas, deficiências intelectuais, disfunções neurológicas, lesões nos nervos periféricos ou músculos envolvidos na produção da fala, alterações da fluência e alterações da voz.

O indivíduo com distúrbio da comunicação pode estar desfavorecido no seu desenvolvimento intelectual, uma vez que sua capacidade simbólica estará afetada, prejudicando as funções cognitivas; isso é ainda mais grave quando a criança desde muito pequena é alienada da comunicação.

Distúrbios de comunicação (C), linguagem (L) e fala (F) podem estar presentes ao mesmo tempo, mas nem sempre estão. Podemos, por exemplo, estar diante de um paciente com alteração da fala, mas que consegue se fazer entender, organiza bem o discurso e usa eficientemente a linguagem. Outro pode ter fala corretamente articulada, contudo pobre, inadequado; por exemplo, o deficiente mental.

Podem ser causados por deficiência mental, deficiências sensoriais (auditiva, visual), razões sociais ou culturais, distúrbios psíquicos (neuroses, psicoses), lesões do sistema nervoso central (afasias, paralisia cerebral, epilepsias, distúrbios do movimento), malformações craniofaciais etc.

A criança está se adaptando às demandas de comunicação do ambiente. O tempo de início, o grau de atraso e os aspectos da linguagem alterada afetam essa adaptação e podem comprometer até mesmo o desenvolvimento intelectual.

O atraso no desenvolvimento da linguagem pode ser o primeiro sintoma de algo errado com a criança, e o médico deve pesquisar precocemente as causas desse sintoma e as implicações para o desenvolvimento em outras áreas.

Distúrbios da Comunicação – Foniatria **249**

Quadro 27.1 Processos diagnósticos em suspeita de distúrbio da comunicação

1. Estudar as características do quadro clínico:
   A. Compreensão oral
      - vocabulário receptivo
      - sintaxe
      - capacidade para compreender a fala em diálogos
   B. Emissão oral: praxia, motricidade
   C. Capacidade para leitura e escrita:
      - aquisição do mecanismo
      - eficiência do uso
   D. Comportamentos não verbais:
      - atenção, motricidade geral, memória
   E. Sinais pesquisados em testes específicos
      - audição tonal e vocal, imitanciometria
      - percepção, retenção e evocação de sons
      - processamento auditivo
      - eletrofisiologia da audição
      - visão
      - percepção, retenção, evocação de imagens
      - condições anatômicas gerais
      - condições anatômicas dos órgãos relacionados com a comunicação
      - motricidade gráfica
      - motricidade articulatória
2. Pesquisa das condições intelectuais e emocionais
3. Pesquisa de afecções neurológicas definidas
4. Integração dos dados com a finalidade de estabelecer:
   - diagnóstico sindrômico
   - diagnóstico etiológico
   - diagnóstico funcional

Quadro 27.2 Classificação dos distúrbios da comunicação

1. Distúrbio específico de linguagem (DEL) – dislexia
2. Disfluências: gagueira e taquifemia
3. Distúrbios de leitura e escrita
4. Alterações intelectuais
5. Alterações psíquicas
6. Disfonia
7. Distúrbios auditivos
8. Afasias

Distúrbio Específico de Linguagem

O distúrbio específico de linguagem (DEL) engloba casos em que os sintomas predominantes são as falhas na compreensão e expressão oral e escrita, as quais são atribuíveis a alguma perturbação do funcionamento neurológico, de origem lesional ou genética, que ocorre nas fases de concepção, gestacional ou perinatal, afetando, portanto, o desenvolvimento da linguagem.

Crianças que parecem se desenvolver bem em todos os aspectos, com exceção da linguagem, são diagnosticadas como portadoras de DEL.

Os sintomas não decorrem de alteração emocional, lesão cerebral motora, retardo mental, deficiências sensoriais periféricas ou distúrbios emocionais. As crianças com

DEL têm o exame neurológico e sua bateria complementar normais, mas o exame especializado revela alterações das características da linguagem, das funções auditivas centrais e da praxia verbal.

Comparadas com crianças normais, as crianças com DEL passam menos tempo no simbólico, menos tempo brincando de faz de conta, e a organização das brincadeiras não é tão complexa: elas são menos contextualizadas, de poucas sequências, menos direcionadas aos outros e com menos substituições simbólicas. Há alguma dificuldade com tarefas que requerem imagem mental e com as escalas sensoriomotoras baseadas em Piaget. Até mesmo as interações sociais não linguísticas são menos desenvolvidas.

Uma tarefa importante para o processamento do discurso (assim como para a leitura) é a inferência (entendimento da informação implícita), na qual as crianças com DEL apresentam dificuldades.

Crianças com DEL, com maior frequência, ignoram ou respondem inapropriadamente a ordens e solicitam mais esclarecimentos; demonstram sensibilidade para as necessidades dos ouvintes, porém nem sempre conseguem utilizar o código linguístico para se adaptar àquelas necessidades; por exemplo: quando crianças com DEL eram questionadas por um adulto para esclarecimento, primeiro com *Hum?*, depois com *O quê?* seguido por *Eu não entendi!*, sobre suas descrições de figuras, respondiam tão frequentemente quanto as crianças sem DEL, mas suas respostas muitas vezes eram inapropriadas e adicionavam poucas informações.

O tratamento do DEL é essencialmente terapêutico fonoaudiológico e, dependendo da gravidade, pode requerer a introdução de diferentes estratégias de comunicação, acompanhamento psicológico e orientação familiar e escolar.

Classificação

- *Leve*: distúrbios articulatórios dispráxicos.
- *Moderado*: falhas articulatórias mais intensas — dispráxicas; atraso no desenvolvimento da linguagem oral, principalmente vocabulário; dificuldade para evocar palavras, falhas em processos auditivos (discriminação e memória).
- *Grave*: problemas na compreensão da fala; perturbações grosseiras do desenvolvimento da articulação, vocabulário e gramática.
- *Muito grave (afasia infantil)*: grave comprometimento de reconhecimento da fala, consequente ausência de fala, dificuldade para discriminar sons verbais — agnosia auditiva, global ou apenas verbal. Parecem surdos e, muitas vezes, são diagnosticados como tais.

Dislexia

A dislexia é um aspecto particular do grupo clínico de DEL, que afeta a capacidade de leitura e escrita quando há discrepância entre o desempenho com baterias de testes para as habilidades de leitura e escrita e o QI (coeficiente de inteligência).

É um distúrbio da linguagem que impede a aquisição do significado da palavra escrita devido a um déficit na capacidade de simbolizar; começa a se definir a partir da necessidade que a criança tem de lidar receptivamente ou expressivamente com a representação da realidade ou, antes, com a simbolização, poderíamos também dizer com a nomeação do mundo. Alteração neurológica restrita a algumas funções, especialmente as ligadas às percepções auditiva e visual, e às associações visuomotoras, visuoauditivas e auditivomotoras.

A dificuldade na leitura, ou linguagem lida, representaria o produto final de uma série de outras desorganizações em nível subléxico. A criança já apresentaria, antes da alfabetização, dificuldades em seu comportamento pré-verbal, não verbal e na própria organização de todas as funções neuropsicomotoras de base, condicionadoras da função simbólica (estrutura temporoespacial, lateralidade e esquema corporal).

A precariedade no domínio dos mecanismos de decodificação da língua escrita dificulta a compreensão do material lido. A criança com dislexia apresenta dificuldade em grau variado para aprender a ler e escrever, e manutenção por tempo prolongado de leitura hesitante, falhas de interpretação dos símbolos gráficos como t/d, p/q, f/v, supressão de partes do trecho, adivinhação errônea de palavras a partir do conhecimento de algumas letras e má utilização do espaço gráfico.

Na escrita apresenta disortografias (substituição de letras, omissões, aglutinação de palavras); disgrafias (erros gramaticais, ineficiência do vocabulário).

É importante esclarecer que há muita confusão na utilização do termo "dislexia": a dislexia é um distúrbio de leitura e escrita, mas nem todo distúrbio de leitura e escrita é dislexia. O termo deve ser utilizado apenas quando a causa é puramente um distúrbio da linguagem, quando não existe causa óbvia, visão e audição estão normais, a educação é pedagogicamente adequada, as oportunidades estão presentes e as capacidades cognitivas e intelectuais são normais (podem ser até superiores).

Alterações Craniofaciais

Defeitos estruturais afetam a produção motora da fala, e a avaliação acurada das anormalidades físicas é fundamental para o planejamento terapêutico, pois a preservação da anatomia é fundamental para uma função adequada. Sem avaliação acurada dos problemas físicos e de função que podem ser atribuídos a eles, nenhum planejamento terapêutico físico ou comportamental será eficiente. Quando a anatomia está alterada, as funções (respiração, sucção, mastigação, deglutição e fala) são realizadas com adaptações, por isso falamos em mastigação adaptada, deglutição adaptada etc.

Podem estar presentes alterações dentárias, oclusais, fissuras labiais, palatinas, obstrução das vias respiratórias superiores de diversas causas, paresias etc. Alterações do sistema nervoso central podem estar presentes em algumas síndromes e comprometer o controle neuromotor.

Na fala, afetam a articulação e a ressonância. As alterações da ressonância são a hiponasalidade e a hipernasalidade. Hiponasalidade ocorre quando há impedimento parcial ou total da passagem de ar pela cavidade nasal e/ou rinofaringe, diminuindo a ressonância nasal; o tratamento da hiponasalidade é a correção do fator obstrutivo (rinopatia, hipertrofia de cornetos, desvio do septo nasal, hipertrofia de tonsilas faríngea e palatina, entre outros).

Na hipernasalidade, o fechamento velofaríngeo é anormal, alterando a ressonância dos segmentos vocálicos pelo escape de ar nasal. O fechamento velofaríngeo pode estar alterado por insuficiência velofaríngea (falta de tecido; desproporção entre o tamanho do palato e da rinofaringe) ou por incompetência (movimentação insuficiente, anormal); seu tratamento é fonoterápico e, às vezes, cirúrgico.

As alterações craniofaciais podem levar a alterações auditivas condutivas por alterações da tuba auditiva, levando a otite média com efusão ou por malformações dos ossículos da orelha média; também podem causar alterações da voz por alterar a aerodinâmica do trato vocal.

Alterações em Doenças Neurológicas

Diversas são as afecções neurológicas quanto à etiologia, época de início, déficit intelectual e gravidade do acometimento funcional da fala. Exemplos: paralisia cerebral, afasias, epilepsias, lesões adquiridas (tumores, traumas, acidentes vasculares, infecções).

As principais alterações encontradas são distúrbios articulatórios: disartria e dispraxia.

Disartria é a alteração no controle motor da fala por lesão no córtex motor, cerebelo, nervo periférico ou via motora final. Os achados são paresias, hipotonia ou hipertonia muscular, alteração na velocidade do movimento e na coordenação.

Dispraxia (apraxia de fala) é alteração no movimento, na ausência de alteração do tônus, paresia ou incoordenação. É a alteração fonológica neurogênica causada pela alteração da capacidade de selecionar, programar e/ou executar, em sequências coordenadas e temporalmente adequadas, o posicionamento da musculatura da fala para produzir voluntariamente os sons da fala.

Disfluências

Fluência é a velocidade, entonação, pausas adequadas durante a fala, conjunto este denominado prosódia; é a fluência que permite a adequada inferência do conteúdo, do significado. Alteração na fluência pode dificultar o entendimento da mensagem.

Quando a criança está adquirindo a fala e a linguagem, ela pode apresentar alguma disfluência e isso está dentro do quadro normal do desenvolvimento até por volta de 5 anos de idade; é importante conhecer essa fase normal para evitar falsos diagnósticos de gagueira. Na disfluência ocorrem repetição de sílabas, palavras e frases, interjeições (é, hã, uh...), prolongamento de sons e/ou sílabas, bloqueios.

O estresse parental na fase de disfluência normal da infância pode levar a ansiedade, sensação de inadequação do falante e, segundo algumas teorias, ao quadro de gagueira; portanto, uma orientação adequada da família e da escola pode prevenir alguns casos de gagueira. Quando a criança apresentar disfluência, não se deve chamar a atenção para o fato, corrigir, pedir para falar mais devagar, repetir etc. Aguarda-se o término da fala da criança, sem interrupções ou sem completar a fala e prosseguir a conversação normalmente, pois a criança não tem consciência dessas manifestações e não se deve requerer um desempenho de que ela ainda não é capaz.

Claro que nem todos os casos de gagueira são simplesmente manutenção da disfluência normal da infância; existe predisposição familiar e maior número de casos em meninos, o que fala a favor de alguma predisposição genética, que teria alterações ambientais como gatilho.

Na gagueira, além da disfluência, há sintomas associados como discinesias (movimentos corporais, piscadelas, contrações da musculatura facial), evitação de situações de fala, retraimento social.

A maioria dos casos de gagueira tem início na infância, sendo raros casos novos na adolescência.

Taquifemia é uma disfluência em que a velocidade da fala é acelerada, a articulação está alterada e falta percepção do problema pelo falante. Pode coexistir com gagueira, desorganização do pensamento, alterações de linguagem e de leitura e escrita. É um quadro raro.

Disfonias

São alterações da voz causadas por alterações estruturais e/ou funcionais das pregas vocais; podem ser congênitas ou adquiridas. Sempre que houver alteração na qualidade vocal deve-se avaliar a estrutura da laringe, pois algumas lesões têm potencial de agravamento, podendo comprometer a respiração, como, por exemplo, as lesões papilomatosas (HPV) adquiridas no canal de parto.

Mesmo as crianças pequenas devem ser avaliadas porque rouquidão pode não ser grave, mas nunca é normal. Diagnóstico e orientação devem ser sempre realizados.

Distúrbios de Leitura e Escrita

São considerados distúrbios de linguagem e de aprendizagem; esse nome genérico se refere a um grupo heterogêneo de alterações com dificuldades significativas na aquisição da leitura, escrita e habilidades matemáticas.

É importante o diagnóstico da causa, pois ela definirá as estratégias terapêuticas, educacionais e o prognóstico.

Entre as causas estão: déficits intelectuais, sensoriais (visão, audição), distúrbios emocionais (neuroses, psicoses), lesões motoras e estratégia pedagógica inadequada.

Deficiências Auditivas

As deficiências auditivas são sintomas e sinais que têm etiologia diversa, e o quadro clínico depende do início da disfunção, do tipo de lesão (periférica ou central) e do grau da perda.

As perdas que estão presentes antes da aquisição da linguagem são denominadas pré-linguais; durante a aquisição são chamadas perilinguais e, após, pós-linguais.

O nome deficiência auditiva é utilizado nos casos de indivíduos com perda auditiva, mas que usam a audição, ainda que com amplificação e suplementação visual, como modo primário de percepção e monitoração da fala e aquisição de linguagem.

Surdo é o indivíduo cuja perda auditiva não permite que use a audição para aquisição e manutenção da fala e linguagem, necessitando de língua de sinais para o desenvolvimento da linguagem. A introdução precoce de um meio de comunicação é fundamental para o adequado desenvolvimento cognitivo, incluindo a linguagem, que, como visto no início deste capítulo, não se resume à fala; até mesmo na ausência dela pode haver boa linguagem. A língua de sinais permite esse desenvolvimento, e de nenhuma maneira impede a aquisição da oralidade quando esta for possível, por terapia ou implante coclear. Quanto mais cedo o diagnóstico da surdez e a introdução de uma língua, melhor o prognóstico para habilitação em linguagem, cognição e acadêmica. O surdo sem linguagem não desenvolve o pensamento abstrato, ficando à margem das relações sociais, acadêmicas e profissionais.

Outro conceito que devemos esquecer é de que o surdo é mudo; o termo "surdo-mudo" deve ser abolido; o indivíduo surdo é capaz de emitir sons e até mesmo falar quando reabilitado. A Feneis (Federação Nacional de Educação e Integração dos Surdos), criada e dirigida por indivíduos surdos, faz campanhas de conscientização e solicita que não se use mais o termo "surdo-mudo".

Bilbiografia

1. Bento-Gonçalves CGA, Ruiz DMCF, Tabith Junior A, Richieri-Costa A. Comportamento vocal em pacientes portadores de disostose acrofacial, sequência de Robien e anomalias pré e pós-axiais dos membros. *Pro Fono*, 8(2):31-5, 1996.
2. Carvajal C, Santis R, Soto M, Otárola F. Functional dysphonia: clinical and therapeutics variables. *Rer Otorrinolaringol Cir Cabeza Cuello*, 56(2):67-72, 1996.
3. Fávero ML, Silva FLC, Tabith Junior A et al. Mudanças nos parâmetros do clique durante a captação do BERA. *Rev Bras Otorrinolaringol*, 73(1):7-11, 2007.
4. Fletcher P, Hall D. Specifc speech & language disorders in children. *Whurr Publishers*, 1992.
5. Hernández López X, Márquez Avila C, Romero Fernández F, Ysunza Rivera A. Standaizinf the techniques and reportinf of the direct observation of velofaringeal sphincter. *An Otorrinolaringol Mex.*, 39(1):17-22, 1993.
6. Jiménez Ariosa AY, Acosta Basnueva A, Soto Cantero L. Relationship of malocclusions to logopedics and phoniatrics. *Ver Cuba Ortod*, 5(1):47-54, 1990.
7. Lahey M. *Language disorders and language development*. MacMillian Publishing Company, 1988.
8. Lino González AL, Hernande López X. Management of respiratory, phonatory and articulatory aspects of dysartrhia. *An Otorrinolaringol Mex*, 44(4):187-90, 1999.
9. Luria AR. *Higher cortical functions in man*. Basic Books, 1966.
10. Martin Piñedo M, Pire de Bastidas B. The incidence of learning difficulties in postmeningitis school children. *Bol Méd Postgrado*, 17(3):138-46, 2001.
11. Martins RHG, Trindade SHK. The dysphonic child: diagnostic, treatment and clinical evolution. *Rev Bras Otorrinolaringol*, 69(6):801-6, 2003.
12. Mena Ayala JC, Gloria ML, Cossío T et al. Prognostic and evaluation of rehabilitation patients with cleft lip and palate. *An Otorrinolaringol Mex.*, 41(2):85-90, 1996.
13. Santos FA, Spinelli M. A discriminação auditiva e o desempenho escolar. *Disturb Com*, 14(2):309-18, 2003.
14. Spinelli, M. Distúrbios no desenvolvimento da linguagem. *Monografia, Lilacs* ID: lil-200582.
15. Spinelli M. O diagnóstico foniátrico nos distúrbios de linguagem. *Dist Com*, 15(1):143-149, 2003.
16. Spinelli, M. *Os problemas de comunicação na clínica dos distúrbios do desenvolvimento infantil. Estilos da clínica*. São Paulo: USP, 3: 21-29, 1997.
17. Spinelli, M. *Pensando a linguagem. O falar da linguagem*. São Paulo, 1(1):17-22, 1996.
18. Spinelli, M. Processamento auditivo e distúrbios de aprendizagem. Psicopedagogia. *Associação Brasileira de Psicopedagogia*. São Paulo, 19(54): 18-25, 2000.

19. Spinelli M, Fávero-Breuel ML, Silva CMS. Neuropatia auditiva: aspectos clínicos, diagnósticos e terapêuticos. *Rev Bras Otorrinolaringol*, 67(6):863-7, 2001.
20. Spinelli M, Garcez EMCBM, Sarruf M et al. Inteligibilidade da fala em portadores da síndrome de Down, relações com praxia motora oral, memória auditiva verbal, idade, sexo e nível intelectual. *Distúrb Comum*, 12(2):141-60, 2001.
21. Spinelli M, Rocha ACO, Costa AR, Giachetti CM. Word-finding difficulties, verbal paraphasis, and verbal dyspraxia in ten individuals with fragile-X syndrome. *American Journal of Medical Genetics*, New York, 60(1): 39-43, 1995.
22. Tabith Junior A. *Foniatria*. Cortez Editora, 1993.
23. Tabith Junior A. Foniatria. *Monografia Lilacs* ID:lil-271485.
24. Tabith Junior A. O esfíncter velofaríngeo. *Distur Com*, 8(2):135-50, 1997.
25. Tabith Junior A, Piazentin-Penna SHA. Ocorrência de otite média na fissura de palato submucosa: dados preliminares. *Salusvita*, 25(3):77-85, 2006.
26. Van Riper C. *The nature stuttering*. Prentice-Hall, 1971.

CAPÍTULO 28

Adriana Guerra de Castro Borges

Distúrbios da Deglutição

INTRODUÇÃO

A deglutição é a função do sistema digestório responsável pelo transporte do alimento da cavidade oral até o estômago e por mantê-lo fora sistema respiratório. Para isso, necessita do trabalho coordenado de várias estruturas comuns a outras funções: sucção, mastigação e respiração.

Nesse contexto, é considerada uma função do sistema sensoriomotor oral, o qual é formado por ossos, ligamentos e músculos, cujas origens e inserções se localizam nos lábios, língua, bochechas, palato duro, palato mole, osso hioide, mandíbula, dentes, faringe, laringe e esôfago.

O desenvolvimento dessas estruturas se inicia por volta da 4ª semana de idade gestacional e é decorrente da interação de diversos fatores que estão relacionados com os múltiplos subsistemas da criança, considerando ainda as condições do ambiente.

Denominam-se disfagias orofaríngeas os distúrbios que comprometem a deglutição em qualquer idade e que, geralmente, ocorrem por causa de algum comprometimento na dinâmica do sistema nervoso, gastrointestinal e/ou respiratório. Seus sintomas variam de acordo com o tipo e o grau dessas comorbidades, sendo mais frequentemente observados os engasgos e/ou sufocamentos. Esses sintomas são indicadores de penetração do alimento no vestíbulo laríngeo ou na via respiratória.

Atualmente, os profissionais de saúde têm verificado grande incidência de crianças com risco de desenvolver déficits nutricionais cujos familiares relatam dificuldades na deglutição dos alimentos nas consistências pastosa, semissólida, sólida ou líquida. Essas dificuldades – recusa, seletividade, reflexo de vômito exacerbado, engasgo e tosse – são sintomas de disfagia e não acometem apenas crianças com disfunção neuromotora.

Alguns estudos discutem que essas crianças possuem disfunções motoras orais em decorrência da dificuldade do cérebro em receber, processar e integrar as sensações de textura, sabor e odor dos alimentos e, por isso, desorganizam-se nos momentos da dieta. Esse problema, chamado de disfunção no processamento sensorial, pode limitar a exploração da criança e diminuir as possibilidades de novas experiências com os alimentos.

Portanto, alguns comportamentos motores inadequados na presença do alimento na cavidade oral poderão ser considerados de base sensorial e, assim como nas disfunções neuromotoras, comprometem a evolução das funções sensoriomotoras orais, a exemplo da mastigação e da deglutição, devendo por isso ser objeto de atenção da fonoaudiologia e outras áreas afins.

Este capítulo tem por objetivo apresentar uma revisão a respeito dos distúrbios da deglutição em crianças e seus sintomas, destacando as disfunções motoras e de processamento sensorial.

FISIOPATOLOGIA

Verifica-se na prática clínica que a disfagia orofaríngea apresenta formas distintas de apresentação, etiologia, complexidade e impacto sobre a vida diária da criança. Ela acomete crianças com várias doenças, e por isso não se limita aos casos de paralisia cerebral, síndromes genéticas, como a síndrome de Down, e anomalias craniofaciais.

Esses distúrbios também variam de transitórios e do desenvolvimento a crônicos ou progressivos, e seus sintomas e complicações são, na sua maioria, decorrentes do comprometimento sensoriomotor dos músculos envolvidos nesse processo de deglutição, os quais estão relacionados com as alterações nas fases oral, faríngea e/ou esofágica da deglutição, podendo uma ou mais fases estar comprometida.

Normalmente, na primeira fase, a fase oral, ocorre a preparação do alimento e a sua condução em direção à faringe. Essa atividade requer fino controle dos músculos que revestem língua, lábios, bochechas, mandíbula e palato mole. Após o alimento ser decomposto pela ação da mandíbula, a língua deverá elevar e movê-lo no sentido anteroposterior, ocorrendo o disparo do reflexo de deglutição. Nesse momento, o palato mole eleva-se, a fim de proteger a nasofaringe da regurgitação nasal. Além disso, os lábios e as bordas da língua servem como válvulas que conduzem eficientemente o alimento em direção à orofaringe.

Mairinque *et al.* associaram os sintomas mais comuns de disfagia às fases da deglutição. Os autores apontam que, na fase oral, surgem alterações como dificuldade no vedamento labial e movimentação da língua, necessários para formar ou manter o bolo alimentar, e alteração na sensibilidade oral. Além disso, a retração da língua, comportamento muito observado, prejudica o disparo do reflexo de deglutição.

A partir desse movimento de retropropulsão da língua inicia-se a fase faríngea da deglutição, finalizada após a passagem do alimento com o fechamento do esfíncter esofágico superior (EES). O EES não é uma estrutura anatômica, mas seus componentes são e encontram-se sobrepostos. Mede aproximadamente 2-4 cm nos seres humanos, sendo que seu componente principal, o cricofaríngeo, possui em média 1 cm de largura.

A aspiração do bolo até a via respiratória é prevenida pelo movimento descendente da epiglote em cima da abertura dessa via. A elevação e a anteriorização da laringe aproxima as pregas vocais ao mesmo tempo em que o EES relaxa para permitir a passagem do bolo alimentar da faringe para o esôfago.

Os problemas mais comuns na fase faríngea são: reflexo de deglutição lento ou ausente, inadequado fechamento velofaríngeo, peristalse faríngea reduzida, contração unilateral, disfunção cricofaríngea, adução inconsistente das pregas vocais e elevação da laringe reduzida.

Além disso, estando o reflexo da deglutição ausente ou lentamente disparado, poderão ser desencadeados danos na via respiratória, pois a faringe reterá o alimento por mais tempo que o normal e a via respiratória se abrirá, viabilizando a respiração. A entrada do alimento no esôfago poderá ser retardada quando as pequenas cavidades conhecidas como valécula e seios piriformes retiverem por mais tempo o alimento. Nesse caso, a penetração do alimento no vestíbulo laríngeo ou na via respiratória poderá ou não ser sinalizada por engasgo ou sufocamento.

A fase esofágica, iniciada após o relaxamento do músculo cricofaríngeo para a passagem do bolo alimentar, é de controle involuntário após 2-4 cm abaixo do EES, tendo seus componentes anatômicos principais o esôfago, o EES e o esfíncter esofágico inferior (EEI).

Em indivíduo normal, observa-se que, após a deglutição, o bolo alimentar é transportado através do esôfago pelas ondas peristálticas, geradas pela camada circular da musculatura que atravessa o esôfago. Segundo Solthall e Martin, a velocidade desses movimentos varia de 2-4 cm/s.

As desordens na fase esofágica, na visão dos autores, dizem respeito a alterações na peristalse esofágica, obstrução esofágica e fístula traqueoesofágica. Entre as afecções relacionadas com a motilidade, destaca-se como uma das mais frequentes o refluxo gastroesofágico (RGE).

A contração muscular que ocorre nas fases da deglutição é dirigida por um centro de controle localizado na medula com sede no encéfalo e recebe inervações aferentes dos nervos cranianos, além de impulsos eferentes do centro da deglutição. Os receptores periféricos táteis levam os impulsos sensoriais através das fibras sensitivas dos nervos trigêmeo (V par craniano) e glossofaríngeo (IX par), e nervo laríngeo superior. Ao atingir o córtex, mandam impulsos aferentes para o bulbo, onde se localizam os núcleos do V, VII, IX, X e XII pares cranianos, ocorrendo, dessa forma, a contração dos músculos orofaciais durante a deglutição.

Moris e Klein propõem que o tratamento dessa afecção seja conduzido utilizando estratégias para o controle dos movimentos orais através da estimulação oral, manuseio e facilitação dos comportamentos de deglutição e sua sincronia com a respiração, se possível, nos momentos da alimentação.

O Quadro 28.1 descreve alguns sintomas de disfagia de acordo com as fases da deglutição.

SINTOMAS CLÍNICOS

Disfagias Orofaríngeas e Disfunções Motoras Orais

O quadro clínico da disfagia poderá variar de acordo com o tipo e o grau das alterações sensoriomotoras orais. Essas alterações tornam vulneráveis uma ou mais fases da deglutição e são evidenciadas nos momentos da dieta, sendo determinadas por comprometimentos respiratórios e gastrointestinais, malformações congênitas e disfunções neuromotoras.

Distúrbios da Deglutição **259**

Quadro 28.1 Fases da deglutição, sua inervação e sintomas de disfagia orofaríngea

Fases da deglutição	Características	Inervação	Sintomas de disfagia
Fase oral	Mastigação ou amassamento do alimento Movimento de retropropulsão da língua	VII par — nervo facial V par — nervo trigêmeo	Movimentos disfuncionais ou ausentes na presença do alimento Acúmulo do alimento na cavidade oral Dificuldade no vedamento labial
Fase faríngea	Elevação do palato mole Disparo do reflexo de deglutição Elevação e anteriorização da laringe Relaxamento do músculo cricofaríngeo Adução das pregas vocais Abertura do esfíncter esofágico superior	XII par — nervo hipoglosso IX par — nervo glossofaríngeo X par — nervo vago XII par — nervo acessório	Inadequação velofaríngea Atraso no disparo do reflexo da deglutição Acúmulo do alimento na valécula e/ou seio piriforme Ausência de elevação da laringe Incoordenação dos movimentos de abertura e fechamento do músculo cricofaríngeo Dificuldade na abertura do esfíncter esofágico superior
Fase esofágica	Peristalse esofágica	X par — nervo vago Neurônios do núcleo motor dorsal	Distúrbios na motilidade das peristalses Esvaziamento gástrico lento Fístula traqueoesofágica Estenose no esôfago Refluxo gastroesofágico

Além da deglutição, fazem parte do sistema sensoriomotor oral funções de sucção, mastigação e respiração. Durante a alimentação, essas funções deverão se relacionar de forma harmônica, caso contrário colocarão em risco o crescimento e o desenvolvimento de todo o sistema, comprometendo a saúde e o bem-estar da criança.

Nesse sentido, afirma-se que os sintomas de alterações na sucção, mastigação ou mesmo outras funções motoras orais também são evidenciados nos casos de disfagia. Essas disfunções motoras orais e seus sintomas disfágicos também variam de acordo com a consistência de alimentos, líquidos, pastosos, semissólidos e sólidos, e a compreensão dessas distintas manifestações clínicas é a chave da definição das condutas de tratamento.

O Quadro 28.2 apresenta o quadro clínico da disfagia de acordo com a consistência dos alimentos.

260 Diagnóstico Diferencial em Pediatria

Quadro 28.2 Quadro clínico da disfagia orofaríngea de acordo com a consistência dos alimentos

Consistência dos alimentos	Sintomas de disfagia orofaríngea
Líquida	Ausência de captação do alimento Reações de pânico na presença do alimento, durante ou após a deglutição Engasgo Protrusão da língua Assimetria dos movimentos do lábio, língua, bochechas e mandíbula Diminuição da amplitude de abertura da boca Falta de alinhamento da mandíbula Necessidade de auxílio para estabilizar a mandíbula Lentidão ou ausência no disparo do reflexo de deglutição Hiperextensão cervical durante a deglutição Quantidade excessiva de tentativas de disparo do reflexo de deglutição
Pastosa	Ausência de orientação da cabeça em direção à colher Ausência de captação do alimento Diminuição ou ausência de movimentos ritmados Diminuição ou ausência de contração do lábio inferior Diminuição ou ausência de contração do lábio superior Protrusão da língua Dificuldade na graduação Ausência do disparo do reflexo de deglutição Hiperextensão cervical durante a deglutição Quantidade excessiva de tentativas de disparo do reflexo de deglutição Reflexo de vômito exacerbado Engasgo
Semissólida	Aumento da produção de saliva Ausência de movimentos rimados Ausência de captação do alimento Lentidão para iniciar movimentos de lábio, língua e mandíbula Dificuldade na graduação dos movimentos mandibulares Necessidade de muita estabilização externa Lentidão ou ausência no disparo do reflexo de deglutição Quantidade excessiva de tentativas de disparo do reflexo de deglutição Reflexo de vômito exacerbado Hiperextensão cervical durante o amassamento e a deglutição Engasgo Tosse
Sólida	Ausência de captação do alimento Aumento da produção de saliva Lentidão para iniciar a sequência mastigatória Excessiva protrusão da língua Dificuldade na estabilização da mandíbula Movimentos verticalizados da mandíbula Excussão exagerada da mandíbula Reação associada de cabeça Reflexo de vômito exacerbado Lentidão ou ausência do reflexo de deglutição Quantidade excessiva de tentativas de disparo do reflexo de deglutição Hiperextensão cervical durante mastigação, amassamento e deglutição Engasgo Tosse

Disfagia Orofaríngea de Base Sensorial

A disfagia orofaríngea secundária a problemas no processamento sensorial apresenta quadro clínico semelhante à de alteração motora, entretanto, suas características disfuncionais são interpretadas como uma resposta inadequada do cérebro devido à dificuldade de receber, processar e integrar as sensações táteis, proprioceptivas, gustativas e olfativas ofertadas à criança pelos alimentos, a qual é denominada disfunção no processamento sensorial.

A abordagem de integração sensorial surgiu na década de 1950 com o trabalho da terapeuta ocupacional Jean Ayres. Seu interesse partiu das observações clínicas realizadas durante a reabilitação de crianças e adultos com dificuldades de aprendizagem, os quais, em sua maioria, apresentavam déficits de atenção e concentração. A Dra. Ayres construiu seu referencial teórico com base nos estudos de neurociência e neuropsicologia, que explicavam como o sistema nervoso central se organiza e processa os estímulos sensoriais vindos do ambiente e do próprio corpo.

Como ainda não há consenso, diversos nomes têm sido empregados para denominar essa habilidade: processamento sensorial, modulação sensorial, regulação sensorial e integração sensorial. No entanto, todas essas denominações se basearam no mesmo cenário clínico: a análise do comportamento dos indivíduos em resposta às informações auditivas, visuais, vestibulares, táteis e de movimento, vindas do meio externo. Os trabalhos atuais buscam comprovar a associação das alterações no desenvolvimento social, da alimentação, linguagem, coordenação motora e cognição com os problemas no processamento sensorial.

Esses estudos têm evidenciado que, nesses casos, os comportamentos de aversão ou lentidão de respostas são frequentes e podem surgir muito precocemente em decorrência de diversos fatores, destacando-se entre eles prematuridade e baixo peso ao nascer, transtorno do espectro autista, alergia alimentar, doença do refluxo gastroesofágico etc.

Desde os primeiros dias de vida, o bebê com disfunção no processamento das sensações, ao receber algum estímulo na cavidade oral, poderá apresentar dificuldades na sucção, na deglutição e incoordenação dessa função com a respiração. Essa desorganização motora oral prejudica a atividade dos lábios, língua, bochechas, palato mole, mandíbula e osso hioide ocasionando engasgos, vômitos ou até mesmo sufocamento.

Na permanência dessa condição, os lactentes adquirem padrões de movimentos inadequados que impedem que esses bebês consigam evoluir adequadamente na aceitação progressiva das consistências dos alimentos, ou seja, a partir do sexto mês de vida passam a ingerir alimentos de consistência semissólida e sólida. Sem a ajuda especializada, as mães provavelmente optarão por oferecer alimentos liquidificados, aumentando o risco de prejuízos progressivos na evolução da mastigação, respiração e deglutição.

Assim como outros domínios, a alimentação é considerada um comportamento de evolução contínua e previsível, dependente de interações recíprocas entre capacidade do cérebro de processar as informações sensoriais vindas do ambiente e o desempenho motor das estruturas orofaciais. Embora se defenda que esses aspectos evoluem simultaneamente, na prática clínica, para a definição das condutas de reabilitação, faz-se necessário

Quadro 28.3 Diagnóstico diferencial entre disfagias de base sensorial e motora

Disfagia	Sensorial	Motora
Padrões motores orais normais	Sim	Não
A consistência líquida é mais fácil de deglutir que as demais consistências	Sim	Não
É difícil misturar as consistências	Não	Sim
A mastigação dos sólidos é muito eficiente	Sim	Não
O reflexo de vômito é facilmente estimulado quando o alimento se aproxima dos lábios ou os toca	Sim	Não
Mantém o alimento na cavidade oral para evitar a deglutição	Sim	Não
Hiper-responsividade para alimentos sólidos e desempenho normal com os de consistência líquida	Sim	Não

o diagnóstico diferencial entre os distúrbios da deglutição de base motora e sensorial. O Quadro 28.3, elaborado por Palmer, faz a distinção dos sintomas clínicos dessas duas formas de disfagia.

INSTRUMENTOS DE AVALIAÇÃO

O diagnóstico das disfagias orofaríngeas pode ser feito pela correlação dos seus sintomas e sinais clínicos com o diagnóstico clínico previamente estabelecido. Independentemente da idade ou do tipo de doença da criança, a avaliação clínica fonoaudiológica é realizada mediante a ingestão de consistências e quantidades diferentes de alimentos. Dessa forma serão verificados os sintomas e sinais que indicam alterações nos padrões de manipulação e retropropulsão, acúmulo do alimento com sua estase no trajeto orofaríngeo e possíveis penetrações e/ou aspirações laríngeas.

Entre os métodos complementares de diagnóstico, destacam-se a videofluoroscopia da deglutição, a nasofibroscopia e, ainda, a cintilografia, que permite identificar a aspiração.

A videofluoroscopia é considerada o exame complementar padrão-ouro para o estudo da fisiologia e distúrbios da deglutição, pois permite a observação das estruturas anatômicas e a análise dinâmica, em tempo real, dos eventos de todas as fases da deglutição, destacando-se as fases faríngea e esofágica.

Esse exame é realizado por um médico radiologista e um fonoaudiólogo, que manuseiam um aparelho de raios X, acoplado em um sistema de gravação com DVD. Para possibilitar a visualização pelo monitor de TV coloca-se em todos os alimentos um contraste radiológico à base de sulfato de bário a 100%.

A criança deverá ser posicionada sentada a 90° sozinha ou, quando necessário, no colo da mãe ou responsável. Os alimentos oferecidos deverão ser os mesmos que ela costuma ingerir com seus respectivos utensílios — colher, copo, copo de transição e mamadeira.

Durante e após o exame, o fonoaudiólogo será capaz de avaliar a trajetória do bolo alimentar ao longo de todo o tubo aerodigestivo. Além disso, poderá avaliar se há refluxo gastroesofágico e a qualidade da motilidade do esôfago, contribuindo para o diagnóstico da esofagite.

Um outro exame, a nasofibroscopia, tem resultados comparáveis à videofluoroscopia, porém não expõe o indivíduo a radiação. Entretanto, por ser primeiramente um instrumento que auxilia no diagnóstico das alterações anatômicas do trato aerodigestivo superior, não permite o estudo das fases oral e esofágica da deglutição.

Para sua realização, um aparelho nasofibroscópico será introduzido preferencialmente na fossa nasal esquerda e deverá progredir pelo assoalho da mesma. Assim como na videofluoroscopia, a criança ingerirá o alimento também contrastado, e seus registros poderão ser gravados para posterior análise.

CONCLUSÃO

Este capítulo destacou que, na criança, os distúrbios de deglutição são influenciados por alterações na dinâmica do cérebro, que poderão prejudicar tanto o processamento das informações sensoriais orais quanto a organização estratégica de movimento das estruturas orofaciais durante o desempenho da alimentação.

De fato, os dois tipos de alteração parecem gerar problemas na deglutição; entretanto, as formas de manifestação dessa disfunção são diferentes. A criança que apresenta dificuldade em processar as informações sensoriais recusa o estímulo, enquanto aquela que parece não apresentar essa capacidade de recusa mostra sua disfunção com sintomas mais motores, a exemplo da protrusão da língua, instabilidade da mandíbula, sialorreia e engasgos etc.

Em alguns casos mais sutis, os familiares e cuidadores dos lactentes só buscam ajuda especializada com o avançar da idade, quando durante a progressão da consistência dos alimentos passam a identificar alguns comportamentos alterados. Nesses casos, a falta de encaminhamento para a intervenção fonoaudiológica torna a criança vulnerável a adquirir problemas nesses domínios funcionais.

Sem a ajuda especializada, as mães provavelmente optarão por oferecer alimentos liquidificados, aumentando os riscos de prejuízos progressivos na evolução da sucção, deglutição e mastigação.

O tratamento fonoaudiológico nesses casos de disfagia deverá considerar como mais eficazes as técnicas de motricidade orofacial e de integração sensorial que se baseiam na organização das sensações orais e na facilitação da deglutição durante o desempenho de outras funções sensoriomotoras orais, dentro de um contexto funcional adequado, ou seja, utilizando alimentos de diferentes texturas, sabores e temperaturas.

Bibliografia

1. Arvedson JC. Assessment of pediatric dysphagia and feeding disorders: clinical and instrumental approaches. *Developmental Disabilities Research Reviews*, 2008; 14:118-27.
2. Ayres, J. *Sensory integration and the child*. Los Angeles: Western Psychological Services, 2008. 211p.

3. Bauer MA, Yamamoto RCC, Weinmann ARM, Keske-Soares M. Avaliação da estimulação sensório-motora-oral na transição da alimentação enteral para a via oral plena em recém-nascidos pré-termo. *Revista Brasileira de Saúde Materno Infantil*, 2009; 9(4):429-24.
4. Davies PL, Tucker R. Evidence review to investigate the support for subtypes of children with difficulty processing and integrating sensory information. *The American Journal Of Occupational Therapy*, 2010; 64(3):391-402.
5. De Gangi G. *Pediatric disorders of regulation in affect and behavior. A therapist's guide to assessment and treatment.* San Diego: Academic Press; 2000. 371p.
6. Dodrill P et al. Long-term oral sensitivity and feeding skills of low-risk pre-term infants. *Early Human Development,* 2004;76: 23-37.
7. Hawdon JM, Beauregard N, Kennedy G. Identification of neonates at risck of developing feeding problems in infancy. *Developmental Medicine & Child Neurology*, 2000; 42:235-39.
8. Lagos HN, Santos RS, Celli A, Abdulmassir SEM. Ocorrência de pneumonia aspirativa em crianças disfágicas pós-videofluoroscopia. *Arquivos Internacionais de Otorrinolaringologia*, 2011; 15(4):437-443.
9. Levy Y, Levy A, Zangen T et al. Diagnostic clues for identification of nonorganic vs. organic causes of food refusal and poor feeding. *Journal of Pediatric Gastroenterology and Nutrition*, 2009; 48:355-62.
10. Mairinque D, Melo ECM, Bühler RB. Alterações nasofibroscópicas da deglutição na encefalopatia crônica não progressiva. *Jornal de Pediatria*, 2002; 77(1): 67-70.
11. Morris SE, Klein MD. *Pre-feeding skills: a comprehensive resource for mealtime development.* San Antonio: Therapy Skill Builders, 2000. 798p
12. Petersen MC, Rogers B. Introduction: feeding and swallowing and developmental disabilities. *Developmental Disabilities Research Reviews*, 2008;14(2):75-6.
13. Reilly S, Skuse D, Mathisen B, Wolke D. The objective rating of oral function during feeding. *Dysphagia,* 1995; 10:177-91.
14. Schaaf RC, Davies, PL. Evolution of the sensory integration frame of reference. *The American Journal of Occupational Therapy*, 2010; 64(3):363-65.
15. Solthall A, Martin C. *Feeding problems in children.* Oxon: Radcliffe Publishing, 2011. 358p.

CAPÍTULO 29

Hélio van der Linden Júnior

Distúrbios do Movimento

Neste capítulo será abordado um tema de grande interesse e importância na prática clínica, sobretudo para aqueles que lidam com a população pediátrica. Também estudados sob a denominação movimentos involuntários anormais, os distúrbios do movimento incluem as coreias, as distonias, as mioclonias, os tiques, os tremores e o balismo, entre outros.

COREIA

A coreia caracteriza-se por movimentos involuntários de início abrupto, explosivos, de curta duração, que se repetem com intensidade e topografia variáveis, assumindo caráter migratório e errático. Predominam na raiz dos membros, face e pescoço, exacerbando-se com a emoção e desaparecendo durante o sono. Frequentemente são movimentos bilaterais, porém em alguns casos predominam ou são exclusivos em um hemicorpo, caracterizando a hemicoreia. Devido ao acometimento facial traduzido por movimentos bizarros, caretas, que podem no início do quadro ser o sintoma mais exuberante, muitos pacientes sofrem represões ou punições no ambiente familiar e escolar. A criança com coreia tenta controlar tais movimentos, segurando o braço ou colocando-o em posições contidas, como atrás das costas. Nos casos sutis, sem sintomatologia evidente, o paciente deve ser solicitado a estender os braços e colocar a língua entre os dentes, permanecendo dessa forma o maior tempo possível. Tal posição incômoda tende a desencadear os movimentos coreicos. Outra manobra clássica utilizada é solicitar ao paciente que aperte com força as suas mãos contra as do médico, desencadeando assim um movimento intermitente parecido com uma "ordenha", pela incapacidade do paciente em manter um esforço continuado. Associadamente pode-se encontrar certo grau de hipotonia. A coreia pode ser manifestação clínica de várias afecções, contudo, na faixa etária pediátrica, no nosso meio, costuma estar relacionada com a doença reumática.

A coreia de Sydenham ou reumática continua tendo prevalência elevada, principalmente nos países em desenvolvimento. Nos Estados Unidos, a febre reumática é considerada doença rara. Contudo, nos últimos anos, a frequência dessa entidade tem aumentado em alguns estados americanos. Acredita-se que esse achado seja consequência de infecções por estreptococos mais virulentos. No Brasil, continua sendo uma importante causa de cardiopatia adquirida, respondendo por cerca de até 50% das causas de cirurgia cardíaca. Alguns estudos demonstram que a coreia de Sydenham ocorre em até 26% dos casos de doença reumática. Acomete com maior frequência crianças e adolescentes entre 5-15 anos, com incidência duas vezes maior no sexo feminino. Em cerca de 20% dos casos ocorre um segundo episódio de coreia, sendo comum a recorrência em mulheres na época da gravidez, bem como relacionado com o uso de anticoncepcionais à base de estrógenos e aos anticonvulsivantes, como a fenitoína. O intervalo entre a infecção estreptocócica e o início dos sintomas de coreia varia de 1-6 meses. Em grande parcela de casos, ocorre como manifestação isolada da doença reumática e, em 20%, vem associada a outros sintomas, como cardite ou artrite. A sintomatologia coreica é exuberante, podendo ocorrer ainda disartria e, em uma minoria dos casos, paralisia flácida, caracterizando a coreia mole. Outros sintomas associados são os transtornos comportamentais e psiquiátricos, como depressão, ansiedade, distúrbios de personalidade, labilidade emocional, transtorno obsessivo-compulsivo, tiques e o transtorno de déficit de atenção.

Existem outras causas de coreia. Pode ser manifestação inicial do lúpus eritematoso sistêmico, devendo-se pesquisar essa afecção em adolescentes e adultos jovens do sexo feminino que apresentam manifestação coreica, mesmo na ausência de outros sintomas da doença. Outra possibilidade inclui os acidentes vasculares cerebrais que acometem os gânglios da base, bem como tumores, principalmente nos casos de hemicoreia. Movimentos coreicos podem ocorrer ainda após circulação extracorpórea, certos distúrbios endócrinos, traumatismos cranianos, difteria e em enfermidades como a esclerose múltipla e a doença de Leigh (doença mitocondrial que afeta predominantemente os gânglios da base).

DISTONIA

Distonias são contrações musculares sustentadas, causadas por acionamento simultâneo de grupamentos musculares agonistas e antagonistas, ocasionando abalos lentos, movimentos de torção e posturas anormais. Acometem a musculatura cervical, de tronco e membros, por vezes atingindo de tal forma o indivíduo que torna impossível a sua vida independente. A execução desses movimentos em extremidades assume um caráter lento e irregular, caracterizando a atetose. As distonias podem fazer parte do contexto sintomatológico de diversas doenças, incluindo os diversos tipos de paralisia cerebral, doenças metabólicas e outras. Serão abordadas as doenças em que a distonia se apresenta como o sintoma principal ou mais proeminente.

Distonia de Torção Idiopática

Também conhecida como *dystonia musculorum deformans*, essa enfermidade caracteriza-se por distonia progressiva que pode ser focal, segmentar ou generalizada, acometendo crianças entre 5-15 anos de idade. Alguns casos com início em faixa etária mais precoce também são descritos. A distonia se inicia nos membros inferiores, geralmente de forma unilateral, levando à típica postura de inversão do pé com flexão plantar, considerado um sinal precoce da doença. Lordose é outro sinal frequente e precoce, por vezes com desvios acentuados. Praticamente não há envolvimento facial. Em 50% das crianças com início dos sintomas antes dos 11 anos de idade, a distonia toma-se generalizada. Nos pacientes com início tardio, adolescência ou idade adulta, a distonia tende a manter--se localizada, como nos casos de torcicolo paroxístico, câimbra do escrivão etc. Durante toda a evolução da doença, a capacidade intelectual permanece intacta. Os exames de imagem são normais, bem como as análises bioquímicas. Contudo, extensa investigação deve ser realizada no intuito de descartar outras doenças que cursam com distonia e que podem ter tratamento específico, como a doença de Wilson.

Doença de Wilson

Também chamada de degeneração hepatolenticular, essa rara doença autossômica recessiva é secundária a um desequilíbrio do metabolismo do cobre, que culmina com o acúmulo deste em diversos órgãos do corpo, sobretudo no fígado, no cérebro, na córnea e nos rins. Em 30% dos casos, a doença se inicia entre os 3-5 anos de idade com manifestações hepáticas, que podem variar desde discretas elevações das enzimas hepáticas até hepatite fulminante. Outros 30% se apresentam após os 8-9 anos com sintomas neurológicos que incluem tremores, distonia generalizada (envolvimento especial da musculatura facial, língua e faringe, ocasionando o chamado riso sardônico, disartria e disfagia), deterioração mental e transtornos de natureza psiquiátrica (irritabilidade, transtorno obsessivo-compulsivo, depressão etc.). Caso não haja tratamento, a evolução é lentamente progressiva, levando a quadros de rigidez generalizada.

A maioria dos pacientes com sintomas neurológicos apresenta o característico e patognomônico anel corneano de Kayser-Fleischer, que pode ser visualizado com o auxílio da lâmpada de fenda.

Outros pacientes podem apresentar uma associação de sintomas neurológicos, hepáticos e de outros sistemas. Menor proporção de casos pode abrir o quadro com anemia hemolítica ou alterações da função renal.

O diagnóstico da doença de Wilson baseia-se no quadro clínico associado ao encontro do anel de Kayser-Fleischer. Laboratorialmente, encontramos diminuição dos níveis plasmáticos da ceruloplasmina, aumento da excreção urinária do cobre nas 24 horas, nível reduzido de cobre sérico e níveis elevados de cobre no fígado; biópsia hepática está indicada nos casos em que haja dúvida diagnóstica. Os exames de imagem são normais ou podem mostrar áreas de hipodensidade nos gânglios da base. Vale ressaltar que, em qualquer criança com distonia ou outro sintoma extrapiramidal, a doença de Wilson deve ser excluída, uma vez que se trata de afecção potencialmente tratável, desde que diagnosticada precocemente.

Distonia Hereditária Progressiva com Flutuação Diurna

Também chamada de distonia dopamina-responsiva ou doença de Segawa, essa doença autossômica dominante é causada por anormalidades do gene para a enzima ciclo-hidrolase I (GCH I), localizada no braço longo do cromossomo 14. Caracteriza-se por distonia postural que apresenta importante flutuação dos sintomas e resposta terapêutica à levodopa. Acomete com maior frequência o sexo feminino. O início se dá na primeira década de vida, com quadro distônico postural, geralmente unilateral nos membros inferiores, evoluindo com instabilidade da marcha. Esses sintomas são agravados durante a tarde e à noite e atenuados pelo sono. Nos quadros com início na segunda década de vida, predominam os tremores, principalmente o tremor postural.

Fato curioso é a preferência dos sintomas distônicos pelo lado esquerdo do corpo.

Excetuando-se alguns poucos estudos com PET, todos os exames de imagem são negativos. A atividade da enzima ciclo-hidrolase I pode ser realizada em leucócitos, e geralmente se encontra reduzida em 20% dos valores normais.

Neurodegeneração por Depósito de Ferro (Antigamente Denominada Doença de Hallervorden-Spatz)

Trata-se de grave doença neurodegenerativa decorrente da deficiência da enzima pantotenato-quinase, que leva ao acúmulo de ferro na região do globo pálido e da substância nigra cerebral. A apresentação clínica clássica caracteriza-se por início na primeira década de vida e sinais piramidais, como espasticidade, sinal de Babinski, clônus etc. Sintomas extrapiramidais ocorrem posteriormente e, na grande maioria dos casos, assume a forma de um quadro distônico progressivo que acomete a marcha, os membros superiores e a fala. Geralmente é acompanhada de movimentos coreoatetoides, além de tremores e rigidez. Ocorre ainda deterioração mental progressiva, comprometimento visual com atrofia óptica e retinite pigmentar.

Os pacientes com início da sintomatologia na segunda década ou na idade adulta apresentam curso clínico mais lento. Mesmo assim, a evolução costuma ser variável; alguns pacientes apresentam rápida deterioração com intensa distonia e rigidez com comprometimento respiratório, enquanto outros evoluem com curso lentamente progressivo.

Em alguns casos, com o auxílio da microscopia eletrônica, pode-se detectar linfócitos periféricos vacuolizados, com citossomos contendo corpos granulares, multilaminados e *fingerprint*, porém é na ressonância nuclear magnética que o clínico tem o maior auxílio para o diagnóstico dessa enfermidade. Na maioria dos casos observam-se áreas de hipodensidade no globo pálido, com foco central de hipersinal, denominado "olho de tigre", que, embora não seja patognomônico, costuma ser bastante característico. A área de hipossinal corresponderia a necrose no globo pálido e acúmulo de depósitos de ferro, enquanto a região de hipersinal parece ser consequente à perda tecidual com vacuolização e menores quantidades de ferro e glicose.

Coreia de Huntington Juvenil

Apesar de o nome da doença indicar outro grupo de movimentos anormais, estuda-se a coreia de Huntington juvenil entre as distonias, pois nos raríssimos casos em que se inicia antes dos 20 anos de idade essa entidade autossômica dominante caracteriza-se por quadro distônico inicial, sendo os movimentos coreicos menos frequentes nessa faixa etária. O curso é progressivo, com deterioração psicomotora grave e crises epilépticas de difícil controle.

Doença de Lesch-Nyhan

Enfermidade rara e que acomete o sexo masculino, é secundária à deficiência enzimática (hipoxantina-guanina-fosforribosiltransferase) do metabolismo das purinas. Acomete crianças no segundo semestre de vida, iniciando-se com quadro progressivo de distonia associada à involução do desenvolvimento neuropsicomotor. Na maioria dos casos ocorre um sintoma dramático, a automutilação, geralmente 2-3 anos após o início do quadro distônico. A criança morde mucosas, lábios e dedos, causando graves ferimentos. Deficiência mental é a regra. Muitos dos pacientes desenvolvem complicações secundárias à hiperuricemia, como artrite, nefropatia e anemia macrocítica.

Acidúria Glutárica Tipo I

Transtorno metabólico autossômico recessivo secundário à deficiência da enzima glutaril CoA desidrogenase, que culmina com o acúmulo dos ácidos glutárico e hidroxiglutárico no organismo. Clinicamente, a criança apresenta desenvolvimento adequado até o fim do primeiro ano de vida ou discreto atraso nas aquisições motoras. Típica macrocrania pode ser notada desde o nascimento. O início dos sintomas ocorre entre o primeiro e o terceiro ano de vida, caracterizados por posturas distônicas e movimentos coreoatetoides. Mais frequentemente, o quadro pode ser inaugurado por um episódio agudo, encefalite-*like*, desencadeado por infecções, desidratação etc., aparecendo os sintomas extrapiramidais no decorrer da evolução. Tais episódios são geralmente acompanhados por cetoacidose, hipoglicemia, hiperamoniemia e elevação de enzimas hepáticas.

O diagnóstico é realizado pela análise dos ácidos orgânicos na urina, que demonstra aumento da concentração dos ácidos glutárico e hidroxiglutárico. Os exames de imagem podem mostrar necrose bilateral e atrofia dos núcleos caudado e putâmen, bem como atrofia cerebral, especialmente nas regiões frontotemporais. O diagnóstico de certeza é feito pela análise da atividade enzimática da gluraril CoA desidrogenase em leucócitos ou fibroblastos.

Deficiência de Creatina

Trata-se de um erro inato do metabolismo raro, secundário à deficiência da enzima guanidinoacetatometiltransferase (GAMT), que catalisa a reação de formação da creatina no fígado e pâncreas. A creatina é utilizada como fonte de ATP no músculo e cérebro. Posteriormente é convertida em creatinina e eliminada pelos rins.

O início dos sintomas é precoce, já nos primeiros meses de vida, com atraso do desenvolvimento neuropsicomotor, associado a sinais extrapiramidais, sobretudo distonia e movimentos coreoatetoides. É possível que haja subdiagnóstico dessa enfermidade, já que os sintomas e a apresentação clínica podem simular um quadro de paralisia cerebral. Os níveis plasmáticos de creatinina costumam estar abaixo da média ou nos limites inferiores da normalidade, ao passo que a excreção urinária de 24 horas dessa substância mostra-se sempre significativamente diminuída. Contudo, é com o auxílio da ressonância nuclear magnética, com a técnica de espectroscopia, que podemos constatar a ausência parcial ou completa do pico de creatina. Esse exame está indicado em crianças com atraso acentuado do desenvolvimento neuropsicomotor e sintomas extrapiramidais, porém sem história de agravos pré/perinatais.

Paralisia Cerebral Discinética

Infelizmente, no nosso meio, a paralisia cerebral continua sendo uma das principais causas de atraso global do desenvolvimento em crianças. As clínicas de reabilitação no Brasil ainda recebem vários casos novos de paralisia cerebral a cada ano, apesar da notável melhora da assistência ao pré-natal e aos cuidados de UTI neonatal.

Uma das formas de paralisia cerebral que causam sintomas graves, muitas vezes incapacitante, é a forma discinética. O termo discinético veio substituir uma série de termos que eram utilizados para designar o mesmo problema, como forma atetoide, distônica, coreoatetoide etc. Alguns pacientes que sofrem de encefalopatia hipóxico-isquêmica podem evoluir com essa forma de paralisia devido ao acometimento preferencial das estruturas dos gânglios da base. O sintoma principal é a distonia, que já pode ser evidenciada nos primeiros meses de vida e estar associada a certo grau de espasticidade (forma mista espástico-discinética). Retardo mental e epilepsia podem ocorrer, mas em menor percentual que a forma espástica bilateral. A causa mais comum de paralisia cerebral discinética é a sequela de encefalopatia bilirrubínica (*kernicterus*). A bilirrubina indireta acima do nível crítico leva a lesão dos gânglios da base de maneira irreversível, com consequente evolução para distúrbios do movimento, como coreia, atetose e distonia. A bilirrubina pode ainda ser tóxica para estruturas cocleares, causando déficit auditivo, que deve ser pesquisado nessas crianças. A capacidade intelectual e cognitiva costuma ser preservada em muitos casos, o que favorece a reabilitação, o tratamento e a adaptação dessa criança à sociedade.

MIOCLONIA

As mioclonias se caracterizam por movimentos breves, abalos que lembram pequenos solavancos, choques ou sustos, envolvendo face, tronco ou extremidades. A maioria das mioclonias é causada por contrações musculares abruptas, recebendo a denominação de mioclonia positiva; em raras ocasiões, pode ser resultante da cessação súbita da descarga muscular, sendo chamada de mioclonia negativa. As mioclonias fazem parte de síndromes epilépticas da infância, sejam elas benignas, como a epilepsia mioclônica benigna da infância, seja a epilepsia mioclônica juvenil ou de caráter mais grave, como a epilepsia mioclônica precoce da infância (síndrome de Dravet). Elas são estudadas no capítulo referente à epilepsia. Passaremos a descrever algumas afecções em que as mioclonias fazem parte do contexto sintomatológico principal, dentre elas a mioclonia fisiológica do sono, a síndrome de Kinsbourne, a panencefalite esclerosante subaguda e um grupo particular de doenças enquadradas sob a denominação de epilepsia mioclônica progressiva.

Mioclonia Fisiológica do Sono

Acontece, na maioria das vezes, próximo do adormecer e se caracteriza por abalos bruscos de membros ou do tronco, despertando o indivíduo. Muitas vezes, há relato de sonhos no momento da mioclonia. São fenômenos fisiológicos benignos que podem ser mais exacerbados em algumas pessoas.

Síndrome de Kinsbourne

Também denominada síndrome opsoclono-mioclonia, acomete crianças na faixa etária de lactente até os 3-4 anos. Trata-se de enfermidade de etiopatogenia ainda incerta, algumas vezes precedida por infecção viral; em cerca de um terço dos casos existe associação a um tumor, geralmente neuroblastoma, configurando uma síndrome paraneoplásica. O quadro clínico caracteriza-se por início súbito de mioclonias que acometem membros e tronco, associadas a intensa ataxia, que torna a criança incapaz de ficar de pé, sentar e pegar objetos. Tal contexto sintomatológico deixa a criança extremamente irritada. Outro sinal bastante característico são os movimentos anárquicos e amplos que acometem os globos oculares, chamados de opsoclonos. Em pequena proporção de casos há aumento discreto da celularidade liquórica à custa de linfomononucleares. Deve-se proceder à pesquisa dos ácidos vanilmandélico e homovalínico na urina para detecção de neuroblasroma oculto, bem como a radiografia ou tomografia de tórax e ultrassonografia ou tomografia de abdome. O exame mais sensível para detecção do neuroblastoma oculto é o mapeamento de corpo inteiro com metaiodobenzilguanidina, que detecta tumores de tamanho ainda reduzido. Os exames de imagem do crânio são normais. Após estudos de acompanhamento de longo prazo em pacientes acometidos pela síndrome de Kinsbourne, sabe-se que existe uma parcela de casos que evolui de forma benigna, com resolução do quadro. Outra parcela de pacientes evolui com quadro mais intenso, crônico, às vezes de difícil tratamento, não respondendo à corticoterapia ou ACTH, ou apresentando recorrências dos sintomas após infecções ou diminuição da dose do corticoide. Esses pacientes podem cursar com atraso global do desenvolvimento neuropsicomotor. Até mesmo casos associados a neuroblastoma podem seguir um curso desfavorável, a despeito da ressecção total da neoplasia.

Panencefalite Esclerosante Subaguda

Trata-se de doença rara e quase sempre fatal que ocorre 7-12 anos de idade após a infecção pelo sarampo. Resulta da ação crônica e retardada do vírus do sarampo no sistema nervoso central. Após o último surto de sarampo ocorrido há alguns anos na cidade de São Paulo, houve registro de casos de panencefalite cujo intervalo entre o sarampo e o início do quadro neurológico foi mais curto. A primeira fase da doença caracteriza-se por alterações psíquicas, transtorno do humor, irritabilidade e prejuízo escolar. A memória e a linguagem começam a ser afetadas. A partir daí surge o característico sinal da doença, as mioclonias periódicas, que acometem cabeça e tronco, sendo a criança projetada para a frente ou apresentando quedas da cabeça. Esses movimentos estão ausentes

272 Diagnóstico Diferencial em Pediatria

durante o sono e podem desaparecer e reaparecer sem razão aparente durante a evolução da doença. O terceiro estágio é caracterizado pelo aparecimento de sinais piramidais e extrapiramidais, como rigidez e discinesias. A criança evolui com alteração respiratória, sialorreia e disfunção autonômica. A evolução costuma ser longa e progressiva, porém existem casos em que há estabilização dos sintomas por vários anos, bem como casos com evolução rapidamente progressiva. Dos exames complementares, a análise do LCR mostra celularidade normal e proteína normal ou discretamente aumentada. A gamaglobulina IgG mostra-se sempre elevada, com padrão oligoclonal, associado a altos títulos de anticorpos antissarampo, que também pode ser encontrado no soro dos pacientes. Outro exame característico é o eletroencefalograma (EEG), que mostra complexos de paroxismos de ondas lentas de alta voltagem recorrendo periodicamente a cada mioclonia clínica (complexos de *Rademaker*). Em casos com evolução prolongada, os exames de imagem podem revelar atrofia cerebral progressiva.

Epilepsia Mioclônica Progressiva

Trata-se de um grupo heterogêneo de doenças que têm em comum crises mioclônicas ou tônico-clônicas generalizadas e deterioração neurológica progressiva, em particular ataxia e demência. São raros os distúrbios genéticos que apresentam grande variabilidade clínica e epidemiológica. A seguir serão descritas brevemente as principais representantes desse grupo de enfermidades.

Doença de Unverricht-Lundborg

Também chamada de mioclonia báltica, devido à relativa frequência com que ocorre na população do norte da Europa, essa enfermidade autossômica recessiva é considerada a causa mais comum de epilepsia mioclônica progressiva na América do Norte. Inicia-se entre os 6-15 anos por crises epilépticas generalizadas, crises mioclônicas desencadeadas por estímulos sensitivos e lento declínio intelectual. Sinais neurológicos, como ataxia, tremor e disartria, são discretos, mas tendem a piorar com a evolução da doença. Em criança que apresenta mioclonias exuberantes, muitas vezes contínuas, associadas a ataxia e com cognição relativamente preservada, a doença de Unverricht-Lundborg deve ser pesquisada. Não há evidência de acúmulo de material de depósito no cérebro ou em outros órgãos.

Doença de Lafora

Essa rara enfermidade autossômica recessiva começa a manifestar-se tardiamente, entre os 10-17 anos, pelo aparecimento de crises mioclônicas e tônico-clônicas associadas a uma rápida e intensa deterioração mental, que leva o paciente rapidamente a um estado completamente dependente. O gene da doença (*EPM2A*) foi identificado no cromossomo 6q24, e já foram identificadas mais de 30 mutações patogênicas. A proteína codificada tem papel importante no processo de reações de fosforilação e desfosforilação que controlam a síntese e a degradação do glicogênio, o que tem levado à classificação da doença de Lafora como mais uma forma de glicogenose. O diagnóstico é feito pela biópsia de pele, com o encontro de inclusões intracelulares características, os corpúsculos de Lafora.

MERRF

O termo MERRF refere-se às iniciais em inglês para epilepsia mioclônica associada a fibras vermelhas rasgadas, que são encontradas pela biópsia muscular e que apontam o diagnóstico. Trata-se de doença consequente a um defeito do DNA mitocondrial, portanto de transmissão materna. É considerada uma das causas mais comuns de epilepsia mioclônica progressiva. O início dos sintomas é bem variável, podendo acometer crianças de 3 anos até adultos com mais de 60 anos. Caracteriza-se clinicamente por mioclonias, crises epilépticas generalizadas, demência progressiva, ataxia, perda auditiva e fraqueza muscular. Alguns casos ainda podem apresentar cardiomiopatia, atrofia óptica e lipomas. O achado de lactato sérico ou liquórico aumentado auxilia na suspeita diagnóstica e, por meio da biópsia muscular, encontra-se o achado que, embora não patognomônico, associado ao quadro clínico é fortemente sugestivo de MERRF, que são as fibras musculares com aspecto de fibras rasgadas.

Lipofuscinose Ceroide Neuronal

Trata-se de um grupo de doenças hereditárias que se transmitem de modo autossômico recessivo e se caracterizam clinicamente por crises epilépticas, mioclonias, deterioração intelectual e comprometimento visual progressivo. Patologicamente, ocorre o acúmulo de material lipopigmentar, semelhante à lipofuscina, em várias partes do organismo, em particular pele, retina, conjuntiva e cérebro. As lipofuscinoses eram classificadas de acordo com a idade de início dos sintomas e a forma de apresentação clínica, porém, com o auxílio da biologia molecular e a descoberta dos genes envolvidos, atualmente a classificação genética tem sido mais utilizada. Clinicamente, deve-se suspeitar de lipofuscinose em toda criança ou adulto que apresente crises mioclônicas ou tônico-clônicas associadas a comprometimento visual progressivo e declínio intelectual progressivo. Ataxia também pode fazer parte do contexto sintomatológico. Os exames de imagem podem ser normais ou evidenciar certo grau de atrofia cerebelar. O EEG encontra-se precocemente alterado e pode ser bastante sugestivo se apresentar descargas occipitais que aparecem à estimulação luminosa intermitente lenta de 1-2 ciclos/segundo. Outro exame que se altera de forma precoce é o eletrorretinograma, que se mostra extinto naqueles casos com comprometimento visual instalado, porém, como em algumas formas de lipofuscinoses o dano visual, que é caracterizado por retinite pigmentar, pode manifestar-se mais tardiamente, um eletrorretinograma normal não exclui essa patologia e deve ser repetido periodicamente. A confirmação diagnóstica se dá por biópsia de pele ou conjuntiva, onde se encontram, pela microscopia eletrônica, as inclusões citoplasmáticas que, a depender do tipo clínico, assumem a forma de corpos curvilíneos, impressões digitiformes, partículas globulares e outras. Algumas formas de lipofuscinoses já podem ser diagnosticadas por biologia molecular.

Sialidose Tipo I

A sialidose tipo I é um distúrbio autossômico recessivo decorrente de deficiência da enzima N-acetil-neuraminidase. O início dos sintomas se dá na segunda década e inclui mioclonias, ataxia e diminuição da acuidade visual, sem haver comprometimento intelectual. Em quase todos os casos encontra-se, ao exame oftalmológico, o sinal bastante característico da doença, a mancha vermelho-cereja. Daí a sialidose tipo I também ser denominada síndrome mioclônica-mancha vermelho-cereja. A deficiência enzimática pode ser detectada em linfócitos ou cultura de fibroblastos.

TIQUES

Os tiques são movimentos estereotipados breves, usualmente rápidos e sem propósito, que envolvem múltiplos grupos musculares. São suprimíveis, ainda que em parte, pela vontade e precedidos por urgência premonitória. Podem ser motores, vocais, simples ou complexos. A intensidade e a frequência são variáveis no mesmo indivíduo, pioram com as emoções, diminuem com a atenção e a concentração e desaparecem durante o sono. Os tiques podem ser transitórios ou durar por toda a vida. Os tiques motores mais comumente observados englobam face (piscamentos, careteamentos etc.), pescoço (desvios laterais), ombros e extremidades. Os tiques vocais caracterizam-se por episódios de pigarrear, cuspir, latir, murmurar e até mesmo a emissão de palavras obscenas (coprolalia).

Do ponto de vista prático, dividem-se os tiques em dois grupos: tiques simples transitórios e tiques múltiplos crônicos, caracterizando a síndrome de Gilles de la Tourette. Os tiques simples transitórios iniciam-se entre os 5-7 anos, com preferência pelo sexo masculino. Caracterizam-se por movimentos de piscamento, careteamento, lateralização da cabeça, levantamento do ombro, geralmente sem vocalizações. São benignos e tendem a desaparecer espontaneamente em poucos meses.

A síndrome de Gilles de la Tourette foi inicialmente descrita em 1885. Caracteriza-se pelo aparecimento de tiques múltiplos, complexos e exuberantes, que podem persistir por toda a vida. Geralmente inicia-se entre 2-13 anos, com média entre 6-7 anos, predominando no sexo masculino na proporção de 3:1. Os tiques vocais são o que chamam a atenção para o diagnóstico, ocorrendo na maioria dos casos. Ecolalia e coprolalia são mais raras. Esses sintomas pioram em situações de estresse emocional. A evolução tende a apresentar períodos de melhora alternados com exacerbação dos sintomas. Além dos tiques, em muitos casos os pacientes apresentam sintomas de transtorno do déficit de atenção e hiperatividade (TDAH), transtorno de conduta e transtorno obsessivo-compulsivo, o que pode acarretar êxodo e repetência escolar, tratamentos inapropriados e até mesmo institucionalizações de menores. O diagnóstico de síndrome de Tourette é eminentemente clínico.

TREMOR

Os tremores são movimentos involuntários rítmicos, oscilantes, de qualquer parte do corpo, causados por contrações musculares de músculos antagonistas reciprocamente inervados (agonista × antagonista). O tremor, na faixa etária pediátrica, geralmente faz parte do contexto sintomatológico de doenças com envolvimento extrapiramidal, como na doença de Wilson, ou de enfermidades que cursam com sintomas cerebelares. A maior causa de tremor de ação na população adulta é o tremor essencial. Embora possa ter seu início na infância ou adolescência, é muito raro o diagnóstico nessa faixa etária e, quando suspeitado, deve ser um diagnóstico de exclusão. Vale a pena ressaltar que o tremor pode ser um evento fisiológico, em situações de tensão emocional e medo, e exacerbado pela ingestão de substâncias estimulantes, como cafeína. Algumas drogas também podem desencadear tremores e devem ser pesquisadas.

BALISMO

É o distúrbio do movimento menos encontrado na prática clínica. Trata-se de movimentos amplos, rápidos, até violentos, que afetam os ombros e, às vezes, a cintura pélvica. Os braços ou as pernas são projetados para a frente ou descrevem um movimento circular amplo e brusco. O hemibalismo é mais frequente e costuma desaparecer durante o sono. Existe estreita correlação entre o balismo e a disfunção do núcleo subtalâmico de Louis. Em adultos, acidentes vasculares nessa região costumam ser uma das causas de hemibalismo, bem como tumores ou lesões infecciosas. Em crianças, geralmente é difícil diferenciar um movimento de balismo da coreia. De qualquer forma, em todo caso de hemibalismo deve-se proceder a exame de neuroimagem para descartar a possibilidade de doença estrutural. É importante lembrar que algumas drogas podem provocar movimentos similares, como a fenitoína e os dopaminérgicos.

Bibliografia

1. Kakehasi AM, Bomtempo CAS, Vassalo S et al. Movimentos involuntários anormais como primeira manifestação do lúpus eritematoso sistêmico. *Arq Neuro Psiquiatr* 2001; 59.
2. Koeppen AH, Dickson AC. Iron in the Hallervorden-Spatz syndrome. *Pediatr Neurol* 2001; 25:148-155.
3. Louis E. Essential tremor, Review article. *N Engl J Med 2001*; 345:887-891.
4. Sandor P. Gilles de la Tourette on Tourette syndrome. Commentary. *J Psychom Res* 1998; 44:633-635.
5. Schulze A, Hess T, Wevers R et al. Creatine deficiency syndrome caused by guanidinoacetate methyltransferase deficiency: diagnostic tools for a new inborn error of metabolism. *J Pediatr* 1997; 131:626-631.
6. Segawa M. Hereditary progressive dystonia with marked diurnal fluctuation. Review article. *Brain Dev* 2000; 22:65-80.
7. Swaiman KF. Hallervorden-Spatz syndrome. Review article. *Pediatr Neurol* 2001; 25:102-108.
8. Turnbull J, DePaoli-Roach A, Zhao X et al. PTG depletion removes Lafora bodies and rescues the fatal epilepsy of Lafora disease. PLos Genetics 2011; 7 e10002037.

CAPÍTULO 30

Fabiana Araújo Sperandio

Distúrbios do Sono

O sono exerce papel fundamental na homeostase do organismo, sendo importante na recuperação física e psíquica do indivíduo. As atividades crescentes das crianças, o uso abusivo de computadores, televisores e jogos eletrônicos, muitas vezes impõem um padrão de sono irregular, insuficiente e em ambientes com condições inadequadas.

O sono normal é composto por vários ciclos com duração média de 90 minutos no adulto e 50 minutos no lactente. Cada ciclo é formado por dois estágios: REM e não REM. No lactente, cada estágio perfaz cerca de 50% do ciclo. Com o amadurecimento, a duração do sono REM vai diminuindo e chega a 20% do ciclo no adulto. A partir dos 6 meses, o sono não REM começa a se dividir nas fases 1 a 3. As fases 1 e 2 correspondem ao sono mais superficial, e a fase 3, ao sono de ondas lentas, o sono mais profundo. Acredita-se que o sono não REM seja importante para a recuperação musculoesquelética, enquanto o sono REM está relacionado com a recuperação psicológica.

As alterações que ocorrem durante o sono das crianças podem ser descritas como insônia, hipersonia ou comportamentos anormais durante o sono. Esses distúrbios podem ser primários ou secundários a doenças sistêmicas.

Muitas vezes não existe nenhum problema clínico, mas uma expectativa inapropriada por parte dos cuidadores em relação ao que seria o sono normal para a criança. Isso é muito comum nos primeiros meses de vida, quando o bebê ainda não dorme a noite toda e os pais procuram auxílio na busca de algum problema orgânico que justifique o hábito.

Eventualmente, a falta de sono pode ser decorrente de algum problema familiar (separação dos pais, perda de um ente querido). O médico deve sempre tentar identificar o problema do paciente, o que é esse problema e qual a causa dele.

Os problemas relacionados com o sono são bastante comuns nas crianças e adolescentes, geralmente são crônicos e apresentam grande impacto sobre a família. A história clínica bem-feita é fundamental no diagnóstico. A criança com transtorno do sono em geral apresenta variações de quatro queixas: dificuldade em iniciar o sono, problemas que interrompem o sono, inabilidade em acordar quando desejado e sonolência excessiva diurna. Os exames complementares nem sempre são necessários. Muitas vezes, a realização de um diário do sono durante 10-15 dias fornece informações essenciais ao diagnóstico. Quando necessário, é possível lançar mão da polissonografia realizada durante a noite em laboratório de sono. Este capítulo vai discorrer um pouco sobre o diagnóstico diferencial dos principais distúrbios do sono na população pediátrica.

INSÔNIA

A insônia pode ser caracterizada pela demora em iniciar o sono, pela dificuldade em manter o sono ou por um despertar precoce. Cursa com manifestações clínicas diferentes, que variam com a faixa etária acometida, e inclui sonolência diurna, hiperatividade, irritabilidade, instabilidade emocional, falta de atenção, diminuição de concentração, diminuição do alerta, problemas com o aprendizado ou dificuldades noturnas, além dos problemas familiares.

A insônia pode estar relacionada com a má percepção do sono, conhecida como insônia paradoxal, alterações de ajuste do sono — insônia transitória —, má higiene do sono, uso abusivo de psicoativos, mais comum entre os adolescentes, a condições psiquiátricas e ao efeito colateral de drogas psicoativas.

Comportamental

Alguns comportamentos são exclusivos da população pediátrica. Às vezes, os pais se queixam de que as crianças se recusam a ir para a cama, choram durante o sono e vão para o quarto dos pais. Como são muito jovens, as crianças não reconhecem nesse comportamento um problema. Também conhecida como insônia comportamental, essa inadequação do ciclo sono-vigília pode ser decorrente de um transtorno de associação, que ocorre quando a criança associa o ato de dormir com fatores externos (colo, embalar, mamadeira) e não consegue dormir na ausência desses elementos ou da dificuldade em estabelecer limites, que acontece quando ela barganha com os pais para dormir (água, medos, mais uma história, mais um abraço). Os critérios diagnósticos da insônia comportamental do tipo transtorno de associação incluem dificuldade em iniciar o sono e necessidade de condição particular para fazê-lo, significando atraso em adormecer na ausência dessa condição, necessidade de intervenção do cuidador para voltar a dormir após despertar durante a noite. Já os critérios para diagnóstico da insônia comportamental do tipo dificuldade em estabelecer limites incluem problema em iniciar ou manter o sono e recusa em ir para a cama associados à dificuldade do cuidador em impor limites ao comportamento barganhador da criança. Esse tipo de insônia geralmente acomete as crianças pré-escolares ou mais velhas.

Psiquiátrica

A insônia pode ser decorrente de um comportamento psiquiátrico ou consequência de seu tratamento. Geralmente, a queixa é mais do cuidador que da própria criança.

A ansiedade pode causar dificuldade em iniciar o sono. A depressão pode levar a um despertar precoce. O autista geralmente tem um alerta maior durante a noite. Como as crianças não sabem descrever bem o seu problema, nem sempre o diagnóstico é fácil. As alucinações hipnagógicas que ocorrem na narcolepsia podem ser confundidas com esquizofrenia, e a sonolência de outras causas muitas vezes passa anos sendo tratada como depressão.

Efeito Colateral de Drogas Psicoativas

Antidepressivos e estimulantes usados para tratamento de transtorno de déficit de atenção e hiperatividade podem causar insônia.

Algumas drogas ilícitas também podem gerar insônia, algumas vezes associadas à síndrome de pernas inquietas. É necessário estar atento, principalmente, quando ocorre em adolescentes.

Doenças Respiratórias

Os distúrbios respiratórios obstrutivos raramente causam insônia nas crianças. Por outro lado, as doenças que cursam com tosse crônica com asma podem piorar durante a noite e levar à dificuldade de iniciar e manter o sono.

Distúrbios do Movimento

O aumento dos movimentos periódicos de pernas durante o sono e a síndrome de pernas inquietas podem afetar as crianças e gerar dificuldade de consolidar o sono. A síndrome de pernas inquietas é rara na infância e caracteriza-se por sensação de desconforto nas pernas durante o repouso que dificulta, principalmente, o início do sono. Movimentos repetitivos das pernas durante o sono causam despertar que fragmenta o sono. Os distúrbios do movimento podem ser secundários à carência de ferro e está associado a doenças crônicas como diabetes e doença renal.

Outros distúrbios do movimento como balanço do corpo e batimento da cabeça raramente levam à insônia e não precisam ser tratados.

Transtornos do Ciclo Sono-vigília

As alterações do ritmo circadiano caracterizam-se por qualidade e quantidade normal de sono que ocorrem em período inapropriado. O ritmo pode ser adiantado ou atrasado.

Na adolescência ocorre de forma fisiológica um atraso das fases do sono. Geralmente não se consegue dormir em horário habitual, acordando mais tarde que o costume. É importante afastar outras causas, como o uso de estimulantes, o uso excessivo de jogos eletrônicos, computadores, televisores e músicas até tarde da noite, que poderiam agravar esse estado.

As crianças cegas ou com alguma sequela neurológica, por inabilidade em usar a via retino-hipotalâmica, podem ter dificuldade em sincronizar o ciclo sono-vigília em 24 horas. Esses pacientes precisam que os cuidadores fiquem atentos em imprimir uma rotina diária com horários adequados de dormir e acordar, impedindo que haja um livre curso e inversão do ciclo sono-vigília.

Parassonias

Terror noturno, despertar confuso, hábitos de falar ou caminhar durante o sono raramente causam insônia ou cansaço durante o dia. A criança poderá ter medo de adormecer novamente após o episódio e também pode ficar constrangida e ter dificuldade para dormir em ambiente não familiar, como na casa de um amigo.

A etiologia das parassonias não é conhecida. São transtornos benignos associados ao crescimento e ao desenvolvimento. Habitualmente, ocorrem na primeira metade da noite na transição do sono de ondas lentas com o sono REM. Cerca de 60% dos pacientes apresentam história familiar positiva. Remissão espontânea é vista com o crescimento na maioria dos casos.

O despertar confuso ocorre mais no bebê que apresenta crises de choro inconsolável, durante 5-15 minutos. Pode associar-se ao sonambulismo a partir do segundo ano de vida. O sonambulismo apresenta pico de incidência entre 3-7 anos, podendo ocorrer em cerca de 40% das crianças e persistir até a adolescência. O terror noturno é semelhante ao sonambulismo, entretanto manifesta-se de modo mais exuberante, podendo acometer desde o pré-escolar até o adolescente. Existe um estímulo simpático e, geralmente, a criança apresenta sudorese, taquicardia e vocalização.

É válido lembrar que fatores que facilitem o despertar favorecem as parassonias, com febre, infecções de vias respiratórias superiores, barulho, bexiga cheia, ansiedade, privação de sono e dormir em local estranho.

HIPERSONIA

Definimos como hipersonia a sonolência excessiva que ocorre quando a criança deveria estar alerta e acordada. Pode apresentar-se de várias maneiras: inabilidade de manter-se acordado, geralmente em ambiente escolar, hiperatividade, dificuldade de se concentrar e de se manter sentado.

Dois distúrbios que cursam com sonolência diurna requerem atenção especial: as alterações respiratórias obstrutivas do sono e as doenças do sistema nervoso central. Outros distúrbios que cursam com sonolência são os mesmos associados à insônia e foram vistos anteriormente.

Distúrbios Psiquiátricos

Entre os distúrbios psiquiátricos, a depressão pode cursar com sonolência. Outras vezes, a sonolência é efeito colateral dos medicamentos usados para tratá-los.

Comportamental

É importante o pediatra estar atento para a quantidade de horas de sono normal para as diferentes faixas etárias. A privação de sono pode causar sonolência e é bem frequente entre os adolescentes.

Distúrbios Respiratórios do Sono

A síndrome da apneia obstrutiva do sono (SAOS) e suas variáveis podem causar sonolência porque aumentam o número de despertares durante a noite. Nas crianças, diferentemente dos adultos, a principal causa da SAOS é a hipertrofia adenoamigdaliana, embora obesidade, micrognatia ou retrognatia e síndromes genéticas com malformações craniofaciais também possam gerar apneia obstrutiva.

A apneia obstrutiva do sono decorre da obstrução parcial ou completa das vias respiratórias superiores durante o sono, levando a hipóxia, fragmentação do sono e sintomas diurnos. Os sintomas noturnos incluem roncos, desconforto respiratório, engasgos, agitação, sudorese, enurese e roncos ressuscitatórios, enquanto os sintomas diurnos, além dos relacionados com os fatores desencadeantes, como infecções de vias respiratórias superiores, disfagia, respiração oral, alteração do crescimento facial, incluem aqueles associados à má qualidade do sono, como sonolência excessiva, problemas de aprendizado, hiperatividade, agressividade e cefaleia matutina.

Geralmente, o diagnóstico é clínico, fundamentado nas queixas de roncos com episódios de apneias testemunhadas. Quando o diagnóstico é duvidoso, podemos lançar mão da polissonografia realizada durante a noite em laboratório de sono. Diferentemente dos adultos, nas crianças consideramos normal quando o índice de apneia por hora de sono é menor ou igual a 1. Consideramos apneia leve naquelas crianças com índice de apneia por hora de sono entre 1-5, apneia moderada quando o índice está entre 5-10 e apneia grave quando o índice de apneia por hora é maior que 10. Na criança, não consideramos apneias centrais ou hipopneias para calcular o índice de distúrbio respiratório, mas somente as apneias obstrutivas e/ou mistas que tenham duração de dois ciclos respiratórios ou mais.

Algumas síndromes complexas cursam com distúrbios respiratórios durante o sono que frequentemente são subdiagnosticados. Geralmente, o tratamento da alteração do sono pode acarretar substancial melhora do quadro clínico geral. Assim, desordens respiratórias do sono, não raramente, podem ser vistas em indivíduos com acondroplasia, malformação de Arnold-Chiari, síndrome de Down, doença de Hirschsprung, mucopolissacaridose, Pierre-Robin, Prader-Willi e siringomielia.

Outro distúrbio respiratório do sono é a síndrome da hipoventilação central congênita (SHCC), que é definida como uma falência do controle automático da respiração. A ventilação é mais afetada durante o sono não REM, quando o controle neural automático é predominante, embora também possa estar anormal durante o sono REM ou mesmo na vigília. A manifestação clínica varia desde leve hipoventilação durante o sono com adequada ventilação alveolar em vigília até completa apneia durante o sono e grave hipoventilação durante a vigília. A SHCC é rara e o seu mecanismo fisiopatológico é pouco conhecido. As manifestações clínicas, em geral, se iniciam no período neonatal, com cianose e apneia ao nascimento, necessitando de suporte respiratório. Pode também se apresentar com cianose durante o sono, edema e sinais de insuficiência de ventrículo direito. O diagnóstico é confirmado pela polissonografia, que mostra bradipneia, hipopneia, hipercapnia e hipoxemia importantes. As respostas ventilatórias à hipóxia e/ou à hipercapnia estão deprimidas ou ausentes, tanto em vigília como durante o sono.

Narcolepsia

Narcolepsia significa ataque de sono. Atualmente é definida por sonolência excessiva diurna e cataplexia, podendo associar-se a paralisia do sono, alucinações hipnagógicas e fragmentação do sono.

A narcolepsia não é uma doença rara, sendo descrita a prevalência de cerca de 0,5% na população, entretanto permanece subdiagnosticada pela falta de hábito dos médicos em questionar a respeito do sono dos pacientes. Estudos indicam que o primeiro diagnóstico ocorre cerca de 15 anos após o início dos sintomas. Os sintomas iniciais podem aparecer na adolescência ou no final da segunda década de vida.

A sonolência diurna ocorre em todos os pacientes, com diferentes graus de gravidade; a cataplexia ocorre em aproximadamente 70% dos narcolépticos, e a paralisia do sono e as alucinações hipnagógicas são observadas em cerca de 25% dos casos.

O diagnóstico pode ser confirmado com o teste de latências múltiplas de sono (TMLS), que consiste em cinco registros polissonográficos diurnos com duração de 20 minutos e intervalos de 2 horas. Nos intervalos, o paciente deve ficar acordado até que seja deitado e orientado a tentar dormir e iniciado o registro novamente. A redução da média das latências de sono nos cinco registros (menor que 5 minutos), associada a dois ou mais episódios de sono REM (sono REM precoce), confirma o diagnóstico.

Diagnósticos diferenciais importantes, como esquizofrenia, epilepsia, síndrome de Kline Levin, hipersonolência idiopática, devem ser lembrados.

Movimentos Anormais Durante o Sono

Embora geralmente não causem sintomas diurnos, podem gerar embaraços — bruxismo, movimentos rítmicos da cabeça (*headbanging*) e do corpo — como forma de se autoninar. Essas desordens frequentemente interrompem o sono dos familiares, causando constrangimento para as crianças, mas não são consideradas doenças. O bruxismo pode acarretar dor nos dentes, cefaleia, dor na articulação temporomandibular e desgaste dos dentes, precisando, então, de tratamento especializado.

CONSIDERAÇÕES FINAIS

Os distúrbios do sono na população pediátrica ainda são muito subdiagnosticados. É preciso que os médicos estejam atentos durante o interrogatório clínico de rotina.

Não existe um exame ideal que auxilie o diagnóstico em todos os casos. Anamnese detalhada associada a um diário de sono realizado durante 10-15 dias pode oferecer mais informações que os exames laboratoriais.

A polissonografia pode ajudar a comprovar distúrbio respiratório do sono, entretanto devemos estar atentos para a adequada interpretação desse exame, já que os parâmetros da população pediátrica são diferentes daqueles dos adultos. O estudo do sono no laboratório também pode ser indicado nas suspeitas de parassonias e narcolepsia.

Bibliografia

1. Billiard M et al. EFNS Task Force. EFNS guidelines on management of narcolepsy. *Eur J Neurol* 13(10):1035-1048. 2006.
2. Kryger MH. Differential diagnosis of pediatric sleep disorders. In: Sheldon SH, Ferber R, Kryger MH. *Principle and pratice of pediatric sleep medicine*. Elsevier-Saunders, 2005, p.17-25.
3. Marcus CL. Sleep-disordered breathing in children. *Am J Respir Crit Care Med* 164:16-30, 2001.
4. Owes J. Epidemiology of sleep disorders during childhood. In: Sheldon SH, Ferber R, Kryger MH. *Principle and pratice of pediatric sleep medicine*. Elsevier-Saunders, 2005, p. 27-33.
5. Owens J, Mindell J. Pediatric insomnia. *Pediatr Clin N Am* 58: 55-569, 2011.
6. Sheldon SH. Introduction to pediatric sleep medicine. In: Sheldon SH, Ferber R, Kryger MH. *Principle and pratice of pediatric sleep medicine*. Elsevier-Saunders, 2005, p. 1-16.
7. Young T, Peppard PE, Gottlieb DJ. Epidemiology of obstructive sleep apnea — a population health perspective. *Am J Respir Crit Care Med* 165:1217-1239, 2002.

CAPÍTULO 31

Fernanda Maria Ulisses Montenegro
Fábia Michelle Rodrigues de Araújo
Jaqueline Cabral Peres

Distúrbios Hemorrágicos

INTRODUÇÃO

Os distúrbios da coagulação são provenientes do desequilíbrio na *hemostasia*, conjunto de fenômenos capaz de manter o sangue fluido dentro dos vasos. A hemostasia previne a *hemorragia* e ao mesmo tempo impede que o sangue coagule no interior dos vasos (*trombose*).

A hemostasia depende de uma série de eventos integrados que envolvem os vasos sanguíneos, as plaquetas, as proteínas de coagulação, o sistema fibrinolítico e os anticoagulantes naturais. A mesma é didaticamente dividida nas seguintes:

- *Hemostasia primária*: realizada por plaquetas e vasos sanguíneos formando um trombo plaquetário. Quando há distúrbio nessa etapa, o paciente apresenta púrpuras, geralmente denominadas petéquias, se as lesões purpúricas forem menores que 2 mm, e equimoses, quando maiores de 2 mm.
- *Hemostasia secundária*: realizada pelos fatores de coagulação, culminando com a formação do fator essencial para a coagulação do sangue (trombina) e do coágulo de fibrina no sítio da lesão endotelial, com a manutenção da integridade vascular. Quando há alteração nessa fase da hemostasia, surgem hematomas, hemartroses e sangramentos intracavitários.

Diante de criança com sangramento, é importante que o pediatra realize uma boa anamnese, coletando história clínica detalhada, incluindo história familiar, realizando exame físico e iniciando avaliação laboratorial direcionada para cada caso. Neste último ponto, a divisão didática citada ajudará o médico na solicitação de exames, assim como na conduta a ser iniciada.

Na anamnese, procurar caracterizar o início do quadro hemorrágico, o tipo, a intensidade e o local da hemorragia; questionar se há história de sangramento neonatal ou passado de manifestações hemorrágicas, como epistaxe, gengivorragia, tendência a sangramentos, hemorragia pós-exodontia ou cirurgias. Verificar se há passado de infecção recente, traumas ou ingestão de medicação que possa interferir na hemostasia, como ácido acetilsalicílico e anti-inflamatórios não hormonais.

O exame físico deve ser detalhado. Avaliar o estado geral, se há febre, palidez, adenomegalias, hepatoesplenomegalias; examinar a pele e mucosas, onde os sangramentos podem indicar distúrbios de vasos e plaquetas (hemostasia primária). Por outro lado, sangramentos em áreas profundas, como cavidades articulares e hematomas, sugerem coagulopatias secundárias a defeitos de proteínas da coagulação.

Na avaliação laboratorial da maioria dos casos, a anamnese bem detalhada e o exame físico minucioso orientarão os exames a ser solicitados.

FISIOLOGIA DA HEMOSTASIA

A hemostasia compreende um equilíbrio dinâmico entre fatores ativadores e inibidores da hemostasia, com o objetivo de manter o sangue em estado líquido e circulando pelo organismo na presença de endotélio vascular íntegro e, na vigência de lesão vascular, desencadear a formação do coágulo sanguíneo.

O processo de coagulação tem seu início a partir da lesão vascular com a exposição de colágeno dos tipos I e III do subendotélio e consequente ligação do fator de von Willebrand, que permite a adesão e a agregação plaquetária aos sítios lesados. Nesses locais há exposição das superfícies fosfolipídicas e da trombina para ativação das proteínas da coagulação. A via do fator tecidual da coagulação sanguínea é iniciada quando o sangue é exposto ao fator tecidual. Trata-se de uma proteína da membrana celular expressa nas porções internas da parede vascular, nas células endoteliais estimuladas e nos monócitos. O fator tecidual liga-se ao fator VII ativado, e o complexo resultante ativa os fatores X e IX, que uma vez ativado combina-se com o fator VIII ativado. O fator XI ativado ativará mais fator IX. O fator IX ativado, juntamente com o cofator VIIIa (ativado pela trombina), ativará mais fator X. O fator X ativado, juntamente com o cofator Va (ativado pela trombina), ativará mais trombina, que manterá o processo de retroalimentação positiva com mais ativação dos fatores V, VIII, XIII e XI até que uma "enxurrada" de trombina seja produzida. Por ação da grande quantidade de trombina, ocorrerá a transformação do fibrinogênio em fibrina. O fator XIII ativado (também ativado pela trombina) estabilizará o coágulo de fibrina recém-formado.

Na etapa final da cascata da coagulação, a trombina cliva o fibrinogênio, produzindo monômeros de fibrina, os quais sofrem polimerização, são estabilizados pelo fator XIII ativado e, juntamente com o tampão plaquetário, formam o coágulo estável.

Paralelamente ao processo de ativação, os mecanismos de inibição da hemostasia (sistema fibrinolítico) estão agindo com o objetivo de restringir o local e a extensão do coágulo de fibrina.

Na prática clínica, diversos testes laboratoriais são utilizados para avaliar as várias fases da hemostasia. No Quadro 31.1 temos as principais provas laboratoriais para avaliação das funções hemostáticas com seus respectivos valores de referência.

Seguem-se os principais diagnósticos diferenciais dos distúrbios hemorrágicos em pediatria, divididos em três grupos:

- Por alteração plaquetária
- Por alteração vascular
- Por defeito da coagulação.

Distúrbios Hemorrágicos **285**

Quadro 31.1 Principais exames laboratoriais na avaliação da hemostasia

Prova	Funções hemostáticas avaliadas	Valores normais
Contagem plaquetária do esfregaço sanguíneo	Quantidade e morfologia das plaquetas	$150\text{-}400 \times 10^3/mm^3$
Dosagem de fibrinogênio	Fase final da coagulação	200-400 mg/100 mL
Tempo de sangramento (Ivy)	Qualidade das plaquetas	Até 8 minutos
Tempo de coagulação (Lee-White)	Vias intrínseca e comum	3-10 minutos
Tempo de tromboplastina parcial (taxa)	Vias intrínseca e comum (fatores XII, XI, IX, VIII)	40-50 segundos
Tempo de protrombina (INR)	Via extrínseca (fatores VII)	12-15 segundos
Tempo de trombina	Fase final da coagulação Mede a função do fibrinogênio	10-12 segundos

PÚRPURAS PLAQUETÁRIAS (QUADRO 31.2)

Quadro 31.2 Púrpuras plaquetárias

		Produção deficiente	
TROMBOCITOPÊNICAS		**Congênitas**	**Adquiridas**
		• Anemia de Fanconi • Síndrome TAR • Síndrome de Alport • Síndrome de Wiskott-Aldrich	• Anemia aplástica • Infiltração medular • Drogas mielossupressoras • Anemia megaloblástica • Infecções virais
		Destruição excessiva por	
		Mecanismo imune	**Mecanismo não imune**
		• PTI • Drogas • Doenças autoimunes	• CIVD • Infecções agudas/sepse • PTT • Síndrome de Kasabach-Merritt
		Sequestro esplênico → hiperesplênico	
TROMBOCITOPATIAS	**Congênitas**	• Trombastenia de Glanzmann • Síndrome de Bernard-Soulier	
	Adquiridas	• Uremia • Hepatopatias • Medicamentos • Disproteinemias	

DIMINUIÇÃO DE PRODUÇÃO

Causas Congênitas

A *anemia de Fanconi* é uma doença autossômica recessiva que se manifesta por aplasia medular, associada a hiperpigmentação cutânea e malformações congênitas (estrabismo, microftalmia, baixa estatura, malformações renais, hipoplasia ou agenesia dos polegares etc.).

A *síndrome TAR* (trombocitopenia e ausência do rádio) é caracterizada por trombocitopenia com início nos primeiros meses de vida e anomalias do rádio, que variam de alterações discretas até encurtamento do membro. Outras anormalidades do esqueleto podem estar presentes, principalmente em membros inferiores.

A *síndrome de Alport* é uma doença autossômica dominante caracterizada por trombocitopenia, nefrite progressiva, surdez e defeitos oculares (*lenti conus* anterior é a anomalia mais comum e patognomônica da doença).

A *síndrome de Wiskott-Aldrich* é uma imunodeficiência de herança ligada ao sexo, caracterizada por trombocitopenia, eczema atópico e infecções de repetição. A doença é progressiva. Inicialmente, os pacientes apresentam sangramentos esporádicos, seguidos de infecções bacterianas de repetição e eczema, que aparecem em torno de 1 ano de idade. Há risco aumentado de doenças malignas e autoimunes.

Causas Adquiridas

As causas adquiridas mais frequentes relacionadas com a produção deficiente incluem a *aplasia medular* e a substituição medular nas *leucemias* e *linfomas*.

As *substâncias mielossupressoras* incluem arabinosil-citocina, metotrexato, ciclofosfamida, 6-mercaptopurina, entre outras.

A *anemia megaloblástica* pode cursar com diminuição de todas as células sanguíneas, incluindo as plaquetas.

Agentes virais, como citomegalovírus (CMV), Epstein-Barr, parvovírus e os vírus da caxumba, rubéola e varicela, podem estar implicados na redução da produção de plaquetas, pois os megacariócitos são sítios primários para a replicação viral.

AUMENTO DE DESTRUIÇÃO IMUNOMEDIADA

A *púrpura trombocitopênica imune* (PTI) é a causa mais comum de trombocitopenia na infância. Decorre do aumento da destruição plaquetária causada por anticorpos antiplaquetas. Acomete igualmente ambos os sexos, com pico de incidência entre 2-4 anos de idade. O quadro clínico consiste em início abrupto de sangramento em criança previamente saudável. Frequentemente, encontra-se na história quadro viral inespecífico precedendo o início dos sintomas ou história de vacinação (MMR, sarampo, rubéola e hepatite B).

As manifestações hemorrágicas incluem petéquias, equimoses, epistaxe, gengivorragia, hematúria e sangramento pelo trato gastrointestinal. O exame físico costuma ser normal, exceto pelo achado de petéquias e equimoses. Laboratorialmente, o hemograma evidencia plaquetopenia e anemia, em casos de sangramento extenso. O mielograma revela série megacariocítica hipercelular.

Outras doenças podem estar associadas a destruição plaquetária imunomediada, como o *lúpus eritematoso sistêmico* e a *doença de Graves*.

As *substâncias* implicadas na trombocitopenia imunomediada incluem quinidina, sais de ouro, sulfonamidas, alfa-metildopa, rifampicina, indometacina, ácido acetilsalicílico, furosemida, heparina, entre outras.

AUMENTO DA DESTRUIÇÃO POR MECANISMO NÃO IMUNE

Febre e petéquias devem sempre alertar o médico para a possibilidade de sepse. Bactérias gram-positivas e gram-negativas podem causar trombocitopenia e *coagulação intravascular disseminada* (CIVD).

A CIVD é um diagnóstico clínico e laboratorial que inclui anormalidades na coagulação e na fibrinólise. Como causas podem ser citadas: infecções virais (CMV, herpes, rubéola, hepatite), bacterianas e protozoárias (malária, calazar); vasculites; leucemia aguda; lesão tissular maciça (trauma e queimadura).

Clinicamente, caracteriza-se por sangramento de início súbito e grave, choque, insuficiência respiratória aguda (IRA), manifestações tromboembólicas e hipoperfusão, frequentemente resultado da doença de base. Laboratorialmente, observa-se:

- Plaquetopenia
- ↑ TTP, TP e TT
- Anemia hemolítica microangiopática
- ↓ Fibrinogênio, fatores V e XIII
- ↑ Produtos de degradação de fibrina e lise da euglobina (teste de D-dímero mais sensível e específico)

Púrpura trombocitopênica trombótica (PTT) e *síndrome hemolítico-urêmica* (SHU) foram descritas inicialmente como distúrbios distintos, porém atualmente são consideradas expressões diversas do mesmo processo patológico.

A PTT caracteriza-se por alterações neurológicas, anemia hemolítica microangiopática e plaquetopenia. Pode ser primária (idiopática) ou secundária a colagenoses, infecções intestinais, sepse, viroses, endocardite, dislipidemia, antibióticos.

Laboratorialmente, evidenciam-se plaquetopenia, reticulocitose, hemácias crenadas, hiperbilirrubinemia indireta, Coombs direto negativo, coagulograma normal ou discretamente alterado.

A SHU acomete lactentes e crianças pequenas, caracterizando-se por trombocitopenia, anemia hemolítica e insuficiência renal aguda, e guarda correlação com diarreia por *E. coli* O157:H7.

A *síndrome de Kasabach-Merritt* caracteriza-se por hemangioma cavernoso (cutâneo ou visceral, único e gigante ou múltiplo e disseminado), trombocitopenia e síndrome hemorrágica.

HIPERESPLENISMO

O hiperesplenismo pode apresentar causa evidente (primário) ou ser complicação de doença acompanhada por grande esplenomegalia (secundário). A esplenomegalia crônica reduz o número de plaquetas circulantes, evidenciando-se hemorragias.

TROMBOCITOPATIAS

Congênitas

Trombastenia de Glanzmann é uma alteração de membrana plaquetária de caráter autossômico recessivo. O defeito básico é a ausência da glicoproteína IIb/IIIa da membrana plaquetária, levando à incapacidade de ligação plaqueta-fibrinogênio. As plaquetas não apresentam agregação em resposta aos agonistas usuais. É caracterizada por hemangiomas cutâneos e de mucosas, raramente viscerais, com destaque para epistaxes repetidas. A tendência hemorrágica fundamenta-se na má qualidade das plaquetas, com número normal no sangue periférico, TS e retração do coágulo anormal. O diagnóstico é baseado na ausência ou redução da agregação plaquetária em todos os agonistas, devendo ser confirmado pela demonstração da ausência do complexo GP IIb-IIIa.

A *síndrome de Bernard-Soulier* é uma doença hemorrágica rara, autossômica recessiva, em que ocorre alteração da adesividade plaquetária, devido à ausência das glicoproteínas Ib, V e IX. A ausência da GP Ib, que é o receptor para o fator de von Willebrand, impede a adesão de plaquetas ao colágeno. Laboratorialmente, evidenciam-se aumento do TS, retração do coágulo normal, contagem de plaquetas discretamente reduzida e plaquetas aumentadas de volume. Clinicamente, são observados sangramentos gengivais espontâneos e risco elevado de hemorragias pós-trauma ou após procedimentos cirúrgicos.

Adquiridas

Anormalidades qualitativas das plaquetas ocorrem em diversas doenças sistêmicas, como na uremia, hepatopatias, disproteinemias e com o uso de algumas medicações.

Na *uremia*, o TS é prolongado por alteração da adesão e secreção das plaquetas, decorrentes do acúmulo das escórias azotadas.

Na *doença hepática*, os produtos de degradação da fibrina adsorvem-se à superfície da plaqueta, interferindo na sua função.

As *disproteinemias* levam à adsorção das paraproteínas à membrana plaquetária, interferindo em sua função.

Quanto aos *medicamentos*, podem ser mencionados cafeína, aminofilina, ácido acetilsalicílico (AAS), dipiridamol, propranolol, anti-inflamatórios não hormonais, antibióticos em altas doses (penicilinas, cefalosporinas), entre outros.

PÚRPURAS VASCULARES

Nas púrpuras vasculares, o defeito ocorre na parede do vaso, podendo ser decorrente de vasculite, malformações vasculares como hemangiomas e telangiectasias ou doenças

Distúrbios Hemorrágicos

Quadro 31.3 Púrpuras vasculares

HEREDITÁRIAS	Malformações congênitas	Síndrome de Rendu-Osler-Weber
		Síndrome de Fabry
		Síndrome de Louis-Bar
	Alterações no colágeno	Síndrome de Ehlers-Danlos
		Osteogênese imperfeita
		Pseudoxantoma elástico
		Síndrome de Marfan
ADQUIRIDAS	Vasculares	Púrpura de Henoch-Schönlein
	Escorbuto	Doença de Kawasaki
	Medicamentos	Poliarterite nodosa
	Agentes infecciosos	Meningoccemias, ricketsioses

do colágeno. A manifestação hemorrágica é cutânea; em geral são equimoses ou lesões hemorrágicas elevadas, características das púrpuras associadas a vasculites. Esses pacientes não apresentam alteração na hemostasia que justifique o sangramento, sendo a avaliação laboratorial da coagulação normal.

Hereditárias

- *Síndrome de Rendu-Osler-Weber* (telangiectasia hemorrágica hereditária). Doença genética, de herança autossômica dominante, caracterizada por displasia vascular sistêmica, levando ao aparecimento de telangiectasias na região perioral, mucosa nasal, língua e leito ungueal. Também podem ocorrer fístulas arteriovenosas nos pulmões, no fígado e no sistema nervoso central. Além das lesões cutâneas características, a epistaxe recorrente e o sangramento gastrointestinal são achados frequentes e geralmente agravam-se com a idade. O defeito básico da telangiectasia hemorrágica hereditária relaciona-se com a angiogênese.
- *Síndrome de Fabry* (angioceratose difusa). Doença ligada ao cromossomo X, causada pela deficiência parcial ou completa da enzima alfa-galactosidase A, que leva à deposição de lipídios na parede dos vasos, nas células ganglionares do sistema nervoso autônomo, no coração, rins e córneas. Caracteriza-se por dores em extremidades e parestesias, angioceratomas e telangiectasias compreendidas entre o umbigo e joelhos, opacidade corneana, alterações cardíacas e renais.
- *Síndrome de Louis-Bar* (ataxia-telangiectasia). Distúrbio multissistêmico, autossômico recessivo, caracterizado por alterações neurológicas (ataxia cerebelar progressiva), cutâneas e imunitárias. Tem início precoce, em torno dos 2 anos de idade, com atraso na marcha em função da ataxia. Apresenta sinal característico, que são as telangiectasias em conjuntivas, as quais também podem estar presentes no pavilhão auricular, ombros e cotovelos. A semiologia ocular revela a apraxia oculomotora de Cogan (dissociação dos movimentos da cabeça e olhos quando o olhar é dirigido para os lados). Infecções de repetição (deficiência de IgA e IgE) são frequentes, e neoplasias, sobretudo linfomas, leucemias e carcinoma gástrico, são observados na evolução da doença.

- *Síndrome de Ehlers-Danlos* (cútis hiperelástica). Distúrbio hereditário do colágeno, com muitas variantes, algumas com maior hiperelasticidade cutânea e outras com maior hiperextensibilidade articular. Por falta de suporte de tecido conjuntivo, os pequenos vasos cutâneos sangram ao menor trauma.
- *Osteogênese imperfeita* (doença de Lobstein). Doença congênita cujo defeito bioquímico primário, determinado geneticamente, resulta em deficiência quantitativa e/ou qualitativa do colágeno tipo I. O colágeno tipo I constitui cerca de 90% do colágeno orgânico, a maior parte do osso. Também está presente em outros tecidos, como ligamentos, tendões, dentina e escleróticas. A osteogênese imperfeita caracteriza-se por fragilidade óssea variável (com fraturas), escleróticas azuladas, osteopenia, ossos "wormianos" no crânio, deficiência auditiva e alterações dentárias.
- *Pseudoxantoma elástico*. É uma genodermatose heterogênea, com comprometimento primário do tecido elástico e sintomatologia cutânea, ocular e cardiovascular.
- *Síndrome de Marfan*. Doença autossômica dominante característica, manifesta-se por gigantismo mal proporcionado, anomalias dos olhos (luxação do cristalino em 75% dos casos), dilatação da aorta ascendente e sinais de fraqueza do tecido conjuntivo (flexibilidade anormal das articulações, luxações, cifoescoliose).

Adquiridas

- *Púrpura de Henoch-Schönlein*. É a vasculite mais comum na infância, definida como uma vasculite de pequenos vasos (capilares, vênulas, arteríolas), com deposição de imunocomplexos, principalmente IgA e C3. Acomete, principalmente, a derme, o trato gastrointestinal, a membrana sinovial e os rins. Também é conhecida como púrpura anafilactoide, púrpura alérgica, púrpura não trombocitopênica e púrpura reumática.

  Sua etiologia é desconhecida, porém vários fatores desencadeantes têm sido descritos, como infecções de vias respiratórias superiores, drogas, imunizações, alimentos, picadas de inseto e exposição ao frio. Ocorre predominantemente em pré-escolares e escolares, com idade média de 6 anos. A manifestação clínica mais frequente é a púrpura palpável, predominantemente em membros inferiores e região glútea. Geralmente, estão associados: comprometimento articular (artrite ou artralgia em 60-85% dos casos), edema de mãos e pés, sintomas gastrointestinais (presente em 50-80% dos casos, como dor abdominal e hemorragia gastrointestinal) e comprometimento renal (em 20-50% dos casos observam-se hematúria, discreta proteinúria e, menos frequentemente, síndrome nefrótica, hipertensão arterial sistêmica e insuficiência renal).

  Alterações laboratoriais, quando existentes, são inespecíficas e de pouca utilidade, exceto os achados da biópsia de pele.
- *Doença de Kawasaki*. Vasculite sistêmica de etiologia desconhecida, caracterizada por arterite necrosante de pequenas e médias artérias.

  Seu diagnóstico é eminentemente clínico, caracterizado por um conjunto de manifestações que compõem os critérios diagnósticos, que são:
  - Febre, com duração superior a cinco dias
  - Hiperemia conjuntival bilateral

- Exantema polimorfo
- Adenomegalia cervical (maior que 1,5 cm)
- Alterações nas extremidades:
  - edema endurado de mãos e pés
  - eritema palmoplantar
  - descamação, usualmente periungueal
- Alteração de mucosa:
  - eritema ou fissura labial
  - eritema difuso na orofaringe
  - língua em framboesa

O diagnóstico é feito pela existência de febre e quatro dos demais critérios ou apenas três, se houver evidência de aneurisma coronariano, a mais grave complicação dessa entidade.

Alterações laboratoriais geralmente são inespecíficas e incluem: leucocitose com desvio à esquerda, anemia leve, plaquetose (especialmente a partir da segunda semana de doença), elevação da VSH, mucoproteínas e PCR. O ecocardiograma é fundamental na avaliação coronariana.

- *Poliarterite nodosa.* É uma vasculite necrosante que acomete vasos de médio e pequeno calibres, com a formação de nódulos ao longo de suas paredes. É rara na infância e tem etiologia desconhecida.

  Clinicamente, caracteriza-se por início insidioso, com febre, perda de peso e mal--estar. As lesões cutâneas incluem exantema maculopapular, purpúrico ou urticariforme, levedo reticular, gangrena periférica e nódulos subcutâneos dolorosos, localizados, predominantemente, nos membros inferiores, geralmente no trajeto de vasos sanguíneos. Dor abdominal é frequente e pode ser a primeira manifestação. Artralgia ou artrite são achados comuns. Também podem ocorrer mialgia, dor testicular, hematúria, proteinúria, hipertensão, convulsões, hemiparesias, comprometimento cardíaco e pulmonar (pleurite, hemoptise).

  As alterações laboratoriais incluem anemia, leucocitose, eosinofilia, trombocitose, elevação da VSH e PCR. Hematúria e proteinúria são comumente detectadas no sumário de urina. Fator reumatoide é positivo em 50% dos G150S. Anticorpos anti-cardiolipina e contra o citoplasma de neutrófilos no padrão perinuclear (P-ANCA) podem ser positivos. A biópsia dos vasos acometidos apresenta necrose fibrinoide e a angiografia pode revelar pequenos aneurismas afetando as artérias renais, celíacas ou coronárias.

- *Escorbuto.* Ocorre por deficiência de ácido ascórbico, levando à síntese deficiente de colágeno e outras substâncias de sustentação vascular. Incide com maior frequência na faixa etária entre 6-24 meses. Manifesta-se por irritabilidade e dores generalizadas ao manuseio, petéquias, equimoses, hemorragias gengivais e subperiosteais. A radiologia evidencia diminuição da densidade óssea, cortical afilada, aumento do contraste entre a periferia e a parte interna dos centros epifisários (anel de Wimberger), linha de calcificação metafisária provisória (Fraenkel).

- *Púrpuras vasculares induzidas por drogas e agentes infecciosos.* Medicamentos, toxinas e imunocomplexos depositados no endotélio vascular podem levar a uma fragilidade do mesmo e promover vasculites (dengue, malária, meningococcemia, sepse, penicilinas, iodetos, sulfonamidas).

DEFEITOS DA COAGULAÇÃO

Hereditários
- Hemofilia A
- Doença de von Willebrand
- Hemofilia B
- Alterações do fibrinogênio (hipofibrinogenemia, disfibrinogenemia)
- Deficiência do fator VIII
- Deficiência de protrombina
- Deficiência do fator V
- Deficiência do fator VII
- Deficiência do fator XI
- Deficiência do fator XII

Adquiridos
- Deficiência de fatores vitamínicos K-dependentes
- Doença hepática
- CIVD
- *Doença de von Willebrand.* É a desordem hemorrágica mais comum, caracterizada pela deficiência do fator de von Willebrand. Classifica-se em defeitos quantitativos e qualitativos, sendo o mais comum o tipo I (deficiência parcial do fator). Clinicamente, cursa com epistaxe, sangramento de mucosas, hemorragias após trauma ou cirurgia e menorragias. Nas formas mais graves, podem ocorrer hematomas e hemartroses.

  O diagnóstico laboratorial consiste em:

- TS normal ou alargado
- TIP anormal
- Fator VIIIa — em algumas variantes pode estar normal
- Fator vW — mais sensível FVIIIc/FvW = 0,74-2,2 (normal)
- Atividade do cofator ristocetina normal ou baixa
- Agregação plaquetária com ristocetina normal ou baixa
- Análise dos multímeros do FvW para classificar o subtipo
- *Hemofilia A.* Caracteriza-se pela deficiência ou anormalidade congênita, ligada ao sexo, do fator VIII ou anti-hemofílico. É classificada, de acordo com a atividade residual do fator VIII, em:
  - Grave — atividade residual do fator VIII < 1% (50% dos casos)

- Moderada — atividade residual do fator VIII entre 1-5% (0% dos casos)
- Leve — atividade residual do fator VIII entre 5-40% (30-40% dos casos)

O fator VIII apresenta meia-vida de 8-12 horas e não atravessa a placenta, podendo ocorrer manifestações hemorrágicas ao nascimento.

No período neonatal geralmente é assintomático, exceto se o recém-nascido for submetido a procedimentos cirúrgicos ou traumas. No lactente, é comum observarmos sangramentos de cavidade oral durante a erupção dentária ou após traumatismos. Quando a criança começa a deambular, surgem as hemorragias articulares, musculares e equimoses pós-trauma. A manifestação mais comum é a hemartrose, sendo o joelho o local mais frequente. Hematomas subcutâneos ou intramusculares são comuns. Também podem ocorrer hemorragias gastrointestinais, geniturinárias e traumáticas.

Laboratorialmente, têm-se TIP prolongado, TS, TP/AE e TI normais, e dosagem do fator VIII diminuída.

- *Hemofilia B.* Caracteriza-se pela deficiência do fator IX ou de Christmas. Herança recessiva ligada ao sexo. Clinicamente semelhante à hemofilia A. Laboratorialmente, tem-se TIP prolongado e diminuição do fator IX.
- *Afibrinogenemia/hipofibrogenemia congênita.* Distúrbio genético da síntese do fator I, de herança autossômica recessiva, caracterizado por hemorragia do coto umbilical, epistaxe, hematomas. Cursa com sangramentos intracranianos, gastrointestinais, de mucosas e menorragias. TS encontra-se prolongado em metade dos casos, e o fibrinogênio indetectável ou 50% do valor normal na hipofibrinogenemia.
- *Deficiência do fator XIII.* Distúrbio hemorrágico, autossômico recessivo, caracterizado por sangramento pelo coto umbilical, cicatrização deficiente, sangramento excessivo no pós-operatório. TS, TP/AE, TIP e TI são normais. Dosagem do fator XIII encontra-se diminuída.
- *Deficiência de protrombina.* Muito rara e caracterizada por sangramentos leves nas mucosas, pele e após extrações dentárias. TS e TI estão normais, TIP e TP/AE prolongados.
- *Deficiência do fator V.* Doença autossômica recessiva, rara, que cursa com epistaxes, equimoses, sangramentos pós-cirúrgicos, gastrointestinais ou cerebrais. O TS apresenta-se prolongado em 1/3 dos pacientes, assim como o TIP e o TP/AE. O TI está normal e o fator V deficiente.
- *Deficiência do fator VII.* Distúrbio autossômico recessivo incompleto que se manifesta por sangramentos de mucosas e hematomas. A gravidade do sangramento depende do grau de deficiência. TS, TIP e TI encontram-se normais e TP/AE prolongado. A dosagem do fator VII está diminuída.
- *Deficiência do fator XI.* Sangramento espontâneo é raro. Hemorragias após traumas ou cirurgias. TS, TP e TI acham-se normais e o TIP prolongado. Dosagem do fator XI está diminuída.
- *Deficiência do fator XII.* De pouco significado clínico.

Bibliografia

1. Alves JGB, Ferreira OS, Maggi RS. Fernando Figueira. *Pediatria*. IMIP. 3. ed. Rio de Janeiro: Medsi, 2004.
2. Ceccon MEJR, Vaz FAC. Abordagem dos distúrbios hematológicos no período neonatal. In: Carneiro JDA. *Hematologia pediátrica*. São Paulo: Manole: 2008:152-176.
3. D'Amico EA, Villaça PR. Hemofilias e doença de von Willebrand. In: Junqueira PC, Hamerschlak N, Rosenblit J (eds.). *Hemoterapia clínica*. São Paulo: Roca, 2009:253-303.
4. Giglio AD, Kaliks R. Coagulopatia por deficiência de fatores de coagulação. In: Giglio AD, Kaliks R (eds.). *Princípios de hematologia clínica*. São Paulo: Manole, 2007:126-130.
5. Lourenço DM. *Defeitos da hemostasia primária. Defeitos da hemostasia de origem vascular. Hematologia — fundamentos e prática*. Atheneu, 2005.
6. Ministério da Saúde. Departamento de Atenção Especializada, Secretaria de Atenção à Saúde. Coordenação da Política Nacional de Sangue e Hemoderivados. *Manual de tratamento das coagulopatias hereditárias*. Brasília: Ministério da Saúde, 2006. [Acessado em 19 ago 2012] Disponível em: http://bvsms.saude.gov.br/bvs/publicacoes/06_1132_M.pdf
7. Ministério da Saúde. Departamento de Atenção Especializada. Secretaria de Atenção à Saúde. Coordenação Geral de Sangue e Hemoderivados. *Manual de diagnóstico laboratorial das coagulopatias hereditárias e plaquetopatias*. Brasília: Ministério da Saúde, 2010. [Acessado em 8 set 2012] Disponível em: http://portal.saude.gov.br/portal/arquivos/pdf/Manual_Hemostasia.pdf
8. Montgomery RR, Scott JP. Hemorrhagic and rhrombotic diseases. In: Behrman RE, Kliegman RM, Jenson HB. *Nelson textbook of pediatrics*. 16. ed. Philadelphia: Saunders, 2000.
9. Silva PH, Hashimoto Y, Alves HB. Fase pós-analítica. Hemostasia. In: *Hematologia laboratorial*. Rio de Janeiro: Revinter, 2009:307-413.

CAPÍTULO 32

Ana van der Linden

Distúrbios Paroxísticos

Os distúrbios paroxísticos transitórios e recorrentes são queixas comuns na infância. As causas mais frequentes em neurologia são as epilepsias, as cefaleias e as síncopes. Como causas menos frequentes, temos as desordens do movimento, as desordens psicogênicas e alguns distúrbios metabólicos. Serão descritos neste capítulo:

- Epilepsias
- Distúrbios paroxísticos não epilépticos
- Cefaleias

EPILEPSIAS

Neste capítulo serão abordadas as síndromes epilépticas mais comuns na infância e adolescência. A anamnese é de fundamental importância para o diagnóstico.

Epilepsias Parciais Benignas da Infância

As epilepsias parciais benignas da infância (EPBI) representam 15-25% das epilepsias em menores de 15 anos de idade. Compreendem as seguintes.

Epilepsia Benigna da Infância com Pontas Rolândicas ou Centrotemporais

A epilepsia benigna da infância com pontas rolândicas ou centrotemporais (EBI-R), mais frequente no sexo masculino, pode ter início entre 3-13 anos de idade (máximo entre 7-8 anos) e tem predisposição genética. As crises são principalmente noturnas, próximas ao acordar, com sintomas motores e somatossensitivos orofaciais, laríngeos e faríngeos, bloqueando a fala, com preservação da consciência. Os exames físico e neurológico são normais. O eletroencefalograma (EEG) tem atividade de base normal e pontas na região temporal média e/ou central, uni/bilaterais, que se acentuam durante o estado de sonolência e sono.

Epilepsia Benigna Occipital — Forma Tardia — Tipo Gastaut

A epilepsia benigna occipital (EBO-G) é mais rara e tem início entre 15 meses e 17 anos (máximo entre 5-7 anos). As crises se expressam por sintomas visuais do tipo amaurose, alucinações elementares ou complexas e ilusões, podendo ser associadas a sintomas motores. No pós-crise há cefaleia e vômitos, motivo pelo qual essa forma de epilepsia entra no diagnóstico diferencial das migrâneas com aura.

O EEG mostra pontas occipitais de elevada voltagem que desaparecem prontamente à abertura dos olhos. Essas alterações têm padrão de herança autossômica dominante.

Epilepsia Benigna da Infância com Paroxismo Occipital — Forma Precoce — Tipo Panayiotopoulos

Panayiotopoulos propõe cinco critérios para o diagnóstico: (1) desenvolvimento normal antes do início das crises; (2) idade de início das crises entre 2-8 anos; (3) crises parciais breves ou prolongadas, pouco frequentes, caracterizadas por desvio tônico dos olhos e vômitos, frequentemente evoluindo para crise tônico-clônica hemigeneralizada ou generalizada e ocorrendo principalmente no sono; (4) no EEG, de atividade irritativa occipital, não reativa ao fechamento e abertura ocular, às vezes migrando para as regiões mediotemporal e frontal, predominando no sono; (5) eventual remissão da epilepsia antes dos 12 anos.

Epilepsia Benigna da Infância com Sintomas Afetivos

A idade de início ocorre entre 15 meses e 12 anos. Durante a crise, as crianças demonstram medo, ficam pálidas ou ruborizadas, sudoréticas, com automatismos de deglutição e comprometimento da fala. Sempre procuram a mãe ou algum familiar mais próximo. São crises rápidas, durando 1-2 minutos. A anormalidade eletroencefalográfica é a ponta-onda (PO) em região frontotemporal ou parietotemporal, uni/bilateral, ativada pelo sono. Às vezes, é necessária a realização de polissonografia para o diagnóstico.

Epilepsias Generalizadas Benignas da Infância

Convulsões Neonatais Benignas

Surgem, em especial, no 5º dia de vida em recém-nascido a termo, saudável, e desaparecem em torno do 15º dia. As crises são clônicas focais ou de apneia, e o diagnóstico é feito por exclusão.

Epilepsia Mioclônica Benigna do Lactente

É rara e acomete mais o gênero masculino entre 4 meses e 3 anos de idade. As crises mioclônicas podem ser globais ou limitadas à musculatura cervical. Não ocorrem em salvas. No EEG, há descargas de ponta e poliponta-onda generalizadas que coincidem com as crises.

Epilepsia de Ausência na Infância

É mais frequente no gênero feminino, com pico máximo de início entre 5-7 anos. As crises de ausência são breves, em média de 15 segundos, muito frequentes, ativadas por hiperpneia, hipoglicemia e sonolência. Há comprometimento da consciência, com interrupção da atividade. Frequentemente, as crises são acompanhadas por automatismo: mexer nas roupas, lamber os lábios, manipular objetos e outros. O EEG tem atividade de base anormal e complexos PO a 3 Hz generalizados, simétricos e ativados por hiperpneia.

Epilepsia de Ausência Juvenil

Acomete crianças entre 7-16 anos (pico de incidência entre 10-12 anos). Não há preferência por gênero. As crises de ausência são menos frequentes e é comum a associação a crises tônico-clônicas generalizadas (TCG) ao despertar.

O EEG mostra complexos de PO difusos e bilaterais ritmados a 3,5-4,4 Hz.

Epilepsia Mioclônica Juvenil

A idade de início é geralmente entre 12-20 anos. Acomete igualmente ambos os gêneros. É caracterizada por abalos mioclônicos, principalmente ao despertar, bilaterais, isolados ou repetitivos, atingindo em especial os membros superiores. É quase constante a associação a crises TCG. O EEG mostra complexos de ponta e poliponta-onda generalizada com frequência maior que 3 Hz. Pode haver fotossensibilidade.

Epilepsia com Crises TCG ao Despertar

Tem idade de início entre 11-15 anos e há leve predomínio no gênero feminino. As crises TCG ocorrem cerca de 1-2 horas após o despertar. Têm como fator desencadeante a privação do sono, o despertar prematuro e o abuso do álcool. O EEG intercrítico pode ser normal ou apresentar paroxismos generalizados de PO ou poliponta-onda (PPO) a mais de 3 Hz.

Epilepsias Generalizadas Sintomáticas ou Criptogênicas

Cursam com crises de difícil controle, geralmente associadas a regressão ou atraso psicomotor, distúrbio do comportamento e retardo mental.

Encefalopatia Mioclônica Precoce

É uma síndrome do período neonatal e tem como etiologia doenças metabólicas (hiperglicemia não cetótica e outras), malformações cerebrais e hipóxia perinatal. Caracteriza-se por mioclonias erráticas e maciças, bilaterais, associadas a crises parciais simples e espasmos, mais tardiamente. O EEG mostra um padrão de surto-supressão.

Encefalopatia Epiléptica Infantil Precoce com Surto-supressão ou Síndrome de Ohtahara

Também tem início no período neonatal. As crises são principalmente espasmos isolados ou em salvas, bastante frequentes, associadas a crises motoras focais. Geralmente decorre de malformações cerebrais, diagnosticadas por tomografia computadorizada (TC) do cérebro ou ressonância nuclear magnética (RNM). O EEG mostra também o padrão de surto-supressão.

Epilepsia Mioclônico-astática ou Síndrome de Doose

Afeta, principalmente, o gênero masculino e tem início entre 7 meses e 6 anos, em crianças previamente sadias. Há crises mioclônicas generalizadas, crises astáticas (perda do tônus postural com queda) e mioclônico-astáticas (crises astáticas precedidas por mioclonia dos membros superiores ou da face). Frequentemente também ocorrem crises de ausência, TCG e tônicas.

Síndrome de West

Acomete lactentes entre 4-7 meses de idade e é caracterizada por espasmos geralmente em salvas, deterioração ou retardo do desenvolvimento psicomotor (DPM) e padrão de hipsarritmia no EEG.

Os espasmos ocorrem mais comumente no início do sono e imediatamente após o despertar; podem ser em flexão, extensão ou mistos, breves (1-15"), em salvas com várias crises em sucessão.

A síndrome de West pode ser criptogênica, quando as crises se iniciam em criança neurologicamente normal e cuja etiologia não pode ser detectada, e sintomática devido a infecções intrauterinas do grupo TORCH, distúrbios do desenvolvimento cortical, erros inatos do metabolismo, neuroectodermoses (principalmente esclerose tuberosa), malformações cerebrais (p. ex., síndrome de Aicardi), sequelas de encefalopatia hipóxico-isquêmica, traumatismo cranioencefálico, hipoglicemia, infecções do sistema nervoso central e outras causas.

Síndrome de Lennox-Gastaut

A síndrome de Lennox-Gastaut (SLG) predomina no gênero masculino, acometendo as crianças entre 1-8 anos de idade (pico entre 3-5 anos). Geralmente existe uma variedade de crises: tônicas axiais, mais comuns, ou globais; atônicas globais (provocando queda no solo) ou parciais (queda da cabeça), bastante frequentes no decorrer do dia e ausências atípicas. Podem ocorrer ainda crises mioclônicas globais e simétricas ou segmentares. Estados de mal epiléptico (EME), especialmente de ausência, são frequentes. O retardo mental existe em 85% dos casos associado a alteração grave do comportamento. Em 30-40% dos casos, a síndrome de West precede a SLG.

O EEG mostra atividade de base desorganizada e complexos de PO lenta, com frequência de 2,5 Hz, e polipontas rápidas entre 10-20 Hz, na fase do sono NREM.

Os exames complementares para o diagnóstico etiológico da SLG, como da síndrome de West, vão depender da suspeita clínica: ultrassonografia transfontanela, TC e RNM encefálica, SPECT, pesquisa de erro inato do metabolismo, potenciais evocados, eletrorretinograma, avaliações genética e oftalmológica.

Epilepsia Mioclônica Grave da Infância ou Síndrome de Dravet

As crises têm início entre 4-8 meses de vida, frequentemente associadas a febre. As crises são do tipo clônicas generalizadas ou unilaterais, refratárias ao tratamento. Em torno dos 12 meses surgem sinais neurológicos e atraso do desenvolvimento da linguagem, e as crises passam a ser mioclônicas associadas às crises parciais e generalizadas. A confirmação do diagnóstico é feita pelo encontro da mutação do gene *SCN1A*.

Epilepsia Parcial Sintomática e Criptogênica

Lobo Temporal

É a mais frequente. As descargas podem originar-se da parte mesial (ELT-M) ou neocortical. Tem início entre 5-10 anos de idade. Existe história familiar. Caracteriza-se por auras, geralmente isoladas. A mais comum é a epigástrica com outros sintomas autonômicos, psíquicos e emocionais (medo) ou sensações olfatória e gustativa. Segue-se crise parcial complexa com olhar fixo e alheio, associada a automatismos oroalimentares ou outros mais complexos. Dura, em média, 1-2 minutos. Na fase pós-ictal, existe desorientação, amnésia e déficit de memória recente. As crises podem apresentar remissões até a adolescência ou a vida adulta e, quando reaparecem, geralmente são intratáveis clinicamente.

Lobos Frontal, Parietal e Occipital

Dos lobos frontal (maior frequência entre as epilepsias extratemporais), parietal e occipital. Os sintomas dependem do local onde se inicia a descarga.

Epilepsia Parcial Contínua Progressiva da Infância

Tem como etiologia lesão cortical rolândica (displasia cortical, atrofia) ou encefalopatia progressiva, de etiologia autoimune ou infecciosa (síndrome de Rasmussen). Expressa-se por crises parciais motoras, progressivamente mais frequentes e intensas, associadas a mioclonias subentrantes, também focais. Instalam-se hemiparesia motora e distúrbios da linguagem e das funções intelectuais. O EEG mostra pontas na região central, contralaterais às crises focais motoras. O diagnóstico é feito com a RNM. O exame do LCR pode mostrar bandas mono/oligoclonais quando a etiologia é autoimune ou infecciosa.

Outras Epilepsias

Epilepsia com Ponta-onda Contínua durante o Sono NREM

Evolui em três etapas: a primeira, aos 4 anos de idade, com crises parciais ou generalizadas, esporádicas, geralmente noturnas; a segunda, em torno dos 8 anos de idade, com acentuação das crises e parada ou regressão psicomotora. Nessa fase, é encontrado o padrão de ponta-onda contínua (POC) em pelo menos 85% do sono NREM; na terceira etapa, em torno dos 12 anos, melhora o DPM, cessam as crises, desaparece o padrão eletroencefalográfico, porém persiste o déficit cognitivo.

Afasia-Epilepsia ou Síndrome de Landau-Kleffner

Há nítido predomínio no gênero masculino, e a idade de início varia dos 3-7 anos. A afasia pode anteceder, ser simultânea ou seguir o início das crises epilépticas. Trata-se de uma agnosia verbal auditiva. A expressão verbal é reduzida ou ausente. As crises epilépticas têm baixa frequência, são focais ou generalizadas, geralmente noturnas, e usualmente desaparecem aos 15 anos de idade.

O EEG tem atividade de base normal. Há pontas, complexos PO em regiões temporais ou têmporo-occipitais, com acentuação das anormalidades durante o sono (padrão semelhante ao POC no sono).

TC e RNM do encéfalo são normais. No SPECT há hiperperfusão na região temporal posterior esquerda.

Crises Neonatais

Expressam-se como crises clônicas focais ou multifocais, mioclônicas, tônicas e de apneia. O RN com crises clônicas focais deve ser avaliado com USG ou TC do crânio. As crises clônicas multifocais são migratórias, aleatórias e de natureza epiléptica. As crises mioclônicas são observadas na síndrome de abstinência e pós-hipóxia, e as tônicas, mais comuns no prematuro, raramente são manifestações epilépticas. As crises de apneia são consideradas manifestações epilépticas quando se associam a desvio tônico dos olhos e outros sintomas motores.

Crises Febris

Ocorrem entre 3 meses e 5 anos de idade, associadas a febre, sem evidência de infecção intracraniana. Têm origem genética. A crise febril (CF) é denominada simples quando é generalizada, com duração inferior a 15 minutos, não recorrente em 24 horas e quando não apresenta anormalidade neurológica pós-letal. Quando a crise é focal, dura mais de 15 minutos ou recorre em menos de 24 horas, é chamada complexa. Incide em torno de 4% da população infantil.

Epilepsia Generalizada com Crise Febril Plus

Tem herança autossômica dominante, ligada ao cromossomo 19. Expressa-se por crises febris clássicas, crises febris *plus* (que persistem além dos 6 anos de idade) e crises afebris.

Epilepsia Noturna do Lobo Frontal

Tem herança autossômica dominante com localização no cromossomo 20. Inicia na adolescência e caracteriza-se por crises motoras distônicas, tônicas ou hipercinéticas, em salvas, durante o sono NREM. Na criança, pode ser provocada por estímulos sonoros.

O EEG intercrítico geralmente é normal e, para o diagnóstico, é necessária a polissonografia.

DISTÚRBIOS PAROXÍSTICOS NÃO EPILÉPTICOS

Síncope

É definida como perda súbita e transitória da consciência e do tônus postural, com recuperação espontânea. Em geral, é resultante da redução do fluxo sanguíneo cerebral. Acomete todos os grupos etários.

Os sintomas iniciais são visão turva, mal-estar e sensação de "vazio no abdome". Segue-se palidez acentuada, sudorese, pele fria, bradi/taquicardia e perda da consciência. Quando a crise se prolonga além de 15 segundos, surgem espasmos tônicos generalizados e opistótono.

A síncope tem múltiplas etiologias e pode ser agrupada, quanto à sua origem, em cardíaca e não cardíaca.

Entre as causas de síncopes cardíacas, é importante citar a *síndrome do QT longo*, de herança autossômica (80% dominante) e ligada a cromossomos específicos. São precipitadas por emoção ou esforço físico, dados importantes para o diagnóstico diferencial com a epilepsia. Podem provocar morte súbita. Foi demonstrado que o prolongamento do intervalo QT, na primeira semana de vida, está fortemente associado à síndrome de morte súbita em lactentes. A avaliação eletrocardiográfica neonatal permitiria a identificação precoce de lactentes com o risco dessa síndrome e a instituição de medidas preventivas.

As síncopes de origem não cardíaca são as mais comuns na infância e adolescência. Podem ser desencadeadas por várias situações: posição ortostática prolongada, dor, medo, emoção, visão de sangue, hipersensibilidade do seio carotídeo. O diagnóstico se baseia na história e nos exames clínico, cardiológico e neurológico. O ECO deve sempre ser realizado. O prosseguimento da investigação dependerá dos dados obtidos pelas medidas anteriores. Na síncope não cardíaca, está indicado o *Tilt test* (teste da inclinação).

Perda de Fôlego (Tomada de Choro)

Ocorre em cerca de 4% das crianças com menos de 5 anos e tem início, em geral, entre 6-18 meses. Existem dois tipos: o cianótico e o pálido.

As crises cianóticas, mais frequentes, são provocadas por dor, raiva, medo ou frustração. A criança chora forte e logo faz apneia em expiração, tornando-se cianótica. Eventualmente há perda da consciência e do tônus postural. Nas crises mais prolongadas, surge rigidez do corpo e, raramente, clonias.

As crises pálidas, menos frequentes (20%), são precipitadas por dor ou traumatismos leves, e pode ocorrer perda de consciência sem choro prévio. A palidez é acentuada e pode haver incontinência urinária.

O diagnóstico se faz pelas circunstâncias desencadeantes características e pelo aparecimento precoce da cianose.

Síndrome de Hiperventilação

É relativamente comum em meninas adolescentes. A frequência e a profundidade da respiração aumentam insidiosamente, parecendo com um "suspiro" e depois com hiperventilação. Gera parestesias distais e pode induzir pseudocrises de ausência e síncopes.

Crises de Olhar Fixo ou Devaneio

São fugas "agradáveis" em pessoas de todas as idades. Pode ser difícil interrompê-las e, frequentemente, não respondem a ordens verbais. O diagnóstico diferencial com epilepsia é feito com registro eletroencefalográfico e pela duração do episódio (a ausência epiléptica dura 5-35 segundos, e as crises parciais, 1 minuto).

Pseudocrises

São mais frequentes na adolescência. Podem simular qualquer crise epiléptica. Diferem, entretanto, pela natureza dos movimentos: atividade intencional, com expressão violenta e teatral, e padrão não estereotipado. Além disso, raramente têm ocorrência noturna ou incontinência esfincteriana. Não produzem confusão pós-ictal, mordedura da língua ou outros traumatismos. O EEG ictal é normal. Uma boa ajuda para o diagnóstico consiste no registro das crises por filmagem pelos familiares.

Hiperplexia ou Doença do Sobressalto

É uma doença geneticamente determinada (herança autossômica dominante), caracterizada por resposta excessiva (sobressalto) a estímulos auditivos, visuais e proprioceptivos. O teste "toque no nariz" desencadeia o sobressalto.

Existem duas formas clínicas: a menor, em que existe apenas a resposta de sobressalto, e a maior, em que o sobressalto é associado a rigidez generalizada, momentânea, levando a apneia, que pode ser letal. Esses pacientes podem ter, desde o nascimento, hipertonia muscular que desaparece no sono e regride no final do primeiro ano.

Em cerca de 80% dos casos encontra-se a mutação na subunidade alfa-1 da proteína receptora da glicina (*GLRA1*), gene localizado no cromossomo 5.

Ataxias Episódicas Hereditárias

Têm transmissão autossômica dominante e se manifestam por episódios de incoordenação motora e de distúrbios do equilíbrio associados a disartria e distúrbios visuais, desencadeados por estresse físico ou emocional. Podem durar segundos, horas ou mesmo dias. O gene responsável pelo tipo 1 é o *KCNA1*, localizado no cromossomo 12 e relacionado com o canal de potássio. A ataxia episódica do tipo 2 é a mais frequente das ataxias episódicas e se inicia mais frequentemente na infância. É ligada à mutação do gene *CACNA1A*, localizado no cromossomo 19 e relacionado com os canais iônicos de cálcio.

Desvio Tônico Paroxístico do Olhar Vertical

Os episódios surgem no primeiro ano de vida e, em geral, têm remissão espontânea. As crises duram de minutos a 3 horas. Não há distúrbios da consciência e elas podem ser associadas ou não a ataxia.

Discinesias Paroxísticas

Compreendem condições que se caracterizam por crises de movimentos distônicos e/ou coreoatetósicos. Têm sido classificadas em quatro tipos em função do seu fator desencadeante:

- *Discinesia paroxística cinesigênica.* As crises, na maioria dos casos, se iniciam na infância ou adolescência; são breves, com duração de segundos a 1 minuto, uni/bilaterais, precipitadas pelo movimento brusco após período de repouso. Podem ocorrer várias no mesmo dia, e geralmente tendem a reduzir em frequência e desaparecer na vida adulta. Parecem ser devidas a uma canalopatia.

- *Discinesia paroxística não cinesigênica.* As crises são mais longas do que as cinesigênicas, durando entre 10 minutos e 4 horas, desencadeadas pela ingestão de álcool e café, e por fadiga; cedem após o sono. A idade de início é precoce, na infância. Um gene responsável, especialmente nas formas familiares, é o *MR-1*, cuja proteína intervém na cascata enzimática de resposta ao estresse.
- *Discinesia paroxística induzida pelo exercício.* As crises são desencadeadas por um esforço físico mantido, e os episódios duram 5-30 minutos.
- *Discinesia paroxística hipnogênica.* As crises de violentos movimentos distônicos e tônicos são muito breves e noturnas, precedidas por grito. Corresponde a uma epilepsia parcial frontal, de transmissão autossômica dominante.

Nas discinesias paroxísticas não existe distúrbio da consciência, e os exames de imagem e EEG são normais, inclusive o EEG crítico.

Distonia Paroxística do Lactente

Tem início entre 1-5 meses de idade e se caracteriza por episódios repetidos, breves e frequentes de opistótono e distonia, simétrica ou não, dos membros superiores. Toda a investigação é negativa, e as crises desaparecem no final do primeiro ano.

Mioclonia Benigna da Infância

Tem início entre 3-9 meses de idade com espasmos em salvas, no período de vigília e de maior alerta. Exame neurológico, EEG e neuroimagem são normais. Desaparece no curso do segundo ano de vida.

Mioclono Benigno Neonatal do Sono

São abalos em surtos breves ou prolongados, rítmicos, generalizados ou focais dos membros, que cessam ao acordar. Não existe comprometimento da face ou do tronco e não estão associados a anormalidades do EEG. Não há indicação de medicação. Tendem a diminuir e mesmo desaparecer durante o primeiro ano de vida.

Vertigem Paroxística Benigna

É caracterizada por ataques recorrentes de vertigem, ataxia, nistagmo, vômitos e palidez, com duração de minutos, seguida por sonolência. Ocorre em crianças de 1-5 anos de idade e tende a desaparecer após os 5-6 anos.

Torcicolo Paroxístico Benigno da Infância

As crises duram várias horas ou até 2 dias e se caracterizam por inclinação lateral da cabeça, vômitos e nistagmo. Ocorrem na criança pequena (1 ano) e diminuem de frequência com a idade.

304 Diagnóstico Diferencial em Pediatria

Nesse quadro e na vertigem paroxística benigna existe história familiar de cefaleia, e muitos pacientes desenvolvem, posteriormente, migrânea.

Transtornos do Sono

- *Terror noturno.* Ocorre usualmente entre as idades de 18 meses e 5 anos, durante o sono lento profundo (III-IV). Após 1-2 horas de sono, a criança senta-se na cama aterrorizada. Não reconhece os familiares e não consegue ser consolada. Cada episódio dura alguns minutos a 1 hora; depois a criança volta a dormir e não se recorda do ocorrido. Pode persistir até os 8 anos (metade dos casos) ou até a adolescência (1/3).
- *Pesadelo.* Ocorre no meio da noite ou nas primeiras horas da manhã e tem lugar no sono REM.
- *Sonambulismo.* Frequente em crianças mais velhas e adolescentes. É consequência de despertar incompleto do sono lento (NREM).
- *Narcolepsia.* Consiste em surtos breves de sono irresistível, ocorrendo durante o dia, mais frequentemente durante uma atividade monótona. Geralmente vem associada a:
  - *Cataplexia* — é a perda súbita do tônus muscular, levando a queda, sem distúrbio da consciência e precipitada por choro ou riso.
  - *Alucinações hipnagógicas* — são períodos breves de alucinações visuais e/ou auditivas ou distorções da percepção que ocorrem geralmente ao acordar.
  - *Paralisia do sono* — consiste na incapacidade para se mover durante a transição entre o sono e o acordar.

    Do ponto de vista neurofisiológico, a narcolepsia é caracterizada por latência curta do início do sono para o estágio do sono REM (menos de 10 minutos). Ocorre com mais frequência no adulto jovem e adolescente.

    O diagnóstico clínico deve ser confirmado com a realização da polissonografia, e o tratamento medicamentoso deve ser iniciado imediatamente (modafinil).
- *Hipersonia diurna.* É encontrada em pacientes com insônia noturna e com síndrome de apneia do sono.

Síndrome de Sandifer

É definida por episódios de postura anormal — opistótono — em crianças com refluxo gastroesofágico ou hérnia hiatal.

Masturbação

É um comportamento bastante comum, ocorrendo em cerca de 90% do gênero masculino e em 60% do feminino, em algum momento da vida. Entretanto, nos primeiros anos da vida, é bem mais frequente nas meninas. É mais bem denominado *síndrome de gratificação*.

Tem como características:

- Início entre 3 meses e 3 anos.
- Episódios estereotipados com duração variável de minutos a horas.
- Vocalizações, gemidos e respiração ofegante.

- Ruborização da face com transudação.
- Movimentos rítmicos da pelve.
- Pressão no períneo com postura característica dos membros inferiores (fricção das coxas, atrito do travesseiro ou outro objeto contra o púbis e/ou períneo, rigidez corporal).
- Nenhuma alteração da consciência, mas parecendo estar "em transe".
- Fácil interrupção ao ser distraída, podendo porém ficar irritada.
- Exame neurológico e desenvolvimento normal.

O exame ginecológico deve ser realizado porque uma irritação perineal pode ser consequência dos episódios de masturbação, como pode aumentá-los em frequência e intensidade.

O uso de vídeos caseiros é extremamente importante para o diagnóstico, visando aliviar a ansiedade dos pais e proporcionar o melhor tratamento para a criança, sem que se façam necessários procedimentos desnecessários e medicamentos não adequados.

CEFALEIAS

São frequentes na infância, e vários estudos epidemiológicos mostraram a existência desse distúrbio em mais da metade das crianças em idade escolar. Entretanto, somente em 10-20% dos casos a cefaleia é grave e incapacitante.

É importante, diante de uma situação tão frequente, saber diagnosticar a urgência (hipertensão intracraniana, meningites), bem como limitar os exames (como na cefaleia tensional) e ajudar a criança com uma conduta adequada.

O diagnóstico repousa sobretudo no interrogatório dos pais, dos professores e da própria criança. Devem ser investigados localização, caráter, horário, duração, frequência, intensidade, sinais acompanhantes, história familiar e modo de vida da criança. O exame clínico é indispensável, porém frequentemente é normal.

De acordo com o padrão temporal, as cefaleias na infância podem ser classificadas em agudas e crônicas, progressivas ou não.

Como etiologias das cefaleias agudas existem as meningites, as encefalites (vistas em outro capítulo) e a hemorragia intracraniana. Nesta última, a dor é súbita, brutal, com distúrbio da consciência e vômitos. O diagnóstico é feito por TC ou RNM do crânio. Deve ser lembrado que o exame do LCR por punção lombar é um procedimento a ser evitado pelo risco de agravação do quadro.

Outra etiologia é a primeira crise de migrânea, cuja incidência aumenta com a idade: 2,7% aos 7 anos, com predomínio no sexo masculino, e, na idade de 14 anos, 6,4% nos meninos e 14,8% nas meninas.

Para o diagnóstico de migrânea são exigidas três crises semelhantes. As crises têm a duração de 1-48 horas, e a cefaleia deve ter pelo menos duas características das seguintes: ser unilateral, pulsátil, de intensidade moderada a grave e exacerbada pela atividade física. Durante os acessos, deve ocorrer ao menos um dos seguintes sintomas: náuseas e/ou vômitos, fonofobia e fotofobia.

A investigação com a neuroimagem na cefaleia está indicada:

- Quando a dor de cabeça é sempre do mesmo lado (para investigar malformação vascular).
- Na migrânea sem história familiar.
- Na migrânea hemiplégica.
- Quando ocorre modificação no caráter e na frequência da cefaleia.
- Quando está associada a distúrbios da consciência, torcicolo, sinais neurológicos focais ou mudanças do comportamento e conduta.
- Quando a cefaleia é matutina e acompanhada por vômitos.
- Quando é associada a ruídos intracranianos (sopros).
- Quando a cefaleia ocorre em crianças com idade inferior a 5 anos.

Formas Atípicas de Migrânea

- *Vômitos cíclicos.* Os episódios duram horas a dias, levando a desidratação e acidose. Geralmente têm início no terceiro ou quarto ano de vida. Cerca de dois terços dessas crianças desenvolvem migrânea. Trata-se de um diagnóstico de exclusão após afastar doenças abdominais e manifestações periódicas de erros inatos do metabolismo, como os distúrbios do ciclo da ureia e da oxidação dos ácidos graxos.
- *Dor abdominal recorrente.* Trata-se também de um diagnóstico de exclusão, porém atualmente mais relacionado com desordem psicossomática.
- *Hemiplegia alternante da infância.* Tem início, geralmente, nos primeiros 6 meses de vida. Expressa-se por ataques de hemiplegia combinados com crises tônicas ou distônicas, não epilépticas. Os episódios são frequentes (várias vezes no mês) e duram de poucos minutos a diversos dias. A hemiplegia varia de lado, podendo ser bilateral e associada a mutismo. O sono pode cessar ou interromper o ataque.

  Todos os exames realizados são normais, inclusive a RNM. O SPECT mostra alteração na perfusão, se realizado durante a crise.
- *Síndrome "Alice no país das maravilhas".* É caracterizada pela combinação de episódios de anormalidade da imagem corporal, distorções espaciais, temporais e alucinações. Há sempre a queixa de cefaleia.

Bibliografia

1. Aicardi J. *Diseases of the nervous system in childhood.* Cambridge: Mac Keith Press, 1998.
2. Diament A, Cypel S. *Neurologia infantil.* São Paulo: Atheneu, 2005.
3. Fejerman N, Fernández AE. *Neurologia pediátrica.* Buenos Aires: Edit. Médica Panamericana, 1997.
4. Figueira F, Alves JGB, Maggi RS, Correia JB. *Diagnóstico e tratamento em pediatria (IMIP).* 2. ed. Rio de Janeiro: Medsi, 2001.
5. Guerreiro CAM, Guerreiro MM, Cendes F, Lopes-Cendes I. *Epilepsia.* São Paulo: Lemos Editorial, 2000.
6. Méneret A, Roze E, Vidailhet M. Choréoathétoses paroxystiques. *EMC Neurologie* (Elsevier Masson, Paris), 17-066-A-30, 2011.
7. Riant F, Vahedi K, Tournier-Lasserve E. Ataxies épisodiques. *EMC Neurologie* (Elsevier Masson, Paris), 17-066-A-20, 2011.
8. Sobral MADF. Síncopes na infância: uma abordagem clínica. *Rev Norte-Nordeste do Coração,* jan/jun 2000; 15-24.
9. Spalice A, Parisi P, Iannete P. Paroxysmal tonic upgaze: physiopathological considerations in three additional cases. *J Child Neurol* 2000; 15:15-18.
10. Tardieu M. Céphalées de l'enfant. *Encycl Med Chir Pédiatrie* 4-094-A-10, 2001.

CAPÍTULO 33

Valter Kozmhinsky

Distúrbios Pigmentares

INTRODUÇÃO

Manchas na pele da criança são frequentes na prática clínica diária, pois habitualmente esses sinais cutâneos provocam aflições nos pais e, muitas vezes, geram dúvidas diagnósticas. A primeira tarefa para o diagnóstico correto é a realização de um exame dermatológico satisfatório. Para isso, impõe-se uma série de observações, que vão desde o treinamento visual do executante até os fatores ambientais. O exame clínico da pele deve ser realizado com boa luminosidade, inicialmente com visão total do paciente, passando-se a seguir para uma inspeção da região cutânea acometida e um exame detalhado da lesão na pele.

O raciocínio dermatológico inicia-se pela identificação das lesões elementares e depois seu agrupamento. No bom senso do examinador devem existir duas observações: contraste e detalhes. O branco é mais branco quando está perto do preto. As lesões dermatológicas em pele clara são observadas diferentemente na pele morena. Às vezes, uma lesão eritematoescamosa na face, cujo diagnóstico inicial foi de dermatite seborreica, por ter sido encontrado um pouco de atrofia com rolhão córneo folicular, pode passar a ter uma possibilidade clínica de lúpus eritematoso discoide.

A história clínica é fundamental. Um paciente que relata dor supostamente após erguer um objeto pesado foi orientado a expor-se em uma fonte de luz infravermelha. Após sofrer exposição prolongada aos raios infravermelhos, "sofreu queimadura com bolhas". A história, que parece lógica, traz um questionamento importante: quem produz queimadura — os raios ultravioleta ou os infravermelhos? No exame clínico, observam-se vesículas sobre uma base eritematosa acompanhando o trajeto de nervo (Figura 33.1). Nesse caso, a dor precede as lesões pela neurite da infecção pelo herpes-zóster.

Manchas ou máculas são lesões elementares da pele por modificação da cor, sem alteração no relevo. Podem ser vasculossanguíneas ou pigmentares. As manchas vasculares podem ser permanentes ou transitórias, por vasodilatação ou vasoconstrição, arteriais ou venosas. As manchas pigmentares podem ser por aumento, diminuição ou ausência de melanina ou por depósito de outras substâncias (caroteno, hemossiderina, bilirrubina etc.)

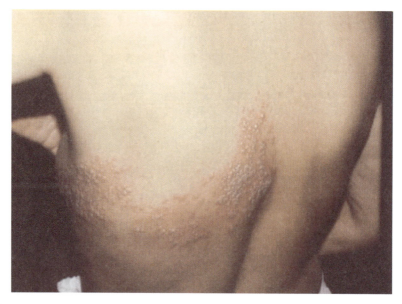

Figura 33.1 Herpes-zóster. Vesículas em base eritematosa com distribuição em área de nervo intercostal.

DIAGNÓSTICOS DIFERENCIAIS

Manchas Hipocrômicas

Esclerose Tuberosa (Epiloia ou Doença de Pringle)

Doença autossômica dominante que apresenta a tríade: angiomas faciais (Figura 33.2), retardo mental e epilepsia. Em 90% dos casos podem estar presentes manchas hipomelanóticas em forma de folha ou ovaladas (Figura 33.3).

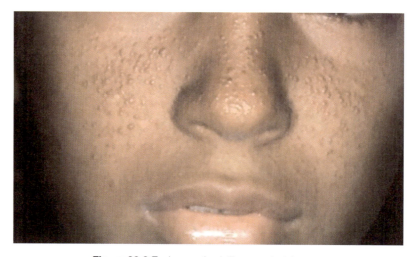

Figura 33.2 Esclerose. Angiofibromas faciais.

Distúrbios Pigmentares **309**

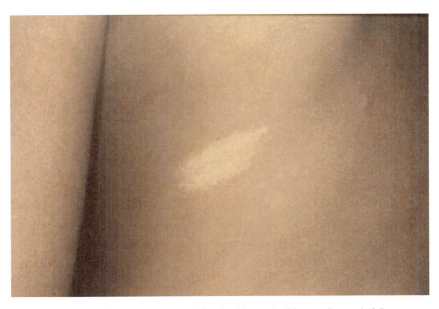

Figura 33.3 Esclerose tuberosa. Mancha hipomelanótica em forma de folha.

Hanseníase na Forma Indeterminada

Mancha hipocrômica (Figura 33.4), alopécica, sem descamação e anestésica; no início pode ser hipo/hiperestésica. É uma forma instável, podendo evoluir para a forma tuberculoide (Figura 33.5) ou lepromatosa.

Figura 33.4 Hanseníase – forma indeterminada. Mancha hipocrômica hipoestésica.

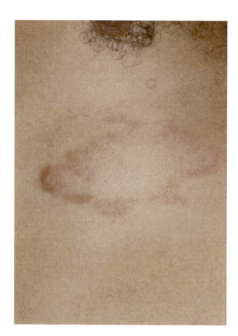

Figura 33.5 Hanseníase – forma tuberculoide. Bordas infiltradas bem delimitadas.

Hipocromia Residual

Pode ser secundária a reações inflamatórias ou queimaduras (térmicas, por raios ultravioleta e exposição a substâncias químicas — Figuras 33.6 e 33.7).

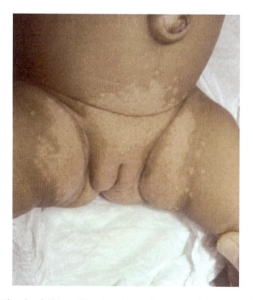

Figura 33.6 Dermatite das fraldas. Manchas hipocrômicas residuais em áreas de involução.

Distúrbios Pigmentares 311

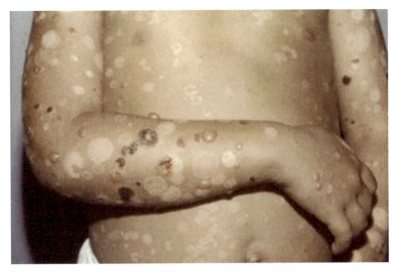

Figura 33.7 Dermatite herpetiforme – hipocromia residual com bolhas e vesículas tensas dessa afecção imunológica, glúten sensível, com depósito de IgA subepidérmico.

Incontinência Pigmentar Acromiante (Hipomelanose de Ito)

Doença de herança autossômica dominante cuja característica cutânea é a presença de manchas hipocrômicas com configuração bizarra, em rodamoinhos, assimétricas e bilaterais (Figura 33.8). Podem estar associados: retardo mental, convulsões, anormalidades musculoesqueléticas e oculares. Visualmente se superpõe como um negativo de fotografia da incontinência pigmentar (Figura 33.9).

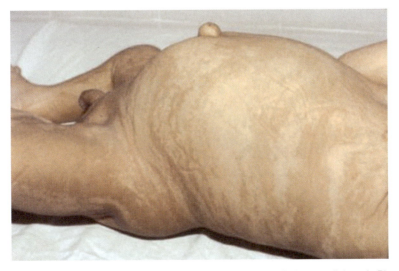

Figura 33.8 Incontinência pigmentar acromiante. Manchas hipocrômicas em linhas de Blaschko.

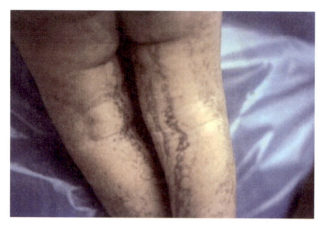

Figura 33.9 Incontinência pigmentar. Manchas hipercrômicas em linhas (síndrome de Bloch-Sulzberguer).

Líquen Estriado

Afecção de causa desconhecida que se apresenta com lesões do tipo pápulas, brilhantes e com distribuição linear; linhas de Blaschko (Figura 33.10).

As lesões regridem espontaneamente em período médio de um ano.

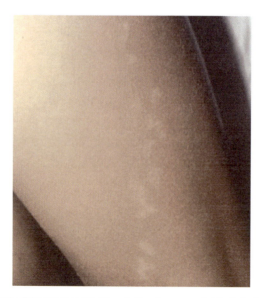

Figura 33.10 Líquen estriado. Pápulas hipocrômicas, brilhantes, com distribuição linear em linhas de Blaschko.

Nevo Acrômico

Malformação congênita, única ou múltipla, que se apresenta como mancha hipocrômica (Figura 33.11). Habitualmente é perceptível semanas ou meses após o nascimento, sendo evidenciado pelo contraste após exposição ao sol.

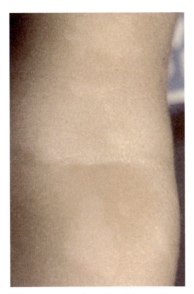

Figura 33.11 Nervo acrômico. Mancha hipocrômica, evidenciada em torno do quarto mês de vida.

Pitiríase Alba

Afecção assintomática, comumente associada a eczema atópico e, às vezes, a dermatite seborreica. Apresenta-se como mancha hipocrômica mal detalhada, discretamente descamativa (Figura 33.12). Surge sobretudo no verão, pois é desencadeada pela exposição solar. Deve ser distinguida, principalmente, da pitiríase versicolor e da hanseníase na sua forma indeterminada.

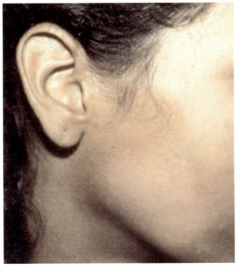

Figura 33.12 Pitiríase alba. Manchas hipocrômicas, mal delimitadas, surgidas após exposição ao sol, em paciente atópico.

Pitiríase Versicolor

Infecção fúngica, superficial, causada pela forma filamentosa (*Malassezia furfur*) da levedura *Pityrosporum*, a qual faz parte da microflora normal da pele. Sob a influência de fatores como predisposição genética, umidade, oleosidade, gravidez, alterações da imunidade, aumento do cortisol plasmático, essa infecção pode assumir manifestações clínicas variadas; várias formas e cores, manchas bem delimitadas e descamação furfurácea, mais bem visualizada com o estiramento da pele (Figura 33.13).

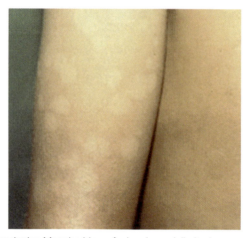

Figura 33.13 Pitiríase versicolor. Mancha hipocrômica, bem delimitada, com descamação furfurácea.

Manchas Acrômicas

Nevo Halo (Nevo de Sutton ou Vitiligo Perinévico)

É o resultado de uma reação imunológica, na tentativa de destruir células névicas de um nevo melanocítico pigmentado. Apresenta-se como uma faixa de despigmentação em torno do nevo (Figura 33.14). Pode involuir naturalmente.

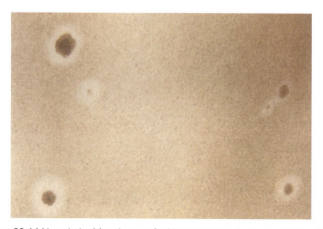

Figura 33.14 Nevo halo. Manchas acrômicas em torno de nevos melanocíticos.

Piebaldismo

Afecção autossômica dominante, caracterizada por áreas cutâneas acrômicas, associadas a uma madeixa de cabelos brancos na região frontal, sobre uma mancha em forma triangular com base para cima (Figura 33.15).

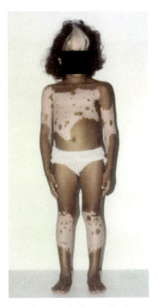

Figura 33.15 Piebaldismo. Manchas acrômicas e lesão característica na região frontal.

Vitiligo

Acromia adquirida, de provável etiologia autoimune, principalmente nas suas formas simétricas (Figura 33.16). Pode apresentar-se de forma segmentar (Figura 33.17), com disposição metamérica, o que sugere a hipótese de ação de um mediador neuroquímico que apresente efeito tóxico no melanócito.

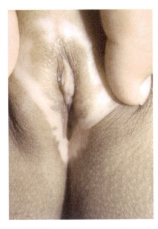

Figura 33.16 Vitiligo. Mancha acrômica simétrica.

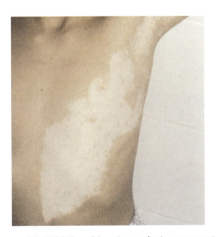

Figura 33.17 Vitiligo. Mancha acrômica segmentar.

Manchas Hipercrômicas

Dermatose Cinzenta (Eritema Discrômico Persistente)

Afecção de origem desconhecida, caracterizada por manchas de cor acinzentada e bordas eritematosas, discretamente infiltradas (Figura 33.18), que apresentam tamanho e formas variáveis, com tendência a confluir.

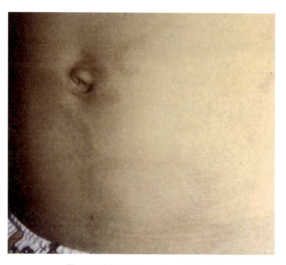

Figura 33.18 Dermatose cinzenta.

Eritema Pigmentar Fixo

Farmacodermia que se inicia com uma área de eritema, às vezes acompanhada de urticária ou lesão do tipo bolha, seguindo-se de pigmentação que geralmente desaparece após algumas semanas (Figura 33.19). Sua principal característica é a recidiva, sempre no mesmo local, após a utilização de algum tipo de medicamento.

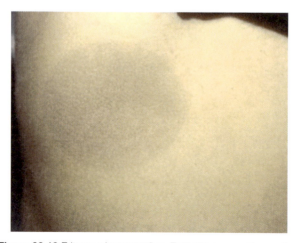

Figura 33.19 Eritema pigmentar fixo. Erupção por medicamentos.

Fitofotodermatite

Inflamação da pele pelo contato com produto de plantas, como limão, figo, bergamota etc., e posterior exposição ao sol. Formam-se manchas eritematosas e, às vezes, bolhas (Figura 33.20), com posterior hipercromia transitória (Figura 33.21).

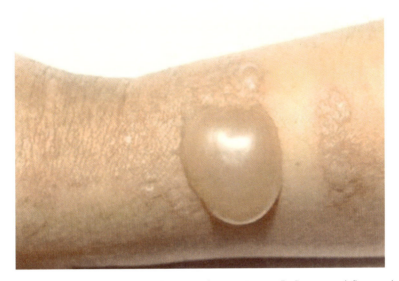

Figura 33.20 Fitofotodermatose. Bolhas após contato com limão e exposição ao sol.

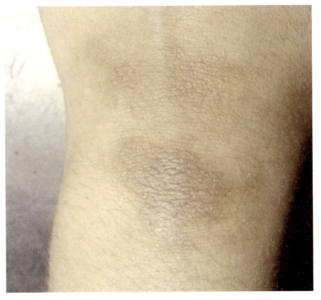

Figura 33.21 Fitofotodermatose. Pigmentação residual.

Hanseníase na Forma Tuberculoide

Infecção pelo *Mycobacterium leprae*, que apresenta diversidade de manifestações clínicas, dependendo do estado imunológico do hospedeiro. A forma tuberculoide apresenta lesão eritematoinfiltrada, limites externos das bordas bem nítidos (ver Figura 33.5) e alterações da sensibilidade, inicialmente térmica, depois dolorosa e, por fim, tátil.

Ictiose Ligada ao Sexo

Afecção de herança recessiva, ligada ao cromossomo X, caracterizada por apresentar a pele seca e com descamações persistentes, lembrando escamas de peixe. Nessa forma de ictiose, as escamas se apresentam escuras.

Incontinência Pigmentar (Síndrome de Bloch-Sulzberguer)

Afecção hereditária dominante, encontrada quase exclusivamente no sexo feminino. Pode apresentar três estágios de lesões na pele: vesicobolhosa, verrucosa e pigmentar. Esta última apresenta cor azul-castanha e configuração bizarra, em rodamoinhos ou estrias (ver Figura 33.9). Podem estar associados: retardo mental, convulsões, estrabismo e anomalias dentárias.

Mancha Café com Leite

Característica dos pacientes portadores da neurofibromatose (doença de van Recklinghausen), desordem autossômica dominante. Entretanto, podem estar presentes em outras afecções genéticas e em até 10% da população normal. As manchas são bem delimitadas, arredondadas ou ovais, apresentam coloração do tipo marrom-claro a escuro e dimensões variáveis, de 0,5-20 cm (Figura 33.22).

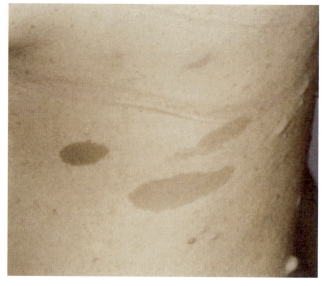

Figura 33.22 Neurofibromatose. Manchas café com leite.

Mastocitose (Urticária Pigmentosa)

Afecção devida ao acúmulo de mastócitos na pele. A fricção das lesões hipercrômicas leva a degranulação de mastócitos, liberação de histamina e formação de urticárias (Figuras 33.23 e 33.24).

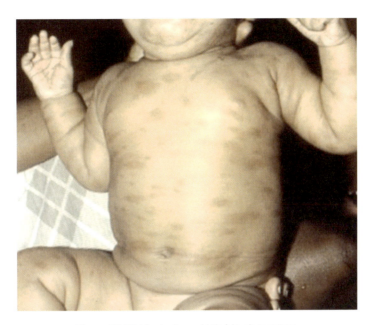

Figura 33.23 Mastocitose. Urticária pigmentosa.

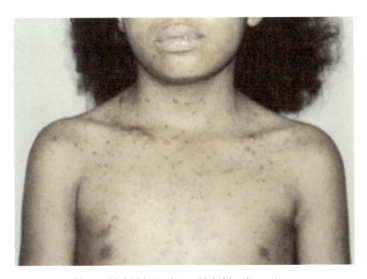

Figura 33.24 Mastocitose. Urticária pigmentosa.

Melanoma Maligno

Tumor cutâneo resultante de transformação maligna de melanócitos, principalmente de nevos melanocíticos juncionais ou compostos (Figura 33.25).

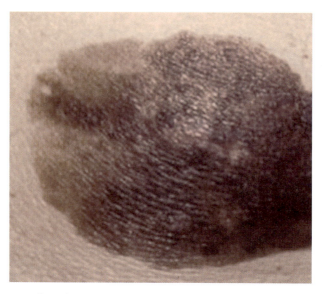

Figura 33.25 Melanoma maligno. Lesão plana, assimétrica, com bordas irregulares e variação de diferentes tonalidades de castanho, cinza e preto.

Nevo Melanocítico

Proliferação de melanócitos, podendo ser adquirido ou congênito, na maioria das vezes com baixo potencial de malignização (Figura 33.26).

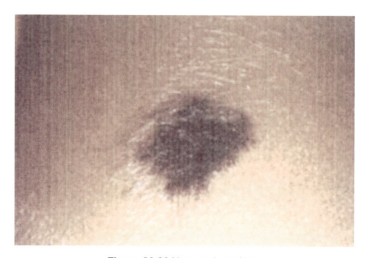

Figura 33.26 Nevo melanocítico.

Pitiríase Versicolor

Infecção fúngica cutânea, superficial, causada pela forma filamentosa (*Malassezia furfur*) da levedura *Pityrosporum*, fungo lipofílico da flora normal que pode apresentar-se hipercrômico quando localizado em áreas cobertas do corpo e em pacientes de cor morena (Figura 33.27).

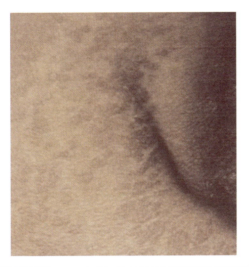

Figura 33.27 Pitiríase versicolor. Escamas furfuráceas hipercrômicas.

Tinha Negra Palmar

Infecção pelo fungo *Phaeoannellomyces wemeckii*. É rara e tem maior incidência na América do Sul. Apresenta evolução crônica e cursa de forma assintomática. Evidencia-se como mancha pardacenta ou negra, mais localizada na região palmoplantar (Figura 33.28).

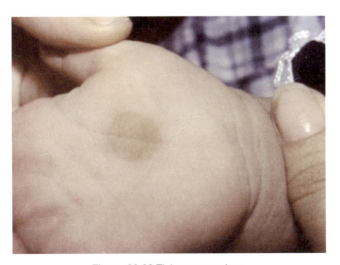

Figura 33.28 Tinha negra palmar.

Xeroderma Pigmentoso

Doença hereditária autossômica recessiva resultante de um defeito na reparação do DNA. Apresenta fotossensibilidade, alterações pigmentares, envelhecimento precoce e neoplasias cutâneas (Figura 33.29).

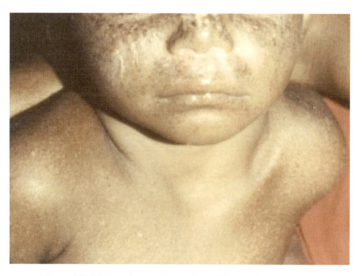

Figura 33.29 Xeroderma pigmentoso. Discromias precoces.

Bibliografia

1. Azuby RD, Azulay DR. *Dermatologia*, 3. ed. Rio de Janeiro: Guanabara Koogan, 2006.
2. Lowy G, Alonso FJ, Cestari TF, Oliveira ZN. *Atlas de dermatologia pediátrica*. Rio de Janeiro: Medsi, 2000.
3. Sampaio SP, Rivitti EA. *Dermatologia*, 2. ed. São Paulo: Artes Médicas, 2001.
4. Yun AC, Krakowski AC, Honig PJ. What's new in pediatric dermatology: an update. *Adv Dermatol* 2004; 20:1-21.

CAPÍTULO 34

Jucille do Amaral Meneses
Carolina Alves Pinto Bastos

Distúrbios Respiratórios no Período Neonatal

Os distúrbios respiratórios no recém-nascido são condições de grande importância por se apresentarem como a causa mais frequente de internamento em UTI neonatal e uma das principais causas de morbimortalidade no período neonatal. Esses distúrbios respiratórios manifestam-se geralmente logo após o nascimento e podem apresentar-se desde com evolução benigna até uma forma mais grave e potencialmente letal. O diagnóstico diferencial é realizado considerando a história clínica materna e do parto, os sinais e sintomas apresentados pelo RN, a evolução clínica da doença, além dos exames complementares, destacando os exames de imagem. O tratamento tem como objetivo oferecer assistência ventilatória adequada para o RN, além do tratamento específico para cada afecção. Deve-se ressaltar que a maioria desses distúrbios respiratórios é passível de prevenção, e esta deve sempre ser o objetivo principal na assistência perinatal.

Embora exista grande variedade de causas de distúrbio respiratório no período neonatal, abordaremos aquelas de origem pulmonar. Os principais distúrbios respiratórios no recém-nascido são a síndrome do desconforto respiratório (SDR) do RN, antes chamada de doença das membranas hialinas, a síndrome de aspiração meconial (SAM), a taquipneia transitória do RN (TTRN), algumas vezes denominada síndrome do pulmão úmido, as pneumonias congênitas e as adquiridas durante e após o nascimento, e a displasia broncopulmonar (DBP). Entre os distúrbios respiratórios menos frequentes estão as síndromes de escape de ar e as malformações pulmonares congênitas, que serão abordadas em outra seção.

SÍNDROME DO DESCONFORTO RESPIRATÓRIO DO RN

A síndrome do desconforto respiratório (SDR) do RN acomete particularmente o recém-nascido pré-termo (RNPT), sendo sua incidência inversamente proporcional à idade gestacional. Estima-se que 30% dos RN < 34 semanas de idade gestacional e 50% daqueles com < 30 semanas serão acometidos. Além da idade gestacional, existem fatores que influenciam tanto a incidência como a gravidade da doença. Entre os fatores que contribuem para maior risco da doença estão: asfixia perinatal, sexo masculino, cesárea eletiva, hidropisia fetal e diabetes materno. O uso antenatal de corticoide, a ruptura prolongada de membranas e a restrição de crescimento intrauterino diminuem o risco.

A SDR é um distúrbio do desenvolvimento pulmonar e resulta de deficiência primária quantitativa e qualitativa de surfactante pulmonar associado a parênquima pulmonar estruturalmente imaturo. A partir da 20.ª semana de gestação, os pneumócitos tipo II sintetizam o surfactante pulmonar, atingindo o ápice em torno de 35 semanas de idade gestacional. No prematuro, existe deficiência do surfactante pulmonar, levando a aumento da tensão superficial no nível alveolar, acarretando atelectasia pulmonar difusa com diminuição da complacência pulmonar e capacidade residual funcional pulmonar. Concomitantemente, observa-se desequilíbrio da ventilação-perfusão com hipoxemia progressiva, acidose e vasoconstrição pulmonar. À medida que esse processo progride, haverá aumento da permeabilidade alveolocapilar e extravasamento de líquidos e proteínas para os espaços alveolares, resultando na clássica doença das membranas hialinas. Esse nome foi designado pelos patologistas avaliando cortes pulmonares em necrópsias de prematuros.

O RN prematuro com SDR apresenta desconforto respiratório ao nascimento, caracterizado por taquidispneia, apneia, batimento da asa do nariz, gemido expiratório, cianose, retração esternal e intercostal. Na ausculta há diminuição global do murmúrio vesicular secundário às atelectasias progressivas. A evolução natural da doença é progressiva, com pico entre 24-48 horas de vida e melhora gradativa após 72 horas de vida.

Na SDR do RN, o achado radiológico típico é de infiltrado reticulogranular (vidro fosco) em campos pulmonares e broncogramas aéreos. O RX de tórax também permite classificar a doença em quatro estágios, em ordem crescente de gravidade:

- *Grau I*: padrão reticulogranular pouco visível, broncograma aéreo em região hilar.
- *Grau II*: padrão reticulogranular mais acentuado, broncograma aéreo que vai até a borda da área cardíaca. Área cardíaca ainda bem delimitada.
- *Grau III*: padrão reticulogranular intenso, broncograma aéreo intenso, ultrapassando a área cardíaca que suas bordas não são delimitadas.
- *Grau IV*: opacidade pulmonar bilateral.

Nos últimos anos, o surgimento de novas modalidades terapêuticas, como a administração antenatal de corticoide para a gestante, o suporte ventilatório precoce e o uso do surfactante pulmonar exógeno, têm diminuído a gravidade e o tempo de evolução da doença. Entretanto, em RN pré-termo extremo, ainda se observam quadros respiratórios bastante significativos.

TAQUIPNEIA TRANSITÓRIA DO RECÉM-NASCIDO

A taquipneia ransitória do recém-nascido (TTRN) caracteriza-se por um distúrbio respiratório leve a moderado que acomete 1-2% de todos os recém-nascidos. A causa está relacionada com retardo na absorção do líquido pulmonar após o nascimento. O pulmão fetal secreta líquido pulmonar durante toda a gestação, e este é essencial para o seu crescimento e desenvolvimento. Próximo ao nascimento, cessa a produção e a secreção desse líquido, preparando o pulmão para a vida extrauterina com a presença de ar. A absorção desse líquido pulmonar inicia-se antes do nascimento e cerca de 70% acontece com o início do trabalho de parto. O restante é absorvido nas primeiras horas após o nascimento pelos vasos linfáticos e capilares pulmonares. Na passagem pelo canal de parto, apenas 5-10% do líquido pulmonar são eliminados pelas vias respiratórias.

Existem fatores que prejudicam esse processo de absorção do líquido pulmonar, como asfixia perinatal, diabetes gestacional, parto cesáreo sem trabalho de parto, sedação materna, policitemia e RN pré-termo tardios, que são considerados de grande risco para essa condição.

O desconforto respiratório inicia-se nas primeiras horas de vida e é caracterizado por taquipneia (FR > 60 ipm), tiragens subcostal e intercostal, e batimento de asas do nariz. Geralmente, a evolução é benigna e autolimitada, com resolução dentro dos primeiros 3-4 dias de vida. Contudo, alguns RN podem apresentar quadros mais graves de insuficiência respiratória, necessitando de suporte ventilatório mais invasivo, com evolução até a segunda semana de vida. Esses casos são frequentemente acompanhados de hipertensão pulmonar, do tipo persistência de padrão fetal.

O diagnóstico diferencial é principalmente feito com a SDR grau I, nos casos mais leves de TTRN, e com cardiopatias congênitas nos quadros clínicos mais graves. Os achados radiológicos auxiliam no diagnóstico, sendo os mais encontrados: hiperinsuflação pulmonar com rebaixamento do diafragma e retificação de arcos costais, congestão peri-hilar bilateral, líquido em cisuras interlobares (cisurites) e discreta cardiomegalia. Algumas vezes observa-se hipotransparência pulmonar difusa, sugerindo existência de líquido pulmonar, "pulmão úmido".

SÍNDROME DE ASPIRAÇÃO MECONIAL

O líquido amniótico meconial está presente em 10-20% de todas as gestações, porém apenas 2-5% dos recém-nascidos apresentarão a síndrome de aspiração meconial (SAM). Esse distúrbio é mais comumente encontrado em RN pós-termo, RN com restrição de crescimento intrauterino e naqueles com sofrimento fetal intrauterino. Sabe-se que o sofrimento fetal leva à eliminação e aspiração de mecônio, que pode ocorrer desde a vida intrauterina ou durante o nascimento com os primeiros movimentos respiratórios. Em nosso meio, ainda é uma causa importante de asfixia perinatal, contribuindo com elevada morbimortalidade neonatal.

Quando aspirado, o mecônio ocasiona alterações obstrutivas pulmonares, caracterizadas por atelectasias, alternando com áreas de hiperinsuflação e predispondo a síndromes de escape de ar, como pneumotórax e pneumomediastino. O material meconial provoca inicialmente pneumonite química, agravada posteriormente por infecção bacteriana secundária. Além disso, o surfactante pulmonar endógeno vai ser inativado por mecônio intra-alveolar, produzindo instabilidade alveolar. O desequilíbrio na relação ventilação-perfusão leva a hipoxemia progressiva, hipercapnia e acidose, ocasionando aumento da resistência vascular pulmonar e, consequentemente, hipertensão pulmonar.

O diagnóstico clínico é fundamentado na existência de líquido meconial associado a desconforto respiratório precoce e progressivo em RN a termo ou pós-termo. Às vezes observa-se coloração esverdeada no cordão umbilical, unhas e pele do RN, decorrente da impregnação do mecônio. O tórax pode estar abaulado, secundário à hiperinsuflação pulmonar, e observa-se cianose generalizada com progressão da insuficiência respiratória. Na ausculta são audíveis estertores ou hipoventilação difusa. Os escapes de ar são frequentes e presentes nos casos mais graves.

A imagem radiológica na síndrome de aspiração meconial é caracterizada por áreas de atelectasia com aspecto de condensações grosseiras, do hilo em direção à periferia, alternadas com áreas de hiperinsuflação. Deve-se ficar atento para enfisema intersticial, pneumotórax e pneumomediastino.

Em nosso meio, principalmente nas áreas com precária assistência perinatal, a SAM ainda é frequente como causa associada à asfixia perinatal, contribuindo com elevada morbimortalidade neonatal.

PNEUMONIAS

A pneumonia é um processo inflamatório dos pulmões resultante de um agente infeccioso e pode ser adquirida:

- Por via transplacentária ou aspiração de líquido amniótico, considerada congênita.
- Durante o nascimento, com apresentação clínica precoce, nas primeiras 48 horas de vida.
- Após o nascimento, com apresentação clínica tardia, após 48 horass de vida.

A pneumonia congênita tem origem no ambiente intrauterino quando é secundária a infecção materna, como citomegalovirose, toxoplasmose, rubéola, sífilis, herpes, listeriose e AIDS. Existe também a pneumonia associada à aspiração intraútero de líquido amniótico infectado, na presença de corioamnionite ou amniorrexe prematura (tempo maior que 18 horas). Geralmente são quadros clínicos graves com acometimento infeccioso sistêmico, associados a elevada morbimortalidade.

A pneumonia adquirida durante o nascimento ocorre devido à contaminação do feto ou recém-nascido por agentes infecciosos que colonizam o canal de parto, como algumas bactérias gram-negativas e *Staphylococcus aureus*. Além desses agentes, destaca-se o estreptococo hemolítico do grupo B, habitante comum da flora vaginal, do trato urinário e do trato gastrointestinal materno. No Brasil, os estudos têm encontrado 15-25% de taxa de colonização vaginal e retal por esse agente, nas mulheres em idade fértil.

As manifestações clínicas da pneumonia por estreptococo do grupo B são precoces, desenvolvendo desconforto respiratório com quadro clínico e radiológico semelhante à síndrome do desconforto respiratório do RN. A evolução para choque séptico ou óbito ocorre em até 25% dos casos. Identificar a gestante colonizada durante o pré-natal e realizar quimioprofilaxia com antimicrobianos intraparto é a melhor forma de prevenir a doença neonatal invasiva por estreptococo do grupo B, além de diminuir sua letalidade.

As pneumonias adquiridas após o nascimento, classificadas como tardias, são ocasionadas por germes de origem hospitalar, principalmente os gram-negativos, *Staphylococcus aureus*, *Pseudomonas* e *Klebsiella pneumoniae*. Nas UTI neonatais, 15% dos recém-nascidos em ventilação mecânica assistida desenvolvem pneumonia associada à ventilação. Em recém-nascidos prematuros com longa permanência hospitalar, encontram-se as pneumonias de origem viral, principalmente pelo vírus sincicial respiratório. Devido às peculiaridades do RN, o processo infeccioso inicia-se nos pulmões e rapidamente tem evolução sistêmica, resultando em sepse neonatal.

DISPLASIA BRONCOPULMONAR

A displasia broncopulmonar (DBP) representa a complicação crônica pulmonar mais comum dos recém-nascidos prematuros extremos, sendo sua incidência inversamente proporcional à idade gestacional do RN, cerca de 20-30% em RN menor que 30 semanas de idade gestacional. A definição clássica de DBP, feita originalmente por Northway em 1967, referia-se a uma dependência de oxigênio aos 28 dias, resultante de lesão pulmonar grave que acometia prematuros com SDR submetidos a ventilação pulmonar e altos níveis de oxigênio suplementar. Com a melhoria no manejo dos prematuros (corticoide antenatal, surfactante pulmonar exógeno, assistência ventilatória menos agressiva), a apresentação da DBP foi modificada para uma forma clinicamente mais branda. Essa "nova" DBP é verificada em RN de extremo baixo peso, que anteriormente nem sobreviviam e que não foram submetidos necessariamente a altas concentrações de oxigênio ou ventilação agressiva, definida como a dependência de oxigênio na 36.ª semana de idade gestacional corrigida, em menores de 33 semanas de idade gestacional. Em 2000, foi realizado um *workshop* sobre DBP, com a presença de vários especialistas e propôs-se uma nova definição e classificação da DBP, de acordo com a idade gestacional do RN e com a gravidade da doença (Quadro 34.1).

A etiologia da "nova" DBP é multifatorial, destacando-se prematuridade, exposição ao oxigênio e suporte ventilatório, infecção sistêmica e desnutrição. Os vários fatores descritos são capazes de afetar o sistema pulmonar imaturo do RN pré-termo, interrom-

Quadro 34.1 Definição e classificação da displasia broncopulmonar

	RNPT <32 semanas	RNPT ≥ 32 semanas
	(Necessidade prévia de O_2 > 21% por ≥ 28 dias)	
Idade da definição	36 sem. IGC ou por ocasião da alta	> 28 dias mas < 56 dias ou por ocasião da alta
BDP leve	Ar ambiente	Ar ambiente
BDP moderada	Necessidade de O_2 < 30%	Necessidade de O_2 < 30%
BDP grave	Necessidade de O_2 > 30% e/ou VPP/CPAP nasal	Necessidade de O_2 > 30% e/ou VPP/CPAP nasal

pendo o desenvolvimento das vias respiratórias, a alveolarização e a formação da microvasculatura pulmonar. A lesão ao tecido pulmonar em desenvolvimento inibe a maturação normal, gerando diminuição no diâmetro alveolar e no número de alvéolos, além de inibição da microvasculatura pulmonar, levando a aumento da resistência vascular. O resultado é diminuição da área de trocas gasosas e consequente dependência de oxigênio.

O quadro clínico consiste em sintomas respiratórios associados à dependência de oxigênio. A ausculta pulmonar pode ser pobre. Deve-se sempre suspeitar de DBP quando não se consegue desmamar o RN pré-termo da assistência ventilatória a partir da segunda semana de vida. Os RN desenvolvem então um esforço respiratório crônico, não toleram hipóxia e apresentam crises de cianose e broncoespasmo. O ganho ponderal geralmente torna-se insuficiente pelo alto gasto energético. As alterações radiológicas podem variar de discreta hipotransparência pulmonar difusa, chamado edema alveolar, até atelectasias e enfisema intersticial, podendo evoluir para traves opacas de fibrose com grandes cistos nas formas mais graves.

A DBP está associada a aumento da morbimortalidade neonatal, internações hospitalares prolongadas e sequelas pulmonares e extrapulmonares a longo prazo, com repercussões significativas no crescimento e desenvolvimento da criança. A principal forma

Quadro 34.2 Diagnóstico diferencial de acordo com história clínica, exame físico e RX de tórax

Distúrbio respiratório	História clínica	Exame físico	RX de tórax
Síndrome do desconforto respiratório (SDR) do RN	RN prematuro com sinais clínicos de desconforto respiratório precoce	BAN, gemência, tiragens intercostal e subcostal, retração xifóidea, MV diminuído ou abolido	Aspecto reticulogranular difuso, broncograma aéreo do hilo para periferia
Taquipneia transitória do RN (TTRN)	RN pré-termo tardio, RN a termo, parto cesáreo sem trabalho de parto	Taquipneia, tiragem intercostal e subcostal BAN	Retificação dos arcos costais, aumento de área cardíaca, cisurites, congestão vascular hilar
Síndrome de aspiração meconial (SAM)	RN a termo ou pós-termo, RCIU, hipóxia perinatal, líquido amniótico meconial	Pele impregnada de mecônio, desconforto respiratório leve a moderado, estertores na ausculta pulmonar	Condensações grosseiras, áreas de enfisema/atelectasia pneumomediastino, pneumotórax
Pneumonia	História de infecção materna, amniorrexe prolongada, corioamnionite, RN em ventilação mecânica	Desconforto respiratório precoce, sinais clínicos de infecção sistêmica	Condensações difusas ou localizadas semelhantes à SDR
Displasia broncopulmonar	RNPT <32 sem., oxigenoterapia, VMA	Desconforto respiratório crônico, tiragens, dispneia, crises de cianose	Edema alveolar, atelectasias, enfisema, fibrose

de profilaxia da DBP é a prevenção do parto prematuro, oferecendo transição segura da vida fetal para a neonatal e acompanhamento adequado durante o período neonatal, minimizando a lesão pulmonar.

Bilbiografia

1. Bancalari E, Jobe AH. Bronchopulmonary dysplasia. *Am J Respir Crit Care Med.* 2001;163(7):1723-1729.
2. Barnett ED, Klein JO. *Bacterial infections of the respiratory tract. In: Infectious diseases of the fetus and the newborn*, 7 ed. Philadelphia: Elsevier/Saunders, 2010. p. 276.
3. Dargaville PA, Copbell B. The epidemiology of meconium aspiration syndrome. Incidence, risk factors, therapies and outcome. *Pediatrics*, 2006;117:1712-1721.
4. Duke T. Neonatal pneumonia in developing countries. Arch Dis Child Fetal Neonatal 2005;90(3):F211.
5. Hermansen CL, Lorah KV. Respiratory distress in the newborn. *Am Fam Physician*, 2007;76:987-94.
6. Jobe AH. The new bronchopulmonary dysplasia. *Curr Opin Pediatr.* 2011;23(2):167-172.
7. Lawson ME. Taquipneia transitória do recém-nascido. In: Cloherty JP, Stark AR. *Manual de neonatologia*. São Paulo: Medsi, 2000. p. 388-90.
8. Meneses J. Distúrbios respiratórios no período neonatal. In: Alves JG, Figueira F et al. Instituto de Medicina Integral Prof. Fernando Figueira, *Pediatria*, 4. ed. Rio de Janeiro: MedBook, 2010.
9. Meneses JA. Síndrome do desconforto respiratório em RN . In: Simões A. *Pautas de neonatologia*. Rio de Janeiro: Medsi, 2002. p.180-188.
10. Ministério da Saúde, Secretaria de Atenção à Saúde. Atenção à saúde do recém-nascido. Guia para os profissionais de saúde. Vol. 3: Problemas respiratórios, cardiocirculatórios, metabólicos, ortopédicos e dematológicos. Brasília, 2011.
11. Miyoshi MH, Yada M. Síndrome do pulmão úmido. In: Kopelman BI, Santos AMN, Goulart AL et al. *Diagnóstico e tratamento em neonatologia*. São Paulo: Atheneu, 2004. p. 79-84
12. Roberts D, Dalziel SR. Antenatal corticosteroids for accelerating fetal lung maturation for women at risk of preterm birth. Cochrane Database of Systematic Reviews 2006(3)CD004454.
13. Stark AR, Honrubia D. Síndrome do desconforto respiratório do recém-nascido. In: Cloherty JP, Stark AR. *Manual de neonatologia*, 4. ed. Rio de Janeiro: Guanabara Koogan, 2009. p. 290-296.

CAPÍTULO 35

Mônica de Aguiar Pacífico Pereira

Doenças Císticas Renais

INTRODUÇÃO

As doenças císticas renais são um grupo heterogêneo de afecções renais que compreende distúrbios hereditários, do desenvolvimento e adquiridos. São importantes por serem frequentes e difíceis de diagnosticar, além de algumas evoluírem para IRC terminal ou ser confundidas com tumores malignos.

CONCEITO

Cistos renais são dilatações saculares ou fusiformes anormais de segmentos tubulares ou ductais do néfron, revestidas por epitélio e preenchidas por fluido. Podem ser únicos ou múltiplos, unilaterais ou bilaterais, corticais ou medulares, além de corticomedulares. Os cistos tendem a aumentar com a idade, substituindo o parênquima normal e comprometendo a funcionalidade do rim.

FISIOPATOLOGIA DA CISTOGÊNESE

- Proliferação epitelial renal
- Secreção de fluido
- Anormalidades da matriz extracelular

CLASSIFICAÇÃO

Genéticas

Autossômicas Dominantes

- Doença renal policística autossômica dominante
- Esclerose tuberosa
- Doença de Von Hippel Lindau

Autossômicas Recessivas

- Doença renal policística autossômica recessiva
- Nefronoftise

Não Genéticas

Adquiridas

- Cisto renal simples
- Doença cística adquirida

Do Desenvolvimento

- Rim multicístico displásico
- Rim em esponja medular

Doença Renal Policística Autossômica Dominante

A doença renal policística autossômica dominante (DRPAD) é a mais comum das doenças hereditárias, acometendo 1:400-1:1.000 pessoas de todas as raças e ambos os sexos. Algumas casuísticas mostram que 5% dos pacientes que entram em terapia de substituição renal (diálise peritoneal ou hemodiálise) o fazem devido a insuficiência renal crônica (IRC) por DRPAD.

Geneticamente heterogênea, cerca de 85% dos casos envolvem mutações no gene *PKD1* localizado no cromossomo 16p13.3. O *PKD2* está localizado nos intervalos do cromossomo 4q13-q23 e é responsável por 15% das mutações. Ocorre também um terceiro gene ainda pouco estudado, o *PKD3*. O gene *PKD1* está relacionado com um quadro mais grave da doença, inclusive com HAS, e evolui para IRC em torno dos 53 anos de idade. Os portadores do *PKD2* têm 10 anos a mais de sobrevida que os portadores do *PKD1*.

A DRPAD não é uma doença de adulto. Pode ser diagnosticada intraútero, em recém-nascidos (RN) e crianças maiores. Os RN acometidos podem apresentar a sequência de Potter, com hipoplasia pulmonar decorrente de oligoâmnio, fácies característica, insuficiência renal e deformidades de extremidades.

O quadro clínico é caracterizado por hipertensão arterial sistêmica (HAS) de início precoce, secundária à ativação do sistema renina-angiotensina-aldosterona (SRAA), por causa de isquemia renal por compressão cística. A dor lombar pode ser crônica, por aumento do volume renal, ou aguda, por ruptura de cistos, eliminação de cálculos ou infecção. Hematúria é frequente. Alguns autores afirmam que a DRPAD é uma doença sistêmica em decorrência de suas manifestações extrarrenais: cistos hepáticos, doença diverticular dos cólons, disfunção de válvulas cardíacas, aneurisma de artéria comunicante anterior e hérnias abdominais.

A ultrassonografia (USG) é o exame de imagem de eleição para diagnóstico de DRPAD, geralmente mostrando em crianças rins hiperecogênicos com ou sem macrocistos. Podemos ainda lançar mão da tomografia e da ressonância magnética.

O estudo genético deve sempre ser realizado. As mutações são avaliadas por métodos de reação em cadeia da polimerase, sequenciamento de DNA e cromatografia. Esse reconhecimento pode auxiliar no aconselhamento genético e estabelecer estratégias preventivas para predispostos.

EscleroseTuberosa

É uma doença herdada como traço autossômico dominante, com alta taxa de penetrância e frequentes mutações.

A incidência varia de 1:6.000-1:15.000 pessoas.

Estudos em genética molecular identificam dois focos para o complexo de esclerose tuberosa. No complexo 1 (TSC1), a anormalidade está localizada no cromossomo 9q.34, e no complexo 2 (TSC2), no cromossomo 16p.13.

Constitui uma síndrome multissistêmica, cujas manifestações clínicas resultam de hamartomas que envolvem, sobretudo, a pele e o cérebro. Outros órgãos, como coração, rins, olhos, pulmões e ossos, também podem estar envolvidos. O espectro clínico varia desde quadros leves até graves, com retardo mental, lesões de pele e de outros órgãos. O comprometimento do SNC é uma das mais frequentes causas de óbito em pacientes acima de 30 anos.

As lesões renais mais comuns são cistos, detectados pela USG, em 20% dos casos, e angiomiolipomas, em 47%. A associação dos dois está presente em 33% dos pacientes. Os cistos podem surgir em todas as porções do néfron, podendo ser bilaterais, mútiplos e de tamanhos variáveis.

Os sintomas podem sinalizar dor, hematúria, HAS e evolução para IRC.

No diagnóstico, podem ser necessários, além da história clínica, antecedentes e exame físico, testes de função renal e estudos radiológicos como USG, TAC de abdome e SNC, e RM.

Doença de Von Hippel Lindau

É uma síndrome tumoral de herança autossômica dominante cujo gene está mapeado no cromossomo 3p.25.

Sua prevalência é de cerca de 2-3:100.000 e sua incidência ao nascimento é de 1:36.000-1:45.000. A média de idade de apresentação é de 35-40 anos, porém pode ser observada em pacientes mais jovens, de 12-16 anos.

Os cistos renais são identificados em 50-70% dos pacientes e tendem a ser múltiplos e bilaterais, além de ser considerados precursores de neoplasias nessa doença. O feocromocitoma tem frequência de 7-20% dos casos, sendo relatado em crianças de até 12 anos.

O diagnóstico é realizado por estudo genético, clínico e exames de imagem, sobretudo USG abdominal e tomografia axial computadorizada (TAC).

Os principais critérios diagnósticos são angioma retiniano, hemangioblastomas de SNC e lesões viscerais (cistos e tumores renais, cistos pancreáticos e feocromocitoma).

Doença Renal Policística Autossômica Recessiva

É uma forma frequentemente grave de doença renal cística que afeta os rins e o trato biliar. Tem incidência em torno de 1:20.000-1:40.000, sem preferência de gênero.

A recorrência em gestações subsequentes é de 25%, e irmãos não afetados têm risco de carrearem a doença em 66% dos casos.

As formas típicas devem-se a mutações no gene *PKHD1* (*policystic kidney and hepatic disease*), localizado no cromossomo 6p21.1-p12. Esse gene codifica a proteína poliductina, presente nos túbulos coletores corticais e medulares, e no ramo ascendente da alça de Henle.

O diagnóstico pode ser realizado nos primeiros meses de vida ou intraútero, pela USG. A apresentação clínica é variável, podendo ocorrer as formas perinatal, neonatal, infantil e juvenil. O oligoâmnio é frequente, identificado após 20 semanas de gestação. Como resultado do oligoâmnio, o RN pode apresentar a sequência de Potter, já descrita. A mortalidade no período neonatal é alta, chegando a 50% dos casos. Os casos menos graves evoluem com HAS, decorrente da reabsorção exacerbada de sódio, déficit de concentração urinária, acidose metabólica e insuficiência renal progressiva. O acometimento hepático é variável, desde assintomático até hipertensão portal.

O estudo genético é sempre importante e, em alguns casos, está indicada a biópsia hepática.

A USG evidencia rins ecogênicos com cistos grosseiros em 60% dos casos. As alterações típicas são rins aumentados, perda da relação corticomedular e hiperecogenicidade renal. Em 64% das USG, o fígado aparece normal. TAC e RM podem ser realizadas. Em nível laboratorial, a função renal pode estar normal, e o ionograma pode evidenciar hiponatremia e acidose. Proteinúria, hematúria e anemia podem estar presentes.

Nefronoftise

É uma doença autossômica recessiva que faz parte do complexo de doença cística renal-nefronoftise, ambas com evolução para IRC. Representa 10-14% das causas de uremia em crianças. Não há predileção por gênero e é mais frequente em loiros e ruivos.

São identificadas quatro formas genéticas: NPH1 (juvenil), NPH2 (infantil), NPH3 (adolescente) e NPH4. Todas as formas estão associadas a manifestações extrarrenais: retinite pigmentar na síndrome de Senior-Loken; apraxia motora ocular do tipo Cogan; fibrose hepática; epífises em forma de cone na síndrome de Mainzer-Saldino; coloboma do nervo óptico; aplasia de verme cerebelar na síndrome de Joubert.

A clínica é insidiosa, compreendendo poliúria, polidipsia, anemia acentuada, astenia, retardo do crescimento, anormalidades oculares. A ausência de HAS e de edema retarda o diagnóstico.

Em nível laboratorial, hematúria é incomum, podendo ser observados proteinúria discreta, baixa densidade urinária e alto conteúdo de sódio urinário.

A avaliação radiológica evidencia, ao US, rins normais ou diminuídos, contornos lisos, perda da relação corticomedular e ecogenicidade aumentada. Os cistos podem ou não estar presentes, especialmente na região medular. A TAC mostra múltiplos cistos medulares entre 0,5 mm e 2 cm. A radiografia do esqueleto pode apresentar lesões displásicas.

Cisto Renal Simples

Sabe-se que o cisto simples unilocular e solitário não é uma condição herdada. A doença é geralmente assintomática, a não ser que os cistos aumentem muito, podendo cursar com infecção, sangramento ou HAS.

O diagnóstico é feito por USG, em exames de rotina, podendo ser complementado por TAC com e sem contraste.

Sua ocorrência aumenta com a idade, sendo raro na infância.

Doença Cística Adquirida

Foi descrita em 1977 por Dunnill. É caracterizada pela presença de quatro ou mais cistos renais identificados por imagem em pacientes com IRC, podendo ser localizados no córtex, medula ou junção corticomedular.

A doença está presente em 7-22% dos pacientes com IRC na fase pré-dialítica e aumenta sua frequência em função do tempo de diálise. Não há predomínio de gênero, idade ou modalidade de tratamento.

A patogênese ainda não está esclarecida. A ciostogênese pode estar relacionada com ativação da NaKATPase, prostaglandina E (PGE), vasopressina, toxinas exógenas e PTH. Outra possibilidade relaciona o aparecimento de cistos à hipertrofia de néfrons remanescentes com perda do parênquima renal.

A maioria dos pacientes é assintomática, e a manifestação mais comum é a hematúria. A complicação mais temida é a transformação neoplásica.

Rim Multicístico Displásico

As anormalidades qualitativas do desenvolvimento levam à displasia renal. Tecido displásico com cistos incorporados inclui o rim multicístico displásico, no qual não há tecido funcionante.

A incidência é de 1:4.300 em alguns estudos. Irmãos de afetados têm maior risco de desenvolver a doença. O gênero masculino é mais afetado, e a ocorrência bilateral é rara.

Geralmente evolui de forma assintomática, podendo ocorrer vômitos e falência respiratória, dependendo do tamanho do rim. Massa abdominal palpável pode ser percebida, e HAS não é comum. Casos de ITU podem aparecer com hematúria e proteinúria. Há relatos, raros, de transformação maligna.

À USG visualizam-se múltiplos cistos de vários tamanhos, sem áreas de comunicação entre os cistos e sistema coletor, e sem parênquima renal normal. A cintilografia renal com DMSA revela exclusão funcional do rim afetado. A uretrocistografia miccional pode excluir refluxo vesicoureteral (RVU) no rim contralateral, que ocorre em 15% dos casos.

Rim em Esponja Medular

Caracterizado por dilatação de ductos coletores renais, que dão aspecto de esponja quando o rim é examinado anatomicamente. É uma doença congênita esporádica, ocorrendo em ambos os sexos. A clínica mais frequente é de hematúria e litíase por perda de cálcio. A urografia excretora revela dilatação de túbulos coletores e cálculos.

Quadro 35.1 Diagnóstico diferencial

Doença	Herança	Faixa etária/ incidência/ prevalência	Quadro clínico	Manifestações extrarrenais	Cistos	Evolução
DRPAD	Autossômica dominante PKD1 PKD2 PKD3	RN, crianças, adolescentes, adultos 1:400 a 1:1.000	Oligoâmnio (sequência de Potter), HAS, dor lombar, hematúria, calculose, ITU	Cistos hepáticos (40-60%), doença diverticular do cólon, disfunção de válvulas cardíacas, aneurisma de artéria comunicante anterior, hérnias abdominais	Cistos de tamanho variável > 1 cm	IRC
DRPAR	Autossômica recessiva PKHD1	RN, crianças, adolescentes, adultos (menos frequente) 1:40.000 a 1:20.000	Oligoâmnio frequente (sequência de Potter), HAS, deficiência de concentração urinária, hiponatremia, acidose, IR	Fibrose hepática	Cistos > 0,5 cm	30-50% morte neonatal IRC Hipertensão portal
Esclerose tuberosa	Autossômica dominante TSC1 TSC2	Crianças e adultos 1:6.000 a 1:15.000	Hematúria, dor, HAS, IRC	Hamartomas na pele, cérebro, coração, olhos, pulmões e ossos. Retardo mental	Cistos macro/ microscópicos	Quadro neurológico predominante e complicações renais comuns
Doença de Von-Hippel- -Lindau	Autossômica dominante Gene mapeado no cromossomo 3p.25	Prevalência de 2-3:100.000 Incidência ao nascimento de 1:36.000 a 1:45.000 Mais frequente em adultos com relato em adolescentes	Sintomas extrarrenais	Angioma de retina, hemangioblastoma SNC, feocromocitoma, cistos pancreáticos	Cistos macroscópicos de predileção cortical	Morte secundária a causas neurológicas ou malignidade IRC incomum

(continua)

Quadro 35.1 Diagnóstico diferencial (*continuação*)

Doença	Herança	Faixa etária/incidência/prevalência	Quadro clínico	Manifestações extrarrenais	Cistos	Evolução
Nefronoftise	Autossômica recessiva NPH1 NPH2 NPH3 NPH4	Duas primeiras décadas de vida	Poliúria, polidipsia, anemia, retardo do crescimento, deficiência de concentração urinária, IRC	Retinite pigmentar, apraxia motora ocular, fibrose hepática, coloboma de nervo óptico, aplasia de verme cerebelar, epífises em forma de cone	Cistos pequenos corticomedulares >0,5 cm	IRC na infância
Cisto renal simples	Não genética	Mais frequente em adultos acima dos 50 anos	Maioria assintomática, pode aparecer hematúria e déficit de concentração urinária	Não há	Cistos únicos	Benigna
Rim multicístico displásico	Não genética	1:4.300 Diagnóstico na infância	Geralmente assintomático. Massa abdominal palpável, vômitos, falência respiratória, hematúria, HAS, ITU	Malformações sistêmicas associadas podem ocorrer	Perda usual da forma e arquitetura renal. Cistos de tamanhos variáveis unilaterais	Gravidade e prognóstico variáveis
Doença cística adquirida	Não genética	Crianças e adultos 7-22% dos pacientes pré-dialíticos	Poucos pacientes apresentam sintomas. Mais comum: hematúria	Não há	Cistos corticais, medulares e da junção corticomedular	Transformação neoplásica
Rim em esponja medular	Não genética	Crianças e adultos (congênitas)	Hematúria e litíase por perda de cálcio	Hemi-hipertrofia 25%	Aumento oval, esférico ou irregular das porções internas dos ductos coletores	Raramente evolui para IRC

Bibliografia

1. Cruz J, Cruz HMM, Kisztajn GM, Barros RT. *Atualidades em nefrologia*. São Paulo: Sarvier, 2010, p. 308.
2. Dias NT, Lanzarini V, Onuchic LF, Koch VHK. Aspectos clínicos da doença renal policística autossômica recessiva. *J. Bras. Nefrol.* 2010; 32(3):263-267.
3. Holliday MA, Barrat TM, Avner ED. *Pediatric nephrology*, 3 ed. Baltimore: Williams and Wilkins, 1994, p. 472.
4. Pinheiro P. Rins policísticos. Nov. 2008 Disponível em: www.mdsaude.com. Acesso em 13/8/2012.
5. Pires CF, Silva GMA et al. Esclerose tuberosa na infância. *Dermatology Online Journal*, Sep 2008; 14(9):14.
6. Schor N, Boim MA, Santos OFP. *Bases moleculares da nefrologia*. São Paulo: Atheneu, 2004, p. 209.
7. Schor N, Srougi M. *Nefrologia. Urologia clínica*. São Paulo: Sarvier, 1998, p. 88.
8. Toporovski J, Mello, VR, Martini Filho D et al. *Nefrologia pediátrica*. 2. ed. Rio de Janeiro: Guanabara Koogan, 2006, p. 376.

CAPÍTULO 36

Fernanda Viana Vidal Durão
Melina Tenório Miranda Coimbra
Luziane Laís Sabino Luna

Dor Abdominal Aguda

INTRODUÇÃO

Dor abdominal é uma das queixas mais frequentes referidas nas emergências pediátricas e consultas ambulatoriais, de forma isolada ou associada a outros sintomas, podendo fazer parte de enfermidades que variam de simples a graves e, por isso, merece atenção por parte dos profissionais de saúde para um diagnóstico rápido e preciso. Devido à peculiaridade da inervação da cavidade abdominal e de seus órgãos, a dor abdominal não terá sua etiologia limitada ao trato gastrointestinal, podendo ser decorrente de afecções de outros sistemas intra-abdominais ou até extra-abdominais.

FISIOPATOLOGIA

Dor abdominal pode ser dividida em visceral, somática ou parietal e referida.

Os estímulos aos receptores químicos e mecânicos presentes nas vísceras abdominais são responsáveis pela dor abdominal visceral, porém as vísceras sólidas (fígado, rim e baço), por deficiência desses receptores, não provocam dor, exceto quando há estiramento de suas cápsulas. Os agentes que frequentemente estimulam as fibras nociceptivas viscerais são: mecânico (estiramento, geralmente por gás), inflamatório e isquêmico. Geralmente é difusa e mal localizada, pela convergência das vias nociceptivas viscerais e somáticas na mesma porção do corno posterior da medula espinhal.

A dor abdominal parietal, também chamada de somática, é decorrente de lesões a qualquer um dos planos da parede abdominal, da pele ao peritônio. A dor resultante de isquemia, inflamação ou estiramento do peritônio parietal é transmitida através de vias aferentes mielinizadas para gânglios específicos na raiz dorsal do mesmo lado e no mesmo nível do dermátomo que originou a dor. Isso explica seu caráter intenso, penetrante e bem localizado, podendo ser agravada por tosse ou movimentação.

A dor abdominal referida é aquela que tem sua origem em estruturas extra-abdominais. O fato de as fibras aferentes de algumas vísceras torácicas e abdominais convergirem para a mesma região do corno posterior da medula espinhal permite que o córtex cerebral traduza o estímulo como de localidade intra-abdominal, mesmo não o sendo verdadeiramente. São necessários anamnese e exame físico minuciosos para encontrar sintomas e flagrar sinais que ajudem a fazer o diagnóstico correto. Faringoamigdalites agudas e pneumonias podem apresentar-se com dor abdominal desse tipo.

Dor Abdominal Aguda **339**

ETIOLOGIA

As dores abdominais podem ser classificadas de acordo com sua localização (abdominais e extra-abdominais) e agrupadas por diferentes faixas etárias, além de ser definidas como doenças com tratamento clínico ou cirúrgico. O Quadro 36.1 mostra as principais doenças clínicas e cirúrgicas que cursam com dor abdominal segundo a faixa etária.

Quadro 36.1 Diagnóstico diferencial de dor abdominal aguda pela idade

Recém-nascido	Lactente	Pré-escolar e adolescente
Cólica	Gastroenterites	Gastroenterites
Enterocolite necrosante	Constipação intestinal	Constipação intestinal
Doença de Hirschsprung/ enterocolite de Hirchsprung	Doença de Hirschsprung/ enterocolite de Hirchsprung	Fecaloma
Má rotação com vólvulo	Má rotação com vólvulo	Bezoares
Invaginação intestinal	Invaginação intestinal	Doença de Hirschsprung/ enterocolite de Hirchsprung
Apendicite aguda	Apendicite aguda	Má rotação com vólvulo
Síndrome do cólon esquerdo	Adenite mesentérica	Invaginação intestinal
Síndrome da rolha meconial	Diverticulite de Meckel	Apendicite aguda
Anomalias anorretais	Colangite	Adenite mesentérica
Íleo meconial	Cisto de colédoco	Tiflite
Peritonite meconial	Patologias renais: pielonefrite, hidronefrose volumosa, litíase	Colecistite aguda
Atresias: duodeno, jejuno-íleo, cólon	Neoplasia abdominal	Colangite
Hérnia inguinal encarcerada	Hérnia inguinal encarcerada	Cisto de colédoco
Bridas congênitas/pós-operatórias	Bridas congênitas/pós-operatórias	Patologias renais: pielonefrite, hidronefrose volumosa, litíase
Onfalite	Peritonites espontâneas	Pancreatite aguda
Abscesso hepático	Doenças metabólicas	Doença inflamatória intestinal
	Pneumonia	Hérnia inguinal encarcerada
	Abscesso hepático	Bridas congênitas/pós-operatórias
	Hepatites	Peritonites espontâneas
	Pneumotórax	Diverticulite de Meckel
		Doenças metabólicas (diabetes melito)
		Faringoamigdalites
		Pneumonia
		Púrpura de Henoch-Schönlein
		Neoplasia abdominal
		Herpes-zóster
		Abscesso hepático
		Hepatites
		Pneumotórax
		Pericardites
		Rotura/dissecção aneurismática de aorta abdominal
		Dor da ovulação
		Crise falciforme
		Intoxicação por metais pesados
		Síndrome de abstinência por opioides
		Febre tifoide

DIAGNÓSTICO

Para elucidação diagnóstica, é de suma importância uma avaliação clínica com anamnese detalhada e exame físico minucioso. Idade de início do quadro, história e características da dor, relato de trauma recente, fatores precipitantes ou de alívio, sintomas associados, hospitalizações ou cirurgias passadas, hábito intestinal e história uroginecológica nos adolescentes são alguns dos pontos fundamentais para definir o diagnóstico. É importante ressaltar que as crianças menores que não sabem verbalizar apresentam um quadro com sintomas tardios da doença.

No exame físico, avaliar o estado geral, a hidratação, fazer exame abdominal detalhado, além de atentar para sinais como febre, icterícia, entre outros. Exame de genitália ou retal deve ser realizado sempre que necessário, visando acrescentar informações importantes. A avaliação da cirurgia pediátrica será solicitada quando a história clínica e o exame físico forem sugestivos de doença cirúrgica. O Quadro 36.2 resume os principais achados clínicos que sugerem doenças de tratamento cirúrgico.

Quadro 36.2 Indicações para encaminhamento para cirurgia pediátrica

Dor abdominal grave com sinais crescentes de deterioração
Vômitos biliosos ou fecaloides
Rigidez abdominal involuntária
Distensão abdominal acentuada com timpanismo difuso
Sinais de líquido livre ou perda sanguínea no abdome
Trauma abdominal significativo
Suspeita de afecção cirúrgica para a dor
Dor abdominal sem etiologia definida
Resíduo gástrico maior que 20 mL em RN na sala de parto
Tumoração inguinoescrotal

DIAGNÓSTICO DIFERENCIAL

Abdome agudo é toda condição dolorosa localizada na região abdominal, súbita ou progressiva, de intensidade variável, associada ou não a outros sintomas, podendo representar um amplo espectro de condições clínicas, desde diagnósticos benignos até condições ameaçadoras da vida.

Embora os sinais e os sintomas possam ser agudos, a lesão subjacente nem sempre é. A variedade de doenças que evoluem com abdome agudo geralmente apresenta sinais e sintomas que podem ser enquadrados em uma das cinco grandes síndromes: perfurativa, inflamatória, obstrutiva, hemorrágica e isquêmica. Alguns autores classificam ainda o abdome agudo traumático ou o incluem como um subtipo de síndrome hemorrágica (Figura 36.1). O abdome agudo traumático não será abordado neste capítulo.

Dor Abdominal Aguda

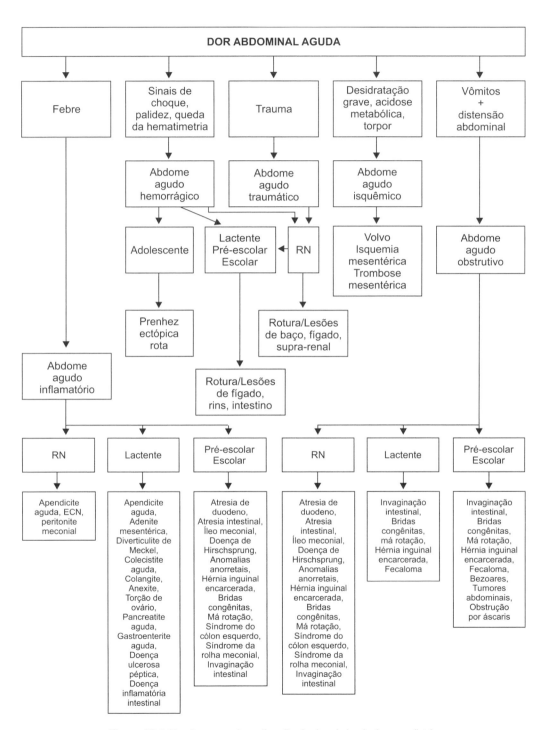

Figura 36.1 Algoritmo para investigação de dor abdominal em pediatria.

SÍNDROME ABDOMINAL AGUDA OBSTRUTIVA

Essa síndrome pode ser definida como o conjunto de sinais e sintomas decorrentes do impedimento à progressão do conteúdo intestinal por um obstáculo mecânico ou mecanismo funcional.

As síndromes oclusivas caracterizam-se por dor abdominal gradual em cólicas, vômitos de frequência e volume variáveis, inicialmente alimentares podendo tornar-se fecaloides quando a obstrução é mais distal ou o tempo de evolução é longo, distensão abdominal e parada da eliminação de gases e fezes. Geralmente não há febre.

Ao exame físico, identificam-se distensão abdominal, desenho de alças na parede abdominal, peristalse de luta visível em indivíduos mais magros e em fase mais tardia da obstrução, meteorismo, timpanismo, palpação dolorosa, mas sem irritação peritoneal. Os ruídos hidroaéreos são intensos e em salvas, adquirindo timbre metálico e desaparecendo na fase em que se instala o edema de parede intestinal. A inspeção anal e o toque retal devem ser realizados à procura de alterações anatômicas (anomalias anorretais, por exemplo) e identificação de massas na ampola retal (fecalomas, tumorações, fitobezoares, por exemplo).

Alguns aspectos no neonato são importantes no diagnóstico, como:

* Retardo da eliminação de mecônio: recém-nascido (RN) a termo: > 48 h; RN pré--termo: > 72 h.
* História de polidrâmnio na ultrassonografia (USG) gestacional.
* Resíduo gástrico > 20 mL na sala de parto.
* Aspecto meconial anormal (acinzentado, esbranquiçado).
* Distensão abdominal progressiva.
* Vômitos biliosos.

O diagnóstico radiológico exige radiografias de tórax (RXT) e abdome (RXA), em pé ou sentado e em decúbito dorsal. Permite diferenciar o íleo adinâmico do mecânico, estimar a altura da obstrução mecânica (jejuno, íleo ou cólon) e, em alguns casos, sugerir a existência de comprometimento vascular.

Características radiológicas nas diversas afecções do abdome agudo obstrutivo (Figura 36.2):

* Íleo adinâmico: dilatação difusa e irregular das alças e presença de gás no reto.
* Íleo mecânico: RXA decúbito dorsal — observam-se válvulas coniventes, numerosas no jejuno, escassas no íleo; RXT e RXA ortostática ou Laurell — níveis líquidos dispostos em escada, tanto mais numerosos quanto mais baixo o nível da obstrução.
* Fecaloma: imagem em "miolo de pão".
* Atresia de duodeno: imagem em "dupla bolha".
* Atresias intestinais: poucas bolhas, na obstrução jejunal, e várias bolhas, na obstrução ileal ou de cólon.
* Íleo meconial: mecônio misturado com ar, no quadrante inferior direito, simulando "vidro moído", caracteriza o sinal de Neuhauser; ausência de níveis hidroaéreos em RXA na posição ortostática.

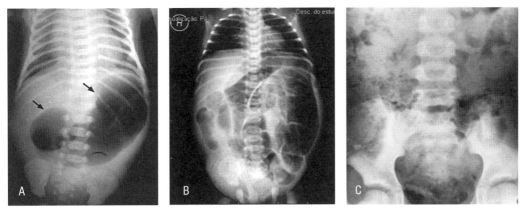

Figura 36.2 A. Radiografia simples de abdome AP mostrando o sinal da "dupla bolha" (setas) encontrado na atresia duodenal. **B.** Radiografia simples de abdome em ortostatismo — não há níveis hidroaéreos. **C.** Radiografia de abdome com aspecto de "miolo de pão".

Nos neonatos, o padrão gasoso intestinal normal é aquele no qual se observa presença de gás no estômago, intestino delgado e grosso, após 12 h de vida, nos RN sem sonda orogástrica, e 24 h naqueles com sonda. Tipicamente, há múltiplas áreas radiotransparentes, lembrando aspecto de "favo de mel", ocupando praticamente todo o abdome.

A utilização de contrastes por via oral, baritados ou hidrossolúveis, deve ser evitada, reservando-se para estudo das obstruções parciais. O enema opaco pode evidenciar zona de transição na doença de Hirschsprung, geralmente no nível do reto e sigmoide, microcólon na atresia intestinal ou posição anormal do cólon no vício de rotação. O exame normal não exclui o diagnóstico nessas patologias, mas as torna pouco prováveis (Figura 36.3).

A Figura 36.4 ilustra as principais afecções que causam abdome agudo obstrutivo no neonato. Em seguida, serão comentadas as mais frequentes e que podem ocorrer em todas faixas etárias.

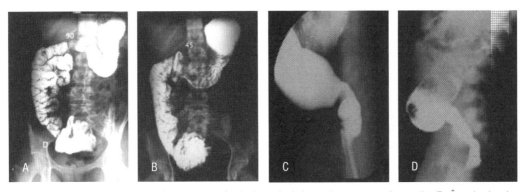

Figura 36.3 A. Intestino delgado à direita no trânsito intestinal de paciente com má rotação. **B**. Ângulo duodenojejunal retificado — má rotação. **C** e **D.** Enema opaco de paciente com doença de Hirschsprung mostrando a zona de transição em retossigmoide.

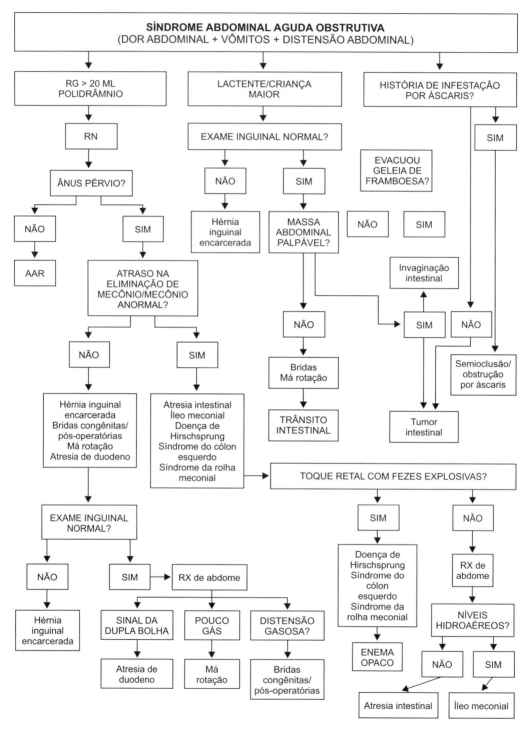

Figura 36.4 Algoritmo de manejo da síndrome abdominal aguda obstrutiva.

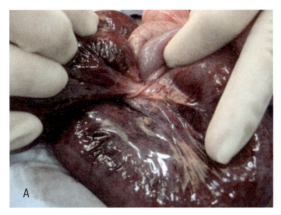 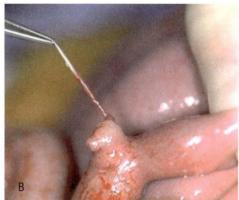

Figura 36.5 A. Banda de Meckel causando volvo intestinal. **B.** Divertículo na borda antimesentérica da alça de íleo com cordão fibroso em sua extremidade.

Bridas Congênitas ou Pós-operatórias

Entre as bridas congênitas, as mais comuns que podem provocar obstrução intestinal são: bandas de Ladd, presentes na má rotação intestinal, e os cordões fibrosos formados pela persistência do conduto onfalomesentérico — banda de Meckel (Figura 36.5). A incidência global das bridas após laparotomia é de 2%. A maioria das obstruções ocorre nos 3 primeiros meses de pós-operatório, sendo o restante nos 2 anos subsequentes.

Constipação Intestinal

O hábito intestinal da criança deve ser sempre questionado no paciente com dor abdominal aguda. Em crianças constipadas crônicas, a dor geralmente ocorre em períodos longos de privação de evacuação quando uma massa palpável no abdome é percebida, geralmente um fecaloma.

Exames de imagem não são solicitados com frequência, exceto se houver dúvida quanto a fezes impactadas ou para avaliar resposta ao tratamento. Na radiografia simples de abdome podemos observar imagens de "miolo de pão" em todo o intestino grosso.

A desimpactação via retal deve ser realizada, podendo ser utilizados laxantes osmóticos em doses elevadas ou enemas, deixando a abordagem cirúrgica para os casos que não respondem às medidas anteriores.

Invaginação Intestinal ou Intussuscepção Intestinal

É a telescopagem ou a invaginação de uma parte proximal do intestino em uma parte mais distal. É a causa de obstrução intestinal mais frequente no segundo semestre de vida.

Um segmento do intestino atua como "cabeça" da intussuscepção e é puxado para o intestino distal pela atividade peristáltica, muitas vezes em hiperperistalse. O mesentério é arrastado para o intussuscepto e, a partir daí, ocorre o comprometimento linfoide e vascular, resultando em obstrução venosa e linfática. O edema progressivo da parede do intestino conduz ao sangramento das mucosas e há insuficiência arterial e necrose intestinal. A forma mais comum é a ileocólica (80-90% dos casos). Menos frequentemente tem-se a ileoileal, a cecocólica, a jejunojejunal, a ileoileocólica.

Pode ser primária ou idiopática e secundária. Em lactentes, causas primárias correspondem a 80-90% dos casos, e hipertrofia de placas de Peyer, em consequência de infecção das vias respiratórias superiores ou de outras regiões que não o abdome, é frequente. Já em menores de 2 meses e maiores de 2 anos, a causa mais frequente é a secundária. Podem funcionar como cabeça da invaginação de divertículo de Meckel, pólipos, cistos enterógenos, lesões neoplásicas do tumor carcinoide ou linfoma de Hodgkin, corpos estranhos, ectopia de mucosa pancreática ou gástrica e, em RN, atresias intestinais. Hematoma intramural pode induzir intussuscepção, especialmente na púrpura de Henoch-Schönlein.

A nova vacina contra o rotavírus não mostrou associação ao aumento do risco de intussuscepção.

A história clássica é a de lactente saudável que evolui com cólicas, vômitos e evacuação em geleia de framboesa. O vômito inicial é reflexo e não obstrutivo. Nos intervalos da dor, a criança se torna quieta e, eventualmente, apática, pálida e sonolenta. Os sinais e os sintomas obstrutivos aparecem quando o intussuscepto obstrui completamente a luz intestinal.

Ao exame físico, em 85% dos casos se palpa tumoração no quadrante superior direito, com fossa ilíaca direita vazia (sinal de Dance). Quando presente, juntamente com história clínica típica, confirma o diagnóstico e dispensa exames complementares.

A USG é o exame de escolha para o diagnóstico da intussuscepção pela sua alta sensibilidade e especificidade. Mostra imagens características de "alvo", em cortes transversais, e "pseudorrim", em cortes longitudinais (Figura 36.6).

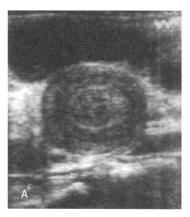
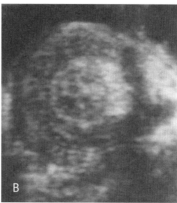
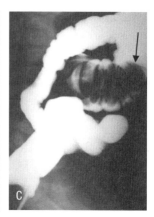

Figura 36.6 A e B. Imagem "em alvo" e em "pseudorrim", respectivamente, na USG mostrando a invaginação intestinal. **C.** Enema opaco com contraste delineando cólon e mostrando o segmento invaginado (seta), não permitindo a passagem do contraste.

O procedimento terapêutico pela redução hidrostática guiada por USG é uma técnica simples, segura e tem a grande vantagem de não empregar radiação ionizante. O enema baritado é realizado como diagnóstico e também como possível procedimento terapêutico. O índice de sucesso na redução por enema varia de 42-80%. A redução também pode ser feita utilizando o ar como meio de contraste. As contraindicações à redução da invaginação (hidrostática, pneumática ou por enema) são:

- Choque hipovolêmico.
- Sinais clínicos de peritonite e perfuração intestinal.
- Invaginação ileoileal e jejunojejunal.
- Após 48 h do início do quadro clínico, por acreditar na possibilidade de isquemia e necrose do segmento invaginado.
- Pacientes com menos de 2 meses de vida e maiores de 2 anos de idade.

A intervenção cirúrgica está indicada quando há falha na redução da invaginação ou nas contraindicações ao procedimento. Tenta-se reduzir manualmente. Necrose ou perfuração indica ressecção da área afetada. Após o procedimento deve-se palpar as alças à procura de pólipos, tumores ou divertículos como causa secundária.

A recidiva da invaginação ocorre em cerca de 5-10% dos casos, geralmente quando de localização ileoileal.

O diagnóstico diferencial é feito com íleo paralítico e gastroenterite aguda.

Novelo de Áscaris Lumbricoides

Afeta crianças com nível socioeconômico baixo e desnutridas. Ocorre nos casos de infestações maciças.

Vários vermes formam um novelo que pode obstruir parcialmente a luz intestinal. O novelo situa-se, mais frequentemente, no intestino delgado, principalmente no jejuno terminal e íleo, quando causa sintomatologia.

Episódios de suboclusão caracterizados por vômitos e eliminação de áscaris precedem o quadro de obstrução intestinal completa. O quadro clínico mais comum caracteriza-se por distensão abdominal, vômitos, massa abdominal móvel palpável e toxemia. A radiografia simples do abdome é útil para o diagnóstico quando evidencia imagem em "vidro moído".

Síndrome Abdominal Aguda Inflamatória

Nessa síndrome, a febre indica a existência de processo inflamatório, infeccioso ou não. A víscera acometida em questão poderá ser qualquer uma da cavidade abdominal: apêndice, divertículo de Meckel, trompas, ovário, vesícula biliar, pâncreas etc.

A dor referida é progressiva, de intensidade moderada a intensa e bem localizada, inicialmente. Na inspeção, a coloração da pele é um dado importante. Hiperemia de parede indica peritonite difusa, equimose periumbilical e em flancos, processo necro-hemorrágico do retroperitônio, como na pancreatite aguda necro-hemorrágica. Em muitos casos, a posição antiálgica do paciente sugere o diagnóstico. À palpação superficial, hiperestesia cutânea deve ser pesquisada para a localização do processo inflamatório. Em intervalo variável de tempo, mas não longo, a difusão do processo inflamatório do peritônio levará a uma defesa muscular generalizada, correspondendo ao "abdome em tábua". Descompressão brusca dolorosa positiva está presente no local da inflamação ou pode apresentar-se de forma difusa.

A pesquisa de ascite deve ser realizada, além do toque vaginal ou retal. Abaulamento doloroso no fundo do saco de Douglas indica existência de coleção líquida inflamatória no peritônio. O toque vaginal, quando passível de ser realizado, permite a palpação combinada dos anexos, indicando abaulamento unilateral ou bilateral, doloroso ou não, útil no diagnóstico de massas, cistos ou processos inflamatórios ovarianos e/ou tubários.

A radiografia simples de abdome pode auxiliar no diagnóstico de algumas doenças. Achados de fecalito (apendicite aguda), calcificações em quadrante superior direito (peritonite meconial) e em epigástrio (pancreatite crônica agudizada), pneumatose intestinal (enterocolite necrosante) são exemplos (Figura 36.7). A USG auxilia na procura de coleções abdominais. Achados sugestivos de vísceras inflamadas, cálculos e, com o auxílio do Doppler, identificação de torções de pedículos vasculares, são informações importantes para o diagnóstico.

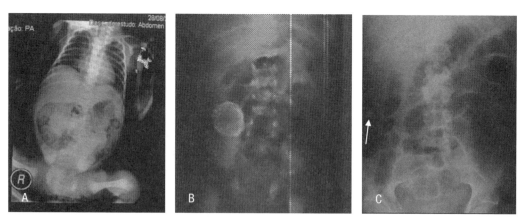

Figura 36.7 A. Radiografia de abdome mostrando pneumatose intestinal extensa. **B.** Radiografia de abdome na peritonite meconial — calcificações. **C.** Fecalito na radiografia simples de abdome (seta).

A Figura 36.8 apresenta um algoritmo de diagnóstico diferencial de abdome agudo inflamatório no neonato.

Enterocolite Necrosante

A enterocolite necrosante (ECN) afeta, principalmente, RN prematuros com peso inferior a 1.500 g. Representa uma das emergências gastrointestinais mais frequentes e graves no período neonatal.

Dor Abdominal Aguda

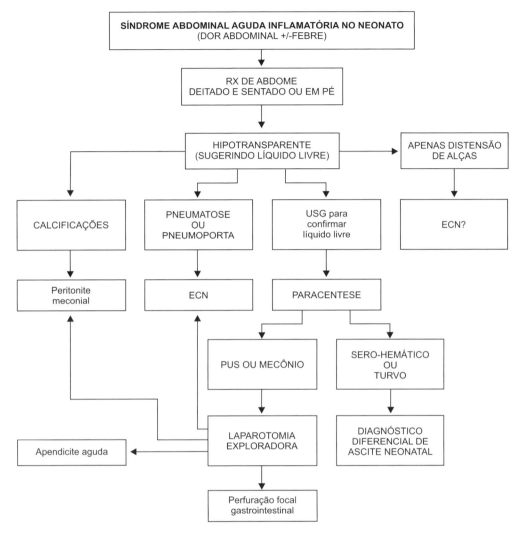

Figura 36.8 Algoritmo para investigação de síndrome abdominal aguda em neonatos.

Os fatores etiológicos mais aceitos são: isquemia (levando a alteração da mucosa intestinal), crescimento bacteriano excessivo, formação de gás e irritação persistente do intestino pela alimentação oral. Outros estudos acrescentam alimentação por fórmula láctea, antibioticoterapia precoce, imunodeficiência sistêmica e exposição do RN a ambiente contaminado.

Bebês nascidos a termo são acometidos em idade menor (1-3 dias) que o pré-termo e habitualmente apresentam condições associadas, como asfixia neonatal, cardiopatia congênita, anormalidades metabólicas e outras. Já nos pré-termo, os sintomas costumam aparecer semanas após o nascimento.

Os sintomas iniciais podem incluir sinais sutis de intolerância à alimentação (distensão/dor abdominal, atraso no esvaziamento gástrico, vômitos), sinais sistêmicos (apneia, bradicardia, letargia, variações térmicas e colapso sistêmico fulminante) e sinais gastrointestinais (aumento da circunferência abdominal, distensão abdominal, diminuição dos ruídos hidroaéreos, alterações fecais, hematoquezia, melena, massa abdominal palpável, eritema de parede abdominal).

Quanto aos sinais laboratoriais, leucocitose ou leucopenia podem aparecer, sendo mais frequente a leucopenia. As bactérias mais comumente isoladas são as gram-negativas.

Os estudos radiológicos do abdome se fazem necessários, não só para o diagnóstico inicial da ECN, mas também para o acompanhamento evolutivo da doença. As RXA devem ser realizadas com intervalos de 6-8 horas nas primeiras 72 horas após o início dos sinais e sintomas; a seguir, a cada 12-24 horas, de acordo com a evolução do paciente. Os achados iniciais são inespecíficos, sendo comuns distensão das alças intestinais, edema de parede, líquido peritoneal e alças persistentemente na mesma posição, geralmente no quadrante inferior direito. O achado de pneumatose intestinal confirma a ECN. Outros exames, como USG, ecocardiograma, eletrocardiograma, endoscopia digestiva, têm por finalidade diferenciar ECN de outras afecções (pericardite, endocardite, gastrites, peritonites, enterites e íleo paralítico secundário a sepse).

Apendicite Aguda

A apendicite aguda (AA) representa a urgência cirúrgica mais comum na criança. Pode ocorrer desde o período neonatal até a adolescência, embora seja mais comum entre os 6-10 anos.

A obstrução do lúmen apendicular provoca aumento da pressão intraluminal com posterior estase, proliferação bacteriana, edema de parede, obstrução linfática, ulceração da mucosa, obstrução venosa e arterial até ocorrer a perfuração do apêndice.

Nas crianças maiores, o quadro clínico da apendicite é semelhante ao observado em adultos, com dor abdominal de início em região epigástrica e posteriormente, em horas, localizada na fossa ilíaca direita associada a febre, anorexia e vômitos. Nas crianças menores, principalmente RN e lactentes, o quadro é incaracterístico, podendo ocorrer distensão abdominal, febre, vômitos não biliosos ou mesmo diarreia e massa palpável no quadrante inferior direito.

Deve-se estar atento ao modo como a criança sobe à mesa de exame, à posição escolhida para ficar deitada, além da observação de sua expressão facial. À palpação, um ponto de rigidez no quadrante inferior direito é sinal muito significativo. A pesquisa da descompressão brusca pode ser extremamente dolorosa (sinal de Blumberg) e assustadora para a criança, por isso deve ser realizada por último. Nos casos de peritonite generalizada, a rigidez abdominal é global. Deve-se distinguir da rigidez voluntária do choro. É preciso tempo e paciência para obter as informações necessárias.

Quando a história e o exame físico são típicos, os exames de laboratório pouco ajudam. Contudo, em casos duvidosos, leucometria acima de 10.000 leucócitos/campo, com predomínio de neutrófilos e desvio à esquerda, sumário de urina (piúria) podem auxiliar no diagnóstico. O exame radiológico demonstrando fecalito no quadrante inferior direito pode ser taxativo em diagnosticar quadro apendicular. Nos últimos anos, a USG do abdome tem sido útil, tendo sensibilidade de 80-94% e especificidade de 90%, se realizada por profissional experiente. Achados como diâmetro apendicular maior do que 6 mm, dor à compressão do transdutor, fecalito na luz apendicular e líquido periapendicular são bastante sugestivos de apendicite. A tomografia computadorizada (TC) pode ser útil em casos selecionados, mas raramente é necessária. Tem sensibilidade e especificidade de 95%.

Em pacientes com dúvida diagnóstica, uma política de observação e reavaliações frequentes em ambiente hospitalar é um método simples e não invasivo normalmente praticado, que define, geralmente, o diagnóstico.

O diagnóstico diferencial deve ser feito com crise nefrótica, adenite mesentérica (linfonodos maiores que 10 mm na USG), diverticulite de Meckel, febre hemorrágica da dengue, colecistite aguda, colangite, abscesso hepático, anexite, torção de ovário, peritonite primária, dor da ovulação e uso de drogas, tais como corticosteroides, antibióticos e quimioterápicos. É importante afastar parasitoses, infecções intestinais ou respiratórias e reações alérgicas. As características da dor estão representadas no Quadro 36.3 para as diversas afecções que fazem diagnóstico diferencial com AA.

Quadro 36.3 Características da dor abdominal entre as diversas afecções no diagnóstico diferencial da apendicite aguda

Afecções	Dor abdominal (localização, frequência, sintomas associados, irradiação, duração e alívio)
Adenite mesentérica	Dor periumbilical ou em fossa ilíaca direita, de fraca a moderada intensidade, sem irradiação, contínua, associada a náuseas, vômitos ou diarreia, geralmente não acompanhada de febre ou de febrícula. Alivia com analgésicos
Colecistite aguda	Dor em quadrante superior direito do abdome, tipo cólica, de intensidade variável, que se instala após ingesta de alimentos gordurosos e que perdura por mais de 6 h (diferença da cólica biliar). Pode vir acompanhada por náuseas, vômitos e febre. Alivia com analgésicos. Sinal de Murphy positivo
Pancreatite aguda	Dor em epigástrio, contínua e que se acentua após ingesta alimentar, podendo irradiar para o dorso, de intensidade variável, acompanhada de vômitos. Febre, se presente, anuncia doença grave. A dor alivia com dieta zero, podendo piorar com analgésicos opioides derivados da morfina. O estado geral pode estar grave desde o início do quadro
Úlcera péptica	Dor epigástrica ou mesogástrica de forte intensidade, que piora com o jejum e alimentos que estimulem o aumento da secreção ácida estomacal; melhora após a ingesta alimentar; associada a náuseas
Anexite/torção de ovário	Dor em quadrante inferior direito, hipogástrio, se o órgão afetado for à direita, de intensidade variável, geralmente não acompanha febre nem vômitos, podendo estar associada a disúria. Massa palpável pode estar presente em fossa ilíaca direita e, ao toque vaginal combinado, nota-se abaulamento doloroso à direita
Diverticulite de Meckel	Dor periumbilical, que pode depois localizar-se em quadrante inferior direito do abdome, de intensidade variável, associada a febre, náuseas e vômitos. Diarreia é frequente e pode vir associada a melena ou hematoquezia

Gastroenterites Agudas

Causa frequente de dor abdominal aguda, as gastroenterites têm como etiologia principal as causas virais e bacterianas. A dor é do tipo cólica e, geralmente, vem acompanhada de vômitos e diarreia, com ou sem presença de sangue. Sinais sistêmicos como febre e astenia também são descritos.

A maioria dos episódios é autolimitada, com duração maior em lactentes, não ultrapassando 14 dias. O diagnóstico é geralmente clínico, porém a utilização de exames laboratoriais, como lâmina direta e coprocultura, pode ser eventualmente necessária para orientar a terapêutica.

Doença Inflamatória Intestinal

Diarreia sanguinolenta, febre e dor abdominal são a tríade clássica que caracteriza a retocolite ulcerativa (RCU), enquanto, na doença de Crohn, a dor abdominal é um sintoma predominante, sendo o caráter crônico da mesma mais frequente. A dor abdominal aguda, na doença inflamatória intestinal (DII), surge de complicações graves e geralmente de caráter cirúrgico, como colite tóxica, hemorragia maciça, perfuração intestinal e abscesso intra-abdominal.

Pancreatite Aguda

Dor abdominal está presente em 80-95% dos casos de pancreatite aguda (PA). Pode vir acompanhada de outros sintomas, como náusea e vômitos (40-80% dos casos) e distensão abdominal (21-46% dos casos). A dor é mais frequente no epigástrio, sendo que menos de 10% apresenta-se com irradiação para o dorso (em faixa). Icterícia, febre, ascite, derrame pleural, íleo adinâmico e massa abdominal palpável (pseudocisto pancreático) também podem ser encontrados. Em lactentes jovens, os sintomas tendem a ser bastante inespecíficos.

Em crianças, o principal fator causal é a doença biliar (10-30%). A natureza idiopática da pancreatite corresponde a 30% dos casos. Medicações (p. ex., ácido valproico), secundário a doenças sistêmicas (p. ex., lúpus eritematoso sistêmico), trauma (10-40%), doenças metabólicas e infecciosas são outras causas possíveis.

O diagnóstico de PA em pediatria é feito com base nos critérios utilizados para adultos da conferência de Atlanta (1992), fazendo-se necessários dois dos três critérios: dor abdominal, elevação das enzimas pancreáticas amilase e/ou lipase em mais de três vezes o valor normal de referência e os achados radiológicos típicos. Resultados falsos positivos de amilase são encontrados em doenças do trato biliar, úlcera péptica, apendicite aguda, gravidez ectópica rota, parotidite viral ou por trauma, pneumonia e embolia pulmonar.

Os exames de imagem mais utilizados são USG e TC de abdome com contraste. A USG mostra aumento e hiperecogenicidade do pâncreas, além de fluido peripancreático. Áreas de menor densidade ou realce com contraste podem indicar necrose na TC. Colangiorressonância e colangiopancreatografia retrógrada endoscópica (CPRE) são indicadas em caso de doença biliar.

Síndrome Abdominal Aguda Perfurativa

As perfurações do tubo gastrointestinal produzem sempre como consequência anatomopatológica o pneumoperitônio, a peritonite química, inicialmente, e posteriormente generalizada, seguida (ou concomitante) de peritonite infecciosa bacteriana, circunscrita à região perfurada ou também generalizada ou difusa.

É importante referir a reação comum da migração do omento ou outras vísceras móveis do abdome na tentativa de proteger a perfuração instalada. Na criança, o omento é pouco desenvolvido, curto e, muitas vezes, não consegue bloquear o processo inflamatório.

Em geral, a perfuração de uma víscera no peritônio livre provoca dor lancinante, intensa, em "facada", de localização aproximada à topografia da víscera que perfurou. Essa dor apresenta irradiação habitualmente variada para ombros, dorso, região lombar e precórdio, a depender dos metâmeros correspondentes às sinapses dos neurônios ao nível da medula espinhal. Inicialmente, o paciente adquire atitude de imobilização, com respiração superficial para minimizar a dor pelos movimentos do diafragma. Podem-se encontrar casos sem dor, apenas mal-estar, mas são raros.

À inspeção, o abdome é globoso, com mobilidade respiratória reduzida ou abolida. A palpação demonstra hiperestesia cutânea localizada ou, mais frequentemente, generalizada, acompanhada de "defesa muscular", abdome em "tábua", que impede a palpação profunda. A descompressão brusca dolorosa positiva é nítida, sendo localizada ou generalizada, a depender da extensão da peritonite. A percussão determinará a existência de dor leve em toda a parede abdominal. Pode-se notar a confirmação de pneumoperitônio pelo sinal de Jobert ou timpanismo de toda a região hepática. Os ruídos intestinais estão normais. Com a instalação e a evolução da peritonite, íleo adinâmico ocorre precocemente.

A perfuração de útero, trompa, bexiga e ureter tem fisiopatologia diferente da perfuração das vísceras ocas digestivas e, portanto, possui propedêutica diferente. A perfuração do útero é geralmente acidental e instrumental. A dor é na região hipogástrica ou suprapúbica. A prenhez ectópica rota com perfuração da trompa é reconhecida pela dor lancinante, abrupta, na região hipogástrica ou em uma das fossas ilíacas, havendo amenorreia associada. Há abaulamento do fundo do saco de Douglas ao toque vaginal.

O diagnóstico radiológico é pela identificação do pneumoperitônio (Figura 36.9).

Síndrome Abdominal Aguda Isquêmica

Quadro clínico grave, com alta taxa de mortalidade. O território dos vasos mesentéricos é o mais afetado nessa síndrome abdominal.

Os principais causadores da isquemia arterial são embolia (10%), trombose e isquemia sem oclusão (30-50%). A maioria dos êmbolos resulta de trombos murais de origem cardíaca (placas ateroscleróticas, miocardiopatias, trombos valvares ou atriais em pacientes com fibrilação atrial ou válvulas cardíacas, principalmente metálicas). A trombose aguda nas crianças tem como fatores etiológicos a doença de Kawasaki e a arterite medicamentosa ou por hipersensibilidade. A isquemia sem oclusão resulta de estados de

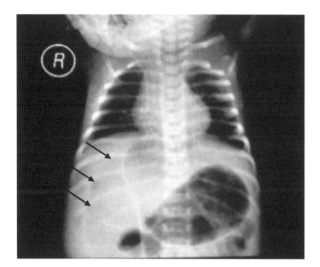 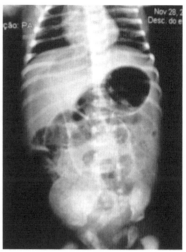

Figura 36.9 Radiografia de tórax e abdome mostrando pneumoperitônio em neonato com perfuração intestinal focal. Observar a diferença de transparência hepática (setas).

baixo débito, desviando o fluxo das alças intestinais em situações potencialmente letais. O intestino isquêmico torna-se fator alimentador de sepse.

Já a trombose venosa ocorre, geralmente, nas policitemias e em outros estados de hipercoagulabilidade, como câncer, hipertensão portal e sepse.

O quadro clínico da isquemia arterial é caracterizado por dores abdominais agudas intensas na região umbilical e epigástrio, associadas a sudorese, inquietude, diarreia e aumento do peristaltismo na fase inicial. Uma a duas horas após o início do quadro, a dor melhora para depois reaparecer junto aos sinais de irritação peritoneal, ausência de ruídos hidroaéreos e distensão abdominal. Pode vir sangue ao toque retal. Nesse momento, o diagnóstico é suspeitado, e a mortalidade é extremamente alta pela inviabilidade das alças intestinais. Na trombose venosa mesentérica é observada ascite sero-hemática, os pulsos são palpáveis e o intestino grosso é preservado.

Leucocitose (> 20.000 leucócitos/mm^3) e acidose metabólica são frequentes. Aumento de fosfato, creatinina e amilase é sugestivo de irreversibilidade do quadro. A arteriografia é o padrão-ouro de diagnóstico.

OUTRAS CAUSAS DE DOR ABDOMINAL AGUDA

Cólica do Lactente

É frequentemente descrita por pais de RN e lactentes jovens como causa de choro intenso e persistente. Está presente em crianças em aleitamento materno exclusivo ou em uso de fórmulas lácteas, sem outro sinal ou sintoma de doença orgânica. Está relacionada com doença funcional do trato gastrointestinal nessa faixa etária, na maioria dos casos. Sintomas, como perda de peso, sangue nas fezes, vômito, hematêmese e diarreia, sugerem outro diagnóstico.

Infecção do Trato Urinário/Urolitíase

A localização da dor depende da altura do trato urinário que está afetada, sendo em hipogástrio, nas cistites, em região lombar com irradiação para a genitália, nas ureterolitíases, e em região lombar nas pielonefrites e em cálculos localizados na pelve ou junção ureteropiélica. Sinal de Giordano positivo pode estar presente nas pielonefrites.

Dor abdominal é uma das principais queixas referidas por crianças em vigência de quadro infeccioso do trato urinário. Em lactentes, pode ser o único sintoma relatado devido à inespecificidade do quadro clínico nessa faixa etária. Febre e irritabilidade são alguns dos sintomas associados. Em crianças maiores, principalmente escolares e adolescentes, há relato de disúria, polaciúria, mudanças do aspecto da urina, e a dor é mais bem localizada.

Os principais agentes etiológicos na infecção do trato urinário (ITU) são *Escherichia coli* e *Proteus mirabilis,* sendo o primeiro responsável por mais de 69% dos casos. O exame padrão-ouro para o diagnóstico é a urocultura, coletada por jato intermediário se houver controle esfincteriano da criança, ou por sonda vesical, na ausência do mesmo. Nas urolitíases, a USG geralmente faz o diagnóstico, sendo o padrão-ouro a tomografia axial computadorizada (TAC) de abdome sem contraste.

Púrpura de Henoch-Schönlein

É uma vasculite de pequenos vasos, decorrente do depósito de IgA, acometendo tipicamente intestino, pele e glomérulos renais, com artralgia ou artrite associados. Púrpuras palpáveis são obrigatórias para o diagnóstico, além de um dos seguintes critérios: (1) qualquer sintoma renal; (2) biópsia demonstrando deposição de IgA; (3) artrite ou artralgia; (4) dor abdominal, geralmente em cólica e de intensidade variável. Outros sintomas gastrointestinais associados são sangue nas fezes, diarreia e vômitos. As lesões renais se manifestam comumente com hematúria micro/macroscópica, proteinúria, síndrome nefrótica e hipertensão.

Convulsão e orquite são algumas manifestações raras descritas.

Cetoacidose Diabética

É comum encontrar queixas de poliúria, polidipsia e perda de peso decorrentes de diabetes melito descompensado em pacientes que abrem quadro de cetoacidose diabética, porém, em crianças menores, dor abdominal e vômitos podem ser queixas iniciais, podendo simular um quadro de abdome agudo.

Os critérios que definem cetoacidose diabética são: pH < 7,3 e/ou HCO_3 < 15 mEq/L, cetonemia e cetonúria, hiperglicemia (> 200 mg/dL) e graus variáveis de desidratação.

Bibliografia

1. Alberse J et al. Henoch–Schonlein purpura in children: an epidemiological study among Dutch paediatricians on incidence and diagnostic criteria. *Ann Rheum Dis*, 66:1648-1650, 2007.
2. Amorim MMR, Vilela PC, Santos L C et al. Meconium peritonitis in the differential diagnosis of fetal ascites: a case report. *RBGO*, 21 (6): 353-357, 1999.

356 Diagnóstico Diferencial em Pediatria

3. Associação Brasileira de Cirurgia Pediátrica, Colégio Brasileiro de Radiologia, Colégio Brasileiro de Cirurgiões. Obstrução intestinal no lactente e na criança maior: diagnóstico e tratamento. *Projeto Diretrizes*, 2005.
4. Bai HX, Lowe YE, Husain SZ. What have we learned about acute pancreatitis in children? *JPGN*, v. 52(3), March 2011.
5. Barreira ER, Ceccon FP, Barbosa GCYG. Lactente com dor abdominal. *Pediatria*, São Paulo, 32(2):151-4, 2010.
6. Betti E et al. *Síndromes abdominais agudas*. Disponível em: http://estudmed.com.sapo.pt/trabalhos/sindromes_abdominais_agudas_0.htm. Acesso em: 16 ago 2012.
7. Choi W, Kwon T, Lee Y et al. Clinical features of acute nonspecific mesenteric adenitis: risk factors for differential diagnosis with acute appendicitis. *Journal of Pediatric Gastroenterology & Nutrition*, 39:344-45, June 2004.
8. Edelmuth RCLE, Ribeiro Junior MAF. Abdome agudo não traumático. *Emergência Clínica*, 6(28):27-32, 2011.
9. Ferry GD. *Causes of acute abdominal pain in children and adolescents*.
10. Filho EM, Carvalho W, Silva FD. Pancreatite aguda em pediatria: revisão sistemática da literatura. *Jornal de Pediatria*, 88(2), 2012.
11. Gonçalves WM et al. Isquemia mesentérica — artigo de atualização. *Arq Cat Med*, 26(1):86-90, jan/mar, 1997.
12. Hijjawi J, Bambini DA. Pediatric trauma: abdominal trauma. In: Arensman RM, Bambini DA, Almond PS. *Vademecun pediatric surgery*. Georgetown, Texas: Landes Bioscience, 2000. p. 128-31.
13. McNamara A, Levine D. Intraabdominal fetal echogenic masses: a practical guide to diagnosis and management. *RadioGraphics*, 25:633-645, 2005.
14. Meneghelli UG. Elementos para o diagnóstico do abdômen agudo. *Medicina*, Ribeirão Preto, 36:283-293, abr/dez, 2003.
15. Miyaki M, Steil F, Sarquis AL, Silva,R. Apresentação clínica da enterocolite necrosante. *Pediatria*, São Paulo, 29(3):192-199, 2007.
16. O'Ryan M, Matson DO. New rotavirus vaccines: renewed optimism. *J Pediatr*, 149:448-51, 2006.
17. Portincasa P et al. Gallstone disease management. *World J Gastrointest Pharmacol Ther*, 3(2):20, April, 2012.
18. Revista Brasileira de Medicina. Adenite mesentérica relacionada a infecção por *Shigella sonnei*, 62(7):314-15, Jul, 2005.
19. Smyth R, McCallion WA, Paterson A. Total jejunoileal intussusception: a case report and literature review. *Ulster Med J*, 78 (1) 10-12, 2009.
20. Sweilo D et al. Infecção urinária em menores de 15 anos: etiologia e perfil de sensibilidade antimicrobiana em hospital geral de pediatria. *Revista Paulista de Pediatria*, 2010.
21. Waag K-L. Intussusception. In: Puri P, Höllwarth ME. *Pediatric surgery*. Springer-Verlag, 2006. p. 313-20.
22. Wegner S et al. Pediatric blunt abdominal trauma. *Pediatr Clin N Am*, 53 243-256, 2006.
23. Yamva V et al. Urgências abdominais não traumáticas na criança. *Medicina*, Ribeirão Preto, 28 (4):619-24, out./dez, 2005.

CAPÍTULO 37

Kátia Galeão Brandt

Dor Abdominal Recorrente

INTRODUÇÃO

A dor abdominal recorrente (DAR) é um problema clínico comum de 10-15% das crianças e adolescentes. A frequência de acometimento aumenta com a idade, sendo descritos dois picos de ocorrência, um entre 4-6 anos e outro na pré-adolescência. As meninas são mais frequentemente acometidas que os meninos. A criança acometida por DAR frequentemente apresenta outras dores, como dor na cabeça, nas costas e nos membros. O sintoma de DAR pode persistir por vários anos e, apesar de sua evolução usualmente benigna, a DAR compromete o desempenho das atividades diárias e a qualidade de vida das crianças e de sua família. A DAR está relacionada com elevados custos diretos e custos indiretos de faltas escolares e ausência dos pais ao trabalho.

A DAR estabelecida por Apley e Naish desde a década de 1960 continua sendo utilizada até o momento. Segundo eles, a DAR é definida como três ou mais episódios de dor abdominal, ocorrendo em um período mínimo de 3 meses e com intensidade suficiente para interromper as atividades habituais. DAR se refere a um sintoma, não a um diagnóstico. A DAR pode ser didaticamente dividida em orgânica, quando existe uma doença específica no organismo humano levando à dor abdominal, e funcional, quando não se identifica uma doença como responsável pelo quadro álgico abdominal.

A maioria dos quadros de dor abdominal em investigação é de natureza funcional. A dor abdominal funcional (DAF) na infância é descrita nos "distúrbios gastrointestinais funcionais infantis", definidas pelo Critério de Roma. Esse critério é amplamente utilizado na literatura e está agora em sua terceira versão, atualizada em 2006 (Quadro 37.1). A nova definição de DAF, segundo o Critério de Roma III, utiliza um período de tempo de evolução da dor menor do que o inicialmente proposto por Apley, apenas 2 meses, para que o diagnóstico seja estabelecido. Sendo assim, a DAF é definida como episódios contínuos ou intermitentes de dor abdominal, sem evidência de processo inflamatório, anatômico, metabólico ou neoplásico que explique os sintomas dos indivíduos, ocorrendo pelo menos uma vez por semana, por período mínimo de 2 meses. Esse critério pode ser utilizado em crianças e adolescentes de 4-18 anos.

358 Diagnóstico Diferencial em Pediatria

Quadro 37.1 Critério de Roma III. Distúrbios funcionais do trato gastrointestinal associados a dor abdominal

---

1. Dispepsia funcional
- Dor ou desconforto, persistente ou recorrente, centrada no abdome superior (acima do umbigo) e
- Não aliviada por defecação, nem com início de alteração na frequência ou consistência das fezes (isto é, síndrome do intestino irritável) e
- Nenhuma evidência de processo inflamatório, anatômico, metabólico ou neoplásico que possa explicar os sintomas do indivíduo e
- No mínimo, um episódio por semana, nos últimos 2 meses antes do diagnóstico

2. Síndrome do intestino irritável
- Desconforto ou dor abdominal que é acompanhada de, no mínimo, dois dos seguintes, em pelo menos 25% das vezes:
  - Alívio com a defecação
  - Início associado a alteração na frequência das evacuações
  - Início associado a alteração na forma (aparência) das fezes
- Nenhuma evidência de processo inflamatório, anatômico, metabólico ou neoplásico que possa explicar os sintomas do indivíduo e
- No mínimo, um episódio por semana, nos últimos 2 meses antes do diagnóstico

3. Enxaqueca abdominal
- Episódios paroxísticos de dor periumbilical aguda intensa, de 1 ou mais horas
- Intervalo de aparente saúde, com duração de semanas a meses
- A dor interfere nas atividades normais
- A dor está associada a duas ou mais das seguintes características:
  - Anorexia
  - Náusea
  - Vômito
  - Cefaleia
  - Fotofobia
  - Palidez
- Nenhuma evidência de processo inflamatório, anatômico, metabólico ou neoplásico que possa explicar os sintomas do indivíduo e
- No mínimo, um episódio por semana, nos últimos 2 meses antes do diagnóstico

4. Dor abdominal funcional
- Dor abdominal contínua ou episódica e
- Critério insuficiente para outros distúrbios funcionais do TGI
- Nenhuma evidência de processo inflamatório, anatômico, metabólico ou neoplásico que possa explicar os sintomas do indivíduo e
- No mínimo, um episódio por semana, nos últimos 2 meses antes do diagnóstico

4a. Síndrome da dor abdominal funcional
- Deve incluir dor abdominal funcional em, no mínimo, 25% dos episódios e um ou mais dos seguintes:
  - Alguma perda do funcionamento diário
  - Sintomas somáticos adicionais, como dor de cabeça, dor nos membros e dificuldade para dormir

---

Fonte: Rasquin A, Di Lorenzo C, Forbes D *et al.* Childhood functional gastrointestinal disorders: child/adolescent. *Gastroenterology* 2006;130(5):1527-37.

FISIOPATOLOGIA

A fisiopatologia da DAR está relacionada com o processo etiológico responsável pelo quadro. No caso de causas orgânicas, a fisiopatologia da dor estará relacionada com o mecanismo fisiopatológico de cada doença em questão, sendo frequentemente associada a inflamação ou obstrução. No caso das desordens funcionais, o mecanismo responsável pela percepção dolorosa no indivíduo acometido é complexo, multifatorial e ainda não está totalmente esclarecido.

Três mecanismos são destacados na literatura por seu possível envolvimento na DAR, podendo existir de forma isolada ou associada: distúrbio da sensibilidade dolorosa periférica ou central, distúrbio da motilidade gastrointestinal e distúrbio psicossocial.

A percepção dolorosa anormal no nível cortical foi evidenciada por estudos utilizando técnicas de neuroimagem. Eles demonstraram diferenças na ativação dos circuitos de dor, que parecem causar alteração na interpretação cortical do estímulo somático quando comparados controles normais com indivíduos portadores de DAF. Também foi demonstrado menor limiar de sensibilidade a dores em geral, em crianças portadoras de DAF. Essa população comumente sofre de outras dores, sugerindo que o controle nociceptivo cerebral está alterado.

A sensibilidade exagerada no nível do trato gastrointestinal é denominada hiperalgesia ou hipersensibilidade visceral. Isso significa que a intensidade dos sinais gerados no trato gastrointestinal (TGI) e enviados por via neural para o cérebro é anormalmente exagerada. As crianças com hipersensibilidade visceral "percebem" atividades do TGI que são imperceptíveis às outras crianças. Ocorreria uma diminuição do limiar para percepção dolorosa decorrente de causas ainda desconhecidas e já conhecidas, como processos que alteram a estrutura da parede intestinal. Tal fenômeno é descrito após determinados processos inflamatórios no TGI, como infecções (rotavírus), alergias e doença inflamatória intestinal. O local da hipersensibilidade pode variar, podendo ser mais gástrico, intestinal ou retal.

O distúrbio da motilidade gastrointestinal é descrito como um possível mecanismo associado à DAF, entretanto poucos estudos confirmaram sua ocorrência. Estudos da década de 1990 confirmaram a ocorrência de anormalidade no complexo motor migratório de crianças afetadas, ocorrendo contrações mais frequentes, mais intensas e mais prolongadas nas crianças acometidas quando comparadas aos controles. Estudos mais recentes demonstram hipomotilidade gástrica, sendo observada maior ocorrência de retardo de esvaziamento gástrico nas crianças acometidas por DAF.

Além dos fatores apresentados, o padrão de comportamento da criança e a estrutura familiar podem exercer influência sobre o quadro doloroso e sua evolução. Estudos sugerem a associação de crianças com DAF, ansiedade, depressão e baixa autoestima. Podem ser identificados conflitos no ambiente familiar. A criança pode se utilizar da dor para obter vantagens e exercer controle sobre os problemas familiares, obtendo ganhos primários e secundários. Os familiares recompensam o "comportamento de dor" beneficiando a criança ou permitindo que ela evite as atividades que não deseje, como, por exemplo, ir à escola. Independentemente da etiologia, uma vez recompensado o quadro doloroso, surgirá um ciclo vicioso, o qual criança não desejará interromper.

QUADROS CLÍNICO E LABORATORIAL

Na abordagem da criança com DAR, a história clínica e o exame físico deverão ser fortemente valorizados (Quadro 37.2). A história clínica cuidadosa e o exame físico detalhado auxiliarão o médico a determinar a maior probabilidade de doença funcional e a excluir, com maior segurança, as doenças orgânicas.

360 Diagnóstico Diferencial em Pediatria

Quadro 37.2 Dados importantes da história e do exame físico

- Características da dor:
  - Localização, intensidade, frequência, periodicidade, relação com alimentação, dor noturna, interferência com as atividades habituais
- Sintomas gastrointestinais associados:
  - Pirose, saciedade precoce, empachamento pós-prandial, náuseas, vômitos, diarreia, constipação, tenesmo, sangramentos digestivos
- Sinais/sintomas relacionados com outros sistemas:
  - Sintomas urinários, cefaleia, sonolência após as crises de dor, artralgias/artrites, tosse crônica
- Sinais de comprometimento orgânico:
  - Perda de peso, retardo no crescimento, retardo puberal, febre, anemia, icterícia
- Medicações em uso ou utilizadas recentemente:
  - Antibióticos, anti-inflamatórios, corticoide
- História alimentar:
  - Consumo de leite e produtos lácteos, consumo de alimentos irritantes gástricos (alimentos industrializados, condimentos picantes), conteúdo de fibra na dieta
- História familiar:
  - Parentes com doença do TGI ou de outro sistema e que evolua com dor abdominal, enxaqueca, manifestações alérgicas, tuberculose, quadros depressivos
- Antecedentes pessoais:
  - Atopia, infecção viral recente, trauma abdominal, intervenção cirúrgica prévia
- Perfil psicológico e comportamental da criança
- Conhecimento de situações geradoras de ansiedade
- Exame físico:
  - Peso, estatura, velocidade de crescimento, estágio puberal
  - Estado geral: atividade, sinais de desnutrição
  - Pele e mucosas: palidez, eritema nodoso, *rash*, pioderma
  - Cavidade oral: aftas, úlceras, hipertrofia gengival
  - Comportamento durante a consulta: sinais de distúrbios de comportamento, resposta à dor, sociabilidade
  - Exame abdominal detalhado: inspeção, sensibilidade à palpação, localização da dor à palpação, presença de massas, palpação do fígado, baço, loja renal
  - Avaliação perianal e toque retal: fístulas, fissuras, retenção fecal

Deve-se tentar agrupar as informações de forma a considerar precocemente, no seguimento da criança com DAR, a probabilidade diagnóstica de doença funcional (Quadro 37.3). A capacidade de estabelecer precocemente, na condução de um quadro de DAR, a maior probabilidade de uma desordem funcional, pode auxiliar grandemente a criança, a família e o médico, evitando a busca excessiva por um diagnóstico orgânico através da realização de exames. Caso uma desordem funcional seja aventada apenas ao final de extensa investigação, isso acarretará sofrimento físico e emocional para a criança, gerará custos e terminará levando a uma sensação de frustração por parte família, que ficará descrente do diagnóstico, como se tivesse ocorrido uma "falha" médica em encontrar a causa orgânica específica.

Nos quadros funcionais, a dor habitualmente é de localização periumbilical ou epigástrica, raramente com irradiação. A criança, quando questionada, não consegue localizar precisamente a região dolorosa e estende a mão aberta sobre o abdome. Quanto mais distante do umbigo e mais bem localizada, maior a probabilidade de existir uma causa orgânica. Na dor funcional, os episódios de dor podem durar minutos a horas,

Quadro 37.3 Diferenças entre DAR funcional e orgânica

DAR funcional	DAR orgânica
Dor difusa (usualmente periumbilical, epigástrica ou hipogástrica)	Dor localizada (usualmente distante do umbigo)
Intermitente, ocorre em surtos; criança saudável entre os surtos	Persistente; criança aparentemente doente
Sem irradiação	Com irradiação
Sem despertar noturno	Despertar noturno
Ausência de sinais de alerta	Presença de sinais de alerta
Pode ocorrer náuseas, vômitos, palidez e ansiedade	Dor furando ou em queimação

Fonte: Adaptado de Ganesh R, Arvind Kumar R, Suresh N, Sathiyasekeran M. Chronic abdominal pain in children. *Natl Med J India* 2010;23(2):94-9.

intercalados por períodos de bem-estar, ocorrendo caracteristicamente durante o dia e ser de intensidade suficiente para levar ao choro e interromper as atividades habituais. Dor que acorda o paciente à noite deve alertar para possível causa orgânica, assim como a dor que interrompe as atividades prazerosas. Dor abdominal que se relaciona com a alimentação e que vem associada a alteração do hábito intestinal pode ser sugestiva de doença orgânica (doença péptica, doença inflamatória intestinal, intolerância à lactose etc.); entretanto, alguns distúrbios funcionais de TGI também podem apresentar essa relação, como na dispepsia funcional e na síndrome do cólon irritável (Quadro 37.1). Sintomas neurovegetativos, como palidez, sudorese, náuseas e vômitos, podem vir associados ao quadro doloroso na DAF; essa associação de sintomas, embora torne o quadro mais dramático, não está necessariamente relacionada com uma causa orgânica. A criança com DAR goza de plena saúde, sendo visível o seu bem-estar geral; sinais e sintomas de alerta (Quadro 37.4) indica grande probabilidade de doença orgânica e a necessidade de investigação aprofundada em busca do diagnóstico etiológico.

Em todos os casos, aconselha-se a realização de alguns poucos exames: hemograma completo com VSH, PCR, sumário de urina com sedimentoscopia, urocultura, parasitológico de fezes seriado, pesquisa de sangue oculto nas fezes. A realização de ultrassonografia abdominal não é mandatória.

DIAGNÓSTICO DIFERENCIAL

Para melhor dirigir o diagnóstico e orientar investigações específicas, sugere-se enquadrar as crianças e adolescentes com DAR em três grupos, segundo os sintomas predominantes: (1) DAR isolada, (2) DAR associada a dispepsia; (3) DAR associada a alteração do hábito intestinal.

O Quadro 37.5 lista os principais diagnósticos diferenciais em crianças com DAR predominante.

362 Diagnóstico Diferencial em Pediatria

Quadro 37.4 Sinais e sintomas de alerta para doença orgânica

- Perda de peso involuntária
- Desaceleração do crescimento
- Perda gastrointestinal de sangue
- Vômitos significativos
- Dor persistente em quadrante superior e inferior direito
- Diarreia crônica grave, principalmente em episódios noturnos
- Febre inexplicável
- Icterícia
- Anemia
- Dor fora da região periumbilical ou que acorda o paciente
- Alteração miccional
- História familiar de doença inflamatória intestinal
- Alterações no hemograma, VSH, PCR
- Sangue nas fezes ou pesquisa de sangue oculto nas fezes positiva

Fonte: Ganesh R, Arvind Kumar R, Suresh N, Sathiyasekeran M. Chronic abdominal pain in children. *Natl Med J India* 2010; 23(2):94-9.

Quadro 37.5 Causas de dor abdominal recorrente isolada

I. *Causa funcional, > 85%*
   Dor abdominal funcional/síndrome da dor abdominal funcional
   Enxaqueca abdominal
II. *Causa orgânica, 5-10%*
   Distúrbios obstrutivos
   Doença de Crohn
   Má rotação com ou sem volvo
   Invaginação intestinal de repetição
   Aderências pós-cirúrgicas
   Linfoma de intestino delgado
   Tuberculose intestinal
   Parasitoses intestinais
   Desordens do trato urinário
   Dismenorreia

Fonte: Ganesh R, Arvind Kumar R, Suresh N, Sathiyasekeran M. Chronic abdominal pain in children. *Natl Med J India* 2010;23(2):94-9.

A dor abdominal recorrente funcional, ocorrendo como episódios recorrentes de dor sem outros sintomas de alarde importantes, é o quadro clínico mais comum na criança com DAR e já foi bem descrito anteriormente. É importante, conforme destacado anteriormente, fazer um diagnóstico assertivo, ainda no início da condução, e não um diagnóstico de exclusão.

A enxaqueca abdominal, enquadrada nas desordens funcionais do trato gastrointestinal associadas a dor abdominal, do Critério de Roma, deverá ter seu diagnóstico estabelecido conforme os dados clínicos descritos no Quadro 37.1. Esse diagnóstico apresenta certa relevância no universo das crianças com DAR, sendo o subdiagnóstico comum. Por apresentar tratamento específico e diferente da DAF, é importante que esse diagnóstico específico seja estabelecido. Alguns pontos são essenciais para se chegar ao

Dor Abdominal Recorrente **363**

diagnóstico: o caráter muito intenso da dor em salvas, de início e término surpreendentemente súbitos, intercalados por período de saúde absoluta, a forte associação a história familiar de enxaqueca (cerca de 90% das crianças apresentam um parente de primeiro grau com enxaqueca), fatores desencadeantes também descritos para a enxaqueca (como determinados alimentos e situações de estresse) e a associação a outras manifestações típicas da enxaqueca (como a cefaleia e a fotofobia). Na enxaqueca abdominal pode ocorrer, de modo não incomum, despertar noturno devido à dor, manifestação mais comumente associada à dor de origem orgânica.

O quadro clínico nas desordens obstrutivas pode ser caracterizado predominantemente por episódios recorrentes e agudos de dor tipo cólica, de forte intensidade, particularmente após as refeições. Pode-se observar distensão abdominal e, por vezes, desenho das alças intestinais. Dependendo do nível e da intensidade da obstrução no TGI, pode ou não ocorrer vômitos. Perda de peso, perda de sangue oculto e anemia podem ser observadas. As desordens que mais comumente causam quadros obstrutivos na infância estão listadas no Quadro 37.5.

O complexo dor abdominal, diarreia, anorexia e perda de peso constitui a forma de apresentação clássica da doença de Crohn, porém a dor abdominal é o sintoma mais prevalente na doença de Crohn e pode não se acompanhar de outro sintoma intestinal importante, sendo esse um diagnóstico por vezes difícil. Na doença de Crohn, a inflamação pode acometer todo o trato gastrointestinal, da boca ao ânus, porém o íleo terminal é o local mais comumente afetado. A dor geralmente é periumbilical, mas pode se localizar em quadrante superior direito ou difusamente no abdome inferior em criança com doença colônica. Diarreia, embora comum, não necessita estar presente, especialmente se a doença for confinada ao intestino delgado. Alguns dados da história e do exame físico podem orientar o diagnóstico quando o quadro não evidencia outros sintomas intestinais exuberantes. Geralmente, na doença de Crohn, pode-se observar sinais de comprometimento ao desenvolvimento físico e sexual (curva de crescimento em platô linear, perda de peso, retardo na maturação sexual). Outros sinais de doença, como anemia (por perdas intestinais) e episódios recorrentes de febre, podem ser percebidos. Lesões perianais, como fístulas perianais e abscessos perianais recorrentes, tornam necessária a investigação para doença de Crohn. As manifestações extraintestinais, quando presentes, são elementos que reforçam a possibilidade diagnóstica. Os órgãos mais comumente atingidos são articulações (artralgia e artrite), pele (eritema nodoso e pioderma gangrenoso), fígado (colangite esclerosante primária), olhos (episclerite e uveíte) e ossos (densidade óssea reduzida).

Alguns exames laboratoriais podem sugerir a possibilidade de doença de Crohn, embora sejam inespecíficos. No hemograma, pode-se observar leucocitose, anemia e plaquetose. A velocidade de hemossedimentação elevada indica doença em atividade. No protidograma, os níveis de albumina podem estar reduzidos, dependendo da gravidade da doença. O diagnóstico é baseado em história clínica compatível, exames radiológicos do intestino (trânsito intestinal e enema opaco) e endoscopia do cólon com biópsia de mucosa (colonoscopia). Testes sorológicos, anticorpo antineutrófilo citoplasmático

(ANCA) e anticorpo anti-*Saccharomyces cerevisiae* (ASCA), embora não tenham sensibilidade e especificidade elevadas, podem auxiliar no diagnóstico de uma criança com suspeita de doença inflamatória intestinal e na diferenciação de doença de Crohn e retocolite ulcerativa.

A maioria dos casos de má rotação manifestará sintomas nas primeiras semanas de vida, mas cerca de 40% dos casos só serão diagnosticados após o primeiro mês de vida. O quadro pode se manifestar como dor abdominal intermitente do tipo cólica, que ocorre após as refeições. Pode-se observar episódios recorrentes de obstrução intestinal, com vômitos e distensão abdominal (principalmente de abdome superior) e visualização das ondas peristálticas. Constipação crônica ou surtos de diarreia podem ocorrer. Desnutrição com hipoproteinemia são decorrentes de obstrução linfovenosa crônica. Volvo do intestino com comprometimento da circulação sanguínea intestinal levará a quadro grave com dor intensa, melena e, por fim, perfuração e peritonite. O estudo radiológico do trânsito intestinal permitirá o diagnóstico.

Invaginações intestinais podem ocorrer de forma recorrente, com reduções espontâneas, principalmente na criança com mais de 1 ano de idade. Quando os episódios se repetem, deve-se investigar a existência de um processo que esteja funcionando como cabeça da invaginação (divertículo de Meckel, pólipos, linfoma da parede intestinal e outros). Pode apresentar-se clinicamente por episódios de dor abdominal intermitente, frequentemente associada a vômitos. Surtos de constipação e diarreia também podem ocorrer. Sangramento retal do tipo geleia de framboesa é menos comum nos casos recidivantes. A ultrassonografia abdominal é o exame de escolha para investigar invaginação intestinal, sendo capaz de diagnosticar a maioria dos casos.

Em crianças que tenham antecedentes de procedimento cirúrgico, sempre avaliar a possibilidade de aderências ou bridas pós-cirúrgicas. A obstrução mecânica ocorre em consequência da compressão da luz por estrutura fibrosa resultante do processo cicatricial que ocorre após cirurgia. O exame radiológico contrastado evidenciará área de estreitamento da luz intestinal, cuja etiologia se confirma pela laparoscopia.

Os tumores de parede intestinal, geralmente linfoma não Hodgkin, acometem mais comumente a região ileocecal e podem se apresentar inicialmente com sintomas inespecíficos, como dor abdominal, distensão abdominal, astenia, fadiga, anemia e constipação ou diarreia. Predomina no sexo masculino, é mais frequente em crianças mais velhas (incomum antes dos cinco anos) e em crianças com imunodeficiências congênitas ou adquiridas. Pode apresentar-se como tumor polipoide ou se infiltrar difusamente, causando sintomas obstrutivos. O diagnóstico pode ser esclarecido por ultrassonografia ou estudo radiológico contrastado do intestino delgado. Tardiamente é possível palpar grande massa tumoral, multilobulada (saco de batatas), em quadrante inferior direito. A confirmação diagnóstica é feita pela identificação de células neoplásicas na medula, no líquido ascítico, em gânglios periféricos ou em biópsia da massa abdominal.

Tuberculose abdominal é uma doença relativamente comum nos países em desenvolvimento, devendo sempre ser lembrada. Frequentemente vem associada a doença pulmonar, o que torna o diagnóstico mais claro. Quando se apresenta apenas com acometimento abdominal, o diagnóstico pode ser mais difícil. A tuberculose pode afetar qualquer parte do trato gastrointestinal, porém mais comumente é confinada ao íleo terminal e ceco. Pode ocorrer espessamento da parede por processo inflamatório com estenose do lúmen. A dor abdominal é o sintoma mais comum e resulta da combinação da obstrução intestinal e do processo inflamatório. A dor é extremamente variável em termos de duração, gravidade e localização. Com maior frequência, ocorre dor do tipo cólica mais localizada na fossa ilíaca direita; pode ser palpada massa nessa região. Podem ocorrer vômitos e perda de peso. A maioria dos pacientes tende a ser constipada, mas pode haver diarreia. Episódios febris e suor noturno também devem fazer lembrar o diagnóstico.

O passo mais importante no diagnóstico é pensar na possibilidade de tuberculose. Nos exames inespecíficos, pode-se observar velocidade de hemossedimentação (VSH ou VSH) elevada em cerca de três quartos dos pacientes e hipoalbuminemia devida à perda intestinal. A radiografia de tórax pode ser normal no paciente com tuberculose abdominal. O teste de Mantoux está geralmente positivo no paciente com doença pulmonar associada, mas pode ser negativo em até 10% dos casos de tuberculose abdominal. A pesquisa do bacilo de Koch deve ser realizada no escarro (sendo muitas vezes negativa, particularmente nas crianças) e nas secreções endoscópicas (maior chance de sucesso). Exames contrastados intestinais podem evidenciar anormalidades no nível do íleo terminal. A colonoscopia também pode auxiliar na definição diagnóstica (granuloma caseoso), embora por vezes seja difícil fazer o diagnóstico diferencial com doença de Crohn.

As parasitoses intestinais são extremamente prevalentes em nosso meio. As precárias condições socioeconômicas de nossa população favorecem não só a aquisição de parasitos como a ocorrência de infestações graves. Essa possibilidade diagnóstica deve, portanto, sempre ser afastada por meio de parasitológico de fezes. Vale a pena salientar, entretanto, que as parasitoses intestinais frequentemente evoluem de forma assintomática. Apenas as infestações mais importantes acarretarão sintomas que serão mais intensos quanto mais intensa for a infecção. Desse modo, nos quadros de DAR em que são diagnosticadas parasitoses, a dor abdominal não estará necessariamente associada àquele parasita, que poderá encontrar-se ali de forma comensal. Além da dor abdominal, as infecções parasitárias importantes podem apresentar-se com outras manifestações gastrointestinais, como distensão abdominal, diarreia e vômitos. Laboratorialmente, podem ainda ser observadas anemia (por má absorção ou espoliação por ação direta do verme) e eosinofilia (relacionada com os parasitos de ciclo pulmonar — áscaris, estrongiloides, ancilostoma, toxocaríase e esquistossoma). A infecção parasitária será confirmada pelo exame parasitológico de fezes.

A infecção do trato urinário pode eventualmente se manifestar com predomínio de dor abdominal, sendo mais características (particularmente na criança maior) as dores em flanco. Sinais e sintomas relacionados diretamente com o trato urinário (disúria, urgência urinária, polaciúria, enurese, odor urinário acentuado) ou decorrentes do processo infeccioso (febre, baixo ganho ponderoestatural, vômitos, principalmente nas crianças pequenas), geralmente estão presentes e precisam ser investigados. Obstrução da junção

366 Diagnóstico Diferencial em Pediatria

ureteropélvica pode acarretar episódios recorrentes de dor abdominal do tipo cólica em região periumbilical, geralmente associada a vômitos. Deverá ser coletado sumário de urina com bacterioscopia e urocultura para investigar essa possibilidade.

Dismenorreia consiste em dor abdominal do tipo cólica, no abdome inferior, que ocorre no início do período menstrual. Pode coincidir com o início do sangramento ou anteceder o sangramento em algumas horas. Distúrbios ginecológicos associados a dismenorreia secundária incluem endometriose, duplicação genital parcialmente obstruída e aderências após doença inflamatória pélvica.

O Quadro 37.6 lista os principais diagnósticos diferenciais em crianças com DAR associada a dispepsia.

Na DAR associada a dispepsia, a dor é predominantemente de localização epigástrica, geralmente existindo associação a alimentação, e sintomas dispépticos (náuseas, saciedade precoce, eructação) podem ser identificados. Vômitos ocasionais, queimor retroesternal e regurgitações podem estar presentes.

Os critérios para o diagnóstico de dispepsia funcional estão descritos no Quadro 37.1. A principal causa de dispepsia funcional é o distúrbio da motilidade gástrica, levando a retardo do esvaziamento gástrico, relaxamento gástrico pós-pandrial inadequado e/ou alteração da motilidade antroduodenal. Também contribui a hipersensibilidade visceral. A dispepsia funcional pode ser secundária a uma infecção viral do TGI. Fala contra a dispepsia funcional o queimor retroesternal persistente, principalmente em crianças maiores, o despertar noturno, vômitos recorrentes, disfagia, hematêmese e história familiar de doença péptica. O diagnóstico também deve ser clínico, e a endoscopia não está prontamente indicada, devendo antes ser tentadas medidas comportamentais, dietéticas e um curso de bloqueador ácido e/ou procinético. Caso os sintomas persistam após tratamento empírico, a endoscopia deve ser realizada.

Na doença do refluxo gastroesofágico (DRGE) pode ocorrer processo inflamatório na parede do esôfago devido à ação agressiva do ácido gástrico sobre ela. A esofagite assim desenvolvida pode gerar dor, geralmente referida como queimor retroesternal, e por vezes disfagia e odinofagia. Na criança maior, pode-se constatar que a dor retroesternal é

Quadro 37.6 Causas de DAR associada a dispepsia

I. *Causa funcional, 75%*
Dispepsia funcional
II. *Causa orgânica, 25%*
Associada a inflamação do TGI superior
Doença péptica (doença do refluxo gastroesofágico, gastrite, úlcera)
Doença de Crohn
Tuberculose
Infecções parasitárias
Doença celíaca
Colecistite crônica
Pancreatite crônica

Fonte: Ganesh R, Arvind Kumar R, Suresh N, Sathiyasekeran M. Chronic abdominal pain in children. *Natl Med J India* 2010; 23(2):94-9.

agravada pelo decúbito horizontal e ingestão de determinados alimentos (condimentos, enlatados, conservantes). Associado a isso, a DRGE pode acarretar baixo ganho ponderal, anemia, quadros respiratórios (asma, pneumonia de aspiração, apneia obstrutiva), entre outros. A DRGE deve ser diferenciada do refluxo fisiológico do lactente, regurgitações em lactente saudável, sem sinais e sintomas de agravo. Quando há evidências de doença, a endoscopia é o exame de escolha para se determinar a existência de esofagite, e sua natureza (esofagite péptica, eosinofílica, fúngica, entre outras) é a endoscopia digestiva alta, devendo obrigatoriamente ser realizadas biópsias seriadas.

Dor abdominal é a mais frequente forma de apresentação da gastrite e da úlcera péptica. A dor é caracteristicamente de localização epigástrica, embora vários estudos já tenham demonstrado que nas crianças pequenas (menos de 10 anos) a dor é habitualmente de localização periumbilical. A dor pode sofrer influência da alimentação (aliviando ou agravando), entretanto, em cerca de metade dos casos, pode-se não observar essa relação. Não é incomum a dor acordar o paciente à noite, evento chamado de *clocking*, sendo um evento importante na diferenciação da dor funcional, da gastrite e da doença ulcerosa péptica. A dor pode vir associada a náuseas e vômitos, que, após ocorrerem, geralmente trazem alívio do quadro doloroso. É comum haver familiares próximos com doença péptica. O diagnóstico de certeza só poderá ser determinado pela endoscopia com a visualização dos achados macroscópicos e análise histopatológica.

A infecção por *Helicobacter pylori* em crianças tende a aumentar com a idade, estando inversamente relacionada com as condições socioeconômicas. Apesar de colonizar grande número de indivíduos e se saber que está relacionada com doença ulcerosa péptica, na maioria das pessoas ela não determina doença e habita a mucosa gástrica de forma comensal. A relação da infecção por *H. pylori*, sem ocorrência de doença ulcerosa, com episódios de dor abdominal, não está estabelecida; ao contrário, alguns estudos sugerem não haver relação de causa e efeito. Na ocorrência de úlcera gástrica e principalmente duodenal, o *H. pylori* deve ser pesquisado. O diagnóstico da infecção por *H. pylori* pode ser estabelecido pelo estudo histopatológico e pelo teste da urease realizados na mucosa gástrica, teste da ureia marcada com carbono 13 ou testes sorológicos.

A doença de Crohn pode se manifestar clinicamente com predomínio de sintomas dispépticos, uma vez que, conforme já exposto, pode acometer todo o TGI, podendo se localizar no TGI superior (esôfago, estômago e intestino delgado). Outros sintomas sistêmicos e das manifestações extraintestinais, por vezes muito sugestivas da doença, podem auxiliar na definição diagnóstica. Os exames complementares necessários à investigação já foram comentados. A endoscopia com biópsia poderá ser elucidativa.

As parasitoses intestinais que acometem o trato gastrointestinal superior poderão determinar dor abdominal associada a sintomas dispépticos. Entre elas vale a pena ressaltar a estrongiloidíase e a giardíase.

A doença celíaca, afecção mais prevalente em nosso meio do que é costume lembrar, determina atrofia vilositária que acomete o intestino delgado. Pode manifestar-se clinicamente de formas bastante diversas, podendo se apresentar apenas com dor abdominal que pode vir associada a sintomas dispépticos. Para investigar essa possibilidade diagnóstica, pode ser utilizado o teste sorológico de triagem, anticorpo antitransglutaminase IgA, sendo o diagnóstico definitivo estabelecido por meio de biópsia do intestino delgado.

Embora a doença biliar seja mais comum no adulto do que na criança, esse grupo de doenças vem se tornando cada vez mais comum na pediatria. O aumento do diagnóstico pode estar relacionado com o aumento da percepção e detecção, devido à maior realização de USG, mas tem relação provável com o aumento da obesidade infantil e com a dieta mais litogênica. A doença biliar pode ser idiopática, mas pode estar relacionada com determinadas condições, como anemia hemolítica, obesidade, infecções sistêmicas, uso de antibiótico (principalmente ceftriaxona), anormalidades de vias biliares, doença de Crohn, fibrose cística, nutrição parenteral total e história familiar de doença biliar. Os cálculos infantis são geralmente por pigmentos (associados a doença hemolítica), colesterol ou carbonato de cálcio (associados a doenças sistêmicas). A cólica biliar e a colecistite podem ser difíceis de diagnosticar pela clínica na infância. A dor da cólica biliar geralmente é de início agudo, frequentemente se segue à alimentação (principalmente alimentos gordurosos) e se localiza no epigástrio ou quadrante superior direito. Em crianças pequenas pode ser periumbilical. Dor referida nas costas é comum. Náuseas e vômitos frequentemente acompanham o quadro. Icterícia pode ser a manifestação inicial, principalmente em crianças pequenas, podendo ocorrer acolia fecal. O sinal de Murphy pode estar presente, sendo sensível, porém pouco específico. A ultrassonografia das vias biliares é o exame de escolha para a confirmação do diagnóstico. Hemograma, provas de função hepática e enzimas pancreáticas (lipase) devem ser realizados para se excluir outros diagnósticos e complicações. Em caso de colelitíase sem colecistite, a conduta é o seguimento clínico, uma vez que a maioria dos cálculos se resolve espontaneamente em até 1 ano. Em crianças com sintomas típicos de doença biliar, sem outras causas para a sintomatologia, principalmente se o cálculo for calcificado, a abordagem cirúrgica é aceita. Entretanto, mesmo crianças sintomáticas, sem fatores de risco para complicações, podem alcançar resolução clínica com o tempo. Em crianças com anemia hemolítica, colelitíase ou colecistite indica procedimento cirúrgico prontamente.

Pancreatite crônica é um diagnóstico pouco comum na infância, mas pode levar a dor crônica incapacitante e perda da função pancreática. Pode ocorrer devido a vários fatores, como malformações congênitas do pâncreas (pâncreas *divisum*), cálculos intraductais, pseudocistos, hiperlipidemia, trauma, pâncreas anular, drogas, fibrose cística e desnutrição. A dor tipicamente se localiza no abdome superior e dura dias. Irradiação para as costas é uma queixa frequente. Esteatorreia e diabetes podem se desenvolver tardiamente no curso da doença. A radiografia do abdome pode mostrar calcificações em cerca de 30% dos casos, e a USG ou a tomografia demonstra alterações em cerca de 80% dos casos. A RNM das vias biliares, ou colangiorressonância, é mais sensível do que os anteriores. A colangiopancreatografia endoscópica retrógrada tem grande sensibilidade e especificidade, além de permitir a realização de procedimentos, porém, devido aos riscos, raramente está indicada. Laboratorialmente, as evidências de insuficiência pancreática são tardias, já que o órgão tem grande reserva de função, só ocorrendo insuficiência clínica em fase avançada de destruição do órgão. O padrão-ouro para a avaliação da insufi-

Dor Abdominal Recorrente **369**

ciência pancreátrica é a tubagem duodenal com a mensuração das enzimas pancreáticas, procedimento disponível apenas em nível de pesquisa. A pesquisa da elastase fecal vem sendo mais recentemente utilizada com boa sensibilidade e especificidade na detecção da insuficiência pancreátrica.

O Quadro 37.7 lista as principais causas de dor abdominal associada a alteração do hábito intestinal. Nesse grupo, a dor abdominal é associada a alteração do padrão intestinal, incluindo alteração na frequência e consistência das fezes, esforço ou urgência para defecar, sensação de evacuação incompleta, passagem de muco e distensão abdominal.

Os critérios para o diagnóstico de síndrome do intestino irritável (SII) estão contidos no Quadro 37.1. A SII acarreta dor abdominal associada a alteração no hábito intestinal; ocorre alteração na frequência das evacuações e/ou alteração na consistência das fezes, que geralmente são mais firmes pela manhã, diminuindo de consistência com o decorrer do dia. Comumente se encontram restos alimentares e muco. Geralmente, a dor é aliviada pela defecação. O diagnóstico é clínico, a criança se encontra clinicamente bem e ganha peso de maneira satisfatória.

A constipação pode ser uma causa comum de DAR, sendo muitas vezes subestimada pelo médico e pela família. Está frequentemente relacionada com dieta pobre em fibras. Caracteriza-se pela existência de, pelo menos, duas dessas variáveis: fezes ressecadas, intervalo aumentado entre as evacuações e dor ou esforço para evacuar. Pode acarretar dor abdominal, mesmo quando aparentemente o quadro clínico é sutil (evacua diariamente, porém sem esvaziamento completo, levando a retenção fecal). A dor é do tipo cólica; ao exame, consegue-se palpar massas fecais no abdome ou, ao toque retal, constata-se a ampola retal cheia de fezes endurecidas. Após a evacuação, a criança apresenta alívio da dor.

Dor abdominal, diarreia e sangramento são sintomas clássicos da doença inflamatória intestinal. A diferenciação clínica entre retocolite ulcerativa (RCU) e doença de Crohn é por vezes difícil. Na RCU, o processo inflamatório se limita ao reto e ao cólon, envolvendo a mucosa de forma contínua a extensões variáveis. A dor é geralmente localizada no abdome inferior e é menos marcante do que na doença de Crohn. Observa-se, de forma mais frequente e marcante, diarreia com muco e sangue. Enquanto, na RCU,

Quadro 37.7 Causas de dor abdominal associada a alteração do hábito intestinal

I. *Causa funcional, 75%*
   Síndrome do intestino irritável
   Constipação intestinal funcional
II. *Causa orgânica, 25%*
   Associada a inflamação do TGI
   Retocolite ulcerativa
   Doença de Crohn
   Doença celíaca
   Desordens infecciosas
   Infecções parasitárias
   Infecções bacterianas
   Intolerância à lactose

Fonte: Ganesh R, Arvind Kumar R, Suresh N, Sathiyasekeran M. Chronic abdominal pain in children. *Natl Med J India* 2010; 23(2):94-9.

sinais de sangramento do TGI estão sempre presentes, nos pacientes com doença de Crohn isso se dá em apenas 40-50%. Os sinais de comprometimento do estado geral e as manifestações extraintestinais, embora possam ocorrer na RCU, são significativamente mais frequentes na doença de Crohn. Na investigação, poderão ser realizados exames inespecíficos, como hemograma com VSH e protidograma, conforme descrito anteriormente, e sangue oculto nas fezes poderá ser positivo. O enema opaco com duplo contraste pode demonstrar alterações sugestivas da RCU, porém não fecha o diagnóstico, que só poderá ser definido com a realização da retossigmoidoscopia ou colonoscopia, com evidenciação do aspecto macro/microscópico característico. A sorologia pode auxiliar no diagnóstico, e títulos mais altos de ANCA estão mais relacionados com RCU, enquanto títulos altos de ASCA são mais sugestivos de doença de Crohn.

O quadro clínico clássico da doença celíaca é diarreia crônica, distensão abdominal, dor abdominal, perda de peso. É importante, no entanto, estar alerta para o fato de que a maioria dos quadros de doença celíaca não evoluirá de forma clássica, podendo haver doentes que desenvolvem inclusive constipação intestinal.

Em nosso meio, nos quadros de dor abdominal associada a diarreia, é obrigatório afastar a possibilidade de desordens infecciosas. Entre os parasitos que podem cursar com diarreia crônica estão o estrongiloide (em casos mais graves pode haver processo inflamatório da mucosa intestinal, com atrofia vilositária e má absorção), o esquistossoma (na forma intestinal, pode se manifestar com dores abdominais e diarreia mucossanguinolenta), a giárdia (pode levar a má absorção e diarreia crônica, provavelmente por atapetar a mucosa intestinal) e o criptosporídio (principalmente em pacientes imunodeprimidos, pode acarretar dor abdominal e diarreia crônica).

Entre as bactérias, a infecção causada pelo *Clostridium difficile*, que se estabelece no trato gastrointestinal uma vez que a microbiota tenha sido modificada pelo uso de antimicrobianos, pode se manifestar com quadro diarreico leve e recorrente até quadros graves de colite pseudomembranosa. Deve-se levantar essa possibilidade em crianças que cursam com quadro de dor abdominal e diarreia que tenha tido início dentro de alguns dias, mas até 2 meses, após o início de antibioticoterapia. O diagnóstico pode ser estabelecido pela cultura da bactéria, pela pesquisa de suas toxinas ou por endoscopia baixa com visualização das pseudomembranas.

A tuberculose pode acometer todo o trato gastrointestinal, levando a enterite tuberculosa, adenite mesentérica e/ou peritonite. Pode manifestar-se com dor abdominal vaga e diarreia com sangue, mimetizando uma doença inflamatória intestinal.

A intolerância à lactose ocasionada pela deficiência tardia e geneticamente determinada da lactose ocorre com certa frequência e determinará sintomas na dependência da gravidade da hipolactasia e da quantidade da lactose ingerida. Instala-se em torno de 3-6 anos, podendo se manifestar apenas na adolescência. Após a ingestão de leite, pode-se observar dor e desconforto abdominal, distensão e evacuações amolecidas. Essa possibilidade diagnóstica deve ser aventada ao menos como fator contribuinte para o quadro doloroso naquelas crianças que ingerem grande quantidade de leite. O diagnóstico pode ser confirmado por meio do teste do hidrogênio expirado e da curva de tolerância à lactose.

A abordagem da DAR é, portanto, um desafio médico; por um lado, não se pode negligenciar a possibilidade das múltiplas desordens orgânicas e, por outro, deve-se evitar o excesso de investigação e tentativas medicamentosas frustradas, as quais só agravam o sentimento de doença e aumentam a preocupação das crianças e de seus pais.

Bibliografia

1. Apley J, Naish N. Children with recurrent abdominal pains: a field study of 1000 children. *Arch Dis Child* 1958;33:165-70.
2. Bufler P, Gross M, Uhlig HH. Recurrent abdominal pain in childhood. *Dtsch Arztebl Int* 2011; 108(17): 295-304.
3. Carson L, Lewis D, Tsou M et al. Abdominal migraine: an under-diagnosed cause of recurrent abdominal pain in children. *Headache* 2011; 51(5):707-12.
4. Chitkara DK, Rawat DJ, Talley NJ. The epidemiology of childhood recurrent abdominal pain in Western countries: a systematic review. *Am J Gastroenterol* 2005;100(8):1868-75.
5. Devanarayana NM, Silva DGH, Silva HJ. Gastric myoelectrical and motor abnormalities in children and adolescents with functional recurrent abdominal pain. *J Gastroenterol Hepatol* 2009.
6. Di Lorenzo C, Youssef NN, Sigurdsson L et al. Visceral hyperalgesia in children with functional abdominal pain. *J Pediatr* 2001; 139: 838-843.
7. Ganesh R, Arvind Kumar R, Suresh N, Sathiyasekeran M. Chronic abdominal pain in children. *Natl Med J India* 2010;23(2):94-9.
8. Gray L. Chronic abdominal pain in children. *Aust Fam Physician* 2008;37(6):398-400.
9. King S, Chambers CT, Huguet A et al. The epidemiology of chronic pain in children and adolescents revisited: a systematic review. *Pain* 2011; 152(12):2729-38.
10. Kleinman RE, Goulet OJ, Mieli-Vergani G et al. *Walker's pediatric gastrointestinal disease*. Hamiltom (Ontario): BC Decker Inc., 2008.
11. Poffenberger CM, Gausche-Hill M, Ngai S et al. Cholelithiasis and its complications in children and adolescents: update and case discussion. *Pediatr Emerg Care*, 2012;28(1):68-76.
12. Rasquin A, Di Lorenzo C, Forbes D et al. Childhood functional gastrointestinal disorders: child/adolescent. *Gastroenterology* 2006;130(5):1527-37.
13. Størdal K, Nygaard EA, Bentsen B. Organic abnormalities in recurrent abdominal pain in children. *Acta Paediatr*. 2001;90(6):638-42.

CAPÍTULO 38

João Guilherme Bezerra Alves
Izabel Ribeiro da Cunha Lima

Dor Musculoesquelética Idiopática e Recorrente

As dores recorrentes em crianças e adolescentes são uma importante causa de procura dos serviços médicos, e a dor musculoesquelética está entre as principais, junto com a cefaleia e a dor abdominal. Caracteriza-se como dor recorrente, quadro de pelo menos três episódios de dor, de intensidade suficiente para interferir nas atividades habituais, por período mínimo de 3 meses.

A prevalência de dor musculoesquelética é variável, mas alguns estudos mostram acometimento de até 40% da população na faixa etária pediátrica. Mais de 90% dos casos são representados por quadros benignos, não se encontrando doença orgânica, porém é essencial o diagnóstico diferencial para que não haja atraso no tratamento de algumas doenças graves como as neoplasias.

Anamnese detalhada e exame físico cuidadoso são fundamentais para o diagnóstico correto. É importante questionar sobre início da dor, suas características, localização, horário em que aparece com maior frequência, intensidade (se há interferência nas atividades), fatores de melhora ou piora. Sintomas sistêmicos como febre, perda de peso, fraqueza muscular, alterações do hábito intestinal, além de distúrbios emocionais e do sono, também devem ser sempre pesquisados.

Além do exame físico geral, devem ser avaliados: postura (se há desvios ou assimetrias), marcha, força muscular, amplitude dos movimentos articulares, dor em local de ênteses (joelhos, tuberosidade da tíbia, tendão do calcâneo, plantas dos pés e calcanhar) e pesquisa de pontos dolorosos, caso a criança aponte um local fixo da dor. Também devem ser pesquisados os pontos "gatilhos" da fibromialgia, assim como os critérios para hipermobilidade articular.

Alguns sinais devem ser considerados de alerta para afecções somáticas, e sua presença indica necessidade de investigação mais ampla:

- Dor localizada
- Dor intensa, persistente, que não melhora com analgésicos comuns
- Manifestações sistêmicas
- Dor à palpação muscular e/ou óssea
- Fraqueza muscular
- Dificuldade ou alterações da marcha

De modo didático, as causas de dor nos membros podem ser divididas de acordo com a localização, se a dor é em um ponto fixo ou se apresenta acometimento difuso, com localização variável. Serão abordadas inicialmente as causas de dor difusa.

DOR DE CRESCIMENTO

Apesar de já ser conhecido que não há relação com o crescimento, esse ainda é o nome mais utilizado pela maioria dos autores. Acomete até 20% das crianças, segundo alguns estudos, principalmente da faixa etária escolar e do sexo feminino, não tendo etiologia definida. As dores têm intensidade variável, ocorrem geralmente nos membros inferiores com acometimento bilateral, são mal localizadas e, normalmente, surgem no final da tarde ou à noite, podendo inclusive despertar a criança durante o sono. Em alguns casos observa-se relação com maior intensidade de atividades físicas. A dor melhora com massagem, calor local e analgésicos comuns. Trata-se de um quadro benigno que evolui com melhora espontânea dentro de 1-2 anos após seu início. Em geral não há necessidade de exames laboratoriais, mas, quando realizados, hemograma e provas de atividade inflamatória são normais.

FIBROMIALGIA

É uma síndrome dolorosa musculoesquelética difusa, sem acometimento inflamatório ou envolvimento articular, de evolução crônica. Acomete, principalmente, adolescentes do sexo feminino, com idade média de início aos 12 anos. Os pacientes referem dores difusas, intermitentes, sensação de edema em articulações, fadiga constante e alterações do sono (descrevem sono como não reparador) e do humor (depressão e ansiedade). Muito frequentemente há relatos de cefaleia crônica e cólon irritável.

Para o diagnóstico é necessário que haja dor nos quatro quadrantes do corpo, por período mínimo de 3 meses, além de dor à digitopressão em 11 dos 18 pontos dolorosos estabelecidos pelo Colégio Americano de Reumatologia. Exames laboratoriais, inclusive provas de fase aguda, são normais.

SÍNDROME DA HIPERMOBILIDADE ARTICULAR BENIGNA

A hipermobilidade articular é definida como um grau exagerado de mobilidade das articulações e pode estar associada a síndromes genéticas, como Marfan e Ehlers-Danlos, porém na maioria dos casos ocorre de forma isolada em crianças saudáveis. Acomete até 34% da população com predomínio do sexo feminino. A maioria dos pacientes é assintomática, porém quando associada a quadros álgicos difusos é denominada síndrome da hipermobilidade articular benigna. Nesses casos, os pacientes queixam-se de dores difusas em região periarticular ou artralgia, principalmente nos joelhos, quadris, tornozelos e cotovelos. Ocorrem com maior frequência à noite e melhoram com o repouso.

O diagnóstico deve ser estabelecido pelos critérios de Beighton:

- Aposição passiva do polegar até a face flexora (anterior) do antebraço (2)
- Hiperextensão passiva dos dedos à face extensora (posterior) do antebraço (2)

- Hiperextensão do cotovelo maior que 10 graus (2)
- Hiperextensão do joelho maior que 10 graus (2)
- Flexão do tronco, com joelhos em extensão, apoiando as palmas das mãos no chão (1)

Havendo cinco dos nove critérios, é caracterizada a hipermobilidade, lembrando que, para os critérios 1 a 4, deve-se considerar um ponto para cada lado do corpo. Como a mobilidade articular é naturalmente maior em crianças pequenas, o diagnóstico só deve ser estabelecido em maiores de 5 anos.

DOENÇAS LINFOPROLIFERATIVAS

As leucemias são as neoplasias mais frequentes na infância e, dentre elas, a leucemia linfoide aguda é responsável por 25% de todos os casos de câncer nessa faixa etária. O pico de incidência é por volta dos 4 anos, com discreto predomínio do sexo masculino. Manifestações musculoesqueléticas ocorrem em até 40% desses pacientes, podendo inclusive ser o primeiro sintoma da doença. A dor acomete, principalmente, ossos longos, de forma difusa, mas em alguns casos tem apresentação mais localizada e pode ter um padrão semelhante à dor de crescimento. Artralgia e, em alguns casos, artrite com derrame articular são também descritas. Alterações no hemograma ou doença sistêmica, como febre, hepatoesplenomegalia e perda de peso, devem servir de alerta, porém o acompanhamento é essencial, pois em muitos casos não há alterações laboratoriais no início da doença.

HEMOGLOBINOPATIAS

A anemia falciforme é uma hemoglobinopatia autossômica recessiva, frequente em nosso meio, que chega a atingir 8% da população negra. As crises falciformes são uma causa de dor óssea recorrente devido aos fenômenos vaso-oclusivos, especialmente em ossos longos. Artrite e artralgia também são relatadas, e sempre devemos lembrar a maior predisposição para quadros infecciosos nesses pacientes, sendo necessário descartar pioartrite e osteomielite. A síndrome mão-pé, resultante de dactilite por isquemia, cursa com dor importante nas extremidades e é comumente a primeira manifestação da doença em lactentes.

Deve-se suspeitar desse diagnóstico quando há anemia importante e sinais de hemólise, e a eletroforese de hemoglobina leva à sua confirmação.

As síndromes talassêmicas também cursam com dores recorrentes nos membros, em menor frequência, e também devem ser investigadas em pacientes com anemia hemolítica.

DOENÇAS DO TECIDO CONJUNTIVO

A dermatomiosite juvenil é uma doença inflamatória que acomete principalmente músculos e pele. Comumente, os pacientes queixam-se de dores musculares difusas, com predomínio de musculatura proximal de membros, porém a fraqueza muscular e as manifestações cutâneas (heliotropo, *gottron* e eritema difuso) chamam a atenção para o diagnóstico.

O lúpus eritematoso sistêmico tem manifestações bastante variadas, e as queixas musculoesqueléticas são relatadas por até 80% das crianças e adolescentes, e frequentemente estão presentes no início do quadro. Na maioria dos casos, o acometimento é articular, porém mialgia e fraqueza muscular também podem estar presentes. A característica multissistêmica e as alterações laboratoriais auxiliam no diagnóstico diferencial.

ENDOCRINOPATIAS

O hipotireoidismo pode cursar com dores geralmente articulares, em alguns casos com artrite, especialmente nos joelhos e pequenas articulações de mãos e pés. Tenossinovite, fraqueza muscular e mialgia também são descritas, em geral associadas a outras manifestações da doença.

O hiperparatireoidismo e o raquitismo também levam a quadros álgicos por desmineralização óssea, porém nesses casos as dores em geral estão associadas a deformidades como *genu varum* e *genu valgum*.

DESVITAMINOSES

Apesar de mais rara atualmente, a carência crônica de vitamina C ainda é observada em nosso meio. O escorbuto tem maior incidência entre os 6-24 meses e causa dor devido a hemorragias subperiósteas e microfraturas epifisárias. A dor ao manuseio é generalizada, porém mais intensa nos membros inferiores, levando a pseudoparalisia, "postura de rã" (articulações coxofemorais em abdução e joelhos semifletidos) e recusa do paciente em ficar de pé. Fenômenos hemorrágicos (cutâneos e de mucosas) são frequentes, sendo bastante característicos o *rash* petequial nos membros inferiores e a hemorragia gengival. Com a evolução da doença, podem surgir tumorações próximas às grandes articulações, especialmente nos joelhos, tornozelos e junções condrocostais ("rosário raquítico").

A confirmação diagnóstica é radiológica, sendo observados diminuição da densidade óssea, hemorragia subperiosteal, linha de calcificação metafisária provisória (Fraenkel) e sinal do anel de Wimberger (aumento do contraste entre a periferia e a parte interna dos centros epifisários).

Na hipervitaminose A crônica há aumento da sensibilidade muscular e hiperostose, dor óssea e articular, com dificuldade de locomoção devido à dor.

A seguir serão abordadas algumas causas de dor recorrente localizada.

OSTEOCONDRITES

São alterações idiopáticas em qualquer epífise, apófise ou osso curto, que cursam com dores localizadas. Não têm causa definida, mas traumas repetitivos (superuso) e predisposição constitucional têm sido implicados na etiopatogenia.

376 Diagnóstico Diferencial em Pediatria

A necrose avascular da epífise femoral, doença de Legg-Calvé-Perthes, é a mais comum das osteocondrites e de difícil tratamento. Ocorre mais em meninos, com pico entre 5-7 anos, e é bilateral em 20% dos casos. O primeiro sintoma é a claudicação, evoluindo com dor inicialmente insidiosa, em região inguinal, face interna da coxa ou do joelho. Não apresenta sinais flogísticos locais e piora com atividades físicas, melhorando com o repouso. Atrofia muscular e perda significativa da mobilidade articular podem estar presentes em fase mais avançada. A radiografia mostra achatamento e irregularidade da epífise femoral proximal e aumento da densidade óssea.

A doença de Osgood-Schlatter é a necrose avascular da tuberosidade anterior da tíbia. Acomete mais o sexo masculino, na adolescência, e é bem mais frequente entre atletas, sendo geralmente bilateral. A queixa principal é dor na região da tuberosidade anterior da tíbia, muitas vezes referida nos joelhos, e podemos perceber aumento de volume local e dor à palpação. A radiografia mostra aumento, fragmentação e avulsão parcial da tuberosidade.

TUMORES ÓSSEOS

Os tumores ósseos sempre devem ser lembrados em crianças e adolescentes com dores recorrentes localizadas, quando o paciente aponta o mesmo local da dor. Cerca de 50% são malignos e ocorrem principalmente em meninos.

O osteoma osteoide é um dos tumores benignos mais frequentes e cursa com sintomas semelhantes à dor de crescimento: geralmente à noite, melhora com analgésicos e anti-inflamatórios não hormonais e afeta, principalmente, os membros inferiores, porém chama a atenção a precisão com que a criança localiza a dor.

O osteossarcoma é o tumor maligno mais comum e apresenta-se inicialmente com dor localizada, de intensidade crescente, evoluindo com sinais flogísticos locais e, posteriormente, sintomas sistêmicos como febre e perda de peso, em geral associados à disseminação metastática. O sarcoma de Ewing também apresenta dor localizada, normalmente associada a edema e sintomas sistêmicos precocemente.

O diagnóstico dos tumores ósseos é feito com radiografia e, se necessário, tomografia computadorizada, cintilografia óssea e biópsia da lesão.

DISTROFIA SIMPATICORREFLEXA

Distúrbio que acomete extremidades, ainda não totalmente compreendido, mas que cursa com dor persistente de forte intensidade, associada a edema, limitação de movimentos, instabilidade vasomotora, alterações cutâneas e desmineralização óssea. Em geral, é desencadeada por trauma, porém tem sintomas desproporcionais à intensidade deste. Queimação, disestesia, parestesia, cianose e alteração da transpiração no local também são encontrados, e muitos pacientes adotam postura imóvel do membro acometido, de maneira súbita e em posições atípicas. A etiologia não é definida, mas é gerada por um reflexo simpático anormal. Ocorre com maior frequência em meninas escolares e adolescentes, especialmente submetidas a estresse e ansiedade. O diagnóstico é clínico, podendo ser auxiliado pela cintilografia óssea.

LESÕES POR ESFORÇO REPETITIVO E USO EXCESSIVO

Com o uso prolongado de computadores e jogos eletrônicos, cada vez mais frequente entre crianças e adolescentes, o diagnóstico das lesões por esforço repetitivo deixou de ser exclusividade dos adultos. Qualquer local pode ser acometido, porém são mais comuns as queixas nos membros superiores, coluna cervical e lombar, relacionados com quadros inflamatórios como tendinites, bursites e entesites. Dor em queimação ou em peso, fadiga, formigamento em extremidades e sensação de edema são descritos pelos pacientes. Mais raramente são encontradas lesões neurológicas, como hérnia de disco e síndrome do túnel do carpo.

A prática de esportes em excesso, especialmente se ocorrer sem orientação e treinamento adequado, pode levar a microtraumatismos repetidos que cursam com inflamação local levando a dor, edema e limitação funcional. Em casos mais graves pode haver fraturas de estresse. Os sintomas têm início insidioso, melhorando com repouso, mas com a evolução as queixas tornam-se persistentes, com exacerbação durante as atividades físicas e, em alguns casos, impedindo sua realização.

Bibliografia

1. Bica BERG. Distrofia simpaticorreflexa. In: Oliveira SKF, Azevedo ECL. *Reumatologia pediátrica*, 2. ed. Rio de Janeiro: Revinter, 2001. p. 660-665.
2. Barbosa CMPL, Hangai L, Terreri MT et al. Dor em membros em um serviço de reumatologia pediátrica. *Rev Paul Pediatria* 2005; 23 (2):63-68.
3. Barbosa CMPL, Nakamura C, Terreri MT et al. Manifestações musculoesqueléticas como apresentação inicial das leucemias agudas na infância. *J Pediatr* (Rio J) 2002: 78 (6):481-484.
4. Castellanos ALZ, Silva CAA. Dor musculoesquelética idiopática e recorrente na faixa etária pediátrica. In: Silva CAA. *Doenças reumáticas na criança e no adolescente*. São Paulo: Manole,; 2008. p. 65-78.
5. Okuda, EM. Dores em membros. In: Lima EJF, Souza MFT, Brito RCCM. *Pediatria ambulatorial*. Rio de Janeiro: MedBook, 2008. p. 441-448.
6. Okuda EM, Ronchezel MV. Dores nos membros. In: Figueira F. *Pediatria*, 4. ed. Rio de Janeiro: MedBook, 2011. p. 1553-1560.
7. Puccini RF, Bresolin AMB. Dores recorrentes na infância e adolescência. *J Pediatr* (Rio J) 2003; 79 (Supl.1):S65-S76.
8. Zuccolotto SMC, Sucupira ACSL, Silva CAA. Dores recorrentes em membros. In: Sucupira ACSL, Kobinger MEBA, Saito MI et al. *Pediatria em consultório*, 5. ed. São Paulo: Sarvier, 2010. p. 721-735.

CAPÍTULO 39

Adriana Medeiros de Souza Quaresma Miranda

Dor Torácica

INTRODUÇÃO

Dor torácica é uma queixa comum em ambulatórios e emergências pediátricas. Representa causa de grande ansiedade para a própria criança e seus familiares, perturbando a rotina diária do paciente. Cerca de um terço das crianças com essa queixa acorda à noite pela dor. Em revisão de 100 adolescentes com dor torácica, restrição de atividade foi relatada em 69% dos pacientes e 41% não compareceram à escola por causa da dor. Isso ocorre devido à conhecida relação desse sintoma, em adultos, com doenças cardíacas ou morte súbita. Entretanto, em crianças, a etiologia é benigna, na maioria dos casos, e cuidadosa avaliação clínica, incluindo anamnese e exame físico detalhados, pode guiar o médico ao diagnóstico correto.

EPIDEMIOLOGIA

Em uma população urbana de adolescentes negros, a dor torácica foi a sétima razão de procura de avaliação médica. Tem sido relatado que essa queixa é a causa de 5,2% de todas as consultas em cardiologia pediátrica.

Não há diferença significativa da incidência entre os sexos, embora a causa traumática seja mais frequente no sexo masculino e a psicogênica no sexo feminino. A idade média de apresentação varia entre 11,5-13 anos. Em crianças muito pequenas, a identificação dessa queixa torna-se difícil. Como regra geral, a probabilidade de que a dor torácica seja secundária a causa cardiorrespiratória (como tosse, asma, pneumonia ou doença cardíaca) é maior em crianças mais jovens, enquanto nos adolescentes e crianças maiores aumenta a probabilidade de a queixa ser devida a causas psicossomáticas.

Ao contrário do que ocorre em adultos, as causas cardíacas de dor torácica na criança e no adolescente não ultrapassam a prevalência de 4-6%, na maioria das séries. Na publicação de uma série atingiu 15%; entretanto, tratava-se de um serviço de emergência que atendia crianças referenciadas para a cardiologia, muitas com doença cardíaca já diagnosticada.

APRESENTAÇÃO

Pode ser aguda ou crônica. Em um relato de 407 crianças com dor torácica atendidas em um departamento de emergência, os sintomas foram agudos (menos de 48 horas de duração) em 43% e crônicos (mais de 6 meses de duração) em 7%. Em contraste, em um estudo de 100 adolescentes com dor torácica vistos em um hospital de pediatria geral, a dor esteve presente há mais de 6 meses em 36%.

ETIOLOGIA

Tentaremos abordar de maneira prática e clara o diagnóstico diferencial de dor torácica na infância. Discorreremos inicialmente sobre as causas não cardíacas e posteriormente sobre as causas cardíacas.

Quadro 39.1 Causas não cardíacas de dor torácica na infância

Causas musculoesqueléticas
- Trauma
- Síndrome da costela deslizante (*slipping rib syndrome*)
- Costocondrite
- Síndrome de Tietze
- Síndrome da dor em parede torácica idiopática
- Síndrome da dor precordial (*precordial catch syndrome ou Texidor's twinge*)
- Dor xifoide ou xifoidinia

Causas respiratórias
- Asma brônquica
- Pleurite
- Derrame pleural
- Pneumotórax
- Pneumomediastino
- Doença vascular pulmonar:
  - Embolia pulmonar
  - Síndrome torácica aguda ou infarto pulmonar (crises vaso-oclusivas)
  - Hipertensão pulmonar

Causas gastrointestinais
- Esofagite
- Distúrbios na motilidade do esôfago
- Patologia digestiva não esofágica (gastrite, úlcera, colecistite)
- Corpo estranho esofágico
- Ingestão de substância cáustica

Miscelânia
- Causas mamárias
- Hiperventilação
- Causas psicogênicas
- Neoplasia
- Infecção por herpes-zóster
- Miosite
- Escoliose ou outras deformidades

Dor torácica idiopática

Fonte: Adaptado de Reddy SRV, Singh HR. Chest pain in children and adolescents. *Pediatrics in Review*, 2010.

CAUSAS NÃO CARDÍACAS

Causas Musculoesqueléticas (15-31% dos Casos)

Traumática

Dor causada por contusão ou fratura de costela, frequentemente em adolescentes, após lesão em esporte, acidente de motocicleta ou de carro. O derrame pericárdico pós-traumático pode ocorrer 1-3 semanas após golpe forte sobre o tórax. Hemopericárdio pode ser diagnosticado em pacientes com história de trauma significativo no tórax, com dor torácica grave, arritmia e encurtamento da respiração.

Síndrome da Costela Deslizante (Slipping Rib Syndrome)

Pouco frequente em crianças, sua exata prevalência é desconhecida. Caracteriza-se por intensa dor na região torácica inferior e abdominal superior. Resulta de distensão produzida por trauma na cartilagem costal da 8ª, 9ª e 10ª costelas, que não se inserem no esterno, mas são aderidas entre si por tecido fibroso, concedendo mais mobilidade a essa área, porém tornando-a mais suscetível ao trauma. Essas conexões fibrosas são enfraquecidas ou rompidas por trauma, ocasionando deslizamento das costelas, afetando o nervo intercostal adjacente e, consequentemente, produzindo dor. Os pacientes com essa condição descrevem um movimento de deslizar ou escutam um estalar com a flexão do tronco ou ao levantar um objeto. A manobra do gancho reproduz a dor ao se tracionar anteriormente a costela afetada.

Costocondrite

É uma das situações mais representativas desse grupo. Surge mais no sexo feminino. Também chamada de síndrome costoesternal, é caracterizada por dor aguda unilateral, mais frequentemente à esquerda, ao longo de duas ou mais junções superiores costocondrais contíguas. As cartilagens costais da segunda à quinta, à esquerda (principalmente a quarta cartilagem), são as mais frequentemente afetadas. Pode ocorrer secundária a um tipo de lesão que produza estiramento dos músculos e ligamentos da parede torácica, como ao levantar uma mochila escolar pesada e carregá-la em apenas um ombro. A dor é exacerbada pela respiração profunda e dura de poucos segundos a poucos minutos. Não há sinais inflamatórios, embora a dor aguda possa ser reproduzida ao palpar a cartilagem costocondral no ponto de inserção comprometido do esterno. Na maioria dos pacientes, a dor secundária à costocondrite é autolimitada, com exacerbações intermitentes ocorrendo durante a adolescência.

Síndrome de Tietze

É uma inflamação não supurativa localizada na junção costocondral, costoesternal ou esternoclavicular, observada em adolescentes e adultos jovens. A causa é desconhecida, mas infecção respiratória superior, com tosse excessiva, tem sido implicada. Em mais de 70% dos casos envolve junção única, ao contrário da costocondrite, que é mais difusa, comumente na segunda ou terceira costela. A síndrome de Tietze é distinguida também da costocondrite pela falta de predileção pelo sexo feminino. Caracteriza-se por edema patognomônico fusiforme não supurativo, geralmente percebido na segunda junção condroesternal ou esternoclavicular direita. É benigna e regride ao longo de dias ou semanas.

Síndrome da Dor em Parede Torácica Idiopática

Também conhecida como dor em parede torácica inespecífica, é uma das causas mais comuns de dor torácica em crianças. A dor é aguda, dura poucos segundos a minutos, localizada na porção média do esterno ou em área inframamária, sendo exacerbada por respiração profunda ou por pressão manual no esterno ou no gradil costal. Não há sinais de inflamação.

Síndrome da Dor Precordial (Precordial Catch Syndrome ou Texidor's Twinge)

Também chamada de "pontada" Texidor, consiste em breves episódios (segundos a poucos minutos) de dor aguda que não se irradia, localizada na região periapical. É principalmente precordial, ao longo do bordo esternal esquerdo ou na região inframamária esquerda. A dor tem início súbito, tipicamente em repouso ou durante exercício leve a moderado. É causa rara e benigna de dor torácica musculoesquelética, com etiologia desconhecida, embora tenha sido associada a postura inadequada ou pinçamento de nervo. Frequentemente leva o paciente a prender a respiração ou a respirar superficialmente em um esforço para aliviar a dor. Trazem alívio à dor: mudar de postura (alongando-se, quando anteriormente estava em postura relaxada), deitar-se, massagear o tórax ou alternar as respirações entre profunda e superficial.

Dor Xifoide ou Xifoidinia

É dor ou desconforto localizado no processo xifoide do esterno, podendo irradiar para o precórdio. A causa é desconhecida, mas se presume que esteja relacionada com trauma induzido por exercício dos músculos abdominais que se inserem na cartilagem xifoide. A dor é exacerbada ao comer refeição pesada, ao tossir ou quando de movimentos de flexão ou rotação. A compressão digital do xifoide reproduz a dor.

Causas Respiratórias

São causas determinantes de dor em 6-20% dos casos relatados. A existência de sinais ou sintomas respiratórios associados, como dispneia e tosse, deve fazer suspeitar desse grupo de doenças. A sua ausência, entretanto, não as exclui. Infecções da árvore brônquica ou pulmonar, incluindo bronquite, pleurite, derrame pleural (devido a doença infecciosa ou sistêmica), bronquiectasia e abscesso pulmonar levam a dor torácica aguda.

Asma Brônquica

A dor ocorre pelo uso excessivo da musculatura da parede torácica. Em algumas ocasiões, ocorre como única manifestação da asma. Em crianças com dor torácica, sem história prévia de asma e mesmo sem sintomatologia sugestiva, a realização de uma prova de esforço pode levar ao diagnóstico de asma induzida por exercício.

Pleurite

É associada a dor torácica em "punhalada", que aumenta durante a respiração quando há atrito entre as superfícies pleurais. A dor pleurítica é, algumas vezes, referida para o abdome e o ombro. A respiração profunda e a tosse exacerbam a dor.

Derrame Pleural

Resulta de pneumonia, tuberculose, insuficiência cardíaca congestiva, colagenose e neoplasia. Pode causar dor torácica, a qual piora durante a inspiração profunda. Observamos redução dos sons respiratórios. Na percussão da área afetada verificamos macicez.

Pneumotórax

Espontâneo, secundário a afecção pulmonar ou traumático, causa dor súbita e grave, associada a dispneia, taquicardia, redução dos sons respiratórios e, ocasionalmente, cianose. A percussão da área envolvida revela som hiper-ressonante ou timpânico. O mediastino pode estar desviado para o lado não afetado. Pacientes de risco: asmáticos, portadores de fibrose cística e de síndrome de Marfan.

Pneumomediastino

Pode levar a dor subesternal grave, podendo irradiar-se para as costas, a nuca e os ombros.

Doença Vascular Pulmonar

Inclui síndrome torácica aguda, embolia pulmonar, hipertensão pulmonar.

- *Embolia pulmonar.* Embora rara em crianças, causa dor torácica intensa, associada a tosse, hemoptise, dispneia, taquicardia e cianose. Deve ser suspeitada em adolescentes que usam contraceptivos orais. Outras causas predisponentes: imobilidade, *shunt* ventriculoatrial por hidrocefalia, cateter venoso central, tumores sólidos, doença cardíaca, infecção, desidratação, estados de hipercoagulação, baixo débito cardíaco ou obesidade.
- *Síndrome torácica aguda ou infarto pulmonar (crises vaso-oclusivas).* Ocorre em até metade dos pacientes com doença falciforme. Pode também estar presente na fibrose cística. Além da dor torácica, há o surgimento de novo infiltrado pulmonar, envolvendo pelo menos um segmento pulmonar completo (não atelectasia), temperatura superior a 38,5ºC e taquipneia, tosse ou sibilância.
- *Hipertensão pulmonar.* Pode ser secundária a doença pulmonar ou outras desordens sistêmicas, ou sem causa identificável (idiopática). Pode raramente ocasionar dor torácica, mas são mais frequentes outros sintomas, como fadiga, letargia, dispneia e síncope com exercício. O mecanismo da dor é incerto.

Causas Gastrointestinais (2-10%)

São relativamente raras. Relatos na história do paciente de relação da dor com as refeições e posição do corpo são importantes para o diagnóstico.

Esofagite

Consequência do refluxo gastroesofágico, é uma das causas mais frequentes nesse grupo. Caracteriza-se por dor retroesternal do tipo "queimação", que piora na posição reclinada e com compressão abdominal. A dor, entretanto, pode ser inespecífica, sendo o diagnóstico estabelecido por endoscopia ou exame histológico. O trânsito esofagogástrico, a pHmetria e a endoscopia digestiva alta com ou sem biópsia podem, portanto, ser úteis.

Distúrbios na Motilidade do Esôfago

Espasmos esofágicos difusos, acalasia e alterações não específicas da motilidade esofágica podem condicionar a dor torácica sem refluxo gastroesofágico ou esofagite. A manometria esofágica pode ser necessária para a confirmação desse diagnóstico.

Doença Digestiva Não Esofágica

Gastrite, úlcera ou, mais raramente, colecistite podem ter um importante componente de dor torácica ou abdominal com irradiação torácica.

Corpo Estranho Esofágico

Mais comum em crianças pequenas. A história é sugestiva. A associação de disfagia, sialorreia e recusa alimentar faz suspeitar desse diagnóstico.

Ingestão de Substância Cáustica

Causa rara de dor torácica.

Dor Torácica Idiopática

É a causa mais comum na criança. Corresponde a 20-45% de todos os casos. Esse diagnóstico é estabelecido quando nenhuma causa é encontrada após história, exame físico e investigação laboratorial apropriada.

Miscelânea

Causas Mamárias

Massa mamária causando dor torácica afeta meninos e meninas, no começo da puberdade. A mama pode ocasionar cerca de 1-5% das queixas de dor torácica.

Essas massas podem ser bastante dolorosas à palpação e provocar ansiedade, especialmente nos meninos, tendo resolução espontânea em um período de 6 meses. Adolescentes masculinos que desenvolvem ginecomastia podem apresentar dor torácica. Esses pacientes também podem demonstrar ansiedade pelo tamanho dos seios. Condições dolorosas da mama no sexo feminino incluem mastite, doença fibrocística, telarca ou sensibilidade associada a gestação.

Hiperventilação

A hiperventilação, devida a ansiedade ou transtorno do pânico, pode resultar em dor torácica, sendo frequentemente acompanhada de dificuldade para respirar, tontura e parestesias. O mecanismo é incerto. Possibilidades incluem espasmo do diafragma, secundário ao seu uso repetitivo, distensão gástrica por aerofagia ou vasoconstrição da artéria coronária, causada por alcalose hipocapneica.

Causas Psicogênicas

Dor torácica tem etiologia psicogênica em até 30% dos casos. Essa causa é mais comum em crianças maiores de 12 anos, durante a adolescência e no sexo feminino. A dor pode refletir ansiedade ou desordem de conversão desencadeada por eventos estressantes na vida pessoal ou familiar. Pantell e Goodman relataram que aproximadamente um terço dos adolescentes com dor torácica atendidos em clínica pediátrica tinham história de eventos estressantes, incluindo doença, acidente ou óbito recente na família, separações familiares, problemas ou mudança de escola, correlacionados temporalmente com o início da dor. Deve ser suspeitada essa etiologia para a dor torácica quando há discrepância entre o exame físico e a gravidade dos sintomas, faltas frequentes à escola e queixas somáticas recorrentes, incluindo cefaleia, dor abdominal ou distúrbios do sono significativos. Uma causa psicogênica nunca deve ser um diagnóstico de exclusão. Deve ser considerada como diagnóstico se existirem fatores causais psíquicos claramente relacionados.

Infecção por Herpes-zóster

Acomete a parede torácica, sendo causa de dor em queimação ou parestesia no dermátomo correspondente, algumas vezes precedido de vesículas cutâneas em vários dias. A dor e as lesões cutâneas são geralmente unilaterais.

Miosite

Afeta os músculos da parede torácica, ocasionando dor. Pode ser secundária a infecção viral (por exemplo, por vírus Coxsackie, *Echovirus*), dermatomiosite ou polimiosite.

Escoliose ou Outras Deformidades

Levam a compressão de raiz nervosa ou medula espinhal. Os pacientes podem ter queixa de dor torácica como apresentação inicial. Devem ser encaminhados para um ortopedista para avaliação adicional e tratamento.

Neoplasia

Tumores torácicos ou leucemia podem se apresentar com dor torácica. A dor provavelmente é devida à compressão mecânica dos nervos intercostais, medula espinhal ou infiltração óssea por células tumorais.

Dor Torácica **385**

CAUSAS CARDÍACAS

São causas raras de dor torácica, porém as que mais preocupam as famílias e os profissionais de saúde devido à potencial gravidade associada e por poderem representar doenças em que uma rápida intervenção possa ser necessária. Em criança com dor torácica, na ausência de história familiar ou pessoal de doença cardíaca, sem sintomatologia sugestiva e com exame cardiovascular normal, é improvável a existência de doença cardíaca. Essa etiologia torna-se mais provável se a dor ocorre durante o exercício e é recorrente.

Os mecanismos pelos quais a doença cardíaca ocasiona dor torácica são:

- Desequilíbrio entre a oferta e as necessidades de oxigênio do miocárdio.
- Alteração do débito cardíaco.
- Inflamação do pericárdio ou pleura adjacente.

As três maiores categorias etiológicas são:

- Doenças anatômicas congênitas.
- Doenças adquiridas.
- Arritmias.

As arritmias e as causas inflamatórias são as mais frequentes.

Quadro 39.2 Causas cardíacas

Causas anatômicas congênitas
- Cardiopatias com obstrução grave da via de saída do ventrículo esquerdo
- Cardiopatias com obstrução grave da via de saída do ventrículo direito
- Doenças da artéria coronária
- Prolapso de valva mitral

Causas anatômicas adquiridas
- Pericardite
- Miocardite
- Doença de Kawasaki
- Dissecção da aorta
- Vasoespasmo coronariano e infarto do miocárdio
- Exposição a tóxicos

Arritmias
- Taquiarritmias
  - Taquicardia supraventricular
  - Taquicardia ventricular

Adaptado de Vinholes SAK. Dor torácica. Revista da Sociedade de Cardiologia do Rio Grande do Sul, 2004.

Causas Anatômicas Congênitas

- *Cardiopatias com obstrução grave da via de saída do ventrículo esquerdo*. Estenose aórtica (subvalvar, valvar ou supravalvar), cardiomiopatia obstrutiva ou coarctação de aorta. Causam redução do fluxo sanguíneo coronário e angina.

  A miocardiopatia hipertrófica obstrutiva pode causar sintomas isquêmicos. Muitas vezes há história familiar de doença autossômica dominante. A apresentação predominante no adolescente é a limitação funcional secundária a sintomas congestivos de dispneia e/ou fadiga, ortopneia ocasional ou dispneia paroxística noturna. Cursa com dor torácica, tontura, síncope ou palpitação. Pode levar a morte súbita. No exame físico é evidenciado sopro sistólico mais bem audível com o paciente em pé ou realizando manobra de Valsalva. A intensidade do sopro diminui na posição supina ou agachada.

- *Cardiopatias com obstrução da via de saída do ventrículo direito.* Estenose grave valvar, subvalvar e supravalvar pulmonar.

- *Doenças da artéria coronária*
  - Origem anômala da coronária esquerda da artéria pulmonar: com fluxo sanguíneo limitado na coronária, resultando em isquemia, principalmente durante exercício. Nessa desordem, a isquemia geralmente leva a cardiomiopatia e regurgitação mitral.

- *Prolapso da valva mitral.* Vários estudos questionam a associação dessa afecção com dor torácica. Presume-se que a dor possa ser devida a isquemia do músculo papilar ou isquemia subendocárdica ventricular ou ambos. Esses pacientes têm incidência aumentada de arritmias (18%). Crianças com prolapso de valva mitral apresentam-se com clique na mesossístole, com ou sem sopro sistólico. Mudanças na posição do corpo podem afetar a intensidade do clique e do sopro.

Causas Anatômicas Adquiridas

Pericardite

Frequentemente é idiopática, podendo também ser causada por infecção bacteriana (*Staphylococcus aureus*, *Coxsackievirus*, *Haemophilus influenzae*, *Streptococcus pneumoniae*), infecção viral (como *Coxsackievirus*, vírus Epstein-Barr), tuberculose, febre reumática, colagenose, uremia, neoplasia, trauma, ou aparecer no pós-operatório de cirurgia cardíaca (síndrome pós-pericardiotomia). É muito associada a derrame pericárdico.

Dor aguda precordial, do tipo pontada, é irradiada para o ombro esquerdo e agravada com a respiração e os movimentos, com alívio na posição sentada, com inclinação do tronco para a frente. Tosse, dispneia e febre ocorrem também. O exame físico pode revelar distensão das veias do pescoço, atrito pericárdico, taquicardia e pulso paradoxal.

Miocardite

Em crianças, a miocardite é geralmente devida a infecção viral (como *Coxsackievirus*, *Echovirus*). Outras causas incluem infecção bacteriana (como micoplasma, difteria), colagenose e drogas citotóxicas (como adriamicina e ciclofosfamida).

Antecedente de infecção viral, 2-3 semanas antes do início das queixas, cansaço fácil e ortopneia em criança com dor torácica sugere miocardite ou miocardiopatia subsequente. Devemos procurar sinais de insuficiência cardíaca que reforcem essa hipótese. O exame físico pode revelar abafamento de bulhas, febre, ritmo de galope, taquicardia ou taquipneia que é desproporcional ao grau de febre presente. Os pacientes também podem apresentar mudanças ortostáticas no pulso ou pressão sanguínea. Muitas vezes é mal-interpretada como depleção de volume porque crianças com essa infecção podem

Dor Torácica **387**

não estar ingerindo bem por via oral e cursar com desidratação leve. Contudo, quando as mudanças ortostáticas não melhoram após expansão, causas cardiogênicas, como miocardite, devem ser suspeitadas.

Doença de Kawasaki

É a causa mais comum de arterite coronariana na criança.

Pode estar associada a arterite coronariana e formação de aneurisma. Os aneurismas de artéria coronária têm risco elevado de ruptura, oclusão devido a trombose ou estenose, causando isquemia coronária ou infarto. Fatores de risco para desenvolvimento de aneurisma de artéria coronária, trombose e estenose são: sexo masculino, idade < 6 meses ou > 5 anos no momento do diagnóstico.

Dissecção de Aorta

Pacientes de risco são aqueles portadores de síndrome de Marfan, síndrome de Turner, síndrome de Ehlers-Danlos tipo IV, homocistinúria, aortopatias familiares raras ou necrose medial cística.

Apresenta-se com dor esternal extremamente grave, com irradiação para as costas, ou dor abdominal e massa pulsátil palpável.

Vasoespasmo Coronariano (Angina Variante) e Infarto do Miocárdio

Causas raras de dor torácica em crianças e adolescentes.

Associam-se a alterações isquêmicas transitórias no ECG, arteriografia coronária normal, acinesia septal reversível pelo ecocardiograma e elevação de enzimas cardíacas.

Nos Estados Unidos, a incidência de infarto agudo do miocárdio em adolescentes é estimada em 6,6 eventos por 1 milhão de pacientes-ano, resultando em 157 eventos por ano. Ocorre mais frequentemente em indivíduos do sexo masculino e está associado a abuso de substâncias e fumo. O uso de drogas antivirais em pacientes com HIV representa um fator de risco.

Exposição a Agentes Tóxicos

Exposição a agentes que levem a vasoconstrição, como a cocaína, ocasionando dor torácica devida a vasoespasmo coronariano e, consequentemente, isquemia.

Hipertensão sistêmica, infarto do miocárdio e arritmias ventriculares também podem ocorrer.

Dor torácica também tem sido associada ao uso de maconha, metanfetaminas e descongestionantes simpaticomiméticos. Tabagismo também tem sido associado a dor torácica em adultos.

Arritmias —Taquiarritmias (Taquicardia Supraventricular com ou sem Síndrome de Wolff-Parkinson-White, Taquicardia Ventricular)

Estão associadas a redução na duração da diástole e no fluxo sanguíneo miocárdico, que podem levar a dor torácica isquêmica.

388 Diagnóstico Diferencial em Pediatria

Algumas crianças descrevem sensação de palpitação (causada por batimentos ventriculares prematuros) como dor torácica.

Nos pacientes com taquicardia supraventricular, podem ser descritos também tontura, pré-síncope, síncope, insuficiência cardíaca e choque.

O ECG e o Holter são exames diagnósticos elucidativos.

Pacientes com hipertireoidismo frequentemente têm arritmia cardíaca. Palpação da tireoide e testes de função tireoidiana confirmam o diagnóstico.

HISTÓRIA

Uma boa anamnese deve incluir:

- *Descrição da dor torácica*: tempo de início da dor, duração, qualidade, localização, irradiação, gravidade, fatores precipitantes e sintomas associados.
  - Elementos temporais: Dor crônica geralmente está associada a causas musculoesqueléticas, gastrointestinais, psicogênicas ou idiopáticas. Na dor aguda é mais provável a associação a doenças mais sérias, como trauma, embolia pulmonar, asma, pneumotórax e causas cardíacas, incluindo dissecção aórtica ou dor de isquemia miocárdica. Esta última, entretanto, é incomum em crianças e pode ter início gradual, com aumento de intensidade ao longo do tempo.
  - Qualidade: A descrição das características da dor pode facilitar o diagnóstico. Assim, como já exposto, a dor nos pacientes com síndrome da costela deslizante pode ser descrita como um movimento de deslizar ou ser percebido um estalar com a flexão do tronco ou ao levantar um objeto. A dor da costocondrite é aguda, localizada na porção média do esterno, com irradiação mínima, ocorre em repouso e dura segundos a poucos minutos, aumentando de intensidade com a inspiração profunda, por causa do estiramento das junções costocondrais e fibras musculares. A dor isquêmica pode ser dita como pressão, aperto, queimação, constrição no tórax. Na dissecção de aorta, a dor é extremamente grave e tem irradiação para as costas. A dor da pericardite é aguda, retroesternal, com irradiação para o ombro esquerdo. É mais grave na posição supina ou com inspiração profunda (por causa da distensão pericárdica).
  - Localização: A dor superficial localizada na parede torácica sugere causa musculoesquelética. Dor pleurítica é geralmente aguda e superficial. Dor isquêmica é caracterizada como desconforto difuso, que pode ser difícil de localizar. A sensação de queimação retroesternal está presente na esofagite.
  - Irradiação: A dor de isquemia miocárdica pode ter irradiação para pescoço, garganta, queixo, dentes, membros superiores ou ombro. Na colecistite aguda pode haver dor no ombro direito, embora dor epigástrica ou dor em quadrante superior direito do abdome seja mais típica. Na dissecção de aorta, a dor irradia-se entre as escápulas; na pericardite, para o ombro esquerdo.
  - Fatores precipitantes: questionar o paciente a respeito de fatores que induzem ou fazem a dor piorar.

Dor Torácica **389**

- A posição do corpo ou o movimento e a respiração profunda podem exacerbar a dor de origem musculoesquelética.
- Desconforto agravado com a alimentação ou associado a vômitos ou regurgitação sugere causa gastrointestinal.
- Dor torácica precipitada por exercício e associada a dispneia frequentemente tem causa respiratória ou cardíaca (por exemplo, em anomalias de artérias coronárias, devido à limitação na liberação de oxigênio do miocárdico).
- A dor pleurítica é acentuada por inspiração profunda, tosse e espirros.
- A dor que é aliviada ao se sentar ou ao inclinar o corpo para a frente sugere pericardite.
- Sintomas associados: Ajudam a determinar a etiologia.
- Febre, quando associada a taquipneia e tosse, sugere infecção respiratória. Febre também está presente em pacientes com miocardite, pericardite ou doença de Kawasaki.
- Dispneia pode indicar desordens pulmonares, incluindo afecções de vias respiratórias, parênquima pulmonar ou vasculatura pulmonar, ou ser um sinal de doença cardíaca.
- Vômitos ou regurgitação sugere doença gastrointestinal, como refluxo gastrointestinal e esofagite.
- Queixas recorrentes somáticas, incluindo dor de cabeça e dor abdominal ou em membros, ocorrem em crianças com dor torácica psicogênica. Aproximadamente um terço desses pacientes tem distúrbio de sono significativo.
- Palpitações ou síncope sugerem desordem cardíaca.
  - *História clínica pregressa*: Investigar doenças previamente diagnosticadas, como asma, anemia falciforme, doença de Kawasaki, doença cardíaca, hipercolesterolemia.
  - *História cirúrgica*: Qualquer cirurgia prévia do tórax ou abdome.
  - *História familiar*: Morte súbita ou precoce cardíaca de causa desconhecida, arritmias, cardiomiopatia, hipercolesterolemia.
  - *Distúrbios genéticos*: Síndrome de Marfan, síndrome de Turner, síndrome de Ehlers-Danlos tipo IV.
  - *História de trauma, uso de drogas ilícitas (como cocaína), fatores estressantes psicológicos*

EXAME FÍSICO

O exame físico deve ser completo, avaliando o paciente como um todo, evitando a tentação de limitar o exame ao tórax. Avaliar estado geral do paciente: o exame pode revelar criança decaída, emagrecida e pálida, sugerindo doença sistêmica, como doença neoplásica ou colagenose.

- Iniciar com obtenção de sinais vitais (temperatura, frequência cardíaca, frequência respiratória e pressão arterial) e medidas antropométricas (peso, altura, circunferência da cabeça)

- A estatura pode sugerir, por exemplo, distúrbios genéticos, como síndrome de Marfan. Déficit de crescimento pode ocorrer em doenças crônicas.
- Febre e taquipneia sugerem infecção, geralmente de origem pulmonar e, menos frequentemente, de origem cardíaca.
- Cianose sugere desordem respiratória ou cardíaca.
- Avaliação do tórax:
  - Inspeção do tórax: procurar anormalidades ósseas, como *pectus escavatum* ou *carinatum*, escoliose, cicatrizes cirúrgicas. Observar se há telarca em meninas ou ginecomastia em meninos adolescentes. Hiperventilação é verificada em pacientes com dor torácica de origem psicogênica.
- Palpação do tórax:
  - Palpar junções costocondrais (investigando costocondrite), realizar manobra do gancho (presente na síndrome da costela deslizante).
  - Pneumomediastino pode ocasionar enfisema subcutâneo, detectado como crepitação na palpação da região do pescoço ou supraclavicular.
- Percussão do tórax: macicez pode estar associada a pneumonia, atelectasia ou derrame pleural. Timpanismo sugere pneumotórax ou asma.
- Ausculta pulmonar: ausculta de sibilos, roncos, estertores, associados a taquipneia e/ou dispneia sugere patologia pulmonar (pneumonia ou asma). Murmúrio diminuído, em áreas afetadas do pulmão, indica pneumonia, atelectasia ou pneumotórax.
- Exame cardiovascular:
  - Palpação de pulsos: se houver pulsos em membros inferiores diminuídos ou ausentes, é forte a suspeita de coarctação de aorta.
  - Palpação do precórdio: avaliar se há frêmitos, se o precórdio está calmo ou hiperdinâmico.
  - Ausculta
- Bulhas:
  - Se hipofonéticas, "abafadas", sugerem derrame pericárdico ou miocardite. A miocardite inclui outros sinais, como taquicardia, ritmo de galope, sopro de regurgitação mitral, geralmente acompanhado de febre.
  - Se a segunda bulha é aumentada em bordo esternal esquerdo alto, pensamos em hipertensão pulmonar. Esses pacientes podem ainda cursar com sopro de insuficiência tricúspide ou pulmonar.
  - Terceira bulha presente, especialmente se associada a hepatomegalia, ascite e edema periférico: investigar causas de insuficiência cardíaca.
- Atrito pericárdico: Pode ser audível em derrame pericárdico leve a moderado. Quando há derrame pericárdico importante, não auscultamos atrito, pois as duas camadas do pericárdio (pericárdio visceral e parietal) não entram em contato uma com a outra. Derrame pericárdico importante pode evoluir para tamponamento cardíaco, manifestado com elevado pulso paradoxal (> 10 mmHg), elevada pressão venosa jugular, hepatomegalia, ascite e edema periférico.

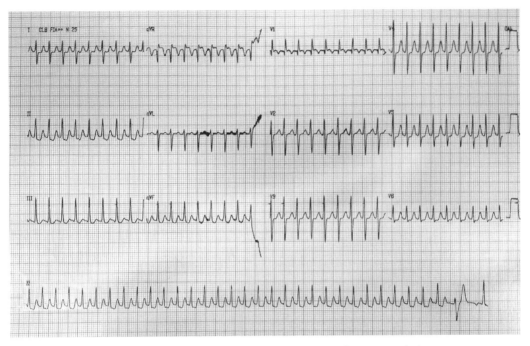

Figura 39.1 ECG de paciente do IMIP com taquicardia supraventricular.

- Ritmo cardíaco: Taquicardia pode sugerir taquicardia supraventricular (Figura 39.1). Ingestão de cocaína pode levar a taquicardia, hipertensão e ansiedade.
- Sopros/cliques:
  - Clique de ejeção sistólica, sopro sistólico de ejeção: pensar em estenose aórtica.
  - Clique na mesossístole apical e, ocasionalmente, sopro sistólico apical de regurgitação mitral: procurar prolapso de valva mitral.
  - Sopro contínuo: em pacientes com fístulas de artérias coronárias ou ruptura de seio de Valsalva.

INVESTIGAÇÃO COMPLEMENTAR

A maioria dos pacientes com dor torácica tem exame físico normal ou achados compatíveis com etiologia musculoesquelética. Nesses casos não são necessários exames complementares.

Devemos realizar exames naqueles pacientes com exame físico alterado ou com sintomas sugestivos de doença orgânica.

- *Radiografia de tórax*. Para pesquisar lesões ósseas, cardiomegalia (presente em miocardite, derrame pericárdico, insuficiência cardíaca, cardiopatias com obstrução de via de saída de ventrículo esquerdo), alteração no parênquima pulmonar. A Figura 39.2 mostra a radiografia de tórax de paciente com derrame pericárdico atendido em nosso serviço.

- *Eletrocardiograma (ECG)*. Realizar se houver suspeita clínica de doença cardíaca ou arritmia. Se a arritmia é intermitente, pode ser necessário realizar Holter para esclarecer o diagnóstico.
- *ECG nas cardiopatias*:
  - Obstrução na via de saída de ventrículo esquerdo: Hipertrofia de ventrículo esquerdo. No teste de esforço pode ser observado desenvolvimento de arritmia e isquemia durante exercício.
  - Pericardite com derrame: Elevação do segmento ST nos primeiros 10-14 dias. Nas duas semanas seguintes, pode haver achatamento ou inversão da onda T. Esse achado pode persistir por mais 2 semanas. Quando o derrame pericárdico é importante, pode haver ECG com baixa voltagem.
- *Miocardite*. Anormalidades de ST-T.
  - *Origem anômala da origem da artéria coronária esquerda*: Infarto anterolateral com onda Q profunda e larga, e inversão de T em derivações DI, aVL, V5 e V6.
  - *Hipertensão pulmonar*: Sinais de hipertrofia de ventrículo direito e desvio do eixo para a direita.
  - *Embolia pulmonar*: Mudanças inespecíficas no segmento ST-T ou taquicardia sinusal. Se ocorrer hipertensão aguda de ventrículo direito, o padrão clássico de onda S em DI e onda Q e inversão de T em DIII pode ser visto.
- Ecocardiograma:
  - Assegura o diagnóstico da cardiopatia e define sinais de gravidade.
  - Estabelece o diagnóstico de hipertensão pulmonar, se há alteração cardíaca anatômica e avalia a função ventricular.
  - Determina o gradiente e o local da obstrução da via de saída do ventrículo esquerdo.
  - Quantifica o derrame pericárdico e avalia se há sinais de tamponamento, incluindo variação do pico de velocidade ao Doppler através das valvas durante o ciclo cardíaco, colapso da parede livre atrial, movimento paradoxal septal ventricular para o interior do ventrículo esquerdo durante a inspiração.
  - Identifica anormalidades na artéria coronária, incluindo origem ou curso anormal, fístula, aneurisma ou estenose causada por doença de Kawasaki.
  - Diagnostica dissecção de arco aórtico. A realização de ressonância magnética, tomografia computadorizada ou aortografia pode auxiliar esse diagnóstico.
- *Cateterismo cardíaco*. Avalia, por exemplo, as artérias coronárias, ajuda a definir a anatomia cardíaca em cardiopatias complexas, quando há dúvida no ecocardiograma, e pode ainda realizar procedimentos auxiliando no tratamento.
- *Estudo eletrofisiológico*. Pode ajudar no diagnóstico e tratamento de arritmias, realizando, por exemplo, ablação em arritmias de difícil controle.
- *Teste ergométrico*. Útil em pacientes com dor torácica induzida por exercício, podendo evidenciar arritmia ou isquemia durante esforço.
- *Avaliação gastrointestinal*. Crianças com dor torácica persistente sem etiologia definida devem ser investigadas quanto a afecções gastrointestinais, como esofagite, gas-

trite, desordens de motilidade, como espasmo esofagiano difuso ou acalasia. Algumas vezes, esses diagnósticos podem ser detectados sem que a criança apresente sintoma gastrointestinal evidente.
- *Outros exames*:
  - Teste de função pulmonar: em pacientes com distúrbios respiratórios.
  - Hemograma completo e culturas para pesquisa de doenças infecciosas.
  - Exames de imagem, como tomografia computadorizada e ressonância magnética, para o diagnóstico, por exemplo, de dissecção aórtica.
  - Endoscopia digestiva: na investigação de doença digestiva, quando a história e o exame físico a sugerirem.
  - Exames toxicológicos: realizar quando houver suspeita de uso abusivo de drogas ilícitas.

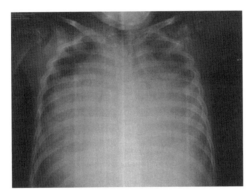

Figura 39.2 Radiografia de paciente do IMIP evidenciando derrame pericárdico.

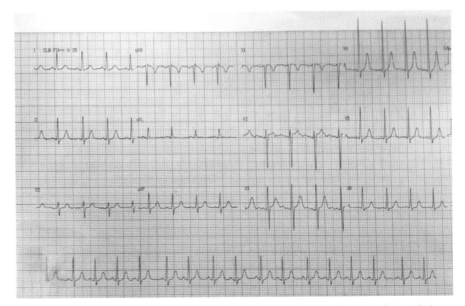

Figura 39.3 ECG de paciente do IMIP com estenose aórtica evidenciando sobrecarga de ventrículo esquerdo.

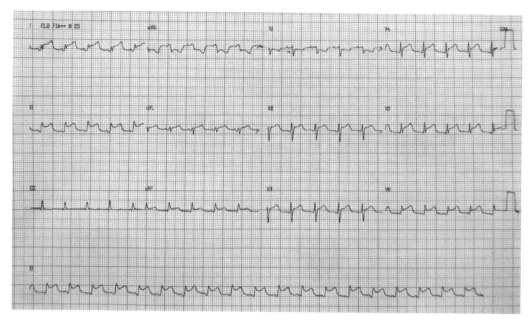

Figura 39.4 ECG de paciente atendido no IMIP com pericardite que evoluiu com derrame pericárdico mostrando elevação do segmento ST.

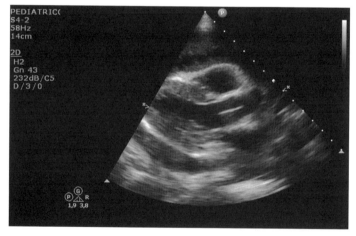

Figura 39.5 ECO de paciente atendido no IMIP evidenciando derrame pericárdico.

COMENTÁRIOS FINAIS

Como vimos, existe grande diversidade de causas de dor torácica em pediatria. Entretanto, apesar do temor da família e dos profissionais de saúde da associação a causas graves (principalmente as causas cardíacas), elas ocorrem mais raramente na infância.

A anamnese cuidadosa e o exame físico detalhado vão ajudar na elucidação do diagnóstico, não sendo necessária, na maioria das vezes, a realização exaustiva de exames

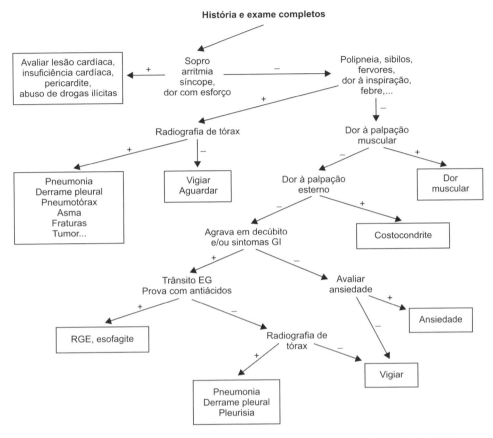

Figura 39.6 Algoritmo sugerido por Félix M. Dor torácica em pediatria. *Saúde infantil*,.2001.

complementares. Quando realizar investigação, seguir a orientação dos achados clínicos de forma racional.

Nos casos em que um diagnóstico definitivo não é possível, mas foi excluída doença orgânica significativa (dor torácica idiopática), devemos esclarecer a criança e a família, e realizar acompanhamento até a resolução do quadro.

Na Figura 39.6 propõe-se, sob a forma de algoritmo, uma orientação genérica para a abordagem diagnóstica de criança com dor torácica.

Bibliografia

1. Berezin S, Medow MS, Glassman MS, Newman LJ. Chest pain of gastrointestinal origin. *Arch Dis Child* 1988; 63:1457.
2. Félix M. Dor torácica em pediatria. *Saúde Infantil*, 2001.
3. Hanson CL, Hokanson JS. Etiology of chest pain in children and adolescents referred to cardiology clinic. WMJ 2011.
4. Kocis KC. Chest pain in pediatrics. *Pediatr Clin North Am*, 1999; 46 (2): 189-203.
5. Leung AKC, Robson WLM, Cho H. Chest pain in children. *Can Fam Physician* 1996; 42:1156-1164.
6. Pantell RH, Goodman Jr BW. Adolescent chest pain: a prospective study. *Pediatrics* 1983.

7. Pickering D. Precordial catch syndrome. *Arch Dis Child* 1981; 56:401.
8. Porter GE. Slipping rib syndrome: an infrequently recognized entity in children: a report of three cases and review of the literature. *Pediatrics* 1985; 76:810.
9. Reddy SRV, Singh HR. Chest pain in children and adolescents. *Pediatrics in Review*, 2010.
10. Selbst SM. Approach to the child with chest pain. *Pediatr Clin N Am* 2010; 1221-1234.
11. Selbst SM. Chest pain in children. *Pediatrics in Review*, 1997; 18 (5):169-173.
12. Selbst SM. Evaluation of chest pain in children. *Pediatr Rev* 1986; 8:56-62.
13. Selbst SM, Ruddy RM, Clark BJ et al. Pediatric chest pain: a prospective study. *Pediatrics* 1988.
14. Vinholes SAK. Dor torácica. *Revista da Sociedade de Cardiologia do Rio Grande do Sul*, 2004.
15. Zavaras-Angelidou KA, Weinhouse E, Nelson DB. Review of 180 episodes of chest pain in 134 children. *Pediatric Emergency Care* 1992; 8 (4):189-193.

CAPÍTULO 40

Carlos Henrique Bacelar Lins de Albuquerque

Edema

Consiste no acúmulo anormal de líquido no espaço intersticial (e/ou nas cavidades pré-formadas do corpo, que podem ser consideradas dependências do interstício).

A água — principal componente orgânico — encontra-se distribuída em dois compartimentos:

- intracelular
- extracelular
  - intravascular
  - intersticial

Em condições normais, a quantidade e a composição do líquido contido nos setores intravascular, intersticial e intracelular são mantidas em nível constante graças à ação dos mecanismos de homeostasia que regulam as trocas contínuas entre esses três compartimentos. As forças que regulam a distribuição de líquido entre os dois compartimentos do espaço extracelular são denominadas forças de Starling.

De modo geral, duas forças tendem a promover o movimento de líquido do espaço vascular para o espaço intersticial: a pressão hidrostática dentro do sistema vascular e a pressão oncótica coloidal no líquido intersticial.

Em contraste, os fatores que determinam o movimento do líquido para o espaço vascular são a pressão oncótica plasmática e a pressão hidrostática do líquido intersticial.

Como consequência, há grande movimento de água e solutos difusíveis do espaço vascular no extremo arteriolar da microcirculação e o seu retorno nas extremidades venulares. Além disso, o líquido retorna do espaço intersticial para o sistema vascular pela via linfática. Se qualquer desses fatores sofrer alteração significativa, ocorrerá movimento de líquido de um componente do espaço extracelular para o outro.

Assim, poderá ocorrer o surgimento de edema em uma das seguintes situações (Quadro 40.2):

- **Por Aumento da Pressão Hidrostática Capilar:**
  Ocorre em função do aumento localizado ou generalizado da pressão venosa, que é condicionada pelo volume de sangue dentro das veias e pelo tônus vascular. O au-

mento de volume de sangue nas veias é ocasionado por débito cardíaco inadequado. Isso ocorre devido a:

- Obstrução local na drenagem venosa por tumores, tromboflebite, hipertensão portal.
- Insuficiência cardíaca congestiva (ICC).
- Pericardite constritiva.
- Administração de grande volume de líquidos em velocidade maior que a capacidade dos rins de excretar.

A ICC é uma síndrome clínica na qual o coração é incapaz de manter perfusão tecidual adequada às necessidades metabólicas do organismo. Nessa situação, o edema é um achado tardio e pouco frequente na primeira infância, sendo sua localização predominante nos membros inferiores em crianças maiores e na região sacral e órgãos genitais quando o paciente encontra-se em decúbito dorsal. Precocemente encontramos na anamnese e no exame físico outros dados importantes no diagnóstico dessa entidade: taquidispneia (sintoma principal, podendo manifestar-se aos esforços, como durante as mamadas e o choro; com a progressão, surge no repouso), sudorese, fadiga, oligúria, taquicardia, ritmo de galope, hepatomegalia, turgência de jugular.

- **Por Diminuição da Pressão Coloidosmótica do Plasma:**
  Causada por hipoaluminemia e determinada por:
  - Falta de produção
    - por ingesta alimentar inadequada (falta de substrato)
    - por doença hepática ou em associação a pericardite constritiva crônica
  - Perdas
    - renal
    - tubo digestivo
    - pele

O edema resultante de carência nutricional resulta de uma interação entre alimentação insuficiente em qualidade e quantidade e infecções comuns como diarreia, condicionadas pela pobreza e más condições de vida de muitas crianças dos países em desenvolvimento. A síndrome de grave carência proteica denominada *kwashiorkor* acomete sobretudo crianças na faixa etária de 24-48 meses, apresentando-se com atraso do crescimento e do desenvolvimento, alterações do comportamento, como apatia e irritabilidade, anorexia, edema variável com maior acometimento dos tecidos moles e lesões cutâneas caracterizadas por placas hiperpigmentadas, cabelo escasso, fino, seco e descorado, lábios secos e descorados. A anamnese revelará dieta inadequada por período de tempo prolongado. Outras carências vitamínicas, como a deficiência de vitamina B_1, também podem cursar com edema associado a outros achados, como afonia, dispneia, taquicardia, cardiomegalia e arreflexia.

Nas queimaduras e em algumas dermatites exsudativas ocorre perda lenta e contínua de proteínas através da pele afetada, levando ao aparecimento de edema.

Episódios diarreicos de qualquer etiologia, sobretudo os de longa duração, prejudicam o aproveitamento de proteínas alimentares e levam a grande perda proteica nas fezes, determinando hipoalbuminemia e edema.

A síndrome nefrótica é uma entidade clínica caracterizada por proteinúria maciça (> 50 mg/kg/dia ou > 40 mg/m²/hora) e hipoalbuminemia (níveis < 2,5 g%), geralmente acompanhada de edema e hipercolesterolemia (níveis > 250 mg%). Na infância não são comuns hematúria, hipertensão e azotemia. Surge mais comumente entre 2-7 anos de idade e é mais frequente no sexo masculino. Em cerca de 80% dos casos, a etiologia é a nefropatia por lesões mínimas. O dado clínico mais importante é o edema, que de início é periorbitário, aparece pela manhã e, com o passar do tempo, vai se acentuando, podendo chegar à anasarca. Concomitantemente, observam-se oligúria e anorexia, e alguns pacientes podem apresentar diarreia. Há maior suscetibilidade a infecções, sobretudo por germes encapsulados, e a fenômenos tromboembólicos.

- **Por Aumento da Permeabilidade Capilar:**

  A lesão do endotélio vascular aumenta a permeabilidade capilar e permite a transferência de líquido rico em proteínas para o espaço intersticial, desenvolvendo assim o edema. O aumento da permeabilidade capilar pode também ser consequente a uma reação de hipersensibilidade decorrente de agressão imunológica. É responsável pelos edemas inflamatório e angioneurótico.

  O edema angioneurótico acomete qualquer faixa etária, mas preferentemente a escolar. Ocorre de maneira súbita em regiões limitadas da pele, principalmente face, seguindo-se órgãos genitais e membros, e às vezes mucosas. Pode vir associado a manifestações de urticária e, em muitas ocasiões, há envolvimento laríngeo. Na grande maioria dos casos, o mecanismo patogênico envolvido é o de hipersensibilização pelos mais variados agentes, como alimentos, medicamentos e infecções. Existe uma forma familiar, não alérgica (angioedema hereditário), relacionada com a deficiência no soro de uma proteína inibidora de CI.

- **Por Diminuição da Pressão Hidrostática Intersticial:**

  A velocidade de transudação dos capilares para o espaço intersticial é afetada pela pressão hidrostática tecidual e, à medida que essa pressão aumenta nos espaços intersticiais, essa velocidade diminui.

- **Por Aumento da Pressão Coloidosmótica Tecidual:**

  O líquido intersticial tem composição iônica semelhante à do plasma, inclusive de proteínas; assim, quando se aumenta o teor de proteínas do líquido intersticial, ocorre aumento da pressão osmótica e formação de edema. Isso ocorre quando a remoção linfática de pequenas quantidades de proteínas não é realizada ou quando há lesão do endotélio capilar e saída de fluido com elevado teor de proteínas.

- **Por Diminuição da Drenagem Linfática:**

  O fluxo linfático é responsável pelo retorno de líquido intersticial para o plasma, de modo que a obstrução desse fluxo leva à formação de edema, bem como à elevação da pressão linfática na ausência de pressão venosa aumentada (linfangite crônica).

Nesse grupo, algumas formas de apresentação na infância devem ser ressaltadas.

A primeira consiste no aparecimento, desde o nascimento, de linfedema no dorso das mãos e pés, podendo estender-se até o meio das pernas, que ocorre nas crianças portadoras de síndrome de Turner.

Outra forma, o linfedema crônico (doença de Milroy), é decorrente de anomalia congênita dos vasos linfáticos. É mais frequente no sexo feminino, geralmente hereditário e familiar. Consiste em edema persistente, uni/bilateral, indolor, localizado quase sempre nos membros inferiores, surgindo comumente na idade escolar ou após a puberdade.

Pode estar associado a anomalias linfáticas de outras regiões, como intestinais. O diagnóstico é confirmado por meio de linfangiografia, que revelará anormalidades linfáticas como aplasia, hipoplasia ou atresia, hiperplasia e dilatações varicosas.

O linfedema crônico adquirido pode ser consequência de lesões inflamatórias, fibrosas ou obstrutivas dos vasos linfáticos. Em nosso meio, deve-se lembrar da filariose como causa de linfedema, porém consiste em manifestação tardia da doença, sendo muito raro o seu aparecimento na infância.

- **Fatores Renais e Hormonais:**

Agem mediante retenção de Na, Cl e água.

Existem situações em que a retenção de sal e água pode ser o distúrbio primário. Esses casos especiais são geralmente relacionados com estados de redução aguda da função renal, como a necrose tubular aguda ou a glomerulonefrite aguda.

No nosso meio, assume importância a GNDA (glomerulonefrite difusa aguda), que consiste em um processo inflamatório não supurativo de base imunológica que acomete todos os glomérulos de ambos os rins e, na grande maioria das vezes, é uma sequela de infecção de pele ou de orofaringe pelo estreptococo beta-hemolítico do grupo A. Acomete mais o sexo masculino (2:1), com pico ao redor dos 7 anos de idade, embora no nosso serviço (lMIP) exista elevada incidência em crianças menores. A doença se inicia, em média, 1-3 semanas após um processo infeccioso de pele ou vias respiratórias superiores, com mal-estar, anorexia, dor abdominal, notando-se, posteriormente, a tríade edema, hipertensão e hematúria. Alguns pacientes podem desenvolver quadro de congestão cardiocirculatória, encefalopatia hipertensiva e, menos comumente, insuficiência renal aguda. Na investigação laboratorial devemos solicitar: (1) sumário de urina (urina tipo 1), em que se pode encontrar proteinúria, hematúria, piúria e cilindrúria, sobretudo hemática; (2) ureia e creatinina — certo grau de azotemia ocorre em cerca de 70% dos casos; (3) complemento sérico — usualmente encontra-se diminuído. A biópsia renal não é realizada de rotina.

Nas glomerulonefrites crônicas, o edema instala-se de maneira gradual, de início facial e com ampla variação de intensidade, desde discreto até generalizado, quando assume características de síndrome nefrótica.

Assim, após analisarmos as principais causas relacionadas com edema, torna-se importante referir, de forma resumida, algumas de suas características semióticas, uma vez que essa observação nos orientará para determinado diagnóstico:

- Extensão
  - Localizado: quando está presente em um segmento do corpo, como em edema inflamatório, alérgico e por obstrução venosa ou linfática.
  - Generalizado: edema cardíaco, renal, hipoproteinêmico, hepático e, às vezes, alérgico.

- Intensidade
  - Inaparente: revelando-se apenas por aumento do peso.
  - Importante: a ponto de infiltrar o tecido celular subcutâneo e produzir derrame nas cavidades pleural, peritoneal e pericárdica, e mesmo anasarca.

- Consistência
  - Mole, depressível, deixando a marca da pressão digital — "GODET", como nos edemas cardíaco, renal, hepático e hipoproteinêmico, e na obstrução venosa e linfática.
  - Duro, não depressível, elástico, como no edema inflamatório, alérgico e da obstrução linfática crônica.

- Distribuição
  - Se se restringe a um membro, indica origem vascular venosa ou linfática. Sendo generalizado, porém acentuado nas pálpebras e mais intenso pela manhã, está em jogo a hipoproteinemia. Se é generalizado e mais intenso nas pernas e piora com o decorrer do dia, fala a favor de edema cardíaco.

- Dor
  - Presente nos edemas inflamatório e por obstrução venosa.

- Alterações da pele
  - Cianose circunscrita à região do edema evidencia obstrução venosa. A cianose generalizada ainda que discreta fala a favor de causa cardíaca. A região edemaciada de uma tromboflebite pode apresentar ulcerações na pele. Rubor e calor são próprios dos edemas inflamatórios.

Os Quadros 40.1 e 40.2 apresentam um fluxograma no sentido de facilitar o diagnóstico diferencial e a investigação das causas mais frequentes do edema na infância.

402 Diagnóstico Diferencial em Pediatria

Quadro 40.1 Edema

Localizado	Generalizado
Inflamatório, alérgico, obstrução venosa ou linfática	Com sinais de envolvimenro cardíaco?
	SIM → ICC Pericardite constririva
	NÃO → solicitar albumina sérica
Albumina diminuída	

A) Falta de produção
  A1) História de ingesta alimentar deficiente
      ↓
    DESNUTRIÇÃO PRIMÁRIA
  A2) Evidências clínicas de acometimento hepático
      ↓
    HEPATOPATIA — Avalie HIPERTENSÃO
    PORTAL/CIRROSE HEPÁTICA
	B) Perdas
	   ↓
	  HÁ PROTEINÚRIA?
	  B1) SIM
	    Investigue:
	    DOENÇA RENAL
	    • Proteinúria maciça
	      Albumina sérica < 2,5
	      Colesterol > 250
	      ↓
	    SÍNDROME NEFRÓTICA
	      ↓
	    • Hipertensão
	      Hematúria
	      Azotemia
	      ↓
	    SÍNDROME NEFRÍTICA
	    (GLOMERULONEFRITES)
	  B2) NÃO
	      ↓
	    DOENÇA DERMATOLÓGICA
	    Se ausente, investigue:
	      ↓
	    ENTEROPATIA PERDEDORA DE
	    PROTEÍNAS

Quadro 40.2 Diagnóstico diferencial de edema

1. Aumento da pressão hidrostática
   - Pericardite constritiva
   - Hipertensão portal
   - ICC
   - Tromboflebite
   - Compressão venosa por tumores
2. Diminuição da pressão oncótica
   - Ingesta alimentar inadequada
   - Produção prejudicada de proteínas por doença hepática ou em associação a pericardite constritiva crônica
   - Perda renal de proteínas
   - Perda cutânea de proteínas
   - Perda digestiva de proteínas
3. Aumento da permeabilidade capilar
   - Reações alérgicas
   - Reações inflamatórias
4. Retenção de cloreto de sódio e água: (aldosteronismo secundário)
   - ICC
   - Cirrose hepática
   - Anemia crônica
   - Glomerulonefrite aguda
   - Síndrome nefrótica
   - Administração de corticoide
5. Diminuição de drenagem linfática
6. Pressão coloidosmótica tecidual aumentada
   - Reações inflamatórias

Bibliografia

1. Alves JGB, Ferreira OS, Maggi RS. Fernando Figueira. *Pediatria*. Instituto Materno-Infantil de Pernambuco (IMIP), 3. ed. Rio de Janeiro: Guanabara Koogan, 2004.
2. Behrman ER, Kliegman RM, Jenson HB. *Nelson textbook of pediatrics*. 16. ed. Philadelphia: WB Saunders Company, 2000.
3. Isselbacher KJ, Braunwald E, Wilson JD et al. *Harisson's principles of internal medicine*, 13. ed. New York: McGraw-Hill, 1994.
4. Marcondes E, Vaz FAC, Ramos JLA, n'Okay Y. *Pediatria básica*. Tomo II, Pediatria clínica geral, 9. ed. São Paulo: Sarvier, 2003.
5. Oski FA, De Angelis CO, Fligin RD, Warshaw JB. *Princípios e prática de pediatria*. Rio de Janeiro: Guanabara Koogan, 1992.
6. Pernetta C. *Diagnóstico diferencial em pediatria*, 3. ed. São Paulo: Sarvier, 1987.
7. Piva JP, Carvalho PRA, Garcia PCR. *Terapia intensiva em pediatria*, 4. ed. Rio de Janeiro: Medsi, 1997.

CAPÍTULO 41

Vanessa van der Linden
Marcelo Soares Kerstenetzky

Erros Inatos do Metabolismo

Os erros inatos do metabolismo (EIM) são distúrbios de natureza genética que, geralmente, resultam da falta de atividade de uma ou mais enzimas específicas ou defeitos no transporte de proteínas. As consequências podem ser o acúmulo de substâncias normalmente presentes em pequena quantidade, a deficiência de produtos intermediários críticos, a deficiência de produtos finais específicos ou o excesso nocivo de produtos de vias metabólicas acessórias.

Os EIM individualmente são considerados raros, porém a incidência cumulativa, ou seja, quando consideramos todos os EIM juntos, é de 1:5.000 recém-nascidos vivos. Em triagem neonatal de maior número de EIM utilizando espectrometria de massa, observa-se positividade de 1:3.803.

No Brasil, a incidência de algumas doenças isoladas é de: fenilcetonúria, 1:11.818--1:15.000; doença da urina do xarope de bordo, 1:43.000; deficiência de biotinidase em recém-nascidos, 1:125.000.

Esse grupo de doenças representa cerca de 10% de todas as doenças genéticas. Ainda hoje são tidas por muitos profissionais como casos extremamente raros durante a prática clínica, sendo muitas vezes a última hipótese diagnóstica. Em grande parte, são doenças que afetam todo o organismo e podem se manifestar em qualquer faixa etária, fazendo com que médicos de diferentes especialidades atentem para os sinais e sintomas de um erro metabólico em qualquer paciente que porventura possa ser encaminhado aos seus cuidados.

CLASSIFICAÇÃO

Tratando-se de alterações metabólicas bastante distintas, os erros inatos do metabolismo possuem diversas classificações. No entanto, neste capítulo vamos utilizar a classificação feita por Saudubray, por se apresentar mais didática e de maior aplicação clínica.

Grupo 1 — Distúrbios com Intoxicação

Esse grupo inclui erros inatos do metabolismo intermediário, que levam a intoxicação aguda ou progressiva, devido ao acúmulo de metabólitos tóxicos próximo ao bloqueio metabólico. Nesse grupo estão os erros inatos do catabolismo dos aminoácidos (fenilcetonúria, doença do xarope de bordo, homocistinúria, tirosinemia, entre outros), grande número de acidemias orgânicas (acidemias propiônica, metilmalônica e isovalérica), distúrbios congênitos do ciclo da ureia, intolerância ao açúcar (galactosemia e intolerância hereditária à frutose), intoxicação por metais (Wilson, Menkes, hemocromatose) e porfirias. Todas as afecções desse grupo compartilham características clínicas semelhantes: não interferem no desenvolvimento fetal, apresentam intervalo livre de sintomas e sinais clínicos de intoxicação, que pode ser aguda (vômitos, coma, disfunção hepática, complicações tromboembólicas etc.) ou crônica (déficit ponderoestatural, atraso no desenvolvimento neuropsicomotor, ectopia do cristalino, cardiomiopatia etc.).

Os defeitos da síntese e catabolismo dos neurotransmissores (monoaminas, GABA e glicina) e os defeitos da síntese dos aminoácidos (serina, glutamina e prolina/ornitina) também podem ser incluídos nesse grupo, pois compartilham muitas características semelhantes.

Grupo 2 — Distúrbios que Envolvem o Metabolismo Energético

São EIM intermediário, com sintomas decorrentes, pelo menos em parte, da deficiência na produção de energia ou da sua utilização no fígado, miocárdio, músculo, cérebro e outros tecidos. As doenças mitocondriais são as mais graves, envolvendo nesse grupo as lactoacidemias, os distúrbios da cadeia respiratória, os distúrbios de oxidação dos ácidos graxos e os distúrbios das cetonas. Os distúrbios de produção de energia no citoplasma são mais leves e incluem defeitos na glicólise, metabolismo do glicogênio e gliconeogênese, hiperinsulinismo, distúrbios do metabolismo da creatina. Sintomas comuns nesse grupo incluem hipoglicemia, hiperlactoacidemia, hepatomegalia, hipotonia, miopatia, cardiomiopatia, déficit no crescimento, colapso circulatório, morte súbita e envolvimento do sistema nervoso central. Em algumas apresentações pode interferir no desenvolvimento fetal.

Grupo 3 — Distúrbios que Envolvem Moléculas Complexas

São erros inatos que envolvem organelas celulares e incluem doenças com distúrbio na síntese ou catabolismo de moléculas complexas. Os sintomas são permanentes e progressivos. Pertencem a esse grupo todas as doenças lisossomais, peroxomais, distúrbios do trânsito intracelular, distúrbios congênitos da glicosilação (DCG) e distúrbio da síntese do colesterol.

Os EIM são distúrbios de natureza genética que geralmente correspondem a um defeito enzimático capaz de acarretar a interrupção de uma via metabólica. Ocasionam, portanto, alguma falha de síntese, degradação, armazenamento ou transporte de moléculas no organismo.

Tais erros do metabolismo são considerados a causa das doenças metabólicas hereditárias (DMH) em que a ausência de um produto esperado, o acúmulo de substrato da etapa anterior interrompida ou o surgimento de uma rota metabólica alternativa pode levar ao comprometimento dos processos celulares.

Esse grupo de doenças representa cerca de 10% de todas as doenças genéticas. E ainda hoje, são tidos por muitos profissionais como casos extremamente raros de se deparar durante a prática clínica sendo, muitas vezes, a última hipótese diagnóstica.

Em grande parte, são doenças que afetam todo o organismo e podem se manifestar em qualquer faixa etária, fazendo com que médicos de diferentes especialidades devam atentar aos sinais e sintomas de um erro metabólico em qualquer paciente que, porventura, possa ser encaminhado aos seus cuidados.

No Brasil, estima-se a prevalência isolada de algumas doenças, como da fenilcetonúria, variando entre 1:12000 e 1:15000, da doença da urina de xarope de bordo com prevalência de 1:43000 e da deficiência de biotinidase com 1:125000 recém nascidos vivos.

MANIFESTAÇÕES CLÍNICAS

As crianças portadoras de muitos EIM, como aqueles de manifestação aguda, parecem perfeitamente normais ao nascimento. Em geral, os sintomas aparecem quando há alteração, por fatores exógenos, do equilíbrio bioquímico mantido até o momento pela criança.

O diagnóstico clínico correto dos EIM é dificultado pelo enorme número de doenças de grande complexidade, pela variedade de sintomas clínicos, além de serem considerados extremamente raros pela maioria dos profissionais.

Soma-se a tais dificuldades a apresentação clínica bastante inespecífica, incluindo letargia, recusa alimentar, icterícia, vômitos, diarreia, visceromegalia, retardo de crescimento, convulsões e coma. São sintomas que sugerem causas bem mais frequentes, a exemplo das doenças infecciosas, as quais dificultam ainda mais o diagnóstico quando associadas.

Entretanto, existem alguns critérios e sinais que, sem outra causa definida, levam a pensar em EIM:

- Hipotonia, hipoglicemia, irritabilidade, acidose, distúrbio hidroeletrolítico, entre outros já citados.
- Crianças que, em associação aos sinais citados, apresentem odores peculiares ou dismorfias.
- Perda de habilidades adquiridas anteriormente.
- História de recorrência familiar ou consanguinidade entre os pais.

A clínica associada à história da doença e um bom exame físico contribuem imensamente para um diagnóstico preciso mediante identificação de sinais característicos de cada grupo de EIM. É capaz de conduzir à realização de exames laboratoriais confirmatórios mais adequados, à terapêutica precoce, quando esta já se encontra desenvolvida, assim como ao importante aconselhamento genético.

Embora grande parte dos EIM se apresente logo nos primeiros dias de vida, não se pode desconsiderar as doenças do metabolismo que se manifestam na idade adulta, seja pelos sinais que passam despercebidos durante a infância, seja pelo curso natural da doença.

Neste capítulo vamos abordar apenas alguns EIM mais frequentes em nosso centro.

Erros Inatos do Metabolismo **407**

FENILCETONÚRIA

A hiperfenilalaninemia (HPA), nome genérico dado a elevados níveis de fenilalanina (Phe) no sangue, constitui um distúrbio primário do sistema de hidroxilação da Phe, podendo ser causada pela deficiência da enzima hepática fenilalanina hidroxilase (PAH) ou das enzimas que sintetizam ou reduzem a coenzima tetra-hidrobiopterina (BH4).

Podem ser encontrados diferentes tipos de hiperfenilalaninemia, de acordo com o erro metabólico envolvido, formando um grupo heterogêneo de doenças, incluindo a fenilcetonúria (PKU) clássica e variações de hiperfenilalaninemias (HPA), como a HPA persistente, a HPA branda e a PKU atípica.

Fenilcetonúria Clássica (PKU Clássica)

A fenilcetonúria ou PKU clássica é uma entre as 300 doenças hereditárias causadas por distúrbios nos processos bioquímicos celulares, sendo clinicamente a mais encontrada dentro do grupo de doenças envolvendo erros congênitos no metabolismo de aminoácidos. É um distúrbio autossômico recessivo, causado pela deficiência da PAH, que resulta em reduzida conversão de Phe em tirosina (Tyr).

Foi a primeira doença genética a ter tratamento realizado a partir de terapêutica dietética específica. Sem a instituição de diagnóstico e tratamento precoces (anterior aos três meses de vida através de programas de triagem neonatal), a criança portadora de fenilcetonúria apresenta quadro clínico clássico.

Pacientes com PKU clássica apresentam deficiência na pigmentação (cabelos e pele claros) devido à inibição completa da hidroxilação da tirosina pela tirosinase (primeira etapa na formação do pigmento melanina).

Pacientes com o diagnóstico no período neonatal e que recebem a terapia dietética adequada precocemente não apresentam o quadro clínico descrito.

DOENÇA DA URINA DO XAROPE DE BORDO (LEUCINOSE)

É uma doença autossômica recessiva que afeta o metabolismo dos aminoácidos de cadeia ramificada: leucina, isoleucina e valina. O defeito é localizado no complexo cetoácido de cadeia ramificada desidrogenase, com consequente acúmulo desses aminoácidos e de seus cetoácidos: cetoisocaproico, cetometilvalérico e cetoisovalérico, que são responsáveis pelo odor característico e quadro clínico. Três fenótipos estão associados à deficiência dessa enzima: a forma clássica, de início neonatal, a forma crônica progressiva e a forma intermitente.

A forma clássica é de apresentação habitualmente na primeira semana de vida, caracterizando-se por recusa alimentar, letargia, alterações do tônus, convulsões, soluços, hipotermia e coma. A morte pode surgir caso o tratamento não seja instituído.

A forma intermitente se caracteriza por episódios recorrentes de coma ou letargia com ataxia. O desenvolvimento neuropsicomotor inicial é normal. Os episódios podem se iniciar em qualquer fase da vida e geralmente são desencadeados por períodos de aumento do catabolismo proteico (infecção, trauma, outros) ou por aumento da ingestão proteica. Durante os episódios agudos ocorrem acidose metabólica, cetoacidose com cetonúria positiva, hipoglicemia, e o nível dos aminoácidos de cadeia ramificada e os cetoácidos de cadeia ramificada estão elevados na urina, com odor típico de xarope de bordo. No período entre os ataques, os exames são normais. Os pacientes podem morrer durante esses episódios ou apresentar sequelas.

A forma sensível à tiamina tem apresentação clínica semelhante à forma intermitente, não manifestando descompensação aguda inicial. A tiamina é o cofator da subunidade E1, regulando a atividade de todo o complexo enzimático. Assim, a administração de tiamina permite diminuir os níveis séricos dos aminoácidos de cadeia ramificada. As doses de tiamina usadas podem variar de 10-1.000 mg por dia. A atividade enzimática encontra-se entre 2-40%.

A tomografia computadorizada de crânio pode apresentar, na fase aguda, edema cerebral e, posteriormente, alteração de sinal em tronco, substância branca periventricular, globo pálido e tálamo, além de atrofia cerebral e hipomielinização.

O diagnóstico é feito pela cromatografia de aminoácidos no plasma, LCR e urina, e cromatografia de ácidos orgânicos na urina. Na forma intermitente, o *screening* neonatal é normal.

ACIDEMIAS ORGÂNICAS

Esse grupo de doenças é caracterizado por acúmulo de ácidos orgânicos, seus ésteres e conjugados, em tecidos e fluidos corpóreos, principalmente urina. A incidência é de 1:15.000. As acidemias orgânicas mais comumente encontradas são as acidúrias: metilmalônica, propiônica, isovalérica, 3-hidroxi-3-metil glutárica e acidúria glutárica tipo I (deficiência da glutaril CoA desidrogenase).

A apresentação e a gravidade das acidemias orgânicas variam amplamente entre os pacientes. Nas formas mais graves de acidemia propiônica e acidemia metilmalônica, os pacientes apresentam sintomas no período neonatal que podem incluir recusa alimentar e vômitos, letargia, hipotonia, convulsões e coma. Os achados bioquímicos incluem cetoacidose metabólica, hiperamonemia e, frequentemente, hipoglicemia. Pode ocorrer supressão da medula óssea, resultando em neutropenia e trombocitopenia. Mesmo quando sob tratamento, essas crianças frequentemente descompensam clínica e bioquimicamente, em particular durante o curso de doenças infecciosas. Os pacientes com formas mais leves de acidemia propiônica e acidemia metilmalônica podem permanecer relativamente assintomáticos até que ocorra um episódio de descompensação, geralmente relacionada com infecção.

O diagnóstico é feito pela análise de ácidos orgânicos, por cromatografia gasosa (CG) ou, de preferência, por cromatografia gasosa associada a espectrometria de massa (CG/MS) em amostras ocasionais de urina, devendo-se dar preferência a amostras colhidas durante crises de descompensação.

DISTÚRBIO DO CICLO DA UREIA

O ciclo da ureia consiste em uma série de reações enzimáticas que convertem a amônia, liberada durante o catabolismo das proteínas, em ureia. A ureia é então excretada na urina. Há cinco enzimas envolvidas no ciclo da ureia: carbamil-fosfato sintetase (CPS), ornitina--transcarbamilase (OTC), argininossuccinato sintetase (AS), argininossuccinato liase (AL) e arginase. Todos os distúrbios do ciclo da ureia (DCU) resultam em hiperamonemia. Os níveis elevados de amônia plasmática são altamente neurotóxicos aos seres humanos. Os pacientes com deficiência de AS têm níveis acentuadamente elevados de citrulina plasmática, enquanto os pacientes com deficiência de AL têm níveis moderadamente elevados de citrulina e aumento de ácido argininossuccínico plasmático. Já os pacientes com deficiência de CPS e OTC possuem níveis baixos ou indetectáveis de citrulina plasmática, mas na deficiência de OTC ocorre aumento do ácido orótico urinário. O ácido orótico resulta do transbordamento do excesso de carbamil-fosfato do ciclo da ureia para a via das pirimidinas.

Estima-se que os DCU ocorram em um de 30.000 nascidos vivos. Todos apresentam herança autossômica recessiva, à exceção da deficiência de ornitina-transcarbamilase (OTC), que tem herança ligada ao X.

Os DCU podem apresentar-se em qualquer idade, embora o período neonatal, a infância e a puberdade sejam os períodos mais comuns, em que o estresse metabólico e a infecção podem precipitar situações de catabolismo proteico.

Quase sempre, o quadro clínico se apresenta durante o período neonatal por deterioração neurológica rapidamente progressiva que começa após um período de 1-2 dias de normalidade aparente. À medida que os níveis de amônia aumentam, os pacientes afetados desenvolvem recusa alimentar, anorexia, alterações do comportamento, irritabilidade, vômitos, letargia, ataxia, convulsões, coma, edema cerebral e, finalmente, colapso circulatório. As formas menos graves podem apresentar-se em qualquer idade, até mesmo na fase adulta, e os pacientes apresentam sintomas intermitentes de hiperamonemia, transtornos do comportamento ou disfunção neurológica.

O principal diagnóstico diferencial dos distúrbios do ciclo da ureia em neonato com hiperamonemia são hiperamonemia transitória do recém-nascido e acidemias orgânicas.

DOENÇAS DE DEPÓSITO LISOSSÔMICO

Os EIM resultam da falta de atividade de uma ou mais enzimas específicas ou defeitos no transporte de proteínas e produzem manifestações em cada órgão, desde a vida fetal à geriátrica.

DOENÇA DE GAUCHER

A doença de Gaucher (DG) é um EIM do grupo das doenças lisossômicas de depósito, sendo a mais frequente do referido grupo. A herança da doença é autossômica recessiva; portanto, existe risco de recorrência de 25% a cada gestação do casal de heterozigotos e pode comprometer filhos de ambos os sexos.

410 Diagnóstico Diferencial em Pediatria

A DG é resultante da deficiência de beta-glicosidase ácida ou beta-glicocerebrosidase, que leva ao acúmulo de glicolipídios nos macrófagos, principalmente no baço, fígado, medula óssea e pulmão. A DG ainda pode manifestar-se no sistema nervoso central por acúmulo de metabólitos de glicoesfingolipídios endógenos no tecido cerebral.

Os macrófagos repletos das inclusões do substrato têm à microscopia a aparência de "papel amassado" e são as chamadas células de Gaucher, que podem ser encontradas na medula óssea, fígado ou baço.

As manifestações clínicas ou fenotípicas da DG vão depender do grau de deficiência de beta-glicosidase ácida e do acúmulo dos glicolipídios, que são variáveis. Existem três fenótipos descritos da DG:

- *Tipo 1 (forma não neuropática)*: Afeta crianças e adultos; a idade de início dos sinais e sintomas é muito variável. A apresentação clínica típica é hepatomegalia, esplenomegalia levando a hiperesplenismo com progressiva anemia, trombocitopenia e leucopenia. O quadro é ainda associado a fadiga, cansaço, plenitude gástrica pós-prandial e retardo de crescimento em crianças. O acúmulo de glicocerebrosídeo na medula óssea leva a osteopenia, lesões líticas, fraturas patológicas, dor óssea crônica, crises ósseas, infarto e osteonecrose. É descrita também maior incidência de tumores ósseos nos pacientes com DG. A progressão do quadro é, em geral, lenta ou variável, e a sobrevida pode ser normal, na dependência da gravidade das complicações.

  O tipo 1 é o mais frequente, correspondendo a 95% dos casos de DG, tendo incidência de 1:10.000-1:20.000.
- *Tipo 2 (forma neuropática aguda)*: Afeta lactentes com 4-5 meses de idade, compromete cérebro, baço, fígado e pulmão. O quadro neurológico é grave, com múltiplas convulsões, hipertonia, apneia e progressivo retardo mental. A incidência descrita é menor que 1:100.000. A evolução é rápida, com morte nos primeiros 2 anos de vida, em geral pelo envolvimento pulmonar.
- *Tipo 3 (forma neuropática crônica)*: Afeta crianças e adolescentes; a idade de início é variável, sendo comum no pré-escolar. Compromete cérebro, baço, fígado e ossos. A evolução do quadro neurológico é variável, mas menos grave que o do tipo 2. A incidência descrita é menor que 1:100.000. A sobrevida se dá até a segunda ou terceira década de vida.

A suspeita de DG é clínica, e o método definitivo de diagnóstico é a dosagem enzimática da atividade de beta-glicosidase ácida.

DOENÇA DE FABRY

A doença de Fabry é um doença genética, crônica, progressiva, de caráter hereditário, ligada ao cromossomo X, que causa deficiência ou ausência da enzima alfa-galactosidase (α-Gal A) no organismo de seus portadores. É uma das 45 doenças de depósito lisossômico. A deficiência enzimática interfere na capacidade de decomposição de uma substância adiposa específica, denominada globotriaosilceramida, também chamada de

Gb3, no endotélio vascular e tecidos viscerais, sendo a pele, o coração, os rins e o sistema nervoso central os mais afetados.

Em doentes do sexo masculino, homozigotos, o gene de Fabry tem alta penetrância, e a maioria apresenta o chamado fenótipo clássico da doença. Em doentes do sexo feminino, heterozigotas, a doença tem expressividade variável por causa da inativação aleatória de um dos cromossomos X (hipótese de Lyon). Atualmente, as heterozigotas não são consideradas simples portadoras, já que a maioria apresenta alterações sistêmicas relacionadas com doença e com aumento da morbidade e mortalidade.

Estima-se a incidência da doença em um caso a cada 40.000 homens.

Os sintomas e sinais clínicos da DF são muito heterogêneos e discretos no começo, o que muitas vezes dificulta ou retarda seu diagnóstico.

Homozigotos

Geralmente apresentam a forma clássica da doença, com perda total da função da enzima. O começo dos sintomas ocorre na infância ou na adolescência, com parestesias crônicas e episódios de dor acral e/ou abdominal (crises de Fabry), intolerância ao calor, diminuição ou ausência de sudorese, angioqueratomas (AC) na pele e/ou mucosas e córnea *verticilata*. Entre a terceira e a quarta década de vida ocorre aumento desses sintomas e aparecem os relacionados com o comprometimento sistêmico progressivo (alterações cardíacas, renais e cerebrais). Na ausência de história familiar da doença, o diagnóstico geralmente é feito tardiamente (idade média de 29 anos), quando já se desenvolveu dano visceral. Formas mais leves da doença, as quais se apresentam tardiamente com afecção primária dos sistemas renal ou cardiovascular, são conhecidas como variantes renal ou cardíaca, respectivamente, ou formas atípicas da DF e ocorrem em doentes com atividade enzimática detectável. Formas de gravidade intermediária entre o fenótipo clássico e as variantes renal ou cardíaca foram descritas e chamadas de formas intermediárias.

Heterozigotos

A apresentação clínica da doença nas mulheres é muito variável, e pode ir de estado assintomático a quadro tão grave quanto ao que ocorre em homens.

Dor e Fadiga

De modo geral, a dor é considerada o primeiro e o mais comum de todos os sintomas da doença de Fabry. Provavelmente, a dor é causada pelo comprometimento do sistema nervoso, como resultado do depósito de GL-3; muitas vezes, a dor é o primeiro sintoma que faz com que os pacientes sejam levados a um pediatra. Em muitos casos, a dor é causada por mudança do tempo, exposição a temperaturas altas, febre ou calor excessivo, estresse ou fadiga. A maioria das pessoas com a doença tem dois tipos de dor: acroparestesia e "crises de Fabry".

A acroparestesia geralmente se apresenta como dor que afeta basicamente as mãos e os pés. É descrita como dor ardente acompanhada de formigamento, que incomoda com frequência. Em geral, essa dor aparece de forma intermitente ou diariamente.

412 Diagnóstico Diferencial em Pediatria

As "crises de Fabry" geralmente se apresentam como episódios de dor intensa, insuportável e ardente, inicialmente nas mãos e nos pés, e que se irradia para outras partes do corpo. São crises debilitantes que podem durar desde alguns minutos até alguns dias.

Transpiração Prejudicada

Devido ao depósito de GL-3 nas glândulas sudoríparas (glândulas que produzem suor) e ao dano causado nos nervos, a maioria das pessoas que têm doença de Fabry transpira muito pouco (hipoidrose) ou simplesmente não transpira (anidrose). Isso pode causar febres frequentes, superaquecimento com exercícios físicos e intolerância ao clima quente.

Erupção Cutânea ou Alteração da Pele

A erupção cutânea roxo-avermelhada característica é o sinal mais visível da doença de Fabry e é conhecida como angioqueratoma. Os angioqueratomas ("angio" se refere aos vasos sanguíneos e "queratoma" significa caloso ou endurecido) são encontrados comumente nas regiões que vão do umbigo até os joelhos e, em alguns casos, nos locais de extensão (como os cotovelos ou joelhos). Geralmente, aparecem na adolescência e, muitas vezes, é por eles que a pessoa é diagnosticada. Os angioqueratomas podem se apresentar com diversas dimensões, desde o tamanho de uma ponta de alfinete até alguns milímetros. Como todos os sintomas da doença de Fabry, os angioqueratomas resultam do acúmulo de GL-3.

Quadro 41.1 Doença de Fabry

Orgão	Sinais e sintomas
Coração	Hipertrofia e disfunção ventricular esquerda Disfunção das válvulas cardíacas Anomalias de circulação
Rim	Proteinúria Declínio progressivo na taxa de filtração glomerular com evolução para falência renal
Sistema nervoso periférico	Acroparestesias (crises de dores nas extremidades de mãos e pés) Alterações da sudorese: • Falta de suor (anidrose) • Insuficiência de suor (hipoidrose)
Sistema nervoso central	Acidente vascular isquêmico transitório Acidente vascular isquêmico
Visão	Córnea *verticillata* Tortuosidade dos vasos Cataratas subcapsulares
Audição	Zumbido no ouvido Perda da audição
Pele	Angioqueratomas
Qualidade de vida	Deterioração da qualidade de vida

Os médicos e outros profissionais da saúde podem confirmar o diagnóstico por meio da dosagem da enzima (análise de sangue que mede a atividade da enzima alfa-GAL) e por análise de mutação genética (análise de DNA). Muitos pacientes com Fabry são examinados por diversos especialistas antes de se chegar a um diagnóstico exato.

DOENÇA DE NIEMANN-PICK TIPO B

Doença causada pela deficiência da enzima esfingomielinase ácida. A gravidade é variável, e os principais sintomas são hepatoesplenomegalia, dificuldade respiratória e pneumonia crônica. A principal causa de morte é o acometimento pulmonar.

DOENÇA DE NIEMANN-PICK TIPO C

Doença rara causada por mutação no gene NPC1 ou NPC2. O NPC1 (25 éxons, 57 kb), no cromossomo 18 (18q11-q12), responsável por 90-95% dos casos, codifica uma proteína grande transmembrana, e o NPC 2 (cinco éxons, 13,5 kb), no cromossomo 14 (14q24-3), responsável por 4% dos casos, codifica uma pequena proteína, solúvel, identificada como proteína de ligação ao colesterol. A função dessas proteínas ainda é incerta; provavelmente trabalham cooperando na mesma via. Na célula ocorre um distúrbio do transporte do colesterol LDL, da membrana celular até o retículo endoplasmático, com acúmulo do colesterol não esterificado, resultando em acúmulo intracelular de lipídeos: colesterol não esterificado, esfingomielina, fosfolipídeos, glicoesfingolipídeos e os gangliosídeos GM2 e GM3, levando à apoptose celular.

A doença de Niemann-Pick tipo C apresenta quadro clínico bem variado, com início desde o pré-natal até a idade adulta. A forma clássica juvenil, mais frequente na maioria dos países, apresenta esplenomegalia moderada ou hepatoesplenomegalia que pode ser detectada em qualquer época; no entanto, a ausência de organomegalia é relatada em pelo menos 10% dos casos. Problemas escolares, com dificuldades de escrita e comprometimento da atenção, são muito comuns e podem levar a erros de diagnóstico. A paralisia do olhar sacádico vertical (VSGP) está quase sempre presente, e muitas vezes é o sinal inicial. A criança torna-se desajeitada e mostra mais dificuldades de aprendizagem. Cataplexia, com ou sem narcolepsia, normalmente riso-induzida, é outro sintoma comum. A ataxia logo se torna óbvia, com quedas frequentes e dificuldade para correr, com evolução progressiva e variável. Desenvolve disartria e disfagia. Quadro extrapiramidal também é frequente. O comprometimento motor é importante, e o declínio intelectual pode ser variável. Cerca de metade dos pacientes com a forma clássica desenvolve convulsões com gravidade variada. Na fase tardia, os pacientes desenvolvem sinais piramidais e espasticidade.

Os exames de imagem do encéfalo são inespecíficos, e o mielograma, em 50% dos casos, pode apresentar células espumosas e histiócitos azul-marinho.

O diagnóstico é confirmado com o exame de Filipin em cultura de fibroblastos ou através do exame molecular.

414 Diagnóstico Diferencial em Pediatria

DOENÇA DE POMPE

A doença de Pompe é uma doença de depósito lisossômico (DDL) causada pela atividade insuficiente da alfa-glicosidase-ácida. Essa enzima lisossômica é responsável pela degradação do glicogênio intralisossômico, que representa apenas pequena porcentagem (1-3%) do glicogênio celular total. A deficiência enzimática resulta no acúmulo do glicogênio nos lisossomos dentro dos vários tipos de células e tecidos. Eventualmente, isso leva a disfunções ou danos celulares, particularmente nos tecidos musculares cardíaco, respiratório e esquelético. A apresentação clínica da doença de Pompe é altamente variável; na faixa mais grave do espectro da doença, a morte ocorre dentro do primeiro ano de vida devido à insuficiência cardiorrespiratória em 80% dos bebês (que tipicamente apresentam envolvimento dos músculos cardíaco e esquelético). Nos pacientes com início tardio, a fraqueza muscular esquelética e respiratória é progressiva e implacável, levando à dependência de cadeira de rodas e/ou de respirador e, em última instância, à morte entre o início da infância e o meio da vida adulta.

A doença de Pompe também é conhecida como doença de depósito de glicogênio do tipo II, glicogenose do tipo II e deficiência de maltase ácida, e é a forma mais grave das 12 doenças de depósito de glicogênio.

A doença de Pompe consiste em um distúrbio autossômico-recessivo de penetração variável. As estimativas atuais colocam a incidência geral da doença em um a cada 40.000 nascimentos vivos.

Forma Infantil da Doença de Pompe

Embora os pacientes possam não exibir os sintomas óbvios no nascimento, o caminho da forma infantil da doença de Pompe tipicamente progride com rapidez nos primeiros meses de vida (Quadro 41.2). Há relatos de início com aproximadamente

Quadro 41.2 Doença de Pompe

Sistemas de órgãos	Sinais e sintomas
Musculoesquelético	Fraqueza muscular progressiva Hipotonia profunda Flacidez (bebê hipotônico) Falta de firmeza no pescoço ("não segura a cabeça") Insuficiência para alcançar os marcos do desenvolvimento motor Macroglossia Arreflexia
Pulmões	Fraqueza respiratória progressiva, insuficiência respiratória Infecções respiratórias frequentes Morte devida a insuficiência cardiorrespiratória
Coração	Cardiomegalia (maciça) Hipertrofia do ventrículo esquerdo
Visceral/gastrointestinal	Dificuldade de engolir, mamar e/ou alimentar-se Falhas no desenvolvimento Hepatomegalia

6 semanas de vida. O depósito maciço de glicogênio no coração e nos músculos esqueléticos resulta em cardiomiopatia progressiva, fraqueza muscular generalizada e hipotonia (aparência de "bebê de pano"). Os movimentos espontâneos declinam à medida que a deterioração muscular avança nos estágios iniciais, e o enfraquecimento do diafragma e dos outros músculos respiratórios, ajudado pelas secreções, prejudica a função respiratória. A dificuldade na alimentação e o baixo ganho de peso podem se manifestar bem cedo. Já o desenvolvimento motor geralmente é atrasado por completo ou, se os marcos no desenvolvimento motor chegarem a ser alcançados, são subsequentemente perdidos. A investigação clínica geralmente revela hepatomegalia moderada e, em alguns casos, macroglossia. Contudo, a marca oficial é a cardiomegalia visível com o espessamento do ventrículo esquerdo, que pode resultar na obstrução do caminho do fluxo. O desenvolvimento mental geralmente não é afetado. A morte por insuficiência cardiorrespiratória geralmente ocorre com 1 ano de idade.

Forma Tardia da Doença de Pompe

A forma tardia pode aparecer a qualquer momento durante o início da infância até a vida adulta, com ordem difusa de manifestações (Quadro 41.3). Essa forma é clinicamente mais heterogênea, com maior variação na apresentação clínica e na progressão da doença. Ela se distingue da forma infantil pela ausência de envolvimento cardíaco grave. Nas crianças, a doença pode se apresentar através do atraso no desenvolvimento motor ou da perda da função muscular. Apesar disso, a inteligência geralmente se mostra

Quadro 41.3 Forma tardia da doença de Pompe

Sistemas de órgãos	Sinais/sintomas
Musculoesquelético	Fraqueza muscular progressiva
	Marcha instável, na ponta dos pés
	Dores na parte inferior das costas
	Reflexos profundos do tendão reduzidos
	Dificuldades para subir escadas
	Escápula alada
	Sinal de Gowers (distrofia como resultado de fraqueza muscular extrema)
	Atraso no desenvolvimento motor (crianças)
	Lordose, escoliose
Pulmões	Insuficiência respiratória
	Ortopneia
	Apneia do sono
	Dispneia por esforço, intolerância ao exercício
	Infecções respiratórias
Visceral/gastrointestinal	Dificuldades na alimentação
	Dificuldade para mastigar e engolir
	Hepatomegalia
Miscelânea	Dores de cabeça matinais
	Sonolência diurna

normal. Em muitos casos, as primeiras observações podem ser a dificuldade para caminhar ou subir escadas, refletindo a progressão gradual da fraqueza muscular proximal. Tipicamente, a fraqueza muscular se mostra mais grave nas pernas do que nos braços. Subsequentemente, os sinais do envolvimento dos músculos do tronco (escoliose, dor nas costas) e do músculo respiratório principal, o diafragma (dispneia), podem estar presentes. Em outros casos, os sintomas respiratórios podem surgir antes de qualquer reconhecimento de fraqueza muscular. Como na forma infantil, geralmente há hipotonia e eventual angústia respiratória. Alguns pacientes apresentam marcha instável e, ocasionalmente, caminham nas pontas dos pés. Além disso, pode haver macroglossia e hepatomegalia em alguns casos.

Os adultos também apresentam miopatia progressiva, primeiramente no tronco e nos membros inferiores. Nem todas as áreas são afetadas da mesma maneira e há relatos de fraqueza no músculo distal e alamento escapular. Embora nem todos os pacientes desenvolvam sintomas nos músculos respiratórios, uma característica clínica fundamental que pode ajudar a distinguir a forma tardia da doença de Pompe de outros distúrbios neuromusculares é o envolvimento precoce dos músculos respiratórios. A fraqueza nos músculos respiratórios com restrição ventilatória se apresenta como o sintoma mais debilitante e letal. À medida que a insuficiência respiratória avança, os pacientes podem sentir dores de cabeça matinais, ortopneia, dispneia por esforço, hipopneia ou apneia do sono REM, sonolência e/ou intolerância ao exercício. A progressão da fraqueza no diafragma leva a capacidade vital baixa na posição deitada *versus* a posição em pé (diferença de mais de 10%), e isso também contribui para hipóxia durante o sono. A capacidade vital parece estar relacionada à função muscular respiratória. O sinal de Gowers pode estar presente.

O diagnóstico da doença de Pompe é confirmado pela atividade baixa ou ausente da alfaglicosidase ácida nos fibroblastos cultivados da pele; uma biópsia muscular auxilia o diagnóstico.

MUCOPOLISSACARIDOSES

Nas mucopolissacaridoses (MPS) ocorre deficiência ou falta de enzimas que digerem substâncias chamadas glicosaminoglicanos (GAG), antigamente conhecidas como mucopolissacárides, e que deram nome à doença.

Os GAG são moléculas formadas por açúcares, que se ligam a uma proteína central. Absorvem grande quantidade de água e adquirem consistência mucoide, viscosa, o que garante a essa estrutura uma função lubrificante e de união entre os tecidos, permitindo, por exemplo, o movimento das articulações do corpo. Quando os GAG não são digeridos corretamente, devido à deficiência de alguma enzima, eles ficam depositados no interior dos lisossomos e também são eliminados pela urina.

As manifestações clínicas das MPS variam de acordo com a enzima que está em falta no portador da doença, e os tipos conhecidos podem ser vistos no Quadro 41.4.

Quadro 41. 4 Classificação das MPS segundo as deficiências enzimáticas

Doença	Enzima deficiente	GAGS acumulados
MPS I (síndrome de Hurler, Hurler-Schele e Schele)	A-L-iduromidase	Dermartan sulfato Heparan sulfato
MPS II (síndrome de Hurler)	Iduoinato sulfatase	Dermartan sulfato Heparan sulfato
MPS III (síndrome de Sanfilippo)	A: Heparan-N-sulfatase B: N-acetil-α-D-glicosaminidase C: Acetil CoA: α-glicosaminidase acetiltransferase D: N-acetilglicosamina-6-sulfatase	Heparan sulfato
MPS IV (síndrome de Mórquio)	A: N-acetilgalactosamina-6-sulfatase B: β-galactosidase	Keratan sulfato
MPS VI (síndrome de Maroteaux-Lamy)	Arilsulfatase B	Dermartan sulfato
MPS VII (síndrome de Sly)	β-glucoronidase	Dermartan sulfato Heparan sulfato Condroitin sulfato

Mucopolissacaridose do Tipo I (MPS I)

MPS I-H (Síndrome de Hurler)

É o mais grave dos três subtipos da MPS I. Os sintomas podem ter início nos primeiros meses de vida, como hérnia umbilical e inguinal, e aumento do perímetro do crânio (macrocefalia).

A partir de 6-18 meses de vida, outras características tornam-se mais evidentes:

- Desaceleração do crescimento levando à baixa estatura.
- Aumento de pelos (hirsutismo).
- Opacidade de córneas.
- Perda auditiva.
- Aumento do volume da língua (macroglossia).
- Dificuldade respiratória.
- Doença cardíaca (valvular e coronariana).
- Constipação intestinal alternando com diarreia.
- Hepatomegalia.
- Esplenomegalia.
- Alterações nos ossos (disostose múltipla) com progressivas deformidades e dificuldades de movimentos; alterações no formato da coluna vertebral (cifose, giba toracolombar); limitação progressiva de todas as articulações (luxação de quadril, mãos em garra, contraturas em flexão de cotovelos, joelhos e outras articulações); comprometimento da inervação das mãos por enrijecimento do túnel por onde passam esses nervos (chamada de síndrome do túnel do carpo).

- Aumento dos locais de inserção dos dentes (hipertrofia dos alvéolos dentários) e da gengiva, dentes pequenos (pode haver atraso no nascimento dos dentes) e retardo mental.
- A infiltração de tecidos das vias aéreas superiores (adenoides, amígdalas, epiglote, parede da faringe e da laringe) causa progressiva dificuldade respiratória e infecções de repetição, dificuldade que pode ser maior ao dormir, causando pausas na respiração durante o sono (apneia obstrutiva do sono), que, além de levar ao sono não repousante, acarreta risco de vida.
- A infiltração das meninges pode levar a aumento do tamanho dos ventrículos cerebrais (hidrocefalia comunicante), cavidades dentro do cérebro preenchidos por líquido, elevando a pressão dentro do crânio e aparecendo sintomas como dor de cabeça, vômitos, irritabilidade e sonolência.
- Hipoplasia odontoide (diminuição de uma formação óssea que faz a ligação entre a primeira e a segunda vértebra do pescoço); isso pode levar a uma instabilidade dessa região e até ao deslocamento entre as vértebras (luxação atlantoaxial), podendo lesionar a medula em seu interior, inspirando cuidados específicos.

MPS I-HS (Síndrome de Hurler-Scheie)
- Forma de gravidade intermediária, apresenta as mesmas alterações da MPS I-H, mas o início é mais tardio e a evolução é mais lenta. O comprometimento mental é mais leve.

MPS I-S (Síndrome de Scheie)
- Forma mais leve da MPS I; a estatura e a inteligência geralmente são normais. O início dos sintomas é mais tardio (por volta dos 5 anos de vida).

Mucopolissacaridose do Tipo II (MPS II)

MPS II (Síndrome de Hunter)

Na forma grave, os sintomas mais precoces são as hérnias umbilical e inguinal, e o aumento do perímetro do crânio (macrocefalia).

O início da doença ocorre entre 2-4 anos de vida com:

- Desaceleração do crescimento levando à baixa estatura.
- Aumento de pelos (hirsutismo).
- Lesões nodulares esbranquiçadas ou não na pele, principalmente dos braços e parte lateral das coxas.
- Perda visual por alteração de pigmentos na retina (retinite pigmentosa).
- Perda auditiva.
- Aumento do volume da língua (macroglossia), voz grave, dificuldade respiratória.
- Doença cardíaca (valvular e coronariana).
- Diarreia crônica.
- Hepatomegalia.
- Esplenomegalia.

Erros Inatos do Metabolismo **419**

- Disostose múltipla com progressivas deformidades e dificuldades de movimentos; alterações no formato da coluna vertebral (cifose); limitação progressiva de todas as articulações (luxação de quadril, mãos em garra, contraturas em flexão de cotovelos, joelhos e outras articulações).
- Síndrome do túnel do carpo.
- Hipertrofia dos alvéolos dentários e da gengiva, dentes pequenos.
- Retardo e degeneração mental, distúrbio de comportamento com agitação, hiperatividade e dificuldade de concentração.
- A infiltração de tecidos das vias respiratórias superiores (adenoides, amígdalas, epiglote, parede da faringe e laringe) causa progressiva dificuldade respiratória e infecções de repetição, apneia obstrutiva do sono.
- Hipoplasia odontoide.
- Hidrocefalia comunicante.
- Hipertensão arterial.
- Na forma mais leve, a inteligência pode se manter normal até a idade adulta; todo o comprometimento sistêmico é muito mais leve e a progressão é mais lenta.

Mucopolissacaridose do Tipo III (MPS III)
MPS III (Síndrome de Sanfilippo)

Existem quatro subtipos determinados pelas diferentes deficiências enzimáticas, mas as manifestações clínicas são as mesmas.

- A aparência e o desenvolvimento são normais nos primeiros anos de vida, iniciando com alterações do comportamento entre 2-6 anos de vida ou mais precocemente e evoluindo com a perda progressiva da capacidade mental. O crescimento pode ser acelerado nos primeiros anos de vida e, após os 3 anos, pode ser mais lento.
- As alterações faciais, articulares e ósseas podem existir, mas em grau muito mais leve em comparação aos outros tipos.
- Dentre as alterações de comportamento podem aparecer: hiperatividade, dificuldade para dormir e intensa agitação, necessitando muitas vezes de sedativos, que nem sempre funcionam. A degeneração neurológica é sua principal complicação, pois leva a apneia do sono, não por obstrução de vias aéreas superiores, mas por alterações do centro respiratório no cérebro.
- Na evolução podem apresentar convulsões e dificuldades na alimentação (disfagia).

Mucopolissacaridose do Tipo IV (MPS IV)
MPS IV A (Síndrome de Morquio do Tipo A)
- As manifestações clínicas têm início entre 1-3 anos de idade.
- Nesse tipo de MPS, o maior comprometimento é ósseo e, em geral, a inteligência é normal.
- Evoluem com baixa estatura, alterações de vértebras (vértebras ovoides, platispondilia), levando a modificações na curvatura da coluna (cifose, hiperlordose, escoliose) e,

secundariamente, a pescoço curto, tronco curto com protuberância do peito (*pectus carinatum*), encurtamento de ossos longos (ossos dos braços e pernas) com encurvamento, alargamento das articulações; as pequenas articulações apresentam excesso de mobilidade, enquanto as grandes articulações (por exemplo quadris) apresentam limitação. Podem ter osteoporose.

- Deformidades das pequenas articulações das mãos (metacarpos) e dos pés (metatarsos).
- Hipoplasia odontoide.
- Podem ter fácies grosseira, proeminência do queixo (prognatismo), boca grande.
- Deficiência auditiva.
- Leve opacidade de córnea.
- Hepatomegalia.
- Obstrução de vias respiratórias superiores.
- Comprometimento valvular do coração.
- Dentes pequenos com anormalidades do esmalte e cáries frequentes.

MPS IV B (Síndrome de Morquio do Tipo B)

O quadro é semelhante ao do tipo A, mas o comprometimento é mais leve e a evolução é mais lenta.

Mucopolissacaridose do Tipo VI (MPS VI)

MPS VI (Síndrome de Maroteaux-Lamy)

Os sintomas podem ter início nos primeiros meses de vida, como: hérnia umbilical e inguinal, aumento do perímetro do crânio (macrocefalia) e deformidade do tórax.

A partir de 2-3 anos de vida, outras características tornam-se mais evidentes, como:

- Desaceleração do crescimento, levando a baixa estatura; parada de crescimento entre 6-8 anos de idade.
- Hirsutismo.
- Opacidade de córneas.
- Retinite pigmentosa.
- Perda auditiva.
- Macroglossia.
- Dificuldade respiratória.
- Doença cardíaca (valvular e coronariana).
- Hepatoesplenomegalia.
- Disostose múltipla com progressivas deformidades e dificuldades de movimentos; alterações no formato da coluna vertebral (cifose, giba toracolombar); limitação progressiva de todas as articulações (luxação de quadril, mãos em garra, contraturas em flexão de cotovelos, joelhos e outras articulações).
- Síndrome do túnel do carpo.
- Hipertrofia dos alvéolos dentários e gengival.
- Infecções de vias aéreas de repetição.

- Apneia do sono.
- Hidrocefalia comunicante.
- Hipoplasia odontoide.
- Hipertensão arterial.
- Inteligência normal.

Mucopolissacaridose do Tipo VII (MPS VII)

MPS VII (Síndrome de Sly)

- Forma fetal-neonatal: pode causar óbito fetal; hidropisia fetal no recém-nascido; ao nascimento observa-se fácies grosseira; alterações ósseas (disostose múltipla), comprometendo vértebras e ossos longos; hepatoesplenomegalia, opacidade de córneas.
- Forma grave: os sintomas podem ter início nos primeiros meses de vida, com hérnia umbilical e inguinal, aumento do perímetro do crânio (macrocefalia) e deformidade do tórax.
- Forma leve: todo o comprometimento sistêmico é muito mais leve e a progressão é mais lenta.

A partir de 2-3 anos de vida, outras características tornam-se mais evidentes, como:

- Desaceleração do crescimento levando a baixa estatura; parada de crescimento entre 6-8 anos de idade.
- Hirsutismo.
- Opacidade de córneas.
- Retinite pigmentosa.
- Perda auditiva.
- Macroglossia.
- Dificuldade respiratória.
- Doença cardíaca (valvular e coronariana).
- Hepatoesplenomegalia.
- Disostose múltipla com progressivas deformidades e dificuldades de movimentos; alterações no formato da coluna vertebral (cifose, giba toracolombar); limitação progressiva de todas as articulações (luxação de quadril, mãos em garra, contraturas em flexão de cotovelos, joelhos e outras articulações).
- Síndrome do túnel do carpo.
- Hipertrofia dos alvéolos dentários e gengival.
- Infecções de vias respiratórias de repetição.
- Apneia do sono.
- Hidrocefalia comunicante.
- Hipoplasia odontoide.
- Hipertensão arterial.

Diagnóstico

A confirmação do diagnóstico é feita pela dosagem da enzima que está deficiente ou pela análise da alteração nos genes específicos da doença (mutação).

Bibliografia

1. Bruni S, Loschi L, Incerti C et al. Update on treatment of lysosomal storage diseases. *Acta Myol* 26(1):87–92, 2007.
2. Diament A, Cvpei S. *Neurologia infantil*, 3. ed. São Paulo: Atheneu, 1996.
3. El Husny AS, Fernandes-Caldato MC. Erros inatos do metabolismo: revisão de literatura. *Revista Paraense de Medicina* 2006; 20(2):303-306.
4. Fernandes S, van den Berghe W. *Inborn metabolic diseases, diagnosis and treatment.* 4 ed. Springer, 2006.
5. Grabowski GA. Phenotype, diagnosis, and treatment of Gaucher's disease. *Lancet* 2008;372 (9645):1263-1271.
6. Lyon G, Raymond DA, Kolodny EH. *Neurology of hereditary metabolic diseases of children*. 2. ed. New York: McGraw-Hill, 1996.
7. Martins A. *Manual de orientações sobre mucopolissacaridoses*, 2002.
8. Mira NVM, Marquez UML. Importância do diagnóstico e tratamento da fenilcetonúria. *Rev Saúde Pública* 2000;34(1):86-6.
9. Winchester B, Vellodi A, Young E. The molecular basis of lysosomal storage diseases and their treatment. *Biochem. Soc. Trans.* 28(2):150-4, 2000.

CAPÍTULO 42

Hegla Virginia Florêncio de Melo Prado

Estridor

INTRODUÇÃO

A palavra "estridor" é originária do termo latino *stridulus*, que significa "chiado", "assobio". O estridor é um sintoma audível, produzido por um fluxo aéreo rápido e turbulento que se forma no interior de uma via respiratória de grosso calibre (laringe ou traqueia), quando ela se encontra semiobstruída. É o sinal semiológico que caracteriza melhor os processos obstrutivos das vias respiratórias superiores (VRS), decorrendo, na maioria dos casos, de doença aguda e transitória, e que sempre deve ser prontamente avaliada.

De acordo com o local da oclusão parcial, ele pode ser:

- Inspiratório: quando ocorre no nível supraglótico.
- Bifásico: quando ocorre abaixo das cordas vocais (nível infraglótico), porém em região extratorácica.
- Expiratório: quando ocorre na porção intratorácica da traqueia. Muitas vezes, o estridor expiratório é acompanhado por sibilância.

Nos casos em que a obstrução da via respiratória é grave e persistente, o estridor tende a ser bifásico (inspiratório e expiratório), independentemente da localização da obstrução. É importante destacar que o estridor não é facilmente percebido, inclusive

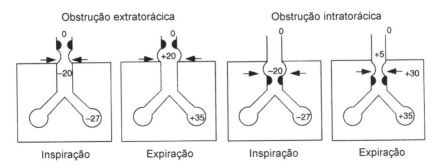

Figura 42.1 Representação esquemática das variações de pressão (cm de H_2O) nas fases respiratórias das lesões obstrutivas intra/extratorácicas. Nesta, a compressão (e o estridor) aumenta na inspiração e diminui na expiração (ver setas). O inverso ocorre nos processos intratorácicos.

por médicos, que o confundem com roncos e sibilos, sons produzidos por alteração das vibrações nas paredes brônquicas e que não se correlacionam às alterações das vias respiratórias superiores.

ANATOMIA DAS VIAS RESPIRATÓRIAS SUPERIORES E SUAS PARTICULARIDADES NA CRIANÇA

Na criança, observamos algumas peculiaridades que explicam a maior prevalência e gravidade dos quadros obstrutivos das VRS (Figura 42.2):

- *Calibre das VRS*: é reduzido à custa do diâmetro e do comprimento. É, sem dúvida, o fator predisponente mais importante na incidência de obstrução alta grave na criança.
- *Epiglote*: localização mais anterior e superior (no nível de C2-C3) quando comparada à do adulto (no nível de C5). Também é mais comprida e em forma de ômega, sendo constituída por cartilagem elástica, pouco rígida.
- *Laringe*: assume forma de funil. Também é constituída por estruturas de consistência mais maleável que a laringe do adulto, correspondendo a um terço do seu comprimento.

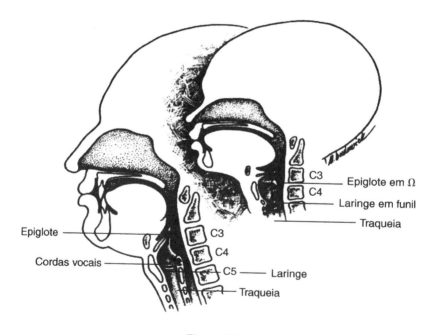

Figura 42.2

ABORDAGEM DIAGNÓSTICA

A história clínica (idade, surgimento do estridor — se súbito ou não —, sintomas associados, antecedentes perinatais e patológicos) e o exame físico detalhado do sistema respiratório, cabeça e pescoço são de extrema importância para o diagnóstico diferencial.

Exames de imagem (radiografias ou tomografias computadorizadas [TC] de tórax e pescoço), exames endoscópicos e outros exames (angiografia, espirometria etc.) podem ser indicados em casos selecionados.

Para fins didáticos, classificaremos o estridor em agudo e crônico (persistente ou recorrente). O estridor agudo e autolimitado é o mais frequentemente encontrado, especialmente associado à síndrome do crupe. O estridor crônico e recorrente sugere compressão exógena da via respiratória, que pode ser causada por corpo estranho, estenose subglótica, anel vascular ou tumor, por isso exige investigação mais cuidadosa.

Estridor Agudo

Laringotraqueobronquite Viral

Afecção aguda que acomete a laringe e as regiões adjacentes. É a causa mais frequente de obstrução das vias respiratórias superiores na criança, chegando a ser responsável por até 90% dos quadros de estridor na infância. Com pico de incidência entre 6 meses e 2 anos de idade, é mais frequente nos meninos e tem caráter sazonal bem definido, ocorrendo mais no inverno. Os principais agentes etiológicos são parainfluenza 1 e 2 (75% dos casos), influenza A e B, vírus sincicial respiratório e adenovírus, sendo possível confirmar o diagnóstico etiológico mediante imunofluorescência ou da cultura do aspirado nasofaríngeo, o que é dispensável por não interferir no manejo clínico da doença.

Inicialmente, ocorre um quadro gripal inespecífico, com coriza, tosse e febre baixa, que antecede por 2-3 dias o comprometimento laríngeo, caracterizado por tosse metálica (de cachorro) e estridor, com ou sem desconforto respiratório. Não há disfagia, dor de garganta, sialorreia ou toxemia. O estridor é inspiratório, comumente noturno, e apresenta melhora imediatamente após nebulização com adrenalina, que, apesar disso, só está indicada nos quadros graves. Deve-se ficar atento aos quadros nos quais o estridor se torna mais leve, porém com manutenção ou piora do desconforto respiratório, o que pode significar piora da obstrução. A maioria dos casos tem evolução satisfatória e autolimitada, e apenas 5-10% necessitarão de internamento, e, destes, menos de 5% exigirão via respiratória artificial. O diagnóstico é prontamente clínico, mas a radiografia lateral do pescoço pode auxiliar (imagem em ponta de lápis).

Traqueíte Bacteriana

Infecção bacteriana aguda e invasiva dos tecidos moles da traqueia, que pode se estender até as estruturas subglóticas da laringe ou até a árvore brônquica superior (laringotraqueobronquite bacteriana aguda), sendo mais frequente em lactentes e pré-escolares. Apesar de ser considerada rara, é a principal causa de obstrução das vias respiratórias superiores, requerendo admissão em UTI. Os agentes mais frequentes são: *Staphylococcus aureus*, *Streptococcus pneumoniae*, *Streptococcus* beta-hemolíticos do grupo A, *Moraxella catarrhalis* e *Haemophilus influenzae*. A maioria dos casos ocorre em crianças previamente saudáveis, com história recente de infecção viral das vias respiratórias.

O quadro clínico inicial é constituído por pródromos de infecção viral com 1-3 dias de duração, havendo infecção bacteriana secundária e surgimento de estridor e dispneia.

O estridor é bifásico, acompanhado por febre alta e tosse com expectoração purulenta e espessa. Chama a atenção o quadro tóxico apresentado pelo paciente. Raramente ocorrem disfagia, disfonia, sialorreia, dor no pescoço e síncope. Em geral, não há preferência por posições. Raros casos têm apresentação fulminante, com evolução para insuficiência respiratória nas primeiras 24 horas de doença. À laringoscopia direta, observam-se: secreção típica, podendo haver formação de pseudomembranas aderidas à mucosa, epiglote e estruturas supraglóticas sem anormalidades e possível edema subglótico.

Os achados na radiografia lateral do pescoço são semelhantes aos da laringotraqueobronquite viral. O hemograma mostra leucocitose com desvio à esquerda. A hemocultura é, em geral, negativa, mas a cultura e o Gram da secreção traqueal são frequentemente positivos e confirmam o diagnóstico. O exame endoscópico (laringoscopia ou broncoscopia) define o diagnóstico e contribui para a remoção das pseudomembranas e de secreção purulenta, mas só pode ser realizado em condições que permitam o rápido estabelecimento de via respiratória artificial.

Epiglotite

É uma doença inflamatória que acomete a epiglote e os tecidos adjacentes (pregas ariepiglóticas, aritenoides e as falsas cordas vocais), causada principalmente pelo *Haemophilus influenzae* tipo b. É uma infecção grave e potencialmente fatal que, graças ao uso difundido da vacina anti-Hib tipo b, tem ocorrido cada vez mais raramente em nossa população. Apesar do declínio do *H. influenzae* tipo b como agente etiológico, ele continua sendo o principal causador da epiglotite bacteriana na infância, mesmo em crianças previamente vacinadas, seguido por outros sorotipos de *H. influenzae* (A, F e não tipável), *Streptococcus* e *S. aureus*. Casos de epiglotite esteptocócica como complicação de varicela têm sido descritos. Agentes virais e fúngicos também podem estar envolvidos nos quadros de epiglotite. O pico de incidência ocorria entre 2-7 anos de idade, porém, desde a introdução da vacina conjugada anti-Hib, o pico de incidência passou a ser acima dos 6 anos de idade.

Clinicamente, ocorre evolução fulminante dos sintomas obstrutivos altos (dentro de 12-36 horas), com a criança aparentemente toxemiada. Em geral, a criança acorda no meio da noite com febre alta, dificuldade para respirar, voz abafada ou afonia, sialorreia, disfagia, postura preferencial em posição sentada, com protrusão do mento e boca semiaberta. O estridor é inspiratório, progressivo e de tom grave. Não ocorre rouquidão, e tosse é pouco comum. Trata-se de emergência médica que requer diagnóstico e tratamento imediatos.

O exame endoscópico (laringoscopia direta ou broncoscopia) define o diagnóstico, devendo ser realizado apenas em condições que permitam o rápido estabelecimento de via respiratória artificial. A radiografia lateral do pescoço pode sugerir o diagnóstico, mostrando a epiglote edemaciada (sinal do polegar), sendo também úteis o hemograma e a hemocultura.

Abscesso Retrofaríngeo

É o acúmulo de secreção purulenta no espaço virtual que existe entre a parede posterior da faringe e a fáscia pré-vertebral. Essa área contém rica rede linfática que drena material da rinofaringe, seios da face e trompas de Eustáquio. A coleção que se forma, geralmente secundária a uma faringite bacteriana, tem por característica um crescimento em direção à luz da região faríngea. Acomete principalmente lactentes, que constituem aproximadamente 90% dos casos, e pré-escolares abaixo dos 4 anos de idade.

O quadro clínico é caracterizado por odinofagia, disfagia, voz abafada, sialorreia, postura preferencial com hiperextensão da região cervical, protrusão do mento e boca semiaberta, toxemia e progressão dos sinais obstrutivos com estridor inspiratório e sofrimento respiratório.

A radiografia lateral da região cervical é muitas vezes elucidativo, mostrando massa retrofaríngea com deslocamento anterior da faringe, porém o estudo tomográfico da região é de melhor acurácia.

Abscesso Peritonsilar

O abscesso peritonsilar é outra causa de estridor agudo e obstrução das vias respiratórias superiores na infância, sendo uma complicação pouco frequente de amigdalite bacteriana. Seu pico de incidência se dá em crianças com mais de 10 anos de idade, quando a amigdalite estreptocócica se torna mais comum.

O diagnóstico é prontamente clínico. Geralmente há febre, e pode haver edema de pescoço. Em casos mais complicados, quando há dúvida diagnóstica, pode ser realizado exame de imagem.

Laringite Diftérica

Constitui uma das formas clínicas da infecção causada pela toxina de *Corynebacterium diphtheriae*, sendo caracterizada pela formação de pseudomembranas na laringe. Pode ser primária ou secundária à angina. Tem sido cada vez menos observada em nosso meio, devido a uma boa cobertura vacinal com o toxoide diftérico (componente *pertussis* da OPT).

É mais frequente nas crianças de baixa faixa etária, cursando com respiração ruidosa, rouquidão, tosse seca e estridor. A obstrução respiratória é a complicação mais frequente da difteria.

O diagnóstico só pode ser firmado com a cultura de orofaringe.

Laringite Estridulosa

Também conhecida como crupe espasmódico, corresponde a ataques agudos de estridor inspiratório e dificuldade respiratória, que ocorrem subitamente no período noturno, durante algumas horas e desaparecendo espontaneamente ou com tratamento. Acomete usualmente crianças entre 1-3 anos, com preferência pelo sexo masculino. Pode ser desencadeada por infecção viral ou processo alérgico. Fatores psicológicos podem estar relacionados, havendo possibilidade de predisposição familiar.

O quadro clínico é típico: criança previamente hígida ou com discretos sinais de infecção viral, acordando à noite com tosse ladrante, rouquidão, estridor inspiratório e desconforto respiratório. Comumente não ocorre febre, e a sintomatologia tende a regredir em algumas horas. Muitas crianças já podem apresentar melhora antes mesmo de

428 Diagnóstico Diferencial em Pediatria

chegar ao hospital. Pode haver recorrência do quadro em uma ou duas noites seguintes, porém com menor intensidade.

Edema Glótico de Origem Alérgica (Angioneurótico)

Situação extremamente rara na infância, secundária a reação alérgica grave. Na maioria dos casos, o estímulo é decorrente de alimentos, medicamentos e substâncias inaláveis. Além do edema, ocorre exsudação, que se inicia no nível da base da língua e se propaga para a orofaringe, podendo comprometer as regiões glótica e subglótica. Ocorre reação grave, com risco iminente de vida, geralmente acompanhada de outras manifestações alérgicas de face: eritema e edema palpebral e dos lábios, reação urticariforme ou asmatiforme. O início é súbito e a progressão é rápida, com afonia, rouquidão, estridor inspiratório e posteriormente expiratório, retrações supraesternal e supraclavicular, podendo evoluir para cianose e parada cardíaca.

Aspiração de Corpo Estranho

Ocorre mais frequentemente nas idades entre 1-5 anos (85% dos casos ocorrem antes dos 3 anos de idade), porém pode acometer qualquer faixa etária. A história, na maioria das vezes, é elucidativa, principalmente nas crianças menores (mais vigiadas pelos responsáveis). Deve ser sempre suspeitada nos quadros obstrutivos súbitos, sem pródromos, mesmo se não houver história compatível ou desconforto respiratório.

Nas crianças menores, os alimentos (amendoim, pipoca, sementes de frutas) são os mais comumente aspirados, enquanto objetos como moedas, partes de brinquedos, clipes e outros são mais aspirados por crianças maiores.

O quadro clínico varia de acordo com o local de impactação do objeto, geralmente ocorrendo rouquidão, afonia, tosse metálica, cianose, agitação e estridor quando a impactação se dá em nível laringotraqueal. O estridor pode ser inspiratório (corpo estranho supraglótico) ou bifásico (corpo estranho infraglótico). Caso o corpo estranho esteja impactado em nível brônquico, o que ocorre na maioria dos casos (85%), o quadro clínico (tosse crônica, sibilância localizada, infecções respiratórias de repetição) não inclui o estridor, sendo a evolução mais favorável, sem risco iminente de vida.

A radiografia de tórax e pescoço pode auxiliar o diagnóstico nos casos de corpo estranho radiopaco (10% dos casos) ou nos casos de complicações, como atelectasias. A decisão de realização da broncoscopia (diagnóstica e terapêutica) deve ser baseada na história clínica.

Estridor Crônico

Laringomalácia

É a causa congênita mais comum de estridor no lactente, representando até 70% dos casos de anomalias congênitas da laringe. Decorre de deformidade ou flacidez congênita da laringe, com colapso das suas estruturas para o vestíbulo laríngeo durante a inspiração. A etiologia ainda permanece desconhecida, porém a maioria dos autores acredita que a causa seja uma incoordenação ou imaturidade neuromuscular.

O estridor é geralmente observado nos primeiros dias de vida, com pico no final do primeiro trimestre, sendo inspiratório e intermitente. Ele se exacerba com a criança em decúbito dorsal e durante esforços como o choro, porém não está relacionado com a deglutição. A regressão ocorre paulatinamente, desaparecendo até os 18 meses de vida na maioria dos casos. Raros casos levam à insuficiência respiratória grave e, quando isso ocorre, há sempre história de infecção respiratória e baixo ganho de peso. Apenas 10% dos casos necessitam de intervenção cirúrgica (laringomalácia grave).

O diagnóstico é confirmado pelo exame de videonasofaringolaringoscopia, no qual se observa encurtamento da prega ariepiglótica, e/ou excesso de mucosa das aritenoides e/ou queda da epiglote no sentido anteroposterior.

Traqueomalácia

É o segundo achado endoscópico mais frequentemente relacionado com estridor nas crianças do IMIP, juntamente com a estenose subglótica. Decorre de um defeito na cartilagem traqueal, com estreitamento da traqueia, que assume conformação ovalada. Apesar do termo "malácia", não ocorre real flacidez das estruturas traqueais.

Pode ser classificada em primária ou secundária. A primária decorre de anormalidade intrínseca da traqueia, havendo hipodesenvolvimento cartilaginoso, que é um defeito congênito, mais frequente em prematuros e associado a outras malformações (p. ex., fístulas traqueoesofágicas); a secundária pode decorrer de compressão extrínseca da traqueia por massas mediastinais, adenomegalias (tuberculose ganglionar), anomalias cardiovasculares etc. ou lesão intrínseca da cartilagem devida a processos infecciosos, doenças inflamatórias, ventilação prolongada etc.

Os principais sintomas de apresentação são tosse persistente e sibilância. O estridor, quando presente, pode ser inspiratório, expiratório ou bifásico, a depender da localização do defeito. Outros sintomas são desconforto respiratório, cianose, pneumonias de repetição, disfagia e refluxo gastroesofágico. Como esses sintomas são comuns a muitas outras doenças da infância, o diagnóstico de traqueomalácia é frequentemente retardado.

O diagnóstico é firmado pela broncoscopia (padrão-ouro), porém a radiografia lateral do pescoço e TC ou ressonância nuclear magnética (RNM) de tórax podem auxiliar.

Paralisia de Cordas Vocais

Pode ser congênita ou adquirida, uni ou bilateral. A paralisia congênita de cordas vocais corresponde a 6-10% dos casos congênitos de obstrução das VRS, sendo a segunda causa mais comum de estridor laríngeo congênito da infância descrito na literatura.

A obstrução grave é muito mais frequente quando a paralisia é bilateral, com o surgimento dos sintomas logo ao nascimento ou após, com estridor, cianose e sofrimento respiratório grave. Há dificuldade durante a alimentação, com repetidos episódios de aspiração pulmonar. Sua causa é geralmente decorrente de afecção do sistema nervoso central (malformação de Arnold-Chiari é a mais comum), tocotraumatismo ou idiopática. A paralisia unilateral de cordas vocais ocorre com maior frequência. Sua causa é geralmente periférica e predominam o choro rouco, a disfonia e o estridor mínimo ou

430 Diagnóstico Diferencial em Pediatria

ausente. Esses casos decorrem, principalmente, de lesão iatrogênica do nervo laríngeo recorrente esquerdo, pois este tem o trajeto mais longo que o direito, e são secundários principalmente a procedimentos cirúrgicos, destacando-se a correção cirúrgica de ducto arterioso patente, especialmente em RN prematuros e com muito baixo peso. Podem ocorrer também por causas neurológicas, tocotraumatismo ou idiopáticas.

O diagnóstico pode ser feito por laringoscopia direta ou por videonasofaringolaringoscopia flexível, tendo esta a vantagem de utilizar anestesia local, não afetando a dinâmica das cordas vocais e facilitando a avaliação da paralisia. Outros exames, como exames de imagem do SNC, do pescoço e do tórax, devem ser direcionados para identificar a causa básica, que na maioria das vezes não é encontrada (idiopática). A determinação do tipo de paralisia (uni/bilateral) e de sua causa é de extrema importância para a definição terapêutica.

A recuperação espontânea pode ocorrer em até 20% dos casos de paralisia bilateral e em até 60% dos casos de paralisia unilateral secundárias a causas neurológicas, o que justifica uma conduta expectante na maioria desses casos.

Estenose Subglótica

É o espessamento da região compreendida entre as cordas vocais e a cricoide, reduzindo a luz da via respiratória de forma significativa. Pode ser congênita ou adquirida.

Na estenose congênita ocorre um defeito intrauterino na formação da região. Especula-se que ocorre isquemia no local, com o desenvolvimento de um anel fibroso. É a causa congênita mais comum de sofrimento respiratório grave, com necessidade de traqueostomia em menores de 1 ano; o estridor é o primeiro sinal que surge, algumas semanas após o nascimento ou por ocasião da primeira infecção das vias respiratórias superiores. É bifásico e não se modifica com o decúbito. Disfagia, sufocação e pneumonias aspirativas podem ocorrer, mas raramente há disfonia.

Na estenose adquirida, o principal fator de risco é a intubação traqueal prolongada (90% dos casos). As manifestações clínicas se assemelham à estenose subglótica congênita, aparecendo semanas ou meses após o insulto inicial e progredindo lentamente. Outras causas possíveis são traumas, queimaduras, infecções, tumores e doenças inflamatórias crônicas.

O diagnóstico é feito por broncoscopia, podendo ser sugerido por radiografias simples da região cervical e tomografia.

Tumores de Laringe

- *Papilomatose laríngea*: É o tumor mais comum da laringe. A transmissão é vertical, por via hematogênica (estudos recentes mostram que a via de parto não é a principal, como se pensava inicialmente), sendo importante a história materna de condiloma. O agente etiológico é o papilomavírus humano (HPV), e os tipos 6, 11 e 16 são mais relacionados. As manifestações clínicas podem surgir em qualquer idade, com incidência de aproximadamente 25% nos lactentes, iniciando com rouquidão, tosse seguida de disfonia e, mais tardiamente, estridor (inspiratório, expiratório ou bifásico) e dispneia de graus variáveis. Tem caráter recidivante, mesmo após correção cirúrgica, e é de difícil tratamento. O diagnóstico pode ser estabelecido pela visualização das lesões por laringoscopia direta (vegetações) ou por broncoscopia.

- *Hemangioma subglótico*: É uma lesão vascular congênita responsável por estridor em número muito reduzido de crianças, que geralmente apresentam hemangiomas em outros locais (principalmente cabeça e pescoço). É mais prevalente em meninas, na proporção de 2:1. A manifestação respiratória é basicamente o estridor, que inicialmente é inspiratório e se torna bifásico com o crescimento do tumor, exacerbando-se no fim do primeiro semestre de vida e se acentuando nas infecções respiratórias e do choro. Pode haver dificuldade de sucção e dispneia. O diagnóstico é confirmado pela broncoscopia, e a maioria dos casos tende a regressão espontânea (50% até os 5 anos e os demais até os 12 anos de idade), o que justifica uma conduta expectante para grande parte dos casos. Entretanto, várias opções terapêuticas (corticoides sistêmicos ou para aplicação tópica, cirurgia a *laser* ou a céu aberto, terapia sistêmica com propranolol) têm sido descritas, com resultados controversos. Traqueostomia pode ser necessária para os quadros obstrutivos mais graves.

Malformações Vasculares

São anormalidades congênitas do arco aórtico e dos seus principais ramos, das quais o duplo arco aórtico é a mais frequente. Resultam em estridor por compressão extrínseca da via respiratória. As manifestações clínicas, que incluem sibilância, estridor e alterações digestivas, geralmente se iniciam por volta do terceiro mês de vida, agravando-se com o crescimento da criança e infecção das vias respiratórias. O estridor é bifásico e se agrava quando há choro, alimentação (por compressão do esôfago) e flexão do pescoço. O diagnóstico pode ser sugerido por estudo contrastado do esôfago com deglurograma, ecocardiograma e tomografia de tórax, porém a angiorressonância é o padrão-ouro.

Massas Mediastinais

O estridor e as demais manifestações decorrem dos fenômenos de compressão. Nos lactentes, as principais massas são: timoma (geralmente não causa sintomas compressivos por ser uma massa mole que se molda às estruturas adjacentes), higroma cístico, neuroblastoma, teratoma e cistos derivados do intestino primitivo.

- *Neuroblastoma*: É o tumor sólido, maligno e extracraniano mais frequente da infância. Origina-se da cadeia simpática e, no tórax, é mais encontrado no mediastino posterior. Possui maior incidência em crianças menores de um ano. Além das manifestações respiratórias (20-50% dos casos), um terço apresenta sinais neurológicos de compressão medular.
- *Cistos derivados do intestino primitivo*:
  - Cisto de duplicação esofágica. A localização mais frequente é o mediastino posterior (dois terços à direita). É constituído por epitélio gástrico, esofágico ou respiratório, apresentando íntima relação com a parede esofágica.

- Cisto neuroentérico: desenvolve-se no mediastino posterior, próximo à coluna vertebral e livre do esôfago. Histologicamente, apresenta mucosa muscular bem desenvolvida. Há associação frequente com anormalidades vertebrais.
- Cisto broncogênico: encontrado no mediastino médio, 50% subcarinal e 20% paratraqueal direito. Decorre de um brotamento anormal do divertículo traqueal na 16.ª semana gestacional. É revestido por epitélio respiratório ciliado e, muitas vezes, esse achado histológico está ausente à época do diagnóstico, devido às repetidas infecções respiratórias que o modificam.

Fístulas Traqueoesofágicas

São malformações frequentes, geralmente associadas a outras anomalias do esôfago, mas que podem ocorrer isoladamente. Os sintomas respiratórios surgem desde o nascimento, e o estridor é discreto, desproporcional às outras manifestações (tosse, crises de cianose, apneia, sibilância, tiragens). O exame de escolha é a broncoscopia, e o estudo contrastado do esôfago com deglutograma pode ser útil no diagnóstico.

Refluxo Gastroesofágico

O estridor é uma manifestação atípica de refluxo gastroesofágico (RGE), que deve ser um diagnóstico considerado apenas em lactentes com estridor contínuo ou grave, principalmente noturno e associado a tosse, quando descartadas anormalidades estruturais aparentes das vias respiratórias superiores. O estudo contrastado do esôfago, estômago e duodeno com deglutograma e o estudo endoscópico podem ser elucidativos, porém a pHmetria esofágica é o exame mais adequado por estabelecer uma correlação temporal entre os sintomas (estridor e tosse) e os episódios de refluxo.

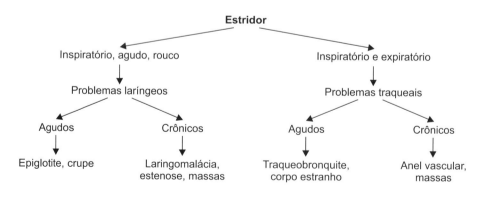

Figura 42.3

Bibliografia

1. Alves JGB, Ferreira OS, Maggi RRS, Correia JB. *Fernando Figueira: Pediatria*. IMIP, 4.ed. Rio de Janeiro: MedBook, 2011.
2. Behrman RE, Kliegman RM, Jenson HB. *Nelson textbook of pediatrics*. Philadelphia: W. B. Saunders, 2002.
3. Cassol VE. Diagnóstico endoscópico de estridor na infância. *J. Pneumol* 2001; 27(3):143-147.

4. Quintero DR, Fakhoury K. *Assesment of stridor in children. UpToDate.* Jul, 2012. Disponível em: http://www.uptodate.com/online. Acesso em: 13/12/2012.
5. Figueira F, Alves JGB, Bacelar CH. *Manual de diagnóstico diferencial em pediatria.* IMIP, 2 ed. Rio de Janeiro: Medsi, 2005.
6. Figueira F, Alves JGB, Maggi RS et al. *Diagnóstico e tratamento em pediatria.* Instituto Materno-Infantil de Pernambuco (IMIP), 4. ed. Rio de Janeiro: Medsi, 2006.
7. Goyal V, Masters IB, Chang AB. Interventions for primary (intrinsic) tracheomalacia in children. *Cochrane Database Syst Rev.* 2012 Oct 17;10:CD005304. doi: 10.1002/14651858.CD005304.pub3.
8. Rajapaksa S, Starr M. Croup — assessment and management. childhood emergencies. *Aust Fam Physician.* 2010 May; 39(5): 280-2.
9. Tiago RS, Patrocínio SJ, Anjos PS et al. Vocal fold paralysis in children: diagnostic and management from a case report. *Braz J Otorhinolaryngol.* 2005 May-Jun;71(3):382-5. Epub 2005 Dec 14.
10. Woods CR. *Clinical Features, evaluation and diagnosis of croup. UpToDate.* Nov, 2012. Disponível em: http://www.uptodate.com/online. Acesso em: 13/12/2012.

CAPÍTULO 43

Fernando Antônio Ribeiro de Gusmão Filho
Rosana Carla de Freitas Aragão

Exantemas e Enantemas

INTRODUÇÃO

Conquistas recentes no campo das imunizações e dos exames complementares trouxeram avanços inegáveis no panorama epidemiológico e no auxílio ao diagnóstico das doenças transmissíveis. Apesar disso, o grupo das doenças exantemáticas (DE) ainda faz parte do dia a dia do pediatra, e o seu diagnóstico continua a exigir raciocínio clínico e bom-senso.

Define-se exantema como qualquer alteração patológica de cor e/ou relevo da pele. É sinônimo de *rash*. Enantema é a alteração patológica da mucosa oral. Doença exantemática é aquela de patogenia sistêmica, de origem infecciosa e que cursa com exantema. Assim, pertencem a essa definição a escarlatina, o sarampo, a varicela, a sepse meningocócica, a rubéola, entre outras. A reação a drogas, por exemplo, não é incluída nessa definição por não ser de etiologia infecciosa. A tinha do corpo também não, por ser doença de pele, e não sistêmica.

ABORDAGEM DIAGNÓSTICA

Uma das formas de abordagem diagnóstica das DE se faz pela classificação do exantema de acordo com as lesões dermatológicas elementares:

- *Mácula*: alteração circunscrita da cor da pele.
- *Pápula*: lesão elevada, sólida, menor que 1 cm de diâmetro; quando igual ou maior que 1 cm, denomina-se placa.
- *Vesícula*: lesão elevada, de conteúdo líquido, geralmente seroso, menor que 1 cm de diâmetro; quando igual ou maior que 1 cm, denomina-se bolha.
- *Púrpura*: lesão arroxeada, às vezes elevada, secundária a hemorragia cutânea; quando puntiforme, denomina-se petéquia.

Assim, o *exantema maculopapular* é aquele formado pela coexistência de máculas e pápulas. É o tipo mais frequente na pediatria.

Diz-se que o exantema maculopapular é fino quando as pápulas são pequenas, avermelhadas, pouco coalescentes. Esse padrão é comum na escarlatina e no eritema infeccioso. Também é denominado escarlatiniforme.

É grosseiro ou morbiliforme quando máculas e pápulas são avermelhadas, de tamanhos variados e coalescentes, deixando áreas de pele sã de permeio (Figura 43.1). O sarampo é o exemplo principal, junto com a rubéola, o exantema súbito, a doença de Kawasaki e as enteroviroses. É também o padrão mais frequente das reações às drogas.

O *exantema vesicobolhoso* é formado por vesículas, às vezes bolhas e pústulas (Figura 43.2). A varicela cursa com esse tipo de exantema, assim como a síndrome da pele escaldada estafilocócica, e algumas enteroviroses. A síndrome de Stevens-Johnson, o impetigo, o estrófulo são exemplos de doenças não exantemáticas.

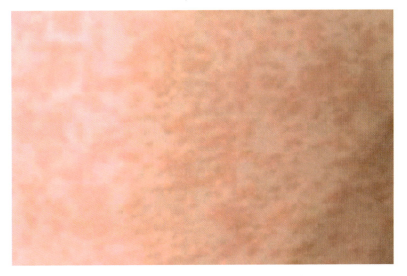

Figura 43.1 Exantema maculopapular grosseiro.

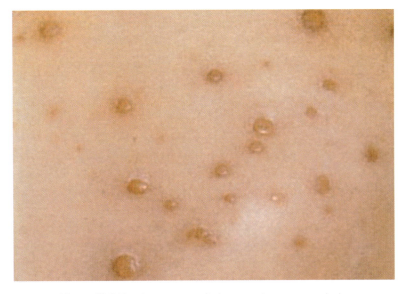

Figura 43.2 Exantema com vesículas em criança com varicela.

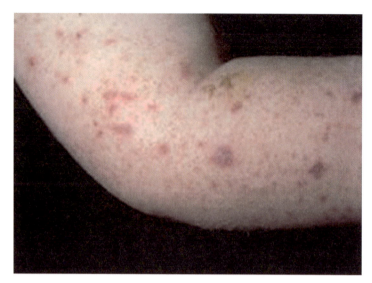

Figura 43.3 Exantema purpúrico em criança com sepse meningocócica.

No *exantema petequial-purpúrico*, petéquias e púrpuras coexistem, sendo as últimas, geralmente, evolução das primeiras (Figura 43.3). A doença meningocócica é o melhor exemplo desse tipo de exantema, além das riquetsioses. Púrpuras de origem não infecciosa, como a trombocitopênica não imune e a anafilactoide (púrpura de Henoch-Schönlein), são outros exemplos.

O exantema urticariforme é formado por placas eritematosas de tamanho variado, geralmente coalescentes. É comum a várias etiologias, infecciosas ou não.

Algumas DE se manifestam com tipos variados de exantemas. A doença de Kawasaki pode cursar com exantema maculopapular, petequial ou urticariforme, o mesmo caso da dengue.

Há ocasiões em que o exantema é incaracterístico, não permitindo sua classificação. Vírus e bactérias comuns podem gerar exantemas incaracterísticos em crianças, como os vírus influenza e adenovírus, e o micoplasma.

Além da descrição do exantema, outras informações do exame clínico são muito úteis na abordagem diagnóstica das DE:

- *Idade*: muitas DE são mais prevalentes em determinadas faixas etárias — a escarlatina nos maiores de 5 anos, e o exantema súbito nos menores de 2 anos, por exemplo.
- *Febre*: no exantema súbito, a febre costuma ser alta, prolongada e contínua, enquanto no eritema infeccioso geralmente é baixa, muitas vezes ausente.
- *Período prodrômico*: é o período que antecede o exantema — o pródromo do sarampo é marcado por febre alta, sintomas gripais intensos e toxemia, enquanto o da rubéola costuma ser oligossintomático ou até assintomático.
- *Evolução, distribuição e características do exantema*: na varicela, as lesões de pele surgem e se distribuem difusamente; na escarlatina, se iniciam no tronco e se difundem para

os membros (centrífugo); no eritema infeccioso, costumam ser mais intensas na face e nos membros superiores e se exacerbam no calor ou no frio.

- *Sinais e sintomas associados*: os sinais de Pastia e Filatow são frequentes na escarlatina; a rubéola costuma cursar com linfadenopatia e artralgia nas mãos; conjuntivite bilateral ocorre tanto no sarampo quanto na doença de Kawasaki.
- *Vacinação prévia*: o sarampo, a rubéola e a varicela são passíveis de prevenção por imunização.
- *Contato com caso-índice*: muitas vezes, o caso-índice é identificável: deve-se levar em conta o período de incubação da doença.
- *Ocorrência de surtos em instituições ou comunidades*: as DE de alto contágio costumam ocorrer em surtos e até em epidemias, como o sarampo, a rubéola e a doença meningocócica. Desde 2006 não se registram casos de sarampo no Brasil. No caso de suspeita, deve-se pesquisar viagem recente ou contato com caso-índice com viagem recente.
- *Sinais patognomônicos*: o sinal de Koplik, mesmo quando no período prodrômico, já determina o diagnóstico de sarampo.

PRINCIPAIS DOENÇAS EXANTEMÁTICAS

Apresentaremos a seguir as principais doenças exantemáticas da infância, agrupadas de acordo com o exantema produzido.

Doenças que Provocam Exantema Maculopapular Fino (Escarlatiniforme)

A principal característica desse tipo de exantema é o aspecto avermelhado e uniforme que costuma produzir. A escarlatina é a principal DE desse grupo, tanto que o exantema também é chamado de escarlatiniforme.

Escarlatina

É causada, na maioria das vezes, pelo *Streptococcus pyogenes* (beta-hemolítico do grupo A de Lancefield), quando ele é produtor da toxina eritrogênica. Geralmente, o foco da infecção são as tonsilas palatinas, o que explica a ocorrência quase exclusiva dessa doença em crianças com mais de 5 anos. A pele também pode ser foco de infecção pelo *S. pyogenes*.

O período de incubação da escarlatina é curto, variando entre 12-48 horas. O pródromo se caracteriza por febre alta (39-40°C), toxemia, inapetência e odinofagia. O exantema costuma se iniciar pelo tronco e pela face, estendendo-se aos membros em 24-48 horas. É tipicamente eritematoso, formado por pápulas pequenas, não confluentes, dando aspecto de "pele de galinha" ou de "lixa". O exantema dura 3-7 dias, desaparecendo do tronco aos membros. Ao fim de 10 dias, costuma surgir descamação, fina na face e tronco, e grosseira na região palmoplantar. Esse período pode durar até 3 semanas.

O eritema é mais intenso em regiões de dobras cutâneas, como o cotovelo (sinal de Pastia), as axilas, as raízes das coxas. O eritema poupa a região perioral, dando um aspecto pálido (sinal de Filatow). A língua é edemaciada e saburrosa no início (língua em morango), tornando-se avermelhada em alguns dias (língua em framboesa).

Outros sinais são a linfadenomegalia dolorosa, cervical e submandibular, e as petéquias no palato.

O diagnóstico é clínico. O hemograma pode mostrar leucocitose com neutrofilia, desvio à esquerda e eosinofilia. O diagnóstico de certeza é dado pelo isolamento do *S. pyogenes* na cultura de secreção de orofaringe. O teste rápido para detecção do antígeno estreptocócico nessa secreção tem boa especificidade e sensibilidade razoável. O tratamento pode ser iniciado até o 7º dia após o início do quadro para que haja sucesso na prevenção das suas complicações: doença reumática e glomerulonefrite difusa aguda.

Eritema Infeccioso

Doença causada pelo parvovírus B19, é também chamada de megaloeritema ou quinta moléstia. É um importante diagnóstico diferencial com a escarlatina, por produzir um exantema eritematoso em escolares e adolescentes.

A transmissão se dá predominantemente por contato direto com secreções respiratórias. O período de incubação do vírus é longo, variando entre 7-14 dias. O pródromo é marcado pela ausência de sinais e sintomas. Quando muito, há febre baixa e discreta astenia. O exantema começa pela face e tronco, e se estende para os membros em 2-4 dias. Costuma ser mais intenso nas raízes dos membros e na face. A chamada "cara de palhaço" ou "face esbofeteada" é o resultado da intensa hiperemia e edema das regiões malares, características da doença. O exantema comumente assume um padrão rendilhado e é predominantemente macular, sem muito relevo. Em geral, dura 7-10 dias. Tem a característica de se exacerbar temporariamente em situações de calor, frio ou estresse. Pode recorrer semanas ou meses após a fase aguda.

Outros sinais ou sintomas são pouco comuns. Por vezes há comprometimento articular, com dor migratória de leve imensidade, que também pode recorrer por semanas. Tem evolução benigna, exceto em hemoglobinopatas, que podem sofrer depressão medular grave, às vezes fatal.

O diagnóstico é clínico. O hemograma é inespecífico, podendo mostrar anemia e plaquetopenia. A pesquisa de anticorpos específicos para parvovírus no sangue durante a fase aguda pode ser feita pelo método de ELISA, mas seu emprego está restrito a poucos centros.

Doenças que Provocam Exantema Maculopapular Grosseiro (Morbiliforme)

É o exantema mais frequente em crianças, comum a várias etiologias, infecciosas ou não. No sarampo, na rubéola e no exantema súbito, o exantema é um dos sinais principais. Em outras situações, como na dengue e na mononucleose infecciosa, ocorre com frequência variável. É o exantema mais comum também nas reações de hipersensibilidade a drogas.

Sarampo

É causado por um paramixovírus. Ainda é uma importante causa de óbito em algumas regiões do mundo em desenvolvimento. No Brasil, costuma causar epidemias periódicas. É uma doença de distribuição universal, que apresenta variação sazonal.

A transmissão do vírus se dá por via respiratória, por gotículas de secreção de orofaringe, e dura por todo o período prodrômico até 2 dias após o início do exantema. A contagiosidade é alta.

O período de incubação gira em tomo de 7-14 dias. O período prodrômico do sarampo é caracterizado por febre alta, coriza abundante, tosse e conjuntivite, que duram cerca de 3-5 dias. O exantema inicia-se na cabeça, principalmente na região retroauricular, estendendo-se ao tronco e membros em até 2-4 dias. É mais confluente do centro para a periferia. Desaparece na mesma sequência entre 5-7 dias, concomitantemente com a febre. Pode haver leve descamação furfurácea ao fim do exantema. A tosse pode persistir por vários dias.

O sinal de Koplik é patognomônico da doença. É um enantema caracterizado pela presença de pápulas esbranquiçadas de número variável, medindo milímetros. Pode aparecer ainda no período prodrômico.

O sarampo é doença que causa depressão imunológica. É comum a ocorrência de infecções bacterianas em seguida ao período exantemático, principalmente de vias respiratórias, como otites, sinusites e pneumonias, que são a principal causa de óbito, particularmente em crianças desnutridas e menores de 1 ano de idade.

Complicações relacionadas com o próprio vírus, como a pneumonite por células gigantes, a encefalite e a panencefalite esclerosante subaguda, são mais raras, porém graves.

O hemograma é inespecífico, podendo revelar linfocitose ou linfocitopenia. O diagnóstico etiológico do sarampo pode ser feito pelo isolamento do vírus em secreções, sangue ou urina durante o período febril. Esse método é realizado em inquéritos epidemiológicos. Na prática, a identificação de anticorpos da classe IgM específicos por métodos sorológicos é o exame de eleição. No Brasil, o sarampo é doença de notificação compulsória, o que torna o exame sorológico obrigatório.

A suspeita da doença em um caso-índice deve levar imediatamente à vacinação de bloqueio dos comunicantes. Em casos de indivíduos imunodeprimidos, indica-se a imunização passiva pela administração de imunoglobulinas.

O último surto ocorreu em fevereiro de 2000, com 15 casos. Entre 2001 e 2005, foram confirmados 10 casos da doença no Brasil. Destes, quatro foram classificados como casos importados (Japão, Europa e Ásia) e seis vinculados aos casos importados. Já em 2006, foram confirmados 57 casos no estado da Bahia, sendo identificado o vírus D4, porém não foi identificada a fonte primária da infecção. A partir de então, nenhum caso de sarampo foi confirmado no país. Apesar do aumento da sensibilidade e especificidade da vigilância, não existe evidência da transmissão autóctone do vírus do sarampo no Brasil. Mesmo após a interrupção da transmissão autóctone do vírus do sarampo, é importante a manutenção do sistema de vigilância epidemiológica da doença, com vistas à detecção oportuna de todo caso importado e à adoção de todas as medidas de controle pertinentes ao caso.

Em casos de indivíduos imunodeprimidos, indica-se a imunização passiva pela administração de imunoglobulinas.

440 Diagnóstico Diferencial em Pediatria

Rubéola

O vírus causador da rubéola pertence à família Togaviridae. Apresenta alta contagiosidade, acometendo, principalmente, crianças. Na sua forma adquirida, é uma doença de evolução benigna que raramente cursa com complicações. Já a forma congênita, pelo contrário, é motivo de preocupação por causar embriopatia de grau variável, desde malformações congênitas de olhos, ouvidos e coração até abortamentos, prematuridade ou morte neonatal.

O vírus da rubéola é transmitido predominantemente por via respiratória, além da via transplacentária. O período de contágio na forma adquirida começa 7 dias antes do exantema até 2 semanas depois. As crianças acometidas da forma congênita excretam o vírus pelas secreções e urina por 1 ano ou mais.

O período de incubação da rubéola adquirida é longo, variando entre 14-21 dias. Em geral, no período prodrômico, os sintomas são pouco intensos ou até mesmo ausentes. Pode haver febre baixa, astenia e anorexia. Nessa fase, já se pode notar linfadenopatia generalizada, principalmente de cadeias cervicais e retroauriculares. Em adolescentes, os sintomas costumam ser mais intensos.

O exantema se inicia no tronco e, em 1-2 dias, atinge cabeça e membros, desaparecendo na mesma sequência.

Pode ocorrer artralgia em punhos durante a fase aguda. Complicações são raras e incluem a encefalite e a púrpura trombocitopênica.

Na rubéola adquirida, o hemograma é inespecífico, podendo mostrar linfocitose ou linfopenia. O diagnóstico sorológico se faz pela detecção de anticorpos IgM--específicos durante a fase aguda da doença ou aumento da titulação em amostras pareadas. O método mais habitualmente utilizado é o ELISA. A rubéola é doença de notificação compulsória. A vigilância epidemiológica dessa doença tem se mostrado sensível, oportuna e específica. Foi durante 2008 que ocorreu a maior campanha de vacinação contra rubéola no mundo. Após a intensificação da vigilância epidemiológica e a vacinação de bloqueio ampliada, em 2008, o número de casos confirmados se reduziu em 77%.

Exantema Súbito

Antes denominada roséola infantil ou sexta moléstia, essa doença é uma das formas clínicas da infecção aguda pelos herpesvírus humanos tipos 6 e 7 (HHV-6 e HHV-7).

A transmissão ocorre por contato direto com secreções respiratórias. A contagiosidade é alta. O período de incubação gira em torno de 10 dias.

A incidência do exantema súbito é maior em lactentes entre 6 meses e 2 anos de idade. O período prodrômico é característico, composto por febre alta, chegando a 40°C, constante, sem outros sintomas associados, exceto por irritabilidade, o que leva a visitas frequentes da criança ao consultório ou a serviços de pronto-atendimento. A febre pode durar 3-5 dias, cedendo mais comumente em crise. O exame físico nessa fase é pobre, podendo haver hiperemia de orofaringe ou de membranas timpânicas. Podem ocorrer convulsões generalizadas.

Coincidindo com o fim da febre, surge o exantema maculopapular eritematoso, mais intenso do centro para a periferia do corpo. Costuma ser fugaz, não durando mais de 72 horas.

O diagnóstico do exantema súbito é clínico. O hemograma é inespecífico, tendendo a mostrar linfocitose ou linfopenia. O exame citobioquímico do liquor costuma ser normal. A detecção de anticorpos IgM durante a fase aguda pode ser feita por métodos sorológicos.

Dengue

Ao contrário das já descritas, há doenças em que o exantema é apenas circunstancial, não fazendo parte da sintomatologia principal. Como exemplos, podemos citar a dengue, a mononucleose, a toxoplasmose, a leptospirose e a esquistossomose. Descreveremos a dengue, por sua importância epidemiológica atual no nosso meio.

É causada por um arbovírus da família *Flaviviridae*, que possui quatro sorotipos. É transmitida pelos mosquitos do gênero Aedes, sendo o *A. aegypti* o mais frequente no Brasil. É endêmica em várias regiões do país desde a sua reintrodução, há cerca de 15 anos. Evolui com epidemias sazonais coincidentes com épocas de chuva.

Classicamente, divide-se a dengue em formas clássica e hemorrágica, sendo esta consequente à reinfecção pelo vírus de sorotipo igual ou diferente — é responsável por maior morbidade e mortalidade.

O período de incubação varia em torno de 2-7 dias. O quadro clínico da dengue em crianças assemelha-se a um resfriado comum ou a uma gripe, com febre de intensidade e duração variáveis, tosse produtiva, coriza, dor pelo corpo, mal-estar e inapetência. Ocorre hiperemia de orofaringe ao exame físico, além de linfadenopatia generalizada. Em escolares e adolescentes, o quadro clínico se assemelha mais ao do adulto, chamando a atenção as dores à movimentação ocular, mialgia, artralgia e cefaleia.

O exantema ocorre em 30% dos casos. Por vezes assume a forma petequial ou urticariforme. Podem acontecer fenômenos hemorrágicos de pequena monta, como petéquias e sangramentos gengivais, mesmo na dengue clássica.

O hemograma pode ser útil, especialmente quando revela leucopenia à custa de linfopenia e plaquetopenia.

Na forma hemorrágica, a determinação seriada do hematócrito e a prova do laço são importantes. O aumento do hematócrito sugere extravasamento do líquido intravascular, o que prenuncia o choque.

O diagnóstico exige a determinação etiológica, por ser uma doença de notificação compulsória. O exame de escolha é o isolamento do vírus em cultura de células a partir de amostra de sangue colhido durante os primeiros 4 dias de febre. Esse procedimento é realizado em laboratórios de referência e permite a identificação do sorotipo. Outra opção é a identificação de anticorpos da classe IgM em amostra de sangue colhida após o quinto dia de doença.

No caso da mononucleose infecciosa, causada pelo vírus de Epstein-Barr, o exantema acontece em menos de 10% dos casos. Entretanto, no uso de derivados da penicilina,

442 Diagnóstico Diferencial em Pediatria

a frequência aumenta para cerca de 20%. Esse fenômeno, ainda pouco explicado, é característico da doença, chegando a auxiliar no diagnóstico.

Outras viroses comuns da infância produzem exantema maculopapular, por exemplo, os enterovírus, o vírus influenza e o adenovírus, particularmente em lactentes.

O exantema maculopapular também é frequente em outras doenças não exantemáticas. Um diagnóstico diferencial importante a ser sempre lembrado é a reação de hipersensibilidade a drogas, principalmente a antibióticos, como penicilinas ou sulfonamidas. O exantema seria resultado de um fenômeno imunomediado, provavelmente por citotoxicidade.

Doenças que Provocam Exantema Vesicobolhoso

É o exantema composto por vesículas ou bolhas e, se infectadas, pústulas. A varicela é o principal representante. O diagnóstico diferencial é feito com o impetigo, o estrófulo, a escabiose e as enteroviroses (síndrome mão-pé-boca). Dermatoses bolhosas em fase inicial, como a síndrome de Stevens-Johnson e a síndrome da pele escaldada estafilocócica, podem ser confundidas com a varicela.

Varicela

É o resultado da primoinfecção pelo vírus varicela-zóster (VVZ), pertencente à família Herpesviridae.

A varicela pode incidir em qualquer idade, porém é mais comum em crianças pré-escolares e escolares, sendo geralmente benigna e autolimitada. Em adolescentes e adultos, o quadro clínico é mais exuberante. Transmite-se por via respiratória e, menos comumente, por contaminação direta pelas vesículas. É bastante contagiosa, causando surtos em pequenas comunidades, como escolas, creches e enfermarias. O período de incubação varia de 14-21 dias (podendo ser mais curto em imunodeprimidos), e o de transmissão começa 2 dias antes do exantema até o quinto dia após o aparecimento da última vesícula. A infecção confere imunidade permanente, embora raramente possa ocorrer um segundo episódio de varicela. Infecções subclínicas são raras.

Na varicela praticamente não há pródromo. A doença inicia-se com o exantema, geralmente acompanhado de febre de intensidade variável, astenia e anorexia. Surgem máculas, que evoluem em sequência para pápulas, vesículas e crostas. A distribuição das lesões é variada e aleatória, acometendo também mucosas. Essa sequência dura em torno de 12-48 horas e pode ser acompanhada por prurido às vezes intenso. As vesículas apresentam halo de hiperemia, podendo confluir. Umbilicam-se à medida que ressecam. Podem se contaminar secundariamente por bactérias, formando pústulas. A principal característica do exantema da varicela é a ocorrência simultânea de máculas, pápulas, vesículas e crostas, e às vezes pústulas, o denominado polimorfismo lesional. Não se formam bolhas.

As complicações da varicela incluem infecção bacteriana secundária de pele ou outros órgãos, encefalite pelo próprio VVZ e síndrome de Reye, em associação ao uso dos derivados do ácido salicílico.

O diagnóstico é clínico e, em geral, não oferece grandes dificuldades. O impetigo, assim como o estrófulo e a escabiose, pode gerar confusão quando as lesões são homogeneamente distribuídas. Na síndrome mão-pé-boca formam-se vesículas morfologicamente semelhantes às da varicela, porém com a distribuição típica, em mãos, pés, boca e, por vezes, região glútea. Dermatoses bolhosas em fase inicial, como a síndrome de Stevens-Johnson e a síndrome da pele escaldada estafilocócica, podem ser confundidas com a varicela.

A comprovação laboratorial da varicela pode ser feita pela pesquisa do vírus em esfregaço da base da lesão por microscopia eletrônica, técnica restrita a poucos centros. Anticorpos IgM no soro após a fase aguda ou o aumento de quatro vezes ou mais da titulação em amostras pareadas confirma o diagnóstico.

O diagnóstico oportuno da varicela torna-se útil no caso dos imunodeprimidos e recém-nascidos, passíveis de tratamento com o aciclovir. Do mesmo modo, na profilaxia dos comunicantes, que deve ser feita com a vacina ou com a imunoglobulina hiperimune (VZIG) até 96 horas após o contato com o caso-índice. Outra opção é o uso de aciclovir do nono ao 14.º dia pós-exposição. É doença de notificação compulsória.

Doenças que Provocam Exantema Petequial-purpúrico

Petéquias e púrpuras são as manifestações clínicas de distúrbios de plaquetas ou de vasos. Quando associadas a infecções sistêmicas, são as expressões clínicas de vasculite de pequenos vasos. A principal doença desse grupo é a sepse meningocócica, por sua prevalência e gravidade no nosso meio.

Sepse Meningocócica

A sepse meningocócica (SM), ou meningococcemia, é a forma mais frequente de doença meningocócica (DM) depois da meningoencefalite. É resultado da infecção sistêmica por *Neisseria meningitidis*, ou meningococo. Resulta em choque por aumento de permeabilidade vascular, miocardite e coagulação intravascular disseminada. O acometimento do sistema nervoso central é frequente.

A transmissão é por via respiratória, por gotículas. Pode atingir indivíduos de qualquer idade, sendo mais comum em pré-escolares, adolescentes e adultos jovens.

O período de incubação varia de 1-10 dias, dificilmente ultrapassando 4 dias. Um pródromo de infecção respiratória alta é seguido por febre elevada, cefaleia, náuseas e toxemia. O aparecimento do exantema é precoce, antecipando-se aos sinais mais evidentes de instabilidade hemodinâmica. Surge mais comumente nas extremidades, na forma de petéquias, que podem evoluir para púrpuras, tomando a cor vermelho-escura ou violácea. Por vezes, o exantema petequial é precedido por outro maculopapular.

Com a evolução, surgem sintomas e sinais de hipoperfusão tecidual: taquicardia, taquipneia, sonolência, desorientação, pele manchada. Oligúria, retardo no preenchimento capilar e pulsos filiformes denotam estado avançado de choque. Sinais de irritação meníngea, como Kernig, Brudzinsky e rigidez nucal, são indicativos de meningite, bem como o abaulamento da fontanela anterior.

444 Diagnóstico Diferencial em Pediatria

O diagnóstico etiológico da SM é feito pela identificação do meningococo em cultura, em líquidos corporais, de preferência no sangue, no liquor ou no esfregaço da lesão. A identificação do antígeno por aglutinação em látex, ELISA ou contraimunoeletroforese também tem sensibilidade e especificidade boas. A visualização de cocos gram-negativos aos pares à bacterioscopia do liquor também ajuda. A DM é doença de notificação compulsória.

São poucas as DE que causam exantema petequial-purpúrico. A infecção sistêmica pelo *Haemophilus influenzae* provoca quadro semelhante ao da sepse meningocócica. As enteroviroses também podem cursar com petéquias, mas não com púrpuras.

Petéquias em recém-nascidos indicam a possibilidade de infecções congênitas do grupo STORCH (sífilis, citomegalovirose, toxoplasmose, rubéola, herpes e outros), principalmente quando acompanhadas de prematuridade, baixo peso ao nascer, anemia, hepatoesplenomegalia e icterícia.

Entre as doenças não exantemáticas destacam-se a púrpura trombocitopênica imune (PTI), a púrpura por uso de medicação, a púrpura de Henoch-Schönlein (PHS) e a endocardite bacteriana.

Na PTI ocorre consumo periférico de plaquetas por reação cruzada a anticorpos produzidos após infecções virais, imunizações ou de natureza idiopática. Petéquias e equimoses surgem preferencialmente em áreas de trauma ou atrito, e não há comprometimento do estado geral ou qualquer outro sintoma. Quadro semelhante ocorre com o uso de ácido acetilsalicílico, um antiagregante plaquetário.

A púrpura de Henoch-Schönlein (PHS) é uma vasculite de causa ainda obscura que acomete vasos da pele, dos rins e da circulação esplâncnica. Na sua forma cutânea, as púrpuras são palpáveis e têm distribuição gravitacional, ou seja, acometem mais membros inferiores e nádegas. Podem vir associadas a dor abdominal, artrite, hematúria e proteinúria.

A endocardite bacteriana — infecção bacteriana do endocárdio — por vezes é acompanhada de manifestações hemorrágicas da pele, secundárias à embolização séptica. Petéquias e púrpuras palpáveis podem surgir em extremidades de membros. Quase sempre há febre. O achado de sopro cardíaco é bastante importante, assim como o antecedente de doença prévia do coração. Esplenomegalia de pequena monta também é frequente.

Doenças que Provocam Exantemas Não Classificáveis

Algumas DE causam diferentes tipos de exantemas. As enteroviroses (coxsackioses, ecoviroses) podem cursar com exantema maculopapular ou petequial-purpúrico. A doença de Kawasaki é outro bom exemplo.

Doença de Kawasaki

Descrita em 1967, a doença de Kawasaki ainda não tem etiologia definida. Pelo seu comportamento epidemiológico, acredita-se que seja causada por um agente infeccioso. Ocorre vasculite sistêmica, com predileção pelas artérias coronárias.

Acomete crianças menores de 5 anos de idade, e é mais prevalente na raça amarela. Como não tem causa conhecida, o diagnóstico é eminentemente clínico. Esse diagnóstico baseia-se no achado de febre por mais de 5 dias, mais quatro dos seguintes achados:

- Exantema, em geral maculopapular.
- Alterações em extremidades de membros: edema e eritema na fase aguda, descamação periungueal na fase subaguda.
- Alterações oculares: conjuntivite bilateral, sem exsudato.
- Linfadenopatia cervical: gânglios geralmente maiores que 1,5 cm e unilaterais.
- Alterações da cavidade oral: lábios eritematosos, secos e fissurados, eritema de faringe e "língua em framboesa".

O exantema da doença de Kawasaki varia, quanto à apresentação, de maculopapular grosseiro (o mais comum) ou fino, petequial e urticariforme.

Ocorre plaquetose a partir da segunda semana de doença. Outros achados laboratoriais são piúria estéril, pleiocitose mononuclear, hidropisia de vesícula biliar e aumento de enzimas hepáticas.

As complicações mais temidas são a coronarite e os aneurismas de coronárias, que predispõem a isquemia e infartos do miocárdio.

O diagnóstico oportuno é determinante do prognóstico, uma vez que o tratamento com imunoglobulinas em altas doses deve ser feito até o 10.º dia de doença para que não haja o desenvolvimento de sequelas coronárias.

RESUMO PRÁTICO PARA DIAGNÓSTICO DIFERENCIAL DAS DOENÇAS EXANTEMÁTICAS

A. Idade
B. Situação epidemiológica
C. Anamnese
  1. Antecedentes: exantemas prévios, história vacinal, exposição/contato, período de incubação, uso de drogas.
  2. Período prodrômico: duração, febre, manifestações respiratórias, gastrointestinais, neurológicas.
  3. Exantema: tipo, progressão, distribuição, descamação, prurido.
D. Exame físico
  1. Exantema: tipo, distribuição, descamação.
  2. Enantema: conjuntiva, boca, urogenital.
  3. Sinais associados: adenomegalia, anemia, artrite/artralgia, hepato/esplenomegalia, icterícia, meningismo.
E. Exames laboratoriais
  1. Inespecíficos: hemograma, velocidade de hemossedimentação.
  2. Específicos: pesquisa direta de microrganismo, cultura, sorologia.

Quadro 43.1 Características de algumas doenças exantemáticas

Doença	Exantema	Faixa etária	Período de incubação	Período de contágio	Pródromos (duração)	Sinais e sintomas usuais
Escarlatina	Maculopapular; fino (em lixa)	> 5 anos	12 horas a 7 dias	Período prodrômico e febril*	Febre, disfagia, adenopatia (12-48 h)	Sinais de Pastia e Filatov, língua em framboesa; descamação de dedos
Eritema infeccioso	Maculopapular; rendilhado	> 5 anos	5-10 dias	Controverso	Febre baixa ou ausente; poucos sinais e sintomas	Face esbofeteada, o exantema piora ao estresse
Sarampo	Maculopapular grosseiro, confluente	< 1 ano; adulto jovem	8-12 dias	3 dias antes a 4 dias após o exantema	Febre, tosse, coriza (3-5 dias)	Febre cede ao aparecimento do exantema; sinal de Koplik
Rubéola	Maculopapular; centrífugo	> 7 anos; adulto jovem	18 dias	7 dias antes a 14 dias após o exantema	Astenia, anorexia, febre baixa (0-4 dias)	Linfadenopatia cervical posterior e retroauricular; artralgia e artrite
Varicela	Vesicular	Maior incidência: > 5 anos	14-21 dias	2 dias antes do exantema até crostas	Praticamente inexistente	Presença de pápulas, vesículas e crostas simultaneamente
Exantema súbito	Maculopapular	6 meses a 2 anos	7-14 dias	Transmissão universal	Febre alta, irritabilidade (3-5 dias)	Febre cede em crise ao início do exantema
Dengue	Maculopapular; petequial	Qualquer	2-7 dias	Período febril (pelo vetor)	Febre, tosse, coriza (5 dias)	Dor retro-orbital e muscular mais comum em escolares e adolescentes
Sepse meningocócica	Petequial-purpúrico	Maior incidência > 5 anos	1-10 dias	Variável* Há estado de portador	Febre, mialgia (1-2 dias)	Sinais meníngeos; choque
Doença de Kawasaki	Maculopapular; petequial; urticariforme	1-4 anos	Desconhecido	Desconhecido	Febre alta; conjuntivite (3-4 dias)	Alterações mucosas; edema de mãos e pés; adenopatia cervical

*A transmissibilidade é interrompida 24 horas após antibioticoterapia eficaz.

Bibliografia

1. Alves JGB, Ferreira OS, Maggi RRS et al. *Fernando Figueira — Pediatria*, 4. ed. Rio de Janeiro: Editora Científica, 2011.
2. Brasil. Ministério da Saúde. Serviço de Vigilância à Saúde. *Guia de vigilância epidemiológica*, 7. ed. Brasília: Ministério da Saúde, 2009.
3. Farhat CK, Carvalho ES, Carvalho LHFR, Succi RCM. *Infectologia Pediátrica*, 3. ed. São Paulo: Atheneu, 2006.
4. Mandell GL. *Principles and practice of infectious diseases*, 7. ed. Elsevier Health Sciences, 2009
5. Tonelli E, Freire LMS, Freire HBM. Diagnóstico diferencial das doenças exantemáticas. In: *Doenças infecciosas na infância e na adolescência*, 2. ed. São Paulo: Medsi, 2000.
6. Veronesi R, Focaccia R. Tratado de infectologia, 4. ed. São Paulo: Atheneu, 2010.

CAPÍTULO 44

Adriana Almeida de Jesus

Febre Periódica

CONCEITO

As síndromes hereditárias de febre periódica constituem um grupo de doenças causadas por defeitos monogênicos em proteínas da imunidade inata. Essas síndromes são caracterizadas por desregulação da resposta imune inata na ausência de autoanticorpos específicos ou linfócitos T autorreativos, diferentemente do que ocorre nas doenças autoimunes. Dessa forma, convencionou-se denominá-las também doenças autoinflamatórias (DAI).

As principais DAI descritas até o momento e com defeito genético estabelecido são: febre familiar do Mediterrâneo (FFM); síndrome periódica associada ao receptor de TNF (TRAPS); deficiência de mevalonaquinase/síndrome de hiperimunoglobulinemia D e febre periódica (HIDS); síndromes periódicas associadas à criopirina (CAPS), que consistem em um espectro clínico de três síndromes (doença inflamatória multissistêmica de início no período neonatal, NOMID; síndrome de Muckle-Wells, MWS; e síndrome autoinflamatória familiar associada ao frio, FCAS); artrite granulomatosa pediátrica (AGP); deficiência do antagonista do receptor de interleucina 1 (DIRA); síndrome de Majeed; síndrome de artrite piogênica asséptica, pioderma gangrenoso e acne (PAPA); deficiência do antagonista receptor de interleucina 36 (DITRA); e síndrome de dermatose neutrofílica atípica crônica com lipodistrofia e temperatura elevada (CANDLE).

FISIOPATOLOGIA

A fisiopatologia das DAI é variável entre as doenças desse grupo. A maioria das síndromes ocorre por defeitos genéticos em proteínas que compõem ou interagem com o inflamassomo de criopirina. O inflamassomo de criopirina é um complexo multiproteico que regula a produção da citocina proinflamatória IL-1β. Indivíduos portadores de DAI causadas por defeitos do inflamassomo de criopirina (inflamassomopatias ou DAI relacionadas com a IL1) apresentam hiperativação espontânea desse complexo multimolecular com excesso de produção de IL-1β, citocina que medeia a febre e os sintomas inflamatórios sistêmicos característicos dessas síndromes. Dentre as inflamassomopatias encontram-se: FFM, HIDS, TRAPS, CAPS e DIRA.

Outro mecanismo envolvido na etiopatogênese das DAI é a ativação do fator de transcrição NF-κB, que ocorre nos indivíduos portadores de AGP, doença granulomatosa causada por mutações no gene NOD2/CARD15. A proteína NOD2 é um sensor citoplasmático de componentes patogênicos, e seu estímulo pode resultar na ativação das vias do NF-κB e MAPK, levando à produção de citocinas envolvidas na resposta imune inata, como IL-1β e defensinas.

Mais recentemente, foram descritas mutações na subunidade 8 do proteassomo como relacionadas com a síndrome CANDLE. Pacientes portadores dessa síndrome apresentam expressão exacerbada de genes relacionados com a produção de IFN-α, β e γ, que seriam mediadores dos sintomas inflamatórios sistêmicos nessa doença.

QUADROS CLÍNICO E LABORATORIAL

Os sintomas apresentados nas DAI têm início na infância, na maioria das síndromes, podendo a idade de início variar entre o período neonatal e a adolescência. Em sua maioria, pacientes afetados por essas síndromes apresentam episódios recorrentes de febre associada a outros sintomas inflamatórios sistêmicos envolvendo diversos órgãos e tecidos (sistema nervoso central, olhos, serosas, sistema musculoesquelético e pele).

Febre é a manifestação clínica mais frequente na maioria das DAI, podendo apresentar periodicidade regular ou imprecisa, ou mesmo ser contínua. Entretanto, a febre não é imprescindível para a suspeita diagnóstica de uma DAI já que, em algumas doenças desse grupo, esse sintoma não é significativo ou pode estar ausente.

O Quadro 44.1 classifica as DAI descritas até o momento de acordo com a presença e a duração da febre.

Quadro 44.1 Classificação das doenças autoinflamatórias de acordo com o padrão de febre

Febre recorrente com duração de 1-3 dias
- Febre familiar do Mediterrâneo
- CAPS: Síndrome autoinflamatória familiar associada ao frio
    Síndrome de Muckle-Wells

Febre recorrente com duração de 3-7 dias
- Deficiência de mevalonatoquinase/síndrome de hiperimunoglobulinemia D e febre periódica

Febre recorrente com duração de > 7 dias
- Síndrome periódica associada ao receptor de TNF (TRAPS)

Febre contínua
- CAPS: doença inflamatória multissistêmica de início neonatal (NOMID)/síndrome articular, cutânea e neurológica crônica infantil (CINCA)

Febre ausente ou não significativa
- Artrite granulomatosa pediátrica (síndrome Blau/sarcoidose de início precoce)
- Síndrome de Majeed
- Deficiência do antagonista do receptor de IL-1 (DIRA)
- Síndrome de artrite piogênica asséptica, pioderma gangrenoso e acne (PAPA)

Febre irregular ou errática
- Deficiência do antagonista do receptor de IL-36 (DITRA)
- Distúrbios do proteassomo (síndrome de dermatose neutrofílica atípica crônica com lipodistrofia e temperatura elevada — CANDLE)

A principal complicação das DAI é o desenvolvimento de amiloidose secundária do tipo AA, envolvendo principalmente os rins, onde se manifesta por proteinúria de piora progressiva, com evolução para síndrome nefrótica e, ocasionalmente, insuficiência renal crônica. Essa complicação é observada em pacientes com longo período de doença e é secundária ao processo inflamatório crônico recorrente.

Em relação aos exames laboratoriais, em todas as DAI pode-se evidenciar hemograma com leucocitose, trombocitose e anemia normocítica e normocrômica, e provas inflamatórias elevadas, como velocidade de hemossedimentação (VHS), proteína C reativa (PCR), fibrinogênio, haptoglobina, ferritina, C3, C4 e proteína sérica amiloide A (SAA). O diagnóstico de certeza de todas as DAI pode ser estabelecido a partir do encontro de mutações nos genes que as determinam por meio de técnicas de sequenciamento genético.

DIAGNÓSTICO DIFERENCIAL

Serão descritas sucintamente neste capítulo as características clínicas das DAI mais prevalentes e, em seguida, outras doenças que podem mimetizá-las.

Febre Familiar do Mediterrâneo

A febre familiar do Mediterrâneo (FFM) é a doença autoinflamatória hereditária de maior prevalência e é causada por mutações no gene *MEFV* (*Mediterranean fever*), que codifica uma proteína denominada pirina. O quadro clínico da FFM é caracterizado por episódios de febre recorrente com duração de 1-3 dias, associada a dor abdominal secundária a peritonite (95%), artrite, eritema erisipeloide, dor torácica e mialgia. Colchicina é a terapêutica inicial de escolha, induzindo remissão completa ou redução da frequência, duração e gravidade dos surtos, além de ser útil na prevenção e no retardo ou reversão da amiloidose renal.

Em casos refratários à colchicina, tem sido descrito o uso de agentes anti-IL-1 (anakinra e canaquinumabe).

Deficiência de Mevalonato-quinase/Síndrome de Hiperimunoglobulinemia D e Febre Periódica

A deficiência de mevalonato-quinase/síndrome de hiperimunoglobulinemia D e febre periódica (HIDS) é uma síndrome febril periódica de herança autossômica recessiva causada por mutações no gene *MVK*, que codifica a mevalonato-quinase (MK), uma enzima essencial no funcionamento das vias de síntese dos isoprenoides e do colesterol. Os sintomas da doença se iniciam, habitualmente, no primeiro ano de vida, com episódios de febre que duram 3-7 dias e podem ser desencadeados por vacinação, traumas, cirurgias ou estresse. As manifestações clínicas mais características de HIDS são: linfadenopatia cervical, bilateral e dolorosa; dor abdominal; vômitos; diarreia; cefaleia; hepatoesplenomegalia; artralgia; artrite; exantema purpúrico ou urticariforme; mialgia; serosites; e úlceras orais ou genitais. Na HIDS, são característicos, mas não específicos, níveis de IgD sérica persistentemente elevados (≥ 100 U/mL) e detecção de ácido mevalônico urinário durante as crises. Quanto ao tratamento da HIDS tem sido reportado, com respostas variáveis entre os pacientes, o uso de CE, sinvastatina, agentes anti-TNF (etanercepte) e anti-IL-1 (anakinra e canaquinumabe).

Síndrome Periódica Associada ao Receptor do Fator de Necrose Tumoral

A síndrome periódica associada ao receptor do fator de necrose tumoral (TRAPS [TNF: *receptor associated periodic syndrome*]) é a segunda DAI mais prevalente, tem herança autossômica dominante e é causada por mutações no gene *TNFRSF1A*, que codifica o receptor p55 do fator de necrose tumoral (TNF) (TNFR1). Os pacientes portadores de TRAPS apresentam surtos de febre alta que duram em média 14 dias, variando de 2-56 dias. A febre é frequentemente acompanhada de dor abdominal de forte intensidade, mialgia localizada, migratória e com *rash* sobre a área afetada, manifestações oculares características (conjuntivite recorrente, uveíte e/ou edema periorbitário) e, menos frequentemente, artralgia, artrite, pleurite e cefaleia. Os pacientes com TRAPS são inicialmente tratados com o receptor solúvel recombinante de TNF (etanercepte). Entretanto, é frequentemente observada uma falência de resposta a esta droga. Nesses casos, a terapia anti-IL-1 (anakinra e canaquinumabe) é o tratamento de escolha.

Síndromes Periódicas Associadas à Criopirina

As síndromes periódicas associadas à criopirina (CAPS), ou criopirinopatias, são um grupo de doenças causadas por mutações no gene *CIAS1/NLRP3*, que codifica a proteína criopirina. As três patologias que formam esse grupo são: a doença inflamatória multissistêmica de início neonatal (NOMID: *neonatal-onset multisystem inflammatory disease*, também chamada de síndrome neurológica, cutânea e articular crônica infantil, CINCA, *chronic infantile neurologic, cutaneous and articular syndrome*), a síndrome de Muckle-Wells (MWS) e a síndrome autoinflamatória familiar associada ao frio (FCAS, *familial cold autoinflammatory syndrome*).

Doença Inflamatória Multissistêmica de Início Neonatal/Síndrome Neurológica, Cutânea e Articular Crônica Infantil

A doença inflamatória multissistêmica de início neonatal/síndrome neurológica, cutânea e articular crônica infantil (NOMID/CINCA) é a mais grave das CAPS, e suas manifestações clínicas surgem nas primeiras semanas de vida. Ela é caracterizada pela tríade de *rash* urticariforme, meningite asséptica crônica e artropatia deformante, e os sintomas inflamatórios, como a febre, são praticamente contínuos, com períodos de exacerbação. Os pacientes não tratados desenvolvem perda auditiva neurossensorial e alterações oculares, como conjuntivite, uveíte anterior e posterior, edema do disco óptico e atrofia óptica com perda visual, além de retardo do desenvolvimento neuropsicomotor e mental. Esses pacientes apresentam fácies típica, caracterizada por bossa frontal e nariz em sela. A instituição da terapia anti-IL-1 modificou consideravelmente a morbimortalidade associada à NOMID. Para o tratamento de NOMID, deve ser instituída terapêutica precocemente com anakinra ou canaquinumabe.

452 Diagnóstico Diferencial em Pediatria

Quadro 44.2 Manifestações clínicas e tratamento das principais doenças autoinflamatórias

Síndrome	FFM	HIDS	TRAPS	CAPS-NOMID	CAPS-MWS
Gene	*MEFV*	*MVK*	*TNFRSF1A*	*NLRP3*	*NLRP3*
Cutâneas	Eritema erisipeloide	Exantema maculopapular petequial ou purpúrico	Eritema erisipeloide	Exantema urticariforme	Exantema urticariforme
Oculares	Incomum	Incomum	Edema periorbitário, conjuntivite	Conjuntivite, uveíte, papiledema, amaurose progressiva	Conjuntivite, episclerite, edema de disco óptico
Músculo-esqueléticas	Monoartrite episódica de grandes articulações	Artralgia, poliatrite aguda não erosiva	Mialgia migratória, artralgia, monoartrite não erosiva	Alargamento epifisário/patelar, elevação periosteal, artrite crônica	Mialgias, artralgias intermitentes, artrite oligoarticular
Abdominais	Peritonite asséptica	Dor abdominal, vômitos, diarreia, hepatoesplenomegalia	Dor abdominal, peritonite, diarreia, obstipação	Hepatoesplenomegalia nas exacerbações	Dor abdominal
Sistema nervoso central	Incomum	Incomum	Cefaleia	Retardo mental, meningite asséptica crônica, cefaleia, surdez neurossensorial	Surdez neurossensorial
Peculiaridades clínicas	Pleurite, pericardite, dor escrotal	Adenopatia cervical dolorosa, elevação de IgD e mevalonato urinário	*Rash* sobre área de mialgia, edema periorbitário, febre de longa duração (> 7 dias)	Curso contínuo com exacerbações, início no período neonatal, fácies típica (bossa frontal e nariz em sela)	Surdez neurossensorial
Tratamento	Colchicina	AINEs, CE, sinvastatina, anti-IL1 de demanda	Etanercepte, anti-IL1	Anti-IL1 (anakinra, canaquinumabe)	Anti-IL1 (anakinra, canaquinumabe, rilonacepte)

AGP: artrite granulomatosa pediátrica; AINE: anti-inflamatório não esteroidal; CE: corticosteroides; CAPS: síndrome periódica associada à criopirina; DIRA: deficiência do antagonista do receptor de interleucina 1; CANDLE: síndrome de dermatose neutrofílica atípica crônica com lipodistrofia e temperatura elevada; DITRA: deficiência do antagonista do receptor de interleucina 36; FCAS: síndrome autoinflamatória familiar associada ao frio; FFM: febre familiar do Mediterrâneo; MWS: síndrome de Muckle-Wells; NOMID: doença inflamatória multissistêmica de início no período neonatal; PAPA: síndrome de artrite piogênica asséptica, pioderma gangrenoso e acne; TRAPS: síndrome periódica associada ao receptor de TNF.

Síndrome de Muckle-Wells

Os sintomas da síndrome de Muckle-Wells (MWS) manifestam-se na infância, inicialmente como *rash* urticariforme, febre baixa, artralgia e conjuntivite recorrente. A principal característica da MWS é a inflamação crônica do órgão de Corti, com atrofia do nervo coclear e perda auditiva neurossensorial, levando à surdez. O tratamento da MWS também deve incluir o uso de agentes anti-IL-1 (anakinra, canaquinumabe ou rilonacepte).

Febre Periódica **453**

Quadro 44.2 Manifestações clínicas e tratamento das principais doenças autoinflamatórias (*continuação*)

CAPS-FCAS	AGP	DIRA	Majeed	PAPA	DITRA	CANDLE
NLRP3	*NOD2/CARD15*	*IL1RN*	*LPIN2*	*PSTPIP1*	*IL36RN*	*PSMB8*
Exantema urticariforme	Exantema ictioseforme	Dermatite pustulosa	Dermatite pustulosa	Pioderma gangrenoso, abscessos, acne	Psoríase pustulosa generalizada	Exantema nodular, paniculite, lipodistrofia
Conjuntivite	Uveíte crônica, catarata, glaucoma, amaurose	Incomum	Incomum	Incomum	Incomum	Edema e eritema palpebral
Mialgias, artralgias	Poliartrite, tenossinovite hipertrófica	Osteomielite asséptica multifocal recorrente	Osteomielite asséptica multifocal recorrente	Artrite piogênica estéril deformante	Incomum	Miosite, artralgia, artrite
Náuseas	Incomum	Incomum	Incomum	Incomum	Incomum	Aumento de volume abdominal, hepatoesplenomegalia
Cefaleia	Incomum	Incomum	Incomum	Incomum	Incomum	Calcificações de gânglios da base
Urticária ao frio	Tríade de artrite, uveíte e exantema	Pustulose psoriaseforme, rápida resposta à anti-IL1	Anemia diseritropoiética, osteomielite	Tríade de artrite, pioderma gangrenoso e acne	Febre de temperatura elevada (40-42°C) e astenia nas exacerbações	Paniculite, lipodistrofia e miosite
Anti-IL1 (anakinra, canaquinumabe, rilonacepte)	CE, metotrexato, azatioprina, ciclosporina, anti-TNF	Anti-IL1 (anakinra)	CE, anti-IL-1	CE, anti-TNF, anti-IL-1	CE, ciclosporina, retinoides, anti-TNF	Anti-IL-6 (tocilizumabe), inibidores de JAK

Síndrome Autoinflamatória Familiar Associada ao Frio

A síndrome autoinflamatória familiar associada ao frio (FCAS) é a doença mais benigna do espectro das CAPS, sendo caracterizada por surtos de febre, poliartralgia e *rash* urticariforme que surgem 1-2 h após exposição ao frio e duram cerca de 12 horas. O tratamento de FCAS pode ser sintomático, tendo sido utilizados agentes anti-IL-1 nos casos de maior gravidade.

Artrite Granulomatosa Pediátrica

A artrite granulomatosa pediátrica (AGP) consiste em uma forma familiar (síndrome de Blau) e uma forma esporádica (sarcoidose de início precoce), tem herança autossômica dominante e é causada por mutações no gene que codifica a proteína NOD2/CARD15. Suas manifestações clínicas são causadas pela inflamação gra-

454 Diagnóstico Diferencial em Pediatria

nulomatosa de articulações, olhos e pele, sendo as mais comuns: poliartrite crônica hipertrófica, uveíte grave podendo levar à perda visual e exantema ictioseforme. O tratamento da AGP não é específico, tendo sido utilizados CE, imunossupressores e agentes biológicos, à semelhança do tratamento da artrite idiopática juvenil. A terapêutica nesta doença é usualmente direcionada à uveíte, que é frequentemente grave e refratária.

Deficiência do Antagonista do Receptor de IL-1

A deficiência do antagonista do receptor de IL-1 (DIRA) tem herança autossômica recessiva e é causada por mutações no *IL-1RN*, gene que codifica o antagonista do receptor da IL-1 (IL-1Ra). Os pacientes com DIRA apresentam dermatite pustulosa e osteomielite multifocal asséptica, com elevação acentuada de provas inflamatórias e início dos sintomas no período neonatal. A febre, assim como em outras síndromes piogênicas (síndromes PAPA e Majeed), não é uma característica marcante dessa DAI. Pacientes com DIRA devem iniciar precocemente o uso do antagonista do receptor de IL-1 (anakinra), após o que apresentam resolução completa dos sintomas.

Síndrome de Majeed

A síndrome de Majeed tem herança autossômica recessiva e ocorre por mutações em *LPIN2*, gene que codifica a proteína de mesmo nome. Os pacientes com síndrome de Majeed apresentam osteomielite multifocal recorrente crônica, dermatose pustulosa e anemia diseritropoética congênita, de início no período neonatal. Antibióticos são ineficazes no tratamento da síndrome de Majeed. Alguns pacientes podem se beneficiar do uso de medicamentos como anti-inflamatórios não esteroides (AINEs), CE, interferon-gama, bisfosfonatos e agentes anti-TNF e anti-IL-1.

Síndrome de Artrite Piogênica Asséptica, Pioderma Gangrenoso e Acne

A síndrome de artrite piogênica asséptica, pioderma gangrenoso e acne (PAPA) tem herança autossômica dominante e é causada por mutações no gene que codifica a proteína *proline-serine-threonine phosphatase interacting protein 1* (PSTPIP1). Os pacientes acometidos apresentam artrite estéril e deformante, úlceras cutâneas (pioderma gangrenoso) e acne cística extensa. Febre não é frequente nessa síndrome. A síndrome PAPA é uma DAI de elevada morbidade e seu tratamento inclui o uso de CE, imunossupressores (metotrexato, ciclosporina, azatioprina e talidanida), agentes anti-TNF (etanercepte, infliximabe e adalimumabe), e anti-IL-1 (anakinra e canaquinumabe).

Deficiência do Antagonista do Receptor de IL-36

A deficiência do antagonista do receptor de IL-36 (DITRA) foi descrita em 2011 e é uma DAI piogênica causada por mutações no gene *IL-36RN*. Os sintomas de DITRA se manifestam na infância, na maioria dos pacientes (75%), com idade de início

Febre Periódica **455**

variando entre 1 semana de vida e 11 anos de idade. A síndrome é caracterizada por episódios recorrentes de febre de início súbito e temperatura elevada (40-42ºC) associada a *rash* eritematoso generalizado com rápida evolução para pústulas (psoríase pustulosa generalizada) e astenia significativa. O tratamento da DITRA é semelhante à terapia usada para psoríase, incluindo agentes retinoides, CE, ciclosporina e imunobiológicos (anti-TNF).

Síndrome de Dermatose Neutrofílica Atípica Crônica com Lipodistrofia e Elevada Temperatura (CANDLE)

O defeito genético relacionado com a síndrome de dermatose neutrofílica atípica crônica com lipodistrofia e elevada temperatura (CANDLE) foi descrito em 2012 e trata-se de mutações no gene que codifica a subunidade β do tipo 8 do proteassomo (PSMBS). Pacientes acometidos por essa doença apresentam início precoce (< 6 meses) de febre recorrente com duração e periodicidade irregular, *rash* eritematoso em placas anulares ou nódulos, edema de extremidades distais, *rash* eritematovioláceo periorbitário, hepatoesplenomegalia, linfadenopatia, artrite ou artralgia aguda recorrente e miosite. Ao longo da evolução da doença, os pacientes evoluem com lipodistrofia e atrofia muscular. É também característico de CANDLE o achado, em exames de imagem, de calcificações em gânglios da base e exames laboratoriais que evidenciam, além de elevação de provas de fase aguda (VHS e PCR), anemia hipocrômica, leucocitose e trombocitose, podendo ocorrer também neutropenia e plaquetopenia. Foi relatado nos pacientes com síndrome CANDLE, o uso de CE e anti-IL-6, resposta parcial.

Os principais diagnósticos diferenciais das DAI são as doenças pediátricas que cursam com febre recorrente ou febre de origem indeterminada (FOI). As doenças autoimunes reumatológicas pediátricas constituem a terceira causa de FOI, após as doenças infecciosas e neoplasias. A artrite idiopática juvenil na forma sistêmica é a doença juvenil do tecido conectivo que mais frequentemente cursa com FOI, seguida de lúpus eritematoso sistêmico juvenil e outras vasculites sistêmicas, como arterite de Takayasu, granulomatose de Wegener, poliarterite nodosa sistêmica e doença de Behçet.

A síndrome de febre periódica, estomatite aftosa, faringite e adenite (PFAPA) é caracterizada por febre recorrente de periodicidade regular e duração de 3 a 5 dias, com início em geral antes dos 4 anos de idade e pelo menos um dos seguintes sintomas: estomatite aftosa, faringite e adenite cervical. PFAPA é uma condição benigna e um importante diagnóstico diferencial para as síndromes febris periódicas clássicas (HIDS, FFM e TRAPS). Ainda não foi evidenciada uma causa genética para PFAPA, devendo o diagnóstico ser baseado nos dados clínicos e na exclusão das DAI previamente mencionadas.

As principais patologias que cursam com FOI são descritas no Quadro 44.3.

Deve-se suspeitar de uma DAI em pacientes com febre recorrente de longo período de evolução, de duração maior do que 6 meses, associada a sintomas inflamatórios também periódicos, especialmente cutâneos, osteoarticulares, oculares e serosites. Além disso, as DAI cursam mais frequentemente com febre recorrente de curta duração, com exceção de TRAPS e NOMID, que são caracterizadas por febre prolongada episódica e febre contínua, respectivamente. Nas demais SHFP, a febre tem caráter recidivante, com duração que

456 Diagnóstico Diferencial em Pediatria

Quadro 44.3 Causas mais frequentes de FOI na faixa etária pediátrica

Diagnóstico	Doenças mais frequentes
Infecções	
Vírus (25%)	EBV, HIV, CMV, *Enterovirus* sp.
Bactérias (42%)	Infecções respiratórias Infecções do trato urinário Meningite Abscessos Infecções hepatobiliares Endocardite Osteomielite
Outras infecções	Tuberculose (6%) Infecções fúngicas e parasitárias Brucelose Doença de Lyme Doença da arranhadura do gato (bartonelose) Febre tifoide
Neoplasias	Leucemia Linfoma Tumores sólidos
Doenças reumatológicas	Artrite idiopática juvenil (AIJ), forma sistêmica (53%) Lúpus eritematoso sistêmico juvenil (LESJ) Arterite de Takaysu Doença de Behçet Granulomatose de Wegener Poliarterite nodosa sistêmica Síndromes hereditárias de febre periódica (descritas nos Quadros 44.1 e 44.2)

Miscelânea (10-16%)	Doença inflamatória intestinal (0-6%)
	Sarcoidose
	Histiocitose de células de Langerhans classe I (Letterer-Siwe)
	Urticária pigmentosa
	Mastocitose
	Febre induzida por drogas (doença do soro-símile)
	    Antibióticos, anticonvulsivantes, anti-histamínicos (H_1 e H_2), AINEs,
	      salicilatos, hidralazina e procainamida
	Febre factícia
	Disautonomia familiar (síndrome de Riley-Day)
	Diabetes insípido
	Doença de Fabry
	Mixoma atrial
	Ictiose
	Displasia anidrótica

AINEs: anti-inflamatórios não esteroides; CMV: citomegalovírus; EBV: vírus Epstein-Barr; HIV: vírus da imunodeficiência humana.

varia de 1-7 dias ou mesmo está ausente, como é o caso das síndromes autoinflamatórias granulomatosas (AGP) e piogênicas (DIRA, síndrome de Majeed e PAPA).

Na maioria das DAI, o período intercrítico é assintomático e não é comum haver perda ponderal aguda ou mesmo comprometimento do desenvolvimento ponderoestatural, à exceção das síndromes que se apresentam mais gravemente ou com início precoce, no primeiro ano de vida, como é o caso de NOMID, HIDS, DIRA, síndrome de Majeed e CANDLE.

CONCLUSÃO

É importante que o pediatra geral reconheça as principais manifestações clínicas das DAI, permitindo encaminhamento e diagnóstico precoces, e a rápida instituição de terapêutica. Além disso, o entendimento da fisiopatologia dessas síndromes tem permitido o uso de terapias específicas que podem modificar drasticamente a qualidade de vida e reduzir a morbimortalidade dos indivíduos acometidos por essas doenças.

Bibliografia

1. Aksentijevich I, D Putnam C, Remmers EF et al. The clinical continuum of cryopyrinopathies: novel CIAS1 mutations in North American patients and a new cryopyrin model. *Arthritis Rheum*. 2007;56:1273-85.
2. Aksentijevich I, Masters SL, Ferguson PJ et al. An autoinflammatory disease with deficiency of the interleukin-1-receptor antagonist. *N Engl J Med*. 2009;360:2426-37.
3. Ancient missense mutations in a new member of the RoRet gene family are likely to cause familial Mediterranean fever. The International FMF Consortium. *Cell*. 1997;90:797-807.
4. Drenth JP, Cuisset L, Grateau G et al. Mutations in the gene encoding mevalonate kinase cause hyper-IgD and periodic fever syndrome. International Hyper-IgD Study Group. *Nat Genet*. 1999;22:178-81.
5. Ferguson PJ, Chen S, Tayeh MK et al. Homozygous mutations in LPIN2 are responsible for the syndrome of chronic recurrent multifocal osteomyelitis and congenital dyserythropoietic anaemia (Majeed syndrome). *J Med Genet*. 2005;42:551-7.
6. Glaser RL, Goldbach-Mansky R. The spectrum of monogenic autoinflammatory syndromes: understanding disease mechanisms and use of targeted therapies. *Curr Allergy Asthma* Rep. 2008;8:288-98.
7. Jesus AA, Oliveira JB, Hilário MO et al. *Pediatric hereditary autoinflammatory syndromes. J Pediatr* (RJ). 2010;86:353-66.
8. Kastner DL. Hereditary periodic fever syndromes. *Hematology Am Soc Hematol Educ Program*. 2005:74-81.
9. Liu Y, Ramot Y, Torrelo A et al. Mutations in proteasome subunit β type 8 cause chronic atypical neutrophilic dermatosis with lipodystrophy and elevated temperature with evidence of genetic and phenotypic heterogeneity. *Arthritis Rheum*. 2012;64:895-907.
10. Long SS. Distinguishing among prolonged, recurrent, and periodic fever syndromes: approach of a pediatric infectious diseases subspecialist. *Pediatr Clin North Am*. 2005;52:811-35.
11. Marrakchi S, Guigue P, Renshaw BR et al. Interleukin-36-receptor antagonist deficiency and generalized pustular psoriasis. *N Engl J Med*. 2011;365:620-8.
12. Martinon F, Burns K, Tschopp J. The inflammasome: a molecular platform triggering activation of inflammatory caspases and processing of proIL-beta. *Mol Cell*. 2002;10:417-26.
13. Masters SL, Simon A, Aksentijevich I, Kastner DL. Horror autoinflammaticus: the molecular pathophysiology of autoinflammatory disease. *Annu Rev Immunol*. 2009;27:621-68.
14. McDermott MF, Aksentijevich I, Galon J et al. Germline mutations in the extracellular domains of the 55 kDa TNF receptor, TNFR1, define a family of dominantly inherited autoinflammatory syndromes. *Cell* 1999; 97: 133-44.
15. Rose CD, Wouters CH, Meiorin S et al. Pediatric granulomatous arthritis: an international registry. *Arthritis Rheum*. 2006;54:3337-44.
16. Shoham NG, Centola M, Mansfield E et al. Pyrin binds the PSTPIP1/CD2BP1 protein, defining familial Mediterranean fever and PAPA syndrome as disorders in the same pathway. *Proc Natl Acad Sci* 2003;100:13501-6.
17. Simon A, van der Meer JW. Pathogenesis of familial periodic fever syndromes or hereditary autoinflammatory syndromes. *Am J Physiol Regul Integr Comp Physiol*. 2007;292:R86-98.

CAPÍTULO 45

Ruben Rolando Schindler Maggi

Febre Prolongada

A febre é o sinal mais frequente de doença na infância e quase sempre é benigna, de evolução aguda e autolimitada, não requerendo investigação laboratorial sofisticada nem tratamento específico. A febre é uma resposta protetora inespecífica do organismo a diferentes estímulos e substâncias nocivas; portanto, seus efeitos são benéficos. Os pacientes cuja febre é manifestação de doença grave habitualmente apresentam outros sinais ou sintomas que podem ser detectados com cuidadoso exame clínico, permitindo um diagnóstico rápido, às vezes facilitado por exames laboratoriais ou de imagem que mostram alterações específicas. Isso permite, além do diagnóstico precoce, indicações terapêuticas eficazes e a resolução do quadro clínico, usualmente nos primeiros dias da doença. Essas observações são especialmente válidas na infância, quando a maioria dos episódios febris está associada a doenças de etiologia infecciosa. Essa é a evolução de quase todas as doenças simples, de manejo ambulatorial, como resfriados, otites, amigdalites, pneumonias, diarreias, infecções do trato urinário, e também das infecções graves, de manejo hospitalar, como pneumonias graves, endocardites, meningites, osteoartrites ou septicemias.

Pequeno percentual de doenças febris persiste por tempo prolongado, e a falta de elementos clínicos ou laboratoriais iniciais, juntamente com a ausência de resolução espontânea, dificulta o diagnóstico, determinando uma síndrome que encontra na literatura várias sinonímias, como febre prolongada (FP), febre de origem obscura (FOO), febre de origem indeterminada ou desconhecida, entre outras. Utilizaremos para este capítulo o nome febre prolongada (FP), por ser o que melhor define a principal característica dessa síndrome: o número de dias em que a febre persiste como elemento central do quadro clínico.

A literatura médica tem uma definição clássica para o paciente com FP: é quando existe febre sem diagnóstico definido após 3 semanas de acompanhamento e investigação ambulatorial ou 1 semana de acompanhamento e investigação em âmbito hospitalar. Essa definição, criada após uma série de observações em pacientes adultos, deve ser hoje incorporada com restrições, pois a maioria dos pacientes não apresenta sinais de gravidade e permite um manejo ambulatorial sem necessidade de internação, ainda quando exames sofisticados ou invasivos sejam indicados. Assim, muitos autores hoje consideram adequado estabelecer o diagnóstico de FP após 2 semanas de febre sem definição diagnóstica, considerando que, nesse período, o paciente muitas vezes já terá realizado a avaliação laboratorial inicial. Na criança, mais de 10 dias de febre comprovada, independentemente de exames ou internação, é hoje o tempo mais adequado para definir essa síndrome.

Na infância, a principal causa de FP são as doenças infecciosas, seguidas pelas doenças do tecido conjuntivo, tanto reumatológicas quanto autoimunes, e depois as neoplasias, especialmente hematológicas, que frequentemente cursam com febre, mas raramente esse é o único sinal. A frequência desses principais grupos varia conforme a situação socioeconômica da região ou país, com as doenças infecciosas representando 50-55% das causas em regiões desenvolvidas e 70-75% nos países pobres.

Em muitos casos de FP com suspeita de etiologia infecciosa, a evolução da doença às vezes é modificada pelo emprego de antibióticos, quimioterápicos, antivirais ou antifúngicos utilizados de forma empírica para pacientes ainda sem clara definição diagnóstica. Uma justificativa para essa situação é a prevalência cada vez maior de pacientes com algum tipo de imunodeficiência primária ou secundária. Pacientes com internações longas, muitas vezes por doenças crônicas bem definidas, podem cursar com FP por causa de sua doença de base, mas são frequentemente tratados com medicamentos anti-infecciosos devido a uma suspeita de infecção relacionada com assistência hospitalar.

Nos pacientes com FP, deve-se pensar em primeiro lugar na apresentação atípica de doença frequente antes de cogitar e pesquisar doenças raras. Na infância, esse raciocínio deve ser interpretado como: "Em crianças com FP, antes de afastar uma doença infecciosa e pensar em outras causas, deve-se pensar em formas atípicas de doenças infecciosas." Isso é valido até em países com amplas coberturas vacinais, em que doenças que ainda não têm imunoprevenção, como a mononucleose, aparecem entre as principais causas de FP.

História clínica completa é de fundamental importância nos pacientes com FP, sempre levando em consideração aspectos relevantes como:

- *Verificar a febre.* Vários estudos têm demonstrado que, em até 35% dos casos de suspeita de FP pela história clínica, ela não é confirmada no exame físico e na observação rigorosa do paciente com aferição da temperatura por profissionais de saúde. Um exemplo clássico é a "febre fictícia" observada especialmente na denominada síndrome de Münchausen.
- *Magnitude da febre.* Quanto maior for a febre, maior a probabilidade de bacteremia. Isso é especialmente válido para as crianças com menos de 2 anos.
- *Tipo de febre.* Muito valorizado antigamente, classificava-se em diversas categorias. Atualmente, devido ao uso rotineiro de potentes antitérmicos e anti-inflamatórios, perdeu um pouco a importância. A malária é citada como exemplo clássico por sua tendência a evoluir com febre cíclica (terçã, quartã), porém muitos pacientes com malária apresentam febre indistinguível de outros processos infecciosos ou até sua ausência.
- *Idade.* Nas crianças menores de 1 ano com FP deve-se pensar sempre em doenças infecciosas; nessa idade, outras causas são raras. Já em crianças entre 1-6 anos, deve-se

460 Diagnóstico Diferencial em Pediatria

suspeitar de infecção respiratória, urinária e leucose. Em escolares e adolescentes, o perfil pode ser semelhante ao do adulto, em que a tuberculose, as doenças inflamatórias intestinais, as afecções autoimunes e os linfomas aparecem com maior frequência.

- *Procedência.* Considerar o local de moradia do paciente ou lugares que tenha visitado antes da doença. Algumas encefalites virais, a malária, o calazar e a esquistossomose são doenças predominantemente regionais; surtos de febre tifoide ou de outras doenças infectocontagiosas podem aparecer em forma epidêmica em determinada localidade e facilitar a suspeita diagnóstica.
- *Exposição a contatos.* Isso é válido tanto para contatos com pessoas doentes como também para com animais vetores de doenças, como toxocaríase, leptospirose e outras.
- *Uso de medicamentos.* Útil não somente para considerar a hipótese de febre por medicamentos, mas também para afastar doenças que apresentam comportamentos característicos, como a rápida resposta na febre reumática ao uso de aspirina em dose anti-inflamatória ou algumas doenças bacterianas em relação à antibioticoterapia. A falta de resposta clínica ao tratamento específico instituído também pode ser útil para afastar alguma hipótese diagnóstica.
- *Tempo de doença.* Quanto maior for o tempo de febre, menor será a possibilidade de uma doença infecciosa, pois elas tendem a melhora espontânea, mesmo as de etiologia bacteriana, a não ser que o paciente tenha imunodeficiência importante. A febre com duração superior a 2 meses, embora rara na infância, deve sugerir doenças granulomatosas ou autoimunes. Uma possível exceção a essa condição são os pacientes com imunodeficiência associada, em que as doenças infecciosas frequentemente têm evolução atípica. Outra consideração em relação ao tempo é que, quanto maior for a duração da febre, maior será a dificuldade em definir sua causa.
- *Exame físico cuidadoso e repetido.* É extremamente importante, especialmente nas crianças, pois permite estabelecer o diagnóstico na maioria dos casos de febre. Os sinais e sintomas positivos e esclarecedores do exame físico podem não estar presentes nos primeiros dias de doença. O médico deve sempre tranquilizar a família nesse período de observação, destacando que o tratamento mais importante não é da febre, mas da doença causal.

Com relação às etiologias mais frequentes, os pacientes com FP usualmente são enquadrados em cinco grandes categorias:

- Doenças infecciosas
- Doenças do tecido conjuntivo
- Doenças neoplásicas
- Miscelâneas
- Condições sem diagnóstico

A frequência de cada uma dessas categorias varia de uma região para outra, dependendo de fatores já enunciados, como local de moradia, faixa etária, antecedentes mórbidos, entre outros. Entretanto, em todos os estudos, as causas infecciosas são as mais frequentes na idade infantil. Já nos adultos, especialmente aqueles com mais de 65 anos, as causas infecciosas podem ceder a primeira colocação às doenças neoplásicas ou doenças do tecido conjuntivo. Nos últimos anos, como consequência do aprimoramento de métodos diagnósticos, as doenças infecciosas vêm apresentando tendência regressiva como causa de FP, pois podem ser diagnosticadas e tratadas mais precocemente, determinando um aumento relativo do percentual das outras causas, especialmente miscelâneas e condições sem diagnóstico.

DOENÇAS INFECCIOSAS

Praticamente qualquer infecção pode evoluir com febre. Na maioria das vezes, os elementos da história clínica e do exame físico facilitam o diagnóstico etiológico. Ainda nos casos em que o mesmo não é bem definido, como nas (des)conhecidas "viroses", a evolução benigna e autolimitada em curto período de tempo, com o desaparecimento espontâneo da febre, não determina maior preocupação. Entretanto, quando a febre se prolonga, definindo um quadro de FP na infância, devemos considerar:

Infecções Bacterianas

- *Sinusite*. Febre, dor facial e corrimento nasal purulento por mais de 14 dias facilitam o diagnóstico. É incomum em crianças com menos de 5 anos. Os exames por imagem são pouco úteis pela sua baixa especificidade. Os esquemas atuais de imunização, especialmente contra pneumococos, têm diminuído muito essa doença como causa de FP.
- *Infecção urinária/pielonefrite*. A febre pode ser a única manifestação clínica, especialmente nos lactentes, que podem apresentar também irritabilidade, falta de apetite e perda de peso. A urocultura e o sumário de urina colhidos em boas condições são fundamentais. Coleta de urina precedida de higiene adequada com água, sabão e soro fisiológico, além de rápido processamento da urina no laboratório, é um método eficaz na maioria dos casos; quando há dúvidas no procedimento, está indicada a coleta por sondagem vesical. A coleta por punção suprapúbica deve ser considerada apenas para casos especiais. Os exames por imagem têm importância relativa para esse momento do diagnóstico, sendo fundamentais para o acompanhamento posterior.
- *Febre tifoide*. É rara em crianças pequenas, sendo mais frequente em escolares e adolescentes. A febre aumenta gradativamente na primeira semana de doença, associada a alterações intestinais, como constipação, diarreia ou dor abdominal. Cefaleia é frequente. Esplenomegalia discreta, de consistência mole, está presente em dois terços dos casos. Exantema (roséolas tíficas) raramente aparecem. O hemograma, na segunda ou terceira semana de doença, pode ser útil pela sua tendência de mostrar anemia, leucopenia com desvio à esquerda e aneosinofilia, porém o diagnóstico somente pode ser confirmado com reações sorológicas (reação de Widal), hemoculturas ou mieloculturas. Deve-se lembrar, em nosso meio, a associação frequente da *Salmonella typhi* com a esquistossomose e em pacientes portadores de doença falciforme.

Outras salmonelas (especialmente a *S. paratyphi*, com vários subtipos) podem apresentar quadros clínicos indistinguíveis da febre tifoide, sendo diferenciados apenas pela sorologia ou cultura.

- *Endocardite infecciosa.* De evolução insidiosa, habitualmente apresenta-se em crianças com cardiopatia prévia, especialmente as congênitas ou de causa reumática. Cursa com palidez, esplenomegalia e petéquias nos olhos, na boca e nos dedos. A hematúria é uma manifestação de microêmbolos em pequenas arteríolas renais. A avaliação cardiológica, incluindo ecocardiografia e hemoculturas repetidas, pode facilitar a rápida definição diagnóstica e etiológica. Entretanto, 30-50% dos pacientes podem evoluir com culturas negativas. Os fungos podem ser a causa etiológica, especialmente em pacientes submetidos a antibioticoterapia muito agressiva ou portadores de dispositivos venosos centrais.

- *Tuberculose.* O seu diagnóstico diferencial é obrigatório em quase todas as FP na nossa realidade, por sua elevada prevalência, hoje fortalecida pela associação a HIV/AIDS. A tuberculose na infância pode mimetizar muitas doenças subagudas em pediatria, sendo difícil estabelecer um padrão clássico ou habitual. Além da febre, especialmente vespertina, a falta de ganho ponderal é bastante característica na infância. Deve-se suspeitar em qualquer quadro respiratório que tenha perfil infeccioso e que não melhore em menos de 2-3 semanas, especialmente com terapia antimicrobiana rotineira. Além da verificação de contatos domiciliares, a radiografia de tórax e a verificação da situação imunológica do paciente (reação de Mantoux com derivado proteico purificado — PPD) fazem parte da rotina de investigação. Baciloscopias e cultura de lavado gástrico, ainda que feitas com material coletado em condições adequadas, têm pouca positividade. A pesquisa do bacilo por métodos de biologia molecular (PCR) pode ser útil. O hemograma é inespecífico, destacando-se apenas a elevada velocidade de hemossedimentação.

- *Abscessos profundos.* De difícil detecção no exame físico habitual, os abscessos de localização abdominal, cerebral, hepática e de outras topografias podem evoluir com FP. Entretanto, habitualmente apresentam outros sinais relacionados com órgão ou sistema acometido.

- *Outras.* Várias doenças infecciosas bacterianas podem evoluir com quadro clínico de FP, como a brucelose (vários tipos de *Brucella*), infecções por *Campylobacter jejuni* ou *Listeria monocytogenes*, porém são de baixa incidência no nosso meio.

Infecções Virais

- *Mononucleose infecciosa.* Causada pelo *vírus de Epstein-Barr*, é frequente nas crianças em idade escolar e adolescentes. A febre está associada a adenomegalia e sinais de amigdalite, pelo que não é rara a confusão diagnóstica com faringoamigdalite estreptocócica. Pode haver discreto aumento de volume do fígado e do baço. Exantema é raro, aparecendo mais quando há uso de antibióticos beta-lactâmicos. O hemograma pode apresentar linfocitose atípica, frequente em outras doenças virais, porém é muito sugestivo dessa doença quando alcança valores de 15-20% na fase de convalescença (depois da segunda ou terceira semana).

- *Infecção por citomegalovírus.* Pode surgir em qualquer faixa etária, desde o período neonatal. O quadro clínico é variado, sendo na maioria das vezes totalmente assintomático. Nos casos com manifestações clínicas, febre, astenia e anorexia lembram qualquer outra infecção viral benigna. Em crianças pequenas, podem aparecer sinais de hepatite, como icterícia colestática em recém-nascidos e lactentes jovens. Já em crianças maiores e adolescentes, a apresentação se assemelha à da mononucleose, sendo uma das causas da denominada "síndrome de mononucleose-símile". O diagnóstico pode ser confirmado com a sorologia específica ou por pesquisa de células de inclusão viral em fluidos (urina) ou tecidos.
- *AIDS.* A síndrome da imunodeficiência adquirida, causada pelo vírus da imunodeficiência humana (HIV), pode mimetizar diversos quadros clínicos nas suas diferentes fases de evolução. Na fase aguda, pode evoluir com febre, astenia, anorexia, adenomegalias. Habitualmente, essa fase apresenta curta evolução, sendo indistinguível de outros quadros virais agudos e autolimitados. É mais uma das infecções catalogadas como "síndrome de mononucleose-símile". O diagnóstico nessa fase é difícil, pois ainda não existe soroconversão. Na evolução da doença, com o quadro clínico de AIDS estabelecido, além da febre são frequentes sintomas respiratórios, diarreia de evolução persistente ou crônica, perda de peso e, quase sempre, infecções associadas, motivo pelo qual é difícil imputar apenas ao HIV as diferentes manifestações clínicas, incluindo os casos que evoluem com FP. Nesses pacientes, é importante considerar a infecção associada por *M. tuberculosis* e outras micobactérias, provavelmente a principal causa de FP em crianças com AIDS.

Infecções Parasitárias

- *Malária.* É uma das infecções parasitárias mais disseminadas no mundo, representando grave problema de saúde pública em muitos países e regiões onde é a principal causa de consulta ambulatorial e também a principal causa de óbito. No Brasil, apresenta distribuição heterogênea, concentrando quase a totalidade dos casos na região amazônica e em alguns estados do Nordeste e do Centro-Oeste. A atual facilidade para longas viagens e o prolongado período de latência da doença devem ser avaliados na formulação das hipóteses diagnósticas de pacientes com FP que tenham visitado essas regiões. No Brasil, predomina a doença causada por *Plasmodium vivax* e pelo *P. falciparum*, sendo este último o responsável pela quase totalidade dos casos graves. Em regiões endêmicas, o quadro clínico de febre, às vezes com suas características cíclicas, associado frequentemente a anemia, facilita o diagnóstico. A pesquisa do parasita em lâmina de sangue periférico é o exame mais acurado nos casos duvidosos. Outros exames laboratoriais (precipitação sorológica) também são úteis na determinação da prevalência dos diferentes tipos de plasmódios e no diagnóstico de pacientes com quadros de resistência às drogas antimaláricas, casos que frequentemente evoluem com FP.
- *Esquistossomose.* É uma doença frequente em regiões tropicais e subtropicais pobres, causada por diferentes tipos de *Schistosoma*. Na Região Nordeste do Brasil, o *S. man-*

soni predomina. Na fase aguda, além da febre, o paciente pode apresentar sintomas respiratórios ou digestivos. Nos casos em que essa fase se prolonga, a doença pode assemelhar-se à febre tifoide ou à tuberculose. Já na forma crônica, especialmente a hepática e a gastrointestinal, a febre não é usual. Quando ocorre, deve-se suspeitar de enterobacteriose sistêmica associada, especialmente causada por espécies de *Salmonella*. Na suspeita dessa doença, é fundamental considerar a procedência do paciente, os antecedentes de contato com águas contaminadas com vetores e solicitar auxílio laboratorial; a eosinofilia sanguínea e a pesquisa de ovos do parasita nas fezes constituem exames de primeira linha.

- *Leishmaniose.* A forma visceral da leishmaniose, ou calazar, causada no nosso meio pela *Leishmania chagasi*, vem apresentando prevalência crescente em muitos municípios da Região Nordeste, onde sempre foi endêmica. Mesmo em outras regiões do Brasil, como o Sudeste, onde era considerada doença rara, vem apresentando importante aumento de prevalência. Hoje, o calazar é encontrado em quase todos os estados do país. Na sua forma clássica, a febre vem acompanhada de palidez, hepatoesplenomegalia e perda de peso, o que a torna semelhante a vários outros processos infecciosos, como febre tifoide, esquistossomose associada a enterobacteriose ou brucelose. Quando está associada a sangramentos na pele e nas mucosas, o diagnóstico diferencial com leucose é fundamental, tornando o mielograma o exame de maior relevância para o diagnóstico diferencial dessas doenças.

- *Toxoplasmose.* Infecção frequente, endêmica em muitas regiões do mundo, incluindo o Brasil. Na maioria das vezes, a infecção é assintomática. O paciente pode evoluir apenas com febre, mas adenomegalias, especialmente cervicais e supraclaviculares, fortalece a suspeita. A sorologia para a confirmação da doença valoriza títulos de anticorpos elevados e crescentes em avaliações sucessivas. A biópsia ganglionar está indicada nos casos em que haja suspeita de doença neoplásica.

Infecções por Riquétsias

As infecções causadas por esses microrganismos, classificados entre grandes vírus e bactérias na escala microbiológica, devem ser lembradas por sua importância histórica. São causadoras do tifo nas suas principais formas, o epidêmico e o endêmico (ou murino), associadas a grandes epidemias com elevada letalidade em épocas de catástrofes sociais, como guerras, secas, miséria extrema e campos de refugiados. Atualmente ainda apresenta importância epidemiológica nas regiões do mundo onde essas situações possam acontecer, além de causar algumas febres maculosas em diversas regiões das Américas. Sua prevalência na infância é muito baixa na nossa realidade.

Infecções por Espiroquetas

- *Leptospirose.* Doença endêmica, com surtos relacionados com enchentes em quase todo o Brasil. Nas formas leve e anictérica, pode ser subclínica ou parecer uma gripe, sendo a febre o sinal mais evidente. Raramente evolui em forma prolongada, apresentando melhora após a primeira semana. Nas formas ictéricas com grave comprometimento sistêmico, incluindo insuficiência renal, o diagnóstico pode ser difícil, pela semelhança com outros quadros infecciosos, como febre tifoide, febre amarela e malária. Avaliar sempre o contato com águas contaminadas pela urina de ratos, principais vetores do agente causal (gênero *Leptospira*). Entre outros sinais clínicos, valorizar a mialgia de panturrilhas, muito característica nessa doença.

- *Sífilis*. Deve ser lembrada por sua (vergonhosamente) alta prevalência no nosso meio, especialmente na Região Nordeste. Nas crianças, quase sempre se apresenta sob a forma congênita, sendo elementos clínicos frequentes e característicos o baixo peso ao nascimento, pênfigos palmoplantares, rinite serossanguinolenta, hepatoesplenomegalia, dores ósseas e pseudoparalisia dos membros. É muito raro que a febre seja o elemento central do quadro clínico. A facilidade para a confirmação diagnóstica por meio de exames sorológicos e radiológicos faz dessa doença causa rara de FP na infância.
- *Doença de Lyme*. Muito mencionada na literatura estrangeira, registra apenas relatos de casos esporádicos no sul do Brasil. O espiroqueta causal é inoculado pela mordedura do carrapato, principal reservatório do agente etiológico. Condiciona uma lesão local que pode evoluir por semanas associada a febre, mialgia, cefaleia e artralgias migratórias. Nessa fase, pode simular outras doenças infecciosas ou do tecido conjuntivo. O tratamento específico com antibióticos beta-lactâmicos (penicilinas, cefalosporinas) ou tetraciclinas determina a cura em quase todos os casos. Quando não tratada adequadamente, pode entrar na fase de latência, como outros espiroquetas, e reaparecer com sintomas clínicos, meses ou anos depois, com manifestações articulares e neurológicas.

Infecções por Fungos

As infecções sistêmicas por fungos são muito raras em crianças imunocompetentes, com exceção das adquiridas em ambiente hospitalar, facilitadas pelo uso de antibióticos de amplo espectro por tempo prolongado e pela utilização de métodos invasivos. A *Candida albicans*, nessas situações, pode condicionar quadros graves, especialmente em recém-nascidos e lactentes jovens. Em crianças imunodeprimidas, podem ocorrer quadros de micoses profundas, especialmente de localização respiratória; entretanto, raramente a FP será o elemento mais importante da doença. A blastomicose, a paracoccidioidomicose e a histoplasmose são registradas por relatos de casos esporádicos na infância, em nosso país, especialmente com localização pulmonar, devendo assim ser consideradas no diagnóstico diferencial das pneumopatias crônicas que cursam com FP.

DOENÇAS DO TECIDO CONJUNTIVO

- *Febre reumática*. É uma complicação tardia não supurativa de uma infecção estreptocócica. A sua fisiopatologia é explicada basicamente por um distúrbio do sistema imunológico. Embora outros sinais e sintomas sejam frequentes nessa doença, às vezes a febre é o único elemento presente por semanas. Na ausência de outros sinais característicos, como cardite ou artrite, o antecedente de uma infecção estreptocócica é muito importante e sempre deve ser procurado. É rara em crianças com menos de 3 anos. Uma característica importante é a boa resposta clínica ao uso de ácido acetilsalicílico usado em dose anti-inflamatória, que usualmente regulariza a temperatura em 48-72 horas. Sendo a principal causa de cardiopatia adquirida no nosso meio, deve ser sempre lembrada nos quadros de FP, solicitando-se as provas de reação inflamatória (velocidade de sedimentação das hemácias, proteína C reativa quantitativa, mucoproteínas, eletroforese de proteínas), ECG e avaliação cardiológica. Embora não descrita entre os critérios clássicos de Jones para o diagnóstico dessa doença, a ecocardiografia é muito útil para ajudar a definir o comprometimento cardíaco.

- *Artrite reumatoide juvenil.* Muitas vezes, a febre é o único sinal durante semanas ou meses. No início, usualmente existe a suspeita de doença infecciosa, mas a evolução com FP, sem comprometer muito o estado geral da criança, associada a exames laboratoriais negativos para outras doenças, infecciosas ou não, facilita a suspeita desse quadro, ainda mais na ausência de fenômenos articulares, adenomegalias, hepatomegalia e erupção cutânea maculopapular, presentes na forma sistêmica clássica da doença (doença de Still). Muitos desses sinais ou sintomas são inespecíficos, fortalecendo a suspeita diagnóstica quando existe a exclusão de outras causas. Os exames de laboratório prestam pouca ajuda, pois as provas de atividade inflamatória são também inespecíficas e frequentemente negativas.
- *Lúpus eritematoso sistêmico.* Doença rara na infância, pode cursar com FP, mas raramente sem outros sinais clínicos associados. Deve-se levantar suspeita nos casos em que a FP evolui associada a manifestações renais (nefrite lúpica) ou cutâneas. Acomete mais crianças do sexo feminino e em idade escolar.

DOENÇAS NEOPLÁSICAS

O câncer, em geral, é raro na infância. A incidência esperada de neoplasias é de 130 casos por ano para cada 1.000.000 de menores de 15 anos, cifra significativamente inferior à incidência em adultos. Ainda assim, deve ser um diagnóstico sempre presente em algumas situações clínicas, sendo a FP uma delas, visto que o bom prognóstico que muitas neoplasias infantis apresentam está em íntima relação com a precocidade diagnóstica.

Diversos tipos de neoplasias, especialmente no adulto, podem cursar com febre durante semanas, antes do aparecimento de outras manifestações características. Na infância, as leucemias, os tumores do sistema nervoso central (SNC) e os linfomas respondem pela maior parte das doenças neoplásicas nesse grupo etário. No caso dos tumores de SNC, pode existir febre, mas predominam os outros sinais e sintomas associados, como cefaleia, vômitos, alterações visuais e da marcha ou alterações neurológicas decorrentes de acometimento de outros pares cranianos. Já na leucemia e no linfoma, a FP é frequente nas fases iniciais da doença, determinando a necessidade da suspeita diagnóstica.

- *Leucemias.* É a forma mais comum de neoplasia na infância, especialmente na sua forma linfocítica aguda (LLA). Muitas vezes, é confundida no início com doença infecciosa ou doença do tecido conjuntivo, pois com frequência os sinais e sintomas dessas doenças se sobrepõem. Febre, palidez, perda de peso, adenomegalias, hepatoesplenomegalia, sangramentos e dores ósseas são os elementos mais comuns. A ausência de um foco infeccioso na vigência desse quadro clínico deve conduzir a rápida suspeita clínica e, nessa fase, um hemograma bem feito muitas vezes já define o diagnóstico, sendo o mielograma o complemento laboratorial essencial. É importante lembrar que, às vezes, a febre pode ser devida a uma infecção associada, pela elevada frequência com que os pacientes apresentam leucopenia e imunodeficiências.

- *Linfomas*. A febre quase sempre acompanha a hipertrofia dos gânglios linfáticos, sinal essencial da doença, porém nem sempre esses gânglios são periféricos ou palpáveis. Quando isso ocorre, sua detecção é simples por meio do exame clínico, e a confirmação diagnóstica pode ser feita de forma rápida e segura pela biópsia. Na infância, há uma forte tendência ao comprometimento abdominal (intestinal), não sendo raro, nesse caso, confirmar o diagnóstico por complicações cirúrgicas, como invaginação intestinal. A localização torácica frequentemente determina a suspeita de infecção respiratória, com antecedentes de tratamentos antimicrobianos ineficazes. Os linfomas são tumores produtores de citocinas pirogênicas liberadas durante processos de necrose tumoral, o que explica, em parte, sua predisposição a evoluir com febre.

  Outras neoplasias típicas da infância, como o neuroblastoma e o tumor de Wilms, podem cursar com FP. O exame físico cuidadoso facilita o achado de outros sinais característicos dessas doenças (massa abdominal palpável, perda de peso, hematúria etc.) quase sempre antes do aparecimento de febre, sendo assim uma raridade o diagnóstico apenas pela febre prolongada.

FEBRE POR OUTRAS CAUSAS

- *Doenças granulomatosas*. Etiologia frequente de FP no adulto é rara na infância. A febre, normalmente, acompanha uma série de outros elementos na história e no exame físico desses pacientes. Mencionaremos apenas duas doenças que devem ser lembradas no diagnóstico diferencial de FP, especialmente em escolares e adolescentes:
- *Doença de Crohn*. É uma doença inflamatória intestinal, rara na infância, que deve ser suspeitada em escolares e adolescentes que apresentem febre prolongada com dor abdominal sem outras causas definidas, associadas a perda de peso e deficiência no crescimento. Pode haver sangramentos digestivos. O hemograma mostra anemia e elevação da velocidade de sedimentação das hemácias. A endoscopia digestiva e os estudos de imagem fazem parte da investigação laboratorial.
- *Sarcoidose*. É muito rara na infância. Pode apresentar alterações pulmonares com padrão radiológico miliariforme, semelhante à tuberculose ou às micoses pulmonares. Essa apresentação radiológica pode estar ausente no início do quadro, porém o aparecimento do mesmo em radiografias sucessivas é sugestivo desse diagnóstico. Pode haver anemia e aumento da velocidade de sedimentação das hemácias. O diagnóstico, muitas vezes, é firmado apenas pela biópsia pulmonar.

468 Diagnóstico Diferencial em Pediatria

- *Febre por medicamentos.* Em geral, corresponde à liberação de pirógenos endógenos por hipersensibilidade tardia. Mais frequentemente, é desencadeada por quimioterápicos do tipo sulfonamidas (sulfametoxazol), antibióticos beta-lactâmicos (penicilinas) e tetraciclinas. De difícil diagnóstico, ajudam na suspeita outros elementos que sugiram hipersensibilidade, como *rash* urticariforme e artralgias. A suspensão da medicação determina o desaparecimento da febre.
- *Febre psicogênica (fictícia).* Existem dois tipos: a forma falsa e a forma induzida (por pirógenos injetados). Na infância, frequentemente está associada a genitoras ansiosas e à síndrome de Münchausen. Nos adultos, é mais frequente no sexo feminino e em pessoas com treinamento em enfermagem. Suspeitar especialmente quando houver referência exagerada a temperaturas elevadas (40°C ou mais) sem repercussão sistêmica ou genitoras com o perfil descrito.
- *Doença de Kawasaki.* É uma doença típica da infância, em que a febre é o elemento essencial para o diagnóstico, usualmente superior a 5-7 dias e refratária ao uso de antitérmicos. A avaliação cuidadosa no exame físico facilita a detecção dos outros elementos característicos da doença, como conjuntivite não purulenta, enantema com importante comprometimento labial, adenomegalia cervical, *rash* urticariforme e alterações de mãos e pés (edema, artralgias, eritema, descamação). Nessa doença, o laboratório não ajuda no diagnóstico, que é essencialmente clínico, embora uma plaquetose possa ser observada no hemograma e a ecocardiografia possa detectar alterações coronarianas em fases precoces da doença. É causa relativamente frequente de FP uma vez que não é facilmente reconhecível pelos médicos na primeira semana de doença, usualmente confundida com viroses inespecíficas ou estreptococcias (escarlatina) quando o exantema é muito evidente.
- *Tromboflebite.* Associada ou não a doença tromboembólica. É uma causa pouco frequente de FP, e deve ser considerada em pacientes com fatores de risco como cirurgias, fraturas, imobilidade prolongada, dispositivos venosos e outras situações de hipercoagulabilidade. Nem sempre a tromboflebite apresenta sinais inflamatórios locais evidentes, assim como o tromboembolismo pulmonar poderá não ter imagens radiológicas características.
- *Histiocitoses.* Denominadas histiocitose X ou reticuloendoteliose, englobam vários quadros clínicos de etiologia desconhecida que cursam com distúrbios proliferativos do sistema histiolinfocitário. Na infância são descritas três formas de apresentação clínica:
  1. Granuloma eosinofílico. Lesão óssea de evolução benigna, habitualmente única, localizada preferencialmente nos ossos do crânio, no fêmur e no úmero. Dor e tumefação local são características, sendo a febre uma manifestação clínica incomum. A radiografia do osso afetado mostra alterações sugestivas, e o diagnóstico deve ser confirmado pela biópsia.
  2. Doença de Hand-Schüller-Christian. Muitos a consideram uma evolução do granuloma eosinofílico. Apresenta as alterações ósseas do granuloma eosinofílico, associadas a diabetes insípido e a exoftalmia.

3. Doença de Letterer-Siwe. Forma sistêmica e de maior gravidade, apresenta múltiplas lesões ósseas, associadas a lesões cutâneas, adenomegalias e hepatomegalia, devido à maciça infiltração de histiócitos. A febre é frequente nessa forma clínica e acomete principalmente pacientes com menos de 2 anos. Tem mau prognóstico, ainda com tratamento quimioterápico.

- *Síndrome hemofagocítica.* É uma síndrome caracterizada por febre prolongada, pancitopenia (devida a fagocitose intramedular) e disfunção hepática, muitas vezes associada a infecções, especialmente pelo vírus de Epstein-Barr (mononucleose infecciosa), mas também associada a imunodeficiências e doenças neoplásicas. O diagnóstico é confirmado pelo exame de medula óssea, e o prognóstico é reservado pela ausência de terapia específica.

- *Febre prolongada nosocomial.* Os pacientes internados por períodos longos, submetidos a procedimentos cirúrgicos, instrumentalização invasiva (especialmente de via respiratória, trato geniturinário e cateteres intravasculares), imobilizações prolongadas ou que estejam recebendo muitos medicamentos apresentam maior risco de desenvolver FP. Nesses pacientes, devem ser procurados focos nos seios paranasais, tromboflebites, tromboembolismos pulmonares e colite pseudomembranosa ou deve-se suspeitar diretamente de febre por medicamentos quando outras causas foram excluídas.

LABORATÓRIO

A indicação e a solicitação dos exames laboratoriais devem ser criteriosas, pois na maioria dos casos de FP uma boa história clínica e um exame físico cuidadoso permitem razoável aproximação diagnóstica. Muitas vezes, a confecção de uma história clínica apressada passa por alto elementos-chave para o diagnóstico. Se a condição clínica do paciente for estável, um curto período de observação com repetição diária do exame físico facilita mais ainda a sua elucidação. Quando o quadro clínico do paciente apresenta sinais de gravidade, devem ser feitos exames de laboratório mais específicos (culturas) e iniciado o tratamento empírico (antimicrobianos de amplo espectro) para as doenças mais prováveis (infecções). Devem ser evitadas pesquisas laboratoriais de *screening* muito amplas, que podem ser demoradas, dispendiosas e pouco úteis.

Na infância, as causas mais frequentes de FP são infecções bacterianas, como salmoneloses, tuberculose, infecção urinária, sífilis ou viroses atípicas, como mononucleose ou citomegalovirose. Nas regiões desenvolvidas, riquetsioses e doença de Lyme também são prevalentes, porém são raras no nosso meio, onde devemos acrescentar o calazar, a esquistossomose e também as leucoses. Direcionada a essas doenças, a primeira avaliação laboratorial deve contemplar:

- *Hemograma completo, com velocidade de sedimentação (VSH) das hemácias.* Leucopenias sugerem processos virais, mas também são observadas em infecções graves por bactérias gram-negativas, como na febre tifoide. Infecções graves causadas por bactérias gram-positivas usualmente cursam com leucocitose. VSH elevada (> 30 mm) sugere processo inflamatório secundário a doença infecciosa, mas também pode estar presente em doenças neoplásicas e em fenômenos autoimunes. Quando muito elevada (> 100 mm), devem ser lembrados tuberculose, doença de Kawasaki e linfomas.

- *Exame de urina e urocultura.* Fundamentais para confirmar ou afastar processos infecciosos das vias urinárias.
- *Radiografia de tórax.* Pesquisar imagens de pneumopatias, atelectasias, massas torácicas.
- *Reação de Mantoux.* No Brasil, a realização é padronizada com 2 unidades de tuberculina. Apresenta baixa sensibilidade em pacientes desnutridos ou com alguma imunodeficiência. Em outros países, utilizam-se 5 ou 10 unidades de tuberculina para melhorar essa sensibilidade.
- *Hemoculturas.* Fundamentais para algumas doenças, como a endocardite infecciosa, as salmoneloses, a brucelose e outras suspeitas de doenças bacteriêmicas ou septicêmicas.
- *Mielograma e mieloculturas.* O mielograma, com cultura quando indicado, ajuda a definir algumas doenças infecciosas, como o calazar ou a febre tifoide, assim como pode confirmar o diagnóstico de leucoses e outras doenças medulares infiltrativas.
- *Sorologia para doenças prevalentes na região.* Para sífilis, febre tifoide, HIV, mononucleoses, citomegaloviroses e outras.

Outros exames dependem das causas sugeridas e habitualmente envolvem estudo de imagem para pesquisar infecções ou abscessos ocultos, tumores, adenomegalias torácicas ou abdominais e vegetações cardíacas. A sorologia para outras etiologias infecciosas menos prevalentes deve ser considerada à medida que se afastam as causas mais frequentes. A endoscopia digestiva pode ser útil para definir doença inflamatória intestinal. Em ocasiões especiais, o diagnóstico somente poderá ser firmado com biópsias e estudos histopatológicos de peças operatórias. Os estudos por imagem têm evoluído muito, permitindo que métodos invasivos clássicos do estudo de FP (a exemplo das laparotomias exploratórias) sejam hoje cada vez menos indicados. A ultrassonografia e a tomografia permitem direcionar as biópsias com intervenções mínimas, da mesma forma que a laparoscopia.

TERAPÊUTICA

Apesar de não ser o objetivo deste capítulo, algumas considerações devem ser destacadas.

Os *testes terapêuticos empíricos* foram muito utilizados no passado com anti-inflamatórios, corticoides ou antimicrobianos. Não devem ser utilizados desde que existam boas opções de pesquisa laboratorial e o paciente esteja estável. Ainda assim, podem ser indicados em crianças e adultos em situações de especial indefinição diagnóstica. O teste terapêutico com o esquema associado de quimioterápicos para a tuberculose é um exemplo de que a melhora clínica do paciente poderá ser uma forma aceitável de diagnóstico. O problema é demorar mais tempo na investigação durante o período em que é aguardada a resposta clínica ou obter resposta para outras doenças não cogitadas, visto que o esquema antituberculoso, por ser tão amplo, não é específico apenas para uma doença.

Testes terapêuticos com o naproxeno têm sido sugeridos para diferenciar a FP de causas basicamente inflamatórias das de origem infecciosa ou neoplásica. Não parecem ser úteis nas crianças, e precisam de maior evidência científica.

Assim, esses testes empíricos devem ser reservados apenas para os pacientes nos quais todos os métodos diagnósticos possíveis tenham falhado em definir a etiologia ou naqueles em que precárias condições clínicas determinem a necessidade de rápida intervenção terapêutica. Ainda nessas circunstâncias, tente ser o mais específico possível, principalmente no uso de antimicrobianos.

Uma exceção especial está constituída pelos pacientes com FP e neutropenia. Esses pacientes têm alta frequência de doenças bacterianas ocultas, e o tratamento antibiótico empírico de amplo espectro é uma indicação rotineira após a coleta dos exames, especialmente os microbiológicos (culturas).

PROGNÓSTICO

O prognóstico dependerá da causa e das prováveis doenças associadas. Nas crianças é bom, pelo predomínio de doenças infecciosas que podem curar até sem tratamentos específicos, usualmente entre 3-6 semanas, quando o sistema imunológico já está em plena atividade. Nos adultos e idosos, o predomínio de neoplasias e doenças autoimunes torna a evolução mais crônica e de difícil manejo.

Bibliografia

1. Akpede CIO, Akenzua Cil. Management of children with prolonged fever of unknown origin and difficulties in the management of fever of unknown origin in children in developing countries. *Paediatr Drugs* 2001; 3(4):247-62.
2. Arnow PM, Flaherty JP. Fever of unknown origin. *Lancet* 1997; 350:575-80.
3. Barbado FJ, Gomez-Cerezo J, Pena JM. Fever of unknown origin: classic and associated with human immunodeficiency virus infection. A comparative study. *J Med* 2001; 32(3-4): 152-62.
4. Behrman N. *Textbook of pediatrics*, 17. ed. Philadelphia: W.B. Saunders, 2003.
5. Chen CJ, Huanu YC, Jaing TH. Hemophagocytic syndrome: a review of 18 pediatric cases. *J Microbiol Immunol Infect* 2004; 37(3);157-63.
6. Chow A, Robinson JL. Fever of unknown origin in children: a systematic review. *World J Pediatr.* 2011;7(1): 5-10.
7. Cogulu O, Kururoglu G, Kurugol Z. Evaluation of 80 children with prolonged fever. *Pediatr Int* 2003; 45(5):564-9.
8. Joshi N, Rajeshwari K, Dubey AP et al. Clinical spectrum of fever of unknown origin among Indian children. *Ann Trop Pediatr.* 2008; 28(4):261-6.
9. Jung A, Singh MM, Jajoo U. Unexplained fever-analysis of 233 cases in a referral hospital. *Indian J Med Sci* 1999; 53(12):535-44.
10. Long SS, Edwards KM. *Fever of unknown origin and periodic fever syndromes. Principles and practice of pediatric Infectious diseases*, 2. ed. New York: Churchill Livingstone, 2002.
11. McCarthy PL. Fever without apparent source on clinical examination. *Curr Opin Pediatr* 2004; 16(1):94-106.
12. Ministério da Saúde. *Guia de bolso. Doenças infecciosas e parasitárias*, 8. ed. rev. Brasília, 2010.
13. Pasic S, Minic A, Djuric P et al. Fever of unknown origin in 185 paediatric patients: a single-centre experience. *Acta Paediatr.* 2006; 95(4): 463-6.
14. Sherman JM, Sood SK. Current challenges in the diagnosis and management of fever. *Curr Opin Pediatr.* 2012;24(3): 400-6.
15. Tolan Jr RW. Fever of unknown origin: a diagnostic approach to this vexing problem. *Clin Pediatr* (Phil). 2010;49(3):207-13.

CAPÍTULO 46

Marcelo Pitta Pontual
José Pacheco Martins Ribeiro Neto

Hematúria na Infância

INTRODUÇÃO

A hematúria ocorre com frequência na faixa etária pediátrica. Tem prevalência em torno de 0,4-4,1%, segundo várias publicações. Dodge *et al.*, pesquisando hematúria em escolares, encontraram 4% de positividade. Quando consideraram hematúria a existência significativa de hemácias em duas ocasiões diferentes, o percentual caiu para 1% e, em três amostras, encontraram apenas 0,5%.

O aparecimento de sangue na urina ocasiona usualmente grande ansiedade nos pais. Bom relacionamento com os familiares é de fundamental importância para a condução desses casos.

Os médicos devem ter em mente que, às vezes, para se chegar a um diagnóstico etiológico necessita-se de meses ou anos de seguimento e, mesmo assim, aproximadamente 15% dos casos ficarão sem etiologia.

FISIOPATOLOGIA

Pequenas quantidades de eritrócitos na urina, até quatro por campo, consideram-se normais. Essas hemácias são eliminadas sem lesão significativa nos rins e nas vias urinárias.

Quando um evento patológico ocorre no parênquima renal ou sobre o trato urinário, pode existir eliminação de quantidade anormal de hemácias na urina.

A hematúria pode ter origem em qualquer ponto do trato urinário, dos glomérulos até a uretra. Nos glomérulos ocorrem lesões estruturais com rompimento dos capilares glomerulares ou alterações importantes na permeabilidade capilar e aparecimento de hemácias dismórficas na urina; nesses casos, usualmente existe proteinúria e podem aparecer cilindros hemáticos, considerados por muitos autores como patognomônicos de doença glomerular. Quando o evento patológico ocorre nos túbulos ou no restante das vias urinárias, as hemácias eliminadas tem morfologia normal, a proteinúria inexiste ou é discreta e não aparecem os cilindros hemáticos.

QUADRO CLÍNICO

Às vezes, o quadro clínico é muito evidente, em outros o diagnóstico é difícil, e em alguns não se consegue chegar ao diagnóstico etiológico.

Nesses pacientes é necessário fazer anamnese cuidadosa, análise detalhada dos antecedentes e exame físico minucioso.

As hematúrias podem ser classificadas de acordo com o aspecto da urina, localização no trato urinário, espectro clínico e modo de apresentação (Quadro 46.1).

Quadro 46.1 Classificação da hematúria

Aspecto	Localização	Espectro clínico	Apresentação
Macroscópica	Glomerular	Isolada	Recorrente
Microscópica	Extraglomerular	Associada a anormalidades clínicas	Permanente

No que se refere ao *aspecto*, pode ser macroscópica ou microscópica. Na primeira, a urina tem coloração vermelha, marrom-escura ou preta. No Quadro 46.2 podemos observar outras substâncias que também podem modificar a coloração da urina. A hematúria microscópica só pode ser diagnosticada com a ajuda dos exames laboratoriais, considerando-se anormal mais de quatro hemácias por campo no exame de urina tipo I ou mais que uma cruz (+) na fita reagente. O exame microscópico direto tem a vantagem de avaliar a morfologia eritrocitária e identificar os cilindros hemáticos. A fita reagente é muito prática, porém pode apresentar falso positivo quando há hemoglobinúria, mioglobinúria e urina muito alcalina (pH > 9). Falso negativo pode ocorrer se existir grande quantidade de vitamina C na urina.

Quadro 46.2 Coloração da urina

Vermelha	Marrom-escura ou preta
Sangue (hemácia ou hemoglobina)	Sangue
Mioglobina	Ácido homogentísico
Porfirina	Metemoglobina
Beterraba	Tirosinase
Amora preta	
Ibuprofeno	
Metildopa	
Nitrofurantoína	
Rifampicina	
Urato	

Quanto à *localização*, pode ser glomerular e extraglomerular. Nas glomerulares, a urina é de cor amarronzada ou de "Coca-Cola" e ocorre no princípio, meio e término da micção (homogênea), existindo usualmente hemácias dismórficas em mais de 70% dos eritrócitos examinados (usando a microscopia de contraste de fase), proteinúria em quantidade variada, e os cilindros hemáticos, quando presentes, fazem o diagnóstico de glomerulopatia. Nas extraglomerulares, a hematúria muitas vezes é inicial ou terminal, ocorrendo eliminação de coágulos, não há proteinúria ou é discreta, e as hemácias têm morfologia normal ou, quando aparece, o dismorfismo eritrocitário ocorre em menos de 70% das hemácias examinadas. Nos Quadros 46.3 e 46.4 observamos os principais dados

474 Diagnóstico Diferencial em Pediatria

que permitem diferenciar uma da outra. O aparecimento de hemácias dismórficas, para diagnosticar hematúria do trato urinário superior, apresenta dificuldades técnicas, dando resultados às vezes contraditórios. Em alguns casos podem existir dados de hematúria glomerular e extraglomerular, e esses pacientes ficam catalogados como portadores de hematúria indeterminada. O acompanhamento por tempo mais prolongado e avaliação mais profunda, com exames mais especializados, podem colaborar no diagnóstico.

Quadro 46.3 Características da hematúria glomerular

Urina amarronzada ou "cor de Coca-Cola"
Hematúria homogênea
Proteinúna > + + pela fita reagente
Cilindros hemáticos
Hemácias dismórficas (mais de 70%)

Quadro 46.4 Características da hematúria extraglomerular

Hematúria terminal ou inicial
Eliminação de coágulos sanguíneos
Proteinúria < + + na fita reagente
Hemácias com morfologia normal ou com menos de 70% de hemácias dismórficas

Dependendo da *clínica*, podem ser classificadas em isolada ou associada com anormalidades clínicas. No primeiro caso, o único dado é a hematúria; no segundo, além do sangramento, encontramos alterações clínicas, dependendo da doença de base. No Quadro 46.5 observamos as principais causas de hematúria isolada. Esta surge em 4-6% dos escolares, detectada apenas por exame de urina. O prognóstico depende da etiologia. Excetuando hipercalciúria, hiperuricosúria e doença de células falciforme, cujo diagnóstico é feito pela dosagem do cálcio urinário, do ácido úrico na urina e da eletroforese de hemoglobina, respectivamente, nas demais o diagnóstico será dado através da biópsia renal com análise pela microscopia óptica, eletrônica e imunofluorescência. No Quadro 46.6 encontramos as principais causas de hematúria associada a anormalidades clínicas. Analisando cuidadosamente a história clínica, os antecedentes, fazendo exame físico minucioso e solicitando os exames complementares indicados para cada patologia referida, podemos chegar ao diagnóstico na maioria dos casos. Em alguns será necessário realizar biópsia renal.

Quadro 46.5 Causas de hematúria isolada

Hipercalciúria e hiperuricosúria
Nefropatia da membrana basal fina
Síndrome de Alport
Nefropatia por IgA
Deposição vascular de C3
Glomerulopatias
Nefrite tubulointersticial
Doença de células falciformes — heterozigóticos
Idiopática

Quadro 46.6 Causas de hematúria associada

Glomerulopatias com alterações clínicas
Infecções do trato urinário
Doenças hematológicas
Litíase
Anormalidades anatômicas
Lúpus eritematoso sistêmico
Síndrome hemolítico-urêmica
Neoplasias
Vasculites sistêmicas
Traumas
Exercício físico
Drogas

De acordo com o *modo de apresentação*, podemos ter hematúria recorrente ou permanente.

DIAGNÓSTICO ETIOLÓGICO

O diagnóstico etiológico será realizado de acordo com os dados clínicos, antecedentes familiares e exames laboratoriais. A seguir apresentamos um algoritmo que poderá ajudar no diagnóstico das hematúrias.

Hematúria Macroscópica

Se o paciente apresentar hematúria macroscópica, devemos analisar a história clínica e o exame físico (Figura 46.1).

Se a hematúria for isolada, temos que solicitar hemograma completo, eletroforese de hemoglobina, creatinina, C3, ultrassonografia (USG) dos rins e das vias urinárias, urocultura, dosagem de cálcio, ácido úrico e creatinina em uma amostra de urina. Não conseguindo o diagnóstico e, caso a hematúria permaneça, o paciente deve ser encaminhado ao nefrologista pediátrico. Formulado o diagnóstico, deve ser iniciado o tratamento. Os pacientes curados devem ser acompanhados periodicamente. Os que persistem com hematúria devem ser encaminhados ao especialista.

Se a hematúria estiver associada a outros sintomas devem ser solicitados exames laboratoriais de acordo com o quadro clínico. Se o diagnóstico não for esclarecido, o paciente deve ser encaminhado ao nefrologista infantil, assim como os pacientes que, mesmo com diagnóstico definido, são portadores de afecções mais complexas e que fogem à experiência diária do médico generalista.

As principais doenças diagnosticadas nesse caso são hipercalciúria, hiperuricosúria, infecção do trato urinário, glomerulonefrite difusa aguda, cisto renal, tumor renal, coagulopatias, traumas, cistite hemorrágica e anemia falciforme.

Hipercalciúria e hiperuricosúria são as mais frequentemente diagnosticadas. Usualmente encontramos antecedentes familiares de litíase urinária. Relação cálcio/creatinina (urinária) > 0,22 e índice de ácido úrico (ácido úrico na urina multiplicado pela creatinina sérica e dividido pela creatinina na urina) > 0,57 são anormais. Nas crianças maiores, que controlam a eliminação de urina, deve-se fazer a dosagem de cálcio e ácido úrico na urina de 24 horas porque o resultado é mais fidedigno. Considera-se anormal a eliminação de cálcio > 4 mg/kg/dia. Os valores de ácido úrico na urina de 24 horas variam de acordo com a faixa etária: nos pré-escolares, considera-se anormal o valor > 15 mg/kg/dia; nos escolares, > mg/kg/dia; em adolescentes, > 9 mg/kg/dia.

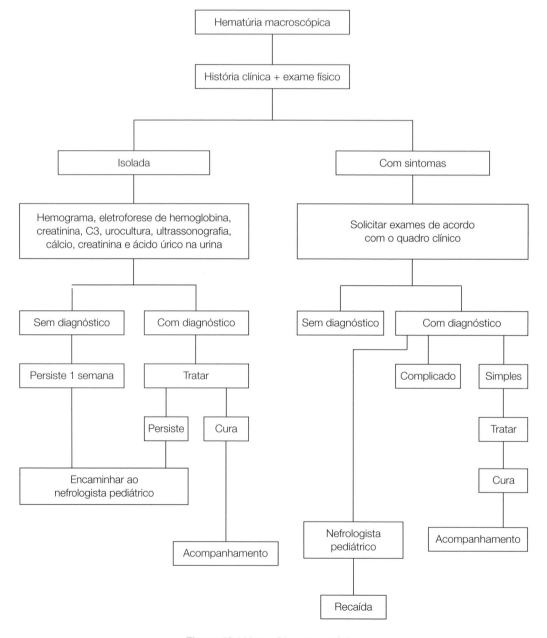

Figura 46.1 Hematúria macroscópica

Hematúria Microscópica

No caso da hematúria microscópica, devemos identificar se ela ocorre de forma *isolada* ou *associada* a algum outro sintoma (Figura 46.2).

No *primeiro grupo*, é importante verificar se há ou não proteína na urina. Quando os pacientes não apresentam proteinúria, o sumário de urina deve ser repetido 2-3 vezes, com intervalos maiores do que 2 semanas. Se o sangramento desaparece, o paciente deve ser apenas acompanhado. Quando persiste, devem ser solicitados creatinina sanguínea, eletroforese de hemoglobina, C3, USG dos rins e das vias urinárias, cálcio, ácido úrico e creatinina em amostra de urina. Quando não se consegue definir o diagnóstico, acompanhar; permanecendo por mais de 1 ano, encaminha-se o paciente ao nefropediatra, assim como aqueles que, tratados e acompanhados, apresentem recidivas. Esse grupo é um dos mais frequentes; quando não se consegue um diagnóstico e esses pacientes são acompanhados, apenas 1/3 permanece com hematúria um ano após o diagnóstico.

Nos casos diagnosticados, as afecções mais comuns são hipercalciúria, hiperuricosúria, hematúria familiar benigna e síndrome de Alport. Nos pacientes com proteinúria persistente por mais de duas semanas, a hematúria deve ser pesquisada. Os casos persistentes devem ser encaminhados ao nefropediatra; esses pacientes usualmente têm prognóstico menos favorável, embora a incidência seja pequena (0,06%). Usualmente o dano é glomerular ou tubulointersticial. Se a proteinúria desaparece, deve ser usado o mesmo esquema adotado para os que apresentam micro-hematúria isolada sem proteinúria.

No *segundo grupo*, quando apresentam sintomas associados, os exames devem ser solicitados de acordo com o quadro clínico. Os casos nos quais não se consiga o diagnóstico ou que apresentem complicações ou recidivas devem ser encaminhados ao nefrologista.

Devemos ter em mente que proteinúria em criança com hematúria usualmente indica prognóstico menos favorável.

As principais doenças diagnosticadas nesse grupo são: glomerulonefrite difusa aguda pós-estreptocócica, infecções do trato urinário, púrpura de Henoch-Schönlein, lúpus eritematoso sistêmico, urolitíase, doenças imunológicas, reumatológicas e hematológicas.

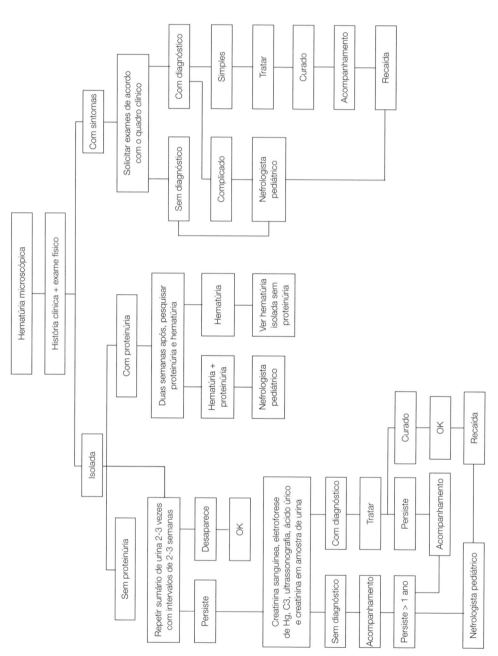

Figura 46.2 Hematúria microscópica

Bilbiografia

1. Andrade MC. Hematúria. In: *Tratado de pediatria*. Sociedade Brasileira de Pediatria. São Paulo: Manole, 2010. p. 1411-15.
2. Bergstein JM. Conditions particularly associated with hematuria. In: Behrman RE, Kliegman RM, Jenson HB. *Nelson's textbook of pediatrics*, 16. ed. Philadelphia: WB Saunders, p. 1577-90.
3. Diven SC, Travis LB. A practical primary care approach to hematuria in children. *Pediatr Nephrol* 2000; 14:65- 72.
4. Fallahzaden MK, Fallahzadeh MH, Mowla A, Derakhshan A. Hypercalciuria in children with urinary tract symptoms. *Saudi J Kidney Dis Transpl* 2010 Jul;21(4):673-7.
5. Feld LG, Meyers KEC, Kaplan BS, Stapleton FB. Limited evaluation of microscopic hematuria in pediatrics. *Pediatrics* 1998; 102(4):42-7.
6. La Manna A, Polito C, Marte A et al. Hyperuricosuria in children: clinical presentation and natural history. *Pediatrics* 2001; 107(1):86-90.
7. Norman ME. *Uma abordagem para hematúria e proteinúria no consultório*. Clínicas Pediátricas da América do Norte. Rio de Janeiro: Interlivros, 1987; vol. 3, p. 577-94.
8. Pontual MP. Hematúria. In: Fernando Figueira. *Pediatria.* Rio de Janeiro: Medbook, 2011. p. 876-81.
9. Tesser Poloni JA, Bosan IB, Garigali G, Fogazzi GB. Urinary red blood cells: not only glomrrular or nonglomerular. *Nephron Clin Prect.* 2012;120(1):c36-41.
10. Sultana T, Rahman MQ, Rahman F et al. Value of dysmorphic red cells and G1 cells by phase contraste microscopy in the diagnosis of glomerular diseases. *Mymensingh Med J.* 2011 Jan; 20(1):71-7.
11. Wood EG. Asymptomatic hematuria in childhood: a practical approach to evaluation. *Indian J Pediatr* 1999; 66(2):207-14.
12. Zaman Z, Proesmans W. Dymorphic erythrocytes and G1 cells as markers of glomerular hematuria. *Pediatr Nephrol* 2000; 14(10-11):980-4.

CAPÍTULO 47

Rita de Cássia Coelho Moraes de Britto

Hemoptise

O sistema respiratório tem como principal função o fornecimento de oxigênio aos tecidos e remoção do dióxido de carbono do corpo, participando ainda de outras funções, como vocalização, deglutição, vômito, micção, defecação, parto, sono e emoções. Para que a respiração ocorra, é importante que as vias respiratórias estejam pérvias, sendo necessário que o ar inspirado passe por um processo de filtração, umidificação e ajuste de temperatura.

O pulmão é um órgão ricamente vascularizado, de modo que o volume total de sangue corresponde a cerca de 40-50% do peso do pulmão, fração superior à de qualquer outro órgão. O pulmão contém duas fontes distintas de vascularização: a *circulação arterial pulmonar* e a *circulação brônquica*.

CIRCULAÇÃO ARTERIAL PULMONAR

A artéria pulmonar tem parede fina, e os seus ramos são todos muito curtos. Todas as artérias pulmonares, mesmo as pequenas artérias e arteríolas, têm diâmetro superior às suas equivalentes da circulação sistêmica. Esse fato, aliado à pequena espessura e grande distensibilidade da parede vascular, confere à árvore arterial pulmonar grande complacência, permitindo conter grande volume de sangue, funcionando com um sistema de baixa pressão, em que a pressão máxima normalmente não excede a 40 mmHg. Esse volume pode chegar a acomodar cerca de dois terços do débito do ventrículo direito. Há um padrão anatômico de ramificação vascular arterial acompanhando a dos bronquíolos, que contribui para o acoplamento ventilação-difusão. As veias passam nos septos interlobulares. O grande número de vias circulatórias em paralelo diminui a resistência ao fluxo sanguíneo. A circulação pulmonar é de fundamental importância para que as trocas gasosas ocorram de modo adequado. Essa circulação tem início no ventrículo direito, de onde o sangue venoso é bombeado para a artéria pulmonar até chegar aos pulmões por meio das artérias pulmonares direita e esquerda. O sangue venoso vai circulando em vasos que vão se tornando cada vez mais estreitos, até atingir os capilares que contatam diretamente as unidades funcionais dos pulmões, os alvéolos pulmonares. Os alvéolos ricos em oxigênio provenientes do processo de ventilação difundem-se para os capilares sanguíneos e penetram nas hemácias, onde se combinam com a hemoglobina, enquanto o gás carbônico (CO_2) é liberado para o ar.

O sistema arterial pulmonar funciona com pressões muito inferiores às da circulação sistêmica. Essa diferença se deve a diversos fatores, como o grande número de pequenas artérias musculares pulmonares, o enorme leito capilar pulmonar e o baixo tônus vascular dos vasos pulmonares, mas a circulação pulmonar dispõe de mecanismos potentes para o equilíbrio da ventilação e perfusão, mecanismos que permitem manter a PaO_2 e a $PaCO_2$ dentro dos limites ideais.

Em cada ciclo cardíaco, circula lentamente, nos capilares da rede pulmonar, todo o volume de ejeção do ventrículo direito sob a forma de fina película de sangue. Em qualquer circunstância fisiológica, mesmo no exercício mais vigoroso, no final da área de trocas atingiu-se um equilíbrio com as concentrações no espaço alveolar.

O sangue arterial, rico em oxigênio, retorna ao coração pelas vênulas, que se reúnem em vasos maiores, as veias pulmonares, e chega ao coração pela aurícula esquerda, passa para o ventrículo esquerdo de onde será bombeado para todo o corpo, iniciando-se assim a circulação sistêmica.

CIRCULAÇÃO BRÔNQUICA

O sangue também chega aos pulmões através de várias artérias brônquicas a partir da circulação sistêmica, o correspondente a cerca de 1-2% do débito cardíaco. Essas artérias tipicamente se originam da aorta ou artérias intercostais e perfundem as vias respiratórias condutoras. Carregam um volume menor de sangue oxigenado, utilizando pressões mais elevadas. Normalmente, o paciente tem três artérias brônquicas reconhecidas: duas que suprem o pulmão esquerdo e uma que supre o direito, embora 20-30% dos indivíduos tenham dois vasos de cada lado. O sangue dessa circulação supre as necessidades do tecido conjuntivo de suporte, glândulas e paredes das vias respiratórias e vasos, com exceção da unidade respiratória terminal, que recebe nutrientes pela circulação pulmonar. Também aquece e umidifica o ar. Regressa ao átrio esquerdo pelas veias pulmonares, sendo portanto o retorno ao coração esquerdo 1-2% superior ao do direito, o que repercute nos débitos ventriculares.

Em algumas situações patológicas que acometem as vias respiratórias e o sistema cardiovascular, podem ocorrer sangramentos das vias respiratórias.

Define-se hemoptise como a expectoração de sangue da árvore traqueobrônquica ou do parênquima pulmonar, sendo esse um sinal comum inespecífico e alarmante, que pode ocorrer em diversas condições clínicas. A idade de apresentação é bimodal, com pico de frequência em crianças com menos de 5 anos e em adolescentes de 11 anos ou mais.

Anatomicamente, existem três fontes potenciais de sangramento dentro da via respiratória inferior: a artéria pulmonar, as artérias brônquicas, as veias brônquicas, podendo o sangramento surgir a partir de qualquer um dos sistemas. Quando surge a partir da circulação pulmonar, habitualmente o sangramento é mínimo, entretanto quando surge a partir da circulação brônquica (90% dos casos) pode ser intenso, em virtude das altas pressões hidrostáticas que promovem uma hemorragia que

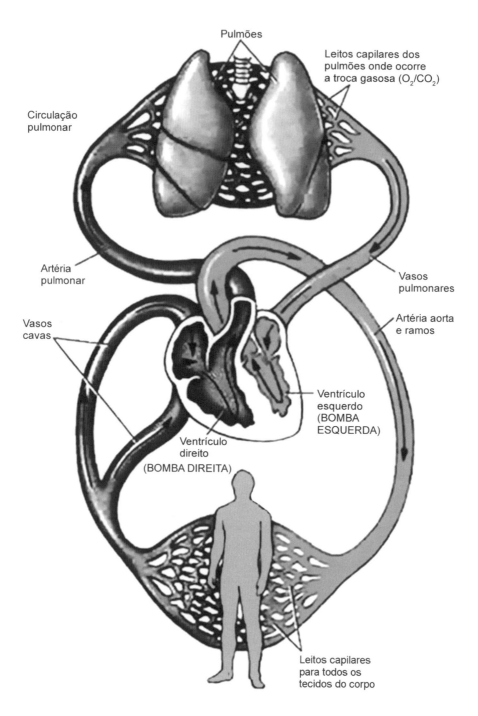

Figura 47.1 Pequena circulação.

pode significar risco de vida para o indivíduo, mais pela asfixia do que por choque hipovolêmico.

O diagnóstico de hemoptise em pediatria pode ser um desafio, uma vez que crianças pequenas, após tossir, deglutem o escarro, e a hemoptise pode passar despercebida, a menos que o sangramento seja substancial. São fatores limitantes, ainda, a incapacidade de fornecer história completa e de cooperar com o exame físico. Habitualmente, a hemoptise causa ansiedade significativa para o paciente, a família e o pediatra.

Importante é estabelecer se a criança tem realmente hemoptise, pois hemorragia extrapulmonar, como as resultantes das vias respiratórias superiores (epistaxe, sinusopatia) ou do trato gastrointestinal (hematêmese), pode ser incorretamente atribuída à hemoptise — pseudo-hemoptise.

Alguns aspectos do sangramento são importantes para sugerir a sua origem. O sangue na hemoptise é vermelho brilhante ou oxidado quando misturado ao escarro. Já na hematêmese, o sangue é vermelho-escuro ou marrom e pode estar misturado a partículas de alimento. Um exame físico detalhado pode conduzir ao diagnóstico da hemoptise na maioria dos casos.

O sangramento observado nas vias respiratórias pode ocorrer em diversas condições clínicas, sendo as causas mais comuns, em crianças, infecções respiratórias (40%), aspiração de corpo estranho e bronquiectasias.

Trauma mecânico secundário a tosse intensa pode produzir hemoptise caracterizada por sangue contido no escarro, frequentemente associada a infecção respiratória aguda, em geral benigna e autolimitada.

As infecções respiratórias são frequentes na faixa etária pediátrica, causando um processo inflamatório que pode evoluir com ruptura de vasos sanguíneos superficiais, com consequente hemoptise.

Entre as infecções que causam hemoptise, é importante destacar em nosso meio a tuberculose. Essa infecção pode causar hemoptise por diversos mecanismos, como sangramento local da via respiratória, neovascularização de regiões cicatrizadas, erosão de tubérculos calcificados associada a compressão de grandes brônquios e eventual colonização por fungos do gênero *Aspergillus*, evoluindo com a formação de grandes cavernas em pacientes com tuberculose avançada, acarretando sangramento arterial profuso. A hemoptise fatal maciça nos pacientes com tuberculose cavitária crônica pode resultar da ruptura de um aneurisma da artéria pulmonar nas paredes de uma caverna, entretanto essa condição é infrequente na pediatria.

Em pacientes com bronquiectasia, a colonização bacteriana crônica produz uma alteração do revestimento epitelial ciliado para epitélio escamoso estratificado, com áreas de tecido de granulação. Tosse e lesões da parede das vias respiratórias secundárias a infecções recorrentes podem lesar os vasos sanguíneos que irrigam os brônquios, tornando-as dilatadas e tortuosas, e desenvolvendo extensas e frágeis anastomoses broncopulmonares, suscetíveis a ruptura e sangramento secundário.

A aspiração de corpo estranho é uma condição comum em crianças, sobretudo naquelas menores de 3 anos. Pode causar hemoptise decorrente da circulação brôn-

484 Diagnóstico Diferencial em Pediatria

Quadro 47.1 Causas de hemoptise em crianças

Infecção	**Bacteriana** Pneumonia: *Streptococcus pneumoniae*, *Staphylococcus aureus*, *M. catarrhalis*, *Klebsiella* sp., *Pseudomonas aeruginosa*, *M. tuberculosis* Abscesso pulmonar Pneumonia necrosante
	Fúngica: histoplasmose, coccidioidomicose, aspergilose
	Viral: traqueobronquite, HIV, influenza H1N1
Neoplasia	Adenoma Papilomatose carcinoide Neoplasia maligna Aneurisma da artéria brônquica
Síndromes vasculíticas	Púrpura de Henoch-Schönlein Granulomatose de Wegener Poliarterite nodosa Hemossiderose pulmonar idiopática Síndrome de Goodpasture Aspergilose broncopulmonar alérgica Lúpus eritematoso sistêmico Síndrome de Behçet
Cardiopatias congênitas	Insuficiência cardíaca Ausência de artéria ou veia pulmonar Síndrome de Eisenmenger Tetralogia de Fallot
Trauma	História de trauma Laceração de cordas vocais Traqueostomia Aspiração de vias respiratórias Iatrogênica (perfuração da artéria pulmonar durante a colocação de um cateter de Swan-Ganz)
Malformações pulmonares	Sequestro pulmonar Cisto broncogênico
Coagulopatia	Doença de von Willebrand Trombocitopenia Uso de anticoagulantes
Desordens vasculares pulmonares	Embolia pulmonar Malformação arteriovenosa Telangiectasia Obstrução da veia porta Hemangioma
Idiopática	Hemoptise criptogênica Hemorragia pulmonar idiopática da infância
Outros	Fibrose cística Síndrome de Kartagener Imunodeficiência Ehlers-Danlos Medicamentos (amiodarona, propiltiouracil ou penicilamina) Inalação de pesticidas Pseudotumor inflamatório de pulmão Hemoptises catameniais (adolescentes) Corpo estranho *Crack* Síndrome de Münchausen

quica por lesão direta da parede brônquica ou não ser diagnosticada inicialmente, e o paciente apresentará por dias ou semanas tosse, sibilância crônica ou hemoptise.

DIAGNÓSTICO

No diagnóstico de hemoptise em pediatria, a anamnese é de fundamental importância. A história clínica pode fornecer informações essenciais para o diagnóstico correto, permitindo identificar a localização anatômica do sangramento e diferenciar a hemoptise da pseudo-hemoptise e de outros diagnósticos diferenciais. Na anamnese deve-se sempre indagar quanto à possibilidade de aspiração de corpo estranho, traumas, doença pulmonar crônica, história de febre, desconforto respiratório, tosse, epidemiologia para tuberculose e cardiopatias.

Deve-se tentar estimar quantitativamente a perda sanguínea, de modo a classificar a hemoptise em menor (volume < 100 mL) ou maciça (volume > 8 mL/kg a cada 24 horas ou 200 mL a cada 24 horas). A hemoptise maciça ocorre em pequeno número de casos e está associada a risco de morte, pois pode rapidamente evoluir para insuficiência respiratória aguda na criança por asfixia.

Quadro 47.2 Achados no exame físico do paciente com hemoptise

Sinal/sintoma clínico	Diagnóstico
Expectoração mucopurulenta	Traqueobronquite, bronquiectasia, fibrose cística
Febre, tosse produtiva, dor abdominal, dor torácica	Infecção do trato respiratório inferior, sinusite aguda, bronquite aguda, pneumonia, pneumonia necrosante, abscesso pulmonar
Episódio de asfixia súbita	Corpo estranho traqueal
Uso de drogas ilícitas (fumar cocaína)	Drogas — cocaína, *crack*
Hematúria	Vasculite pulmonar e renal, síndrome de Goodpasture, granulomatose de Wegener
Perda de peso, trauma, sintoma cardíaco crônico e viagens recentes	HIV, cardiopatias, lesão traumática de boca, orofaringe, nariz, traqueia e brônquio
Uso de anticoagulante	Efeito do medicamento, distúrbio de coagulação
Dispneia, fadiga, ortopneia, dispneia paroxística noturna, escarro róseo	Insuficiência cardíaca, disfunção do ventrículo esquerdo, estenose da valva mitral
História de doença crônica pulmonar, infecções recorrentes do trato respiratório inferior, tosse com escarro abundante e purulento	Bronquiectasia, abscesso pulmonar, fibrose cística
HIV (vírus da imunodeficiência humana), imunossupressão	Tuberculose

Assim como a anamnese, o exame físico deve ser completo e detalhado, pela necessidade de elucidação diagnóstica, tendo em vista que o tratamento deve ser direcionado pela causa.

No exame físico, deve ser dada especial atenção à boca e nasofaringe como fontes potenciais de sangramento. A ausculta pulmonar pode revelar sibilos localizados, sugerindo aspiração de corpo estranho, ou estertores ou sons respiratórios diminuídos, os quais podem ser associados a um processo infeccioso.

Hematomas pode sugerir distúrbios de coagulação, traumas. Telangiectasias ou hemangioma sugerem malformações arteriovenosas, e baqueteamento digital, deformidade torácica, cianose são observados em doença pulmonar crônica, malformações arteriovenosas pulmonares e doença cardíaca congênita.

Confirmada a hemoptise, a avaliação inicial deve incluir uma radiografia de tórax, cujas alterações serão importantes para o esclarecimento da causa do sangramento. Os achados radiográficos incluem infiltrados parenquimatosos e alveolares que podem estar difusos em ambos os pulmões. Outras características que sugerem a etiologia do sangramento incluem calcificações (sugerindo tuberculose), corpos estranhos radiopacos ou perda de volume sugestivos de obstrução endobrônquica, ou bronquiectasias. Quando a radiografia não evidenciar alterações, deve ser realizada tomografia computadorizada (TC), sem e com contraste, o que pode ajudar a identificar anormalidades anatômicas das vias respiratórias e vasos. É o teste de escolha para visualizar o parênquima pulmonar. A arteriografia deve ser considerada se houver forte suspeita de malformações vasculares.

Alguns exames laboratoriais também devem ser realizados na avaliação inicial, como o hemograma, que fornecerá informações quanto a necessidade de hemotransfusão e doenças infecciosas.

Caso o paciente tenha apresentado dois ou mais episódios de hemorragia, deve ser verificada a função renal (ureia e creatinina) e realizada investigação para vasculites: anticorpos antinucleares (ANA), antineutrófilos citoplasmáticos (ANCA), antimembrana basal (anti-GBM) e complemento para avaliar doença de Goodpasture, granulomatose de Wegener e lúpus eritematoso sistêmico.

Se houver suspeita clínica de doença pulmonar crônica, investigar fibrose cística (teste do suor ou *screening* genético para fibrose cística).

Broncoscopia flexível é usada para ajudar a identificar o local da hemorragia e a possível causa, uma vez que proporciona boa avaliação da via respiratória superior e distal. A biópsia pulmonar deve ser considerada em qualquer criança que se apresente com hemorragia alveolar difusa.

Avaliação cardíaca deve ser considerada em pacientes com hemoptise inexplicável por causas pulmonares, mesmo na ausência de sintomas evidentes de doenças cardíacas. Quando nenhuma outra causa for encontrada para hemorragia pulmonar, o diagnóstico presuntivo é de hemossiderose pulmonar idiopática em que o escarro e o lavado broncoalveolar apresentam siderófagos. Em pacientes com hemoptise de etiologia obscura, é importante descartar a possibilidade da síndrome de Münchausen.

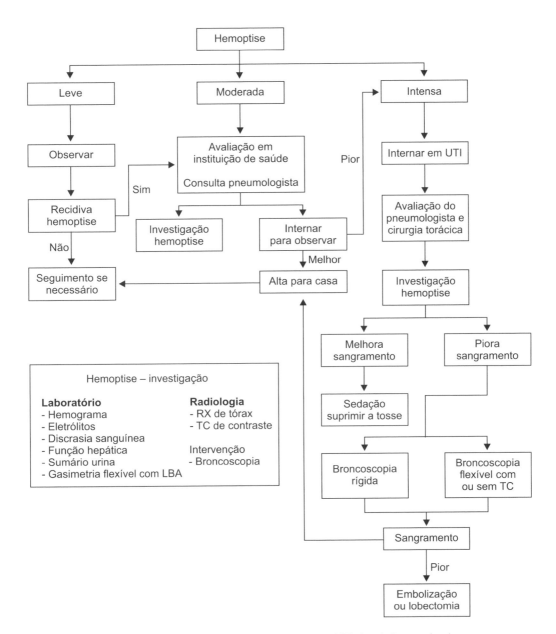

Figura 47.2 Algoritmo de hemoptise em crianças. LBA: lavado broncoalveolar.

Bibliografia

1. Aidé MA. Hemoptysis. J Bras Pneumol. 2010;36(3):278-280.
2. Batra PS, Holinger LD. Etiology and management of pediatric hemoptysis. *Arch Otolaryngol Head Neck Surg.* 2001;129:137-382.
3. Borges ER, Ab'Saber AM, Valente BCS. Pulmonary hemorrhage syndromes. *J Bras Pneumol.* 2005;31(Supl 1):S36-S43

488 Diagnóstico Diferencial em Pediatria

4. Bu JA, Sachdeva RC, Bricker JT et al. Hemoptysis: a 10-year retrospective study. *Pediatrics*. 1997;100:3-7.
5. Gaude GS. Hemoptysis in children. *Indian Pediatrics*. 2010;47:245-254.
6. Godfrey S. Hemorragia pulmonar/hemoptise em crianças. *Pediátrica Pulmonol* 2004; 37: 476-484.
7. Gomes NH. Hemoptise. SBCT, Sociedade Brasileira de Cirurgia Torácica. Disponível em: www.sbct.org.br/pdf/livro.../hemoptise_alternativas_terapeuticas
8. Lordan JL et al. The pulmonary physician in critical care: assessment and management of massive haemoptysis. *Thorax* 2003; 58:814-19.
9. Porzezinska M, Gorzewska A, Drozdowski J et al. Assessment of hemoptysis etiology among patients hospitalized in Pneumonology Department of Medical University of Gdansk in the years 1998-2002. *Pol Arch Med Wewn*. 2005; 114:658-63.
10. Quintero DR, Fan LL, Mallory GB, Hoppin AG, Hemoptysis in children. Literature review current through: Oct 2012. Disponível em: www.uptodate.com. Acessado em 16 nov 2012.
11. Reechaipichitkul W, Latong S. Etiology and treatment outcomes of massive hemoptysis. Southeast Asian. *J Trop Med Public Health*. 2005; 36:474-80.
12. Soares Pires F, Teixeira N, Coelho, Damas C. Hemoptises — etiologia, avaliação e tratamento num hospital universitário. *Rev Port Pneumol*. 2011; 17:7-14.
13. Valipour A et al. Bronchoscopy-guided topical hemostatic tamponade therapy for the management of life-threatening hemoptysis. *Chest* 2005:127: 2113-2118.

CAPÍTULO 48

Maria Eduarda Nóbrega de Faria

Hemorragia Digestiva

INTRODUÇÃO

Há 2-3 décadas, apenas 30-50% dos casos de hemorragia digestiva na criança tinham sua etiologia determinada. Com o avanço tecnológico e o maior acesso aos meios propedêuticos especializados (endoscopia digestiva alta, colonoscopia, angiografia, cintilografia), o esclarecimento das causas de hemorragia digestiva na faixa pediátrica se elevou para 95% aproximadamente. Independentemente da faixa etária estudada, o sangramento do trato digestivo ainda revela altos índices de morbimortalidade. Quando comparada à série de adultos, a maior discrepância consiste no diagnóstico diferencial, embora a abordagem diagnóstica e a terapêutica sejam, na maioria das vezes, semelhantes.

Na infância, a hemorragia digestiva alta é menos frequente que a baixa, mas habitualmente de maior gravidade.

CONCEITO

A hemorragia digestiva é definida como a perda de sangue originada do trato gastrointestinal (TGI) e seus anexos. Para fins de diagnóstico, o ponto anatômico de diferenciação entre hemorragia alta (HDA) e baixa (HDB) é o ângulo de Treitz (junção duodenojejunal). Pode ser manifestada das seguintes formas:

- *Hematêmese:* perda de sangue vivo ou digerido através do vômito, proveniente de um sítio acima do ângulo de Treitz. Traduz HDA.
- *Melena:* perda pelo ânus, de sangue escuro, com aspecto de "borra de café", eliminado com fezes ou não, que em 90% dos casos associa-se a sangramento digestivo alto, porém pode originar-se do cólon proximal.
- *Hematoquezia ou enterorragia:* evacuações com sangue vivo, geralmente oriundo do cólon, reto ou ânus, embora sangramento alto, volumoso ou associado a rapidez no trânsito intestinal também possa manifestar-se dessa maneira.
- *Sangue oculto nas fezes:* perda macroscopicamente imperceptível de sangue pelas fezes, originada de pequenos sangramentos do tubo digestivo, localizados no intestino delgado ou em segmentos mais altos.

ABORDAGEM DA CRIANÇA COM HEMORRAGIA DIGESTIVA

O sangramento através dos vômitos e/ou das evacuações consiste em situação muito desagradável e marcante, tanto para a criança como para seus pais, necessitando de atenção especial do médico.

A *anamnese* deve ser detalhada e capaz de definir se realmente existe sangramento. Nos casos suspeitos, questionar a origem do TGI, a intensidade da perda, o aspecto do sangue (vivo ou escuro) e sintomas associados, considerando sempre as peculiaridades de cada grupo etário pediátrico.

A ingestão de substâncias corantes contidas em alimentos ou drogas pode levar à falsa impressão de hemorragia. São exemplos: beterraba, gelatinas vermelhas, ampicilina, pamoato de pirvínio, tomate, anilina vermelha, chouriço, espinafre, ferro, bismuto ou sangue animal (utilizado no preparo de comidas regionais, como o sarapatel e a galinha de cabidela).

A deglutição de sangue materno, epistaxes, hemoptises, extrações dentárias, amigdalectomias, adenoidectomias e traumas nasotraqueais podem simular hematêmese e/ou melena. Menstruação e hematúria podem ser confundidas com enterorragia.

Hemorragia decorrente de varizes esofagianas e/ou gástricas, úlcera e gastrite hemorrágica, e doença hemorrágica do recém-nascido, em geral, são de grande monta. Nos casos de deglutição de sangue materno e síndrome de Mallory-Weiss, a intensidade varia de moderada a grave. Aquelas originadas de esofagite, ingestão de corpo estranho e vólvulo gástrico são habitualmente de pequena quantidade.

Em relação à HDB, o sangramento proveniente de divertículo de Meckel e varizes esofagogástricas é geralmente de grande volume. Aqueles derivados de alergia à proteína do leite de vaca, parasitoses, colites por doença inflamatória intestinal, hiperplasia nodular linfoide, colites por antibióticos, diarreia infecciosa, fissuras anais e hemorroidas habitualmente variam de intensidade leve a sangue oculto nas fezes. Os originados de hemangiomas, telangiectasias, úlcera péptica, púrpura de Henoch-Schönlein, duplicações intestinais e síndrome de Behçet podem variar de intensidade leve a grave.

É importante para o diagnóstico o conhecimento do aspecto do sangramento, especialmente nos casos de HDB em que a variação é maior. No caso da primeira pode variar de sangue vermelho-vivo, vermelho-cereja, "geleia de morango" a "borra de café".

Na hemorragia digestiva alta, questionamentos dos sintomas associados revestem-se de grande importância, já que essas informações podem caracterizar algumas situações. Perguntar então sobre:

- Dor abdominal crônica, epigástrica ou associada ao despertar noturno.
- Dor abdominal aguda, após vômitos repetidos, associada a vômitos hemorrágicos.
- História anterior de doença do refluxo gastroesofágico.
- Vômitos, com disfagia e déficit de crescimento, em crianças de qualquer idade.
- Dor abdominal associada a massa palpável.
- Disfagia com vômitos ou dor.
- Hepatopatias.
- Antecedente de banho de rio, especialmente na Região Nordeste do Brasil.

As crianças com HDB devem ser abordadas da seguinte forma:

- Recém-nascidos com aspecto saudável, interrogar e avaliar desse há fissura no seio materno, pela possibilidade de ingestão de sangue materno. Ainda no período neonatal, avaliar sinais de sangramentos na pele ou outros locais, estados graves e vômitos biliosos.
- Usualmente em lactentes, associação a cólicas, diarreia, atopias e vômitos; dor abdominal do tipo cólica com distensão abdominal e vômitos; massa palpável associada ou não a obstrução intestinal.
- Nos maiores de 2 anos, diarreias com febre; hematúria, púrpura, artrite, vômitos e dor abdominal associados; sangramento logo após ou associado à eliminação de fezes.
- Em crianças maiores e adolescentes, dor epigástrica.
- Independentemente da idade, existência de lesões na pele e ausência de dor.
- Passagem de fezes ressecadas pela ânus, com esforço e dor.
- Uso recente de antibióticos, associado a cólicas e distensão abdominal.

Antecedentes de cateterismo umbilical, transfusões sanguíneas e uso de drogas, especialmente os anti-inflamatórios não hormonais, ajudam também no diagnóstico diferencial de hemorragia digestiva em pediatria.

No *exame físico* após a avaliação geral do paciente e estabilização hemodinâmica, procede-se com exame clínico detalhado, dando atenção especial à coloração da pele e mucosas, quadro nutricional, inspeção do volume abdominal, ausculta de ruídos hidroaéreos, palpação do abdome, inspeção da região perianal e edemas.

A perda sanguínea pode ser estimada pela análise da perda exteriorizada, avaliação da pressão arterial, pulso e hematócrito. Entretanto, o valor inicial do hematócrito pode não ser real, já que apenas após 24-72 horas, com o restabelecimento do espaço vascular, esse dado hematimétrico reflete verdadeiramente o volume da perda.

Alguns sinais são importantes para a definição da etiologia, como prolapso retal, aftas, esplenomegalia, telangiectasias, ascite, fígado de consistência endurecida, torcicolo e equimoses nos membros inferiores.

A avaliação do aspecto dos vômitos e das fezes deve fazer parte do exame físico do paciente com hemorragia digestiva.

MÉTODOS COMPLEMENTARES

Após a estabilização hemodinâmica e respiratória do paciente, o próximo passo para a definição do diagnóstico etiológico é a realização dos exames complementares.

Endoscopia Digestiva Alta

A endoscopia digestiva alta (EDA), também conhecida como esofagogastroduodenoscopia, atua nas fases de diagnóstico, terapêutica e prognóstico na hemorragia digestiva localizada acima do ângulo de Treitz.

Para fins de diagnóstico, naqueles pacientes com estabilidade hemodinâmica a EDA deve ser realizada nas primeiras 12 horas posteriores ao sangramento, já que o índice diagnóstico pode chegar a 95% se assim for feito. Os pacientes com perdas volumosas, que persistem com sangramento ativo e instabilidade hemodinâmica, mesmo após reposição das perdas devem ser submetidos a avaliação endoscópica, concomitantemente com procedimentos de reanimação e estabilização hemodinâmica, de preferência em unidade de terapia intensiva.

Com esse procedimento é possível identificar lesões da mucosa do esôfago, do estômago e do duodeno, malformações vasculares, varizes, corpo estranho, tumores, entre outros.

Quando comparada aos estudos radiológicos, a EDA mostra superioridade na localização dos sítios hemorrágicos.

Colonoscopia

Também conhecida como endoscopia digestiva baixa, a colonoscopia representa cerca de 15-20% das endoscopias realizadas em crianças.

Esse exame está indicado naqueles casos suspeitos de:

- Lesões polipoides: além de diagnosticá-las, permite avaliar a mucosa de todo o cólon, em busca de associação aos adenocarcinomas cólicos ou de outros pólipos concomitantes. Polipose juvenil é a mais encontrada das síndromes polipoides na faixa pediátrica.
- Doenças inflamatórias intestinais: permite avaliar a localização e o grau do comprometimento colorretal através, não só da macroscopia, mas com o auxílio de biópsia.
- Enfermidades vasculares: diferenciam as várias doenças vasculares.
- Lesões tumorais: permitem o diagnóstico macroscópico e histopatológico dos tumores.

Hemograma com Coagulograma

Indispensável em todo paciente com hemorragia porque, além de refletir a intensidade do sangramento, pode detectar discrasias sanguíneas.

Provas de Função Hepática

Na suspeita de hepatopatias, principalmente associadas a hipertensão portal, devem ser solicitadas dosagem de aminotransferases, gamaglutamiltransferase e alfa-1--antitripsina.

Radiografia Simples de Abdome

Identifica sinais de obstrução intestinal, pneumatose e pneumoperitônio, e pode detectar corpo estranho. Neste último caso faz-se necessário também a solicitação de radiografia do tórax, para diagnóstico do corpo estranho em porção alta do tubo digestivo.

Enema Opaco

Quando realizado com duplo contraste, é possível avaliar as anormalidades da mucosa como, por exemplo, o aspecto de "falha de enchimento" notado na hiperplasia nodular linfoide.

Angiografia Seletiva

Útil nos casos em que a hemorragia não foi detectada por outros procedimentos. Localiza o sítio de sangramento quando a hemorragia está em atividade em velocidade superior a 0,5 mL/minuto. Identifica malformações vasculares e possibilita intervenções terapêuticas (injeção intra-arterial de substâncias vasopressoras e embolização de lesões sangrantes). Menos sensível que a cintilografia.

Cintilografia

Exame pouco invasivo, com sensibilidade para detectar sangramentos de até 0,1 mL/minuto, mediante a análise de hemácias marcadas. Método de eleição na suspeita clínica de divertículo de Meckel.

Pesquisa de Sangue Oculto nas Fezes

Quando existe anemia ferropriva não responsiva a tratamento medicamentoso, esse exame pode identificar a perda macroscopicamente imperceptível de sangue pelas fezes. Lembrar que, antes de sua realização, é preciso fazer uma dieta, por 3-5 dias, isenta de substâncias capazes de corar as fezes.

Parasitológico de Fezes

Solicitado nos casos de perda crônica de sangue, especialmente a associada a diarreia e dor abdominal, e nos países pobres, já que possuem zonas endêmicas de parasitoses. Útil, principalmente, para analisar *Ancylostoma duodenalis*, *Strongiloidis stercoralis* e *Schistosoma mansoni*.

Laparotomia

Reservada para situações em que não foi encontrada a causa através de outros métodos; necessita de intervenção terapêutica urgente.

Quadro 48.1 Etiologia da HDA correlacionada com a faixa etária

Neonatos (< 4 semanas)	Lactentes (< 2 anos)	Pré-escolar (2-< 6 anos)	Escolar (6 -< 12 anos)
Úlcera de estresse	Úlcera de estresse	Úlcera de estresse	Úlcera de estresse
Sangue materno deglutido	Esofagite	Gastrite	Gastrite
Distúrbio de coagulação	Gastrite	Mallory-Weiss	Úlcera péptica crônica
Gastrite hemorrágica	Mallory-Weiss	Varizes de esôfago	Mallory-Weiss
Esofagite	Estenose pilórica	Esofagite	Varizes de esôfago
Irritação por corpo estranho (sonda nasogástrica)	Malformação vascular	Corpo estranho	Esofagite
Malformação vascular	Duplicação	Malformação vascular	Doença inflamatória
Duplicação		Hemobilia	Malformação vascular
			Hemobilia

ROTEIRO DIAGNÓSTICO

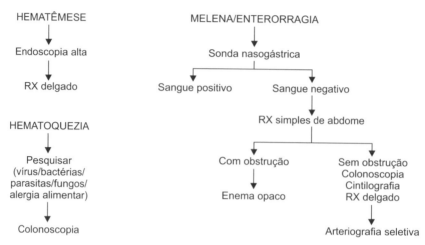

Figura 48.1 Roteiro diagnóstico da hemorragia digestiva.

PRINCIPAIS CAUSAS DE HEMORRAGIA DIGESTIVA ALTA

- *Úlcera de estresse.* Geralmente acomete pacientes em estado grave, de qualquer faixa etária, com lesão do sistema nervoso central ou sepse, e o sangramento habitualmente é de grande volume, aparecendo na sonda nasogástrica. Em recém-nascidos, há história de parto laborioso. O diagnóstico é por endoscopia digestiva alta.
- *Deglutição de sangue materno.* É a principal causa de HDA em recém-nascidos saudáveis, quando a avaliação do seio materno é fundamental para o diagnóstico. O teste de APT-Downey, o qual pesquisa a presença de hemoglobina fetal no vômito, é usado a fim de esclarecer se o sangue é oriundo da mãe ou do paciente.
- *Esofagite.* Quase sempre, a quantidade de sangue, nesse caso, é pequena (rajas, pingos ou equivalente a uma colher de sobremesa), e o aspecto pode variar de marrom-escuro a preto, do tipo borra de café. Raramente é espontâneo, e frequentemente é secundário a doença crônica. História de refluxo gastroesofágico e/ou sono intranquilo e disfagia podem estar presentes. O diagnóstico é fornecido por endoscopia digestiva alta.
- *Gastrite.* Abrange todas as faixas etárias. Habitualmente, o sangramento é de pequena monta. Clinicamente é caracterizada por vômitos e dor epigástrica. Interrogar sobre ingesta de anti-inflamatórios não esteroides é importante. A gastrite hemorrágica pode acometer pacientes graves ou hepatopatas e, nesses casos, o volume é maior. A endoscopia digestiva alta é o método complementar diagnóstico.
- *Síndrome de Mallory-Weiss.* Caracteriza-se por dor abdominal aguda após vômitos hemorrágicos repetidos. É mais frequente em pré-escolares e escolares. A hemorragia pode variar de moderada a grave. O diagnóstico é feito por endoscopia digestiva alta.

Para fins de diagnóstico diferencial, alguns autores dividem a HDA em causa varicosa e não varicosa, lembrando que, geralmente, as de origem não varicosa são autolimitadas.

Hemorragia Digestiva **495**

Quadro 48.2 Etiologia da HDB correlacionada com a faixa etária

Neonatos (< 4 semanas)	Lactentes (< 2 anos)	Pré-escolar (2-< 6 anos)	Escolar (6 -< 12 anos)
Criança saudável			
Colite infecciosa	Fissura anal	Colite infecciosa	Colite infecciosa
Alergia à proteína do leite	Colite infecciosa	Pólipo juvenil	Doença inflamatória
de vaca	Alergia à proteína do	Fissura anal	Enterocolite
Sangue materno deglutido	leite de vaca	Intussuscepção	pseudomembranosa
Doença hemorrágica	Colite inespecífica	Divertículo de Meckel	Pólipos
Duplicação intestinal	Pólipo juvenil	Angiodisplasia	Angiodisplasia
Divertículo de Meckel	Divertículo de Meckel	Púrpura de	Síndrome
	Divertículo de Meckel	Henoch-Schönlein	hemolítico-urêmica
	Duplicação	Síndrome	Hemorroidas
	Síndrome	hemolítico-urêmica	Colite isquêmica
	hemolítico-urêmica	Doença inflamatória	
	Doença inflamatória	Enterocolite	
	Enterocolite	pseudomembranosa	
	pseudomembranosa	Colite isquêmica	
	Colite isquêmica		
Criança enferma			
Colite infecciosa			
Vólvulo			
Enterocolite necrosante			
Coagulopatia disseminada			
Intussuscepção			
Insuficiência cardíaca congestiva			

PRINCIPAIS CAUSAS DE HEMORRAGIA DIGESTIVA BAIXA

- *Colite infecciosa.* História de diarreia com febre é sugestiva de diarreia infecciosa, sendo as de causa bacteriana (*Shigella*, *Salmonella*, *Escherichia coli* enteroinvasiva e êntero-hemorrágica) as mais frequentes em nosso meio, junto com as parasitoses. O sangramento nas fezes é de pequeno volume. O estudo das fezes, associado a coprocultura e parasitológico de fezes, auxilia o diagnóstico. Pode acometer qualquer faixa etária.
- *Alergia à proteína do leite de vaca.* Ocorre, habitualmente, em neonatos e lactentes. A hemorragia pode variar desde sangue oculto a sangue vermelho-vivo nas fezes. Pode haver história de cólicas, diarreia e vômito, e usualmente existe a associação a atopia, manifestada por rinite, asma e/ou dermatite atópica. Déficit de ganho pondoestatural e anemia de difícil controle também podem aparecer. Lembrar dessa situação nos neonatos em aleitamento materno exclusivo, pois a proteína provocante ingerida pela mãe pode ser passada à criança pelo leite materno.
- *Fissura anal.* Presente naqueles pacientes com constipação intestinal, caracterizada por sangramento de pouco volume, associada a evacuação com fezes ressecadas, ora em cíbalos, e dor retal. Geralmente são lactentes com aparência saudável, por isso a importância da inspeção da região anal ao exame físico.

496 Diagnóstico Diferencial em Pediatria

- *Pólipo juvenil.* Também chamado de pólipo de retenção ou inflamatório, na maior parte pediculados; antigamente acreditava-se que a grande maioria dos casos fosse de pólipos solitários, mas atualmente existem relatos de que 60% das crianças têm mais de um pólipo e mais de 40% têm um pólipo proximal podendo atingir até o cólon descendente. Usualmente não há outros sintomas associados ao sangramento retal. O diagnóstico pode ser feito com enema opaco e colonoscopia (com retirada do pólipo para análise do histopatológico).
- *Doença inflamatória intestinal.* Representa doenças crônicas, de etiologia desconhecida, emergentes na pediatria, representadas pela retocolite ulcerativa intestinal, doença de Crohn e colite indeterminada. Podem apresentar fases de exacerbação e remissão, com grau de intensidade variável. O início pode ser insidioso ou abrupto e grave. Antigamente, era considerada doença de adolescentes e adultos jovens, porém atualmente tem sido diagnosticada até na fase de lactentes. Os sintomas são, além de diarreia sanguinolenta ou sem sangue, evacuações noturnas, déficit pondoestatural, anorexia, náuseas, vômitos, febre, dores articulares, aftas, problemas oculares (uveíte e conjuntivite), pioderma gangrenoso, eritema nodoso, entre outros. Para o diagnóstico, além do acompanhamento clínico e seguimento do paciente, é fundamental o auxílio dos métodos complementares, principalmente o exame endoscópico com biópsia.
- *Vólvulo.* Pode ser sintomático ou assintomático. Dos casos sintomáticos, 50-70% apresentam quadro obstrutivo alto dentro das primeiras 4 semanas de vida, com vômitos biliosos e distensão abdominal alta, podendo ser visíveis ondas peristálticas. Essa situação pode levar a obstrução vascular do intestino manifestada por melena ou fezes semelhantes a geleia de morango e, eventualmente, sepse, perfuração e peritonite. A associação a atresia ou estenose de duodeno e pâncreas anular é vista em 25% dos casos. Para o diagnóstico, além de a história e o aspecto das fezes serem bem sugestivos, os exames radiológicos colaboram na definição.

CONSIDERAÇÕES FINAIS

O conhecimento do diagnóstico etiológico em crianças com hemorragia digestiva é fundamental para a terapêutica adequada. Trata-se de emergência médica, independentemente da faixa etária estudada.

Na HDA, em grande parte dos casos, com história detalhada, exame clínico minucioso e auxílio da EDA, consegue-se identificar esse diagnóstico, considerando ainda que 70-80% dos pacientes com HDA têm sangramento autolimitado, porém na HDB em até 25% das situações, mesmo com exames complementares e laparotomia exploradora, esse objetivo não é atingido.

Bibliografia

1. Boyle JT. Gastrointestinal bleeding in infants and children. *Pediatr Rev.* 2008;29(2):39-52.
2. Carvalho E, Nita MH, Paiva LM, Silva AR. Hemorragia digestiva. *J Ped* (RJ) 2000; 76 (Supl 2);S135-S146.

3. Chawla S, Seth D, Mahajan P, Kamat D. Upper gastrointestinal bleeding in children. *Clin Pediatr* (Phil.). 2007;46(1):16-21.
4. Cleveland K, Ahmad N, Bishop P, Nowicki M. Upper gastrointestinal bleeding in children: an 11-year retrospective endoscopic investigation. *World J Pediatr*. 2012;8(2):123-8.
5. Corvo M, Valladè A. Approach in first aid to children with gastrointestinal hemorrhage. *Pediatr Med Chir*. 2008;30(6):290-5.
6. Ramsook C et al. Diagnostic approach to lower gastrointestinal bleeding in children. *Uptodate*, 2012. p. 86.

CAPÍTULO 49

Carlos Henrique Bacelar Lins de Albuquerque
Fernando Antonio Andrade de Oliveira
Márcia Jaqueline Alves de Queiroz Sampaio
Nara Vasconcelos Cavalcanti

Hepatoesplenomegalia

INTRODUÇÃO

O fígado e o baço apresentam uma série de peculiaridades anatomofisiológicas e exercem funções importantes no organismo, por isso a frequência na clínica pediátrica de hepatomegalia e/ou esplenomegalia em diversas doenças.

Diante de uma criança com tal suspeita, a primeira etapa consiste em definir se essa massa palpável é realmente o fígado ou o baço aumentados de tamanho, já que muitas vezes pode ser confundida com hidronefrose, pseudocisto pancreático ou tumor retroperitoneal. Quando o exame clínico for duvidoso, deve-se utilizar métodos complementares de diagnóstico, como ultrassonografia de abdome, que na grande maioria dos casos eliminará tal dúvida. Se a indefinição persistir, a tomografia de abdome com contraste se faz necessária. Após a confirmação de que se trata de hepatoesplenomegalia, a etapa seguinte consiste em determinar a natureza patológica desses achados. Nos casos em que a hipertrofia ocorre de forma discreta, o maior desafio para o clínico é decidir se esse aumento de tamanho justifica uma avaliação laboratorial imediata ou requer apenas observação clínica cuidadosa. Sabe-se que, em um terço dos neonatos sadios e em 10% de crianças maiores, pode-se palpar o baço sem nenhum significado patológico. Entretanto, baço palpável a mais de 2 cm do rebordo costal representa definitivamente um achado patológico. Em estudo realizado em uma universidade norte-americana, por ocasião da entrada na universidade cerca de 3% dos alunos tinham baço palpável, com persistência desse achado em um terço dos casos no período de 3 anos. Deve-se, portanto, dar maior importância à anamnese, aos dados epidemiológicos e a outros sinais e sintomas associados.

A terceira etapa baseia-se em encontrar uma etiologia para a hepatoesplenomegalia e, para isso, é necessário que sejam revistas suas principais funções:

- O fígado e, principalmente, o baço são sedes importantes de tecidos linfoides e do sistema fagocítico mononuclear (reticuloendotelial), colaborando na defesa do organismo com a depuração de imunocomplexos e microrganismos opsonizados, da produção de fatores imunológicos (anticorpos, opsoninas), além de iniciar as respostas imunológicas adaptativas aos antígenos capturados do sangue.

Desse modo, tendem a se hipertrofiar em todas as situações em que reagem o tecido linfoide e o sistema fagocítico mononuclear, como nas infecções agudas ou crônicas, nos tumores, nas colagenoses e nas doenças de hipersensibilização.

- Ainda como decorrência da abundância de tecido do sistema fagocítico mononuclear, o baço é responsável pela destruição de elementos circulantes envelhecidos ou anormais, estando portanto seu aumento de tamanho presente nas anemias hemolíticas e nas síndromes histiocíticas.
- Na vida intrauterina, o fígado e o baço assumem um papel na hematopoiese. Nas situações em que se exige do organismo notável esforço regenerador do sangue, persiste ou reaparece essa capacidade hematopoiética extramedular, podendo-se encontrar hepatoesplenomegalia nas anemias hemolíticas ou mesmo nas anemias carenciais graves.
- Devido à sua abundante rede vascular, distúrbios circulatórios gerais (ICC, pericardite) ou locais (hipertensão portal) também podem determinar aumento do tamanho do fígado e do baço.

Para fins didáticos, podemos agrupar as doenças que cursam com hepatoesplenomegalia em dois grupos: Grupo I – Doenças com evolução habitualmente febril e Grupo II – Doenças com evolução habitualmente afebril.

A seguir serão abordadas em separado as causas das hepatoesplenomegalias citadas.

GRUPO I – DOENÇAS COM EVOLUÇÃO HABITUALMENTE FEBRIL

1) Doenças infectoparasitárias

a) Bacterianas
- Abscesso hepático
- Salmoneloses
- Endocardite
- Brucelose
- Tuberculose

b) Virais
- Citomegalovirose
- Mononucleose

c) Parasitárias
- Calazar
- Toxoplasmose
- Toxocaríase
- Esquistossomose (fase aguda)
- Malária

d) Fúngicas
- Paracoccidioidomicose
- Histoplasmose

2) Neoplasias
   a) Leucemias
   b) Linfomas

3) Síndromes histiocíticas
   a) Histiocitose de células de Langerhans
   b) Linfo-histiocitose hemofagocítica
   c) Síndrome de ativação macrofágica
4) Inflamatórias
   a) LES
   b) Artrite idiopática juvenil
   c) Sarcoidose
   d) Doença do soro

DOENÇAS INFECTOPARASITÁRIAS

Abscesso Hepático

Infecção piogênica do parênquima hepático, rara na infância, que acomete preferencialmente crianças desnutridas e imunodeprimidas. As principais etiologias são *Staphylocaccus aureus* e bactérias entéricas gram-negativas, principalmente *Escherichia coli*. A principal via de contaminação é hematogênica, porém a migração de áscaris para o trato biliar pode determinar a formação de abscessos por agentes gram-negativos. No Recife e na região metropolitana, a etiologia amebiana não é prevalente, pois o zimodema encontrado (tipo *dispari*) é não patógeno.

O quadro clínico é caracterizado por febre, habitualmente prolongada, dor no quadrante superior direito do abdome e sintomas inespecíficos (náuseas, vômitos, anorexia, perda de peso e astenia). Ao exame físico observa-se hepatomegalia dolorosa associada a esplenomegalia quando o baço também é comprometido. Icterícia é incomum.

O hemograma é sugestivo de infecção bacteriana, e as enzimas hepáticas e bilirrubinas ocasionalmente estão alteradas. A hemocultura é positiva em 50% dos casos. A ultrassonografia hepática é o exame de escolha para verificar o tamanho e a localização do abscesso, além de conduzir a evolução do tratamento.

Febre Tifoide

Doença infecciosa aguda causada pela bactéria gram-negativa *Salmonella typhi*, que possui três componentes imunogênicos: os antígenos O, H e Vi. Sua incidência sofre influência das condições socioeconômicas e de saneamento da população. A fonte primária de infecção é o homem, não se conhecendo reservatórios animais. O quadro clínico se caracteriza, principalmente, por febre moderada a intensa, intermitente ou irregular, toxemia, hepatomegalia e/ou esplenomegalia e alterações digestivas, como diarreia ou constipação e dor abdominal, que pode ser intensa, simulando abdome agudo. Dissociação pulso/temperatura, com bradicardia relativa, é menos comum em crianças. O diagnóstico laboratorial se baseia em provas bacteriológicas e sorológicas. A hemocultura é positiva em cerca de 80% dos casos quando realizada na primeira semana de doença, chegando a 30% na terceira semana. A mielocultura tem índice de positividade maior que a hemocultura. A coprocultura geralmente se positiva a partir da segunda semana e é mais utilizada para liberação de pacientes e identificação de portadores crônicos. A urocultura tem maior índice de positividade a partir da terceira semana. O hemograma revela leucopenia, neutropenia com desvio à esquerda, anaeosinofilia e linfocitose relativa. A reação de soroaglutinação de Widal se baseia na análise qualitativa e quantitativa no soro dos anticorpos anti-O, anti--H e anti-Vi, tornando-se positiva a partir da segunda semana de doença. O antígeno O (somático) promove a produção de aglutininas O, de aparecimento precoce (entre o sexto e o 12.º dia), indicando infecção ativa. O antígeno H (flagelar) determina a produção de aglutininas H (surge entre o oitavo e o 15.º dia e persiste por mais tempo) e significa infecção prévia, atual, ou vacinação anterior. O antígeno Vi é relacionado com virulência e promove a produção de aglutininas Vi, encontradas no soro de portadores crônicos. Títulos de positividade > 1:200 têm significado diagnóstico.

Endocardite

Consiste na infecção da superfície endocárdica, ocasionando o aparecimento de vegetações e/ou destruição dos tecidos, comumente causadas em 90% dos casos por *Streptococcus viridans* e *Staphylococcus aureus*. As manifestações clínicas são extremamente variáveis, encontrando-se na maioria das vezes um quadro toxinfeccioso com queda progressiva do estado geral, febre baixa contínua ou intermitente, astenia, palidez, sudorese, perda de peso, artralgias e dores musculares. Esplenomegalia é frequente nos casos de evolução prolongada, mas pode estar ausente nas formas agudas. Deve-se estar alerta para esse diagnóstico em toda criança portadora de sopro com febre não explicada por pelo menos 1 semana ou em usuários de drogas ilícitas injetáveis, mesmo na ausência de sopro. Pode também ocorrer modificação de sopros preexistentes ou o surgimento de um novo sopro em cerca de 25% das crianças. Insuficiência cardíaca é um achado frequente na infância. Outros achados incluem: (1) manifestações cutâneas: petéquias em 30% dos casos; em cerca de 5-7% dos casos podemos encontrar: hemorragias subungueais; lesões nodulares, eritematosas, múltiplas, dolorosas, localizadas nas polpas dos dedos das mãos e pés (nódulos de Osler); mancha eritematosa indolor em regiões palmar e plantar (manchas de Janeway); lesões retinianas pálidas com áreas de hemorragia, geralmente próximo à papila óptica (manchas de Roth); (2) envolvimento articular: artralgias ou artrite; (3) envolvimento renal: hematúria; (4) envolvimento neurológico: aparecimento súbito de acidente vascular cerebral em criança com defeito cardíaco subjacente deve sugerir o diagnóstico.

Quadro laboratorial: (1) hemograma: anemia, leucocitose com neutrofilia e trombocitopenia; (2) provas de fase aguda (VSH, PCR, mucoproteínas) estão elevadas; (3) fator reumatoide positivo em cerca de 25-50% dos casos; (4) sedimento urinário — hematúria microscópica em mais de 90% dos casos; (5) ECG — arritmias, bloqueios de ramo; (6) hemocultura positiva confirma o diagnóstico e é importante no planejamento terapêutico; (7) ecocardiograma é de grande utilidade em demonstrar presença e localização das vegetações, e a situação hemodinâmica do coração. Vegetações pequenas podem não ser detectadas, principalmente nas endocardites de câmaras direitas. Nesses casos, realizar ecocardiograma transesofágico.

Brucelose

Doença causada por cocobacilos gram-negativos do gênero *Brucella*, que acidentalmente acomete as crianças através do contato direto com animais infectados ou pela ingestão de leite ou produtos lácteos não pasteurizados. A infecção se transmite pela inoculação através de cortes e abrasões na pele, inalação de aerossóis contaminados, contato com a mucosa conjuntival ou ingestão oral. Nas crianças, apresenta-se como doença leve e autolimitada, de início agudo ou insidioso. Caracteriza-se por sintomas inespecíficos como febre, sudorese, mal-estar, anorexia, perda de peso, artralgia, mialgia, dores nas costas, cefaleia, dor abdominal e constipação associados a linfadenopatia e, raramente, hepatoesplenomegalia. O diagnóstico é feito pelo isolamento da bactéria no sangue, LCR, urina e medula óssea (em casos crônicos, as culturas geralmente são negativas) ou por sorologia, com títulos de soroaglutinação superiores a 1:100.

Tuberculose

A tuberculose é uma doença causada pelo *Mycobacterium tuberculosis*, bacilo gram-positivo, álcool-ácido-resistente (BAAR).

Os bacilos inalados alcançam os bronquíolos e os alvéolos pulmonares, onde é desencadeado um processo inflamatório inespecífico nas 2 primeiras semanas após o contágio. Após 2-10 semanas, segue-se a formação de um foco no parênquima pulmonar (nódulo de Gohn), seguido de linfangite de drenagem e linfadenomegalia mediastinal satélite (complexo de Ranke). Nessa etapa ocorre a disseminação hematogênica, e o bacilo pode atingir outros órgãos. Dos primoinfectados, 95% evoluem para a "cura" do processo primário, tornando-se somente infectados (tuberculose infecção), e 5% desenvolvem a tuberculose pulmonar primária (doença) ou as formas de tuberculose extrapulmonar.

A tuberculose pós-primária ou secundária ocorre nos pacientes que adquiriram imunidade, seja por infecção prévia, seja pela vacinação com BCG. A forma pulmonar segue-se ao recebimento de nova carga bacilar ou à reativação de focos latentes localizados nos pulmões.

O diagnóstico da tuberculose deve basear-se nos critérios a seguir. O uso de escore clinicorradiológico é recomendado para o diagnóstico de TB pulmonar em crianças HIV-negativas.

- Epidemiológico: na infância, o contato íntimo é um fator muito importante no diagnóstico.
- Clínico: na criança, pode cursar de forma totalmente assintomática e com exame físico normal, não havendo apresentação clínica típica. O paciente pode se apresentar com tosse persistente, perda de peso, anorexia, febre vespertina, linfadenomegalia, comprometimento ósseo (mal de Pott), disúria, hematúria, dor lombar e, em alguns casos, derrame pleural. Hepatomegalia é mais evidente que esplenomegalia, achado não comum na tuberculose. Pacientes com neurotuberculose podem apresentar crises convulsivas.

Hepatoesplenomegalia **503**

- Prova tuberculínica: no Brasil, a tuberculina usada é o PPD-RT 23, 2UT, em que 0,1 mL do produto é injetado na face anterior do antebraço direito, sendo a leitura realizada preferencialmente em 72 horas. Mede-se o diâmetro transverso da enduração, e deve ser considerada sugestiva de infecção quando igual ou superior a 5 mm em crianças não vacinadas com BCG, crianças vacinadas há mais de 2 anos ou com qualquer condição imunodepressora. Em crianças vacinadas há menos de 2 anos, considera-se sugestivo de infecção PT igual ou superior a 10 mm.
- Radiológico: o exame radiológico pode ser inespecífico ou algumas vezes normal, porém pode ser encontrada imagem radiológica de acometimento pulmonar ou mediastinal, além de espessamento ou derrame pleural.
- Bacteriológico/histológico: BAAR em exame direto (com baixa positividade na infância) ou culturas de secreções (escarro, lavado gástrico, lavado brônquico, líquido pleural, liquor, urina etc.) ou granuloma com necrose caseosa, em material de biópsia (pleural, ganglionar, óssea etc.).
- PCR, testes imunológicos (ensaios para detecção de gama interferon), testes fenotípicos e testes imunossorológicos: até o momento, esses testes não são recomendados para uso na rotina diagnóstica de TB ativa e/ou latente. Disponíveis em laboratórios de pesquisa.

Infecção por Citomegalovírus

O citomegalovírus (CMV) é um vírus DNA da família dos herpesvírus, com distribuição universal e que produz quadros clínicos variados, sendo a síndrome da mononucleose-símile apenas uma das apresentações da citomegalovirose. Sua incidência é bastante elevada, de modo que nos países em desenvolvimento mais de 90% da população adulta já possui anticorpos contra o CMV.

Várias são as formas de aquisição do vírus, sendo mais importante a via respiratória, porém pode ocorrer também por contato sexual, exposição a sangue e outros fluidos orgânicos, além de órgãos transplantados. A transmissão perinatal ocorre por via transplacentária, através do contato com secreção do canal do parto ou durante a amamentação, podendo os recém-nascidos infectados eliminar o vírus por anos.

Na forma congênita, 10-15% das crianças infectadas intraútero desenvolvem a doença, podendo apresentar coriorretinite, microcefalia, calcificações intracerebrais, icterícia, hepatoesplenomegalia e trombocitopenia. As crianças assintomáticas ao nascimento podem desenvolver déficit intelectual mais tardiamente.

Na forma adquirida, na maioria das vezes a evolução é subclínica e, quando sintomática, o exame físico revela queda do estado geral, febre, hepatoesplenomegalia e linfonodomegalia. Exantema é sinal pouco observado.

O diagnóstico laboratorial da citomegalovirose tem apresentado grandes avanços, principalmente para se obter o diagnóstico precoce em pacientes transplantados e imunodeprimidos. O hemograma, em geral a partir da segunda semana, pode demonstrar atipia linfocitária. As transaminases estão alteradas em mais de 80% dos casos. Podem ser realizados também pesquisa de corpúsculo de inclusão citomegálica em material de biópsia ou fluidos, cultura de vírus, pesquisa de anticorpos, PCR (reação de cadeia de po-

504 Diagnóstico Diferencial em Pediatria

limerase) e Shell Vial (teste rápido pesquisando-se, pelo uso de anticorpos monoclonais, o antígeno em material de culturas de vírus).

O prognóstico na doença de inclusão citomegálica neonatal é reservado. Na forma adquirida, a evolução é boa, raramente levando a comprometimento sistêmico sério, e não há necessidade de intervenções terapêuticas.

Mononucleose Infecciosa

Doença infecciosa causada pelo vírus Epstein-Barr (EBV), uma gama de vírus DNA do grupo herpes, ao qual pertence o CMV. O quadro clínico é muito variado; em crianças, frequentemente, se apresenta assintomática, sendo o quadro típico mais comum em adolescentes e adultos jovens. Após período de incubação de 1-2 semanas, sintomas prodrômicos, como calafrios, dor de garganta, febrícula, inapetência e mialgia, precedem o início abrupto ou gradual de febre, com pico entre 5-7 dias, faringite (exsudativa em 50% dos casos), linfadenoparias, principalmente cervicais anteriores e posteriores, esplenomegalia (50-75% dos casos), hepatomegalia e exantema (5% dos casos), este último exacerbado pelo uso de penicilinas. Edema periorbitário e petéquias no palato podem ser encontrados. Como complicações foram descritas síndrome de Guillain-Barré, paralisia facial, mielite transversa, meningoencefalite, pneumonia, miocardite, pericardite, nefrite, anemia hemolítica, púrpura trombocitopênica imune e aplasia medular, entre outras.

Diagnóstico Laboratorial

1. Hemograma: na primeira semana, o número de leucócitos pode estar normal ou diminuído. Em 2-3 semanas de doença, surge leucocitose com linfocitose relativa e absoluta (mais de 50%), com mais de 10% de formas atípicas (com aspecto plasmocitoide). Ocorre trombocitopenia moderada em 50% dos casos no primeiro mês de doença.
2. Testes de função hepática: discretamente alterados entre a terceira e a quarta semana de doença em 80% dos doentes.
3. Anticorpos heterófilos: detectados pela reação de Paul-Bunnel-Davidsohn, na qual títulos $\geq$ 1:56 têm valor significativo. São inespecíficos, aparecem em 90% dos pacientes mais velhos, porém em menos de 50% das crianças menores de 5 anos. São detectáveis a partir da segunda semana de doença, no máximo entre 2-3 semanas, e podem persistir por até 1 ano. Pequena porcentagem de resultados falsos positivos foi descrita em linfomas, leucemias, infecções por CMV, artrite reumatoide, rubéola e toxoplasmose.
4. Anticorpos antivírus Epstein-Barr: na fase aguda da doença, anticorpos IgM e IgG para antígenos precoces do vírus (EA), antígeno do capsídeo viral (VCA) e antígenos nucleares (EBNA) aparecem em sequência. A pesquisa para o anticorpo anticapsídeo é a mais utilizada. IgM anti-VCA positiva-se precocemente no início da doença em 90% dos casos, enquanto o IgG anti-VCA tem um pico na fase aguda (2-3 semanas) em títulos muito altos. Seu aumento em semanas é indicativo da fase aguda de doença. Diminuem na convalescença e se mantêm detectáveis por toda a vida.

5. PCR: útil para o diagnóstico precoce e preciso de EBV em pacientes com doenças proliferativas, infecções crônicas pelo EBV e em outras patologias, como pneumonite intersticial, miocardite e pericardite.

Calazar

A leishmaniose visceral (LV), ou calazar, é uma infecção intracelular sistêmica causada por um protozoário do gênero *Leishmania*. No Brasil, 90% dos casos ocorrem na Região Nordeste. O principal vetor é o *Lutzomya longipalpis*, conhecido vulgarmente como mosquito-palha; o cão doméstico é o reservatório mais importante, e o homem, o hospedeiro final.

O período de incubação varia de 10 dias a 34 meses, geralmente 3-8 meses. A forma assintomática é a mais encontrada nos indivíduos infectados em áreas endêmicas, podendo ser identificada através de inquéritos sorológicos. A forma oligossintomática cursa com sintomas inespecíficos, como diarreia, tosse seca, adinamia, febrícula, sudorese e discreta hepatoesplenomegalia. Na maioria dos casos observa-se resolução espontânea sem tratamento, podendo evoluir para a forma clássica da doença. A forma aguda caracteriza-se por febre alta de início súbito ou insidioso, tosse, diarreia, hepatoesplenomegalia pouco expressiva e alterações hematológicas discretas, assemelhando-se a um quadro séptico. Em geral, a história é inferior a 2 meses de evolução. Na forma clássica, o curso é insidioso e prolongado (duração de semanas a meses), com febre e hepatoesplenomegalia, com esplenomegalia volumosa. Observam-se com frequência perda de peso, dor e distensão abdominal, tosse e diarreia. Icterícia e envolvimento renal com proteinúria e hematúria têm sido descritos. Linfadenomegalia generalizada não é comum. Na fase mais tardia da doença, os pacientes podem desenvolver edema e ascite, secundários a hipoalbuminemia. Observa-se evolução para a forma refratária quando a resposta ao tratamento é insatisfatória, apresentando sinais de agravamento do quadro decorrente da longa evolução da doença.

Laboratorialmente, são características pancitopenia, hipoalbuminemia e hipergamaglobulinemia.

O diagnóstico baseia-se no achado do parasita em tecido de medula óssea (mais utilizado), baço, fígado ou linfonodos e em testes sorológicos (DAT, IFI, ELISA).

As complicações mais frequentes são a hemorragia e as infecções secundárias (principalmente respiratórias), responsáveis pela maioria dos óbitos. Icterícia, dispneia, hemorragia, infecção bacteriana, plaquetopenia intensa (< 50.000/mm³) e neutropenia grave (< 500/mm³) são implicadas como importantes fatores que contribuem para o óbito.

Toxoplasmose

Doença infecciosa cujo agente etiológico é o *Toxoplasma gondii*.

A maioria das pessoas contrai a infecção pela ingestão de carne malcozida e contaminação oral inadvertida com fezes de gato.

A incidência da infecção aumenta com a idade, e 80% da população adulta apresenta títulos positivos.

Na toxoplasmose adquirida, 80% das infecções são assintomáticas, porém em imunodeprimidos ela é grave e rapidamente evolutiva. É responsável por 1% das síndromes mononucleose-símile.

Apresenta as seguintes formas clínicas:

- Linfática ou ganglionar: forma mais comum em adultos e crianças imunocompetentes, representando 30% das adenopatias em ambulatório. O quadro clínico caracteriza-se por linfadenopatia pouco dolorosa, de consistência firme, que não supura ou ulcera, localizada principalmente em região cervical posterior e bilateral. Ocasionalmente encontram-se hepatomegalia e esplenomegalia. Outros sintomas são dores musculares, artralgia e *rash* maculopapular disseminado, exceto nas palmas das mãos e plantas dos pés, com ou sem petéquias e equimoses. Raramente os casos graves são complicados por encefalite, miocardite, pericardite, hepatite e retinocoroidite.
- Pneumonite, febre e *rash*.
- Encefalite aguda.
- Retinocoroidite: rara após infecção adquirida.

O hemograma caracteriza-se por número normal de leucócitos, linfócitos atípicos e eosinofilia moderada. Entre os métodos de isolamento e identificação do toxoplasma, pode-se proceder à pesquisa da forma taquizoíto por exame microscópico direto a fresco ou corado pelos métodos Giemsa ou Wright. O achado do parasito não é fácil, pela baixa densidade e confusão com outras estruturas. Os cistos podem ser isolados de tecidos obtidos por biópsia ou autópsia. Como se formam a partir do oitavo dia de infecção e podem persistir por toda a vida, sua presença não estabelece se a doença é aguda ou crônica. Entre os métodos imunológicos, a reação de Sabin-Feldman é o padrão-ouro para o diagnóstico, porém não é realizada de rotina pelo risco de contaminação laboratorial.

Quadro 49.1 Perfis sorológicos na toxoplasmose adquirida (modificado por Camargo e Leser)

Tipo	IFI-IgG	IFI-IgM	FC	HA	Conclusões
I	> 1:2048	+	> 1:80	< 1:2048	Infecção aguda
II	> 1:2048	–	> 1:80	> 1:2048	Transição
III	> 1:2048	–	> 1:80	< 1:2048	Infecção crônica

FC: teste de aglutinação e fixação do complemento; IFI: imunofluorescência indireta; HA: hemaglutinação passiva.

Toxocaríase (*Larva migrans* visceral)

Doença provocada pela larva de um áscaris de cachorro (*Toxocara canis*) ou gato (*Toxocara cati*) que infecta acidentalmente a criança, ao ingerir terra contaminada com seus ovos. A larva liberada no intestino migra através do pulmão e chega ao fígado, onde completa seu ciclo e determina a formação de uma reação granulomatosa e eosinofílica. Caracteriza-se clinicamente por febre prolongada, hepatomegalia e, menos frequentemente, esplenomegalia, tosse espasmódica, dispneia do tipo asmatiforme com estertores e sibilos na ausculta pulmonar, exantema pruriginoso (raro), anorexia e perda de peso.

O diagnóstico presuntivo pode ser firmado por algumas anormalidades laboratoriais, como leucocitose com hipereosinofilia (50-80%), hipergamaglobulinemia e títulos elevados de iso-hemaglutininas anti-A e anti-B (> 1:512). A radiografia de tórax pode revelar infiltrado intersticial difuso. A confirmação diagnóstica é feita pela reação sorológica pelo método de ELISA (títulos > 1:32) ou pelo achado de larvas em fragmento de biópsia hepática.

Esquistossomose *mansoni*/Salmonelose Septicêmica Prolongada

Parasitose causada por um trematódeo digenético sanguícola, o *Schistosoma mansoni*. A doença se apresenta sob as fases aguda e crônica.

A esquistossomose aguda, ou febre de Katayama, é frequente na infância, sobretudo em pré-escolares e escolares, sendo conhecida a divisão da fase aguda em dois períodos: pré-postural e postural.

O período pré-postural oscila entre 4-6 semanas após o banho, com o paciente apresentando quadro gripal, reações urticariformes, edema angioneurótico e dermatite cercariana de duração variável.

No período postural, o paciente apresenta febre, diarreia, cólica, hepatomegalia dolorosa em 100% e esplenomegalia em 60% dos casos. Icterícia é rara. Esse período tem duração variável e, normalmente, é de resolução espontânea.

Na fase crônica, reconhecem-se as seguintes formas clínicas: intestinal, hepatointestinal, hepatoesplênica, pulmonares e ectópicas.

A forma hepatoesplênica pode se apresentar da seguinte maneira:

- Forma hepatoesplênica sem hipertensão portal: além da hepatoesplenomegalia, não há outros sinais clínicos de hipertensão portal.
- Forma hepatoesplênica com hipertensão portal compensada: além da hepatoesplenomegalia, há outros sinais clássicos de hipertensão portal, como varizes esofagianas e circulação colateral abdominal superficial.
- Forma hepatoesplênica descompensada: somente a ascite e a ruptura de varizes a distinguem da forma anterior.

O diagnóstico é buscado nos dados epidemiológicos, no quadro clínico e em exames complementares. Dentre eles, o exame parasitológico de fezes e o leucograma (leucocitose com eosinofilia) possibilitam o diagnóstico. Eventualmente há necessidade de outros exames: punção-biópsia e endoscopia retal.

Existem interações infecciosas entre o *Schistosoma mansoni* e germes gram-negativos (*Salmonella*, *Escherichia coli*, *Proteus*, *Klebsiella*, *Citrobacter*), porém a enterobacteriose septicêmica prolongada é, sem dúvida, o tipo mais importante, com o seu desencadeamento relacionado com a presença de bactéria no intestino e no tegumento do parasita localizado no sistema portal do hospedeiro.

508 Diagnóstico Diferencial em Pediatria

O quadro clínico é insidioso, com cefaleia, febre irregular acompanhada de calafrios e comprometimento do estado geral. Com a evolução, o paciente apresenta anemia, emagrecimento e fenômenos hemorrágicos. Pode ocorrer evolução do quadro para portador crônico quando o indivíduo continua excretando a bactéria após a fase aguda da doença por período de tempo indefinido.

Laboratorialmente encontraremos leucocitose, eosinofilia e ovos de *S. mansoni* nas fezes. A hemocultura é positiva em 98% dos casos. A reação de Widal (títulos acima de 1:100) e a coprocultura são positivas em 35% dos casos, e a urocultura, em 10%. Outras técnicas podem ser utilizadas, como ELISA, anticorpos monoclonais e contraimunoeletroforese.

Malária

A malária é doença infecciosa causada por um hematozoário intracelular do gênero *Plasmodium* e transmitida por mosquito do gênero *Anopheles*. Existem quatro tipos de plasmódio que parasitam exclusivamente o homem: *P. vivax*, *P. falciparum*, *P. malariae* e *P. ovale*. Destes, os três primeiros ocorrem no Brasil.

O quadro clínico é caracterizado por febre paroxística, sudorese, fadiga importante, dor lombar, vômitos, cefaleia, mialgia, artralgia e diarreia. No exame físico encontramos hepatoesplenomegalia em 10-20% dos casos. Nos casos graves são utilizados critérios que indicam mau prognóstico, como anemia grave, insuficiência renal, hipoglicemia, sangramento espontâneo por mucosas ou CIVD, choque, distúrbios metabólicos, hemoglobinúria, parasitemia elevada, icterícia e temperatura > 40°C.

O diagnóstico é feito pela epidemiologia; a pesquisa do parasita em gota espessa é um método bastante sensível, porém difícil de caracterizar a espécie de plasmódio envolvida. Outras técnicas são utilizadas, como PCR e a técnica de captura de parasitas. Imunofluorescência e ELISA têm tido aplicação.

Paracoccidioidomicose

Doença sistêmica de caráter crônico ou subagudo, causada por *Paracoccidioides brasiliensis*, parecendo ser o homem o único hospedeiro afetado.

A maioria dos pacientes é da zona rural e pratica atividades ligadas ao solo.

A doença predomina em adultos (90%) e no sexo masculino. As formas aguda e subaguda ou juvenil (< 30 anos) ocorrem em menos de 10% das paracoccidioidomicoses. A doença é rara na primeira década de vida (1-3%), podendo estar subestimada. Os dois sexos são igualmente afetados até a puberdade.

Na maioria dos acometidos, os focos permanecem latentes por anos (3-60 anos), e a evolução para a doença só ocorrerá tardiamente com a forma crônica.

Raramente ocorrem progressão e disseminação rápida da infecção a partir do foco primário, determinando as formas aguda e subaguda da doença.

Nas crianças, três formas são observadas: lesões orais, lesões circunscritas aos pulmões e lesões envolvendo múltiplos órgãos, esta última com maior frequência.

O fungo penetra o organismo por via inalatória ou acidentalmente através de hábitos de higiene anal com folhas de vegetais contaminadas.

Caracteriza-se por evolução rápida e envolvimento disseminado de órgãos do tecido linfoide (linfonodos, baço, fígado e MO). O acometimento pulmonar é raro (5%), e o de mucosas é pouco frequente em relação aos pacientes adultos.

A manifestação clínica mais frequente é a linfadenopatia localizada ou generalizada, com linfonodos duros, indolores, móveis, que podem flutuar e fistulizar, drenando conteúdo amarelo rico em fungos. As cadeias mais acometidas em ordem decrescente são: cervical anterior, submandibular e cervical posterior, clavicular e axilar.

Outros achados clínicos incluem: febre, adinamia, perda de peso, hepatoesplenomegalia, envolvimento do tubo digestivo (ulcerações e enterorragia) e do sistema ganglionar mesentérico, com bloqueio da circulação linfática abdominal e linfangiectasia intestinal determinando ascite, perda de proteínas, gordura e eletrólitos nas fezes.

O envolvimento articular é frequente em crianças quando há comprometimento sistêmico.

No hemograma observamos eosinofilia, e a ultrassonografia abdominal é recomendada para avaliação inicial e evolutiva dos órgãos abdominais. Biópsia de gânglio para exame direto e cultura do fungo devem ser realizadas. A sorologia (imunodifusão dupla radial) apresenta sensibilidade de 91% e especificidade próxima a 100%, com pouca ou nenhuma reação cruzada com histoplasmose. É de grande valor no seguimento do paciente.

Histoplasmose

Distribuída em várias regiões do mundo onde existem solos ricos em dejetos de aves e morcegos, cujo agente é o *Histoplasma capsulatum*.

O fungo existe na natureza sob forma micelar. Os esporos são inalados da poeira da terra, e nos bronquíolos terminais e alvéolos passam para a forma de levedura, que é fagocitada pelos macrófagos alveolares, podendo levar à formação de granulomas. A partir daí, por disseminação hematogênica, atingem o SRE no fígado, baço e medula óssea.

São caracterizadas três formas:

- Pulmonar assintomática ou pneumonite aguda.
- Cutaneomucosa com lesão cancriforme, com adenopatia regional, mais frequente em mucosas oral e genital.
- Disseminada, rara na população geral e principalmente na infância. Associa-se a defeitos congênitos ou adquiridos da imunidade celular, tendo como principais sintomas hepatoesplenomegalia, febre e astenia. Em 6% dos casos ocorrem lesões cutâneas, como nódulos umbilicados, pápulas, úlceras com aspecto em saca-bocado, em grupos e muito dolorosas.

Laboratorialmente, encontramos:

- Hemograma: anemia e leucopenia.
- Cultura: padrão-ouro de diagnóstico. Obtida de escarro, lavado brônquico, aspirado de medula óssea, secreção de lesões e fragmentos de biópsia.

510 Diagnóstico Diferencial em Pediatria

- Exame direto: não demonstra adequadamente o fungo.
- Exame histopatológico com colorações especiais: mostra o fungo no interior das células do SRE.
- Sorologia: a reação de fixação do complemento é a única de valor, mas pode ter reação cruzada com paracoccidioidomicose.
- Intradermorreação à histoplasmina: indica infecção atual ou pregressa.

NEOPLASIAS

Leucemias

As leucemias agudas constituem o tipo de câncer mais frequente na criança, correspondendo a cerca de 30% de todos os cânceres infantis. A etiologia das leucemias permanece desconhecida; entretanto, alguns fatores de risco têm sido correlacionados, como o uso de drogas, entre as quais os imunossupressores, exposição a radiação ionizante, anomalias cromossômicas, como síndrome de Down, anemia de Fanconi, imunodeficiências congênitas, síndrome de Wiscott-Aldrich e infecções por retrovírus.

De acordo com a origem, existem dois grandes grupos de leucemias:

- *Leucemias agudas:*
  - Leucemia linfoide aguda [LLA]: 75% de todas as leucemias)
  - Leucemia mieloide aguda [LMA]: 20% de todas as leucemias)
- *Leucemias crônicas:*
  - Leucemia linfoide crônica [LLC]: não ocorre na infância)
  - Leucemia mieloide crônica [LMC]: 5% de todas as leucemias)

As queixas mais frequentes dos pacientes com leucemias são: astenia, palidez, dores ósseas ou articulares, febre, anorexia, fenômenos hemorrágicos e hipertrofia gengival (estes dois últimos mais evidentes nos pacientes com LMA).

No exame físico encontramos: anemia, petéquias, linfadenopatia e hepatoesplenomegalia, além de alguns pacientes poderem apresentar história clínica muito pobre e exame físico normal.

Laboratorialmente, encontramos hemograma demonstrando anemia, plaquetopenia, alterações leucocitárias, das quais a mais importante é a presença de linfoblastos.

O mielograma é indispensável para o diagnóstico, e os exames imunológicos, citoquímicos, citogenéricos e de imagem são importantes para definir o estadiamento e o prognóstico da doença.

A leucemia mieloide crônica constitui 2-5% de todas as leucemias.

Os pacientes se apresentam com anemia, dores ósseas, aumento de volume abdominal e perda de peso. Há importante esplenomegalia na maioria dos casos, e hepatomegalia com linfadenomegalia é menos frequente.

Laboratorialmente, o hemograma demonstra acentuada leucocitose, geralmente acima de $100.000/mm^3$, constituída por células imaturas, desde mieloblastos até células maduras. Trombocitose com plaquetas acima de $400.000/mm^3$ é um achado frequente, e o mielograma é importante para o diagnóstico. Apresenta alteração cromossômica específica, que é a translocação do material genético dos cromossomos 9 e 22, conhecido como cromossomo Philadelphia.

Linfomas

A doença de Hodgkin representa 10% das neoplasias malignas da infância. Ocorre mais em meninos (60%) e é rara abaixo dos 2 anos de idade. É classicamente descrita como bimodal, com pico entre 15-35 anos e outro acima dos 50 anos.

Adenopatia cervical lateral, indolor, de crescimento lento, é a forma de apresentação mais comum dessa entidade. As regiões supraclavicular, axilar e inguinal também podem ser os locais iniciais de apresentação. A consistência é habitualmente firme, "borrachoide", sem sinais flogísticos. A velocidade de crescimento pode variar de semanas a meses, e muitos dos pacientes têm envolvimento mediastinal ao diagnóstico, bem como sintomas sistêmicos, como febre, sudorese noturna, emagrecimento, hepatoesplenomegalia e linfonodomegalia generalizada.

O acometimento hepático não é comum na ausência de lesões esplênicas. O tamanho do fígado não tem correlação com o envolvimento hepático pela doença de Hodgkin. A avaliação clínica do baço não é um método acurado para estabelecer se há ou não infiltração pela doença de Hodgkin.

O diagnóstico é feito em 100% dos casos na biópsia linfonodal; da investigação da doença de Hodgkin faz parte o estudo hematológico, como hemograma, VSH e estudos bioquímicos (provas de funções hepática e renal, fosfatase alcalina), porém o anatomopatológico e métodos de imagens serão importantes para o estadiamento, o tratamento e o prognóstico. A célula de Reed-Sternberg típica é considerada essencial para o diagnóstico de doença de Hodgkin: é uma célula gigante, com citoplasma eosinofílico abundante, núcleo bi/multilobulado (olhos de coruja) e nucléolo proeminente. O comprometimento medular na doença de Hodgkin ocorre em 5-15% dos pacientes ao diagnóstico.

O linfoma não Hodgkin não apresenta hepatoesplenomegalia na sua manifestação clínica inicial, e o aumento do volume abdominal ocorre devido ao crescimento tumoral, geralmente localizado na região ileocecal, no apêndice, cólon ascendente ou uma combinação desses locais.

SÍNDROMES HISTIOCÍTICAS

Histiocitose de Células de Langerhans

As síndromes histiocíticas compreendem um grupo de doenças raras de etiologia não definida, caracterizadas por proliferação de células dendríticas e macrófagos em locais não habituais. Pode acometer um ou diversos órgãos, com aspecto clínico de diferentes apresentações.

A histiocitose de células de Langerhans (LCH) pode acometer indivíduos em qualquer idade, mas o pico de incidência da doença é observado em crianças de 1-3 anos.

512 Diagnóstico Diferencial em Pediatria

Apresentação clínica de forma aguda e disseminada é mais observada nos menores de 3 anos, enquanto curso indolente com acometimento de apenas um órgão é mais comum em crianças maiores. Devido à ampla variedade de sintomas, a confirmação diagnóstica pode ocorrer meses a anos após o surgimento dos primeiros sintomas. As principais manifestações clínicas são: *rash* seborreico, febre, perda de peso, linfadenopatia, hepatoesplenomegalia e anormalidades hematológicas. As alterações cutaneomucosas estão presentes em cerca de 40% dos pacientes, podem ser extensas e consistem em *rash* petequial e pápulas amarelo-amarronzadas com crostas que podem coalescer, assemelhando-se a eczema seborreico. Pode haver úlcera oral, sangramento gengival e perda de elementos dentários. As lesões osteolíticas são comuns (77% dos casos), acometendo preferencialmente crânio, fêmur, costela, vértebra e úmero. Pequenas lesões podem ser assintomáticas, e os principais achados são dor localizada e palpação de tumoração mole. O comprometimento de determinados ossos pode ocasionar sintomas em órgãos adjacentes como, por exemplo, déficit auditivo, otite média recorrente, diabetes insípido, exoftalmia e paralisia de nervos cranianos. Linfadenopatia é observada em 20% dos casos, com acometimento preferencial da cadeia cervical. A hepatomegalia pode ser acompanhada por elevação das enzimas hepáticas e alteração nas provas de função hepática (hipoalbuminemia, hiperbilirrubinemia e alargamento de INR). Esplenomegalia pode acarretar pancitopenia decorrente de hiperesplenismo. O envolvimento pulmonar pode levar a dor torácica, tosse, hemoptise, dispneia, retardo do crescimento e pneumotórax. O acometimento neurológico manifesta-se por convulsões, vertigens, cefaleia, ataxia e distúrbios cognitivos.

O granuloma eosinofílico (LCH óssea) é doença rara de etiologia desconhecida, com pico de incidência na infância de 5-10 anos de idade e predominância pelo sexo masculino. Caracteriza-se pelo desenvolvimento de lesões ósseas solitárias, bem demarcadas e frequentemente encontradas no crânio, clavículas, costelas e vértebras. O acometimento de mais de um osso ocorre em cerca de 30% dos casos. Ocasionalmente são encontradas acidentalmente em radiografia obtida por outras razões. As lesões podem ser dolorosas e apresentar-se como massa de tecido mole. Quando as lesões se estendem para o SNC, uma variedade de manifestações neurológicas pode ser vista. As lesões ósseas podem determinar otite média refratária ao tratamento antimicrobiano pela destruição dos ossos temporal e mastoide, proptose secundária a massas orbitárias, perda de dentes por infiltração da mandíbula ou disfunção hipofisária devido ao envolvimento da sela túrcica. Fraturas espontâneas podem resultar de lesões osteolíticas de ossos longos, e colapso vertebral com compressão de medula espinhal tem sido descrito ocasionalmente.

Diagnóstico Laboratorial
- Hemograma com VSH e reticulócitos — podemos encontrar pancitopenia.
- Mielograma.
- Provas de função hepática.
- Sumário de urina e osmolaridade urinária.
- Radiografia de tórax — infiltrado micronodular ou intersticial se houver acometimento pulmonar.

Hepatoesplenomegalia **513**

- Radiografia de esqueleto.
- TC ou RNM de crânio — se houver anormalidades na região hipotalâmica ou hipofisária.
- Biópsia da lesão óssea ou cutânea — de grande ajuda para estabelecer o diagnóstico. Observam-se coleções heterogêneas de células de Langerhans, eosinófilos, neutrófilos, linfócitos e histiócitos (podem formar células gigantes multinucleadas). As células de Langerhans expressam os marcadores CD1a e CD207, e contêm os grânulos de Birbeck.

Linfo-histiocitose Hemofagocítica

Doença rara, agressiva e potencialmente fatal, a linfo-histiocitose hemofagocítica (HLH) pode acometer crianças em qualquer idade, preferencialmente menores de 18 meses. É causada por um distúrbio do sistema imune caracterizado por elevada ativação e produção de histiócitos e células T, em contraste com função diminuída das células NK (*natural killer*). É classificada em primária quando há alguma alteração genética de base, e secundária se a HLH ocorre em decorrência de outra condição clínica (infecções virais, doenças autoimunes, malignidade).

A apresentação clínica inicial é semelhante a infecções comuns e pode simular condições como febre de origem obscura, doenças hepáticas, coagulopatias, encefalites, entre outras. O diagnóstico deve ser estabelecido pelos seguintes critérios:

A. Diagnóstico molecular consistente com HLH: mutações patológicas de *PRF1*, *UNC13D*, *Munc18-2*, *Rab27a*, *STX11*, *SH2D1A* ou *BIRC4* ou cinco dos oito critérios a seguir:
   1. Febre
   2. Esplenomegalia
   3. Citopenias (acometendo ao menos duas das três linhagens em sangue periférico)
      a. Hemoglobina < 9 g/dL (em neonatos < 4 semanas: hemoglobina < 10 g/dL)
      b. Plaquetas < 100.000/mL
      c. Neutrófilos < 1.000/mL
   4. Hipertrigliceridemia (em jejum, > 265 mg/dL) e/ou hipofibrinogenemia (< 150 mg/dL)
   5. Hemofagocitose em medula óssea, baço, linfonodos ou fígado
   6. Atividade de células NK baixa ou ausente
   7. Ferritina > 500 ng/mL
   8. Elevação do sCD25

Síndrome de Ativação Macrofágica

A síndrome de ativação macrofágica (SAM) é uma complicação rara e grave observada em pacientes portadores de artrite idiopática juvenil (forma sistêmica) e de lúpus eritematoso sistêmico. As manifestações clínicas são semelhantes às observadas na HLH, sendo considerada por alguns autores uma forma secundária de HLH. É causada por proliferação anormal de macrófagos e linfócitos T citotóxicos (CD8+), podendo

514 Diagnóstico Diferencial em Pediatria

ter como gatilho a ocorrência de infecções virais ou bacterianas e o uso de medicações (anti-inflamatórios não esteroides [AINEs], sais de ouro ou sulfassalazina). Os principais achados clínicos são febre, hemorragia (púrpura e sangramento de mucosa), hepatoesplenomegalia, alterações neurológicas (irritabilidade, desorientação, letargia, cefaleia, convulsão e/ou coma). As alterações laboratoriais observadas são hipofibrinogenemia, hipertrigliceridemia, ferritina elevada, INR alargado, elevação de enzimas hepáticas, VSH baixo, evidência de hemofagocitose no aspirado de medula óssea, plaquetopenia e leucopenia.

DOENÇAS INFLAMATÓRIAS

Lúpus Eritematoso Sistêmico

É uma doença multissistêmica, de etiologia desconhecida, caracterizada por inflamação difusa dos vasos sanguíneos e do tecido conjuntivo decorrente da produção de numerosos autoanticorpos dirigidos contra vários componentes celulares. Raramente inicia-se antes dos 5 anos de idade, e é comum na adolescência. É mais frequente no sexo feminino.

Suas manifestações clínicas são extremamente variáveis, de apresentação aguda, rapidamente fatal, a evolução insidiosa, crônica, com surtos de exacerbação. Como critério diagnóstico, o American College of Rheumatology identificou 11 achados da doença:

Critérios Diagnósticos do LES

- Eritema malar.
- *Rash* discoide.
- Fotossensibilidade.
- Úlceras orais
- Artrite não erosiva.
- Serorites: pleurite e/ou pericardite.
- Doença renal: proteinúria > 0,5 g por dia ou 3+ ou cilindrúria celular.
- Distúrbios neurológicos: convulsão ou psicose.
- Distúrbios hematológicos: anemia hemolítica com reticulocitose ou leucopenia (< 4.000/mm) ou trombocitopenia (< 100.000/mm) ou linfopenia (< 1.500/mm) em duas ou mais ocasiões.
- Alterações imunológicas: anticorpo anti-DNA nativo ou anti-Sm ou reação sorológica para sífilis positiva por pelo menos 6 meses ou anticorpo antifosfolipídio (anticardiolipina ou antilúpus coagulante).
- Anticorpo antinúcleo (FAN) positivo.

Quatro ou mais desses critérios, seriados ou simultaneamente durante qualquer intervalo de tempo, sugerem fortemente o diagnóstico de LES.

Outras manifestações comuns da doença incluem: febre, perda de peso, fadiga, hepatoesplenomegalia, alopecia, fenômeno de Raynaud, linfadenopatia, coreia, distúrbios menstruais.

Artrite Idiopática Juvenil

Incluída no grupo das artrites crônicas da infância (duração do quadro articular > 6 semanas) que acometem crianças e adolescentes menores de 16 anos, a artrite idiopática juvenil (AIJ) tem diagnóstico exclusivamente clínico, geralmente de exclusão, não existindo portanto nenhum exame complementar capaz de fazer o diagnóstico dessa doença. De acordo com o tipo de manifestação inicial, pode ser classificada em três tipos:

- Artrite sistêmica (doença de Still). É a forma de início menos comum e, embora possa acometer qualquer faixa etária, predomina em menores de 4 anos de idade. Não há preferência por sexo. Caracteriza-se por febre alta e intermitente, geralmente acompanhada de exantema evanescente, macular ou maculopapular, que aparece ou se exacerba com o quadro febril, podendo preceder em semanas o quadro articular. O envolvimento articular geralmente é de grandes articulações, embora as pequenas articulações não sejam poupadas. Pode haver envolvimento do coração (principalmente pericardite), pleurite, pneumonite, hepatoesplenomegalia, adenomegalia, dor abdominal e uveíte. Nesse grupo, o hemograma geralmente revela anemia, leucocitose e plaquetose, e as provas de atividade inflamatória estão alteradas.
- Oligoartrite. É a forma mais comum de AIJ, sendo observada mais comumente em meninas de 1-3 anos de idade. Acomete até quatro articulações, e joelhos e tornozelos são as mais afetadas. Raramente apresenta manifestações extra-articulares, com exceção de uveíte, e nesse caso o FAN está positivo em cerca de 65-85% dos pacientes. As provas de fase aguda (PCR e VSH) estão normais.
- Poliartrite fator reumatoide (FR) negativo. Caracteriza-se pelo acometimento de cinco ou mais articulações, com FR negativo. As provas de fase aguda (PCR e VSH) estão elevadas, e o FAN é positivo em 40% dos pacientes.
- Poliartrite FR positivo. É mais frequente em adolescentes do sexo feminino. Artrite em cinco ou mais articulações, preferencialmente punhos e pequenas articulações das mãos. Ocasionalmente pode haver febre baixa. As provas de fase aguda (PCR e VSH) estão elevadas; o FAN é habitualmente negativo e o FR é positivo.
- Artrite relacionada com entesite. Caracteriza-se por artrite associada a entesite ou artrite ou entesite com duas das seguintes manifestações: dor em sacroilíacas ou em coluna lombossacra, HLA-B27 positivo, artrite em menino maior de 6 anos, uveíte anterior aguda, história de doença relacionada com HLA-B27 em parente de primeiro grau.
- Artrite psoriásica. É definida por artrite e psoríase ou por artrite ou psoríase com dois dos seguintes distúrbios: dactilite, alterações ungueais, história de psoríase em parente de primeiro grau. Pico de incidência entre 7-10 anos de idade e predomínio no sexo feminino. Uveíte assintomática ocorre em até 15% dos pacientes.

516 Diagnóstico Diferencial em Pediatria

- Artrite indiferenciada. Nesse grupo são incluídos pacientes que preenchem critérios para mais de um subtipo ou que não se enquadram em nenhum dos subtipos anteriores.

Sarcoidose

É uma doença crônica multissistêmica, não infecciosa, de etiologia desconhecida, rara na infância, acometendo principalmente as crianças em idade escolar e da raça negra. Caracteriza-se clinicamente pelo aparecimento de linfadenopatias periféricas e intratorácicas, hepatoesplenomegalia, febre, anorexia, perda de peso, fatigabilidade, tosse e dor abdominal. Uveíte também é comum. As lesões cutâneas, embora inconstantes, adquirem valor para o diagnóstico. Como achados laboratoriais, temos: VSH aumentada, eosinofilia, linfopenia, hiperglobulinemia, hipercalcemia e aumento da fosfatase alcalina. A biópsia de linfonodos revela massa de células epitelioides e algumas células gigantes, em geral envolvidas por leucócitos, com pouca ou nenhuma caseificação. A radiografia de tórax, quase sempre anormal, revela adenopatias hilares bilaterais, com ou sem lesões pulmonares, como fibrose ou infiltração nodular difusa.

Doença do Soro

Doença mediada por imunocomplexos, caracterizada por resposta retardada a um alérgeno.

Três dados clínicos são importantes no diagnóstico:

- Manifestações cutâneas do tipo urticariforme, eritematosa exsudativa ou purpúrica, pruriginosas, com ou sem edema angioneurótico, presentes principalmente no local próximo à aplicação da injeção. Artralgias e, mais raramente, artrite geralmente surgem 2-3 dias após o aparecimento do *rash*.
- Hipertrofia de linfonodos e baço.
- História de injeção de soro animal, 1-3 semanas antes do início dos sintomas. Febre é um achado frequente. Pode haver leucopenia e eosinofilia, como também consumo de complemento, elevação de VSH e das transaminases.

GRUPO II – DOENÇAS COM EVOLUÇÃO HABITUALMENTE AFEBRIL

1) Anemias hemolíticas
2) Doenças de depósito
   a) Doença de Gaucher
   b) Doença de Niemann-Pick
   d) Gangliosidose GM1
   c) Amiloidose
   e) Mucopolissacaridoses
   f) Doença de depósito de glicogênio
   g) Galactosemia

ANEMIAS HEMOLÍTICAS

3) Osteopetrose
4) Doenças que cursam com hipertensão portal

ANEMIAS HEMOLÍTICAS

São importantes para o diagnóstico os seguintes achados: anemia, icterícia, esplenomegalia, episódios transitórios de aplasia medular, reticulocitose e hiperbilirrubinemia indireta.

São classificadas em:

1. Anormalidades intrínsecas da hemácia
   1.1. Defeitos estruturais
      Membrana: esferocitose e eliptocitose hereditária
      Hemoglobinúria paroxística noturna
   1.2. Defeitos do metabolismo da hemácia
      Deficiência de glicose-6-fosfato desidrogenase
      Deficiência de piruvato quinase
   1.3. Defeitos da síntese da hemoglobina: talassemia e hemoglobinas S, C, D, E etc., sozinhas ou combinadas
2. Anormalidades extracelulares
   Distúrbios imunológicos: anticorpos passivos adquiridos (doença hemolítica do RN)
      — isoimunização Rh ou ABO ou por outros grupos
   Formação de anticorpos ativos:
      a) Imune: anticorpos frios, anticorpos quentes
      b) Sintomática: lúpus e linfoma
      c) Induzida por drogas
   Distúrbios não imunológicos: medicamentos e infecções (malária e clostrídio)
   Hiperesplenismo

Defeitos da Membrana Celular

Esferocitose

Doença de transmissão autossômica dominante, mais comum no norte da Europa. Há história familiar de anemia, icterícia e cálculos de vesícula.

Cinquenta por cento das crianças cursam com anemia e hiperbilirrubinemia durante o período neonatal.

Clinicamente, apresenta-se com graus variados de anemia e esplenomegalia.

Icterícia é variável, muitas vezes presente apenas durante as infecções.

Anemia com microesferócitos no sangue periférico, reticulocitose, aumento da fragilidade osmótica, teste de Coombs negativo e hiperbilirrubinemia indireta.

Eliptocitose Hereditária

A hemólise é geralmente leve ou ausente, com hemácias ovais ou elípticas no sangue periférico.

Algumas crianças apresentam hemólise e hiperbilirrubinemia no período neonatal.

Hemoglobinopatias

Há dois grupos:

- Talassemias: deficiência quantitativa na produção das cadeias de globina, resultando em anemia microcítico-hipocrômica.
- Anormalidades estruturais das cadeias de globina: hemoglobina S, C e E por mutação ou substituição de um único aminoácido na cadeia betaglobina.

Talassemias

α-talassemia

A maioria ocorre por deleção de um ou mais genes do cromossomo 16 da cadeia alfaglobina. Os portadores apresentam deleção de um gene da cadeia alfaglobina e são assintomáticos.

O traço α-talassêmico possui deleção de dois genes com nível normal ou discretamente baixo de hemoglobina e discreta hipocromia com microcitose.

A doença da hemoglobina H revela anemia hipocrômico-microcítica moderada a grave, com reticulocitose acompanhada com frequência de hepatoesplenomegalia e anormalidades ósseas por expansão do espaço medular.

Na eletroforese de hemoglobina identifica-se hemoglobina H: quatro cadeias de betaglobina.

β-talassemia

- $β^0$ *talassemia*: não há produção da cadeia betaglobina.
- β+ *talassemia*: produção de quantidade diminuída da cadeia betaglobina.
- *Homozigotos*: a maioria tem talassemia *major* (anemia de Cooley) ou intermédia.
- *Heterozigotos*: a maioria tem talassemia *minor*.

Talassemia *minor* (traço β-talassêmico)

Geralmente assintomática, com discreto aumento do baço.

Anemia hipocrômico-microcítica leve a moderada e VCM e HCM baixos são encontrados.

Muitas vezes é diagnosticada como anemia por deficiência de ferro.

Na eletroforese de hemoglobina observa-se aumento de hemoglobina A2 ou hemoglobina F.

Talassemia *major* (anemia de Cooley)

As crianças são normais ao nascimento e desenvolvem anemia grave no primeiro ano de vida.

Pode-se encontrar clinicamente palidez, icterícia, hepatoesplenomegalia, hemossiderose no fígado, baço, pâncreas e coração, e retardo no crescimento e desenvolvimento.

Quando não há tratamento adequado, ocorrem alargamento do espaço medular, alterações esqueléticas mais características na face (proeminência do maxilar e testa) e fraturas ósseas.

No hemograma identificam-se anemia hipocrômico-microcítica grave, células-alvo, pecilocitose e reticulocitose.

Na eletroforese de hemoglobina observam-se hemoglobina fetal e hemoglobina A2.

Doença Falciforme

Substituição da valina pelo ácido glutâmico na sexta posição da betaglobina. A hemoglobina S desoxigenada polimeriza-se e distorce a forma da hemácia. Como resultado, ocorrem encurtamento do limiar de vida da hemácia (hemólise) e episódios intermitentes de oclusão vascular, que causam isquemia tecidual e disfunção orgânica aguda e crônica.

A anemia falciforme é o distúrbio homozigótico da célula falciforme (Hb SS) e é a maior responsável pela doença falciforme no Brasil. Outros distúrbios falciformes clinicamente significativos são a beta-talassemia falciforme e a doença falciforme de hemoglobina C.

A forma heterozigota (AS), ou traço falciforme, não é considerada doença, uma vez que é assintomática. Porém, quando detectada, necessita de aconselhamento genético, pois são os casais AS que conduzem à geração de indivíduos homozigóticos (SS).

O diagnóstico pode ser realizado mediante:

- Teste de solubilidade: teste de triagem para a presença de hemoglobina S. Não diferencia os indivíduos portadores de traço falciforme daqueles com doença falciforme, e podem ser encontrados resultados negativos em lactentes com doença falciforme, uma vez que níveis elevados de hemoglobina fetal interferem com o teste.
- Teste de falcização.
- Eletroforese de hemoglobina: detecção da hemoglobina S e quantificação das hemoglobinas, diferenciando as várias doenças falciformes após os primeiros meses de vida.
- Eletroforese em citrato de ágar ácido, focagem isoelétrica ou cromatografia líquida de alta resolução: confirmar o diagnóstico nos primeiros meses de vida.

As manifestações clínicas mais importantes da doença falciforme incluem:

- Hemólise: anemia crônica, icterícia, crises aplásticas, colelitíase, retardo do crescimento e maturação sexual.
- Vasoclusão:
  - Episódios de dor recorrente e muitas vezes cruciante são as manifestações clínicas mais encontradas da doença. Cerca de 25-45% dos lactentes apresentam pelo me-

nos um episódio de dactilite (síndrome mão-pé). Pacientes maiores apresentam episódios repetidos de dores musculares ou abdominais.

– Asplenia funcional e sequestração esplênica: em idade precoce, o baço está com frequência aumentado de volume, e os pacientes encontram-se sob o risco de sequestro esplênico agudo, mais frequente entre 6 meses e 3 anos de idade. Muitos desses episódios são ameaçadores à vida quando o rápido aumento do baço causa súbita queda do nível de hemoglobina que pode progredir rapidamente para colapso cardiovascular e morte. Infartos sucessivos levam o paciente a um processo denominado autoesplenectomia, quando o baço passa a ser impalpável, em torno dos 7 anos de idade. A asplenia funcional predispõe a infecções graves, septicemia fulminante e morte durante os 3 primeiros anos de vida por germes encapsulados. Os principais agentes associados a infecções são, principalmente, *Streptococcus pneumoniae* e *Haemophilus influenzae* tipo b e, com menor frequência, *Salmonella* sp., *Klebsiella* sp. e outras bactérias.

– Síndrome torácica aguda: caracteriza-se por febre, tosse, rouquidão, dor torácica pleurítica e/ou hipoxemia. Ocorre em cerca de 50% das crianças e é a segunda razão para hospitalização.

– AVC: geralmente isquêmico, ocorre em até 10% das crianças com Hb SS, em algum momento após o primeiro ano de vida. As recorrências aparecem em metade a dois terços dos pacientes que não recebem tratamento e estão associadas a aumento na morbidade e mortalidade.

– Hipostenúria e enurese, necrose papilar, nefropatia crônica, priapismo, necrose avascular.

– Retinopatia proliferativa.

– Úlceras de perna.

Defeitos do Metabolismo da Hemácia

Deficiência de Glicose-6-fosfato Desidrogenase

De herança ligada ao X, caracteriza-se pela incapacidade do eritrócito de gerar quantidades suficientes de NADPH para manter os níveis de glutationa reduzida necessários para proteger a hemácia de estresse oxidante.

Ocorrem episódios esporádicos de hemólise quando há exposição a infecção, algumas drogas ou alimentos. Pode haver hemólise no período neonatal, com hiperbilirrubinemia e necessidade de fototerapia ou exsanguineotransfusão.

Nos períodos de hemólise, evoluem com anemia, reticulocitose, icterícia, hemoglobinúria e alterações cardiovasculares.

No diagnóstico laboratorial realiza-se a dosagem de G6PD, que se encontra reduzida.

Deficiência de Piruvato Quinase

Doença autossômica recessiva que se caracteriza por anemia hemolítica crônica de gravidade variada.

Um terço dos pacientes tem hiperbilirrubinemia ao nascimento, com necessidade de fototerapia ou exsanguineotransfusão.

Icterícia e esplenomegalia são encontradas nos casos graves.

O diagnóstico definitivo é feito pelos níveis reduzidos de piruvato quinase.

Anemia Hemolítica Adquirida

Anemia Hemolítica Autoimune

Associa-se a infecções (hepatite, infecções de vias respiratórias superiores, mononucleose, ciromegalovirose), doenças autoimunes (lúpus, estados de imunodeficiência e doenças malignas), e frequentemente não há nenhuma associação descrita.

É de início agudo, com fraqueza, palidez, icterícia e esplenomegalia.

O hemograma revela anemia normocrômico-normocítica leve a grave, com ou sem reticulocitose, e esferócitos. Pode haver leucocitose e plaquetose.

Os testes de Coombs direto e indireto são positivos.

Anemia com anticorpos quentes: IgG com máxima atividade *in vitro* a 37°C, com destruição extravascular pelo sistema reticuloendotelial.

Anemia com anticorpos frios: detecção apenas de complemento e ótima atividade *in vitro* a 4°C, com hemólise intravascular.

DOENÇAS DE DEPÓSITO

Doença de Gaucher

De transmissão autossômica recessiva, caracteriza-se pela deficiência da enzima β-glicocerebrosidase (beta-glicosidase), com o consequente acúmulo de esfingolipídio (glicosilceramídeo) nas células do sistema reticuloendotelial e no SNC. Apresenta três formas clínicas: tipo 1, forma não neuropática do adulto; tipo 2, forma neuropática aguda do lactente; tipo 3, forma juvenil.

O tipo 1 começa habitualmente na idade adulta, mas pode apresentar-se em qualquer idade. Muitas vezes, esplenomegalia importante permanece durante algum tempo como a única manifestação clínica evidente. O fígado aumenta mais tarde e em menor grau, podendo ou não haver alteração das provas de função hepática. São comuns as manifestações de hiperesplenismo com pancitopenia. A infiltração da medula óssea também interfere no crescimento e na mineralização óssea, levando a quadros de dores osteoarticulares e fraturas patológicas. As radiografias mostram córtex expandido no fêmur distal, denominado deformidade em frasco de Erlenmeyer. Podem ocorrer erosões ósseas corticais com alterações císticas de variados tamanhos, principalmente nas vértebras e no fêmur. Os pacientes podem ter pseudo-osteomielite e necrose avascular da cabeça do fêmur. Não há comprometimento neurológico.

O tipo 2 se caracteriza por início nos primeiros meses de vida, evolução rapidamente fatal com parada do crescimento e desenvolvimento, surgimento de hepatoesplenomegalia de grau moderado e aparecimento de retardo mental, irritabilidade e sinais neuroló-

522 Diagnóstico Diferencial em Pediatria

gicos, como estrabismo, trismo, rigidez de nuca, opistótono, espasticidade, hiper-reflexia e convulsões. Dificuldades na alimentação e problemas respiratórios são frequentemente encontrados.

No tipo 3, a idade de apresentação é variável. O início da hepatoesplenomegalia na infâncial geralmente precede os sintomas neurológicos progressivos, caracterizados por ataxia, espasticidade, mioclonias, convulsões e apraxia oculomotora.

Nos três tipos, o diagnóstico pode ser feito através do mielograma, que revela as típicas células de Gaucher (histiócitos fusiformes cheios de lipídios com núcleos excêntricos).

A fosfatase ácida geralmente está aumentada. Entretanto, o diagnóstico definitivo se faz através da demonstração da redução da atividade da glicocerebrosidase nos leucócitos ou em cultura de fibroblastos cutâneos.

Doença de Niemann-Pick

Caracteriza-se pelo acúmulo anormal de esfingomielina e outros lipídios no sistema reticuloendotelial, decorrente da deficiência da esfingomielinase (tipos A e B) e de defeitos metabólicos, como na esterificação do colesterol (tipos C e D).

O tipo A (forma neuropática aguda), de transmissão autossômica recessiva, é a forma mais comum. Caracteriza-se pelo surgimento de hepatoesplenomegalia entre 6-12 meses de idade, seguida de atraso de crescimento e rápida deterioração do sistema nervoso central. Icterícia neonatal persistente pode ser o primeiro sintoma da doença. Pode haver linfadenopatia, opacidade da córnea, pigmentação cutânea castanho-amarelada, convulsões, problemas alimentares e respiratórios. Cinquenta por cento apresentam manchas vermelho-cereja na mácula.

O tipo B (forma não neuropática crônica) é também de transmissão autossômica recessiva e se caracteriza pelo aparecimento de hepatoesplenomegalia durante a lactância ou na segunda infância. Podem ser encontrados linfadenopatia, acometimento pulmonar progressivo que leva a hipóxia e *cor pulmonale*, e pancitopenia secundária a hiperesplenismo. Não há envolvimento neurológico.

O tipo C (forma juvenil neuropática crônica) inicia-se entre os 2-7 anos de idade com alterações de comportamento, atraso e regressão psicomotora, mioclonias, ataxia, hipertonia, hiper-reflexia, paralisia do olhar vertical, convulsões, hepatoesplenomegalia, colestase e linfadenopatia.

O tipo D assemelha-se ao tipo C, com comprometimento do sistema nervcoso central, que se inicia no fim da infância, e de progressão mais lenta do que no tipo C. O tipo E (forma não neuropática adulta) está associado a hepatoesplenomegalia e ausência de envolvimento neurológico.

O diagnóstico firma-se pelo quadro clínico, mielograma evidenciando células espumosas cheias de lipídios ou histiócitos com granulações citoplasmáticas que se coram intensamente em azul pela técnica de Giemsa (histiócitos azul-mar). Nos tipos A e B, os níveis de esfingomielinase encontram-se acentuadamente reduzidos (entre 1-10%).

Amiloidose

Caracteriza-se pelo depósito extracelular de material eosinófilo homogêneo (proteína amiloide), principalmente no baço, fígado, rins e coração.

Infecções crônicas supurativas (osteomielite, empiema, tuberculose, bronquiectasia, pielonefrite) e outras doenças de curso prolongado (artrite reumatoide juvenil, colite ulcerativa, doença de Crohn, hanseníase) encontram-se envolvidas nessa doença na infância.

O diagnóstico é sugerido quando pacientes portadores dessas doenças desenvolvem aumento do volume do fígado e baço, má absorção, doença cardíaca ou proteinúria. O achado de substância amiloide (corada com vermelho do Congo) em biópsia retal, do baço, fígado ou gengiva confirma o diagnóstico.

Gangliosidose GM1

De transmissão autossômica recessiva, caracteriza-se pela deficiência da enzima β-galactosidase ácida, levando ao acúmulo de gangliosídeo GM1 no sistema nervoso e de oligossacarídeos e mucopolissacarídeos nas vísceras e ossos. Os sintomas começam ao nascimento ou logo após e incluem hipotonia, hipoatividade, indiferença ao meio, dificuldades alimentares, sucção débil, pouco ganho ponderoestatural, hérnias, cifoescoliose toracolombar, hepatoesplenomegalia, edema de membros e atraso psicomotor progressivo com surgimento de convulsões. Existem anomalias somáticas, como fácies grosseira com fronte proeminente, base do nariz achatada, aumento da distância nasolabial, supercílios espessos, cílios longos e macroglossia. O fundo de olho revela mancha vermelho-cereja em 50% dos casos. A radiografia de esqueleto revela alterações semelhantes às das mucopolissacaridoses e pode apresentar padrão de disostose múltipla. O diagnóstico é firmado pela constatação da diminuição ou ausência de atividade da enzima β-galactosidase.

Mucopolissacaridoses

Incluem um grupo de doenças que se caracterizam pela deficiência da atividade de hidrolases ácidas lisossômicas, levando ao acúmulo de mucopolissacarídeos parcialmente degradados. Existem amplas variações fenotípicas que incidem sobre a idade de início, a apresentação da doença e a gravidade do quadro clínico. Assim, os distúrbios associados ao armazenamento do mucopolissacarídeo sulfato de heparan geralmente levam ao envolvimento do SNC, os associados ao armazenamento de sulfato de dermatan determinam envolvimento visceral e ósseo, e aqueles associados ao sulfato de ceratan têm envolvimento principalmente ósseo. Desse grupo, três doenças apresentam particular interesse pelo envolvimento visceral que determinam, estando as duas primeiras relacionadas com o metabolismo dos mucopolissacarídeos dermatan-sulfato e heparan-sulfato:

- Síndrome de Hurler — de transmissão autossômica recessiva, ocorre devido à deficiência da enzima alfa-L-iduronidase. Caracteriza-se por retardo no desenvolvimento psicomotor e ponderoestatural, associado a hepatoesplenomegalia, hérnias, opacidade de córnea, cifoescoliose, rigidez articular e doença cardíaca grave. Os pacientes apresentam-se com fácies dismórfica: fronte saliente, sobrancelhas grossas, achatamento da base do nariz, lábios grossos e macroglossia. O estudo radiológico do esqueleto demonstra algumas alterações características: deformidade da sela túrcica em "J", alargamento do corpo das costelas e hipoplasia dos corpos vertebrais toracolombares. O diagnóstico baseia-se no quadro clínico e evolutivo, alterações radiológicas, excreção urinária aumentada de heparan-sulfato e dermatan-sulfato e determinação da atividade reduzida da enzima alfa-L-iduronidase em leucócitos, urina ou plasma. A biópsia de pele ou conjuntiva mostra inclusões citoplasmáticas vacuolares na maioria das células.

- Síndrome de Hunter — de transmissão ligada ao sexo, acomete somente crianças do sexo masculino. Ocorre pela deficiência da enzima iduronato sulfatase e se caracteriza por apresentar manifestações clínicas semelhantes às da síndrome de Hurler, porém não há opacidade de córnea e gibosidade, embora o envolvimento cardíaco seja mais intenso.
- Síndrome de Maroteaux-Lamy — ocorre por deficiência da enzima arilsulfatase B e com implicação no metabolismo apenas do mucopolissacarídeo dermatan-sulfato. As manifestações clínicas são semelhantes às duas primeiras já descritas, exceto que nesse caso não há comprometimento da inteligência, e a progressão da doença ocorre de forma mais lenta, com alterações somáticas se completando no fim da primeira década.

Doenças de Depósito de Glicogênio (Glicogenoses)

Englobam vários distúrbios (por defeitos enzimáticos) que cursam com depósito anormal de glicogênio tecidual (fígado e músculo esquelético) e cujo sinal clínico mais expressivo é, sem dúvida, a hepatomegalia. Nesse grupo de doenças vale salientar a glicogenose tipo 1 (doença de Von Gierke), que ocorre devido à deficiência da enzima glicose-6-fosfatase e se caracteriza por hepatomegalia presente desde o nascimento, levando a distensão abdominal, embora sem evidências de esplenomegalia, ascite ou icterícia. Outros dados clínicos incluem rosto arredondado (face de boneca), inapetência, vômitos, dor abdominal, episódios de hipoglicemia, tendência a cetose, aumento do tamanho dos rins, atraso no desenvolvimento ponderoestatural sem comprometimento da inteligência na maioria dos casos. Algumas glicogenoses cursam com esplenomegalia associada, como a glicogenose tipo III (doença de Cori) devido à deficiência da atividade da enzima desramificadora e à glicogenose tipo IV (doença de Anderson) causada pela deficiência da enzima ramificadora. A maioria dos pacientes apresenta, no primeiro ano de vida, hipoglicemia de jejum, hepatomegalia, atraso de crescimento, hipotonia, cardiomiopatia, cirrose e insuficiência hepática. Laboratorialmente podemos encontrar níveis elevados de creatinoquinase, alterações em biópsia muscular e ausência de atividade enzimática em fibroblastos cutâneos.

Galactosemia

De transmissão autossômica recessiva, é causada na maioria dos casos pela deficiência da enzima galactose-1-fosfato-uridil transferase. Em sua forma clássica, caracteriza-se pelo aparecimento, após ingestão de leite, de sintomas como atraso do crescimento, vômitos, diarreia, letargia, icterícia e hepatoesplenomegalia, que surgem geralmente na primeira semana de vida. Desenvolvem-se catarata, disfunção tubular renal com aminoacidúria, proteinúria e galactosúria, marasmo, envolvimento do sistema nervoso central com retardo mental, hipertensão portal e cirrose. Sem tratamento, o óbito ocorre frequentemente no primeiro mês de vida devido a septicemia ou insuficiência hepática. A confirmação diagnóstica se faz pela demonstração da deficiência da enzima nos tecidos, em particular nos eritrócitos.

OSTEOPETROSE

Na sua forma mais comum, é de transmissão autossômica recessiva, decorrente de disfunção dos osteoclastos, levando a uma diminuição da reabsorção e persistência do tecido condroide calcificado e osso primitivo. Isso determina diminuição do espaço medular, com aparecimento de anemia normocítica e normocrômica, e hepatoesplenomegalia devida a hematopoiese extramedular. Geralmente, em idade bem precoce, surgem cegueira (pela compressão dos nervos cranianos) e surdez. Podem ocorrer fraturas frequentes e retardo na dentição. As crianças afetadas são reconhecidas pela fácies típica: bossa frontal, hipertelorismo e exoftalmia. O diagnóstico pode ser confirmado pela radiologia, na qual se observam aumento da densidade de todos os ossos, ausência de tecido esponjoso e desaparecimento da medula óssea. O principal diagnóstico diferencial é feito com a picnodisostose.

DOENÇAS QUE CURSAM COM HIPERTENSÃO PORTAL

A hipertensão portal consiste no aumento da pressão da veia porta acima de 10 mmHg.

Caracteriza-se por hepatoesplenomegalia, circulação colateral e varizes gastroesofágicas. Pode complicar-se com hematêmese, melena, hiperesplenismo (citopenias), ascite e, na fase final, por sinais de falência hepática. Classificação: pré-hepática; supra-hepática; intra-hepática.

- *Pré-hepática*. O sítio da obstrução varia desde o hilo hepático até o esplênico.

  A *trombose de veia porta* (TVP) é uma das causas mais comuns de HP em crianças de países em desenvolvimento, tendo como fatores de risco em 30-50% dos casos: onfalite, sepse, desidratação e cateterização de veia umbilical.

  Em crianças mais velhas, está associada a trauma local, peritonite, estado de hipercoagulabilidade (deficiência de proteína C e níveis anormalmente elevados de anticorpos antifosfolipídio) e pancreatite. O diagnóstico, na maioria dos casos, é feito em torno de 3-5 anos, mas podem ocorrer sintomas em crianças com menos de 1 ano.

  Foram descritas malformações da veia porta ou esplênica, incluindo válvulas ou segmentos atrésicos, responsáveis pela obstrução de veia porta.

  Em alguns casos de trombose de veia porta ocorre formação de colaterais em torno da veia trombosada, com transformação cavernomatosa da veia porta. Algumas doen-

526 Diagnóstico Diferencial em Pediatria

ças associadas a TVP são esclerose hepatoportal, blastomicose, hepatite pelos vírus C, B e A.

O sinal mais frequente é a esplenomegalia (100%) em criança aparentemente saudável. Hematêmese é o sintoma inicial mais frequente. Provas de função hepática geralmente são normais. O diagnóstico é confirmado pela ultrassonografia com Doppler, TC ou angiorressonância. Quando esses exames são negativos e persiste a suspeita, deve ser realizada a angiografia, cuja fase venosa permanece como o padrão-ouro para o diagnóstico.

- *Supra-hepática.* A *síndrome de Budd-Chiari* cursa com obstrução das veias hepáticas em qualquer ponto entre as veias hepáticas eferentes e a entrada da veia cava inferior no átrio direito. É idiopática em 30% dos casos.

  Tem como causas prováveis lesão endotelial, tumores, trauma abdominal, hipertermia, sepse, onfalite, bandas e membranas acima da veia hepática, complicação do uso de anticoncepcional ou seguindo-se ao reparo de onfalocele ou gastrosquise. Considerar, também, condições trombóticas, como deficiência de antitrombina III, proteína C ou proteína S, presença de anticoagulante lúpico e hemoglobinúria paroxística noturna.

  O quadro clínico caracteriza-se por início abrupto, com ascite e hepatomegalia, ou de forma insidiosa, na dependência da natureza e anatomia da obstrução. Dor abdominal e hepatoesplenomegalia são frequentes. Icterícia ocorre em 25% dos casos. Menos frequentemente podem ocorrer vômitos, hematêmese e diarreia.

  A ultrassonografia com Doppler é o teste de escolha para o diagnóstico.

- *Intra-hepática*
  - Pré-sinusoidal: é encontrada na fibrose hepática congênita, hepatite aguda/crônica e esquistossomose na forma crônica.

    A fibrose hepática congênita é uma doença autossômica recessiva, rara, associada a anormalidade renal (doença microcística) em 75% dos casos. Tem início na infância com hepatoesplenomegalia ou hemorragias e função hepatocelular bem preservada (transaminases e bilirrubinas normais). O diagnóstico definitivo é dado pela biópsia hepática, na qual se observa fibrose periportal e perilobular difusa.

    A hepatite e a esquistossomose já foram discutidas previamente.
  - Pós-sinusoidal: a cirrose é a principal causa de hipertensão portal e está relacionada com obstrução sanguínea através da veia porta. Muitas das causas conhecidas de cirrose na criança são insidiosas e progridem para HP relativamente tarde na infância, como deficiência de alfa-1-antitripsina, doença de Wilson, fibrose cística e hepatite crônica ativa. Muitas crianças que sobrevivem à cirurgia para correção de atresia de vias biliares e aquelas não submetidas a cirurgia desenvolverão cirrose e HP.

Doença de Wilson

Distúrbio autossômico recessivo decorrente de deficiência da enzima ceruloplasmina, levando ao acúmulo excessivo de cobre no fígado, nos olhos, no SNC e nos rins. A idade mais frequente de aparecimento da doença é entre 5-20 anos, raramente em menores de 5 anos. Os pacientes mais jovens geralmente apresentam doença hepáti-

Hepatoesplenomegalia **527**

ca, e os mais velhos, sintomas neurológicos ou psiquiátricos. A doença hepática pode manifestar-se como hepatite aguda ou crônica, colestase, hipertensão portal, cirrose ou insuficiência hepática. A apresentação mais comum, a doença neuropsiquiátrica, é mais frequente em adultos jovens, porém 50% dos adolescentes podem ter algum acometimento neurológico. Tremores em repouso ou intencionais, disartria, disfagia, sialorreia e incapacidade de se alimentar sozinho são os sintomas mais comuns. Progridem para distonias intensas. Os sintomas psiquiátricos incluem depressão, instabilidade emocional, alteração da personalidade e raciocínio lento. Nesses pacientes, as provas de função hepática podem ser normais, embora com cirrose hepática.

Pode haver anemia hemolítica, artropatia, fraturas ósseas, hematúria ou síndrome de Fanconi. O diagnóstico pode ser realizado mediante:

- Exame de fundo de olho com lâmpada de fenda: anel acastanhado de Kayser-Fleischer devido à deposição de cobre na membrana de Descemet que circunda a córnea. É encontrado em quase todos os pacientes com a doença neurológica, podendo estar ausente nos que têm apenas a doença hepática.
- Ceruloplasmina sérica abaixo de 20 mg/dL e cobre sérico baixo.
- Excreção urinária de cobre aumentada, geralmente > 100 µg/24 horas. Uma dose de penicilamina via oral aumenta a excreção urinária até níveis de 1.200-2.000 µg/24 horas.
- Tomografia de encéfalo: metade dos pacientes apresenta áreas hipodensas características nos núcleos da base.
- Ressonância nuclear magnética de encéfalo: intensidade do sinal T2 aumentada nos núcleos caudado e putâmen bilateralmente.
- Biópsia hepática: alteração histológica e conteúdo hepático de cobre são padrões de referência.

Deficiência de Alfa-1-antitripsina

Apresenta-se com colestase neonatal e depois cirrose. O curso da doença hepática é variável. Na primeira semana pode-se desenvolver icterícia, fezes claras e hepatomegalia, mas a icterícia regride do segundo ao quarto mês de vida. As crianças maiores podem apresentar doença hepática crônica ou cirrose, com evidências de hipertensão portal.

O diagnóstico é dado pela biópsia hepática.

Bibliografia

1. Abbas AK, Lichtman AH, Pillai S. Imunologia celular e molecular, 7. ed. Rio de Janeiro: Elsevier, 2011.
2. Alves JGB, Ferreira OS, Maggi RRS, Correia JB. Fernando Figueira. *Pediatria*, 4 ed. Rio de Janeiro: MedBook, 2011.
3. Behrman RE, Kliegman RM, Jenson HB. *Nelson textbook of pediatrics*, 17 ed. Philadelphia: Saunders, 2005.
4. Camargo B, Lopes LF. *Pediatria oncológica*. São Paulo: Lemar, 2001.
5. Farhat CK, Carvalho ES, Carvalho LHFR, Succi RCM. *Infectologia pediátrica*, 2 ed. São Paulo: Atheneu, 2001.
6. Jordan MB, Allen CE, Weitzman S, Filipovich AH, McClain KL. How I treat hemophagocytic lymphohistiocytosis. Blood. 2011;118:4041-4052.
7. Leão E, Corrêa EJ, Viana MB, Mota JAC. *Pediatria ambulatorial*. Belo Horizonte: Coopmed, 2000.
8. Veronesi R, Focaccia R. *Veronesi — tratado de infectologia*. São Paulo: Atheneu, 2000.

CAPÍTULO 50

José Pacheco Martins Ribeiro Neto

Hipertensão Arterial

INTRODUÇÃO

A hipertensão arterial (HA) constitui importante problema de saúde pública para a população adulta em todo o mundo. Em crianças e adolescentes, a HA não determinava maior preocupação até a metade do século XX. No entanto, a possibilidade de que o início da HA essencial ocorresse na infância fez com que muitos pesquisadores realizassem estudos nessa faixa etária, estabelecendo os valores da normalidade da pressão arterial (PA) nas crianças e adolescentes, bem como ressaltando a importância da aferição da PA na rotina do exame físico dessa população. O objetivo da recomendação é detectar precocemente a HA, evitando suas possíveis complicações por meio de uma abordagem terapêutica adequada.

Em pediatria, a prevalência de HA, considerando os critérios estabelecidos por uma força-tarefa, situa-se em torno de 1-3%.

Em 1985, um comitê internacional reunido em Heidelberg, Alemanha, durante o Second International Symposium on Hypertension in Children, determinou as diretrizes para a aferição da PA em crianças, que foram publicadas em 1986. Além disso, a força-tarefa vem incorporando a recomendação de se aferir a PA de rotina no exame pediátrico a partir dos 3 anos de idade (Quadro 50.1).

Em 2004, o IV Consenso Internacional para Diagnóstico, Avaliação e Tratamento da Hipertensão Arterial em crianças e adolescentes acrescentou condições nas quais crianças menores de 3 anos deveriam ter sua pressão arterial aferida (Quadro 50.2).

Quadro 50.1 Indicações para aferição da pressão arterial em crianças

1. A partir de 3 anos de idade pelo menos uma vez ao ano

2. Sintomas suspeitos de hipertensão arterial

3. Doenças cardíacas, neurológicas ou renais

4. Uso de medicações hormonais (p. ex., contraceptivos, esteroides)

5. Antes de procedimentos anestésicos e cirúrgicos

6. História familiar positiva de hipertensão arterial

7. Antes do início de um programa de esportes

Quadro 50.2 Indicações para aferição da pressão arterial em crianças menores de 3 anos de idade

– História de prematuridade, muito baixo peso ao nascer ou outra complicação neonatal que necessite de cuidados intensivos
– Doença cardíaca congênita (reparável ou não reparável)
– Infecções do trato urinário recorrentes, hematúria ou proteinúria
– Malformação renal ou urológica conhecida
– História familiar de doença renal congênita
– Transplante de órgãos
– Transplante de medula óssea
– Tratamento com drogas que aumentam a PA
– Outras doenças sistêmicas associadas a hipertensão (neurofibromatose, esclerose tuberosa etc.)
– Evidência de hipertensão craniana

DEFINIÇÃO DE HIPERTENSÃO ARTERIAL

De acordo com o National High Blood Pressure Education Program Working Group on Hypertension Control in Children and Adolescents (NHBPEP, 2004), o nível da pressão arterial é correlacionado com o sexo, a idade e o percentil de altura da criança ou do adolescente, considerando-se então:

* Pressão arterial normal: quando a PAS e a PAD são menores que o percentil 90.
* Pressão arterial normal alta: quando a PAS e/ou a PAD são iguais ou maiores que o percentil 90 e menores que o percentil 95.
* Hipertensão arterial: quando a PAS e/ou a PAD são iguais ou maiores que o percentil 95, no mínimo em três ocasiões diferentes, desde que não exista lesão de órgão-alvo.

CLASSIFICAÇÃO DA HIPERTENSÃO ARTERIAL

Quanto à Intensidade da Crise Hipertensiva

A crise hipertensiva representa risco imediato para o indivíduo desenvolver complicações e, portanto, necessita de diagnóstico precoce e intervenção terapêutica.

É importante diferenciarmos a emergência da urgência hipertensiva, uma vez que a abordagem terapêutica será diferente nessas duas situações:

* A emergência hipertensiva caracteriza-se pela elevação da pressão arterial acompanhada de manifestações de disfunção orgânica (SNC, coração, olhos e rins) e que necessita de imediata redução dos níveis pressóricos com o objetivo de evitar as complicações que possam determinar risco de vida para o indivíduo.
* A urgência hipertensiva caracteriza-se pela elevação da pressão arterial não acompanhada de disfunção orgânica e, portanto, pode ser reduzida de maneira gradativa ao longo de alguns dias.

Outra maneira de classificar a gravidade de uma crise hipertensiva em pediatria é adotando os critérios recomendados pela força-tarefa de 1987, na qual se considera hipertensão grave quando os níveis pressóricos ultrapassam o percentil 99 para idade e sexo. Ou seja, crianças e adolescentes com níveis pressóricos iguais ou acima do percentil 99 seriam considerados de risco aumentado para desenvolverem complicações da crise hipertensiva.

Quanto à Etiologia

Primária ou Essencial

A HA primária, também chamada de essencial, é considerada quando nenhuma causa específica foi identificada. Ao contrário do encontrado na população adulta, em que 95% das causas são de origem primária, na infância a HA foi considerada durante muito tempo como de causa secundária. No entanto, à medida que a PA foi sendo aferida na rotina do exame pediátrico, verificou-se que a HA essencial ocorre na infância, aumentando sua frequência relativa com o avançar da idade, de modo que na adolescência representa a principal causa de HA.

A HA essencial na infância geralmente cursa com níveis pressóricos discretamente elevados, é assintomática, tem antecedentes familiares positivos para HA e frequentemente associa-se a obesidade. O diagnóstico é realizado pela aferição da PA na rotina do exame físico. No início da doença, geralmente os exames laboratoriais estão dentro dos valores da normalidade. Portanto, seu diagnóstico será estabelecido por exclusão das outras causas de HA.

Secundária

Considera-se que a HA é de causa secundária quando existe uma causa específica determinando níveis pressóricos elevados. Em crianças e adolescentes que se apresentam com crise hipertensiva sintomática, geralmente a causa é secundária, uma vez que a HA essencial na infância evolui frequentemente assintomática.

As principais causas de HA secundária na infância são as seguintes:

Doença Parenquimatosa Renal

Constitui a principal causa de HA secundária (60-80%) em pediatria. No nosso meio, a glomerulonefrite pós-estreptocócica (GNPE) é a causa mais frequente de HA transitória. Ela é caracterizada pela história de antecedente estreptocócico (amigdalite ou impetigo) associada ao aparecimento de edema, hematúria e oligoanúria. Os exames laboratoriais caracterizam-se por diminuição dos níveis séricos do complemento (C3, C4, CH50), elevação da ureia e creatinina. No exame de urina, hematúria com cilindros hemáticos, leucocitúria e proteinúria discreta, raramente grave. Nos casos de GNPE secundários à amigdalite, são observados títulos elevados de ASO. Outras glomerulonefrites crônicas podem também cursar com elevação dos níveis pressóricos. Nesses casos, não encontraremos a história de antecedente estreptocócico; a clínica pode ser semelhante à da GNPE (hematúria, oligúria, edema e hipertensão), assim como a avaliação laboratorial. A dosagem do complemento encontra-se diminuída na glomerulonefrite membranoproliferativa e, geralmente, não se normaliza 6-8 semanas após o início do quadro. Por isso é importante realizar a biópsia renal nos pacientes que tiveram diagnóstico inicial de GNPE e não normalizaram o complemento após 8 semanas.

As pielonefrites crônicas que cursam com atrofia do parênquima renal podem evoluir com HA. Frequentemente estão associadas a história de infecção urinária de repetição e refluxo vesicoureteral (nefropatia do refluxo). Nesses casos, a ultrassonografia pode revelar redução do tamanho renal. Caliectasias e adelgaçamento cortical podem ser mais bem identificados na urografia excretora. No entanto, na suspeita de pielonefrites com cicatrizes renais, a cintilografia renal com DMSA (ácido dimercaptossuccínico) constitui o exame mais sensível para a sua detecção. Quando não existe comprometimento bilateral grave, a avaliação laboratorial da função renal é normal. Os exames de urina podem ser totalmente normais na ausência de infecção urinária. Aproximadamente 5-10% de crianças com cicatrizes renais desenvolverão HA quando adolescentes ou adultos. No nosso serviço, 5% dos indivíduos com cicatrizes renais desenvolveram níveis pressóricos elevados.

A doença policística renal representa importante causa de HA. Essa entidade apresenta duas formas de transmissão genética: autossômica dominante e recessiva. A doença renal policística autossômica recessiva apresenta incidência de 1:20.000, não está presente nos pais e geralmente se manifesta no período perinatal (a USG intraútero pode revelar rins aumentados de volume). Na palpação abdominal do neonato, geralmente é identificada tumoração localizada nos flancos com preenchimento das lojas renais. A elevação dos níveis pressóricos pode conduzir ao desenvolvimento de insuficiência cardíaca congestiva. A USG pós-natal será de grande importância para o diagnóstico, pois poderemos encontrar o achado de rins muito aumentados de volume e com hiperecogenicidade. A ureia e a creatinina podem estar normais, inicialmente, ou nos casos graves já apresentar função renal comprometida. Por outro lado, na doença renal policística autossômica dominante, a HA aparece em fase mais tardia do que a forma recessiva. A doença está presente em um dos pais e tem incidência de 1:400. Clinicamente, os rins, quando aumentados de volume, podem ser palpados; no entanto, a USG constitui achado importante para o seu diagnóstico, revelando rins aumentados de tamanho e imagens císticas renais bilaterais. A urografia excretora mostra também rins aumentados, com grau variado de concentração e eliminação do contraste; devido aos cistos, a pelve renal e os cálices podem apresentar aspecto alongado e distorcido. Assim como na forma recessiva, a função renal pode estar normal e apresentar variação com sua evolução.

A síndrome hemolítico-urêmica pode evoluir com HA e, às vezes, é grave. Essa síndrome caracteriza-se por anemia hemolítica microangiopática, trombocitopenia e uremia, geralmente ocorrendo após um episódio de gastroenterite aguda, com fezes sanguinolentas (causadas pela *E. coli* 0157:H7) ou em sequência a uma infecção de vias respiratórias. Acomete mais os lactentes.

A insuficiência renal aguda (IRA) e a crônica (IRC) podem ser causa de HA. Na IRA geralmente identificamos o fator que desencadeou o processo (p. ex., desidratação, hipovolemia, uso de drogas), e apresenta-se clinicamente com diminuição abrupta da diurese, elevação dos níveis de ureia e creatinina, hiperpotassemia, acidose metabólica associada a elevação dos níveis pressóricos. Nos casos de IRC, a HA pode ser a causa como, por exemplo, a hipertensão grave levando ao aparecimento da nefroesclerose, ou surgir como consequência, ocasionada pela retenção de água e sódio e hiper-reninemia. A ultrassonografia renal é útil no diagnóstico diferencial de IRA e IRC: na primeira existe aumento da ecogenicidade, com rins de tamanho normal ou aumentado; já aumento da ecogenicidade associado à perda da diferencial corticomedular e diminuição do tamanho dos rins sugere IRC.

Doença Renovascular

Corresponde a 5-10% das causas de HA secundária na infância. Geralmente evolui com sintomatologia devida aos elevados níveis pressóricos. A HA decorre da diminuição do fluxo sanguíneo renal provocado por estreitamento da luz dos vasos renais e, consequentemente, isquemia do tecido renal. A displasia fibromuscular corresponde à principal causa de estenose da artéria, sendo responsável por 70% dessas causas. Entre outras causas podem ser mencionadas: (1) arterite de Takayasu, que acomete vasos de médio e grande calibres (aorta e suas ramificações), poliarterite nodosa, que envolve vasos de pequeno calibre e frequentemente determina o aparecimento de microaneurismas, e doença de Kawasaki; (2) trombótica, mais frequente no período neonatal após a introdução de cateter umbilical; (3) pós-transplante renal, geralmente decorrente de estenose do segmento da anastomose; (4) fístulas arteriovenosas; (5) traumas; (6) tumores, aqueles que provocam compressão dos vasos renais como, por exemplo, o tumor de Wilms.

No exame físico, sopro abdominal sugere estenose de artéria renal. Dificuldade de palpar pulsos associada à discrepância da PA entre os membros torna a possibilidade de arterite de Takayasu um diagnóstico provável. Nos casos de hipertensão renovascular, o exame de urina é normal, assim como a função renal, quando o envolvimento é unilateral. A atividade de renina plasmática está geralmente elevada. Os exames de imagem (USG com dopplerfluxometria, urografia excretora e cintilografia renal) podem sugerir o diagnóstico, porém a sua confirmação será realizada pela arteriografia.

Coarctação da Aorta

Essa enfermidade representa 1/3 das causas de HA no primeiro ano de vida e 2% das causas na infância e adolescência. O diagnóstico deve ser estabelecido por exame físico minucioso, no qual poderemos identificar pulso femoral e do dorso pedial retardado, assim como níveis pressóricos elevados, sendo bem mais acentuados nos MMSS em relação aos MMII. O eletrocardiograma pode mostrar sinais de hipertrofia ventricular esquerda, e o ecocardiograma com dopplerfluxometria colorida pode confirmar o diagnóstico.

Causas Endócrinas

O feocromocitoma é uma entidade rara e representa 0,5-2% das causas de HA secundária na criança. Esse tumor pode se apresentar em qualquer lugar do organismo no qual células cromafins tenham surgido durante o desenvolvimento. O local mais comum de aparecimento é na adrenal ou próximo dela. São tumores que produzem grande quantidade de catecolaminas. Na sua sintomatologia, encontramos história de episódios de taquicardia, palidez, sudorese, aumento do apetite associado à perda de peso. O diagnóstico de feocromocitoma deve ser sempre lembrado em meninas no período pré-menarca e com os sintomas citados. O diagnóstico é normalmente confirmado pela elevação das catecolaminas e metanefrinas urinárias, e aumento da atividade de renina plasmática (aumentada em 70-80% dos casos). A ultrassonografia abdominal pode ser normal nas fases iniciais em que o tumor é muito pequeno ou tratar-se de localização ectópica. Nesses casos, a cintilografia com metaiodobenzilguanidina pode identificar os casos ectópicos.

Hiperplasia congênita da adrenal associada ao desenvolvimento de HA está relacionada com a deficiência das enzimas 11-beta-hidroxilase e 17-alfa-hidroxilase. A elevação dos níveis pressóricos deve-se ao acúmulo do mineralocorticoide desoxicorticosterona, que promove retenção de água e sódio. Os pacientes com deficiência da 11-beta-hidroxilase apresentam sinais de virilização e nem todos apresentarão HA. Em contraste, os pacientes portadores de deficiência da 17-alfa-hidroxilase não apresentam sinais de virilização e podem ficar sem diagnóstico até ser descoberta a hipertensão. O diagnóstico poderá ser confirmado com a dosagem plasmática do composto S e da desoxicorticosterona.

Hiperaldosteronismo primário em pediatria é raro, e a hiperplasia adrenal ocorre mais frequentemente do que o adenoma. O primeiro é mais frequente no sexo masculino, e o último, no feminino. O diagnóstico deve ser pensado quando o paciente apresentar história de paralisia muscular periódica, níveis pressóricos elevados associados ao achado laboratorial de alcalose hipopotassêmica, atividade de renina plasmática diminuída e elevação dos níveis plasmáticos de aldosterona. Salienta-se que a hipopotassemia nem sempre ocorre. Quando o adenoma não é muito pequeno, a ultrassonografia, a ressonância magnética ou a tomografia podem diferenciar uma condição da outra.

A doença de Cushing primária é também uma condição rara em pediatria, sendo mais frequente a secundária (administração de corticosteroide exógeno). No exame físico, "face de lua cheia", hirsutismo, estrias e obesidade de tronco, associados a HA, sugerem essa doença. O diagnóstico é confirmado pelo teste clássico de supressão da dexametasona.

Aldosteronismo glicocorticoide remediável consiste em uma condição autossômica dominante, resultado de duplicação quimérica do gene. Em condições normais, a aldosterona é controlada pela angiotensina II e, com essa alteração genética, a aldosterona passa a ser controlada pelo ACTH. A história familiar é importante, encontrando-se início precoce da HA. Os achados laboratoriais consistem na elevação variável dos níveis plasmáticos da aldosterona associada à diminuição da atividade de renina plasmática e a aumento da excreção urinária de esteroides adrenais (18-hidroxicortisol e 18-oxocortisol). Atualmente já é possível realizar diagnóstico genético em laboratórios especializados nessa área.

Excesso aparente de mineralocorticoide também consiste numa condição de transmissão genética autossômica recessiva. Nessa entidade geralmente não encontramos história familiar. A HA ocorre porque uma enzima no rim, a desidrogenase 18-beta-

534 Diagnóstico Diferencial em Pediatria

-hidroxiesteroide tipo 2, não inativa o cortisol e atua como a aldosterona, levando à retenção de sódio, HA e hipopotassemia. No feto, a deficiência da enzima pode levar a retardo de crescimento intrauterino e baixo peso ao nascer. As alterações laboratoriais caracterizam-se por baixa atividade da renina e aldosterona plasmática, hipopotassemia e análise urinária de metabólicos esteroides com alta taxa da relação tetraidrocortisol/tetraidrocortisona, na ordem de 40-60, e cortisona livre na urina quase ausente. O teste com dexametasona suprime a secreção exagerada de cortisol, corrigindo a hipopotassemia e a hipertensão.

A síndrome de Liddle é outra forma de transmissão genética, autossômica recessiva, que determina elevação dos níveis pressóricos na criança. Consiste em mutação das subunidades beta e gama do canal epitelial de sódio, conduzindo a excessiva reabsorção não controlada de cloreto de sódio no túbulo distal e, portanto, hipertensão volume--dependente, atividade diminuída de renina e aldosterona, e hipopotassemia.

Tumores

Os tumores que determinam HA podem ser tanto renais como extrarrenais. Entre os tumores renais, o de Wilms é o mais frequente. Ele pode determinar elevação dos níveis pressóricos pela produção excessiva de renina e pela compressão de vasos renais. O neuroblastoma está relacionado com a elevação da pressão arterial em aproximadamente 25% dos casos. O excesso de catecolaminas seria a causa da HA nesses casos. Hemangiopericitoma é causa rara de tumor renal causando HA. Ele decorre da produção excessiva de renina pelas células tumorais justaglomerulures. O feocromocitoma e o adenoma já foram discutidos aqui anteriormente.

Bibliografia

1. Alves JGB, Ribeiro Neto JPM, Pacheco THD, Silva LRB. Hipertensão arterial em pré-escolares e escolares na cidade do Recife. *J Pediatr* (RJ) 1988; 64:336-8.
2. Beevers G, Lip GYH, O'Brien E. ABC of hypertension. Blood pressure measurement. Part I — Sphygmomanometry: factors common to all techniques. *BMJ* 2001; 322: 981-5.
3. Dillon MJ. Clinical aspects of hypertension. In: Holliday MA, Barratt TM, Vernier RL (eds.) *Pediatric nephrology*, 2. ed. Baltimore & London: Williams & Wilkins, 1987. p. 743-57.
4. Feld LG, Veiga PA. Causes of hypertension in children. In: Feld LG (ed.) *Hypertension in children*. Boston: Butterworth-Heinemann, 1997. p. 39-65.
5. Gruskin AB, Dabbagh S, Fleischmann LE et al. Mechanisms of hypertension in childhood diseases. In: Barratt TM, Avner ED, Hannon WE (eds.) *Pediatric nephrology*, 4. ed. Baltimore: Lippincott Williams & Wilkins, 1999. p. 987-1005.
6. Ingelfinger JR. Hypertension. In: Edelman Jr CH (ed.) *Pediatric kidney disease*, 2. ed. Boston: Little, Brown, 1992. p. 1146-64.
7. International Committee on the Second International Symposium on Hypertension in Children. Recommendations for Management of Hypertension in Children and Adolescents. *Clin and Exper Theory and Practice* 1986, A8 (4&5), 901-2.
8. National High Blood Pressure Education Program Working Group on High Blood Pressure in Children and Adolescents. The fourth report on the diagnosis, evaluation and treatment of high blood pressure in children and adolescents. *Pediatrics* 2004; 114:555-76.
9. National High Blood Pressure Education Program Working Group on Hypertension Control in Children and Adolescents. Update on the 1987 task force report on high blood pressure in children and adolescents: a working group report from the National High Blood Pressure Education Program. *Pediatrics* 1996; 88:649-58.

10. O'Brien ET, Petrie JC, Littler W A et al. Blood pressure measurement. recommendations of the British Hypertension Society, 3. ed. Great Britain: *BMJ*, 1997.
11. Ribeiro Neto JPM. *Prevalência de hipertensão arterial em escolares provenientes de um colégio particular da cidade do Recife* [dissertação de Mestrado]. Recife: UFPE; 1998.
12. Rosner B, Prineas RJ, Loggie JMH, Daniels SR. Blood pressure normograms for children and adolescents, by height, sex, and age, in the United States. *J Pediatr* 1993; 123:871-886.
13. Task Force on Blood Pressure Control in Children. Report of the second task force on blood pressure control in children. *Pediatrics* 1987; 79:1-25.
14. Traum AZ, Somers MJG. Hypertension in the pediatric Intensive Care Unit. In: Kiessling SG, Goebel J, Somers MJG (eds.) *Pediatric nephrology in the ICU*. Heidelberg, Springer 2009, p. 171-182.
15. Task Force on Blood Pressure Control in Children. Report of the task force on blood pressure control in children. *Pediatrics* 1977; 59:797-820.
16. World Health Organization. *Hypertension control*. Report of a WHO Expert Committee. Geneva, WHO, 1996. 78p. (WHO, Technical Report Series, 862.)

CAPÍTULO 51

Barbara Guiomar Sales Gomes da Silva

Hipoglicemia

A hipoglicemia é um dos distúrbios metabólicos mais frequentes em pediatria. O diagnóstico e tratamento precoces são essenciais para a prevenção de sequelas neurológicas.

A transição da vida fetal, na qual há suprimento contínuo de glicose, para a vida neonatal, na qual a glicose é fornecida de maneira limitada e intermitente, requer uma série de adaptações no metabolismo. Os complexos eventos envolvidos na manutenção da concentração plasmática de glicose devem estar coordenados para evitar hipoglicemia e consequente dano ao sistema nervoso central.

Crianças apresentam altas taxas de utilização de glicose quando comparadas aos adultos e isso impõe maior dependência da glicogenólise, gliconeogênese e oxidação de ácidos graxos. Sistemas enzimáticos para a quebra da glicose e gliconeogênese devem estar intactos, juntamente com um suprimento de substratos na forma de gordura e aminoácidos. A hipoglicemia pode ocorrer quando houver defeito em alguma dessas vias adaptativas, e a chave para o diagnóstico é identificar que sistema do metabolismo está falhando em manter o suprimento de glicose.

DEFINIÇÃO DE HIPOGLICEMIA

Há controvérsias sobre a definição precisa de hipoglicemia, principalmente na infância. Autores de várias revisões da literatura concluíram que não há um limite de concentração plasmática de glicose ou duração de hipoglicemia que possa prever dano neurológico permanente em crianças de risco.

Um nível arbitrário de 40 mg/dL ou menos tem sido usado como limite clássico. Alguns autores, no entanto, argumentam que o cérebro de um lactente pode não ser menos sensível a dano hipoglicêmico do que o das crianças maiores ou adultos e que o objetivo terapêutico seria manter níveis maiores que 60 mg/dL. Sperling *et al.*[1,3] consideram níveis menores que 50 mg/dL como diagnósticos de hipoglicemia.

É importante lembrar que a glicemia do sangue total tende a ser 10-15% menor do que no plasma. Os glicosímetros podem ser utilizados para triagem, porém são pouco confiáveis por sua baixa sensibilidade a níveis mais baixos de glicemia, então a hipoglicemia deve ser confirmada por teste laboratorial. Também se a amostra de glicose não

Hipoglicemia **537**

for processada prontamente no laboratório, pode haver, erroneamente, níveis de glicose reduzidos devido à glicólise pelas células sanguíneas.

A triagem para hipoglicemia deve ser realizada em neonatos de risco, como os pequenos para idade gestacional, prematuros ou nascidos de mãe diabética. Não é necessária triagem ou monitoração glicêmica de crianças nascidas saudáveis, a termo, após gestação e de partos sem intercorrências.

QUADRO CLÍNICO

Em crianças maiores e adultos, os sintomas clássicos de hipoglicemia são atribuídos a dois mecanismos principais. O primeiro mecanismo é a ativação do sistema nervoso autônomo, com liberação de catecolaminas como resposta contrarregulatória para evitar hipoglicemia, produzindo sintomas e sinais de taquicardia, ansiedade, sudorese, palpitações, palidez, náuseas e vômitos. A segunda sequência de sintomas e sinais é relacionada com a privação de glicose no cérebro, com cefaleia, visão turva, ataxia, irritabilidade, sonolência e prejuízo progressivo da função neurológica, podendo chegar a convulsões e coma. Em neonatos, os sinais e sintomas são inespecíficos e incluem letargia, apatia, irritabilidade, apneia, cianose, insuficiência respiratória, anorexia, sonolência e torpor, necessitando de alto índice de suspeição para o diagnóstico. O Quadro 51.1 resume os sinais e sintomas de hipoglicemia em diferentes estágios da criança.[6]

Para atribuir os sinais e sintomas à hipoglicemia, alguns autores sugerem que a tríade de Whipple seja preenchida: (1) glicemia sérica diminuída; (2) sinais e sintomas consistentes com hipoglicemia; (3) resolução dos sinais e sintomas após restauração da glicemia.

Quadro 51.1 Sinais e sintomas de hipoglicemia em diferentes estágios da criança

Neonatos	Crianças
Sintomas autonômicos: palidez, sudorese e taquipneia	Sintomas autonômicos: palidez, fraqueza, sudorese, náuseas, vômitos, dor abdominal e fome
Sintomas neuroglicopênicos: apneia, hipotonia, irritabilidade, choro anormal, dificuldade de sucção, convulsão e coma	Sintomas neuroglicopênicos: confusão, irritabilidade, cefaleia, distúrbio visual, mudança de comportamento, convulsão e coma

Fonte: Adaptado de Rodriguez *et al.*, 2007.

ADAPTAÇÃO DO METABOLISMO DA GLICOSE DURANTE A INFÂNCIA E A ADOLESCÊNCIA

A taxa de utilização da glicose por quilo de peso é maior em lactentes do que em adultos porque os lactentes têm tamanho cerebral maior em relação ao peso corporal. Lactentes e crianças maiores normais podem desenvolver hipoglicemia após 24-36 h de jejum, enquanto os adultos podem jejuar por 48-72 h sem hipoglicemia.

Diagnóstico Diferencial em Pediatria

O volume muscular de crianças mais jovens é menor em relação à massa corporal do que em adultos e, como os precursores gliconeogênicos são derivados primariamente do músculo, a habilidade das crianças em manter níveis glicêmicos por gliconeogênese durante o jejum é limitada pela sua menor massa muscular.

Adaptação ao Jejum

Os quatro sistemas metabólicos de adaptação ao jejum (glicogenólise, gliconeogênese, lipólise e cetogênese) são regulados por um quinto sistema: o controle endócrino. O hormônio mais importante no controle da adaptação ao jejum é a insulina, que age inibindo os outros quatro mecanismos. Os efeitos inibitórios da insulina são contrapostos pelos hormônios contrarreguladores (hormônio do crescimento, glucagon, epinefrina e cortisol).

Com a alimentação, as concentrações séricas de insulina aumentam de 3-10 µU/mL para 20-50 µU/mL, o que ativa a síntese de glicogênio, inibe a gliconeogênese e aumenta a captação periférica (muscular) de glicose. Ao mesmo tempo, a síntese de lipídeos é ativada, e a lipólise e a cetogênese são diminuídas.

No estado pós-absortivo, os níveis glicêmicos caem, a secreção de insulina é reduzida e, junto com os hormônios contrarreguladores, revertem-se as vias anabólicas para garantir suprimento adequado de glicose (ácidos graxos e cetonas) no jejum. Os ácidos graxos mobilizados e as cetonas servem como combustível alternativo para os músculos, poupando glicose para o metabolismo cerebral.

O primeiro estágio na defesa contra a hipoglicemia é a glicogenólise. A glicogenólise é estimulada pelo glucagon e pela epinefrina quando há níveis baixos de insulina. Em lactentes, a glicogenólise disponibiliza glicose por 4 horas e, em crianças maiores, por 8 horas.

Quando o estoque de glicogênio termina, ocorre a gliconeogênese para manter a glicemia plasmática. Seus precursores são aminoácidos, principalmente alanina, a maioria gerada do músculo esquelético. O tecido adiposo disponibiliza uma fonte energética adicional na forma de triglicerídeos hidrolisados a ácidos graxos livres. A oxidação de ácidos graxos livres na mitocôndria dos hepatócitos produz corpos cetônicos (β-hidroxibutirato e acetoacetato). A lipólise é estimulada pela secreção de hormônios contrarreguladores (GH e epinefrina) e pelos níveis diminuídos de insulina. Em lactentes, as cetonas aparecem na urina após 12-18 h de jejum e, em crianças maiores, após 18-24 h. O cortisol produzido durante o estresse acelera a gliconeogênese.

Quando a hipoglicemia ocorre no início do jejum, a causa pode ser a secreção de insulina em excesso ou distúrbio primário da glicogenólise. Defeitos na gliconeogênese vão se manifestar depois que os estoques de glicogênio terminarem e não ocorrem em jejum de curto prazo. Distúrbios na oxidação dos ácidos graxos são diagnosticados em jejum mais prolongado. Como nos primeiros meses de vida a alimentação é mais frequente, a cada 2-3 horas, esses dois últimos distúrbios raramente vão ser flagrados no neonato, mas mais tardiamente, quando o intervalo entre as refeições aumentar.

Deficiência de hormônios contrarreguladores pode ser identificada no neonato quando há deficiência congênita grave ou mais tardiamente. Deficiências combinadas de ACTH e GH podem produzir hipoglicemia mais precoce e mais grave do que nas deficiências isoladas.

CLASSIFICAÇÃO DA HIPOGLICEMIA

O Quadro 51.2 classifica as causas de hipoglicemia de acordo com os mecanismos de adaptação ao jejum.

Hipoglicemia Transitória

As formas transitórias de hipoglicemia no neonato afetam, predominantemente, prematuros e pequenos para a idade gestacional, refletindo imaturidade do organismo na adaptação ao jejum e menor estoque de glicogênio. O estresse periparto pode causar depleção no estoque de glicogênio.

Crianças nascidas de mãe diabética podem manifestar hipoglicemia transitória associada a hiperinsulinismo. Esses neonatos são classicamente macrossômicos, mas não podem mobilizar seu estoque de nutrientes por causa dos efeitos inibitórios do hiperinsulinismo. O controle glicêmico durante a gravidez minimiza esses efeitos. A hipoglicemia resolve-se, normalmente, até 3 dias após o parto nesses casos.

Hipoglicemia prolongada em alguns neonatos expostos a estresse perinatal, como asfixia, toxemia gravídica, prematuridade, RCIU, é devida ao hiperinsulinismo. A incidência estimada de hipoglicemia neonatal prolongada é de 1:12.000 nascidos vivos. Os níveis de insulina estão elevados. A hipoglicemia pode persistir por vários dias ou semanas. A resolução é após, aproximadamente, 6 meses, com casos que duraram até 2,5 anos. É importante excluir hiperinsulinismo congênito.

Hiperinsulinismo

O hiperinsulinismo difere da maioria dos distúrbios hipoglicêmicos porque, nela, o excesso de insulina inibe todos os sistemas de adaptação ao jejum, incluindo glicogenólise, proteinólise, gliconeogênese, lipólise e cetogênese.

Várias são as causas da hipoglicemia hiperinsulinêmica (HH). Podem ser congênitas, secundárias, associadas a síndromes genéticas ou associadas a doenças metabólicas.

A HH é uma doença grave de alta morbimortalidade. Em cerca de metade dos casos está envolvida etiologia genética, de forma que mutações em sete diferentes genes promovem diferentes quadros clínicos, histológicos e com diferentes respostas ao tratamento medicamentoso. A correta determinação do gene envolvido permite inferir o tipo histológico e a resposta ao tratamento medicamentoso ou, em outras palavras, a necessidade ou não de se realizar pancreatectomia com urgência.

É a causa de hipoglicemia mais comum e mais grave em crianças menores. O hiperinsulinismo é a mais preocupante das hipoglicemias na infância porque a cetogênese e a produção de lactato estão diminuídas pelo excesso de insulina. Sessenta por cento

540 Diagnóstico Diferencial em Pediatria

Quadro 51.2 Classificação da hipoglicemia

Hipoglicemia neonatal transitória

Imaturidade do sistema de adaptação ao jejum associada a substrato inadequado ou imaturidade de funções enzimáticas:
- Prematuridade
- Neonato normal e crianças (hipoglicemia cetótica)

Hiperinsulinismo transitório devido a fatores maternos:
- Diabetes materno
- Administração de glicose endovenosa durante o trabalho de parto
- Medicações orais da mãe: hipoglicemiantes orais, propranolol, terbutalina

---

Hipoglicemia neonatal prolongada

Hiperinsulinismo neonatal prolongado:
- Retardo do crescimento intrauterino
- Prematuridade
- Asfixia ao nascimento
- Toxemia materna/pré-eclâmpsia

Hipoglicemia persistente neonatal, no lactente e em crianças
- Hiperinsulinismo:
  1. Hiperinsulinismo congênito por alterações no canal de potássio ATP-sensível (K_{ATP})
  2. Hipoglicemia hiperinsulinêmica difusa por alterações no K_{ATP}
  3. Hipoglicemia hiperinsulinêmica focal por alterações no K_{ATP}
- Hipoglicemia hiperinsulinêmica dominante por alterações no K_{ATP}
- Hiperinsulinismo congênito por mutações no gene da glutamato desidrogenase (síndrome do hiperinsulinismo/hiperamonemia)
- Hiperinsulinismo congênito por mutações no gene da glicoquinase
- Hiperinsulinismo congênito por mutação no gene da L-3-hidroxiacil CoA desidrogenase (SCHAD)
- Mutações no HNF4A e SLC16A1 (induzida pelo exercício)
- Distúrbios congênitos da glicosilação
- Síndrome de Beckwith-Wiedemann e outras
- Adenoma de ilhota adquirido
- Administração de insulina ou sulfonilureia
- Anticorpos contra o receptor de insulina

Deficiência de hormônios contrarreguladores:
- Pan-hipopituitarismo
- Deficiência isolada de hormônio de crescimento (GH)
- Deficiência de hormônio adrenocorticotrófico (ACTH)
- Insuficiência adrenal primária

Distúrbios da glicogenólise:
- Doença do depósito de glicogênio 3 (GSD 3): deficiência da amilo 1,6-glicosidase (enzima Debrancher)
- Doença do depósito de glicogênio 6 (GSD 6): deficiência da fosforilase hepática
- Doença do depósito de glicogênio 9 (GSD 9): deficiência da fosforilase quinase
- Doença do depósito de glicogênio 0 (GSD 0): deficiência da glicogênio sintetase

Distúrbios da gliconeogênese:
- Deficiência da glicose-6-fosfato (GSD tipo 1a)
- Deficiência da glicose-6-fosfato translocase (GSD tipo 1b)
- Deficiência da frutose 1,6-difosfatase
- Deficiência da piruvato descarboxilase
- Síndrome de Fanconi-Bickel

Distúrbios da lipólise:
- Propranolol

Distúrbios da oxidação dos ácidos graxos (FAO)
- Deficiência do transportador da carnitina (deficiência primária de carnitina)
- Deficiência da carnitina palmitol-transferase 1
- Deficiência da carnitina palmitol-transferase 2
- Deficiência da carnitina translocase
- Deficiência da acil-CoA desidrogenase de cadeia muito longa (VLCAD)

Hipoglicemia induzida por drogas

Intolerância hereditária à frutose

Hipoglicemia induzida por doenças sistêmicas

Dumping

Fonte: Adaptado de De León *et al.*, 2008.

dos pacientes se apresentam na primeira semana de vida. As formas mais leves podem aparecer mais tardiamente, nos primeiros meses de vida, com o aumento do intervalo entre as refeições.

Hiperinsulinismo Congênito

Os defeitos no canal K_{ATP} são os mais comuns, mas vários outros estão sendo identificados. A apresentação clínica do hiperinsulinismo congênito varia com a gravidade do distúrbio. Os casos mais graves estão associados a defeitos do canal K_{ATP} de herança recessiva. São frequentemente associados a macrossomia por causa do hiperinsulinismo fetal. Apresentam hipoglicemia nas primeiras horas ou dias de vida, de difícil controle. Casos menos graves são associados a defeitos na glutamato desidrogenase, glicoquinase, SCHAD e mutações dominantes do canal K_{ATP}.

Defeitos no Canal K_{ATP}

O fluxo de potássio pelo canal K_{ATP} é a chave do controle da secreção insulínica, e defeitos que impedem esse fluxo causam excesso de secreção de insulina. Os genes *ABCC8* e *KCNJ1*, localizados em regiões vizinhas do cromossomo 11 (11p15.1), são os responsáveis, respectivamente, pelas proteínas do canal K_{ATP}, SUR1 e Kir6.2, e, assim, desempenham papel importante no controle da secreção de insulina pela célula B pancreática. As mutações inativadoras nesses genes são responsáveis pelas formas mais comuns e mais graves de hipoglicemia hiperinsulinêmica (HH), necessitando de tratamento cirúrgico para controle do caso. Trata-se, na maioria das vezes, de mutações de transmissão recessiva, podendo eventualmente apresentar herança dominante. As mutações de transmissão autossômico-dominantes são responsáveis por formas mais leves, focais, sob o ponto de vista histológico, inclusive responsíveis ao tratamento medicamentoso. As mutações encontradas nesses dois genes são normalmente responsáveis por cerca de 50% dos casos com etiologia genética determinada de HH. Entretanto, em japoneses, somente 20% dos casos descritos envolvem mutações desses genes. A incidência das formas recessivas tem sido estimada em 1:40.000 na Europa e na Finlândia, mas pode chegar a 1:2.500 na Arábia Saudita, onde a consanguinidade é mais frequente. Essa forma de hiperinsulinismo já foi previamente chamada de nesidioblastose, porém esse termo foi abandonado.

Hiperinsulinismo pela Glutamato Deidrogenase

As mutações ativadoras da enzima glutamato deidrogenase (GLUD1) são a segunda causa mais frequente de HH congênita, e causam hiperinsulinismo acompanhado de hiperamonemia. Geralmente, esses pacientes apresentam sintomas no primeiro ano de vida com episódios leves de hipoglicemia e, normalmente, respondem ao diazóxido. A hiperamonemia é de 80-100 mmoL/L, mas os pacientes não apresentam sintomas do excesso de amônia, como letargia e coma. Pode apresentar-se como herança autossômica dominante, e 80% dos casos podem ser mutações de novo. A gravidade pode variar desde convulsões na infância até hipoglicemia pós-prandial leve no adulto.

542 Diagnóstico Diferencial em Pediatria

Hiperinsulinismo pela Glicoquinase

É uma enzima que tem o papel de sensor de glicose na célula beta. Mutações com ganho de função podem resultar em limiar mais baixo de glicose para a secreção de insulina, levando a hipoglicemia persistente. Já foram identificadas pelo menos seis mutações dominantes. As mais graves causam hipoglicemia neonatal, necessitando de cirurgia pancreática, as mais leves apresentam-se com convulsões na infância ou hipoglicemia reativa em parentes mais velhos. Laboratorialmente é indistinguível da hipoglicemia por defeitos no canal K_{ATP}.

SCHAD

O gene *HADH* (4q22-q26) é responsável por codificar a enzima L-3 hidroxacil coenzima A desidrogenase de cadeia curta (SCHAD). Essa enzima faz parte da oxidação mitocondrial de ácidos graxos. Mutação recessiva de perda de função tem sido associada a alguns casos de hiperinsulinismo congênito familiar. O quadro se assemelha mais a casos de hiperinsulinismo do que de distúrbios de oxidação de ácidos graxos, não há sinais de disfunção hepática, cardiomiopatia ou alterações na musculatura esquelética, como em outros casos de distúrbios na oxidação de ácidos graxos. A hipoglicemia pode variar de leve a precoce e tardia a grave. O diagnóstico é feito com níveis aumentados de 3-hidroxibutiril-carnitina no sangue e 3-hidroxi--glutarato na urina.

Mutações no Gene HNF4A

Esse gene codifica a proteína fator 4 do núcleo de hepatócito, podendo causar formas transitórias ou persistentes de HH. Essa proteína parece exercer um controle funcional da atuação da célula B, por mecanismo ainda não completamente conhecido. Mutações em heterozigose foram descritas como causadoras de HH associadas a macrossomia. A forma de transmissão descrita é a dominante, e a forma histológica, a difusa.

Associado ao Exercício

A transmissão das mutações do SLC16A1 ocorre com padrão dominante, e a forma histológica descrita é a forma difusa. O quadro clínico envolve o desenvolvimento de hipoglicemia induzida pelo exercício físico anaeróbico.

Outras Formas de Hiperinsulinismo

Síndrome de Beckwith-Wiedemann

É um distúrbio caracterizado por supercrescimento fetal, hipoglicemia (em aproximadamente 50% dos casos) e predisposição ao desenvolvimento de tumores na infância. A característica comum em todos os casos de hipoglicemia nessa síndrome é o hiperinsulinismo. Pode ser leve e transitória, mas em alguns casos é grave e persistente. A anormalidade da célula beta associada ao hiperinsulinismo ainda não foi elucidada.

Defeitos Congênitos da Glicosilação

A deficiência da fosfomanose isomerase descreve um subgrupo de pacientes com distúrbio congênito da glicosilação. Tipicamente ocorre no período neonatal. Esse distúrbio é classificado na síndrome de distúrbio congênito da glicosilação tipo 1b, em que o bloqueio previne a interconversão de frutose-6-fosfato e manose-6-fosfato. O fenótipo é caracterizado por enteropatia perdedora de proteína e doença hepática, e as manifestações que prevalecem em outros distúrbios congênitos da glicosilação, como o tipo 1a, estão ausentes. Aproximadamente 20 casos foram descritos na literatura.

Hipoglicemia Factícia

Normalmente ocorre por maus-tratos quando é administrada insulina ou oferecida sulfonilureia à criança. É de difícil diagnóstico. A evidência mais conclusiva de insulina exógena é a supressão do peptídeo C para níveis indetectáveis e aumento da insulinemia. Os análogos de insulina não são detectáveis pelos ensaios. Se for intoxicação por sulfonilureia, insulina e peptídeo C têm níveis elevados no sangue, e os exames toxicológicos de triagem não detectam esse medicamento, a não ser que seja feito ensaio específico para sulfonilureia.

Insulinoma

Raro na infância, mas pode ocorrer na adolescência. É de difícil detecção por métodos de imagem. A amostra de sangue venoso portal é um procedimento invasivo. O melhor método de detecção é a ultrassonografia perioperatória. Na maioria das vezes, é esporádico, mas formas familiares devem ser consideradas, principalmente em famílias com neoplasia endócrina múltipla tipo 1 (adenomas da paratireoide, pâncreas e hipófise de herança autossômica dominante).

Autoimune

Pode resultar de anticorpos contra a insulina ou contra o receptor de insulina. Apresenta-se mais frequentemente como reativa, mas também em jejum. O metabolismo é semelhante ao do hiperinsulinismo, na maioria dos casos, com cetona e ácidos graxos diminuídos.

O diagnóstico de hiperinsulinismo é baseado na evidência de excesso de ação insulínica durante a hipoglicemia e níveis baixos de ácidos graxos livres no plasma. A IGFBP 1 (*insulin growth factor binding protein-1*) encontra-se diminuída nesses casos e está elevada nas outras causas de hipoglicemia.

Testes adicionais para formas específicas de hiperinsulinismo congênito incluem níveis plasmáticos de amônia (HH pela glutamato-desidrogenase), perfil plasmático de acilcarnitinas (3-hidroxibutiril-carnitina) e ácidos orgânicos urinários (3-hidroxiglutarato) no HH pela SCHAD. Testes genéticos estão disponíveis para os genes *ABCC8*, *KCNJ11*, *GLUD1* e *GCK*.

O Quadro 51.3 mostra os critérios para o diagnóstico do hiperinsulinismo.

Quadro 51.3 Critérios para o diagnóstico de hiperinsulinismo durante glicemia < 50 mg/dL

1. Hiperinsulinemia (> 2 mU/mL)
2. Baixa cetonemia plasmática (ácidos graxos livres < 1,5 mmol/L)
3. Hipocetonemia (β-hidroxibutirato plasmático < 2,0 mmoL)
4. Resposta glicêmica ao glucagon com delta > 30 mg/dL

Fonte: Adaptado de De León, 2008.

Deficiência dos Hormônios Contrarreguladores

A deficiência de cortisol ou GH (hormônio do crescimento) pode causar hipoglicemia, que é mais grave se for combinada, como nos casos de pan-hipopituitarismo. O hipopituitarismo, que causa vários graus de deficiência de ACTH ou GH, tem incidência de hipoglicemia de, aproximadamente, 20%.

Várias mutações em genes envolvidos no desenvolvimento hipofisário (*POU1F1, PROP1, TPit*) podem causar deficiência de hormônios hipofisários. Se houver tireoidite autoimune, é importante suspeitar de hipofisite autoimune causando deficiência adquirida de trofinas hipofisárias. Hipopituitarismo também ocorre em outros casos de dano hipofisário, como irradiação craniana, TCE, infarto hipofisário.

Características suspeitas de hipopituitarismo como causa de hipoglicemia incluem micropênis, que pode refletir deficiência intrauterina de gonadotrofinas, disfunção hepática com características colestáticas e malformações de linha média, como displasia septo-óptica, da qual o nistagmo é um achado proeminente. A hipoglicemia neonatal por deficiência de GH pode ser associada a cetonas ausentes ou diminuídas, o que se assemelha à hiperinsulinemia ou a defeito na oxidação de ácidos graxos. Em contraste, após o período neonatal, a mesma deficiência na secreção de GH resulta em hipoglicemia cetótica.

Na hipoglicemia causada por insuficiência adrenal primária, como ocorre na hiperplasia adrenal congênita ou hipoplasia adrenal congênita ligada ao X, genitália ambígua ou distúrbios hidroeletrolíticos como hiponatremia e hipercalemia podem guiar o diagnóstico. Também a supressão iatrogênica da função adrenal é uma das causas mais comuns de deficiência de glicocorticoides.

A deficiência de glucagon é rara, mas é descrita. A deficiência de catecolaminas é ainda mais rara, e não se sabe se realmente existe.

Erros Inatos do Metabolismo

Erros enzimáticos na síntese de glicogênio ou glicogenólise e defeitos na oxidação de ácidos graxos (FAO) são causas importantes de hipoglicemia no período neonatal. Entretanto, como essas entidades requerem horas de jejum para manifestar-se e os neonatos alimentam-se a cada 3-4 horas, muitos desses erros do metabolismo não se apresentarão até que o intervalo entre as refeições seja aumentado, em período mais tardio. Na Figura 51.1 são vistas as principais vias de glicogenólise, gliconeogênese e produção de corpos cetônicos a partir da oxidação de ácidos graxos. Uma interrupção em algum dos elementos dessas vias pode ser patogênica e causar hipoglicemia.

Hipoglicemia **545**

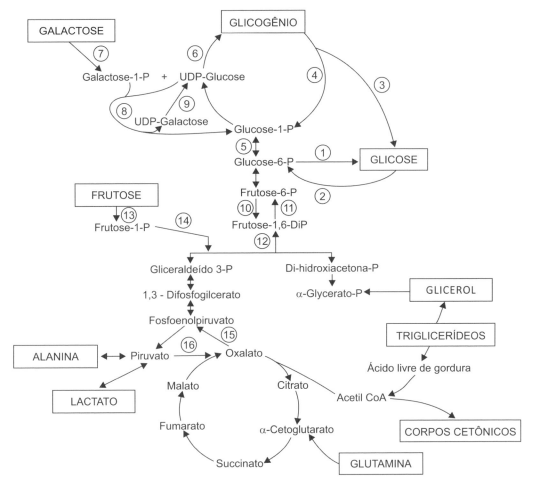

Figura 51.1 Vias metabólicas de adaptação ao jejum: (1) glicose-6-fosfatase; (2) glicoquinase; (3) amilo 1,6-glicosidase; (4) fosforilase; (5) fosfoglicomutase; (6) glicogênio-sintetase; (7) galactoquinase; (8) galactose 1-fosfato uridil transferase; (9) uridina difosfogalactose 4-epimerase; (10) fosfofrutoquinase; (11) frutose 1,6-difosfatase; (12) frutose 1,6-difosfato aldolase; (13) frutoquinase; (14) frutose 1-fosfato aldolase; (15) fosfoenolpiruvato carboxiquinase; (16) piruvato carboxilase. (UDP: uridina difosfato.) (*Fonte*: Adaptada de Langdon *et al.*, 2008.)

Doenças de Depósito de Glicogênio

As doenças de depósito de glicogênio (GSD) são devidas a mutações em genes envolvidos na glicogenólise. Com um defeito na glicogenólise, a glicose não pode ser liberada do glicogênio no fígado. O glicogênio acumula-se no fígado causando hepatomegalia e abdome protuberante. Incapazes de produzir glicose por glicogenólise, crianças com GSD tornam-se hipoglicêmicas após jejum. Como os neonatos alimentam-se frequentemente, crianças com GSD normalmente não apresentam sintomas até aumentar o intervalo entre as refeições.

Há quatro tipos de doenças do depósito de glicogênio (GSDs) que causam hipoglicemia: as GSD 1, 3, 6 e 9. A deficiência na síntese do glicogênio por deficiência da glicogênio-sintetase também pode ser uma causa pouco conhecida de hipoglicemia (GSD 0).

GSD tipo 1a (deficiência da glicose-6-fosfatase ou doença de von Gierke) se deve a mutações na G6PC (glicose-6-fosfatase), a enzima responsável pela hidrólise da glicose-6-fosfato em glicose, o último passo da glicogenólise e gliconeogênese. Apesar de ser classificada entre as doenças de depósito de glicogênio, deve ser considerada primariamente um defeito na gliconeogênese. Crianças com GSD tipo 1a tornam-se hipoglicêmicas após 2-4 horas de jejum. Em resposta à hipoglicemia, lipólise e cetogênese são ativadas, aumentando os níveis de triglicerídeos e cetonas. O defeito na gliconeogênese causa acidose láctica. Crianças com GSD tipo 1a apresentam hipoglicemia menos sintomática porque o cérebro pode usar lactato e cetonas como energia alternativa.

Na forma clássica, tipo 1a, a incidência é de 1:100.000 e as crianças afetadas apresentam hepatomegalia grave e xantomas eruptivos por hipertrigliceridemia e hipercolesterolemia, taquipneia e hiperventilação para compensar acidose metabólica por acidose láctica. Hiperuricemia, hipofosfatemia, anormalidades na adesividade plaquetária e baixa estatura também estão presentes.

As crianças são tolerantes à hipoglicemia crônica. Valores glicêmicos entre 20-50 mg/dL geralmente não estão associados a sintomas típicos, refletindo adaptação do SNC a fontes alternativas de energia (lactato). A hipoglicemia provoca aumento da secreção de hormônios contrarreguladores (GH, cortisol, glucagon e catecolaminas) e supressão da secreção insulínica. Essas alterações hormonais causam aumento da glicogenólise e gliconeogênese hepática até o ponto da glicose-6-fosfato, com aumento da formação e menor utilização do lactato. Promovem, ainda, lipólise exagerada, levando a esteatose hepática e hipertrigliceridemia, e também em cetogênese hepática exagerada. Os túbulos renais e a mucosa intestinal também expressam a glicose-6-fosfatase, e biópsia renal revela deposição excessiva de glicogênio.

A *GSD tipo 1b* se deve a mutações na G6PT1 (transportador da glicose-6-fosfato). Com esse defeito, a glicose-6-fosfato não pode ser transportada ao retículo endoplasmático para ser desfosforilada. Características clínicas são similares às do tipo 1a. Além disso, GSD tipo 1b está associada a neutropenia, disfunção de neutrófilos, úlceras bucais e doença inflamatória intestinal.

O diagnóstico da GSD 1 é suspeitado em criança com baixa estatura, abdome protuberante por hepatomegalia maciça e hipoglicemia com acidose láctica. Há aumento do lactato com hipoglicemia e teste do estímulo com glucagon pós-prandial anormal — há aumento do lactato e não da glicose. Em crianças normais há aumento da glicose e não há alteração no lactato nesse teste.

O diagnóstico das GSD tipos 1a e 1b pode ser confirmado pela análise da mutação no G6PC e G6PT1.

A *GSD tipo 3*, deficiência de Debrancher ou da amilo-1,6-glicosidase, causa inabilidade de degradar o glicogênio a partir do ponto 1:4/1:6. Só 5-10% dos resíduos de glicose são liberados. A capacidade de gerar glicose está marcadamente prejudicada. No entanto, as vias gliconeogênicas para produção de glicose através do lactato, aminoácidos e glicerol estão intactas. Então, hipoglicemia sintomática é bem menos frequente e menos grave do que na GSD 1. Diferentemente da GSD 1, não há acidose láctica ou hiperuricemia. Como não há hipoglicemia persistente, não há aumento de hormônios contrarreguladores, não havendo lipemia, cetonúria e hiperuricemia. Esse distúrbio está associado a fraqueza muscular, cardiomiopatia e adenomas hepáticos.

A *GSD tipo 6* (deficiência da glicogênio fosforilase) é decorrente de mutações na PYGL (glicogênio fosforilase). A *GSD tipo 9* (deficiência da fosforilase quinase) é devida a mutações na fosforilase quinase. Ambas os distúrbios manifestam-se com um fenótipo mais leve. Na forma clássica há hepatomegalia por deposição excessiva de glicogênio no fígado, baixa estatura e sintomas hipoglicêmicos ocasionais.

A *deficiência da glicogênio-sintetase (GSD 0)* é decorrente de mutações no gene *GYS2* (glicogênio-sintetase). Lactentes e crianças podem ter sintomas de hipoglicemia em jejum, e de hipercetonemia e hiperglicemia após as refeições. A capacidade gliconeogênica está intacta. Não há hepatomegalia, mas há cetose pela cetogênese. Deve ser considerada no diagnóstico diferencial da hipoglicemia cetótica.

As GSD 3, 6, 9 e 0 podem ser suspeitadas clinicamente por tolerância abreviada ao jejum, hipercetonemia, sem acidose láctica. O paciente apresenta hepatomegalia (exceto na GSD tipo 0) e baixa estatura, aumento de transaminases, fraqueza muscular progressiva, miotonias e cardiomiopatias pela presença da enzima Debrancher também no músculo. A análise da mutação da GSD tipo 0 está disponível.

Distúrbios da Gliconeogênese

A hipoglicemia pode ocorrer em vários erros inatos do metabolismo dos ácidos orgânicos. Em algumas dessas condições, a hipoglicemia é frequente; em outras pode ser leve ou rara.

A hipoglicemia normalmente ocorre durante episódios de descompensação metabólica encefalopática, às vezes espontânea, às vezes desencadeada por doença ou inanição. Podem estar presentes vômitos, taquipneia, crescimento linear e desenvolvimento neuromuscular deficientes.

A chave para o diagnóstico é o padrão de ácidos orgânicos na urina.

Os defeitos enzimáticos mais importantes na gliconeogênese que causam hipoglicemia incluem deficiência na frutose 1-fosfato-aldolase (intolerância hereditária à frutose), frutose 1,6-difosfatase, fosfoenol piruvato carboxiquinase (PEPCK) e piruvato carboxilase. A gliconeogênese também pode ser prejudicada transitoriamente por agentes externos como álcool e salicilatos. A hipoglicemia também ocorre na doença hepática avançada em distúrbios como hemocromatose neonatal, tirosinose tipo 1, deficiência da S-adenosil-homocisteína hidrolase, glicogenose tipo 3 e alguns distúrbios da função mitocondrial.

Síndrome de Fanconi-Bickel (Deficiência da GLUT-2)

Caracterizada por hepatomegalia, intolerância à glicose e galactose, e disfunção tubular renal, é decorrente da mutação recessiva no gene da glucose *transporter protein 2*.

548 Diagnóstico Diferencial em Pediatria

Defeitos de função da GLUT-2 levam a acúmulo de glicogênio, aumento hepático e renal, prejuízo da gliconeogênese e da função tubular renal. Manifesta-se entre 3-10 meses de idade. Hipoglicemia de jejum, hiperuricemia, hipertrigliceridemia e hiperglicemia pós-prandial sugerem alteração na gliconeogênese. Glicosúria, fosfatúria, aminoacidúria, acidose metabólica e raquitismo hipofosfatêmico resultam de defeitos no túbulo renal. A baixa estatura pode ser grave.

Intolerância Hereditária à Frutose

Causada por deficiência na frutose-1-fosfato aldolase, ocorre no lactente ou criança após a introdução da frutose na alimentação. Após a ingestão de frutose (quanto maior a quantidade, maiores os sintomas), há o início agudo de vômitos, dor abdominal e diarreia, que podem evoluir para hipoglicemia, choque e insuficiência hepática aguda. Ingestão crônica em pequenas quantidades causa retardo no desenvolvimento, insuficiência renal e hepática. Achados laboratoriais associados incluem anormalidades no coagulograma, aminoacidúria, hipocalemia, hipofosfatemia, hiperuricemia, anemia e trombocitopenia. O diagnóstico é confirmado pela atividade anormal da frutose-1,6-difosfatase em tecido hepático ou intestino delgado.

Deficiência da Frutose-1,6-difosfatase

É causa rara de hipoglicemia. Essa enzima catalisa a separação irreversível da frutose 1,6 fosfato em frutose-6-fosfato. É uma enzima-chave no processo da gliconeogênese a partir do lactato, da alanina e do glicerol, e tem papel importante na utilização da frutose ingerida pela gliconeogênese. Apresenta-se tipicamente nos primeiros dias de vida, mas em até 50% pode ser mais tardiamente. Manifestações típicas incluem hiperventilação por acidose láctica e cetoacidose, convulsões e coma pela hipoglicemia e hepatomegalia. Crises são desencadeadas por jejum prolongado. O acido úrico está elevado, raramente há insuficiência renal ou hepática. O diagnóstico é suspeitado em criança com hipoglicemia em jejum e acidose láctica, e confirmado por estudos enzimáticos em material de biópsia hepática. Pode ser diferenciado da GSD tipo 1 pelo teste de estímulo com glucagon pós-prandial, que é normal na deficiência da frutose-1,6-difosfatase.

Deficiência da Piruvato Descarboxilase

É um metabólito com papel importante na gliconeogênese. O distúrbio manifesta-se com hipoglicemia e acidose láctica. Outros marcadores bioquímicos são elevação dos níveis de piruvato e alanina. Retardo mental e convulsões podem fazer parte do quadro clínico. A gravidade varia de acidose láctica leve e intermitente a doença progressiva grave e fatal.

Galactosemia

Essa síndrome resulta de deficiência de galactose-1-fosfato uridil transferase, o segundo passo no metabolismo da galactose. Deficiência da enzima uridina difosfato galactose 4 isomerase pode resultar em síndrome similar. Qualquer um dos defeitos resulta em acúmulo de galactose-1-fosfato, que é tóxico aos tecidos. A exposição à galactose resulta em deterioração aguda de múltiplos sistemas orgânicos, incluindo disfunção hepática, coagulopatia, perda de peso, disfunção tubular renal, edema cerebral, hemorragia vítrea, neutropenia e sepse por *Escherichia coli*. Deve-se suspeitar de lactente com hipoglicemia, vômitos ou diarreia e icterícia (com ou sem hepatomegalia). A hipoglicemia não é muito comum, a não ser que haja insuficiência hepática. Sua incidência é de 1:60.000-1:100.000 nascimentos e faz parte da triagem neonatal em vários centros. Testes genéticos e bioquímicos estão disponíveis para confirmar o diagnóstico.

Diarreia

Hipoglicemia pode ocorrer na diarreia grave. É incomum em crianças saudáveis, a não ser que haja período prévio de inanição. Nesses casos, a hipoglicemia é cetótica e tem bom prognóstico. É importante confirmar a história de inanição e excluir distúrbios da oxidação de ácidos graxos, pois hipoglicemia em crianças saudáveis é rara. Diarreia em crianças desnutridas pode causar hipoglicemia grave e perigosa. Na desnutrição grave, substratos gliconeogênicos como alanina e lactato estão reduzidos, a capacidade de gerar glicose por gliconeogênese está diminuída, e fontes alternativas de energia como cetonas e lactato também estão reduzidos, levando a um pior prognóstico.

Malária

Ocorre em um terço das crianças com malária grave e causa aumento da mortalidade. Os níveis de insulina estão baixos, e os níveis de cetonas, lactato e alanina estão altos, sugerindo alteração na gliconeogênese. Além disso, o tratamento para malária (principalmente com quinina) pode causar hipoglicemia pela sua habilidade de estimular a secreção de insulina.

Distúrbios na Oxidação de Ácidos Graxos

Distúrbios da oxidação de ácidos graxos representam um grupo de distúrbios causados por mutações em genes responsáveis pela conversão de ácidos graxos e acil-CoAs em acetil-CoA. Apresentam herança autossômica recessiva. Pelo menos 25 enzimas estão envolvidas no metabolismo mitocondrial dos ácidos graxos.

Quando ocorrem distúrbios na degradação de ácidos graxos, com deficiência na geração de corpos cetônicos, excesso de intermediários de acilcarnitina acumula-se nos tecidos, incluindo coração, fígado e músculo esquelético, o que pode levar a disfunção orgânica.

O espectro desses distúrbios é bem amplo, com comprometimentos hepático, cardíaco e muscular. A melhora dos métodos diagnósticos tem provado que os distúrbios na oxidação dos ácidos graxos são mais comuns do que se suspeitava previamente.

A oxidação de ácidos graxos disponibiliza uma proporção significativa de energia necessária à gliconeogênese, então seus distúrbios são normalmente aparentes durante

550 Diagnóstico Diferencial em Pediatria

jejum prolongado ou inanição durante doença associada a vômitos. Por causa da alteração na oxidação de ácidos graxos e na produção de cetonas, a hipoglicemia associada a distúrbios da oxidação de ácidos graxos é usualmente hipocetótica, com pouca ou nenhuma acidose. O defeito na oxidação de ácidos graxos mais comum é a deficiência da acil-CoA desidrogenase de cadeia média (MCAD).

A doença apresenta-se na idade de 6 meses até 2 anos de vida. A hipoglicemia pode vir acompanhada de encefalopatia que se assemelha à síndrome de Reye (letargia, vômitos, convulsões, coma) e nem sempre responde imediatamente à glicose. Fraqueza de músculo esquelético ou cardíaco pode estar presente em alguns defeitos. Esses distúrbios podem resultar em morbimortalidade significativa se não diagnosticados. Algumas crianças morrem no primeiro episódio, e outras podem ter sequelas neurológicas irreversíveis.

O médico deve estar atento à presença de distúrbio na oxidação de ácidos graxos em qualquer paciente com hipoglicemia, rabdomiólise, cardiomiopatia ou disfunção hepática. A chave para o diagnóstico é a resposta cetogênica pobre durante o jejum.

As deficiências mais comumente apresentadas envolvem as acil-CoA desidrogenases mitocondriais de cadeia muito longa, longa, média e curta (VLCAD, LCAD, MCAD e SCAD, respectivamente). A MCAD é a mais frequente; triagem neonatal na Pensilvânia mostrou incidência de 1:9.000 nascidos vivos.

O diagnóstico pode ser estabelecido pelo perfil de acilcarnitinas sérico por espectrometria de massa em *tandem*, pela análise urinária do padrão de ácidos orgânicos (principalmente acidúria descarboxílica), por estudos complexos do tecido hepático ou cultura de fibroblastos e, em alguns casos, como na MCAD, por análise molecular e genotipagem.

Algumas substâncias, como o ácido valproico, podem causar quadro de hipoglicemia associada à síndrome Reye-*like* e hipocetose por interferir na oxidação de ácidos graxos. Ácidos orgânicos na urina e perfil sérico de acilcarnitinas distinguem essas condições.

Hipoglicemia Alimentar (*Late Dumping*)

Pode ocorrer em 33% das crianças com fundoplicadura de Nissen e gastrostomia. A ingestão de fluidos com glicose causa rápido aumento da glicemia seguida de rápida elevação na insulinemia, levando a hipoglicemia 1-2 horas depois. Isso leva a dificuldade alimentar, distensão abdominal, náuseas, irritabilidade, diarreia, diaforese, fraqueza, letargia, taquicardia e palidez. Infelizmente, é uma condição frequentemente não reconhecida, e as convulsões são atribuídas à doença de base.

Hipoglicemia em Doença Crítica ou Falência Orgânica

É multifatorial. Depleção de substratos, consumo acelerado de glicose, desnutrição, alterações na gliconeogênese, efeitos de citocinas, insuficiência adrenal, efeitos de drogas e processos específicos de algumas doenças podem causar hipoglicemia. O médico não deve esquecer que uma doença grave pode estar mascarando um distúrbio no metabolismo da glicose, principalmente em crianças menores.

Hipoglicemia Induzida por Agentes Exógenos

Etanol, salicilatos, quinina e betabloqueadores como o propranolol são os agentes mais frequentemente associados à hipoglicemia em crianças.

Hipoglicemia Cetótica

Hipoglicemia cetótica idiopática se manifesta com hipoglicemia de jejum associada a níveis elevados de cetonas plasmáticas e urinárias. Apresenta-se normalmente em crianças entre 1-6 anos de idade. Essas crianças têm baixa taxa de produção endógena de glicose, mais provavelmente pela menor disponibilidade de aminoácidos para gliconeogênese.

É uma categoria comum de hipoglicemia na infância, com apresentação e curso bem caracterizados, porém de etiologia ainda não completamente elucidada. Normalmente começa com episódios recorrentes de hipoglicemia matinal e remite espontaneamente aos 8-9 anos de idade. A resolução é provavelmente devida à menor necessidade de glicose nessa idade, pela diminuição relativa do peso cerebral em relação ao corporal.

A história clássica é de criança de peso no limite inferior da normalidade, que come pouco ou não come à noite, difícil de levantar pela manhã, tem sintomas neuroglicopênicos que variam de letargia a convulsão ou inconsciência no meio da manhã. É comum ocorrer hipoglicemia durante doença intercorrente quando a ingestão alimentar é limitada.

Durante a hipoglicemia, os níveis de cetonas estão aumentados no sangue e na urina, e a concentração plasmática de insulina está diminuída (< 2 mUI/mL).

O diagnóstico é de exclusão, pois hipoglicemia episódica com cetose pode ocorrer nas deficiências de vários hormônios ou por defeitos na gliconeogênese ou metabolismo do glicogênio.

O diagnóstico se dá com elevação de ácidos graxos livres, β-hidroxibutirato e acetoacetato associados com cetonúria durante hipoglicemia em teste de jejum supervisionado de 14-24 h. Crianças normais com a mesma idade podem permanecer em jejum por 24 h sem apresentar hipoglicemia.

Diagnóstico

A chave mais importante para o diagnóstico na anamnese é a duração do jejum ou tempo desde a última refeição antes de a hipoglicemia se manifestar. Hipoglicemia que ocorre nas primeiras 4-6 horas de jejum é causada por hiperinsulinismo ou doença de depósito de glicogênio. A primeira é mais comum e está associada a níveis de cetonas e de ácidos graxos livres reduzidos, ao contrário da GSD tipo 1, em que cetonas, principalmente o ácido láctico, estão marcadamente elevadas, e ácidos graxos livres podem estar em níveis normais. Quando a hipoglicemia leva 8-12 horas ou mais para manifestar-se, normalmente indica um defeito na oxidação de ácidos graxos, na gliconeogênese ou deficiência de hormônios contrarreguladores.

Exame Físico

Hepatomegalia sugere doenças de depósito de glicogênio ou distúrbios da oxidação dos ácidos graxos. Baixa estatura e retardo no desenvolvimento ocorrem em uma GSD,

552 Diagnóstico Diferencial em Pediatria

na síndrome de Fanconi-Bickel e no hipopituitarismo. Sinais neuromusculares podem ocorrer em associação a distúrbios da oxidação de ácidos graxos. Defeitos de linha média, como lábio leporino ou atrofia do nervo óptico, estão associados a deficiências de hormônios hipofisários.

Coleta Durante a Hipoglicemia

Durante o episódio de hipoglicemia, que pode ser espontâneo ou provocado pelo jejum, a confirmação diagnóstica da hipoglicemia necessita da coleta de exames adicionais conhecidos como "amostra crítica" pela maioria dos autores. A amostra crítica é a coleta de amostras para dosagem sérica, durante um episódio de hipoglicemia, de glicose, cetonas, ácidos graxos, gasometria (pH e bicarbonato), lactato, amônia, hormônio de crescimento, cortisol e insulina e/ou peptídeo C, além da pesquisa para erros inatos do metabolismo. O Quadro 51.4 mostra o que deve ser dosado durante a hipoglicemia.

Quadro 51.4 Amostra "crítica": deve ser obtida quando a glicemia estiver < 50 mg/dL

Plasma		Urina
Glicose	Amônia	Cetonas
Bicarbonato	Ácidos graxos livres	Ácidos orgânicos
Insulina	Lactato	
Peptídeo C	Perfil de acilcarnitinas	
Cortisol	Carnitina total e livre	
β-hidroxibutirato		
Hormônio do crescimento		

Fonte: Adaptado de Hoe *et al.*, 2008.

A peça-chave é verificar a ocorrência de acidose, checar a presença de cetonas na urina, níveis de bicarbonato e lactato. Se a acidose é causada por elevação de cetoácidos (acetoacetato e β-hidroxibutirato), as possibilidades incluem criança normal que ficou muito tempo em jejum (hipoglicemia cetótica), defeito na glicogenólise ou deficiência de hormônios contrarreguladores. Se a acidose é causada por elevação de ácido láctico, distúrbio na gliconeogênese deve ser suspeitado.

Se não há acidose (isto é, na ausência da elevação normal de cetonas), mas os ácidos graxos livres estão elevados, defeito na oxidação de ácidos graxos e cetogênese devem ser suspeitados. Se as cetonas não estiverem elevadas adequadamente e as concentrações de ácidos graxos livres estiverem suprimidas, deve-se suspeitar de hiperinsulinismo. No neonato, as características de hiperinsulinismo podem se assemelhar às do hipopituitarismo.

Testes adicionais podem confirmar o diagnóstico, como o de estímulo com glucagon para confirmar o hiperinsulinismo, ou testes laboratoriais específicos, como o perfil de acilcarnitinas para identificar um defeito na oxidação dos ácidos graxos.

Deficiências de GH e cortisol estão associadas a baixos níveis hormonais, no entanto, os hormônios contrarreguladores podem não apresentar pico exatamente na mesma hora em que o nível glicêmico fica abaixo de 50 mg/dL. Assim, deve-se fazer estudos adicionais caso o GH e/ou o cortisol esteja baixo durante a hipoglicemia.

No hiperinsulinismo, no qual todos os sistemas de adaptação ao jejum estão inibidos, a hipoglicemia pode desenvolver-se rapidamente. Com a inibição da lipólise e cetogênese, o hiperinsulinismo está associado a baixos níveis de ácidos graxos livres e hipoglicemia hipocetótica sem acidose. Glucagon administrado por via endovenosa ou intramuscular estimula a liberação do estoque de glicogênio e resulta em aumento de níveis glicêmicos maiores que 30 mg/dL em 40 min. Os ensaios de insulina não são muito sensíveis, então níveis indetectáveis de insulina não excluem hiperinsulinismo. Nesses casos, o diagnóstico deve ser baseado em baixos níveis de ácidos graxos livres, hipoglicemia hipocetótica sem acidose e resposta glicêmica ao glucagon (Quadro 51.3).

Acidose com cetonas presentes ocorre em crianças normais em jejum, na hipoglicemia cetótica idiopática, nas GSD 3, 6 e 9, e na deficiência da glicogênio sintetase (GSD 0). Cetonas também podem estar presentes nas deficiências de GH e cortisol. Distúrbios da FAO podem se apresentar com pequena a moderada quantidade de cetonas na urina, particularmente se o paciente estiver desidratado, e algumas formas podem ter cetose leve, como distúrbios de cadeia longa, de transporte de elétrons e deficiência de HMG-CoA liase.

O Quadro 51.5 divide as causas de hipoglicemia de acordo com a presença ou não de acidose durante hipoglicemia.

Quadro 51.5 Causas de hipoglicemia de acordo com a presença de acidose

	Com acidose		Sem acidose	
Resposta à hipoglicemia	Acidose láctica	Cetoacidose	– Ácidos graxos livres presentes – Níveis reduzidos de cetonas	– Níveis reduzidos de ácidos graxos livres e cetonas
Distúrbios possíveis	– Deficiência de G-6-P – Deficiência de frutose 1,6-difosfatase – Deficiência de piruvato descarboxilase – Neonatos normais	– Hipoglicemia cetótica – GSD 3, 6, 9, 0 – Deficiência de GH – Deficiência de cortisol	– Defeitos na oxidação de ácidos graxos – Neonatos normais	– Hiperinsulinismo – Hipopituitarismo – Pequeno para a idade gestacional – Asfixia ao nascimento
Testes adicionais	– Precursores gliconeogênicos – Teste de estímulo com glucagon	– Função hipofisária e adrenal – Teste de estímulo com glucagon	– Perfil de acilcarnitinas	– Teste de estímulo com glucagon – Função hipofisária, adrenal e tireoidiana – Insulinemia – Outros testes para hiperinsulinismo

Fonte: Adaptado de Langdon, de León *et al.*, 2008.

CONCLUSÃO

Hipoglicemia é um sinal, não um diagnóstico. Um neonato, lactente ou criança não deve ser taxado como tendo hipoglicemia como o diagnóstico conclusivo. Em vez disso, a descoberta da hipoglicemia deve ser o primeiro passo na investigação que levará a um diagnóstico e a uma criança sem risco de dano cerebral por hipoglicemia.

Bibliografia

1. Langdon DR, Stanley CA, Sperling MA. Hypoglycemia in the infant and child. In: Sperling MA (ed.). Pediatric endocrinology (3. ed). Philadelphia: Saunders, 2008: 422-443.
2. Aránguiz C, Trujillo O, Reyes ML. Emergencias endocrinas en pediatría: diagnóstico y manejo. *Rev Méd Chile* 2005; 133: 1371-80.
3. Sperling MA, Menon RK. Differential diagnosis and management of neonatal hypoglycemia. *Pediatr Clin N Am* 2004; 51:703-723.
4. Adamkin DH and Committee on Fetus and Newborn. Postnatal glucose homeostasis in late-preterm and term infants. *Pediatrics* 2011;127:575-579.
5. De León DD, Stanley CA, Sperling MA. Hypoglycemia in neonates and infants. In: Sperling MA (ed.). *Pediatric endocrinology* (3. ed). Philadelphia: Saunders, 2008:165-197.
6. Rodrigues TC, Colli M, Czepielewski MA. Hipoglicemia na infância: resultados de um protocolo de avaliação prospectiva em crianças com até 1 ano de idade. *Arq Bras Endocrinol Metab* 2007; 51/9:1493-1497.
7. Hoe FM. Hypoglycemia in infants and children. *Advances in Pediatrics* 55 (2008) 367-384.
8. Liberatore Jr RDR, Martinelli Jr. Hipoglicemia hiperinsulinêmica da infância. *Arq Bras Endocrinol Metab.* 2011; 55(3):177-83.
9. Dekelbab BH, Sperling MA. Hypoglycemia in newborns and infants. *Advances in Pediatrics* 2006; 53: 5-22.
10. Kompare M, Rizzo WB. Mitochondrial fatty-acid oxidation disorders. *Semin Pediatr Neurol 2008*;15:140-149.5

CAPÍTULO 52

Adélia Maria de Miranda Henriques-Souza

Hipotonia

TÔNUS MUSCULAR

Por tônus muscular compreende-se o estado de semicontração do músculo em repouso, que se manifesta como leve resistência à movimentação passiva. A manutenção do tônus normal requer que o sistema nervoso central e o periférico estejam intactos, pois ele resulta de influências inibitórias e excitatórias sobre o neurônio motor inferior.

O exame do sistema muscular inclui inspeção, palpação, movimentação e balanço passivos. Na *inspeção*, deve-se atentar para o trofismo muscular, a atitude do paciente e fasciculações; na *palpação*, verifica-se a consistência do músculo, que deve ser meticulosamente avaliada devido à grande variabilidade individual; na *movimentação passiva*, avaliam-se o estado das articulações e a tonicidade muscular, por meio do deslocamento passivo dos segmentos dos membros sobre as articulações, testando-se assim a resistência oferecida ao movimento e o grau de alongamento daquele grupo muscular; o *balanço passivo* avalia a amplitude dos movimentos e é realizado com o examinador balançando os segmentos distais dos membros. Após o exame do tônus muscular, podem ser encontradas duas alterações: hipotonia e hipertonia. A hipotonia pode ocorrer pelo acometimento primário da unidade motora desde o motoneurônio medular, nervos, junção neuromuscular e músculo ou pelo comprometimento secundário, cerebral, que constitui a hipotonia de origem central.

A avaliação da criança hipotônica requer o conhecimento de algumas particularidades: o recém-nascido pré-termo mantém-se hipotônico até a 37.ª semana, quando se instala a hipertonia em flexão, própria do recém-nascido saudável e a termo; em torno do quinto/sexto mês de vida, o lactente apresenta hipotonia fisiológica, e é de fundamental importância nessa fase a valorização do atraso do desenvolvimento motor ou até mesmo um atraso do desenvolvimento neuropsicomotor.

Aspectos Clínicos do Recém-nascido e do Lactente Hipotônicos

Em decúbito dorsal, observa-se pobreza ou ausência de movimentação voluntária espontânea, cabeça lateralizada sobre o leito, membros superiores largados e estendidos ao longo do tronco, membros inferiores abduzidos e com postura "em batráquio".

Quando a criança se movimenta passivamente durante a manobra de tração, observa-se deflexão completa do segmento cefálico ou queda brusca do mesmo para a frente. Ao se realizar a manobra de suspensão do tronco, ventral ou dorsal, demonstram-se cabeça e membros pendentes. Os reflexos profundos estão hipoativos ou ausentes. Pode-se ainda encontrar deformidades torácicas, artrogripose, luxação dos quadris, dificuldade de sucção e de alimentação, fácies peculiar (alongada, com boca triangular, hipomimia facial), fasciculações de língua e dificuldade respiratória.

Principais Causas de Hipotonia no Recém-nascido e no Lactente

- Amiotrofia espinhal infantil (tipos I, II e III)
- Miopatias congênitas: distrofia muscular congênita; miopatias congênitas estruturais, não estruturais e mistas; miopatias metabólicas
- Miastenias: neonatal transitória e congênita
- Gangliosidose GM1
- Síndrome de Prader-Willi
- Síndrome de Lowe
- Síndrome de Zellweger
- Síndrome de Down
- Síndrome das glicoproteínas deficientes em carboidrato (CDG)
- Traumatismo raquimedular
- Hemorragia intraventricular do recém-nascido
- Infecções congênitas
- Hipotireoidismo congênito
- Hiperbilirrubinemia
- Substâncias sedativas administradas à gestante ou à parturiente
- Neuropatia hereditária sensitivomotora tipo 3

Amiotrofia Espinhal Infantil

A amiotrofia espinhal infantil (AEI) é uma doença degenerativa dos motoneurônios do corno anterior da medula espinhal e dos núcleos motores de alguns nervos cranianos. É autossômica recessiva. É a segunda forma mais frequente de doença neuromuscular da infância. As formas clínicas da doença são classificadas de acordo com a idade de início e a evolução do desenvolvimento motor. Há três formas clínicas:

- AEI tipo I (forma grave) — conhecida como doença de Werdnig-Hoffmann, tem início nos primeiros 6 meses de vida e caracteriza-se por hipotonia acentuada com arreflexia profunda, predomínio do comprometimento da musculatura proximal sobre a distal e fasciculações na língua em 30% dos casos. O lactente não ultrapassa os marcos motores. Há deformidade torácica (tórax "em sino"). Chama a atenção a discrepância entre o grave comprometimento motor e a preservação da cognição. O paciente apresenta olhar vivo e movimentação ocular extrínseca preservada. A morte sobrevém antes do segundo ano de vida, por insuficiência respiratória.

- AEI tipo II (forma intermediária) — inicia-se entre o sexto e o décimo segundo mês de vida, com progressão lenta. Apesar de hipotônicos, os pacientes adquirem os marcos motores, chegando a sustentar a cabeça e a sentar sem apoio, porém não conseguem ficar de pé e jamais adquirem a marcha. Podem chegar até a segunda década de vida.
- AEI tipo III (forma benigna) — tem início após os 18 meses de idade, tendo os pacientes capacidade de ultrapassar normalmente os marcos motores, chegando a deambular com limitação motora variável. Predomina na musculatura proximal com comprometimento lento e progressivo da cintura pélvica e, posteriormente, da cintura escapular. Pode ser confundida com distrofia muscular progressiva, pois eventualmente podem ocorrer pseudo-hipertrofia de panturrilhas e discreto aumento da creatinofosfoquinase (CPK). A evolução é favorável e compatível com vida praticamente normal.

O diagnóstico é feito pela eletroneuromiografia (ENMG), com típico padrão neurogênico de ponta anterior e fibrilações e fasciculações em repouso; o diagnóstico molecular é acessível, sendo possível o diagnóstico pré-natal. As atrofias espinhais infantis são causadas por uma mutação no SMN (*survival of motor neuron*).

Miopatias Congênitas

São definidas como afecções musculares, com início precoce na infância, geralmente hereditárias, com curso estável ou lentamente progressivo. A classificação das miopatias congênitas baseia-se no padrão de alterações observadas no tecido muscular, englobando uma série de tipos classificados em três grandes grupos: miopatias estruturais, miopatias mistas e miopatias não estruturais. Nas miopatias estruturais encontram-se estruturas anormais nas fibras musculares, podendo tais alterações estruturais ser derivadas de constituintes normais do músculo ou não. As miopatias mistas apresentam mais de uma lesão estrutural. As miopatias não estruturais são aquelas cujas anormalidades histopatológicas consistem em alterações do diâmetro da fibra muscular e/ou predomínio de tipo de fibras. Habitualmente, os recém-nascidos e lactentes com miopatias congênitas são hipotônicos e possuem atraso motor evidente, têm os reflexos profundos hipoativos ou abolidos e podem demonstrar características clínicas peculiares de acordo com o tipo de miopatia. A classificação da miopatia só é possível com a biópsia muscular, imprescindível para o diagnóstico. A seguir serão feitas breves considerações sobre algumas das miopatias congênitas mais frequentes.

- Miopatia nemalínica — é uma miopatia estrutural, caracterizada por hipotonia e fraqueza muscular que acomete predominantemente a face, a musculatura flexora cervical, a musculatura proximal dos membros e a musculatura respiratória. Pode haver deformidades esqueléticas associadas, como pés cavos, escoliose, palato ogival, deformidades torácicas. O marco dessa miopatia é a face alongada, com boca "em carpa" e diplegia facial.

A investigação diagnóstica demonstra enzimas musculares normais ou ligeiramente elevadas; ENMG com padrão miopático. A biópsia muscular sela o diagnóstico, demonstrando corpos nemalínicos no interior das fibras musculares.

- Miopatia *central core* — as crianças comprometidas apresentam quadro miopático leve com hipotonia, comprometimento da musculatura da cintura escapular e pélvica, hipomimia facial. Luxação congênita do quadril, pés cavos e cifoescoliose são achados frequentes nas crianças acometidas. A condição é usualmente benigna e compatível com a vida. A miopatia *central core* está associada a suscetibilidade à hipertermia maligna desencadeada por agentes anestésicos derivados dos halogenados e miorrelaxantes derivados da succinilcolina.

  O diagnóstico demonstra ENMG com padrão miopático; biópsia muscular com alteração característica de áreas centrais (*core*) das fibras musculares, que não se coram pelas reações histoquímicas.

- Miopatia com alterações mínimas — caracteriza um grupo de pacientes com hipotonia e fraqueza muscular desde o nascimento, com curso clínico estável, cujas ENMG e enzimas musculares são normais, e a biópsia muscular revela discretas alterações (variação no calibre das fibras musculares). Como esses pacientes podem apresentar comprometimento da musculatura respiratória, episódios de hipoventilação noturna podem ocorrer; portanto, deve-se fazer acompanhamento da função pulmonar.

Distrofia Muscular Congênita

A distrofia muscular congênita (DMC) é uma afecção muscular cujas manifestações clínicas são evidentes desde o nascimento ou nos primeiros meses de vida.

- DMC clássica. Compreende dois subgrupos: a forma merosina negativa e a merosina positiva. A merosina ou laminina α2 é uma glicoproteína componente da matriz extracelular da fibra muscular; no músculo esquelético, une o citoesqueleto à matriz extracelular, conferindo estabilidade ao sarcolema.
  - Forma merosina negativa. Quadro clínico grave com hipotonia e hipotrofia musculares acentuadas, fácies alongada; palato ogival; os pacientes não chegam a deambular e desenvolvem retrações fibrotendíneas e cifoescoliose. O desenvolvimento cognitivo é frequentemente normal e pode ocorrer epilepsia em até 25% dos pacientes. RM do encéfalo pode demonstrar alteração difusa da substância branca cerebral.
    - *Diagnóstico:* Elevação acentuada da CPK; ENMG com padrão miopático; a biópsia muscular demonstra variação do tamanho da fibra muscular e o estudo imuno-histoquímico demonstra redução ou ausência da merosina; a análise molecular evidencia mutação no cromossomo 6q22 no gene da laminina α2 (merosina).
  - Forma merosina positiva. Possui fenótipo heterogêneo, sendo mais benigna que a forma merosina negativa. A maioria dos pacientes é moderadamente afetada e preserva a capacidade de deambular. O desenvolvimento cognitivo é normal, e a evolução clínica é estável.

– *Diagnóstico:* Enzimas musculares normais ou discretamente elevadas; biópsia muscular com padrão distrófico; o estudo imuno-histoquímico demonstra marcação positiva da merosina.
- DMC tipo Fukuyama. Encontrada predominantemente em pacientes japoneses, caracterizada por hipotonia e fraqueza muscular grave que acomete face, tronco e membros, com consequente atraso motor acentuado. O paciente não consegue ficar de pé ou deambular. Está associada a graves anormalidades estruturais do cérebro, incluindo microcefalia, displasia cortical, lisencefalia, paquigiria. Há deficiência mental grave. Epilepsia ocorre em 50% dos casos. O óbito ocorre por volta dos 10 anos de idade.
  – *Diagnóstico*: Elevação acentuada da CPK; ENMG revela padrão miopático; biópsia muscular com padrão distrófico; ressonância magnética (RM) demonstra as alterações estruturais cerebrais. A DMC tipo Fukuyama é causada pela mutação no gene *fukutina*, localizado no cromossomo 9q31.
- DMC músculo-oculocerebral (muscle-eye-brain). Hipotonia acentuada e precoce, atraso motor e deficiência mental grave, retrações fibrotendíneas, crises epilépticas, miopia grave e progressiva. O curso clínico é progressivo, ocorrendo óbito em torno da segunda década de vida.
  – *Diagnóstico*: Enzimas musculares muito elevadas; biópsia muscular com padrão distrófico. RM demonstra alteração na substância branca, agiria, atrofia cerebral, hipoplasia do tronco e verme cerebelar. A análise molecular demonstra mutação no gene *POMGnT1* no cromossomo 1p32-p34.
- DMC síndrome de Walker-Walburg, ou displasia oculocerebral. É uma condição muito grave. As manifestações clínicas são evidentes desde o nascimento. Hipotonia e fraqueza muscular graves, sucção débil, retardo mental grave, artrogripose, cegueira secundária a malformações oculares (opacificação da córnea, microftalmia ou macroftalmia). Há também dismorfismos faciais: hipertelorismo, baixa implantação de orelhas, ponte nasal plana, micrognatia e ausência de canais auditivos. Crises epilépicas são comuns.
  – *Diagnóstico*: Elevação da CPK, biópsia com padrão distrófico: RM de encéfalo demonstra lisencefalia tipo II. Mutações no gene POMT1 do cromossomo 9q31-33 ocorrem apenas em 20% dos pacientes.

Miastenia Neonatal Transitória

Acomete 10-15% dos recém-nascidos filhos de mães miastênicas com a forma generalizada da doença. O comprometimento do recém-nascido ocorre pela transferência passiva de anticorpos maternos contra receptores de acetilcolinesterase para o feto normal. O quadro clínico surge nas primeiras horas de vida, porém pode aparecer até o terceiro dia de vida. O recém-nascido afetado apresenta choro fraco, dificuldade para sugar, hipomimia facial. Ptose palpebral, oftalmoparesia e insuficiência respiratória são incomuns. A duração média dos sintomas é de 18 dias.

Diagnóstico

Demonstração de concentrações séricas elevadas do anticorpo contra a proteína receptora de acetilcolina (AAChR) no RN e reversão temporária do quadro clínico após injeção intravenosa ou subcutânea de cloreto de edrofônio (Tensilon) — não disponível no Brasil — ou metilsulfato de neostigmina (Prostigmine) por via intramuscular.

Miastenia Congênita

Compreende um grupo heterogêneo de subtipos que são enquadrados como síndrome miastênica congênita. Ocorre hipotonia muscular, ptose palpebral, choro fraco, oftalmoparesia. Pode permanecer localizada ou generalizar-se com o passar dos anos.

Diagnóstico

A ENMG demonstra padrão miastênico típico, a dosagem de AAChR é normal, pois a patologia é não autoimune, o teste terapêutico com Tensilon ou Prostigmine pode ser positivo.

Gangliosidose GM1 — Doença de Landing

É uma esfingolipidose que ocorre por deficiência de uma enzima, a β-galactosidase, com consequente acúmulo de gangliosídeo GM1 nos neurônios e de oligossacarídeos e produtos de degradação de queratan-sulfato em outros tecidos.

A forma infantil precoce é a mais frequente da doença. Ocorre hipotonia acentuada, dificuldade de alimentar-se, pobreza de movimentação voluntária espontânea, contato visual débil, mancha vermelho-cereja na retina em 50% dos casos, dismorfismos faciais e esqueléticos (base do nariz achatada, fronte proeminente, sobrancelhas grossas e fundidas na linha mediana, maxilar superior proeminente, lábio superior fino). Há hepatomegalia importante.

Diagnóstico

O hemograma pode evidenciar linfócitos vacuolizados; o mielograma evidencia histiócitos espumosos; a radiografia de esqueleto demonstra hipoplasia dos corpos vertebrais na transição toracolombar, costelas com aspecto "em remo", hipoplasia dos ilíacos, cabeça femoral pequena, alargamento diafisário dos ossos longos; a dosagem enzimática sanguínea revela déficit da enzima beta-galactosidase, confirmando o diagnóstico.

Síndrome de Prader-Willi

Caracteriza-se por grave hipotonia neonatal associada à dificuldade de alimentar-se por ausência de sucção ou sucção débil, tendo o RN necessidade de ser alimentado por sonda gástrica. Há também características faciais típicas: face estreita, olhos amendoados, boca pequena com lábio superior fino. Podem ocorrer criptorquidia e/ou micropênis nos meninos e hipoplasia ou ausência dos pequenos lábios e/ou clitóris nas meninas. Geralmente, os bebês afetados apresentam mãos e pés pequenos para a idade. Com o crescimento, as crianças recuperam a capacidade de alimentar-se por via oral, ultrapassam gradativamente os marcos motores, chegando a deambular sem apoio, porém com retardo mental de grau variável. A partir de 2 anos surgem hiperfagia e obsessão por comida. Geralmente apresentam baixa estatura e hipogonadismo.

Diagnóstico

A análise molecular do cromossomo 15 demonstra, em 70% dos casos, uma alteração no cromossomo 15q11-13.

Síndrome de Lowe (*Locus* Gênico Xq26.1)

É uma doença recessiva ligada ao X que só acomete os meninos, caracterizada por aminoacidúria maciça, acidose tubular renal, raquitismo, catarata e glaucoma. Os meninos afetados são hipotônicos ao nascer e evoluem para deficiência mental grave.

Diagnóstico

Bicarbonatúria, aminoacidúria, proteinúria, fosfatúria, hipercolesterolemia e deficiência de fosfatidilinositol 4,5-bifosfato 5-fosfatase em cultura de fibroblastos.

Síndrome de Zellweger

É uma peroxissomopatia que se caracteriza por intensa hipotonia neonatal, grave atraso do desenvolvimento neuropsicomotor, dismorfismo facial (fronte alta, ponte nasal plana, epicanto, pavilhões auriculares malformados, micrognatia, fontanelas alargadas, pregas cutâneas redundantes no pescoço), alterações oculares (catarata, atrofia óptica, glaucoma), calcificação das patelas, hepatomegalia, rins multicísticos, dificuldade em alimentar-se.

Diagnóstico

Eletrorretinograma precocemente abolido; a radiografia de joelhos evidencia as calcificações das patelas; o aumento dos ácidos graxos de cadeia muito longa e do ácido pipecólico no sangue confirma o diagnóstico.

Síndrome das Glicoproteínas Deficientes em Carboidrato

A síndrome das glicoproteínas deficientes em carboidrato (CDG) tem apresentação clínica variável, e o tipo 1 caracteriza-se por hipotonia neonatal, movimentos oculares anormais, comprometimento multivisceral, déficit de crescimento, alterações digestivas (diarreia e vômitos). Há aspecto típico caracterizado por distribuição anormal de gordura nas coxas, nádegas e dedos. Pode ocorrer pericardite constritiva ou insuficiência hepática.

Diagnóstico

Redução da tetrassialotransferrina; a RNM de encéfalo pode evidenciar atrofia olivopontocerebelar.

Traumatismo Raquimedular

A extração forçada durante o parto vaginal, principalmente em apresentação pélvica, pode ocasionar tração da coluna cervical, com consequente extensão da medula e comprometimento das artérias vertebrais. Clinicamente, o RN terá quadriplegia/quadriparesia flácida com hipotonia acentuada e arreflexia profunda associada a retenção urinária, além de respiração predominantemente diafragmática.

Diagnóstico

A radiografia simples da coluna cervical é normal; RM de medula cervical evidenciará edema, hemorragia, infarto ou até transecção medular.

Hipotireoidismo Congênito

Resultante da disgenesia da tireoide, ocorre em um para cada 4.000 nascidos vivos. Os bebês afetados desenvolvem as características clínicas de forma insidiosa, geralmente nas primeiras semanas após o parto. Geralmente são pós-termo, com peso superior a 4 kg, a fontanela anterior é ampla, podem apresentar icterícia, hérnia umbilical, macroglossia, além de hipotonia muscular. Lembrar que o diagnóstico e o tratamento precoces previnem todas as sequelas dessa patologia tratável.

Diagnóstico

Dosagem do hormônio tireoestimulante (TSH) com o teste do pezinho, utilizando sangue capilar em papel de filtro.

Bibliografia

1. Aicardi J. *Diseases of the nervous system in childhood*. 2. ed. London: MacKeith Press, 1998.
2. Amato AA, Russell JA. *Neuromuscular disorders*. McGraw Hill, 2008.
3. Eisen AA, Shaw PJ. *Handbook of clinical neurology, motor neuron disorders and related diseases*. Vol. 82 (3. series), Elsevier, 2007.
4. Fenichel GM. *Clinical pediatric neurology: a signs and symptoms approach*. Saunders/Elsevier, 2009.
5. Fonseca LF, Pianetti G, Xavier CC. *Compêndio de neurologia infantil*. Rio de Janeiro: Medsi, 2002.
6. Mutarelli EG. *Propedêutica neurológica: do sintoma ao diagnóstico*. São Paulo: Sarvier, 2000.
7. OMIM, Online Mendelian Inheritance in Man. http://www.ncbi.nlm.nih.gov/omim
8. Reed UC. Síndrome da criança hipotônica: causas neuromusculares. *Rev Med* 86(2):82-93; 2007.

CAPÍTULO 53

João Guilherme Bezerra Alves

Icterícia

INTRODUÇÃO

A icterícia é definida como a coloração amarelada ou amarelo-esverdeada da pele, da esclera e das membranas das mucosas, devido ao aumento da bilirrubina sérica. Nos indivíduos normais, os níveis plasmáticos totais de bilirrubina encontram-se abaixo de 1 mg/dL. Clinicamente, a icterícia passa a ser detectada quando esses níveis ultrapassam 2 mg/dL. Na hipercarotenemia, ocasionada pela ingestão de alimentos ricos em caroteno (cenoura, abóbora, mamão, entre outros), a pele apresenta-se amarelada, podendo ser confundida com icterícia, mas nessa condição as escleróticas são poupadas.

A bilirrubina é proveniente do fracionamento do núcleo heme da hemoglobina e de outras hemoproteínas, que ocorre no fígado, no baço e na medula óssea. A bilirrubina não conjugada (indireta) é transportada no plasma em ligação reversível com a albumina. Captada no fígado, sofre conjugação pela enzima UDP-glicuroniltransferase e é excretada pelo sistema biliar na forma hidrossolúvel como bilirrubina conjugada (direta).

Normalmente, cerca de 95% da biblirrubina circulante no plasma é do tipo não conjugada (bilirrubina indireta ou lipossolúvel). Quando ocorre doença hepatocelular ou do trato biliar, a bilirrubina circulante se eleva por intermédio de sua fração conjugada (bilirrubina direta ou hidrossolúvel). Diferentemente, nas situações em que ocorre aumento da produção da bilirrubina não conjugada, habitualmente a função hepatocelular está preservada. Dessa forma, o primeiro passo a ser dado no diagnóstico diferencial da criança com icterícia é identificar se o predomínio é da bilirrubina indireta (não conjugada) ou da direta (conjugada).

A quantidade de afecções que provocam icterícia na infância é elevada. Dessa forma, em criança ictérica, o leque diagnóstico é bastante amplo. Neste capítulo serão abordadas algumas das principais etiologias (infecciosas, metabólicas, hematológicas, tóxicas, afecções intra e extra-hepáticas). O leitor deve estender sua pesquisa a textos específicos para complementar seus conhecimentos.

HIPERBILIRRUBINEMIA INDIRETA (NÃO CONJUGADA)

Basicamente, existem três mecanismos que podem causar a elevação da bilirrubina indireta: aumento da produção da bilirrubina (hemólise, reabsorção de hematomas, he-

564 Diagnóstico Diferencial em Pediatria

motransfusões), diminuição da captação e/ou da conjugação hepática (síndrome de Gilbert, síndrome de Crigler-Najjar). Em todas essas situações, a função hepática é normal.

Hemólise

A hemólise ocorre devido à diminuição da sobrevida das hemácias, seja por anormalidade intrínseca da própria célula, seja por fatores externos (anticorpos, agentes infecciosos etc.). Clinicamente, é caracterizada por graus variáveis de icterícia, palidez e esplenomegalia. Quando a hemólise é intensa, a urina torna-se escura, devido à hemoglobinúria. Examinando o sangue periférico, são observadas alterações da morfologia das hemácias (formas mais jovens) e aumento na contagem dos reticulócitos.

As principais categorias de anemia hemolítica são:

Anemia Hemolítica Isoimune

A hemólise é decorrente de um anticorpo natural, normalmente não existente naquele indivíduo. O principal exemplo é a doença hemolítica perinatal, devida à isoimunização pelos sistemas Rh ou ABO.

Anemia Hemolítica Autoimune

É caracterizada pela produção de anticorpos pelo organismo, usualmente IgG, que destroem suas próprias hemácias, primariamente no baço e no fígado. É rara na infância (0,2:100.000 em indivíduos com menos de 20 anos), ocorrendo o pico de incidência na criança pré-escolar. Não tem predileção por nenhuma raça.

Na maioria das vezes, a sua etiologia é desconhecida (anemia hemolítica autoimune primária ou idiopática). Entretanto, pode ser secundária, acompanhando as doenças linfoproliferativas, afecções do tecido conectivo (especialmente o lúpus eritematoso sistêmico), neoplasias (tumores de ovário) e doenças inflamatórias crônicas (retocolite ulcerativa).

Essas crianças, habitualmente, apresentam quadro agudo precedido de infecção, geralmente das vias respiratórias superiores. O paciente apresenta febre, prostração, palidez, dor abdominal, icterícia e hemoglobinúria. O baço encontra-se aumentado de volume. Formas crônicas ou prolongadas correspondem a menos de 20% dos casos e são mais observadas em lactentes e maiores de 12 anos de idade.

A anemia pode ser intensa, e a contagem de reticulócitos usualmente chega a cerca de 50%. Anticorpos livres podem ser demonstrados no soro através do teste indireto de Coombs. Esses anticorpos, sendo mais comuns os da classe IgG, têm sua atividade máxima entre temperaturas de 37-40°C, motivo pelo qual nessa situação é conhecida como "doença hemolítica autoimune do anticorpo quente". A positividade do teste de Coombs direto é a regra nesses pacientes.

Anticorpos que são mais ativos em temperaturas abaixo de 37°C são conhecidos pelo nome de anticorpos "frios", habitualmente do tipo IgM e que requerem complemento. Esses tipos de anticorpos são observados na "doença da hemaglutinina fria", que pode ser de origem indeterminada (idiopática ou primária) ou secundária a infecções (*Mycoplasma pneumoniae* e vírus Epstein-Barr), e na doença linfoproliferativa.

Esferocitose

Trata-se de doença hemolítica familiar, congênita, caracterizada por alterações na estrutura proteica da membrana celular das hemácias. Os defeitos da membrana celular geralmente incluem as ligações da espectrina, da anquirina e da proteína 4.2 com a proteína banda 3, que levam os eritrócitos a perder sua característica morfológica bicôncava, assumindo forma esferoide, mais frágil. Apresenta maior prevalência no norte da Europa (1:5.000), sendo de transmissão autossômica dominante em mais de 70% dos casos.

Sua apresentação clínica é bastante variável, podendo ser totalmente assintomática ou demonstrar sintomatologia já no período neonatal. A anemia é a apresentação mais comum. Entretanto, icterícia e baço palpável são detectados durante o primeiro ano de vida na metade dos pacientes.

São observados esferócitos no sangue periférico em cerca de 80% dos casos. Esse achado não é específico; esferócitos podem ser encontrados, por exemplo, na anemia hemolítica autoimune por anticorpos quentes, só que nessa afecção o teste de Coombs é positivo. Através dos contadores hematológicos automatizados, podemos observar alguns achados característicos da esferocitose: aumento da concentração da hemoglobina corpuscular média, histograma de concentração de hemoglobina com eritrócitos hiperdensos (CH > 41) e elevado percentual de células microcíticas (VCM < 60). A fragilidade osmótica encontra-se aumentada, e a ectacitometria apontará diminuição da deformabilidade das hemácias. A análise das proteínas da membrana celular das hemácias pode detectar diminuição da espectrina, anquirina, banda 3 ou proteína 4.2, servindo ainda para orientar a pesquisa do defeito genético.

Eliptocitose

Caracteriza-se por com forma elíptica em sangue periférico. Embora apresente maior prevalência do que a esferocitose (1:2.500 na população caucasiana até 1:150 em alguns países africanos), a maioria dos casos não apresenta sintomatologia.

O diagnóstico é estabelecido pela avaliação morfológica do nível de sangue periférico; eliptócitos podem variar de 15% a quase 100% do total de hemácias.

Deficiência de Glicose-6-fosfato Desidrogenase

Nesse tipo de anemia, ocorre um dano oxidativo à hemácia como consequência da perda do efeito protetor da enzima glicose-6-fosfato desidrogenase (G6-PD). A deficiência de G6-PD ocorre com maior frequência na África e em algumas regiões mediterrâneas. No Brasil, acomete 3-12% dos recém-nascidos.

A deficiência dessa enzima pode se apresentar em três formas clínicas: icterícia neonatal, crise hemolítica aguda e hemólise crônica após o período neonatal. A crise hemolítica aguda têm início 24-48 h após a exposição a substâncias oxidantes (antimaláricos, ácido acetilsalicílico, paracetamol, sulfa, vitamina K, furazolidona, nitrofurantoína, ciprofloxacino, cloranfenicol, probenecida e azul de metileno, entre outras), infecções e acidose metabólica. Inicialmente, os pacientes apresentam dor abdominal, vômitos ou diarreia, febrícula, hemoglobinúria seguida de icterícia e sintomas de anemia. Nos casos

566 Diagnóstico Diferencial em Pediatria

graves, pode haver insuficiência cardíaca devida à anemia. A confirmação diagnóstica se dá pela pesquisa da atividade da G6-PD.

Anemia Falciforme

É a hemoglobinopatia hereditária mais comum no nosso meio (1:1.000), sendo caracterizada pela hemoglobina S (simples substituição de um aminoácido da cadeia betaglobina; ácido glutâmico pela valina). Quando desoxigenada, a hemoglobina A sofre polimerização na sua cadeia molecular, provocando oclusão vascular e isquemia tecidual. Habitualmente não é encontrada sintomatologia clínica nos primeiros seis meses de vida devido aos níveis ainda presentes de hemoglobina fetal (HbF).

As manifestações clínicas são variáveis em suas apresentações e intensidades, sendo mais representativas a icterícia, a anemia, as infecções de repetição com gravidade moderada a grave (as crianças apresentam asplenia funcional secundária aos fenômenos oclusivos na circulação esplênica) e os fenômenos dolorosos causados pela isquemia, principalmente na extremidade dos membros. Também são manifestações que ocorrem com certa frequência: retardo do crescimento, atraso da puberdade, insuficiência cardíaca (pela anemia e pela miocardiopatia isquêmica), síndrome torácica (febre, sintomas respiratórios e infiltrado pulmonar), acidente vascular cerebral isquêmico, necrose avascular da cabeça do fêmur e priapismo, entre outras. Nas crianças maiores, encontramos frequentemente quadros de colelitíase, muitas vezes assintomáticos.

O teste de falcização e a eletroforese da hemoglobina, demonstrando a hemoglobina S, confirmam o diagnóstico

Talassemia

Trata-se de uma afecção hereditária que afeta a síntese da cadeia globina, sendo caracterizada por quadros de anemia de intensidade moderada a grave. É classificada de acordo com o envolvimento das cadeias alfa, beta ou delta. Na talassemia beta, o processo hemolítico é intenso e tem início a partir do segundo mês de vida. Para o diagnóstico, chama a atenção a intensidade do processo hemolítico, chegando a desencadear insuficiência cardíaca. A eritropoiese compensatória (extra/intramedular) acarreta importante hepatoesplenomegalia (muitas vezes associada a hiperesplenismo) e alargamento dos ossos chatos (alterações craniofaciais).

Deficiência na Captação e Conjugação Hepática da Bilirrubina – Síndrome de Gilbert

É um distúrbio benigno, de transmissão autossômica recessiva, presente em cerca de 5% da população. É caracterizado pela hiperbilirrubinemia não conjugada, discreta (usualmente inferior a 5 mg/dL), devida a uma mutação do gene *UGT1*, impedindo a função da enzima UDP-glicuroniltransferase. Acomete adolescentes e adultos jovens. A icterícia, habitualmente, surge concomitantemente a quadros infecciosos intercorrentes, situações de estresse ou em jejuns prolongados. Além da icterícia discreta, os pacientes apresentam-se saudáveis e não demonstram evidências laboratoriais de doença hepática

Icterícia **567**

ou hemólise. A história familiar, nesse caso, praticamente define o diagnóstico. Não existe teste laboratorial específico.

Síndrome de Crigler-Najjar

É uma afecção autossômica recessiva, extremamente rara, resultante da ausência total (tipo I) ou parcial (tipo II) da enzima UDP-glicuroniltransferase. Manifesta-se tipicamente nos primeiros dias de vida com a hiperbilirrubinemia não conjugada. No tipo I, os níveis de bilirrubinemia podem atingir mais de 20 mg/dL, inclusive no período neonatal, levando ao risco de *kernicterus*. A do tipo II, mais benigna, pode se manifestar mais tardiamente. O uso do fenobarbital ajuda a melhor distinguir os dois tipos: na deficiência total (tipo I) não ocorre resposta, enquanto no tipo II a resposta é dramática.

HIPERBILIRRUBINEMIA DIRETA (CONJUGADA)

Infecções

Os quadros infecciosos, causados principalmente pelos vírus hepatotrópicos, representam as principais causas de icterícia adquirida na infância.

Hepatite Viral Aguda

As infecções pelos vírus hepatotrópicos A, B, C, D ou E podem provocar hepatite na infância. A hepatite tipo A é a causa infecciosa mais comum de icterícia na infância. Trata-se de uma infecção habitualmente autolimitada, provocada pelo vírus A (HVA). As infecções nos lactentes e nos pré-escolares, na maioria das vezes, são assintomáticas ou apresentam sinais de gastroenterite viral, sem evidências de icterícia. Entretanto, entre os escolares e os adolescentes, habitualmente ocorre um pródromo, com febre, cefaleia e astenia, seguido de icterícia, dor abdominal, anorexia, náuseas e vômitos. Laboratorialmente, são detectadas elevações das aminotransferases (aspartato e alanina), além da hiperbilirrubinemia direta. Os sintomas clínicos e as anormalidades laboratoriais habitualmente desaparecem dentro de 4 semanas. A confirmação da infecção pelo HVA é dada pela detecção do IgM anti-HVA, presente em quase todas as pessoas infectadas pelo HVA, persistindo por um período de 3-6 meses após a infecção e raramente encontrado após a vacina. O IgG anti-HVA corresponde à maior fração do anti-HVA total, persiste por longos períodos após a infecção, sendo responsável pela imunidade natural e após a vacina. O vírus da hepatite A nunca causa hepatite crônica, definida como a hepatite de duração superior a seis meses. A hepatite fulminante, que cursa com sinais de encefalopatia e disfunção hepática importante (coagulopatia), é extremamente rara (0,1-0,35%).

A maioria dos casos de hepatite B na infância também é assintomática. Entretanto, a icterícia pode ocorrer nas crianças com infecção aguda causada pelo vírus da hepatite B. As crianças com infecção crônica, ou seja, portadoras do vírus, são geralmente assintomáticas ou apresentam formas leves, subclínicas, com aumento das aminotransferases. A icterícia como manifestação de infecção crônica causada pelo vírus da hepatite B é

568 Diagnóstico Diferencial em Pediatria

bastante incomum, com exceção dos casos raros de insuficiência hepática fulminante ou de cirrose após hepatite B em crianças de faixa etária mais jovem.

Até recentemente, a maior parte das crianças com infecção pelo vírus da hepatite C tinha mais de 8 anos de idade e havia sido infectada por hemotransfusões. Com a melhoria do processamento dos produtos de sangue no início da década de 1990, as chances de infecção por hemotransfusão ficaram extremamente baixas (uma em cada 100.000 transfusões). Atualmente, a principal fonte de infecção na infância é a transmissão materno-fetal. Como a hepatite C leva décadas para alcançar um estado de doença hepática terminal, a grande maioria das crianças infectadas pelo vírus C é assintomática. Como na hepatite B, dificilmente ocorre icterícia nos casos de hepatite tipo C, com exceção dos casos raros de desenvolvimento de cirrose na faixa etária pediátrica.

As infecções causadas pelo herpes simples e pelo citomegalovírus, em pacientes imunossuprimidos, também provocam icterícia por causa do acometimento hepatobiliar.

Mononucleose

É uma infecção causada pelo vírus Epstein-Barr, que pode provocar hepatite em crianças maiores, usualmente anictéricas, dentro do quadro sindrômico de mononucleose. As crianças apresentam quadro febril acompanhado de hipertrofia amigdaliana, linfadenomegalia cervical e esplenomegalia.

Em crianças imunologicamente competentes, é raro a mononucleose cursar com envolvimento hepático que traduza manifestação clínica. Hepatite com icterícia, insuficiência hepática ou necrose hepática fulminante são complicações pouco frequentes.

Citomegalovirose

Nos lactentes, a icterícia eventualmente pode ser detectada. Nas crianças maiores, é mais observada a síndrome mononucleose-*like*, caracterizada por febre, anorexia, astenia, mialgia, hepatoesplenomegalia e adenomegalias. Habitualmente, as provas de função hepática estão alteradas e é característico o aumento do número de linfócitos e alterações na sua morfologia (atipia).

Abscesso Hepático Piogênico

A febre prolongada e a hepatomegalia dolorosa são as manifestações clínicas usuais do abscesso hepático piogênico. A icterícia é observada em menos de 5% dos casos. A confirmação diagnóstica pode ser feita pela ultrassonografia. Por meio desse exame ou drenagem cirúrgica, em alguns casos, temos observado a *Ascaris lumbricoides* em vias biliares ou em material necrótico do abscesso drenado (ascaridíase hepática), o que parece indicar o papel etiopatogênico dessa parasitose no abscesso hepático piogênico.

Sepse

A icterícia e a disfunção hepática podem ser observadas nas crianças mais jovens com quadros infecciosos sistêmicos (sepse). Nas infecções bacterianas, especialmente as causadas por gram-negativos, as endotoxinas podem determinar hiperbilirrubinemia direta devida a colangite e estase hepática. A associação de icterícia nos quadros sépticos é mais comum nas crianças mais jovens.

Há suspeita clínica de sepse nas crianças com quadro infeccioso associado a sinais de toxemia. Os níveis de aminotransferases permanecem normais ou discretamente elevados, enquanto a fosfatase alcalina, com frequência, acha-se aumentada.

Infecção do Trato Urinário

Infecção do trato urinário em lactentes jovens, especialmente pela *Escherichia coli*, pode cursar com icterícia. Dessa forma, o exame bacteriológico da urina deve fazer parte da investigação da criança com hiperbilirrubinemia direta.

Tuberculose

O envolvimento hepático na tuberculose é incomum. Na tuberculose congênita, uma forma bastante rara, o fígado é o órgão primariamente atingido. O quadro clínico no período neonatal é semelhante ao de uma infecção congênita. Fora do período neonatal, mesmo nas formas clínicas em que há disseminação do bacilo por via hematogênica (tuberculose miliar), o acometimento do fígado (hepatite granulomatosa) é raro. De maior relevância clínica são os danos hepáticos advindos com a terapia tuberculostática, que com certa frequência chegam a provocar icterícia e elevação das aminotransferases.

Sífilis

Na sífilis congênita, a icterícia acompanhada de hepatomegalia ocorre em 50-90% dos casos sintomáticos. Outras manifestações clínicas corroboram o diagnóstico: baixo peso ao nascimento, anemia, púrpura, rinite mucossanguinolenta, pênfigo palmoplantar, osteocondrite e periostite (pseudoparalisia de Parrot) e retinocoroidite. A hepatite sifilítica é curada completamente com o tratamento. A confirmação diagnóstica é feita por meio de testes sorológicos (VDRL, FTA-ABS IgM ou hemaglutinação passiva).

Leptospirose

Apesar de a leptospirose na infância ser assintomática em mais de 90% dos pacientes, encontra-se icterícia em cerca de metade das crianças sintomáticas. Os sinais mais encontrados são febre, dores musculares e cefaleia. Nas conjuntivas, a icterícia tende a apresentar um tom bastante avermelhado (icterícia rubínica). Alguns sinais de gravidade, como manifestações hemorrágicas e insuficiência renal, sinais de gravidade, estão presentes em menos de 20% dos pacientes pediátricos. A confirmação diagnóstica é feita por meio de testes sorológicos (soroaglutinação, imunofluorescência ou ELISA).

Malária

Nas crianças com história de permanência em áreas endêmicas até um ano antes do início dos sintomas, a hipótese de ter contraído malária deve ser lembrada. Além de anemia, icterícia e hepatoesplenomegalia, são característicos o ciclo intermitente de febre

570 Diagnóstico Diferencial em Pediatria

com calafrios, cefaleia, vômitos e dores musculares. A demonstração do *Plasmodium* no interior das hemácias confirma o diagnóstico.

Calazar

Esse diagnóstico deve ser lembrado na Região Nordeste, devido à endemicidade do calazar. No IMIP, por exemplo, ainda é a causa mais encontrada em crianças com hepatoesplenomegalia de evolução febril. Para o diagnóstico, é bastante sugestiva a pancitopenia. Apesar de a icterícia não ser um sinal frequente na leishmaniose visceral, quando presente o médico deve ficar alerta de que se trata de um sinal de mau prognóstico. A confirmação diagnóstica é feita pela demonstração de *Leishmania* na medula óssea (sensibilidade em cerca de 80%) ou positividade do teste de aglutinação direta (DAT).

DOENÇA METABÓLICA HEPÁTICA

Doença de Wilson

Diversos tipos de doenças metabólicas cursam com icterícia na infância. A doença de Wilson é um distúrbio do metabolismo do cobre, transmitida de forma autossômica recessiva. É caracterizada pelo acúmulo de cobre no fígado, no sistema nervoso central, nos rins, nas córneas e em outros órgãos. As manifestações hepáticas variam desde uma evolução aguda com sintomas de hepatite aguda até quadros de insuficiência hepática fulminante com coagulopatia, ascite e encefalopatia, ou de cursos crônicos, como cirrose ou hepatite crônica. As manifestações neurológicas podem estar associadas ou não a sinais de acometimento hepático, apresentando ampla variação de sintomas: queda no desempenho escolar, tremores, incoordenação, disartria, depressão, neuroses ou psicoses. O anel de Kayser-Fleischer, uma descoloração marrom-dourada na córnea, na altura da membrana de Descemet, está quase sempre presente quando ocorrem manifestações neuropsíquicas. Entretanto, pode estar ausente nos quadros com apenas manifestações hepáticas. Pode haver envolvimento renal caracterizado por proteinúria, glicosúria, fosfatúria, uricosúria, aminoacidúria, acidose tubular renal e hematúria microscópica. Pode haver insuficiência renal grave. Anemia hemolítica com teste de Coombs negativo, hipertrofia ventricular, arritmias e desmineralização óssea também podem ser encontradas.

Deficiência de Alfa-1-antitripsina

A alfa-1-antitripsina é uma glicoproteína produzida no fígado, responsável principalmente pela inativação das proteases séricas. Sua deficiência é transmitida de modo autossômico recessivo. Os indivíduos com genótipo PiZZ (incidência de um para 2.000 nascidos vivos) apresentam níveis plasmáticos de alfa-1-antitripsina inferiores a 10% dos valores normais. Em cerca de 20% dessas pessoas ocorre colestase nos primeiros quatro meses de vida, quadro clínico antes descrito como "hepatite neonatal". A evolução dessas crianças pode ser bastante variada, desde a resolução completa do quadro até a evolução para cirrose, o que sugere uma patogênese complexa e ainda não bem esclarecida.

Como a alfa-1-antitripsina constitui mais de 90% da alfa-1-globulina, a eletroforese normal das proteínas praticamente descarta esse diagnóstico. Entretanto, o exame mais apropriado para o diagnóstico é o da fenotipagem da alfa-1-antitripsina (Pi). A biópsia hepática demonstra acúmulo intracelular de proteína alfa-1-antitripsina anormal e de retículo endoplasmático, identificados pela microscopia como grânulos PAS (*periodic acid-Schiff*) diastase-resistentes.

Fibrose Cística (Mucoviscidose)

A fibrose cística é a afecção hereditária mais comum na população branca (um caso em cada 2.000 nascidos vivos). A coexistência de doença pulmonar obstrutiva crônica e insuficiência pancreática exócrina sugere fortemente o diagnóstico, sendo confirmado por meio do teste do suor (dosagem do cloro acima de 50 mmol/L, para crianças com mais de 4 semanas de vida). Aproximadamente dois terços das crianças com mucoviscidose desenvolvem doença hepatobiliar (fibrose biliar focal, colelitíase, colangite esclerosante, esteatose ou cirrose). Com a maior sobrevida dessas crianças, advinda com o suporte à doença pulmonar, as manifestações clínicas da doença hepatobiliar têm se apresentado com maior intensidade.

Tirosinemia (Tipo 1)

Constitui um erro inato do metabolismo dos aminoácidos, sendo bastante raro (1:60.000), caracterizado pela deficiência da enzima fumaril-acetoacetase, envolvida na degradação da tirosina. Os órgãos mais afetados são o fígado, os rins e o SNC. A suspeita diagnóstica é feita em recém-nascidos com sinais de insuficiência hepática e coagulopatia não responsiva à terapia com a vitamina K.

Galactosemia

A deficiência da enzima galactose-1-fosfato uridil transferase (incidência de um caso em cada 60.000 nascimentos vivos) leva ao acúmulo da galactose não metabolizada no fígado, no cérebro e nos rins, provocando sérios danos nesses órgãos. Geralmente apresenta-se com vômitos e hipoglicemia nos primeiros dias de vida, após alimentação com o leite (lactose). Além da icterícia, o retardo do crescimento, a hepatomegalia, a catarata e a aminoacidúria fazem parte da apresentação clínica. Evolui para insuficiência hepática e retardo mental grave quando o diagnóstico não é confirmado no período neonatal.

Hipotireoidismo Congênito

Icterícia prolongada acompanhada de letargia, constipação intestinal e extremidades frias são os sinais mais observados no caso de hipotireoidismo congênito. Entretanto, como esses achados clínicos nem sempre estão presentes, a triagem neonatal para hipotireoidismo deve ser sempre realizada, haja vista a irreversibilidade das sequelas mentais na ausência do tratamento adequado.

Doença de Niemann-Pick do Tipo C

É caracterizada pelo acúmulo de lipídeos e esfingomielina nos macrófagos. Diferentemente dos tipos A e B, a enzima esfingomielinase encontra-se normal. Mais da metade das crianças acometidas apresenta colestase e hepatoesplenomegalia. Todas elas desenvolvem manifestações neurológicas por volta dos 5 anos de idade.

Síndrome de Dubin-Johnson e Rotor

São afecções benignas, transmitidas por herança autossômica recessiva. Podem se apresentar de forma assintomática ou com hiperbilirrubinemia direta, de intensidade leve a moderada, usualmente detectada durante a adolescência, embora possa estar presente já nos primeiros anos de vida. As provas de função hepática encontram-se dentro da normalidade. A icterícia pode apresentar períodos de exacerbação na vigência de processos infecciosos, gravidez, uso de contraceptivos orais, ingestão de álcool ou cirurgia.

Na síndrome de Dubin-Johnson, ocorre um defeito no hepatócito ligado à excreção da bilirrubina conjugada. Essa alteração também interfere na eliminação de alguns ânions orgânicos pelo hepatócito e no metabolismo e excreção das porfirinas; ocorre aumento na excreção urinária da coproporfirina I. O trato biliar não é visualizado através da colangiografia (oral ou venosa). Histologicamente, os hepatócitos apresentam pigmentação negra similar à melanina.

Na síndrome de Rotor ocorre um defeito adicional na captação dos ânions pelo hepatócito. Ocorre aumento da eliminação das coproporfirinas totais. A vesícula biliar é visualizada na colecistografia, e as células hepáticas não apresentam pigmentação.

DISTÚRBIOS DAS VIAS BILIARES

Afecções do trato biliar podem causar icterícia obstrutiva, caracterizada por urina escura, fezes acólicas e prurido, associada a hiperbilirrubinemia direta. A obstrução do trato biliar pode ser intra-hepática (hepatite neonatal "idiopática", deficiência de alfa-1--antitripsina) ou extra-hepática (atresia das vias biliares, cisto de colédoco).

Colelitíase e Colescistite Aguda

O registro de colelitíase em crianças hígidas é extremamente incomum. A litíase biliar na infância geralmente está associada a alguma condição predisponente: anemia hemolítica, mucoviscidose, obesidade, pós-ressecções de íleo, alimentação parenteral por tempo prolongado. Apesar de a maioria das crianças ser assintomática, dor abdominal recorrente, do tipo cólica, de localização periumbilical ou em quadrante superior direito, sugere o diagnóstico. A associação a febre, vômitos e icterícia faz levantar a possibilidade diagnóstica de colecistite. Crianças maiores podem apresentar intolerância a alimentos gordurosos. Dados importantes no exame físico são a palpação de massa no quadrante superior direito e a positividade do sinal de Murphy. A ultrassonografia é o método de escolha para a confirmação diagnóstica; a tomografia computadorizada (TC) deve ser reservado para os casos que deixem dúvidas.

A colescistite aguda, sem cálculo, é rara na infância. Está associada habitualmente a infecções estreptocóccicas (grupos A e B), salmonelas e leptospiras. Em nosso meio devemos ressaltar ainda a etiologia parasitária: *Ascaris lumbricoides*. As manifestações clínicas mais usuais são semelhantes às da colelitíase: dor em quadrante superior direito ou região epigástrica, náuseas, vômitos, febre e icterícia. O exame ultrassonográfico com o achado de vesícula biliar distendida, sem cálculos e com as paredes espessadas, corrobora o diagnóstico. No caso de etiologia parasitária, podem ser visualizados áscaris em vesícula e/ou colédoco.

Cisto do Colédoco

Cistos do colédoco são dilatações congênitas dos ductos intra/extra-hepáticos. As crianças podem apresentar icterícia, dor abdominal e febre. O exame mais apropriado para confirmação diagnóstica é o ultrassom.

Atresia das Vias Biliares

É a principal indicação para transplante hepático na infância, nos países ricos. É caracterizada pela obliteração ou descontinuidade do sistema biliar extra-hepático. A sua incidência é em torno de 1:15.000 nascidos vivos, sendo um pouco mais comum no sexo feminino.

A manifestação clínica inicial é a hiperbilirrubinemia direta, surgindo logo após a involução da icterícia fisiológica do RN, acompanhada de acolia fecal e colúria. Hepatoesplenomegalia vai se desenvolvendo com o progresso da doença, sugerindo hipertensão portal, assim como comprometimento do crescimento — *failure to thrive*. Cerca de 10-25% das crianças com atresia das vias biliares apresentam outras anomalias: poliesplenia, *situs inversus*, cardiopatia congênita, má rotação ou atresia intestinal.

Geralmente, dentro das primeiras 4-6 semanas de vida, as aminotransferases apresentam-se dentro da normalidade ou discretamente aumentadas, enquanto a fosfatase alcalina mostra-se quase sempre elevada.

A ultrassonografia pode ajudar no diagnóstico, principalmente para afastar o cisto do colédoco; a identificação ou a ausência da vesícula biliar não é suficiente para descartar ou fechar o diagnóstico de atresia das vias biliares. O exame cintilográfico com tecnécio marcado com o ácido di-isopropil iminodiacético apresenta maior sensibilidade, perto de 100%, embora sua especificidade varie entre 50-80%. Ainda hoje, o teste considerado padrão-ouro para o diagnóstico consiste na laparotomia com colangiografia intraoperatória. Estudos recentes têm apontado para a colangiografia com a ressonância magnética como um exame bastante promissor para o diagnóstico da atresia das vias bilibares.

A biópsia hepática, embora não apresente especificidade de 100%, pode corroborar bastante o diagnóstico. Achados histológicos de proliferação intra-hepática de ductos biliares, na ausência de ductos extrabiliares, são bastantes sugestivos.

O diagnóstico e o tratamento cirúrgico devem ser precoces, no máximo até o 3º mês de vida, devido às elevadas chances de desenvolvimento de cirrose biliar após essa faixa etária.

Colangite Esclerosante

Colangite esclerosante primária é uma doença crônica fibro-obliterante, de etiologia desconhecida, que envolve os ductos biliares extra/intra-hepáticos. Em crianças maiores, essa condição geralmente está associada a doença inflamatória intestinal ou a portadoras de imunodeficiências congênita ou adquirida. Manifestações clínicas incluem, além da icterícia, fadiga, anorexia, dor abdominal e prurido. O diagnóstico é confirmado pela colangiografia.

Doença de Caroli

A doença de Caroli é uma afecção congênita hepatobiliar, rara, caracterizada por dilatação cística dos ductos biliares intra-hepáticos. São descritas duas formas de apresentação: a simples, com apenas dilatação ou ectasia do ducto biliar, e a complexa, associada a fibrose hepática e hipertensão portal. Tem caráter hereditário, do tipo autossômico recessivo.

Síndrome de Alagille

A síndrome de Alagille (displasia artério-hepática) é uma causa rara de colestase crônica (1:100.000 nascidos vivos). É acompanhada por malformações: fácies característica (fronte proeminente, hipertelorismo, olhos fundos, nariz alongado e mandíbulas pouco desenvolvidas), defeitos dos arcos vertebrais, estenose ou hipoplasia da artéria pulmonar e envolvimento ocular e renal.

Doença de Byler

Colestase hepatocelular hereditária, progressiva, rara e de transmissão autossômica recessiva. Caracteriza-se por anormalidades estruturais na membrana dos ductos biliares. As crianças afetadas, além do quadro de colestase, apresentam retardo do crescimento e esteatorreia, habitualmente detectados já nos primeiros 6 meses de vida. É comum a associação com raquitismo. O desenvolvimento de cirrose e hipertensão portal é precoce.

Síndrome de Zellweger

Também conhecida pelo nome de síndrome cérebro-hepatorrenal. Afecção de transmissão autossômica recessiva, rara (1:100.000 nascidos vivos), caracterizada por degeneração progressiva do fígado e dos rins, sendo usualmente fatal dentro do primeiro ano de vida. Clinicamente apresenta as seguintes características: retardo neuropsicomotor e hipotonia acentuadas, alterações faciais (fronte ampla, órbitas rasas), cistos renais, calcificações ósseas, hepatomegalia e icterícia colestática.

Hepatite Autoimune

A hepatite autoimune é uma doença hepática inflamatória progressiva de etiologia desconhecida. Apesar de ser rara na infância, habitualmente cursa com acometimento hepatocelular grave. As manifestações clínicas são de hepatite aguda prolongada.

O diagnóstico é usualmente feito através da exclusão de outros agentes causais de danos ao fígado, como os vírus, drogas e afecções metabólicas. É classificada em dois tipos distintos. O tipo I (presença de anticorpos antimúsculo liso, antinúcleo e antimitocondrial) acomete mais adolescentes do sexo feminino, cursa com anorexia, astenia, náuseas, fadiga, dor abdominal e ictérica. O tipo II é associado a anticorpos antimicrossomais, sendo mais rapidamente progressivo e acometendo crianças mais jovens, incluindo lactentes. Os critérios histológicos sugestivos são *piecemeal necrosis* e infiltrado linfoplasmocitário.

Hepatite Crônica

A hepatite crônica é definida como um processo inflamatório persistente do fígado (duração > 6 meses), secundário a várias etiologias. As causas mais comuns são os vírus das hepatites B (HBV) e C (HCV), seguidas das hepatites autoimunes e algumas enfermidades metabólicas (deficiência de alfa-1-antitripsina e doença de Wilson).

Mais de 30% das crianças são assintomáticas. A apresentação clínica é habitualmente insidiosa. Anorexia, astenia, dor abdominal ou perda de peso habitualmente precedem a icterícia. No exame clínico é comum o achado de hepatoesplenomegalia. Sinais de insuficiência hepática grave (ascite e encefalopatia portal), indicativos de cirrose, podem ser encontrados.

As principais características laboratoriais são as alterações das provas de função hepática por período superior a 6 meses: aminotransferases > 100 UI e hipoalbuminemia. Estão indicadas as sorologias para HBV e HCV. A definição diagnóstica é feita através da biópsia hepática.

Cirrose

Representa a perda da organização lobular hepática, secundária a um processo de fibrose generalizado com substituição da arquitetura normal do fígado por nódulos estruturalmente anormais. Concomitantemente são observadas diminuição da função hepática e modificações do fluxo sanguíneo hepático. Suas causas são múltiplas, sendo as mais representativas na infância: hepatite crônica (HBV, HCV, hepatite autoimune, deficiência de alfa-1-antitripsina e doença de Wilson), atresia das vias biliares, hepatite neonatal.

Do ponto de vista clínico, o quadro é semelhante ao de hepatite crônica, sendo comuns complicações (ascite, hemorragia digestiva alta, encefalopatia, coagulopatia).

Hepatotoxinas

Uma variedade de drogas apresenta efeitos hepatotóxicos, podendo levar a quadros de icterícia. Na faixa etária pediátrica, o acetaminofen é a principal causa de insuficiência hepática fulminante. Entre outros agentes, podem ser citados: ácido acetilsalicílico, diclofenaco, metildopa, isoniazida, halotano, metotrexato, propiltiouracil, amiodarona, ácido valproico, fenitoína, fenobarbital, carbamazepina, fenotiazínicos, cetoconazol, tetraciclina, eritromicina, sulfonamidas, estrógenos (contraceptivos orais) e esteroides anabólicos.

Tumores Hepáticos

As lesões hepáticas metastáticas são mais comuns do que os tumores primários do fígado. O neuroblastoma é o tumor sólido que mais comumente acomete o fígado de forma secundária. Entre outras afecções malignas que apresentam metástase hepática na infância, são citados: tumor de Wilms, rabdomiossarcoma, sarcoma de Ewings e tumores do ovário de células germinais.

O hepatoblastoma, apesar de ser o tumor hepático mais comum na infância, cursa com icterícia em apenas 5% dos casos. A queixa mais comum é o aumento de volume do abdome, acompanhado de anorexia e perda de peso. Em 90% dos casos acomete menores de cinco anos de idade. Vem sendo observado aumento de incidência em crianças que foram prematuras com menos de 1.500 g. A alfa-fetoproteína encontra-se elevada em mais de 90% dos casos.

Hemangioendotelioma infantil, hamartoma mesenquial, sarcoma embrionário indiferenciado e rabdiomiossarcoma embrionário do trato biliar são tumores exclusivos da infância.

Bibliografia

1. Arce DA, Costa H, Schwarz SM. Hepatobiliary disease in children. *Clinics in Family Practice*. 2000;2(1):189.
2. Brumbaugh D, Mack C. Conjugated hyperbilirubinemia in children. *Pediatr Rev*. 2012;33(7):291-302.
3. Davenport M, Betalli P, D'Antiga L et al. The spectrum of surgical jaundice in infancy. *J Pediatr Surg*. 2003;38(10):1471-9.
4. Hanif M, Raza J, Oureshi H, Issani Z. Etiology of chronic liver disease in children. *J Pak Med Assoc*. 2004;54(3):119-22.
5. Harb R, Thomas DW. Conjugated hyperbilirubinemia: screening and treatment in older infants and children. *Pediatr Rev*. 2007;28(3):83-91.
6. Roy-Chowdhury N, Roy-Chowdhury J. *Diagnostic approach to the patient with jaundice or asymptomatic hyperbilirubinemia*. Uptodate 2012.
7. Pashankar D, Schreiber RA. Jaundice in older children and adolescents. *Pediatrics in Review* 2001; 22(7):219-26.
8. Pineiro-Carrero VM, Pineiro EO. Liver. *Pediatrics*. 2004;113(4 Suppl):1097-106.

CAPÍTULO 54

Danielle Cintra Bezerra Brandão
Maria Fernanda Branco de Almeida

Icterícia Neonatal

IMPORTÂNCIA

A icterícia, expressão clínica da hiperbilirrubinemia, manifesta-se geralmente quando os níveis de bilirrubinemia ultrapassam 5 mg/dL. Cerca de 60% dos recém-nascidos (RN) a termo e 80% dos pré-termos desenvolvem icterícia na primeira semana de vida. Frequentemente, a hiperbilirrubinemia indireta reflete um fenômeno fisiológico, entretanto níveis elevados de bilirrubina podem evoluir para neurotoxicidade e morte.

No Brasil, na década de 2000, icterícia e/ou doença hemolítica ou *kernicterus* foram notificados anualmente como causa básica de óbito em cerca de 200-280 RN. Desses óbitos, cerca de 100-130 eram gestação a termo, dos quais metade de crianças nascidas na Região Nordeste e um terço na Região Norte, ocorrendo 70% das mortes até o 6º dia de vida.

A encefalopatia bilirrubínica aguda pode ocorrer com níveis plasmáticos de bilirrubinemia indireta (BI) variáveis dependentes da idade gestacional, do tempo de vida em horas, além da associação dos fatores de risco epidemiológicos e patológicos. Em neonatos a termo, as fases clínicas distintas da encefalopatia bilirrubínica aguda são bem aparentes e definidas. O acometimento dos núcleos da base provoca alterações do movimento — hipotonia e hipertonia —, e a lesão do tronco cerebral traduz-se por sucção e choro débeis. Por outro lado, o RN pré-termo inferior a 34 semanas de idade gestacional não exibe padrão clínico característico, dificultando o diagnóstico. As alterações clínicas existentes após a encefalopatia bilirrubínica aguda, conhecida como *kernicterus*, só se tornam evidentes depois de alguns meses, quando o paciente apresenta paralisia cerebral espástica, movimentos atetoides, distúrbios de deglutição e fonação, além de deficiência auditiva grave e mental leve a moderada.

Este capítulo versará sobre os aspectos encontrados no dia a dia do pediatra, a saber: a evolução da icterícia fisiológica e os fatores de risco que alertam para o desenvolvimento de hiperbilirrubinemia indireta nos RN com ≥ 35 semanas de idade gestacional, além do diagnóstico etiológico das icterícias consideradas patológicas por aumento de fração indireta ou direta da bilirrubina.

ICTERÍCIA FISIOLÓGICA

A bilirrubina indireta (BI) é um produto da destruição dos glóbulos vermelhos que se liga à albumina e é conjugada pela enzima glicuroniltransferase no fígado, resultando na bilirrubina direta (BD), a qual é transferida para o intestino e excretada nas fezes. No período neonatal, o metabolismo, a circulação, a conjugação e a excreção da bilirrubina são mais lentos do que em adultos. A concentração de células vermelhas é mais elevada, com meia-vida mais curta, acarretando níveis mais altos de bilirrubinemia. Além disso, a bilirrubina no intestino pode sofrer ação da beta-glicuronidase e retornar ao sangue pela circulação êntero-hepática. Assim, a hiperbilirrubinemia indireta, comum no RN e não lesiva, é denominada "fisiológica", caracterizando-se na população de termo em aleitamento materno exclusivo adequado pelo início tardio, após 24 horas, da icterícia com pico entre o terceiro e o quarto dia de vida e bilirrubinemia total (BT) máxima de 12 mg/dL, conforme a Figura 54.1.

A icterícia por hiperbilirrubinemia indireta apresenta progressão cefalocaudal. Em RN de termo saudáveis, a constatação de icterícia somente na face (zona 1) está associada a valores de BI que variam de 4-8 mg/dL, enquanto a icterícia desde a cabeça até o umbigo (zona 2) corresponde a valores de 5-12 mg/dL. Já pacientes de termo com icterícia até os joelhos (zona 3) podem apresentar BI superior a 15 mg/dL.

A ampla variabilidade de valores encontrada em cada zona demonstra que não existe boa concordância entre a avaliação clínica da icterícia por médicos e/ou enfermeiros e valores de BI sérica. A visualização da icterícia depende da experiência do profissional, da pigmentação da pele do RN e da luminosidade, sendo subestimada em peles pigmentadas e em ambientes muito claros, e prejudicada em locais com pouca luz. Portanto, apenas a estimativa clínica é muito subjetiva e não é suficiente para detectar os pacientes com BI ≥ 12 mg/dL, recomendando-se a dosagem rotineira da bilirrubina sérica.

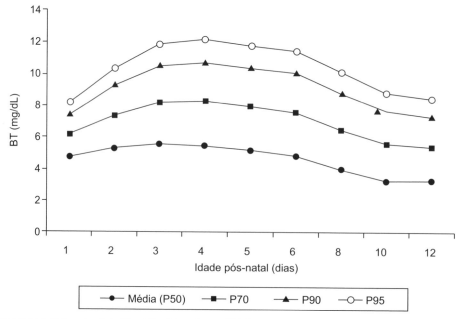

Figura 54.1 História natural da hiperbilirrubinemia em RN de termo em aleitamento materno exclusivo (Draque CM et al. *Pediatrics*. 2011;128:e565-71).

HIPERBILIRRUBINEMIA SIGNIFICATIVA EM RN ≥ 35 SEMANAS

A hiperbilirrubinemia significativa, considerada com nível sérico de BT ≥ 17 mg/dL, acomete 1-8% dos nascidos vivos. É um problema preocupante em RN de termo e prematuros tardios, e com frequência está associado a oferta láctea inadequada, perda elevada de peso e desidratação, muitas vezes decorrente da alta hospitalar antes de 48 horas de vida e da falta do retorno ambulatorial em 1-2 dias após a alta.

Dessa maneira, em RN com ≥ 35 semanas de idade gestacional, deve-se estar atento para os dados epidemiológicos e sinais clínicos considerados como fatores de risco para a hiperbilirrubinemia significativa:

- Icterícia nas primeiras 24-36 horas de vida.
- Incompatibilidade materno-fetal de Rh (antígeno D), ABO ou por antígenos irregulares.
- Idade gestacional de 35-36 semanas (independentemente do peso ao nascer).
- Aleitamento materno exclusivo com dificuldade ou perda de peso >7% em relação ao peso de nascimento.
- Irmão com icterícia neonatal tratado com fototerapia.
- Céfalo-hematoma ou equimoses.
- Descendência asiática.
- Mãe diabética.
- Deficiência de glicose-6-fosfato desidrogenase.
- Bilirrubina total (sérica ou transcutânea) na zona de alto risco (percentil > 95) ou intermediária superior (percentis 75-95), antes da alta hospitalar, segundo o nomograma de Bhutani (Figura 54.2).

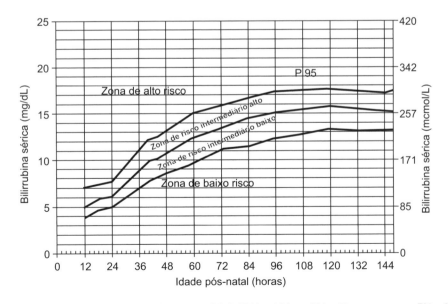

Figura 54.2 Nomograma com os percentis 40, 75 e 95 de BT (mg/dL) em RN > 35 semanas com PN > 2.000 g, segundo a idade pós-natal, para determinar risco de hiperbilirrubinemia (Bhutani VK et al. *Pediatrics*. 1999;103:6-14).

580 Diagnóstico Diferencial em Pediatria

A detecção das condições antes citadas deve alertar o pediatra para maior vigilância desses RN. O retorno ambulatorial após a alta deve ser mais precoce, 1-3 dias dentro da primeira semana de vida. A possibilidade de controle da BI com fototerapia também deve ser considerada.

DIAGNÓSTICO ETIOLÓGICO DA ICTERÍCIA PATOLÓGICA

Para a interpretação do diagnóstico diferencial entre a icterícia "fisiológica" e a "patológica", é importante montar o raciocínio clínico com base na história materna e neonatal, enfatizando os dados epidemiológicos, as horas de vida e o nível de bilirrubinas totais e frações, que deve ser determinado em todos os RN de risco.

O diagnóstico diferencial das causas de hiperbilirrubina indireta compreende as decorrentes da sobrecarga de bilirrubina ao hepatócito ou da conjugação hepática deficiente (Quadro 54.1).

Quadro 54.1 Etiologia da hiperbilirrubinemia indireta patológica no RN

SOBRECARGA DE BILIRRUBINA AO HEPATÓCITO

⇒ **DOENÇAS HEMOLÍTICAS**
- HEREDITÁRIAS
  - IMUNES: incompatibilidade Rh (D), ABO e outros antígenos
  - ENZIMÁTICAS: deficiência de G-6-PD, piruvato-quinase e hexoquinase
  - MEMBRANA ERITROCITÁRIA: esferocitose e eliptocitose
  - HEMOGLOBINOPATIAS: α-talassemia
- ADQUIRIDAS: infecções bacterianas e virais

⇒ **COLEÇÕES SANGUÍNEAS EXTRAVASCULARES**
- Hemorragia intracraniana, pulmonar ou gastrointestinal
- Céfalo-hematoma, hematomas e equimoses

⇒ **POLICITEMIA**
- RN pequenos para a idade gestacional
- RN de mãe diabética
- Transfusão feto-fetal e materno-fetal
- Clampeamento tardio ou ordenha de cordão

⇒ **CIRCULAÇÃO ÊNTERO-HEPÁTICA AUMENTADA DE BILIRRUBINA**
- Anomalias gastrointestinais — obstrução, estenose hipertrófica do piloro
- Jejum oral ou baixa oferta enteral
- Icterícia pelo aleitamento materno "inadequado"

DEFICIÊNCIA OU INIBIÇÃO DA CONJUGAÇÃO DE BILIRRUBINA
- Síndrome de Crigler Najjar tipos 1 e 2
- Síndrome de Gilbert
- Hipotireoidismo congênito
- Síndrome da icterícia pelo leite materno

SOBRECARGA DE BILIRRUBINA AO HEPATÓCITO

Incompatibilidade Sanguínea Materno-fetal de Rh (D), ABO e Antígenos Irregulares

Diferenças antigênicas entre o sangue materno e o fetal podem acarretar o processo de isoimunização. Essa afecção, também conhecida como doença hemolítica perinatal, é a causa mais comum de icterícia patológica no período neonatal.

Na doença hemolítica por incompatibilidade Rh (antígeno D), a hemólise perinatal ocorre quando as hemácias fetais e/ou neonatais são destruídas por anticorpos maternos IgG anti-D e a gravidade do acometimento fetal é progressiva nas gestações subsequentes. Em 1/3 dos pacientes ocorre hemólise leve, com hiperbilirrubinemia mínima; já a metade dos casos pode evoluir com anemia, hepatoesplenomegalia e hiperbilirrubinemia precoce, com grande possibilidade do desenvolvimento de encefalopatia bilirrubínica aguda nos primeiros dias de vida. Na forma grave, o RN apresenta edema generalizado (hidropisia fetal), acometimento do estado geral, sinais de insuficiência cardíaca e manifestações hemorrágicas.

Para realizar o diagnóstico, a tipagem sanguínea materna deve ser realizada com a detecção da ausência do antígeno D eritrocitário e a presença de anticorpos séricos anti-D no teste de Coombs indireto. Quanto ao neonato, devem ser realizados no sangue de cordão de todos os RN de mãe Rh negativo tipagem sanguínea (ABO, D e Dᵘ) e Coombs direto. Coombs direto positivo sugere que as hemácias estão recobertas com anticorpos maternos. Na suspeita de doença hemolítica por incompatibilidade Rh, também se dosa com o sangue do cordão, a BT com as frações, a hemoglobina e o hematócrito, além da contagem de reticulócitos e eritroblastos. Valores de bilirrubina acima de 4 mg/dL e/ou de hemoglobina inferior a 12 g/dL em cordão associam-se à gravidade da doença hemolítica perinatal. A contagem de reticulócitos encontra-se geralmente elevada, podendo atingir valores de 30-40% nos casos mais graves. O acompanhamento clínico e a interpretação laboratorial permitem determinar a gravidade da icterícia hemolítica.

Após o advento da imunogloblina Rh, a incidência da eritroblastose fetal diminuiu drasticamente, e a causa mais frequente de doença hemolítica é a incompatibilidade ABO. A doença hemolítica por incompatibilidade ABO é limitada ao RN tipo A ou B filho de mãe tipo O. Ocorre em cerca de 20% das mães O e feto A ou B, e em apenas 2% dos casos os RN evoluem com o desenvolvimento de icterícia nas primeiras horas de vida. O diagnóstico compreende a evolução clínica, que pode ser variável, e a investigação laboratorial. A principal manifestação é a icterícia que aparece nas primeiras 24-36 horas de vida, evoluindo de forma errática e persistindo por 2 semanas. Muitas vezes, o valor sérico de BI pode alcançar 20 mg/dL, entre o terceiro e o quinto dia de vida, com risco de evolução para quadros de encefalopatia bilirrubínica, muitas vezes diagnosticada após a alta hospitalar.

A comprovação da doença é difícil, sendo importante a evolução do quadro clínico e os resultados dos exames laboratoriais para a confirmação do diagnóstico etiológico. Os níveis de hemoglobina e hematócrito podem estar discretamente diminuídos e ocorrer alteração da morfologia das hemácias (esferócitos). A dosagem dos reticulócitos pode variar entre 10-30% no sangue periférico. A realização de Coombs direto não contribui para o esclarecimento da gravidade e do diagnóstico da doença hemolítica, diferentemente da incompatibilidade Rh. O Coombs direto é positivo em apenas 20-40% dos casos, porém a positividade não se associa à gravidade da hemólise por incompatibilidade ABO. A detecção de anticorpos anti-A ou anti-B no sangue de cordão ou do RN (teste do eluato) denota que existem anticorpos acoplados às hemácias, não tendo associação à gravidade da doença. Contudo, a negatividade do teste do eluato significa que não existem anticorpos anti-A ou anti-B ligados ao eritrócito do RN.

A doença hemolítica por antígenos eritrocitários irregulares do sistema Rh (c, C, e, E, cc, Ce) e outros, como os sistemas Kell (K, k), Duffy (Fya), Kidd (Jk^a, Jk^b) e MNSs (M, N, S, s), também pode acarretar quadro hemolítico, às vezes, grave. O RN pode evoluir com as formas anêmica, ictérica e hidrópica semelhante à doença hemolítica pelo antígeno D do sistema Rh. Deve-se suspeitar da doença quando não existe incompatibilidade materno-fetal ABO ou Rh (antígeno D) e o sangue do RN apresenta Coombs direto positivo. Mulheres multíparas ou que tenham recebido alguma transfusão sanguínea anterior à gestação devem ser pesquisadas quanto à tipagem sanguínea ABO e Rh (antígeno D) e à titulação sérica de anticorpos antiantígenos irregulares realizada por meio de Coombs indireto específico. Lembrar que, entre os antígenos do sistema Rh, a imunização com os antígenos E e C ocorre mais frequentemente após a sensibilização ao antígeno D. O RN apresenta reticulocitose e aumento de eritroblastos, diminuição do hematócrito e da hemoglobina, e níveis elevados de bilirrubina.

Doenças Hemolíticas Enzimáticas

As doenças hemolíticas enzimáticas incluem a deficiência de glicose-6-fosfato desidrogenase (G-6-PD), hexoquinase e piruvatoquinase. Dentre elas, a mais frequente é a deficiência de G-6-PD por afetar 300-400 milhões de pessoas no mundo. No Brasil, a sua incidência está estimada em 5-7% da população. É uma afecção hereditária ligada ao X, sendo o sexo masculino o acometido. Os RN com essa deficiência, quando expostos a estresse oxidante, acidose, hipoglicemia, infecção ou algumas drogas, podem desenvolver hemólise e, consequentemente, hiperbilirrubinemia indireta. A icterícia geralmente ocorre após 24 horas de vida, com possibilidade de intensificar-se no decorrer da primeira ou segunda semana de vida. Na década de 1990, em um estudo sobre *kernicterus* nos Estados Unidos, 21% de 125 casos apresentavam a deficiência enzimática de G-6PD. O diagnóstico pode ser realizado por meio da dosagem sanguínea quantitativa de G-6-PD.

Ressalte-se que a grande frequência de icterícia sem anemia ou reticulocitose, e a ausência de desencadeantes em RN com deficiência de G-6-PD, indica que outros mecanismos estão envolvidos na fisiopatologia. Provavelmente, há a interação de dois genes: o que impede uma função normal da enzima eritrocitária e o que impede a conjugação hepática adequada através da glicuronil-transferase — variante UGT1A1(TA) — encontrado na síndrome de Gilbert.

Membranas Eritrocitárias, Hemoglobinopatias e Hemólises Adquiridas

Os defeitos eritrocitários da estrutura dos eritrócitos são causa de hemólise e hiperbilirrubinemia. Na esferocitose, uma doença hereditária de membrana eritrocitária, cerca de 50% dos casos apresentam hemólise com anemia e icterícia, acompanhada de reticulocitose e esferocitose em sangue periférico com prova da fragilidade osmótica alterada. Nos quadros de hemólise por esferocitose, as hemácias assumem forma esférica e são destruídas pelo baço. Dentre as hemoglobinopatias, a alfa-talassemia homozigótica está associada a anemia grave com hidropisia fetal; por outro lado, a anemia falciforme e a beta-talassemia não se manifestam no período neonatal. Outros exemplos de hiperbilirrubinemia são as doenças adquiridas, como infecções pré/pós-natais causadas por vírus, bactérias ou protozoários, com possíveis quadros de hemólise que por vezes cursam com aumento da bilirrubina indireta e também da direta.

Coleções Sanguíneas Extravasculares

A hemoglobina que deixa o leito vascular é rapidamente metabolizada pela oxigenase heme microssômica e a biliverdina-redutase. Por essa razão, RN com coleções sanguíneas extravasculares, como hemorragia intracraniana, pulmonar ou gastrointestinal, hematomas, equimoses, sangue deglutido, hemotórax, entre outros, apresentam níveis variados de hiperbilirrubinemia. Esses níveis variam na dependência da intensidade desses sangramentos.

Policitemia

Na policitemia (hematócrito > 60%) ocorre aumento da produção de bilirrubina com aparecimento de icterícia, geralmente após as primeiras 48 horas de vida. Policitemia é mais observada em RN pequenos para a idade gestacional, filhos de mãe diabética ou na presença de transfusão feto-fetal ou materno-fetal, clampeamento tardio ou ordenha de cordão.

Circulação Êntero-hepática Aumentada de Bilirrubina

A icterícia associada à dificuldade do aleitamento materno é descrita em RN cujo aporte calórico e hídrico é inadequado nos primeiros dias de vida. Do ponto de vista clínico, comporta-se como icterícia fisiológica acentuada pela circulação êntero-hepática. Esses bebês apresentam, caracteristicamente, ganho ponderal insuficiente, mostram-se famintos e com diminuição da eliminação de mecônio; por conseguinte apresentam perda de peso maior que a esperada (≥ 8%), por vezes desidratação e icterícia intensa, podendo alcançar valores elevados de BT com o desenvolvimento de encefalopatia bilirrubínica. Sendo assim, a prática da educação continuada dos profissionais de saúde para assegurar o aleitamento materno adequado é uma forma de prevenção de hiperbilirrubinemia.

Outras causas de circulação êntero-hepática de bilirrubina que sobrecarregam o hepatócito incluem as malformações do trato gastrointestinal (obstrução intestinal, estenose hipertrófica do piloro) e o jejum.

DEFICIÊNCIA OU INIBIÇÃO DA CONJUGAÇÃO DE BILIRRUBINA

Deficiência ou Inibição da Conjugação Hepática de Bilirrubina

A deficiência congênita de glicuroniltransferase apresenta duas formas clínicas: a *síndrome de Crigler-Najjar* tipos I e II. A primeira é rara, autossômica recessiva, com ausência completa da atividade da enzima. Manifesta-se nos primeiros dias de vida com bilirrubina indireta atingindo níveis de 25-35 mg/dL e causando encefalopatia bilirrubínica. A resposta ao fenobarbital, que estimula a glicuroniltransferase, é negativa e o único tratamento é o transplante hepático. Já a *síndrome de Crigler-Najjar* tipo II é autossômica dominante, com presença mínima de glicuroniltransferase. O quadro é mais benigno e há resposta parcial ao uso do fenobarbital na dose de 4 mg/kg/dia.

Hipotireoidismo Congênito

O prolongamento da icterícia no período neonatal pode ser o único sinal do hipotireoidismo congênito. A atividade da glicuroniltransferase também está diminuída nos pacientes com hipotireoidismo congênito, podendo assim permanecer por semanas ou meses. O diagnóstico é confirmado através da diminuição da tiroxina (T_4) e aumento do hormônio estimulante da tireoide (TSH). Esse exame é realizado de rotina na triagem neonatal em papel de filtro (exame do pezinho).

Síndrome da Icterícia pelo Leite Materno

A síndrome da icterícia pelo leite materno ou icterícia do aleitamento materno é descrita em 20-30% de todos os RN em aleitamento materno. Os RN não demonstram anormalidades, e o exame físico é normal, com eliminações gastrointestinais presentes. Além disso, não apresentam doença que justifique a hiperbilirrubinemia indireta. O diagnóstico é realizado por exclusão, e a bilirrubinemia atinge níveis máximos por volta do final da segunda semana de vida com persistência por 3-8 semanas e, em alguns casos, se mantém até o terceiro mês de vida.

HIPERBILIRRUBINEMIA INDIRETA NO RN DE MUITO BAIXO PESO

A hiperbilirrubinemia indireta é encontrada praticamente em todos os pré-termo de muito baixo peso, ou seja, aqueles com peso ao nascer inferior a 1.500 g. Estudos evidenciam que a grande quantidade de glóbulos vermelhos e a deficiência na conjugação hepática da bilirrubina são as condições fisiológicas mais importantes. Entre 17-30 semanas de gestação, a atividade da uridina-difosfato-glicuronosiltransferase corresponde a 0,1% dos valores do adulto, atingindo 1% entre 30-40 semanas. Após o nascimento, essa atividade aumenta de forma exponencial, independentemente da idade gestacional, e alcança níveis do adulto entre 6-14 semanas. Além disso, a maioria dos pacientes de muito baixo peso, metabolicamente estáveis, parece ter a capacidade de excretar a bilirrubina plasmática em 1-2 semanas após o nascimento. Assim, a icterícia na primeira semana de vida é mais intensa e tardia do que a do termo, com concentrações de BT entre 10-12 mg/dL no quinto dia. Além disso, a bilirrubina pode não atingir valores normais até o final do primeiro mês.

Dentre as causas de hemólise, a doença por incompatibilidade materno-fetal pelo antígeno D é a mais frequente em nosso meio, pois esses pacientes podem nascer por indicação de interrupção da gravidez devido ao sofrimento fetal em consequência da anemia intraútero intensa, não controlada. Algumas vezes apresentam-se hidrópicos. Ao nascimento são descorados e evoluem com icterícia nos primeiros minutos ou horas de vida, geralmente acompanhada de hepatoesplenomegalia. Nesses casos, o diagnóstico é confirmado conforme descrito no item anterior. Ressalte-se que tais prematuros podem evoluir com aumento concomitante de BD.

Outras doenças hemolíticas que causam icterícia no prematuro são raras. A hemólise por incompatibilidade materno-fetal ABO é eventual, pois a densidade de antígenos A ou B na hemácia fetal se intensifica com a idade gestacional, sendo portanto pequena naqueles com peso inferior a 1.500 g.

A deficiência de G-6-PD pode ser causa de hemólise no neonato pré-termo. Entretanto, a anemia raramente é grave, e a bilirrubinemia é, habitualmente, elevada no terceiro dia de vida. Não são necessários agentes oxidantes na história clínica. Pode ocasionar hidropisia fetal, geralmente na ingestão materna de sulfa, ácido ascórbico ou fava. Portanto, em prematuros com hiperbilirrubinemia e anemia, é recomendável a dosagem quantitativa dessa enzima juntamente com a pesquisa de reticulócitos.

É incomum o achado de neonatos prematuros com esferocitose hereditária. A anemia, quando existente, é mais pronunciada do que a icterícia. É considerada causa de hidropisia fetal. A α-talassemia pode apresentar-se como hidropisia fetal em prematuros.

A hemólise adquirida pode ocorrer no prematuro devido a infecções, como sepse bacteriana ou fúngica, sífilis, citomegalovirose, rubéola, toxoplasmose. Nesses casos, cursa com aumento de BI e BD. O maior risco dos RN de muito baixo peso a um ou mais episódios de sepse nosocomial aumenta a possibilidade de hemólise e de colestase.

Uma das causas mais frequentes de hiperbilirrubinemia indireta no pré-termo compreende os extravasamentos sanguíneos, seja por hematomas extensos em membros superiores e inferiores, seja devido ao parto traumático ou por hemorragia intraperiventricular, principalmente naqueles com idade gestacional inferior a 34 semanas. A ultrassonografia transfontanela deve estar sempre indicada nessas situações. Além disso, neonatos que apresentam policitemia podem evoluir com níveis elevados de BI.

Apesar da investigação apropriada da hiperbilirrubinemia indireta segundo a história e a evolução, a grande maioria dos RN de muito baixo peso apresenta valores elevados sem etiologia específica. Adicionalmente, os pacientes submetidos a cuidados intensivos podem apresentar associação de fatores facilitadores da impregnação bilirrubínica no cérebro.

Quadro 54.2 Causas de colestase no período neonatal

Anormalidades do ducto biliar
- Atresia biliar
- Cisto de colédoco
- Cálculos biliares
- Colangite esclerótica neonatal

Infecções

Sistêmica
- Septicemia
- Infecção do trato urinário

Hepatites
- TORCH
- Hepatite B, varicela, HIV, herpes humano, adenovírus

Doenças metabólicas ou hereditárias
- Deficiência de alfa-1-antitripsina
- Galactosemia
- Fibrose cística
- Niemann-Pick tipo C
- Doença de Gaucher
- Tirosinemia
- Síndrome de Rotor
- Hipotireoidismo, hipoadrenalismo
- Colestase intra-hepática familiar progressiva

Cromossomopatia
- Trissomias 21, 13 e 18
- Síndrome de Turner

Tóxica
- Nutrição parenteral
- Síndrome alcoólica fetal

Distúrbio vascular
- Síndrome de Budd-Chiari
- Asfixia perinatal
- Insuficiência cardíaca congestiva

DIAGNÓSTICO ETIOLÓGICO DA HIPERBILIRRUBINEMIA DIRETA

Os RN com níveis plasmáticos de BD > 1,5 mg/dL ou com dosagem de bilirrubina direta equivalente a 20% ou mais de bilirrubina total necessitam de investigação etiológica da hiperbilirrubinemia. A incidência nos neonatos é de 1:1.500 nascidos vivos, variando com a população estudada ou o hospital analisado. O diagnóstico diferencial, bastante amplo, depende da idade de vida pós-natal, da idade gestacional e do exame físico.

A icterícia prolongada, ou seja, a manutenção do quadro clínico da cor amarelada da pele do RN a termo por mais de 14 dias, ou mais de 21 dias no RN prematuro, é um indicador de alerta para diagnóstico da colestase. As potenciais causas de colestase no período neonatal estão expostas sumariamente no Quadro 54.2.

O diagnóstico diferencial é amplo e há necessidade de um protocolo para investigação. O primeiro passo é reconhecer condições ou complicações que exigem tratamento imediato. Os exames laboratoriais sugeridos para a investigação inicial compreendem testes de função hepática, alfa-gama GT, T_4, TSH, ferro, ferritina, colesterol, triglicerídeo, galactose, sorologia para as infecções congênitas, substância redutora na urina. Quando necessário, proceder à investigação das possíveis doenças metabólicas. Quando não é descartada a possibilidade de doença cirúrgica, o exame de imagem é necessário. A ultrassonografia abdominal deve ser realizada com 4 horas de jejum, com a finalidade de detectar o sinal do cordão triangular, achado que sugere atresia biliar. Nesses casos, não deve haver retardo no diagnóstico, e a cirurgia deve ser realizada com rapidez, para que o paciente não evolua com insuficiência hepática e necessite de transplante hepático.

CONSIDERAÇÕES FINAIS

A detecção da icterícia nas primeiras horas e dias de vida deve ter pronto diagnóstico etiológico. A terapia precoce e adequada pode prevenir a hiperbilirrubinemia e a encefalopia bilirrubínica, evitando sequelas neurológicas irreversíveis e mortalidade neonatal precoce.

Bibliografia

1. Almeida MFB. Icterícias no período neonatal. In: Freire LMS, editor. *Diagnóstico diferencial em pediatria*. Rio de Janeiro: Guanabara Koogan; 2008. p.735-42.
2. Almeida MFB, Draque CM, Gallacci CB. Hiperbilirrubinemia indireta. In: Aguiar CR, Costa HPF, Rugolo LMSS et al. *O RN de muito baixo peso*. 2. ed. São Paulo: Atheneu, 2010. p.437-51.
3. Almeida MFB, Nader PJH, Draque CM. Icterícia neonatal. In: Lopez FA, Campos Jr D (eds.) *Tratado de pediatria*. 2. ed. São Paulo: Manole, 2010. p. 1515-26.
4. RNAmerican Academy of Pediatrics. Subcommittee on hyperbilirubinemia. Management of hyperbilirrubinemia in the newborn infant 35 or more weeks of gestation. *Pediatrics*. 2004;114:297-316.
5. Bhutani VK, Johnson L, Sivieri EM. Predictive ability of a predischarge hour-specific serum bilirubin for subsequent significant hyperbilirubinemia in healthy-term and near-term newborn. *Pediatrics*. 1999;103:6-14.
6. Brasil. Ministério da Saúde. DATASUS. *Informações de saúde. Estatísticas vitais. Mortalidade e nascidos vivos: nascidos vivos desde 1994* [29 set 2012]. Disponível em: http://tabnet.datasus.gov.br/cgi/deftohtm.exe?sinasc/cnv/nvuf.def
7. Brasil. Ministério da Saúde. Icterícia. In: *Atenção à saúde do RN: guia para os profissionais de saúde; volume 1*. Brasília: Ministério da Saúde, 2011. p. 59-77. Disponível em: http://bvsms.saude.gov.br/bvs/publicacoes/atencao_recem_nascido_%20guia_profissionais_saude_v2.pdf
8. Draque CM, Sañudo A, Araujo Peres C, Almeida MF. Transcutaneous bilirubin in exclusively breastfed healthy term newborn up to 12 days of life. *Pediatrics*. 2011;128:e565-71.
9. Johnson LH, Bhutani VK, Brown AK. System-based approach to management of neonatal jaundice and prevention of kernicterus. *J Pediatr*. 2002;140:396-403.
10. Lima, LCS. Icterícia neonatal. In: Alves JGB, Ferreira OS, Maggi RRS, Correia JB. *Pediatria*. Rio de Janeiro: MedBook, 2011. p. 988-1005.
11. Maisels MJ. Neonatal hyperbilirubinemia and kernicterus — not gone but sometimes forgotten. *Early Hum Dev*. 2009;85:727-32.
12. Parents of Infants and Children with Kernicterus. [29 set 2012]. Disponível em: http://www.pickonline.org/
13. Roquete MLV. Colestase neonatal. In: Freire LMS. *Diagnóstico diferencial em pediatria*. Rio de Janeiro: Guanabara Koogan, 2008. p. 383-91.

CAPÍTULO 55

Ana Carla Augusto Moura Falcão
Paula Teixeira Lyra Marques

Imunodeficiências Primárias e Secundárias

INTRODUÇÃO

A ocorrência de infecção de repetição em crianças não é rara e é motivo de preocupação de pais ou responsáveis, como também de profissionais de saúde envolvidos no atendimento da criança. O diagnóstico diferencial de infecção de repetição na criança requer uma abordagem racional e escalonada das causas mais frequentes, dando-se ênfase aos dados importantes obtidos de anamnese detalhada, incluindo história pessoal e familiar, e um exame físico minucioso.

Infecções de vias respiratórias superiores virais são comuns na infância, ocorrendo em torno de 4-8 episódios por ano em crianças com idade inferior a 5 anos, com diminuição gradativa dos processos infecciosos ao longo dos anos. Alguns fatores estão associados ao aumento dos episódios, como admissão em berçários e creches, irmãos frequentando escola, exposição à fumaça de cigarro e desnutrição.

Quando os episódios de infecção de repetição acometem um órgão específico, geralmente estamos diante de um problema anatômico ou funcional local. Por exemplo: hipertrofia de adenoides e disfunção da tuba de Eustáquio são causas comuns de rinossinusite e otites de repetição.

A rinite alérgica, que acomete 20-30% dos escolares e adolescentes, também é fator de risco, associado a aumento do número de infecções em ouvido médio e seios da face, asma e aumento de episódios de pneumonias.

Para efeito didático, abordaremos em separado e por ordem de frequência as infecções de vias respiratórias superiores, imunodeficiências secundárias e primárias.

INFECÇÃO DE VIAS RESPIRATÓRIAS

Rinossinusite

Inflamação da mucosa nasal e dos seios paranasais, independentemente de fator causal. É a doença crônica mais frequente nos Estados Unidos, acometendo cerca de 14,7% da população. Pode ser classificada em aguda, subaguda e crônica.

Fatores predisponentes:

- *Locais*: infecções virais de vias respiratórias superiores, rinite alérgica e não alérgica, barotrauma, desvio de septo nasal, hipertrofia de adenoide, pólipos, tumores, corpo estranho, exposição à fumaça de cigarro, atresia de coana.

- *Sistêmicos*: imunodeficiências primárias, fibrose cística, discinesia ciliar, AIDS, terapia imunossupressora.

Otite Média Serosa

A otite média serosa é um diagnóstico frequente em menores de 15 anos de idade em consultórios ou ambulatórios. Ocorre por disfunção da tuba de Eustáquio e acúmulo de fluido seroso ou purulento na cavidade do ouvido médio. Em menores de 4 anos de idade, geralmente está associada a rinite infecciosa ou alérgica. Pode ser aguda, aguda recorrente, com efusão e crônica com efusão.

- *Fatores de risco*: infecções de vias respiratórias superiores virais, rinite alérgica, disfunção da tuba de Eustáquio, hipertrofia de adenoides, exposição à fumaça de cigarro, barotrauma, idade inferior a 1 ano, sinusite, disfunção ciliar, sexo masculino, frequentar creche, ter irmãos, predisposição genética, imunodeficiências, palato ogival, síndrome de Down.

IMUNODEFICIÊNCIAS SECUNDÁRIAS

A deficiência nutricional e a síndrome de imunodeficiência adquirida são as causas principais e mais frequentes de imunodeficiências secundárias. A desnutrição permanece como etiologia frequente de imunodeficiência em nosso meio e, muitas vezes, torna-se difícil diferenciar se é primária (deficiência de ingestão de alimentos) ou secundária. Contudo, a avaliação do estado nutricional de irmãos e renda familiar podem ajudar no diagnóstico diferencial.

A infecção pelo HIV/AIDS ocorre por transmissão vertical (gestação, parto e aleitamento materno) em mais de 95% dos casos. Apesar de ser perfeitamente evitada, caso o diagnóstico da infecção materna se dê antes ou durante a gravidez, ainda acomete crianças por transmissão vertical. A história natural da infecção pelo HIV em crianças mostra quatro tipos de progressão para a AIDS: progressores rápidos (< 2 anos), típicos (5-7 anos), lentos (> 10 anos) e não progressores. O quadro clínico é bem variado e diferente da clássica apresentação clínica dos adultos (infecções oportunistas e doenças malignas). Quanto mais jovem o paciente, maior o número de infecções bacterianas de repetição por microrganismos comuns para a faixa etária e maior o comprometimento ponderoestatural e do desenvolvimento. Nesses casos, torna-se difícil a diferenciação clínica da desnutrição energeticoproteica grave. Em escolares e adolescentes, começam a predominar as infecções oportunistas. Anticorpos anti-HIV em amostra de sangue da mãe e da criança confirmam a infecção pelo HIV em maiores de 18 meses de idade, a carga viral detectável confirma a infecção em menores de 18 meses de idade, e a contagem de linfócitos CD4+/CD8+, carga viral e sintomas permitem estadiar a infecção/doença. Como ocorre passagem passiva de anticorpos maternos para a criança e a depuração desses anticorpos pode se prolongar até 18 meses de idade, somente podemos definir com certeza a infecção pelo HIV nessas crianças detectando o antígeno por meio de carga viral ou reação de cadeia de polimerase.

590 Diagnóstico Diferencial em Pediatria

Outras condições associadas a imunodeficiências secundárias são:

- Alterações metabólicas: diabetes melito, insuficiência renal crônica.
- Fatores traumáticos: esplenectomia, grandes queimaduras.
- Infecções: infecções bacterianas, infecções virais (além do HIV, sarampo, EBV, rubéola e outras infecções congênitas), infecções parasitárias.
- Perda proteica: enteropatia perdedora de proteína, síndrome nefrótica e linfangiectasia intestinal.
- Alterações genéticas: síndrome de Down, síndromes genéticas associadas a asplenia.
- Substâncias imunossupressoras e radiação, doenças malignas, doenças inflamatórias sistêmicas (LES, artrite reumatoide, sarcoidose).
- Extremos de idade: prematuridade e idade avançada.

IMUNODEFICIÊNCIAS PRIMÁRIAS

As imunodeficiências primárias (IDP) representam um grupo amplo e heterogêneo de doenças, quase todas com a base genética bem definida e grande parte das quais monogênicas, envolvendo diferentes mecanismos fisiopatológicos.

A frequência das IDP na população geral ainda não está bem definida. Contudo, estima-se que essas doenças sejam bem mais frequentes do que inicialmente suspeitado. As IDP apresentam em comum frequência aumentada de infecções, infecções graves, uso prolongado ou repetido de antibioticoterapia e infecções por germes de baixa patogenicidade. De fato, uma característica marcante desse grupo de doenças é a maior suscetibilidade a infecções, principal manifestação reconhecida pelo pediatra geral. No entanto, esse conceito deve ser ampliado a manifestações alérgicas, a autoimunidade e a linfoproliferação como outras formas de apresentação clínica.

O diagnóstico precoce dessas condições é um determinante crítico do prognóstico e tratamento geral e específico — como transplante de medula óssea, reposição de imunoglobulina humana, indicação de profilaxias antimicrobianas adequadas ou aconselhamento genético. Ressalte-se a importância da inclusão desse grupo de doenças no diagnóstico diferencial, principalmente de infecções de repetição e/ou graves e manifestações autoimunes na faixa etária pediátrica.

Quando Investigar: Sinais de Alerta e Classificação

Para a suspeita diagnóstica de IDP, a Fundação Jeffrey Modell (Modell, 2004) juntamente com a Cruz Vermelha elaborou uma lista dos 10 sinais de alerta para "imunodeficiências primárias" (Quadro 55.1). Mais de um sinal sugere que o paciente seja investigado laboratorialmente.

Recentemente, foram estabelecidos novos sinais de alerta (Carneiro-Sampaio M *et al.*, 2011) para manifestações precoces de IDP, contemplando doenças inflamatórias e autoimunes, especialmente no primeiro ano de vida (Quadro 55.2).

Imunodeficiências Primárias e Secundárias **591**

Quadro 55.1 Os 10 sinais de alerta para imunodeficiência primária

1. Duas ou mais pneumonias no último ano
2. Quatro ou mais novas otites no último ano
3. Estomatites de repetição ou moníliase por mais de 2 meses
4. Abscessos de repetição ou ectima
5. Um episódio de infecção sistêmica grave (meningite, osteoartrite, septicemia)
6. Infecções intestinais de repetição/diarreia crônica
7. Asma grave, doença do colágeno ou doença autoimune
8. Efeito adverso ao BCG e/ou infecção por micobactéria
9. Fenótipo clínico sugestivo de síndrome associada a imunodeficiência
10. História familiar de imunodeficiência

Quadro 55.2 Doze sinais de alerta para imunodeficiências primárias no primeiro ano de vida

1. Infecções fúngicas, virais e/ou bacterianas persistentes ou graves
2. Reações adversas a vacinas de germes vivos, em especial BCG
3. Diabetes melito persistente ou outra doença autoimune e/ou inflamatória
4. Quadro sepse-símile, febril, sem identificação de agente infeccioso
5. Lesões cutâneas extensas
6. Diarreia persistente
7. Cardiopatia congênita (em especial anomalias dos vasos da base)
8. Atraso na queda do coto umbilical (> 30 dias)
9. História familiar de imunodeficiência ou de óbitos precoces por infecção
10. Linfocitopenia (< 2.500/mm^3) ou outra citopenia, ou leucocitose sem infecção persistente
11. Hipocalcemia com ou sem convulsão
12. Ausência de imagem tímica na radiografia de tórax

Classificação

De forma clássica e didática, as IDP são divididas em defeitos de linfócitos B (humoral), defeitos de linfócitos T (celular), defeitos de fagócitos e defeitos do sistema de complemento. Com o avanço no diagnóstico molecular dessas doenças, desde a descrição do primeiro defeito do sistema imunológico por Bruton, em 1952, outros setores do sistema imune podem ser afetados. O Comitê para Imunodeficiência Primária da União Internacional das Sociedades de Imunologia Clínica (IUIS) estabeleceu uma classificação, que é atualizada a cada 2 anos, com o objetivo de ajudar na suspeição, reconhecimento e tratamento das IDP. A mais recente, revisada em 2011, incluiu os itens 4, 6 e 7, e as divide as em 8 categorias:

1. Deficiências combinadas de linfócitos T e B
2. Deficiências predominantemente de anticorpos
3. Outras imunodeficiências sindrômicas bem definidas
4. Doenças de desregulação imunológica
5. Defeitos congênitos de número e/ou função de fagócitos
6. Defeitos da imunidade inata
7. Doenças autoinflamatórias
8. Deficiências do sistema complemento

As imunodeficiências por defeitos predominantemente de anticorpos representam mais de 50% dos casos de imunodeficiências primárias (Figura 55.1), provavelmente por maior facilidade de diagnóstico laboratorial, maior sobrevida e fácil intervenção (reposição de IgG). Apesar disso, ainda são comuns o retardo no diagnóstico, com sequelas auditivas, pulmonares e complicações autoimunes.

É importante ressaltar que, embora deva ser considerada a possibilidade de imunodeficiência em qualquer indivíduo com infecção de repetição, são distúrbios relativamente incomuns e deve-se excluir outras condições que ocasionam infecção recorrente. Stiehm *et al.* estimam que somente 10% dos pacientes enviados aos departamentos de imunologia para investigação apresentam imunodeficiências primárias (Figura 55.2).

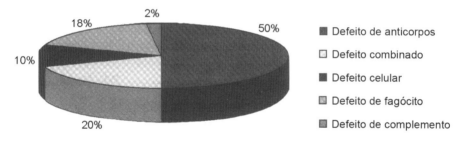

Figura 55.1 Distribuição relativa das imunodeficiências primárias.

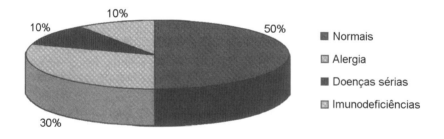

Figura 55.2 Estimativa de diagnóstico de crianças com suspeita de imunodeficiência.

QUADROS CLÍNICO E LABORATORIAL

O espectro clínico das IDP é amplo, desde pacientes praticamente assintomáticos até aqueles com infecções recorrentes, graves, atípicas ou oportunistas, complicação vacinal não usual, em especial as vacinas de microrganismos vivos (como BCG). Esse quadro clínico diverso é devido a diferentes padrões de suscetibilidade a patógenos (Quadro 55.3). Acrescenta-se a esse espectro clínico a associação a doenças autoimunes, alérgicas e neoplasias.

Imunodeficiências Primárias e Secundárias **593**

Uma HDA detalhada é essencial na avaliação de paciente com suspeita de imunodeficiência primária. Deve abranger desde os antecedentes familiares — consanguinidade, óbitos precoces, história familiar de IDP (morte por infecção ou sintomas semelhantes em familiares), idade de início dos sintomas, patógenos envolvidos, órgãos acometidos, frequência, duração, gravidade e complicações das infecções (Quadro 55.3) — até o exame físico acurado e minucioso.

Quadro 55.3 Características das manifestações clínicas das imunodeficiências primárias

Características	Defeito predominante de célula T	Defeito predominante de célula B	Defeito de fagócito	Defeito do sistema complemento
Idade de início	Precoce: 2-6 meses	Precoce, após os anticorpos maternos serem catabolizados (5-12 meses), final da infância ou adulto	Precoce	Qualquer idade
Patógenos mais frequentes	Vírus: CMV, EBV, varicela, adenovírus Fungos: *Candida* e *Aspergillus* sp., *Pneumocystis jiroveci* Protozoário: *Cryptosporidium* sp.	Bactérias: estreptococo, estafilococo, *Haemophilus influenzae* Enteroviroses: ECHO, pólio *Mycoplasma* sp. Parasitas: *Giardia* e *Cryptosporidium* sp	Bactérias: estafilococo, *Serratia marcescens*, *Burkholderia cepacia*, *Klebsiella* sp., *Escherichia coli*, *Salmonella* sp., *Proteus* sp. Fungos: *Candida*, *Aspergillus* e *Nocardia* sp.	Estreptococo, *Neisseria meningitidis*, *E. coli*, *Haemophilus influenzae*
Órgãos afetados	Crescimento inadequado, diarreia crônica, candidíase persistente	Infecções sinopulmonares, diarreia, má absorção, artrites e meningoencefalites	Celulite, abscessos, adenite, periodontite	Meningite, artrite, septicemia, infecções sinopulmonares
Características especiais	Doença do enxerto *versus* hospedeiro, infecção por *M. bovis* (BCGite), tetania hipocalcêmica	Autoimunidade, linfoma, timoma, paralisia pela vacina oral contra poliomielite	Retardo na queda do coto umbilical, dificuldade de cicatrização	Vasculites, LES, dermatomiosite, glomerulonefrite e angioedema

A investigação laboratorial de paciente com suspeita de um defeito da imunidade ocorre, normalmente, em etapas, com avaliação inicial, mais aprofundada e específica em fase posterior (Quadro 55.4).

594 Diagnóstico Diferencial em Pediatria

Quadro 55.4 Exames laboratoriais para investigação de imunodeficiências primárias, de acordo com o setor do sistema imune envolvido

	1º Passo	2º Passo
	Excluir sempre infecção pelo HIV	
Suspeita de defeitos em linfócitos T ou imunodeficiências combinadas (células T e B)	Hemograma — atenção ao número de linfócitos e neutrófilos Dosagem de imunoglobulinas* (IgG, IgA, IgM) Imunofenotipagem de linfócitos Testes cutâneos de hipersensibilidade tardia (PPD, candidina)	Ensaios funcionais para linfócitos T Citometria de fluxo Sequenciamento genético
Suspeita de defeitos em linfócitos B	Hemograma — atenção ao número de linfócitos e neutrófilos Dosagem de imunoglobulinas* (IgG, IgA, IgM)	Resposta a antígenos vacinais (p. ex., pneumococo, tétano, difteria, rubéola) Iso-hemaglutinina Subclasse de IgG Quantificação linfócito B (CD19 e CD20)
Suspeita de defeitos de fagócitos	Hemograma — atenção ao número de linfócitos e neutrófilos Dosagem de imunoglobulinas* (IgG, IgA, IgM, IgE total)	Teste da di-hidrorodamina (DHR) Avaliação da expressão de moléculas de adesão Anticorpos antineutrófilo Biópsia de medula óssea
Suspeita de defeitos do complemento	CH50 (via clássica) AP50 (via alternativa)	Avaliação de componentes específicos do complemento

*Os resultados devem ser interpretados por comparação com controles da mesma idade.

Por se tratar de doenças genéticas, o diagnóstico molecular é imprescindível para o diagnóstico definitivo. Nesse grupo de doenças, são relativamente comuns fenótipos semelhantes de apresentação clínica como, por exemplo, na imunodeficiência combinada grave (SCID), e defeitos moleculares subjacentes distintos, como veremos adiante. A realização de exames laboratoriais mais refinados, como ensaios funcionais para linfócitos T e granulócitos, citometria de fluxo e sequenciamento genético, está disponível apenas em poucos centros de referência no Brasil.

Neste capítulo, serão consideradas as principais imunodeficiências primárias na faixa etária pediátrica e seus diagnósticos diferenciais.

IMUNODEFICIÊNCIAS DE CÉLULAS B E T

Imunodeficiência Combinada Grave (SCID)

Características

A incidência relatada das imunodeficiências combinadas é de 1:50.000-1:100.000 nascidos vivos. Esse dado pode estar subestimado devido ao óbito precoce de crianças sem diagnóstico ou à falta de reconhecimento da doença nas formas menos graves. O início dos sintomas se dá antes dos primeiros 6 meses de vida, com infecções virais, fúngicas e bacterianas (diarreia, pneumonia intersticial, candidíase persistente). Nas formas graves, além de infecções importantes e recorrentes, os indivíduos acometidos apresentam diarreia crônica com séria repercussão nutricional e retardo do crescimento e do desenvolvimento logo nos primeiros meses de vida. Pneumonia por *Pneumocystis jiroveci* é comum, mas doença pulmonar intersticial também pode ser causada por citomegalovírus (CMV), adenovírus, vírus sincicial respiratório ou vírus da parainfluenza tipo 3. Os pacientes apresentam ainda doenças por outros microrganismos oportunistas, como *Aspergillus* sp., *Histoplasma capsulatum*, micobactérias atípicas e vírus da varicela-zóster. Alterações cutâneas podem também ser secundárias a reação de enxerto *versus* hospedeiro e compreendem, entre outras, erupção cutânea persistente, eczema grave, eritrodermia.

Defeito

A herança pode ser ligada ao X (defeito mais prevalente, deficiência de cadeia γ comum), autossômica recessiva (deficiência de JAK3, ADA, RAG 1 e 2) e por mutações esporádicas.

Laboratório

Os linfócitos T compreendem aproximadamente 70% dos linfócitos no sangue periférico e, uma vez que na maioria dos casos de imunodeficiência combinada há ausência de linfócitos T, linfopenia é uma caraterística marcante no hemograma. As imunoglobulinas estão diminuídas, apesar de percentuais elevados de células B (função prejudicada). Ausência ou hipoplasia de timo.

Diagnóstico Diferencial

O principal diagnóstico diferencial, por sua apresentação clínica, se faz com a forma de progressão rápida da infecção pelo HIV/AIDS. A avaliação laboratorial através da quantificação da carga viral é imperativa nesses casos. Além da rubéola congênita, síndrome de DiGeorge e outras imunodeficiências combinadas.

IMUNODEFICIÊNCIAS PREDOMINANTEMENTE DE ANTICORPOS

Deficiência de IgA

Características

Constitui a IDP mais comum, com prevalência estimada de 1:600 em caucasianos. Espectro clínico desde indivíduos assintomáticos a infecções virais e bacterianas recorrentes de vias respiratórias superiores e inferiores (otites, sinusites, pneumonias); infecções intestinais por *Giardia lamblia* (giardíase de difícil tratamento), *Campylobacter jejuni, Clostridium dificille, Salmonella* sp., rotavírus. Associação a doença inflamatória intestinal, doença celíaca, doenças atópicas (asma, rinite alérgica), artrite idiopática juvenil, lúpus eritematoso sistêmico, tireoidite, diabetes melito tipo I, anemia hemolítica, púrpura trombocitopênica idiopática. Doenças neoplásicas: adenocarcinoma de estômago e linfomas, principalmente de células B.

596 Diagnóstico Diferencial em Pediatria

Defeito

Desconhecido.

Laboratório

Dosagem sérica de IgA < 7 mg/dL em crianças com idade superior a 4 anos e concentrações normais de IgG e IgM, anticorpogênese normal e ausência de alterações na imunidade celular. Como a IgA é a última imunoglobulina a atingir nível de adultos após a maturação final do sistema imune depois do nascimento, esse tipo de diagnóstico não deve ser fechado completamente antes dos 4 anos de idade.

Observações: Alguns casos podem evoluir para imunodeficiência comum variável (ICV), assim como pode ocorrer ICV em familiares de pacientes portadores de deficiência de IgA.

Pacientes com deficiência de IgA podem apresentar reações graves à infusão de gamaglobulina venosa (produção de anticorpos contra IgA, principalmente do tipo IgE). A infusão de gamaglobulina humana nesses pacientes é contraindicada, exceto em casos nos quais há associação de deficiência de subclasse de IgG.

Imunodeficiência Comum Variável

Características

Prevalência em torno de 1:25.000-1:50.000 casos. Início em qualquer idade, mas pico de incidência principalmente entre 5-10 anos e segunda ou terceira década de vida. Infecções sinopulmonares recorrentes por bactérias encapsuladas (*H. influenzae* e *S. pneumoniae)*. Diarreia recorrente (giardíase) e crônica não é incomum, com quadro intestinal de má absorção. Complicações: doença pulmonar crônica, doença inflamatória intestinal, doença granulomatosa, autoimunidade, hiperplasia linfoide, desenvolvimento de câncer — linfoma e câncer gástrico.

Defeito

Não determinado. Herança variável.

Laboratório

Redução dos níveis séricos de IgG, IgA e/ou IgM, em geral com IgG < 400 mg/dL. Produção de anticorpos específicos em resposta à exposição natural ou imunização diminuída ou ausente. A imunidade celular pode estar comprometida em 50% dos acometidos, com testes de hipersensibilidade cutâneos tardios negativos e diminuição de subpopulação de células T CD4+ ou aumento de linfócitos T CD8+, com inversão da relação CD4/CD8.

Agamaglobulinemia Ligada ao X (ALX ou Doença de Bruton)

Características

A incidência estimada é de 5-10 casos para 1 milhão de pessoas do sexo masculino, e os sintomas começam a aparecer após a queda dos anticorpos maternos (IgG), entre

Imunodeficiências Primárias e Secundárias **597**

6-12 meses de idade. O acometimento predominante é do trato respiratório superior e inferior (otites recorrentes, sinusites e pneumonias), com infecções quase exclusivamente bacterianas por pneumococo, hemófilo. Complicações: suscetibilidade a enterovírus, podendo evoluir com meningoencefalite crônica e poliomielite pós-vacina com vírus vivo (Sabin).

Defeito

Mutação de tirosinoquinase específica de célula B (Btk, tiroquinase de Bruton), enzima envolvida na maturação de linfócitos pré-B para pró-B. Herança ligada ao X.

Laboratório

A dosagem de imunoglobulinas revela níveis reduzidos de IgG < 200 mg/dL, IgM e IgA (abaixo do percentil 3 para a faixa etária correspondente). A contagem de células B por citometria de fluxo (CD19+) é menor que 2%. O defeito está na mutação do gene da tirosinoquinase específica de célula B (Btk, tirosinoquinase de Bruton), que é essencial para a maturação dos linfócitos B, na fase de linfócito pré-B para linfócito B.

Observação: Há casos de apresentação clínica mais tardia e de herança autossômica recessiva com quadro clínico semelhante ao da agamaglobulinemia ligada ao cromossomo X.

Hipogamaglobulinemia Transitória da Infância
Características

A hipogamaglobulinemia da infância é definida como prolongamento da hipogamaglobulinemia "fisiológica" da infância, primeiramente descrita em 1956 (Gitlin & Janeway). A fisiopatologia ainda é desconhecida. Os indivíduos acometidos geralmente apresentam infecções recorrentes de vias respiratórias virais e bacterianas.

Laboratório

Diminuição dos níveis de IgG e IgA, que normalizam, em geral, até os 4 anos de idade, sendo um diagnóstico retrospectivo. Produção normal de anticorpos específicos.

Diagnóstico Diferencial das Imunodeficiências Predominantemente de Anticorpos

Diagnóstico diferencial de infecções sinopulmonares recorrentes (otites, sinusites, pneumonias) com infecção pelo HIV, fibrose cística, discinecisia ciliar, deficiência de alfa-1-antitripsina, rinossinusite alérgica e asma. Outros sintomas importantes para diagnóstico diferencial são diarreia crônica e manifestações autoimunes.

Também devem ser excluídas as causas secundárias de hipogamaglobulinemias: medicamentos, uso de imunossupressores e anticonvulsivantes; infecções virais por Epstein-Barr (EBV), citomegalovírus, rubéola congênita e parvovírus B19; perdas, como nas enteropatias perdedoras de proteínas, síndrome nefrótica e queimaduras.

IMUNODEFICIÊNCIAS PRIMÁRIAS: SÍNDROMES BEM DEFINIDAS

Síndrome de DiGeorge

Características

Apresentação clínica ao nascimento, dismorfismo facial, hipoparatireoidismo (hipocalcemia e tetania), cardiopatia (tetralogia de Fallot, defeito do septo ventricular, interrupção do arco aórtico, *truncus arteriosus* e anel vascular), hipoplasia ou aplasia do timo e, nos lactentes e crianças maiores, infecções recorrentes e variadas devido à imunodeficiência celular. Associação: insuficiência velofaríngea, fístula traqueoesofágica, laringomalácia, traqueomalácia; alterações renais: hidronefrose, agenesia renal e displasia renal policística, distúrbios psiquiátricos.

Defeito

Deleção (esporádica ou autossômica dominante) do cromossomo 22q11.2 levando a uma migração anormal da crista neural (Ming & Stiehm, 2001), que dá origem ao timo, às glândulas paratireoides e parte do arco aórtico. Defeito predominante de células T.

Laboratório

Hipocalcemia, níveis de fósforo elevados, linfopenia, imunoglobulinas normais.

Observação: Existem casos de apresentação parcial dessa síndrome. Alerta para o diagnóstico: hipoparatireoidismo, tetania neonatal, linfopenia, cardiopatia congênita (conotruncal).

Síndrome de Wiskott-Aldrich

Características

A apresentação dessa síndrome é formada pela tríade trombocitopenia, eczema e infecções piogênicas de repetição. A doença é progressiva e, inicialmente, os pacientes apresentam sangramentos esporádicos seguidos de infecções bacterianas e virais de repetição e eczema que aparece em torno de 1 ano de idade. Associação a autoimunidade e linfomas, nas crianças mais velhas.

Defeito

Mutação no cromossomo X (Xp 11.22-11.2384) levando a defeito na organização do citoesqueleto de actina.

Laboratório

Trombocitopenia com plaquetas pequenas, linfopenia progressiva com alteração de função de célula T, IgM baixa, IgA e IgE elevadas, em geral. Resposta diminuída ao anticorpo polissacarídeo.

Observação: Apesar de ligada ao X, há relatos em meninas.

Imunodeficiências Primárias e Secundárias **599**

Síndrome de Hiper-IgE (Síndrome de Job)
Características

Abscessos estafilocócicos recorrentes em pele, pulmões, pneumatoceles associada a IgE extremamente elevada. Eczema, infecções por *Candida*, fácies grosseira (fronte ampla e alargamento da ponte nasal), hiperextensibilidade articular, fraturas patológicas recorrentes, escoliose também fazem parte do fenótipo.

Defeito

Herança autossômica dominante ou esporádica.

Laboratório

Aumento de IgE (> 2.000 UI/dL ou mais), eosinofilia leve a moderada, produção de anticorpo específico diminuída.

Diagnóstico Diferencial

Leishmaniose visceral, esquistossomíase. Alertar para abscesso pulmonar, característico da síndrome.

Observação: Sintomas respiratórios alérgicos são infrequentes, apesar dos níveis elevados de IgE e de marcada eosinofilia.

Ataxia-telangiectasia
Características

Doença multissistêrnica progressiva caracterizada por ataxia cerebelar, telangiectasia oculocutânea e infecções sinopulmonares de repetição, decorrentes de defeitos variados na imunidade humoral e celular (Boder & Sedgwick, 1957). A ataxia geralmente só é notada quando a criança começa a andar. A telangiectasia inicialmente é ocular. A imunodeficiência adjacente tem expressão clínica muito variada, com alguns pacientes sem apresentar infecções de repetição, apesar de alterações laboratoriais leves e moderadas.

Defeito

Mutação autossômica recessiva no cromossomo 11q22-23 (ATM gene).

Laboratório

Elevação de alfafetoproteínas, IgA baixa (em até 70%), IgE baixa, imunidade celular alterada em 60%, com teste de hipersensibilidade retardada negativo e diminuição leve a moderada do número de linfócitos.

Observação: Risco elevado de doenças malignas.

DOENÇAS DE DESREGULAÇÃO IMUNOLÓGICA

Síndrome de Chédiak-Higashi

Características

Defeito nas células lisossomais contendo grânulos com expressão nos sistemas hematopoiético e neurológico. Os pacientes apresentam albinismo oculocutâneo parcial e infecções de repetição (*S. aureus*, *Streptococcus* beta-hemolítico, *Candida* e *Aspergillus*). É frequente, no curso da doença, o aparecimento de distúrbio linfoproliferativo, geralmente de curso fatal (depósito de células T CD8+ não malignas) e, com o tempo, de doença neurodegenerativa crônica.

Defeito

Mutação autossômica recessiva do gene LYST (*lysosomal trafficking*).

Laboratório

Grânulos citoplasmáticos gigantes em esfregaço de sangue periférico. Neutropenia leve e imunoglobulinas normais. O estudo dos fios de cabelo demonstra distribuição irregular da pigmentação.

Observação: Sobrevida máxima (30 anos) limitada por distúrbio neurológico e infecções.

Síndrome Autoimune Linfoproliferativa (ALPS)

Características

Falência nos mecanismos da apoptose (morte celular programada) envolvidos na manutenção da homeostase dos linfócitos. Manifesta-se na infância por linfadenopatia crônica não maligna, hepatoesplenomegalia, anemia hemolítica e/ou trombocitopenia autoimune e elevado risco para desenvolvimento de linfomas.

Defeito

Herança autossômica dominante, na maioria dos casos. Genes envolvidos: *FAS, FASL, CASP8, CASP10, NRAS*.

Laboratório

Hipergamaglobulinemia, Coombs positivo, acúmulo de linfócitos T duplos negativos ($CD3^+CD4^-CD8^-$), aumento dos níveis séricos da IL10, vitamina B_{12} e FAS ligante solúvel.

Diagnóstico Diferencial

LES, anemia hemolítica idiopática, ICV e síndrome IPEX (*immune dysregulation with polyendocrinopathy syndrome*).

Imunodeficiências Primárias e Secundárias **601**

Síndrome de Desregulação Imunológica com Poliendrocrinopatia (IPEX)
Características
Doença rara de herança ligada ao cromossomo X, com mutações no gene FOXP3. Enteropatia precoce e grave (diarreia aquosa ou sanguinolenta), dermatite, endocrinopatia autoimune (usualmente diabetes tipo 1). Infecções graves e invasivas por estafilococo, CMV e *Candida*. Em geral, óbito nos primeiros anos de vida.

Laboratório
Níveis elevados de IgE, ausência de número ou função das células T regulatórias e expressão reduzida da FOXP3.

Poliendocrinopatia Autoimune, Candidíase e Displasia Ectodérmica (APECED)
Características
Insuficiência adrenal, hipotireoidismo, candidíase mucocutânea crônica. Outras manifestações associadas: diabetes tipo 1, falência gonadal, anemia perniciosa, hepatite autoimune.

Defeito
Considerada também doença rara e herança autossômica recessiva, com defeito genético responsável pela síndrome no gene regulador autoimune (AIRE).

Laboratório
Autoanticorpos órgão-específicos.

DEFEITOS CONGÊNITOS DE NÚMERO E/OU FUNÇÃO DE FAGÓCITOS

Neutropenia Congênita Grave
Características
Neutropenia grave a partir dos primeiros meses de vida (< 500/mm³), infecções bacterianas recorrentes.

Defeito
Autossômico dominante ou esporádico e raramente autossômico recessivo. Mutações do gene ELA2, que codifica a elastase dos neutrófilos, na maioria dos casos. Na forma recessiva, é descrita a síndrome de Kostmman com defeito no gene *HAX1*, ocasionando aumento da apoptose, tanto de células mieloides quanto de células nervosas, em alguns casos. Nesses pacientes são descritas manifestações neurológicas, além da neutropenia característica.

Laboratório
Neutropenia; falha de maturação de células mieloides de pró-mielócitos para mielócitos.

Observação: Mutações de ELA apresentam elevado risco de mielodisplasia e leucemia mieloide quando associadas com mutações somáticas no gene do receptor do fator estimulador de granulócitos (GCSFR).

Sobrevida e mortalidade bastante alteradas com o uso de fator de estimulação e crescimento de colônia de granulócitos (G-CSF) recombinante.

Neutropenia Cíclica
Características

Neutropenia grave recorrente (< 200/mm³) durante 3-6 dias em intervalos de 21 dias (14-36 dias). Durante esses episódios, o paciente apresenta aftas, gengivite, estomatite e celulite; somente em 10% as infecções são mais sérias.

Defeito

Autossômico dominante, mutação do gene da elastase dos neutrófilos (ELA2).

Laboratório

Neutropenia no período sintomático e mielograma oscilatório nas duas fases. Diagnóstico através da contagem dos neutrófilos 2-3 vezes por semana durante 6-8 semanas consecutivas.

Observação: Com o tempo, a tendência é de diminuição dos sintomas e ciclos menos evidentes em boa parte dos pacientes.

Defeitos de Adesão de Leucócitos 1 e 2 (LAD 1 e 2)
Características

- LAD 1: infecções bacterianas graves de repetição, infecção crônica de pele e úlceras. Geralmente apresentam história de retardo no desprendimento do cordão umbilical (6 semanas) e formação de abscesso periumbilical.
- LAD 2: retardo mental, dismorfismo, baixa estatura e infecções recorrentes (periodontites, celulites sem pus, pneumonia e otite).

Defeito

- LAD 1: gene *ITGB2* com deficiência de glicoproteína de adesão leucocitária CD11/CD18.
- LAD 2: deficiência de Sialvl-Lewis (ligante de E-selectina).

Laboratório

- LAD 1 — diminuição ou ausência de CD11/CD18 por citometria de fluxo.
- LAD 2 — tipagem sanguínea para identificar fenótipo Bombay (hh).

Observação: Podem apresentar deficiência na cicatrização de feridas.

Doença Granulomatosa Crônica

Características

Protótipo dos defeitos de função de fagócitos por alterações na enzima nicotinamida adenina dinucleotídeo fosfato oxidase (NADPH oxidase) com prejuízo na formação de componentes microbicidas — radicais superóxido e peróxido de hidrogênio. Infecções recorrentes ou persistentes (abscessos de pele, fígado, pulmão e perirretais, pneumonia, adenite, sepse) por bactérias catalase-positivas (*Staphylococcus aureus*, *Burkholderia cepacia*, *Nocardia* sp. e *Serratia marcescens)* e fungos *Aspergillus* sp. e *Candida* sp. Maior suscetibilidade a infecções por micobactérias e formação excessiva de granulomas em todos os tecidos, especialmente no trato gastrointestinal e geniturinário.

Defeito

Na forma ligada ao X (75%) ocorre mutação do gene *CYBB*, que codifica a glicoproteína 91phox (*phagocyte oxidase*) da NADPH oxidase. Na forma autossômica recessiva, outros componentes do complexo enzimático são afetados: p22phox (mutações de gene *CYBA*), p47phox (*NCF*1), p67phox (*NCF*2*)*, p40phox (*NCF*4).

Laboratório

Leucocitose, imunoglobulinas elevadas. Para avaliação diagnóstica, teste da di-hidrorodamina (DHR).

Síndrome de Shwachman-Diamond

Características

Pancitopenia associada a insuficiência pancreática exócrina, infecções recorrentes, principalmente de pele e trato respiratório, e condrodisplasia.

Defeito

Herança autossômica recessiva por mutação no gene *SBDS*.

Laboratório

Neutropenia em quase 100% dos pacientes, anemia, trombocitopenia ou pancitopenia. Teste do suor normal.

Diagnóstico Diferencial

O principal diagnóstico diferencial é com fibrose cística.

DEFICIÊNCIAS DO SISTEMA COMPLEMENTO

Características

São descritas várias deficiências de proteínas de complemento que podem ser divididas em componentes precoces (C1, C2 e C4 da via clássica e fatores B, D e P da via alternativa) e tardios (C5 até C9). A deficiência dos primeiros geralmente se associa ao aparecimento de doença lúpus-símile, vasculite sistêmica e doença renal. A deficiência dos últimos está associada a infecções recorrentes invasivas causadas por *Neisseria* sp. A deficiência de C3 está associada a doença reumatológica e infecções graves e de repetição por germes encapsulados.

Defeito

Herança autossômica recessiva ou codominante, em quase todas as deficiências de complemento. Deficiênica de C2 é a mais comum desse grupo; prevalência estimada de 1:10.000 indivíduos.

Laboratório

CH50 e dosagem de componente específico (caso disponível).

Diagnóstico Diferencial

LES, artrite reumatoide, glomerulonefrite pós-estreptocócica, glomerulonefrite membranoproliferativa, sepse por gram-negativo (hipocomplementemia transitória).

Observação: O que diferencia a doença lúpus-símile do lúpus clássico é a ausência de anticorpos anti-DNA e baixos títulos de ANA; e manifestação cutânea comum.

CONCLUSÕES

Os pacientes com infecções de repetição podem apresentar inúmeros fatores causais que devem ser investigados com bom-senso e de acordo com a frequência dos problemas e a gravidade da apresentação clínica.

Para os pacientes com infecções recorrentes em determinado órgão, a avaliação inicial deve levar em consideração a causa anatômica e funcional local. Os pacientes com infecções de leve e moderada gravidade (controle sem necessidade de antimicrobianos endovenosos) podem e devem ser investigados inicialmente por clínicos e pediatras.

No caso de infecções mais graves e atípicas, deve-se consultar um imunologista. É importante ter em mente que as IDP, em sua grande maioria, resultam em suscetibilidade para infecções graves, recorrentes ou por organismos de baixa patogenicidade, bem como em autoimunidade. Para esse grupo de pacientes, um diagnóstico precoce de imunodeficiência é crucial para o tratamento e prognóstico.

Bibliografia

1. Al-Herz W, Bousfiha A, Casanova JL et al. Primary immunodeficiency diseases: an update on the classification from the International Union of Immunological Societies Expert Committee for Primary Immunodeficiency. *Front Immunol*. 2011; 2: 54.
2. Boder E, Sedgwick R. Ataxia-telangiectasia: a familial syndrome of progressive cerebellar ataxia, oculocutaneous telangiectasia and frequent pulmonary infection. *Univ S Calif Med Bull* 1957; 15-27.
3. Bruton O. Agamaglobulinemia. *Pediatrics* 1952; 722-8.
4. Buckley RH. Primary immunodeficiency diseases due to defects in lymphocytes. *The New England Journal of Medicine* 2000; 1313-24.
5. Buckley RH, Wray BB, Belmaker EZ. Extreme hiperimmunoglobulinemia E and undue susceptibility to infection. *Pediatrics* 1972; 59-70.

6. Carneiro-Sampaio M, Jacob CMA, Leone CR. A proposal of warning signs for primary immunodeficiencies in the first year of life. *Pediatr Allergy Immunol* 2011; 22:345-346.
7. Conley ME, Stiehm ER. *Immunodeficiencies disorders: general considerations.* Immunologic Disorders in Infants & Children, Philadelphia, Pennsylvania: W.B. Saunders, 1996; 201-52.
8. De Vries E. Patient-centred screening for primary immunodeficiency: a multi-stage diagnostic protocol designed for non-immunologists. *Clin Exp Immunol.* 2006;145(2):204-14.
9. Fischer A. T lymphocyte immunodeficiencies. *Immunology and Allergy Clinics of North America*, 2000.
10. Girlin D, Janeway CA. Agammaglobulinemia: congenital, acquired and transient forms. *Prog Hematol* 1956. p. 318.
11. Grunebaum E. Agammaglobulinemia caused by defects other than BTK. *Immunology and Allergy Clinics of North America*, 2001.
12. Hayakawa H, Iwara T, Yata J et al. Primary immunodeficiency syndrome in Japan. I. Overview of a nationwide survey on primary immunodeficiency syndrome. *J Clin Immunol* 1981; 31-9.
13. Lekstrom-Hirnes JA, Gallin JI. Immunodeficiency disease caused by defects in phagocytes. *The New England Journal of Medicine*, 2000; 1703-14.
14. Marques PTL, Falcão ACM, Silva GAP. *Imunodeficiências de células B e T.* Alergia e *imunologia na criança e no adolescente*. Rio de Janeiro: Medbook, 2013;135-144.
15. Ming JE, Sriehm ER. Syndromic immunodeficiencies with humoral defects. *Immunology and Allergy Clinics of North America*, 2001.
16. Modell. *The 10 alert signs for primary immunodeficiencies*, www.jmfworld.org: 2004.
17. Notarangelo LD. Primary immunodeficiencies. *J Allergy Clin Immunol* 2010;125:S182-94.
18. Oliveira JB, Fleisher TA. Laboratory evaluation of primary immunodeficiencies. *J Allergy Clin Immunol* 2010;125:S297-305.
19. Stiehm ER, Ochs HD, Winkelstein JA. *Immunodeficiency disorders: general considerations. Immunologic* Disorders in Infants & Children, Philadelphia, Elsevier *Saunders. 2004; 289-355.*
20. Woroniecka M, Ballow M. Office evaluation of children with recurrent infection. *Pediatr Clin North Am*, 2000; 47(6):1211-25.

CAPÍTULO 56

José Nivaldo de Araújo Vilarim
Thamine de Paula Hatem

Infecções Congênitas

Infecções congênitas são aquelas transmitidas de forma vertical ao feto durante a gestação. Entre os agentes causadores encontramos vírus, bactérias e protozoários, nomeados pelo acróstico TORCHS, que inclui **t**oxoplasma, **o**utros (*Listeria*, parvovírus), **r**ubéola, **c**itomegalovírus, **h**erpes simples e **s**ífilis. Hoje em dia, talvez devêssemos acrescentar mais um "H" para enfatizar a ocorrência comum do HIV. As manifestações clínicas determinadas por esses agentes no recém-nascido (RN) podem apresentar características bastante peculiares, porém muitas vezes apresentam mimetismo intenso, tornando às vezes difícil o seu diagnóstico. Neste capítulo, procuraremos descrever os principais aspectos clínicos e laboratoriais que permitem diferenciar e diagnosticar esse grupo de infecções.

Procurando facilitar a compreensão do leitor, dividiremos as infecções por agentes etiológicos:

Bactérias: Sífilis e *Listeria.*

Vírus: Citomegalovírus, herpes, rubéola, parvovírus e HIV.

Protozoários: Toxoplasmose.

SÍFILIS CONGÊNITA

A sífilis congênita continua endêmica no Brasil, tendo inclusive ocorrido aumento de 34% das notificações do número de casos ente os anos de 2010 e 2011. A meta do governo brasileiro é a eliminação da sífilis (< 0,5/1.000 nascidos vivos) do território nacional até 2015.

A sífilis congênita tem como agente etiológico o *Treponema pallidum*, que, presente na corrente sanguínea da gestante, atravessa a barreira placentária determinando a infecção fetal (via transplacentária). O contágio no canal de parto durante o nascimento também é descrito (forma mais rara). A infecção do feto está na dependência de dois aspectos. Primeiro, o estágio da doença na gestante, pois quanto mais recente a infecção materna (fase secundária da sífilis), mais treponemas estarão circulantes, e, portanto, mais grave será o comprometimento fetal. Inversamente, a formação progressiva de anticorpos pela mãe (fase terciária) atenuará as formas clínicas no RN. O segundo aspecto é a idade gestacional, em que a transmissão de treponema ocorre com maior intensidade

Infecções Congênitas **607**

no segundo e terceiro trimestres da gestação, embora a ocorrência no primeiro trimestre tenha sido descrita.

Quadro Clínico

Para suspeitar da sífilis congênita, é importante conhecer a sorologia materna, o que permitirá o reconhecimento dos RN possivelmente infectados pelo *T. pallidum*, já que muitos deles são assintomáticos ou oligossintomáticos. A sífilis congênita, segundo sua forma de apresentação e o estágio presumido de evolução, é classificada em duas formas clínicas: precoce e tardia.

Sífilis Congênita Precoce

Caso diagnosticado em crianças com menos de 2 anos de idade.

As manifestações clínicas na sífilis sintomática podem acometer os mais diversos sistemas isoladamente ou de forma generalizada e são reconhecidas como sepse luética (Quadro 56.1).

Sífilis Congênita Tardia

Caso diagnosticado em crianças com 2 anos de idade ou mais, uma vez descartada a possibilidade de sífilis adquirida. Os sinais tardios mais sugestivos são: tíbia em lâmina de sabre, fronte olímpica, nariz em sela e dentes incisivos medianos superiores deformados (dentes de Hutchinson). São auxiliares os seguintes sinais: ceratite intersticial, surdez neurológica e dificuldade de aprendizado.

Quadro 56.1 Quadro clínico apresentado nas principais infecções congênitas

Sistema	Manifestações clínicas
Geral	Prematuridade, retardo do crescimento intrauterino, hidropisia fetal, baixo peso
Pele	Pênfigo palmoplantar, condiloma plano, roséola sifilítica, rágades e outras dermatites
Osteoarticular	Dor ao manuseio, pseudoparalisia de Parrot, osteocondrite
ORL	Coriza, rinite piossanguinolenta
Digestivo	Hepatoesplenomegalia, icterícia colestática e/ou hemolítica, ascite
SNC	Meningoencefalite
Oftálmico	Coriorretinite
Hematológico e linfático	Anemia, plaquetopenia, coagulação intravascular disseminada, adenomegalia
Geniturinário	Nefrose, nefrite luética
Respiratório	Pneumonia alba

Diagnóstico

O laboratório é crucial na investigação diagnóstica dos RN assintomáticos ou oligossintomáticos, sendo utilizado para confirmação dos sintomáticos. É importante lembrar a necessidade de conhecer a sorologia materna, que, quando positiva, orienta para a investigação desses RN.

Pesquisa Direta por Microscopia em Campo Escuro

Permite a visualização do *T. pallidum* em material das bolhas do pênfigo palmoplantar, do condiloma plano, da secreção nasal, assim como da placenta e cordão umbilical. A identificação do agente etiológico confirma o diagnóstico; a realização de um único teste tem sensibilidade de 70-80%. O exame realizado imediatamente após a coleta permite a visualização de treponemas móveis através da observação em campo escuro. Quando essa observação não puder ser realizada de imediato, indica-se a imunofluorescência direta.

Sorologia Não Treponêmica

A **sorologia não treponêmica** (VDRL: *Veneral Disease Research Laboratory*), está indicada para o diagnóstico e seguimento terapêutico, por ser passível de titulação. A sua especificidade é de 98%. A sensibilidade do teste é menor na fase primária da infecção (78%), elevando-se nas fases latente (98%) e secundária (100%). Um ano após a infecção, a sensibilidade diminui progressivamente, fixando-se em torno de 70%.

O VDRL e o RPR (*Rapid Plasma Reagin*) detectam anticorpos do paciente dirigidos contra cardiolipina (antígeno). Ambos permitem testes qualitativos (reagente/não reagente) e quantitativos (titulações). Títulos de VDRL do RN quatro vezes maiores que os títulos maternos, de acordo com o Ministério da Saúde, são indicativos de infecção do neonato, porém títulos positivos a partir de 1:2 devem ser valorizados, e a investigação laboratorial deve ser continuada. O VDRL realizado em amostra de sangue do cordão umbilical do RN é menos específico que o realizado em amostra de sangue de vaso periférico, pois no primeiro há mistura com o sangue materno e intensa atividade hemolítica levando a grande número de sororreações falsos negativas, devendo portanto ser abandonado como prática de rotina.

Após o tratamento da sífilis congênita, o VDRL apresenta queda progressiva nas titulações; entretanto, pode permanecer reagente por anos (cicatriz sorológica). RN de mãe com sífilis pode apresentar anticorpos maternos transferidos passivamente através da placenta, mesmo não estando infectado. Nesses casos, o teste pode ser positivo, e esses RN devem ser acompanhados e ter seus títulos do VDRL comparados com os da mãe.

Sorologia Treponêmica

São testes específicos (FTA-abs, *Fluorescent Treponemal Antibody Absorption* e MHA-Tp, ensaio de micro-hemaglutinação de anticorpos para *T. pallidum*), bastante úteis para confirmação do diagnóstico. Utilizam o *T. pallidum* como antígeno, sendo portanto confirmatórios e úteis para exclusão dos casos VDRL falsos positivos. O

MHA-Tp é um pouco menos específico que o FTA-Abs, porém é mais fácil de realizar, pois não necessita de técnicas e microscópio para imunofluorescência.

Entretanto, como os anticorpos maternos do tipo IgG cruzam a barreira placentária, seu uso é limitado. É recomendada sempre avaliação criteriosa, tanto clínica como epidemiológica, para que o diagnóstico de sífilis congênita seja mais bem definido.

Para crianças acima de 18 meses, um resultado reagente do teste treponêmico confirma a infecção. A sensibilidade dos testes treponêmicos na sífilis adquirida é de 84% na fase primária, 100% nas fases secundária e latente, e 96% na sífilis terciária. Se a criança for identificada após o período neonatal (> 28 dias de vida), as anormalidades liquóricas incluem teste VDRL positivo e/ou leucócitos > $5/mm^3$ e/ou proteínas > 40 mg/dL.

Outros Exames

- Hemograma: anemia, leucocitose com desvio à esquerda, podendo-se observar reação leucemoide, monocitose, plaquetopenia.
- Dosagem de bilirrubinas (com aumento das frações diretas e/ou indiretas) nos casos de icterícia clínica, bem como função hepática (transaminases).
- Radiografia de ossos longos: faz parte da orientação diagnóstica do Ministério da Saúde, devendo ser realizado em todos os neonatos suspeitos de estarem infectados pelo treponema. Observamos periostites com destacamento de periósteo, metafisites com rarefação óssea e epifisites. Alterações radiológicas em ossos longos são observadas em cerca de 70-90% dos RN com sífilis congênita. Entretanto, a sensibilidade das alterações radiológicas em crianças assintomáticas é baixa (4-20%).
- Exame do líquido cefalorraquidiano/LCR demonstra pleocitose (> 25 leucócitos/mm) à custa de linfócitos e hiperproteinorraquia (> 150 mg/dL). Os testes sorológicos não treponêmicos para sífilis como VDRL podem ser reagentes; RN com VDRL positivo no LCR deve ser diagnosticado como portador de neurossífilis, independentemente da existência de alterações na celularidade e/ou na proteinorraquia; porém, um resultado negativo não afasta o diagnóstico da afecção do sistema nervoso central. O Ministério da Saúde recomenda a realização de punção liquórica em todos os neonatos definidos como casos suspeitos ou confirmados de lues congênita, pois a conduta terapêutica dependerá da confirmação ou não de neurossífilis. A ocorrência de alterações liquóricas é mais frequente em RN com outras evidências clínicas de sífilis congênita do que naqueles assintomáticos. Nas crianças após o período neonatal, as anormalidades liquóricas incluem teste VDRL positivo e/ou leucócitos > $5/mm^3$ e/ou proteínas > 40 mg/dL.

O Ministério da Saúde lançou, em 30 de dezembro de 2011, a Portaria nº 3.242, que dispõe sobre o fluxograma laboratorial da sífilis em indivíduos com idade acima de 18 meses. Recomendamos sua leitura completa em: http://www.brasilsus.com.br/legislacoes/gm/111513-portaria-no-3242-de-30-de-dezembro-de-2011.html.

610 Diagnóstico Diferencial em Pediatria

LISTERIOSE

A *Listeria* é um bacilo gram-positivo com ampla distribuição na natureza e encontrado normalmente no solo, na vegetação e na água, além de já ter sido isolado em carnes frescas e congeladas, no leite e nas fezes de homens e animais. A *Listeria monocytogenes*, entre as cinco espécies do gênero, é a única reconhecida como infectante; tem capacidade de sobreviver dentro das células fagocitárias; é patogênica do ser humano, acometendo principalmente indivíduos que possuem algum grau de imunodeficiência. Sua transmissão ao feto determina uma doença de baixa prevalência, porém com características muitas vezes inespecíficas e elevada morbiletalidade.

Quadro Clínico

Em neonatos, a *Listeria monocytogenes* é uma das principais causadoras de sepse, com duas apresentações clínicas bem definidas. Na primeira, a infecção ocorre presumivelmente intraútero e apresenta período de incubação de 1-5 dias. A segunda forma clínica da listeriose manifesta-se já na primeira semana de vida, embora os sintomas possam aparecer durante todo o período neonatal (média de 14 dias). As principais manifestações clínicas de cada fase são descritas a seguir.
*   Na forma intraútero podemos observar:
    – Prematuridade
    – Baixo peso
    – Morte fetal
    – Granulomatose infantil asséptica, com granulomas disseminados característicos
    – Forma aguda
    – Comprometimento hepático
*   Na forma tardia, também descrita como listeriose neonatal, observamos:
    – Meningite sem características clínicas específicas
    – Dificuldade respiratória, pneumonia
    – Erupção generalizada da pele
    – Conjuntivite purulenta
    – Hiperexcitabilidade
    – Dor abdominal, vômitos
    – Choque
    – Anormalidades hematológicas
    – Distermias

Diagnóstico

O diagnóstico clínico, muitas vezes, é difícil devido ao mimetismo que existe entre as diferentes bactérias causadoras de sepse neonatal, entre elas o pneumococo e o estreptococo. A coloração pelo Gram e a cultura dos líquidos, normalmente estéreis, são úteis para um diagnóstico presuntivo, podendo o microrganismo ser observado intra/extracelular no líquido cefalorraquidiano.

CITOMEGALOVIROSE CONGÊNITA

A citomegalovirose é causada por um grupo de agentes da família herpesvírus, que determina alterações citopatológicas características: células citomegálicas contendo inclusões nucleares e citoplasmáticas. O homem é o único reservatório conhecido dessa doença endêmica (espécie-específica), e 50% dos indivíduos se infectam durante alguma fase de sua vida. O citomegalovírus (CMV) é um microrganismo oportunista e, como todo vírus do grupo herpes, determina uma infecção primária seguida de períodos de latência, podendo evoluir para cronificação ou recidivas. Após infecção primária, a excreção viral através da saliva, da urina, da secreção cervical e do sêmen pode persistir por meses ou anos. A infecção materna durante a gestação é assintomática ou manifesta-se por quadro de mononucleose-símile. O feto é bastante suscetível a infecção pelo CMV, que pode ocorrer em qualquer fase da gravidez (transmissão transplacentária) ou no período pós-natal. Trata-se da infecção congênita mais frequente, acometendo 1% de todos os RN. Para que haja transmissão ao concepto não é necessária a infecção aguda na gestação, ou seja, mães com infecção adquirida antes da gestação também podem transmitir a doença. A taxa de transmissão da citomegalovirose é de 40-50% na infecção materna aguda e de 0,5-1% na infecção crônica.

Quadro Clínico

A infecção congênita pelo CMV resulta em 90% de crianças assintomáticas, principalmente nos neonatos filhos de mães que apresentam reativação da infecção. Destas, 10-15% poderão manifestar alterações tardias, como surdez e graus variáveis de alterações neurológicas. As crianças assintomáticas com evolução neurológica normal até 1 ano de vida não apresentam maior risco de desenvolver anormalidades tardias.

A doença sintomática no RN está quase sempre associada a infecção primária na gestante. Manifestações clínicas ocorrem em 10% dos neonatos, sendo elas:

- Prematuridade e/ou crescimento intrauterino retardado.
- Hepatoesplenomegalia — bastante comum, podendo ser a esplenomegalia o único sinal.
- Icterícia, que pode ser intermitente e inclui elevação das transaminases e das bilirrubinas indireta e/ou direta (colestática).
- Anemia e plaquetopenia (púrpura).
- Pneumonite intersticial (somente na aquisição perinatal).
- Manifestações neurológicas: microcefalia, hidrocefalia, calcificações intracranianas predominantes na região periventricular, crises convulsivas, meningoencefalite.
- Coriorretinite (semelhante à da toxoplasmose), estrabismo, atrofia ótica, microftalmia e catarata (manifestação rara) e deficiência de acuidade visual.
- Deficiência da acuidade auditiva — a surdez ocorre em cerca de 15% dos neonatos sintomáticos.

Diagnóstico

A realização de sorologia para CMV durante a gravidez é extremamente útil para identificar as gestantes suscetíveis à infecção primária (sorologia negativa) ou à reativação da infecção, alertando o obstetra e o neonatologista para a possibilidade de infecção fetal. O diagnóstico é feito com sinais e sintomas sugestivos, após a exclusão de outras infecções congênitas com clínica semelhante, e na presença de vírus nas secreções (urina, sangue) durante as 3 primeiras semanas de vida.

Existem vários métodos para o diagnóstico laboratorial:

- Isolamento de vírus em cultura de fibroblastos: método convencional de detecção do CMV. Realizado preferencialmente na urina e, quando são utilizados anticorpos monoclonais, apresenta sensibilidade e especificidade altas (acima de 80%). O resultado é obtido em 3-5 dias.
- Reação de cadeia de polimerase (PCR): detecta o DNA viral na urina ou em outros tecidos, com sensibilidade e especificidade semelhantes ao exame mencionado no item anterior, porém com maior rapidez de resultado (24 horas).
- Detecção de IgM e IgG através de reações sorológicas: a presença de anticorpos IgM significa presença de infecção fetal, exceto nos casos de "escape placentário" de IgM materna, fator reumatoide (IgM anti-IgG materno) e resultados falsos positivos. Contudo, a detecção de anticorpos IgM e IgG é de utilidade limitada no período neonatal, já que a presença de anticorpos da classe IgG pode significar apenas passagem passiva de anticorpos maternos para o feto por via transplacentária, podendo não definir infecção fetal. Nesses casos, a exclusão do diagnóstico é realizada através do acompanhamento sorológico do neonato, com redução progressiva dos títulos, até sua negativação, em torno de 4-6 meses de vida. Por outro lado, a manutenção de níveis elevados de IgG no RN ou elevação dos mesmos, durante acompanhamento sorológico, sugere infecção ativa. Sorologias negativas para IgG e IgM excluem o diagnóstico de CMV congênita. Os métodos atualmente utilizados são:
  - Fixação de complemento: pouco utilizado.
  - ELISA-IgM, ELFA e radioimunoensaio: rotineiramente utilizados.

Outros Exames

- Radiografia de crânio (pouco utilizada atualmente, pela baixa correspondência com TC de crânio).
- Ultrassonografia de crânio com visualização das calcificações e hidrocefalia.
- Tomografia computadorizada de crânio: deve ser realizada mesmo nas crianças assintomáticas, pois a radiografia simples de crânio tem baixa sensibilidade para a visualização de calcificações intracranianas e outras alterações.
- Radiografia de ossos longos (radiotransparências longitudinais epifisárias).
- Exames oftalmológico e audiológico: periodicamente para detecção de alterações tardias.
- Hemograma completo (leucocitose, leucopenia, plaquetopenia).
- Prova de função hepática e bilirrubina total e frações.
- Exame liquórico — pleocitose e proteinorraquia.

HERPES

O vírus do herpes simples é classificado em dois tipos: o 1 (oral) e o 2 (genital), este último o principal causador de afecção no neonato. A infecção do RN resulta normalmente da exposição direta ao vírus no período perinatal, infecção que ocorre na grande maioria das vezes, 95%, durante o trabalho de parto ou de livramento, devido à disseminação ativa do vírus pela cérvice ou vulva, havendo ainda relatos de infecção intraútero. É importante observar, durante o parto, a presença de doença genital materna. Aproximadamente 2/1.000 gestantes têm cultura positiva para o HSV no momento do parto, existindo risco de 50% para os RN de mulheres que apresentam infecção primária contra 1-3% de risco para aqueles neonatos de mulheres com infecção recorrente. Fatores relacionados com o risco maior na infecção primária materna são a quantidade e a disseminação do vírus, enquanto na infecção recorrente existe como fator protetor a presença de anticorpos maternos. Outros fatores de risco neonatais incluem ruptura prolongada das membranas e corioamniotite materna. A grande maioria das mulheres grávidas é assintomática, podendo ocorrer sintomas genitais com ulcerações características ou quadro de infecção urinária não responsivo à terapia habitual. A infecção pós-natal pelo HSV é pouco frequente, embora casos relacionados com aleitamento materno tenham sido descritos.

Quadro Clínico

Infecção Intraútero

É rara. Determina abortamentos espontâneos ou doença ao nascimento com grande variedade de manifestações:

- Lesões de pele
- Ceratoconjuntivite
- Microcefalia ou hidranencefalia
- Doença multiorgânica
- Malformações congênitas

Infecção Perinatal

Observamos três grupos da doença:

- Infecção herpética mucocutânea e ocular (30-40%): doença limitada a pele, olhos e membrana mucosa; geralmente manifesta-se na segunda semana de vida. As principais lesões são:
  - Pequenas vesículas de base eritematosa
  - Úlceras em mucosa oral
  - Mucocele labial
  - Herpes ocular
  - Ceratoconjuntivite, coriorretinite, úlceras de córnea, catarata, atrofia óptica e/ou cegueira são alterações que podem ser observadas mais tardiamente

614 Diagnóstico Diferencial em Pediatria

- Infecção herpética do sistema nervoso central (SNC): doença de alta letalidade, com 50% de óbitos nas crianças não tratadas. Os sintomas incluem:
  - Irritabilidade
  - Convulsões
  - Recusa alimentar
  - Abaulamento de fontanela
  - Instabilidade térmica
  - Microcefalia, hidranencefalia, cistos porencefálicos, espasticidade, cegueira e dificuldade de aprendizado são sequelas observadas nas crianças com infecção do SNC pelo HSV.
- Infecção herpética neonatal disseminada (50%): é a forma mais comum e de maior letalidade. Caracteriza-se por:
  - Pneumonite: desconforto respiratório
  - Hepatite: icterícia
  - Coagulação intravascular disseminada: sangramentos e choque
  - Encefalite (irritabilidade), exantemas (*rash* vesicular característico) e ceratoconjuntivites podem ou não ocorrer

Diagnóstico

O isolamento do vírus em cultura de tecidos é fundamental, podendo ser coletado nas lesões mucocutâneas ou das secreções de oro/nasofaringe, conjuntivas, fezes e urina. No LCR, a positividade chega a 40% dos casos. A sorologia é de pouco valor, desde que a elevação de anticorpos do tipo 19M não ocorra antes da terceira semana pós-infecção, isto é, normalmente a sorologia é negativa na fase aguda da doença. Atualmente, a reação de cadeia de polimerase (PCR) mostra alta sensibilidade e especificidade no diagnóstico da infecção pelo HSV. Entre os exames de rotina, o hemograma apresenta neutropenia e trombocitopenia, alterações hepáticas se refletem por aumento das transaminases e hiperbilirrubinemia direta, podendo ser observados ainda distúrbios de coagulação. Alterações liquóricas nos quadros de encefalite (formas disseminadas ou de infecção do SNC) incluem pleocitose e proteinorraquia que podem ser normais na doença inicial, sendo às vezes necessária avaliação seriada do líquido cefalorraquidiano. EEG e exames de imagem, como tomografia computadorizada, podem auxiliar no diagnóstico de encefalite. A radiografia de tórax pode revelar um padrão intersticial difuso nos casos de pneumonite.

RUBÉOLA CONGÊNITA

O vírus da rubéola, cujo único reservatório conhecido é o ser humano, pertence ao gênero *Rubivirus*, da família *Togaviridae*, e provoca uma doença exantemática aguda altamente contagiosa (25-50% é assintomática). Ocorre predominantemente na infância e adolescência, apresentando evolução benigna, que determina imunidade duradoura. Entretanto, quando acomete gestantes suscetíveis, particularmente no primeiro trimestre da gravidez, pode ocasionar abortos, natimortos ou SRC (síndrome da rubéola congênita).

A realização de investigação sorológica para a rubéola em todas as mulheres grávidas é parte da rotina de pré-natal e objetiva identificar aquelas que detêm imunidade contra o vírus e aquelas que não a possuem. As mulheres que possuem imunidade, adquiridas por contato prévio com o vírus ou por meio da vacina, apresentam anticorpos do tipo IgG que protegem o feto contra os efeitos teratogênicos do vírus. Por outro lado, as gestantes não imunizadas e que se infectam apresentam intensa viremia que pode ser transmitida ao feto, determinando a síndrome da rubéola congênita, de alta morbidade e letalidade.

Quadro Clínico

Infecção materna não significa obrigatoriamente infecção fetal, podendo ocorrer o nascimento de RN sem nenhuma anomalia, porém a infecção que acomete o feto pode determinar abortamento espontâneo, natimorto, bem como o nascimento de crianças prematuras e/ou com baixo peso, com anomalias simples ou combinadas.

Principais manifestações clínicas:

- Oftálmicas — catarata, glaucoma, retinopatia, microftalmia
- Auditiva — surdez
- Cardíacas — persistência do canal arterial, estenose aórtica, estenose pulmonar
- Neurológicas — microcefalia, retardo mental

Tríade clássica da SRC:

- Catarata congênita
- Cardiopatia congênita
- Surdez neurossensorial

Manifestações clínicas transitórias:

- Digestivas: hepatoesplenomegalia, hepatite, icterícia
- Linfática: adenopatia
- Neurológica: meningoencefalite
- Cardiovascular: miocardite
- Hematopoiéticas: trombocitopenia, anemia hemolítica
- Óssea: radiotransparência óssea
- Cutâneas: exantema crônico, púrpura

Diagnóstico

O diagnóstico de certeza é realizado pelo isolamento do vírus da rubéola nas secreções ou através de métodos sorológicos (inibição da hemaglutinação), já que o feto infectado produz anticorpos específicos do tipo IgM e IgG, e os anticorpos IgM produzidos pela gestante não ultrapassam a barreira placentária. A presença de anticorpos do tipo IgG no RN pode significar apenas transmissão passiva de anticorpos maternos. Nesse caso, os títulos tendem a diminuir com o tempo, desaparecendo em torno de 6 meses.

616 Diagnóstico Diferencial em Pediatria

Entretanto, a persistência de níveis de anticorpos IgG acima desse período na criança é sugestiva de infecção intrauterina.

Os exames sorológicos são imprescindíveis para a elucidação diagnóstica. São definidos como casos confirmados os RN que apresentam malformações congênitas associadas a sorologia positiva: IgM específico para rubéola e/ou títulos de anticorpos da classe IgG (pelo ELISA) persistentemente elevados ou acima do esperado pela transferência passiva de anticorpos da mãe. Deve-se suspeitar dos neonatos cuja mãe seja caso suspeito ou confirmado de rubéola durante a gestação e dos que apresentem sinais clínicos compatíveis com infecção congênita pela rubéola, independentemente da história materna. RN que apresentam manifestações clínicas porém IgG e IgM negativos devem ser descartados como possuidores de rubéola congênita.

Exames que podem ser realizados auxiliando o diagnóstico:

- USG transfontanela: calcificações intracranianas
- Fundo de olho: coriorretinite
- Hemograma: anemia, pancitopenia
- Bilirrubinas e transaminases
- Radiografia de ossos longos: rarefação óssea
- Radiografia de tórax, ECG e ECO
- LCR — pleocitose à custa de linfócitos

PARVOVIROSE CONGÊNITA

Os parvovírus são pequenos vírus não encapsulados de tamanho variável que pertencem à família *Parvoviridae*. A cepa B19, do gênero eritrovírus, devido ao seu tropismo por células eritroides, é descrita como a única infectante dos seres humanos, sendo responsável por diversas síndromes clínicas como, por exemplo, eritema infeccioso (EI) e crises aplásticas transitórias. Cerca de 30-60% dos adultos têm soropositividade para IgG B19, o que reflete contato prévio com o vírus, embora 20% deles, durante a primoinfecção, tenham sido assintomáticos e metade não tenha desenvolvido quadro exantemático. Mais comumente, em adultos, tem sido observado quadro de artralgia e artrite, e o quadro macular do EI pode ocorrer. Quando infectam mulheres grávidas, podem ser transmitidos para o feto através da placenta, sendo portanto uma ameaça para ele, principalmente se a infecção for adquirida no segundo trimestre de gestação.

Quadro Clínico

O feto, por sua condição de imunodeficiência relativa e por apresentar hemácias de vida média curta, é vítima potencial para a infecção grave pelo parvovírus B19. Nem sempre é afetado quando há infecção materna, e sabe-se que, dos nascidos vivos, filhos de mãe IgM positiva, somente 25% possuem evidências de infecção fetal. Além de quadros assintomáticos no neonato, a infecção materna pode determinar abortamentos e natimortos. Entretanto, o tropismo do vírus pelas células eritroides no feto pode provocar lise dos precursores eritrocitários, determinando quadro de anemia grave e consequente

Infecções Congênitas **617**

hipóxia intraútero de caráter crônico, que clinicamente se manifestará como insuficiência cardíaca, edema e ascite (hidropisia fetal não imune). Estudos têm descrito acometimentos de outros sistemas além do eritropoéitico, como doença hepática grave e quadros de miocardite.

Diagnóstico

O isolamento do vírus em cultura de tecidos é de difícil realização. Os métodos descritos para a identificação de antígenos virais nos tecidos são ELISA, técnica de radioimunoensaio, imunofluorescência ou reação de cadeia de polimerase (PCR). A sorologia, com determinação dos níveis séricos de IgG e IgM, tem sido comumente utilizada, já que a presença de anticorpos IgM sugere infecção aguda em 90% dos casos e a ausência de anticorpos IgG identifica indivíduos suscetíveis.

HIV

A síndrome de imunodeficiência adquirida (AIDS) é causada pelo vírus da imunodeficiência humana (HIV). Esse retrovírus, ao infectar o homem, determina redução da imunidade do hospedeiro, predispondo a infecção secundária por agentes oportunistas (fungos, bactérias, protozoários e outros vírus). As manifestações clínicas do HIV no adulto, incluindo gestantes, geralmente estão relacionadas com infecções oportunistas e, na maioria das vezes, o indivíduo infectado apresenta-se assintomático. A transmissão na faixa etária pediátrica ocorre preferencialmente, em cerca de 95% dos casos, pela via transplacentária durante o parto ou através do aleitamento materno. A taxa de transmissão vertical do HIV situa-se em torno de 20% quando não se realiza nenhuma intervenção na gestante infectada. Por outro lado, o uso de drogas antirretrovirais durante a gestação e o parto, além do uso de zidovudina (AZT) no neonato e da substituição do aleitamento materno nos RN expostos ao HIV, reduz a taxa de transmissão para menos de 2%. Para a execução desse protocolo de redução da transmissão maternofetal, é extremamente importante a identificação das gestantes infectadas através da realização da triagem sorológica para o HIV, preferencialmente na primeira consulta de pré-natal e após consentimento da paciente.

Quadro Clínico e Diagnóstico

Nos neonatos expostos ao HIV durante a gestação, no parto ou através do aleitamento materno, deve-se realizar os seguintes exames: cultura viral, quantificação de RNA viral plasmático, detecção do DNA proviral ou antigenemia p24 após dissociação ácida de imunocomplexos, objetivando identificar a criança infectada. A grande maioria dos RN não apresenta sintomas ao nascimento, haja vista que sua infecção ocorre nos momentos descritos anteriormente; portanto, é necessária a realização de testes sorológicos de triagem para a detecção de HIV-1 e HIV-2, e pelo menos um teste confirmatório, com resultados reagentes em pelo menos duas amostras de sangue colhidas em momentos diferentes. Geralmente, as manifestações clínicas aparecem nos primeiros 18 meses de vida e servem como parâmetros para a categorização clínica da infecção pelo HIV

618 Diagnóstico Diferencial em Pediatria

para criança. Entretanto, nem sempre dispomos da sorologia materna, e o diagnóstico de infecção pelo HIV/AIDS nessas crianças deve ser realizado através de diagnósticos clínico-sorológicos. Após a identificação da criança infectada pelo HIV, é sugerida a classificação baseada em critérios clínicos e sorológicos propostos pelos Centers for Disease Control and Prevention (CDC) e adotada pelo Ministério da Saúde do Brasil. A classificação a seguir descreve os principais sinais clínicos encontrados nas crianças provavelmente infectadas pelo HIV.

Categoria N — Assintomática

Categoria A — A criança apresenta sinais e/ou sintomas leves como:

- Linfadenopatias
- Hepatomegalia
- Esplenomegalia
- Parotidite
- Infecções persistentes ou recorrentes de vias respiratórias superiores (otite média ou sinusite)

Categoria B — Os sinais e sintomas encontrados nessa categoria são:

- Anemia, neutropenia ou trombocitopenia por mais de 30 dias
- Meningite bacteriana, pneumonia ou sepse
- Candidíase oral persistente por mais de 2 meses
- Miocardiopatia
- Infecção por citomegalovírus (CMV) ou toxoplasmose antes de 1 mês de vida
- Diarreia recorrente ou crônica
- Hepatite
- Estomatite pelo vírus do herpes simples (HSV) recorrente
- Pneumonite ou esofagite por HSV com início antes de 1 mês de vida
- Herpes-zóster
- Pneumonia intersticial linfocítica (LIP)
- Nefropatia
- Nocardiose
- Febre persistente por mais de 1 mês
- Varicela disseminada ou complicada

Categoria C — As crianças apresentam sinais e sintomas graves nas seguintes condições:

- Infecções bacterianas graves, múltiplas ou recorrentes: sepse, pneumonia, meningite, infecções osteoarticulares, abscessos de órgãos internos
- Candidíase esofágica ou pulmonar
- Coccidioidomicose disseminada
- Criptococose extrapulmonar

Infecções Congênitas **619**

- Criptosporidíase ou isosporíase com diarreia
- CMV em locais além do fígado, baço ou linfonodos
- Encefalopatia pelo HIV
- Infecção por HSV, úlceras mucocutâneas ou pneumonite ou esofagite
- Histoplasmose disseminada
- Tuberculose disseminada ou extrapulmonar
- *Mycobacterium avium* ou *M. kansasii* ou outras espécies na forma disseminada
- Pneumonia por *Pneumocystis carinii*
- Salmonelose disseminada recorrente
- Síndrome da caquexia (perda de peso maior que 10% associada a diarreia crônica e febre por mais de 30 dias)
- Leucoencefalopatia multifocal progressiva
- Sarcoma de Kaposi
- Linfoma primário do cérebro e outros linfomas

É importante observar a necessidade da contagem de LT-CD4 para categorizar a imunidade da criança infectada.

TOXOPLASMOSE

A toxoplasmose congênita é causada pelo protozoário *Toxoplasma gondii*, um importante parasita intracelular que acomete os seres humanos. Esse parasita apresenta três formas no seu ciclo evolutivo: os cistos, os oocistos e os taquizoítos. O gato é um importante hospedeiro e elimina o oocisto através das fezes. O homem é infectado pelo contato com terra ou ingestão de carne de animais infectados. Ao infestar o ser humano, o toxoplasma na forma de raquizoíto penetra diversos sistemas, principalmente o cardiovascular (miocárdio), o nervoso (cérebro e olhos) e o musculoesquelético. Grande percentual da população, cerca de 50%, já foi infectado pelo parasita em algum momento de sua vida. Noventa por cento dos adultos infectados são assintomáticos ou apresentam sintomas influenza-símile, com febre e adenomegalias, enquanto indivíduos imunodeprimidos podem apresentar manifestações clínicas graves. A infecção fetal ocorre por via hematogênica (transplacentária) se a mulher apresentar infecção primária ou reativação de infecção latente ou, ainda, nos casos de a gestante se reinfectar. Quanto mais precoce na gravidez a infecção materna, menor o risco de infecção no feto, porém a doença manifesta-se com mais gravidade. Por outro lado, se a infecção materna ocorrer tardiamente na gestação, maior é a possibilidade de infecção fetal, que é menos grave, geralmente subclínica.

Quadro Clínico

A infecção do feto pelo *Toxoplasma gondii* pode determinar abortamentos no primeiro trimestre da gestação. A taxa de mortalidade gira em torno de 40-50% dos bebês infectados. Oitenta por cento dos RN são assintomáticos ao nascer, podendo apresentar sintomas tardiamente, sobretudo coriorretinite ou doença neurológica. Os 20% restantes apresentam sintomas que variam largamente, sendo descritas três formas clínicas: a forma visceral, a neurológica/oftalmológica e a mista.

- Tétrade de Sabin: hidrocefalia, calcificações intracranianas, coriorretinite e retardo mental.
- Nas formas viscerais podemos observar:
  - RCIU
  - Digestivo: hepatoesplenomegalia e icterícia
  - Linfático: linfadenomegalias
  - Cardiorrespiratório: miocardite e pneumonite
  - Hematopoiético: anemia, petéquias e equimoses
- Nas formas neuroftalmológicas, as principais manifestações são:
  - Hidrocefalia, microcefalia
  - Encefalite com calcificações intracranianas, que atingem de preferência o córtex e os núcleos da base do crânio
  - Déficit motor
  - Convulsões
  - Microftalmia, glaucoma, catarata e estrabismo
  - Coriorretinite e descolamento de retina
- Nas formas mistas temos, além das manifestações supracitadas:
  - Prematuridade ou pós-maturidade
  - Baixo peso

Diagnóstico

Um aspecto importante para o diagnóstico da infecção na gestante é o conhecimento do seu estado imunológico, pelo fato de a identificação de infecção aguda ser bastante difícil devido à inespecificidade do quadro clínico da toxoplasmose adquirida. Na gestante, a realização do *screening* sorológico é bastante válida, já que a sorologia negativa implica suscetibilidade para infecção pelo parasita, enquanto sorologia IgG positiva sugere infecção prévia, e a presença de anticorpo do tipo IgM identifica uma infecção aguda. Entre os testes disponíveis, podemos utilizar a imunofluorescência indireta para IgG e IgM, o teste de captura pelo ELISA e a reação de cadeia de polimerase.

Para RN assintomáticos, dispomos atualmente do "teste do pezinho", que deve ser realizado preferencialmente na primeira semana de vida. Como é um teste de triagem, um achado positivo implica realização de exame confirmatório.

No diagnóstico laboratorial da infecção fetal, o método mais específico, porém de difícil realização, é sem dúvida aquele que identifique o parasita, que pode ser pesquisado no sangue através de exame microscópico direto, principalmente na primeira semana de vida. A imunofluorescência pode identificar o parasita nos esfregaços e nos tecidos.

A utilização de reações sorológicas apresenta boa especificidade e sensibilidade, e sua realização é essencial. A reação de Sabin-Feldman, bastante utilizada no passado, apresenta alto risco de contaminação. Atualmente, os métodos mais utilizados são:

- Imunofluorescência IgM. Pode mostrar-se positiva durante o primeiro ano de vida, porém resultado negativo não afasta o diagnóstico, devido ao alto percentual de falsos negativos. Resultados falsos positivos ocorrem na presença de fator reumatoide. Para melhorar a eficácia do método, devemos proceder, portanto, ao bloqueio de fator reumatoide, tratando o soro com proteína A, e à remoção de IgG, tratando o soro com IgM polimerizada.
- ELISA IgM. Positivo em 80% dos casos, pode persistir por 2-3 anos. Esse teste pode revelar-se falso negativo em 25% das toxoplasmoses congênitas e, semelhantemente à imunofluorescência IgM, podem ocorrer falsos positivos devido ao fator reumatoide. Procurando evitar esses contratempos, tem sido utilizado o ELISA-IgM-duplo sanduíche.
- Teste de captura de IgM (OSAGA). Esse teste mede o anticorpo específico para o toxoplasma capturado no soro. Detecta o anticorpo do tipo IgM e pode complementar o ELISA na identificação da infecção congênita, já que é frequente o encontro de RN que apresentam títulos de IgG maiores que o materno e que são interpretados apenas como passagem de anticorpos maternos pela placenta, mas que na realidade apresentam infecção aguda.
- Outros exames utilizados são:
  - Hemograma com plaquetas: anemia, reticulocitose, leucocitose ou leucopenia com intensa eosinofilia (maior que 20%), plaquetopenia.
  - LCR: pleocitose com predomínio de linfomononucleares e elevado número de eosinófilos, hiperproteinorraquia, além de pesquisa de IgG e IgM para toxoplasmose.
  - Função hepática: hiperbilirrubinemia com predomínio da fração direta, além de alteração das transaminases.
  - Fundoscopia.
  - Radiografia de crânio, ultrassonografia transfontanela ou tomografia computadorizada.

Bibliografia

1. Cantey JB, Sanchez PJ. Overview of congenital infections: the prominence of cytomegalovirus. *Infect Disord Drug Targets*, 2011;11(5):426-31.
2. Cloherty JP, Stark AR. *Manual de neonatologia. Infecções*. Rio de Janeiro: Medsi, 2000.
3. Del Pizzo J. Focus on diagnosis: congenital infections (TORCH). *Pediatr Rev*, 2011;32(12):537-42.
4. Fundação Nacional de Saúde. *Guia de vigilância para a erradicação do sarampo e para o controle da rubéola*. Brasília, 2000.
5. Ministério da Saúde. *Sífilis. Manual de bolso*, 2006. http://bvsms.saude.gov.br/bvs/publicacoes/manual_sifilis_bolso.pdf
6. Lima GS, Braga TDA, Meneses JA. *Neonatologia*. Instituto Materno-Infantil de Pernambuco. Infecções. Rio de Janeiro: Medsi, 2004.
7. Simões A. *Manual de neonatologia. Infecções no recém-nascido*. Rio de Janeiro: Medsi, 2002.

CAPÍTULO 57

Thereza Helena Diniz Pacheco

Infecções da Pele

As infecções da pele são bastante frequentes na nossa população, principalmente em aglomerados com precária condição de higiene e em ambiente hospitalar. A estação mais propícia para o aparecimento é o verão; com calor e umidade, há maior proliferação bacteriana.

As infecções são geralmente causadas por *Staphyloccccoccus aureus* e *Streptococcus pyogenes*.

A pele possui uma flora residente (bactérias que vivem na pele como comensais) e uma flora transitória (bactérias que eventualmente colonizam a pele). Na flora residente, encontramos os cocos gram-positivos, dos quais o mais importante é o *Staphylococcus epidermidis*.

Fatores de defesa cutânea contra bactérias patógenas incluem:

- Flora residente, dificultando a colonização por outras bactérias.
- Renovação da própria epiderme (*turnover* celular).
- Secura da pele, já que a umidade favorece a multiplicação bacteriana.
- pH ácido.
- Imunidade celular e humoral do indivíduo.
- Barreira química (secreção sebácea).

Existe o portador são do *S. aureus* e *S. pyogenes*. O *S. aureus* pode fazer parte da flora transitória de aproximadamente 1/3 da população geral, tendo como principais reservatórios narinas (35%), períneo (20%), região umbilical e axilar, podendo provocar doença no próprio paciente ou transmitir para outras pessoas. Isso ratifica a importância do tratamento desses reservatórios.

Com relação ao *S. pyogenes*, presente na orofaringe de 10% da população, pode fazer parte da flora cutânea transitória em 0,5-1% dos indivíduos. O mais patogênico é o beta-hemolítico do grupo A, que secreta o fator M (substância proteica relacionada com a virulência). As cepas que colonizam a orofaringe podem provocar febre reumática e glomerulonefrite, eventualmente; as que colonizam a pele, só nefrite.

IMPETIGO

Corresponde a 60% das piodermites. Trata-se de uma infecção cutânea superficial, bastante contagiosa, que afeta mais as crianças.

Existem dois tipos: bolhoso e não bolhoso.

Como fatores predisponentes, temos: clima quente e úmido, higiene precária, paciente atópico e solução de continuidade na pele.

Bolhoso

Etiologia: S. aureus.

Clínica: vesículas e pústulas mais persistentes, com colar de descamação e formação de crostas finas. Eritema perilesional e adenite regional estão geralmente ausentes. Podem surgir na pele íntegra.

Localização: face, tronco, nádegas, períneo, extremidades.

Complicações: imunocomprometido pode evoluir para síndrome da pele escaldada estafilocócica (SSSS).

Não Bolhoso

Etiologia: S. aureus e, ocasionalmente, S. pyogenes.

Clínica: vesículas e pústulas efêmeras evoluem para erosão com crostas melicéricas. Geralmente, uma solução de continuidade na pele precede o quadro.

Localização: face (periorificial) e extremidades.

Complicações: quando causado por S. pyogenes (sorotipos 1, 4, 12, 25 e 49), pode evoluir para glomerulonefrite pós-estreptocócica em 5% dos pacientes.

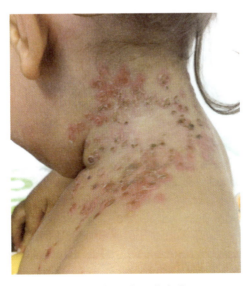

Figura 57.1 Impetigo não bolhoso.

Principais diagnósticos diferenciais:

- Herpes simples. Surge em qualquer idade, mais frequente em adultos jovens. Localiza-se, preferencialmente, próximo à cavidade oral e tem caráter recorrente. Observam-se vesículas agrupadas sobre base eritematosa, com prurido ou sensação de queimor, precedendo a erupção.
- Dermatofitose (tinha). Origem fúngica. Apresenta-se como placa com bordas vesiculosas, com crostas e descamação, associada a prurido.
- Candidíase intertriginosa. Localiza-se em dobras cutâneas (pescoço, axilas, virilhas). Cursa com lesões erosivas, eritema vivo e brilhante, na periferia apresentando pústulas satélites assépticas.
- Periporite. Sucede a miliária. Observam-se pústulas e abscessos em áreas de hiperidrose.
- Miliária. Vesículas em áreas de intensa sudorese, associadas a prurido.
- Varicela. Apresenta pródromos com sintomas gerais.
- Buloses autoimunes (dermatose bolhosa por IgA linear, penfigoide bolhoso).

PIODERMITES PREDOMINANTEMENTE ESTREPTOCÓCICAS

Ectima

Etiologia estreptocócica ou mista (associada a estafilococos).

Localiza-se, preferencialmente, nos membros inferiores e afeta mais as crianças. Clinicamente apresenta-se como pústula que ulcera, originando crosta espessa, aderida, que deixa cicatriz. É uma lesão mais profunda e maior que o impetigo. Pode complicar com nefrite.

Diagnóstico diferencial:

- Ectima gangrenoso (septicemia por *Pseudomonas aeruginosa* em paciente imunodeprimido). Inicia-se com eritema ou mácula purpúrica em área anogenital ou extremidades, evoluindo para vesículas ou bolhas nas quais, após a ruptura, surgem úlceras com centro necrótico, associadas a dor local.
- Úlceras de causa vascular (vasculopatias).
- Vasculites.

Erisipela

Etiologia geralmente estreptocócica (estreptococos do grupo A), mas pode também ser ocasionada por *S. aureus, Pneumococcus* sp., *Klebsiella pneumoniae, Yersinia enterocolitica, Haemophilus influenzae* tipo b.

Processo infeccioso que atinge a derme profunda, com envolvimento linfático. É necessária solução de continuidade na pele para ocorrer a penetração da bactéria. Localiza-se, preferencialmente, nos membros inferiores (85%), mama e face.

Manifesta-se inicialmente com febre, calafrios e mal-estar. Após horas, surge um eritema com bordas nítidas, associado a edema, dor e calor local. Pode evoluir para bolhas e necrose quando o processo é mais grave. Adenite regional é muito comum.

Infecções da Pele **625**

Diante de erisipelas recidivantes, pode ocorrer linfedema crônico.

Complicações que podem surgir são nefrite e septicemia.

Mortalidade é rara, sendo mais frequente quando localizada na face de crianças.

Celulite

Infecção semelhante à erisipela, porém mais profunda, atingindo o tecido celular subcutâneo.

Etiologia estreptocócica (*S. pyogenes*), mas também por *S. aureus*, pneumococos e *H. influenzae*. Após a introdução da vacinação houve redução significativa da celulite pelo *H. influenzae*.

Clinicamente é similar à erisipela, com eritema menos intenso e bordas mal definidas.

Diagnósticos Diferenciais de Erisipela e Celulite

- Tromboflebite. Lesões eritematonodulares ou cordão infiltrativo em trajeto venoso associado a dor e edema dos membros inferiores.
- Angioedema. Edema agudo, localizado na face (pálpebras, lábios) ou extremidades. Não há dor.
- Fascite necrosante. Necrose rapidamente progressiva do tecido celular subcutâneo e fáscia.
- Síndrome de Sweet.
- Dermatite de contato.
- Herpes-zóster. Erupção vesiculosa sobre base eritematosa, acompanhando trajeto nervoso, associada a dor. Raro na infância.
- Erisipeloide. Caracteriza-se por eritema após trauma com osso ou espinha, com inoculação de bacilo gram-positivo; geralmente localiza-se nas mãos. Não há febre.

PIODERMITES PREDOMINANTEMENTE ESTAFILOCÓCICAS

Foliculite

Infecção do folículo piloso, causada mais frequentemente por *S. aureus*, ocasionalmente por *P. aeruginosa*. É comum em pacientes com acne vulgar em uso prolongado de antibióticos.

Pode ser superficial ou profunda.

A superficial caracteriza-se por pústula centrada por pelo, não interferindo no seu crescimento. Localização preferencial no couro cabeludo, área da barba, região glútea, coxas, axilas e virilhas. Ocasionalmente, as lesões são dolorosas. Ocorre prurido nas situadas no couro cabeludo.

Diagnóstico Diferencial

- Erupção acneiforme. Observa-se monomorfismo das lesões após o uso de certas drogas: corticoides, lítio, cianocobalamina etc.

626 Diagnóstico Diferencial em Pediatria

- Foliculite pitirospórica. Causada por um fungo (*Pytirosporum ovale*). Exame micológico positivo.
- Acne vulgar.
- Rosácea.

As foliculites profundas são:

- Foliculite decalvante. Quadro crônico, progressivo, que leva à depilação definitiva. Localiza-se, frequentemente, no couro cabeludo, barba e membros inferiores. Como diagnóstico diferencial temos: foliculite abscedante, pseudopelada (área de alopecia lisa, brilhante e atrófica, sem sinais inflamatórios), lúpus eritematoso discoide (raro na infância; além do couro cabeludo, as lesões predominam em áreas fotoexpostas), tinha favosa (infecção fúngica) e granuloma tricofítico (lesões em membros inferiores). O exame micológico é positivo.
- Foliculite queloidiana. Pústulas confluentes que atingem mais frequentemente a nuca, formando áreas fibróticas cicatriciais, com aspecto queloidiano. Apresenta curso crônico, afetando mais homens adultos da raça negra. O diagnóstico diferencial deve ser feito com a foliculite dissecante do couro cabeludo.
- Foliculite da barba (sicose). Presença de pústulas isoladas e confluentes. Apresenta curso crônico. Diagnóstico diferencial com tinha da barba através do exame micológico, que é positivo.
- Foliculite dissecante do couro cabeludo. Inicia-se por pústulas que evoluem para abscessos, com fístulas intercomunicantes. Ocorre mais em jovens. Pode estar associada a hidrosadenite e acne *conglobata*, caracterizando a tríade de oclusão folicular. Diagnóstico diferencial com tinha do couro cabeludo (exame micológico positivo).
- Pseudofoliculite. Afeta, preferencialmente, indivíduos negros e mestiços que têm o hábito de depilar-se ou barbear-se especialmente com pelos ulotríquios (pelos encurvados). O pelo, ao ser removido, cresce e encrava, sendo facilmente infectado por estafilococos saprófitas.

Hordéolo (Terçol)

Infecção profunda do cílio e da glândula de Meibômio. Observa-se edema e eritema palpebral, com pústula centrada pelo cílio. Como fatores predisponentes temos blefarite seborreica e atopia.

Furúnculo

Infecção do folículo pilossebáceo. Caracteriza-se por nódulo inflamatório, com sinais flogísticos. Evolui com centro purulento que posteriormente drena material seropurulento necrótico (carnegão) e finaliza com cicatrização. Afeta mais adolescentes e adultos jovens. A furunculose é um processo com multiplicidade de lesões ou recidivas periódicas. Atinge mais áreas pilosas sujeitas a atrito. São fatores predisponentes: obesidade, diabetes melito, má condição de higiene e imunodeficiência, além do estado de portador crônico do *S. aureus*. Diagnóstico diferencial de miíase furunculoide (nódulo com orifício central, sem sinais inflamatórios).

O antraz representa confluência de furúnculos agrupados em uma mesma região, especialmente nuca, dorso e coxa. Afeta mais os idosos, diabéticos e imunodeprimidos. Diagnóstico diferencial com hidrosadenite, acne vulgar cística e cisto epidermoide roto.

Periporite

Infecção estafilocócica da glândula sudorípara écrina. Atinge mais as crianças, especialmente lactentes. Clinicamente apresenta pústulas e nódulos inflamatórios, que drenam secreção purulenta. Regiões mais afetadas: cervical, glútea, facial, tronco e coxas. Sucede a miliária. Diagnóstico diferencial com furúnculo.

Paroníquia

Infecção da dobra ungueal após lesão local (roer unha, remoção da cutícula, manuseio com água etc.). Diagnóstico diferencial com paroníquia fúngica (candidíase). Exames bacteriológico e micológico definem a etiologia.

Hidrosadenite

Infecção crônica da glândula sudorípara apócrina, consequente à obstrução do ducto glandular. Clinicamente observam-se nódulos inflamatórios, dolorosos, formando fístulas que drenam material seropurulento e evoluem para formação de cicatrizes retráteis. Ocorre mais em adolescentes do sexo feminino. As áreas afetadas são as regiões axilar, genital, inguinocrural e perianal. Fatores predisponentes comuns são: depilação, uso de desodorante ou antiperspirante, diabetes melito, obesidade, roupas justas. Pode coexistir com acne *conglobata* e foliculite dissecante do couro cabeludo, como já mencionado. O diagnóstico diferencial deve ser feito com furunculose, escrofuloderma (pesquisa do bacilo de Koch e PPD positivos), actinomicose (causada por *Actinomyces israelii*), doença de Crohn e granuloma inguinal.

DOENÇAS CAUSADAS POR EXOTOXINAS DAS BACTÉRIAS

Escarlatina

Etiologia: toxina eritrogênica (A, B e C) do estreptococo beta-hemolítico do grupo A, levando a uma reação de hipersensibilidade do tipo retardada.

A faixa etária mais acometida é a de 1-10 anos.

Geralmente, o quadro inicia-se por infecção das vias respiratórias superiores ou sucede queimadura, ferida cirúrgica ou infecção puerperal e pélvica.

Caracteriza-se por exantema universal, acompanhado de febre e sintomas gerais. Apresenta o sinal de Pastia (víbices) nas pregas axilar, antecubital e inguinal, e face avermelhada com palidez perioral. Observa-se, ainda, a presença de linfadenopatia cervical, petéquias no palato e língua inicialmente esbranquiçada, com papilas eritematosas, pos-

628 Diagnóstico Diferencial em Pediatria

teriormente tornando-se toda avermelhada (língua em framboesa). Cursa com descamação, especialmente em palmas e plantas das mãos e plantas dos pés.

Pode haver complicações, como otite, mastoidite, sinusite, pneumonia, artrite, hepatite, nefrite, miocardite, septicemia, meningite e febre reumática.

O diagnóstico diferencial deve ser feito com sarampo, rubéola, varicela, farmacodermias, síndrome do choque tóxico, síndrome da pele escaldada estafilocócica e doença de Kawasaki.

Síndrome da Pele Escaldada Estafilocócica — Doença de Ritter

Etiologia: exotoxina epidermolítica estafilocócica (esfoliatina) do *S. aureus* do grupo II (tipos 3A, 3C, 55, 71). É considerada parte do espectro de infecções causadas pela toxina dos estafilococos, que inclui impetigo e síndrome do choque tóxico.

Acomete os menores de 6 anos, especialmente os recém-nascidos.

Inicialmente, o paciente apresenta quadro infeccioso localizado no ouvido, conjuntiva, faringe ou pele. Posteriormente, observa-se eritema difuso, evoluindo com bolhas flácidas, assépticas (clivagem da bolha no nível da camada granulosa), com descolamento da pele, originando áreas desnudas. Sinal de Nikolsky positivo. A reepitelização ocorre em 10-14 dias, sem deixar cicatriz. Sua evolução pode ser fatal.

Diagnóstico diferencial com necrólise epidérmica tóxica (NET), farmacodermia que cursa com bolhas, em que a clivagem se dá abaixo da epiderme, ou seja, é subepidérmica, queimadura solar, doença de Kawasaki, impetigo bolhoso extenso, exantemas virais, síndrome do choque tóxico e pênfigo foliáceo.

Síndrome do Choque Tóxico

Doença sistêmica causada por uma exotoxina do *S. aureus*. Pode estar relacionada com mulheres no período menstrual ou após procedimento cirúrgico, piodermites, infecção pós-parto, abscessos ou sítios de aplicação da insulina.

Clinicamente, surge febre alta subitamente, mialgias, diarreia, vômito, dor de garganta e cefaleia. Progride rapidamente para exantema difuso escarlatiniforme, com disseminação centrípeta. Observa-se eritema palmoplantar e de mucosas (língua em framboesa e conjuntivite). A descamação dos pés e das mãos ocorre em 1-3 semanas.

Diagnóstico diferencial com síndrome do choque tóxico estreptocócico, doença de Kawasaki, escarlatina, SSSS, NET, febre das Montanhas Rochosas e leptospirose.

Bibliografia

1. Azulay R, Azulay D. *Dermatologia*. Rio de Janeiro: Guanabara Koogan, 1997.
2. Cohen B. *Atlas colorido de dermatologia pediátrica*. Rio de Janeiro: Medsi, 1995.
3. Cox N, Chakner L. *Diagnostic problems in dermatology*. New York: Elsevier, 1998
4. Gibbs R. *Differential Diagnosis in Dermatology*. Saint Louis: Mosby, 1997.
5. Sampaio S. *Dermatologia*. São Paulo: Artes Médicas, 1998.
6. Bolognia JL. *Dermatology*. UK: Mosby, 2008.
7. Rodrigues MM. *Dermatologia do nascer ao envelhecer*. IMIP. Rio de Janeiro: Medbook, 2012.

CAPÍTULO 58

Ronaldo Oliveira da Cunha Beltrão

Involução Psicomotora

Corresponde a uma situação em que a criança previamente hígida, do ponto de vista neurológico, começa a perder suas habilidades e marcos do desenvolvimento previamente adquiridos. Tal definição impõe a presença de duas características fundamentais: **intervalo livre**, período de tempo em que a criança se desenvolve normalmente até o início dos sinais e sintomas clínicos, e noção de **caráter evolutivo** da doença durante o seu curso, culminando em óbito.

A deterioração progressiva pode afetar linguagem, visão, audição ou locomoção, podendo estar frequentemente associada a crises epilépticas, prejuízo intelectual e mudanças de comportamento. Toda criança de que se suspeita de regressão piscomotora deve ser sujeita a avaliação completa que inclui história clínica detalhada, história familiar e exame físico minucioso.

Na história devemos registrar a idade de início do processo involutivo e tentar dermarcar ao máximo até que idade a criança era normal. Características do tipo do início (insidioso, agudo ou crônico) e existência de algum fator precipitante são dados importantes. Causas de atraso global que podem se confundir com o diagnóstico de involução psicomotora (criança que alcança os marcos do desenvolvimento, mas em tempo mais tardio do que o esperado, não perdendo os marcos antecipadamente alcançados) devem ser afastadas.

Na história e exame neurológico devemos buscar e registrar possíveis alterações na marcha como, por exemplo, ataxia, alteração nos nervos cranianos (visão, audição, fala e sialorreia), sistema motor (fraqueza dos membros superiores [MMSS] e/ou membros inferiores [MMII] com envolvimento distal ou proximal), mudança do tônus (espasticidade, hipotonia), movimentos extrapiramidais (coreia, atetose, distonia), crises epilépticas, disfunção sensorial, disfunção esfincteriana urinária e intestinal. Devem ser anotadas possíveis alterações do comportamento, como também deterioração do rendimento escolar.

Na história familiar devemos questionar sobre o passado de distúrbio neurológico, consanguinidade e a ocorrência de morte precoce ou inexplicada em prole anterior. É importante obter informações sobre condições da criança ao nascimento (asfixia, prematuridade), possíveis complicações pós-natais (*kernicterus*, meningite, traumatismo cranioencefálico).

No exame físico geral devemos anotar o perímetro cefálico (macrocefalia ou microcefalia), dismorfismos (nariz com base alargada, fácies grosseira), cabelo (alopecia, textu-

630 Diagnóstico Diferencial em Pediatria

ra, mudanças no pigmento), olhos (catarata, retinite pigmentosa, mancha vermelho-cereja, atrofia óptica), exame do esqueleto (deformidades articulares), e realizar palpação abdominal à procura de visceromegalias.

Os exames complementares devem ser dirigidos para elucidação diagnóstica, procedendo-se rotineiramente a exame ocular completo, radiografia do esqueleto, hemograma completo com pesquisa de linfócitos vacuolizados, EEG, LCR, eletroneuromiografia

Quadro 58.1 Principais diferenças na involução psicomotora dependendo da área do SNC acometido

	Distúrbio da substância branca	Distúrbio da substância cinzenta
Idade de início	Usualmente tardio	Usualmente precoce
PC	Pode ter macrocefalia	Usualmente, microcefalia
Crises	Tardio e raro	Precoce e grave
Funções cognitivas	Inicialmente normal	Demência progressiva
Neuropatia periférica	Desmielinização precoce	Tardia (perda axonal)
Espasticidade	Precoce/grave	Tardia (progressivo)
Reflexos	Ausente (neuropatia)/exaltado (trato piramidal)	Normal ou exagerado

Quadro 58.2 Principais doenças que cursam com involução psicomotora em relação a acometimento das substâncias cinzenta e branca

Doenças da substância cinzenta com visceromegalias	Doenças da substância cinzenta sem visceromegalias	Doenças da substância branca
GM1	Doença de Tay-Sachs (GM2)	Leucodistrofia metacromática
Doença de Sandhoff	Lipofuscinose ceroide	Doença de Krabbe
Doença de Niemann-Pick	Síndrome de Rett	Adrenoleucodistrofia
Doença de Gaucher	Doença de Menkes	Doença de Alexander
Mucopolissacaridose		Doença de Canavan
		Doença de Pelizaeus-Merzbacher

Quadro 58.3 Doenças que cursam com regressão psicomotora e achados oftalmológicos

Opacidade corneana	Retinite pigmentosa	Mancha vermelho-cereja	Atrofia óptica
Mucopolissacaridose	Doença mitocondrial Lipofuscinose ceroide	Doença de Sandhoff Doença de Niemann Pick A e C GM1 GM2 (Tay-Sachs e Sandhoff)	Doença de Canavan Doença de Krabbe Doença de Leigh Doença de Pelizaeus-Merzbacher Distrofia neuroaxonal infantil

(ENMG) e neuroimagem, de preferência RM de encéfalo. A realização de biópsias, dosagens enzimáticas específicas e análise molecular dependerá das hipóteses sugeridas pela anamnese, exame físico, laboratorial e radiológico efetuados previamente.

A regressão psicomotora pode envolver tanto a substância cinzenta como a substância branca do sistema nervoso central. Quando o envolvimento ocorre primordialmente na substância cinzenta, podemos detectar importantes sinais e sintomas clínicos, como perda visual associada a transtornos retinianos, crises epilépticas, atividade epileptiforme no EEG, mudança na personalidade, demência e RM de encéfalo mostrando em fase mais tardia atrofia generalizada e ventriculomegalia (Quadros 58.1 a 58.3).

O termo demência, usado para regressão no neurodesenvolvimento, é associado à perda da memória, capacidade para pensar, compreender e identificar, como também mudanças na personalidade e comportamento angustiante.

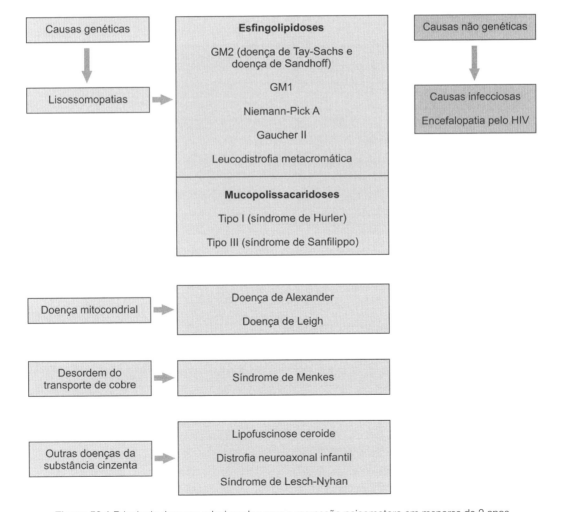

Figura 58.1 Principais doenças relacionadas com a regressão psicomotora em menores de 2 anos.

Quando o envolvimento se faz no nível da substância branca, podemos encontrar: espasticidade, rigidez, transtornos visuais com atrofia óptica sem alteração retiniana e sinais de desmielinização na RM de encéfalo.

Para fins didáticos podemos dividir etiologicamente a involução psicomotora em causas de base genética e causas adquiridas. As afecções podem ser subdivididas de acordo com a faixa etária em relação à idade de maior ocorrência, principalmente no que se refere às doenças de cunho hereditário, com linha divisória temporal em maiores de 2 anos e menores de 2 anos (Figuras 58.1 e 58.2).

Em relação às causas hereditárias em crianças menores de 2 anos, sobressaem as de natureza neurometabólica, com destaque para as doenças lisossomais (decor-

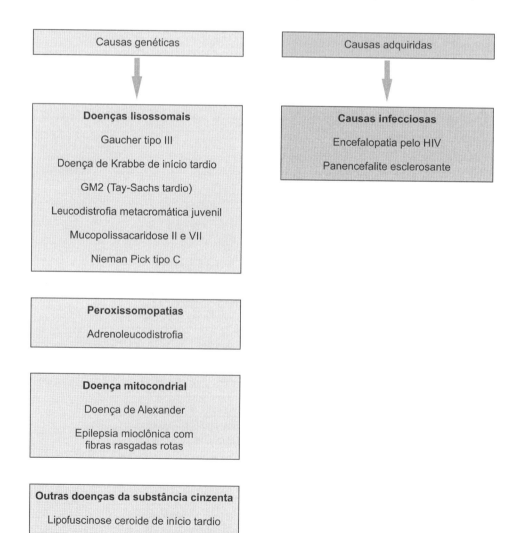

Figura 58.2 Principais doenças relacionadas com a regressão psicomotora em maiores de 2 anos.

rentes da deficiência de enzima nos lisossomos), com ênfase para esfingolipidoses, representadas pelas gangliosidoses (leucodistrofia metacromática, Niemann-Pick A, Gaucher II, mucopolissacaridoses), doenças mitocondriais (doença de Leigh, doença de Alexander) e outras doenças que não se encaixam nos grupos descritos anteriormente, mas que apresentam como característica principal o acometimento preponderante da substância branca (doença de Canavan, doença de Pelizaeus-Merzbacher) ou da substância cinzenta (síndrome de Rett). Nas causas adquiridas predomina a de natureza infecciosa com destaque para a encefalopatia pelo HIV.

Nas crianças maiores de 2 anos destacamos as doenças lisossomais (leucodistrofia metacromática), doenças peroxissomais (adrenoleucodistrofia), doenças mitocondriais e outras doenças que acometem a substância cinzenta. Nas causas adquiridas prevalecem os quadros infecciosos (panencefalite esclerosante subaguda, encefalopatia por HIV).

No diagnóstico diferencial em crianças abaixo de 2 anos destacam-se as doenças lisossomais, cujo defeito, na maioria das vezes, é decorrente de deficiência enzimática com acúmulo do substrato na qual a enzima age. As lisossomopatias podem acarretar vários sintomas em diferentes sistemas, dependendo da quantidade desse substrato encontrado.

A seguir são descritas as principais doenças lisossomais.

DOENÇA DE NIEMANN PICK A

A icterícia neonatal persistente é o primeiro sintoma da doença. O retardo psicomotor inicia-se entre o terceiro e o sexto mês de vida. Observa-se dificuldade alimentar, baixo ganho ponderal e hepatoesplenomegalia. A regressão psicomotora é caracterizada por hipotonia postural e perda da interação com o meio ambiente. No exame fundoscópico, 50% dos casos revelam mancha vermelho-cereja. A maioria das crianças morre por volta dos 3 anos de idade.

Podemos detectar a presença de linfócitos vacuolizados no sangue periférico e histiócitos vacuolizados no mielograma. O diagnóstico é determinado pela redução da atividade enzimática da esfingomielinose em linfócitos periféricos ou fibroblastos inferior a 2%.

GANGLIOSIDOSE GM1

É decorrente da deficiência enzimática da betagalactosidase. O início dos sintomas geralmente está entre 6-18 meses. Fraqueza e incoordenação são aspectos precoces seguidos por espasticidade, retardo mental e crises epilépticas. Muitas vezes, os recém-nascidos se encontram já afetados com hipoatividade e hipotonia. O fenótipo de Hurler está presente; no exame fundoscópico observa-se, em 50% dos casos, mancha vermelho-cereja.

O diagnóstico é realizado através da identificação da deficiência enzimática da betagalactosidase em leucócitos e cultura de fibroblastos.

GANGLIOSIDOSE GM2 (SÍNDROMES DE SANDHOFF E TAY-SACHS)

São doenças relacionadas com o acúmulo de gangliosidose GM2 por deficiência da hexosaminidase A, hexosaminidase B ou proteína ativadora da hexosaminidase A ou B.

Doença de Tay-Sachs

Doença autossômica recessiva decorrente da deficiência grave da hexosaminidase A.

O início dos sintomas é entre o 3º e o 6º mês de vida, caracterizado por uma resposta exagerada aos estímulos sonoros que provocam um *Startle reflex* (tipo de reflexo de Moro exagerado). Em torno do 4.º/6.º mês há parada do desenvolvimento e regressão motora (capacidade de sustentar a cabeça, de sentar com ou sem apoio). Por volta de 1 ano de idade, o lactente se encontra gravemente retardado, não responsivo e espástico. A quase totalidade das crianças apresenta na fundoscopia mancha vermelho-cereja.

O diagnóstico é determinado pela ausência de atividade enzimática de hexosaminidade A em leucócitos. Qualquer criança de origem judia com deterioração psicomotora progressiva no primeiro ano de vida, sem visceromegalias e com mancha vermelho-cereja na fundoscopia deve ter essa hipótese diagnóstica.

Síndrome de Sandhoff

Doença de transmissão autossômica recessiva decorrente da deficiência grave de hexosaminidase A e B.

Apresenta alterações semelhantes à doença de Tay-Sachs, podendo haver ocasionalmente visceromegalias e alterações esqueléticas menores.

O diagnóstico é dado pela confirmação da deficiência enzimática de hexosaminidase A e B em cultura de fibroblastos e leucócitos.

DOENÇA DE KRABBE

Doença autossômica recessiva devida à deficiência enzimática da galactosilceramidase.

A doença inicia-se em torno dos 3 meses de vida. Os sintomas iniciais são irritabilidade e hiper-reatividade aos estímulos. Surtos de febre de causa inexplicada podem acompanhar o quadro desde o seu início. Dentro de 2-4 meses de evolução, o lactente assume a posição de opistótono; todos os marcos alcançados são perdidos. Reflexos profundos tornam-se abolidos, mioclonias audiogênicas e crises desenvolvem posteriormente.

A fundoscopia revela palidez ou atrofia óptica. O LCR mostra hiperproteinorraquia. A velocidade de condução nervosa acha-se grandemente diminuída. RM de encéfalo em T2 mostra hiperintensidade difusa que corresponde a áreas de desmielinização. O diagnóstico específico é determinado pela atividade da gactosilceramidase em leucócitos e cultura de fibroblastos.

DOENÇA MITOCONDRIAL

Doenças mitocondriais são decorrentes da disfunção da cadeia respiratória, podendo ser causadas tanto por mutações no DNA mitocondrial como no DNA nuclear. A maioria das mitocondriopatias envolve múltiplos órgãos. Os aspectos clínicos comuns são: ptose, retinite pigmentosa, oftalmoplegia externa, miopatia e surdez neurossensorial. Destacam-se como as mais relevantes na faixa etária abaixo dos 2 anos as doenças de Alexander e de Leigh.

Doença de Alexander

Observa-se parada do desenvolvimento neuropsicomotor com aumento do perímetro cefálico, espasticidade, convulsões e demência progressiva.

Deve ser suspeitada em lactentes com macrocrania e evidência na RM de encéfalo de desmielinização nos lobos frontais. O LCR revela hiperproteinorraquia. O diagnóstico definitivo é feito pela demonstração microscópica das fibras eosinofílicas de Rosenthal em material obtido por autópsia (subpial, subependimal e região perivascular).

Doença de Leigh

É um distúrbio primariamente progressivo que afeta os neurônios do tronco cerebral, tálamo, gânglios da base e cerebelo. O início ocorre entre 3-12 meses de vida. O quadro clínico caracteriza-se por distúrbios respiratórios (apneia, hiperventilação), alterações dos nervos cranianos (principalmente oculomotores, paralisia supranuclear e dificuldades de deglutição). Observam-se também nistagmo, hipotonia, sinal de Babinski, ataxia, dismetria e sinais extrapiramidais.

Observa-se aumento das concentrações de lactato no sangue e/ou liquor. Na sequência T2, na RM de encéfalo, constata-se sinal hiperintenso bilateral e simétrico no nível de tronco cerebral e/ou gânglios da base. A RM com espectroscopia de prótons identifica um aumento da curva de lactato nessas lesões.

DESORDEM DO TRANSPORTE DE COBRE

Doença de Menkes

Doença de transmissão recessiva ligada ao sexo decorrente de queda da absorção intestinal de cobre acarretando baixa concentração tissular desse mineral.

Observa-se atraso do desenvolvimento por volta do 3º mês. Em seguida, ocorrem crises epilépticas graves de difícil controle. A perda das aquisições é rápida, entrando a criança em poucos meses em estado vegetativo. Os cabelos das crianças acometidas mostram-se ralos, duros, quebradiços e de coloração pálida castanho-avermelhada (*kinky hair*).

Dosagens de cobre e ceruloplasmina no sangue apresentam valores baixos. Na microscopia, os pelos mostram-se tortuosos ao longo do seu eixo (*pili torti*).

MUCOPOLISSACARIDOSE TIPO I (HURLER)

É devida à ausência da hidrolase lisossomal α-L-iduronidase. O dermatan sulfato e o heparan sulfato não podem ser devidamente degradados e aparecem na urina.

As crianças parecem normais ao nascimento. Aspecto grosseiro da face aparece em torno dos 2 primeiros anos de vida. Displasia esquelética progressiva envolve todos os ossos. Parada no crescimento estatural ocorre em torno dos 3 anos de vida. Todas as crianças desenvolvem retardo mental profundo e progressivo.

O fenótipo e a aparência radiográfica sugerem o diagnóstico. A deficiência da enzima α-L-iduronidase em leucócitos periféricos e cultura de fibroblastos sela o diagnóstico.

MUCOPOLISSACARIDOSE TIPO III (SANFILIPPO)

O fenótipo de Hurler não é proeminente, mas hepatomegalia está presente em dois terços dos casos. O aspecto clínico maior é caracterizado por atraso no desenvolvimento neuropsicomotor ao redor do final do segundo ano de vida seguido por um intervalo de parada no desenvolvimento mental e demência progressiva.

A presença de heparan sulfato e não dermatan sulfato na urina é evidência presuntiva para o diagnóstico. O diagnóstico definitivo requer a demonstração da atividade enzimática em cultura de fibroblastos.

Gaucher Tipo II

Doença autossômica recessiva devida ao déficit da enzima glicocerebrosidase.

Os sintomas iniciam-se por volta dos 3 meses de vida, sendo a irritabilidade, o estrabismo e a visceromegalia os achados mais comumente observados. Posteriormente surgem trismo e hiperextensão da cabeça. Dificuldade na deglutição, sucção e paresia ocular são típicas dessa patologia. A morte ocorre usualmente em torno do segundo ano de vida.

O hemograma pode revelar anemia microcítica e linfócitos vacuolizados. Nas vísceras e na medula óssea observamos as características células de Gaucher, que são elementos do sistema reticuloendotelial carregados de lipídeos. Pode-se também determinar a atividade da glicosilceramidase nos leucócitos.

OUTRAS DOENÇAS DA SUBSTÂNCIA BRANCA

Doença de Pelizaeus-Merzbacher

Doença recessiva ligada ao sexo decorrente do defeito na biossíntese da proteína proteolipídica 1 (constituinte da bainha de mielina).

Movimento intermitente da cabeça e nistagmo pendular podem estar presentes ao nascimento. O desenvolvimento neuropsicomotor sofre uma parada no 3º mês de vida; em seguida, há regressão. Os movimentos dos membros tornam-se atáxicos, e o tônus, espástico, primeiramente nos membros inferiores e a seguir nos superiores. Tardiamente ocorre atrofia óptica e convulsões.

RM de encéfalo mostra desmielinização difusa dos hemisférios cerebrais e cerebelares, poupando pequenas áreas com mielinização normal. O diagnóstico definitivo é dado pelo achado de duplicação, deleção ou mutação pontual do gene *PLP1* através da técnica de PCR.

Doença de Canavan

Apresenta herança autossômica recessiva devido à deficiência da aspartoacilase.

Parada do desenvolvimento psicomotor e regressão ocorrem durante os primeiros 6 meses. Constata-se percepção diminuída do ambiente, dificuldade na alimentação, irritabilidade e hipotonia; uma postura característica é a extensão da perna, flexão do braço e retração da cabeça, especialmente quando a criança é estimulada. A macrocrania é notada aos 6 meses e continua a se desenvolver durante a infância. Atrofia óptica levando a cegueira ocorre entre 6-10 meses.

Excreção anormal de ácido N-acetil-aspartato (NAA) pode ser detectada na urina. Atividade da aspartoacilase inferior a 40% da normalidade pode ser detectada em cultura de fibroblastos. A RM mostra um padrão leucodistrófico difuso sem poupar as fibras em U. De grande relevância é o achado de um pico elevado de NAA à espectroscopia de prótons por RM.

OUTRAS DOENÇAS DA SUBSTÂNCIA CINZENTA

Lipofuscinose Ceroide (Haltia-Santavuori)

Doença decorrente do acúmulo anormal de substâncias cujas características se assemelham à lipofuscina.

As crianças são usualmente normais ao nascimento. O início do quadro clínico ocorre entre 6-24 meses. Os sintomas iniciais incluem parada do crescimento do perímetro cefálico, mioclonias com progressivo retardo mental acompanhado de perda visual.

Exame oftalmológico revela hipopigmentação da retina. Na neuroimagem observa-se importante atrofia cerebral. A biópsia da conjuntiva demonstra depósitos granulares densos.

Síndrome de Rett

Apresenta ocorrência somente no sexo feminino. É devida, na maioria dos casos, a mutação do gene *MECP2* localizado no cromossomo Xq28.

As meninas afetadas são normais no primeiro ano de vida. Os sintomas iniciais são desaceleração do crescimento do perímetro cefálico levando a microcefalia, falta de interesse pelo ambiente, hipotonia e perda da linguagem eventualmente adquirida. Por volta do segundo ano de vida aparece o sinal mais característico dessa doença, movimentos estereotipados comparados aos de lavar as mãos. Episódios de hiperventilação, provavelmente voluntários, são frequentes. Crises epilépticas ocorrem antes dos 3 anos.

O diagnóstico definitivo é feito pela análise molecular à procura de mutação no gene *MECP2*.

Doença de Lesch-Nyhan

Decorre da deficiência da hipoxantina guanina fosforribosiltransferase.

As crianças acometidas parecem normais ao nascimento, exceto por leve hipotonia. A seguir, há o aparecimento de rigidez progressiva de membros, torcicolo e retrocolo. Durante o segundo ano de vida, desenvolvem-se caretas faciais e movimentos involuntários (coreia ou atetose). Observa-se posteriormente o surgimento de automutilação e heteroagressividade.

Constata-se aumento das concentrações de ácido úrico no sangue e na urina. O diagnóstico definitivo é feito pela ausência de atividade da hipoxantina-guanina fosforribosiltransferase em eritrócitos ou cultura de fibroblastos.

Distrofia Neuroaxonal Infantil

Doença neurodegenerativa de causa desconhecida com herança autossômica recessiva.

Clinicamente cursa com parada e regressão psicomotora de início no primeiro ou segundo ano de vida, associado a hipotonia de semiologia mista (segmentar e suprassegmentar) que progride para tetraplegia espástica, atrofia óptica e demência progressiva; a morte sobrevém até o final da primeira década de vida.

O LCR é normal, a eletromiografia mostra um padrão de desnervação consistente com doença do corno anterior. A RM de encéfalo revela alto nível de ferro no globo pálido. O diagnóstico definitivo pode ser realizado pela evidência de esferoides neuroaxonais através de biópsia da conjuntiva ou nervo periférico sural; mais recentemente tem-se utilizado análise molecular para detecção de mutações do gene *PLA2G6* para o diagnóstico específico dessa patologia.

Encefalopatia pelo HIV

Representa uma causa adquirida de involução psicomotora. É causada por um retrovírus designado HIV. Sua transmissão na faixa etária pediátrica é geralmente por via transplacentária, intraparto (através de contato com sangue e secreções) e aleitamento materno, sendo raros os casos decorrentes de transfusão sanguínea e abuso sexual.

A forma progressiva inicia-se aos 6 meses de idade com a perda das aquisições anteriormente alcançadas, aparecimento de sinais de liberação piramidal e parada do crescimento do perímetro cefálico com aparecimento da microcefalia adquirida. Posteriormente podem surgir movimentos involuntários anormais, crises epilépticas e ataxia.

Em menores de 18 meses realiza-se o PCR DNA, e, para os maiores de 18 meses, ELISA com teste confirmatório Western-blot.

Nas crianças maiores de 2 anos destacam-se também as doenças hereditárias de cunho metabólico e as adquiridas de causas infecciosas. Descreveremos a seguir as características das principais afecções que ocorrem nessa faixa etária.

DOENÇAS LISOSSOMAIS

Gangliosidose GM2 (Tay-Sachs Juvenil)

Os sintomas iniciam-se em torno dos 2-10 anos com ataxia e incoordenação. Observa-se perda da linguagem adquirida e declínio cognitivo. Espasticidade e crises estão presentes no final da primeira década de vida. Mancha vermelho-cereja não é um achado constante, como visto na forma infantil.

O diagnóstico específico é determinado pela deficiência da atividade da N-acetil-β-hexosaminidase em leucócitos.

Gaucher Tipo III

Inicia-se na infância ou adolescência. Hepatoesplenomegalia usualmente precede a deterioração neurológica. As manifestações neurológicas mais comuns são crises epilépticas e regressão mental (perda da memória sutil até a completa demência). Apraxia oculomotora vertical, como descrito na doença de Niemann Pick, pode ocorrer na doença de Gaucher.

O mielograma revela a presença das células de Gaucher. O exame confirmatório é através da demonstração da deficiência enzimática da glicocerebrosidase nos leucócitos.

Doença de Krabbe de Início Tardio

A deterioração neurológica inicia-se entre as idades de 2-6 anos. Os aspectos clínicos maiores são regressão mental, cegueira cortical e espasticidade unilateral ou generalizada. Diferentemente da forma infantil, o conteúdo de proteína no liquor é normal. Deterioração neurológica progressiva resulta em estado vegetativo.

O diagnóstico é confirmado pela demonstração da atividade deficiente da galactosilceramidase.

Leucodistrofia Metacromática

Doença autossômica recessiva, que envolve o metabolismo dos sulfatídeos, um dos maiores componentes da mielina do sistema nervoso central e periférico, decorrente da deficiência da enzima arilsulfatase A ou, mais raramente, da proteína ativadora SAP-1.

O início é entre 4-12 anos de idade. Observam-se distúrbios intelectuais caracterizados por queda do rendimento escolar, alteração da linguagem e distúrbios de comportamento. Ataxia e alteração da postura, incoordenação motora, espasticidade e decadência mental progressiva são os sinais mais evidentes da doença.

O diagnóstico é pela constatação do déficit enzimático da arilsulfatase A em leucócitos obtidos no sangue e aumento da excreção de sulfatídeos na urina. A RM revela sinais de alta intensidade, inicialmente em região periventricular, e sinais de baixa intensidade com aspecto tigroide na substância branca.

640 Diagnóstico Diferencial em Pediatria

Mucopolissacaridose Tipo VII (Sly)

Doença autossômica recessiva devida à deficiência enzimática de β-glicuronidase.

O paciente tem um incompleto fenótipo de Hurler com hepatoesplenomegalia, hérnia inguinal. A opacidade corneana não ocorre, e a face não apresenta aspecto típico do fenótipo de Hurler. Retardo psicomotor desenvolve-se depois dos 2 anos de idade.

O achado de dermantan sulfato e heparan sulfato na urina é bastante sugestivo para o diagnóstico. Entretanto, o diagnóstico específico requer a demonstração da deficiência da β-glicuronidase em leucócitos e cultura de fibroblastos.

Niemann-Pick C

Doença autossômica recessiva por defeito bioquímico na esterificação do colesterol.

O início pode ocorrer do 3º ao 8º ano de vida ou mesmo na adolescência, caracterizando as formas infantis tardias e juvenis. Hepatoesplenomegalia geralmente está presente, podendo ser ou não de início precoce. Os sinais neurológicos incluem ataxia progressiva, disartria, tremor intencional e declínio cognitivo, sobretudo distonia e paralisia supranuclear progressiva. Crises convulsivas, mioclonias, cataplexia e narcolepsia são ocasionalmente relatadas.

O diagnóstico é realizado através do teste bioquímico em cultura de fibroblastos. Utiliza-se a coloração Filipin, que se torna positiva, demonstrando prejuízo na esterificação do colesterol.

Adrenoleucodistrofia

Doença peroxissomal ligada ao sexo. Relaciona-se com mutação no gene *ABCD1*, que codifica uma proteína da membrana peroxissomal ALDP.

A doença se inicia entre 4-10 anos, caracterizada por transtorno de comportamento, desinteresse pelo meio, involução intelectual progressiva, hemianopsia ou cegueira, perda da acuidade auditiva, involução motora até a rigidez da descerebração. A sintomatologia endócrina pode estar ausente, mas, quando presente, observa-se pigmentação anormal da pele, astenia e dor abdominal.

RM de encéfalo mostra aumento de sinal em T2 na região da substância branca occipital bilateral, apresentando realce com a injeção de contraste. O diagnóstico é feito pelo aumento dos ácidos graxos de cadeia muito longa no plasma.

Panencefalite Esclerosante Subaguda

Doença grave provocada pela ação retardada, crônica, do vírus do sarampo.

O quadro pode ser dividido cronologicamente em quatro estágios: estágio 1, que corresponde à mudança de comportamento, queda do rendimento escolar. Estágio 2 com frequentes, repetitivas e maciças mioclonias. Estágio 3 com rigidez, sintomas extrapiramidais e apatia progressiva. Estágio 4 com coma, estado vegetativo, falência autonômica e mutismo acinético. O início dos sintomas geralmente ocorre 7 anos após a primoinfecção pelo vírus do sarampo. O intervalo entre os estágios é variável. Existem

Involução Psicomotora **641**

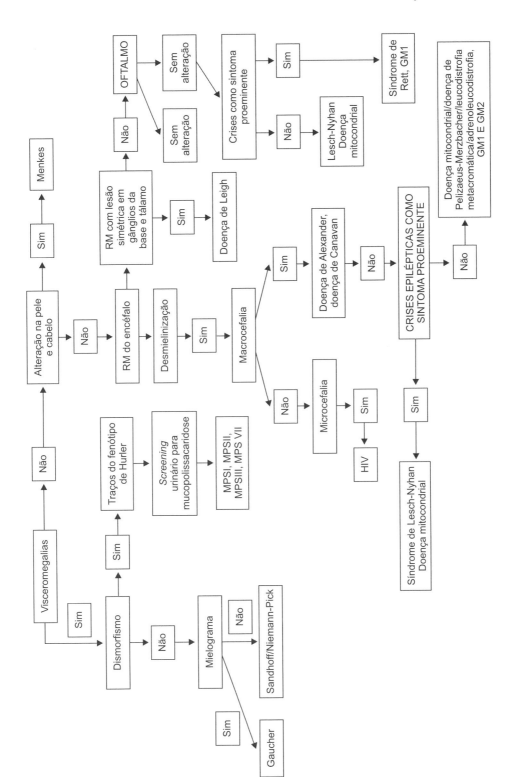

Figura 58.3 Algoritmo para a avaliação das principais patologias que cursam com involução psicomotora. Adaptada de Goldstein.

642 Diagnóstico Diferencial em Pediatria

outras formas de apresentação da doença, com maior cronicidade e longos períodos de estabilização, e casos com apresentação mais aguda, com evolução rápida e óbito ocorrendo em 2-3 meses.

Observa-se elevado título de anticorpos contra o sarampo no LCR. O EEG pode revelar atividade periódica no traçado.

Encefalomiopatia Mitocondrial com Fibras Vermelhas Rasgadas

É causada por mutação pontual no DNA mitocondrial por um defeito combinado na cadeia respiratória nos complexos 1 e 4.

Declínio insidioso no desempenho escolar é frequente e apresentado como característica inicial, mas as crises tônico-clônicas generalizadas ou mioclônicas podem ser o primeiro sintoma a levar à consulta médica. Convulsões são induzidas por luz piscante ou simplesmente por olhar a televisão.

O LCR apresenta níveis aumentados de lactato e piruvato. O EEG revela lentificação do ritmo de base e resposta fotoparoxística à fotoestimulação intermitente. A biópsia muscular mostra fibras vermelhas rasgadas.

Lipofuscinose Ceroide Neuronal Juvenil

Inicia-se entre 5-10 anos. A baixa acuidade visual é o aspecto mais proeminente. Declínio do rendimento escolar e distúrbio de comportamento são característicos. Delírios e alucinações são comuns. Cegueira e demência são os únicos sintomas durante muitos anos. As crises mioclônicas e tônico-clônicas começam alguns anos depois do surgimento dos sintomas, mas são usualmente graves.

Diante do contexto clínico, o surgimento de linfócitos vacuolizados é de grande valor para o diagnóstico. O exame de imagem pode revelar atrofia cerebral e cerebelar difusa. A biópsia de pele e conjuntiva mostra inclusões citoplasmáticas do tipo *fingerprints*.

Bibliografia

1. Dusenbery MS. *The Washington manual of pediatrics*. Lippincott, Williams & Wilkins.2009.
2. Fenichel GM. Psichomotor regression. In: *Clinical pediatric neurology: a signs and symptoms approach*, 6. ed. Philadelphia: W.B.Saunders Company, 2009.
3. Forsyth R. *Pediatric neurology,* 2 ed. Oxford, 2012.
4. Holmes, LG. *Pediatric neurology*. Oxford, 2010.
5. Lyon G, Kolodny EH, Pastores GM. *Neurology of hereditary metabolic diseases of children*, 3. ed. New York: Mc Graw Hill, 2006.
6. Maria, LB. *Current management in child neurology*, 4. ed. PMPH, 2008.
7. Ronald BD. *Clinical pediatric. Neurology*. Demosmedical, 3. ed., 2009.
8. Rosemberg S. *Neuropediatria*, 2. ed Sarvier, 2010.
9. Saudbray J M. *Inborn metabolic diseases*, 5. ed. Springer, 2012.
10. Solana GGL. *Involución psicomotriz*. Seccion de neurologia infantile, 2008.
11. Swaiman KE, Ashwal S, Ferriero DM. Pediatric neurology principles and practice, 4. ed. Philadelphia: Mosby Elsevier, 2006.

CAPÍTULO 59

Joakim Cunha Redo

Lactente Sibilante

INTRODUÇÃO

A queixa de chiado no peito, referida pelos familiares de um lactente, é uma das mais comuns em pediatria. É motivo de grande preocupação, tanto para a família quanto para o pediatra, que se vê diante de um diagnóstico diferencial amplo, que inclui desde afecções benignas e de boa evolução até outras, graves, como fibrose cística e doenças intersticiais, tornando extremamente importante o diagnóstico precoce e o tratamento.

O termo "chiado" é um sintoma referido pelos familiares de um lactente e deve ser avaliado com cuidado. Uma rinofaringite aguda pode cursar com respiração ruidosa e ser referida como chiado, uma obstrução nasal crônica pode produzir roncos de transmissão e também ser referida como chiado pelos familiares. Observamos ainda que muitas mães referem chiado quando põem a palma da mão no tórax da criança e sentem uma vibração, enquanto outras referem que escutam a criança chiando. Vemos, pois, que o termo "chiado" possui grande número de significados, devendo ser explorado com cuidado na anamnese, não devendo ser confundido com sibilância, que é um sinal detectado por profissional de saúde no exame físico.

DEFINIÇÃO

O uso do nome lactente sibilante, em vez de bebê chiador é mais fidedigno, pois abarca uma faixa etária mais ampla, que vai até o segundo ano de vida.

Não há na literatura uma padronização que defina com precisão quando considerar uma criança um lactente chiador. Uma definição útil e simples é dada por Solé *et al.*, que consideram a presença de três ou mais episódios de sibilância no período de 6 meses.

EPIDEMIOLOGIA

A frequência de sibilância nos primeiros anos de vida tem sido reportada como elevada. Um estudo brasileiro encontrou prevalência de 45% de pelo menos um episódio de sibilância em lactentes com menos de 1 ano de vida; 22% dos casos apresentaram três ou mais episódios. Outro estudo brasileiro, feito em lactentes de família de baixa renda, relatou que 80% apresentaram episódios de sibilância no primeiro ano de vida e 43%

apresentaram três ou mais crises. Um estudo americano, a coorte de Tucson, encontrou prevalência de um ou mais episódios de sibilância em 40% dos casos nos primeiros anos de vida. Sibilância recorrente no lactente representa, portanto, importante problema e deve ser corretamente avaliada pelo pediatra assistente.

FATORES PREDISPONENTES

O lactente possui uma série de fatores anatômicos e fisiológicos que o predispõe a ter obstrução de vias respiratórias. Entre os mais importantes temos:

- Imaturidade e formato anormal da caixa torácica. Na caixa torácica do lactente, o diâmetro anteroposterior é semelhante ao laterolateral, o que dificulta o movimento de elevação das costelas. A complacência aumentada torna mais difícil manter expandido o parênquima, predispondo à atelectasia. A inserção do diafragma é mais horizontal, o que acarreta contração muscular menos eficiente, com aumento do trabalho respiratório (Figura 59.1).

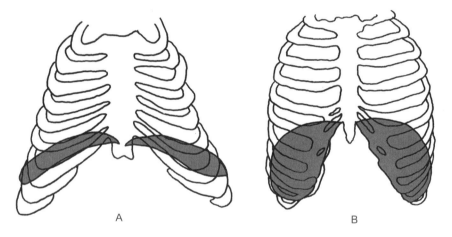

Figura 59.1 A. Tórax e diafragma de lactente. **B.** Tórax e diafragma de criança maior e adulto. Observar a forma do tórax e a inserção do diafragma.

- Vias respiratórias. Existe aumento da resistência ao fluxo aéreo nas pequenas vias, o que as torna predispostas à obstrução e colabamento quando inflamadas ou expostas a irritantes, predispondo à hiperinsuflação pulmonar, alteração na relação ventilação-perfusão e aumento do trabalho respiratório.
- Parênquima. Existem menos poros de comunicação entre os alvéolos (poros de Khon) e bronquioloalveolares (canais de Lambert), o que diminui a ventilação colateral e predispõe à atelectasia. O parênquima pulmonar do lactente é mais rígido, o que também aumenta o trabalho respiratório e predispõe à evolução mais rápida para falência respiratória, diferente em crianças maiores e adultos.

FISIOPATOLOGIA

A sibilância é um fenômeno produzido pela obstrução em grandes vias respiratórias, quando o fluxo de ar passa por uma zona de obstrução, produzindo vibração na parede da via respiratória que se transmite ao ar circundante, caracterizando um som agudo contínuo que conhecemos como sibilo.

FENÓTIPOS DE SIBILÂNCIA NO LACTENTE

O Consenso PRACTALL, elaborado conjuntamente pela Academia Europeia de Asma, Alergia e Imunologia e Academia Americana de Asma, Alergia e Imunologia, descreve quatro padrões de sibilância durante a infância, bem como sua evolução:

- Sibilância transitória: crises de sibilância durante os 2-3 primeiros anos de vida com regressão das mesmas após esse período.
- Sibilância não atópica: crises de sibilância desencadeadas, principalmente, por vírus com tendência a desaparecer com o avançar da idade.
- Asma persistente: caracterizando-se por sibilância associada a:
  - Manifestações de atopia: eczema atópico, rinite alérgica, conjuntivite alérgica, alergia alimentar, presença de eosinofilia e/ou elevação nos níveis séricos de IgE total.
  - Sensibilização comprovada a alimentos e aeroalérgenos através da presença de IgE específica.
  - Sensibilização comprovada a aeroalérgenos antes dos 3 anos de idade, especialmente se houver exposição persistente em domicílio em níveis elevados desses alérgenos.
  - Ter pai ou mãe com asma.
  - Sibilância intermitente grave: episódios de crises graves de sibilância associadas a:
    - Mínima morbidade nos períodos intercrises.
    - Presença de características de atopia, como eczema, sensibilização alérgica e eosinofilia em sangue periférico.

Sibilância Precoce e Asma

Como referido, nem toda sibilância evolui para asma, não havendo ainda um marcador específico que prediga quais lactentes se tornarão asmáticos no futuro. Vários pesquisadores têm tentado desenvolver um escore para detectar precocemente o grupo de lactentes mais predispostos a evoluir para asma e que poderia se beneficiar de um tratamento precoce. Castro-Rodrigues *et al.* desenvolveram um escore (Quadro 59.1) na tentativa de identificar esse grupo. Seu estudo envolveu crianças com menos de 3 anos que apresentaram sibilância recorrente frequente. De acordo com esse escore, aqueles lactentes com um dos dois critérios maiores ou dois dos três critérios menores tinham risco de cerca de 4-10 vezes de desenvolver asma entre 6-13 anos.

646 Diagnóstico Diferencial em Pediatria

Quadro 59.1 Índice clínico proposto para identificar grupo de lactentes com risco para desenvolverem asma

Critérios maiores	Critérios menores
História familiar de asma[A]	Rinite alérgica[C]
Eczema atópico[B]	Sibilância sem IVAS
	Eosinofilia > 4%[D]

A, B e C: diagnosticado por médico.
D: antes deve-se afastar parasitose intestinal.

AVALIAÇÃO DIAGNÓSTICA

Os pacientes podem ser classificados em dois grupos, com base na gravidade do quadro respiratório, na presença de indicadores de doença específica e no estado nutricional.

No primeiro grupo, classificamos as crianças com:

- Estado nutricional preservado.
- Ausência de doença de base reconhecível.
- Quadro respiratório de pouca gravidade: crises leves sem internação.
- Exame físico sem achados significativos: ausência de deformidade torácica ou de cianose.

Nesse grupo podemos ser mais conservadores na investigação. Radiografia de tórax e hemograma com VHS e parasitológico de fezes, são, na maioria das vezes, os únicos exames necessários.

As crianças do segundo grupo apresentam os fatores de risco citados. Nesse grupo temos de ser mais invasivos em nossa investigação, porém não devemos simplesmente solicitar todos os exames possíveis para o diagnóstico diferencial, mas tentar classificar a criança dentro de grupos de diagnósticos sindrômicos para tornar mais objetiva a investigação.

Segue uma classificação sindrômica dos principais grupos de doenças que podem estar associadas à síndrome do lactente chiador, bem como os principais exames a serem solicitados em cada grupo.

- Síndromes aspirativas. Exames: estudo contrastado de esôfago, estômago e duodeno com deglutograma, associado ou não à pesquisa de fístula em H, pHmetria, cintilografia para pesquisa de refluxo, videofluoroscopia da deglutição, broncoscopia, endoscopia digestiva alta, tomografia de tórax de alta resolução.
- Infecções. Exames: hemograma com VHS, radiografia de tórax AP e perfil, radiografia de seios da face, teste de Mantoux, dosagem de imunoglobulinas, sorologias específicas (*Toxocara*, *Aspergillus*, *Histoplasma* etc.), tomografia de tórax de alta resolução.
- Pneumopatias crônicas. Exames: dosagem de cloro no suor pela iontoforese por pilocarpina, radiografia de tórax anteroposterior e perfil, tomografia de tórax de alta resolução, biópsia pulmonar, dosagem de alfa-1-antitripsina e de marcadores para doenças do colágeno.

- Sibilância sem doença de base. Como já referido, essas crianças têm, na maioria dos casos, nutrição conservada e sintomatologia respiratória de leve a moderada intensidade. Não há infecções respiratórias de repetição nem internações frequentes por sibilância. Os exames para investigar doença de base, como os explicitados, são normais. Tais crianças frequentemente recebem, por exclusão de afecções específicas, o diagnóstico de sibilância viral ou sibilância transitória da infância.

Quadro 59.2 Principais causas de sibilância no lactente

INFECÇÕES
Sibilância viral recorrente
Bronquiolopatia pós-viral
Rinossinusite recorrente/crônica
Parasitoses intestinais
Toxocaríase
Tuberculose
Histoplasmose

AGENTES AMBIENTAIS
Exposição à fumaça de cigarro
Exposição a poluentes extradomiciliares
Exposição a antígenos orgânicos

DOENÇA ATÓPICA
Asma
Alergia ao leite de vaca

MALFORMAÇÕES
Laringomalácia-traqueomalácia-broncomalácia
Estenose subglótica
Membrana traqueal
Cisto broncogênico
Malformação adenomatoide cística
Hipoplasia pulmonar
Sequestro pulmonar
Enfisema lobar congênito
Hérnia diafragmática
Anel vascular

SÍNDROMES ASPIRATIVAS
Doença do refluxo gastroesofágico
Incoordenação da deglutição
Aspiração de corpo estranho
Cleft laríngeo (fenda laríngea)
Fístula traqueoesofágica (fístula em H)
Anel vascular
Malformações de esôfago
Cisto de parede
Cisto de duplicação
Vólvulo gástrico

PNEUMOPATIAS CRÔNICAS
Fibrose cística
Bronquiectasia pós-infecciosa
Displasia broncopulmonar
Síndrome do lobo médio
Fibrose pulmonar secundária à SARA
Fibrose pulmonar secundária a drogas
Pneumonias intersticiais
Discinesia ciliar
Pneumonias eosinofílicas
Deficiência de alfa-1-antitripsina
Hemossiderose pulmonar

IMUNODEFICIÊNCIAS
Deficiência seletiva de IgA
Deficiência de subclasses de IgG
Hipogamaglobulinemia transitória da infância
Síndrome de hiper-IgM
Agamaglobulinemia
Doença granulomatosa crônica

ADENOMAGALIA MEDIASTINAL
Adenite bacteriana/viral inespecífica
Tuberculose
Histoplasmose
Linfoma
Leucemia
Sarcoidose
Doença de Castleman

TUMORES
Papiloma de vias respiratórias
Adenoma brônquico
Neuroblastoma em mediastino posterior
Neurofibromas

MISCELÂNIA
Cardiopatia congênita
Cor pulmonale
Anemia falciforme
Imunodeficiências
Disautonomia familiar
Hipertensão pulmonar primária
Proteinose alveolar pulmonar
Doenças de depósito (Gaucher e Niemann-Pick)

648 Diagnóstico Diferencial em Pediatria

PROGNÓSTICO

A maioria dos lactentes com sibilância sem doença de base evolui com regressão dos sintomas respiratórios antes do terceiro ano de vida. Nos casos de sibilância associada a doenças como malformações pulmonares, pneumopatias crônicas ou aspiração de corpo estranho, o prognóstico depende da gravidade da doença e da qualidade da assistência médica prestada.

PREVENÇÃO

A profilaxia primária da asma constitui assunto controverso quanto à eficácia e medidas que podem ser adotadas. A Academia Americana de Pediatria (AAP), em uma publicação de 2007, não recomenda nenhuma restrição dietética materna durante a gravidez ou lactação. Existe evidência de que o aleitamento materno exclusivo por pelo menos 4 meses previne a ocorrência de sibilância no lactente.

Como profilaxia secundária, existem evidências de que a higiene ambiental pode ser uma medida eficaz para prevenir crises agudas de sibilância em crianças com asma. O Consenso PRACTALL recomenda evitar alérgenos quando se comprova uma relação evidente entre exposição e crise asmática; entretanto, para que essa medida seja eficaz, seria necessário a eliminação total do alérgeno, o que nem sempre é possível. A mesma publicação recomenda como medida essencial de higiene ambiental o afastamento de exposição à fumaça de cigarro em crianças de todas as idades e em grávidas.

Bibliografia

1. Bacharier LB, Boner A, Carlsen KH et al. Diagnosis and treatment of asthma in childhood: a PRACTALL consensus report. *Allergy* 2008;63:5-34.
2. Castro-Rodrigues J, Holberg CJ, Wright AL, Martinez FD. A clinical index to define risk of asthma in young children with recurrent wheezing. *Am J Resp Crit Care Med* 2000;162:1403.
3. Greer FR, Sicherer SH, Burks AW, and the Committee on Nutrition and Section on Allergy and Immunology Guidance for the Clinician in Rendering Pediatric Care. Effects of early nutritional interventions on the development of atopic disease in infants and children: the role of maternal dietary restriction, breastfeeding, timing of introduction of complementary foods, and hydrolyzed formulas. American Academy of Pediatrics. *Pediatrics* 2008;121:183-191.
4. IV Diretrizes Brasileiras para o Manejo da Asma. *J Bras Pneumol*, 2006;32 (supl 7):S 447-474.
5. Martinez FD, Wright AL, Taussig LM et al. Asthma and wheezing in the first six years of life. *NEJM* 1995;332:133.
6. Neto HJN, Rosário NA, Solé D, Mallol J. Prevalence of recurrent wheezing in infants. *J Pediatr* (RJ) 2007;83:357-362.
7. Sherriff A, Golding J, and ALSPAC study team. Hygiene levels in a contemporary population cohort are associated with wheezing and atopic eczema in preschool infants. *Arch Dis Child* 2002; 87:26.
8. Solé D. Sibilância na infância, editorial. *J Bras Pneumol* 2008;34:337-339.

CAPÍTULO 60

Marco Antônio Veloso de Albuquerque

Manifestações Cutâneas de Doenças Sistêmicas

INTRODUÇÃO

A pele, ou cútis, maior órgão do corpo humano, frequentemente tem expressado em si manifestações de doenças sistêmicas variadas, incluindo doenças infecciosas, metabólicas, inflamatórias, neoplásicas, psicogênicas, entre outras. Por sua maior frequência na prática clínica pediátrica, algumas dessas doenças serão abordadas neste capítulo. A partir dessas manifestações, muitas vezes comuns, é possível chegar ao diagnóstico clínico sem necessidade de exames laboratoriais.

DERMATITE SEBORREICA

Também chamada de eczema seborreico, é uma erupção eritematodescamativa, preferencialmente localizada no couro cabeludo, face e dobras flexurais, e em regiões ricas em glândulas sebáceas.

Não há causa conhecida e eventualmente existe predisposição familiar, com discreta predominância no sexo masculino. Agentes microbianos têm sido lembrados na patogênese da doença; o número de bactérias e leveduras é maior em pessoas portadoras dessa afecção, e em lactentes é comum o encontro de cândida.

O quadro clínico geralmente se inicia nas primeiras semanas de vida, sendo caracterizado por lesões eritematodescamativas, com escamas no couro cabeludo, face e dobras. Geralmente esses sintomas não incomodam o paciente nessa fase. Habitualmente, persistem até os 3 meses de idade, quando há involução espontânea. O prurido é discreto, e o decurso é crônico.

A dermatite seborreica pode fazer parte de quadros sistêmicos importantes, entre eles:

Doença de Leiner

Eritrodermia descamativa seborreiforme que foi descrita pela primeira vez em Viena, em 1908.

O quadro clínico é caracterizado por dermatite seborreica generalizada, diarreia grave (intratável), perda de peso e distrofia, podendo haver vômitos e febre.

Inicialmente associada a um defeito da opsonização do fator c5 do complemento, talvez esteja associada a um fator nutricional, que seria o defeito na biotina.

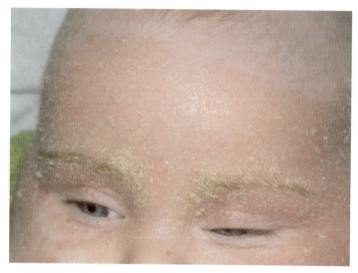

Figura 60.1 Dermatite seborreica em lactente acometendo face e couro cabeludo.

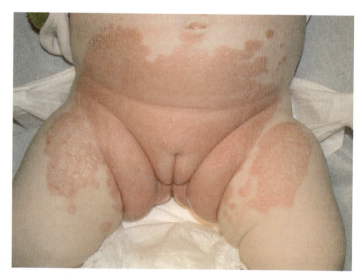

Figura 60.2 Dermatite seborreica em região inguinal.

As complicações mais frequentes são infecções, especialmente por bactérias e cândida. O diagnóstico é eminentemente clínico.

Tem prognóstico reservado, mas há relato de resolução espontânea em semanas.

Síndrome de Omnen

Trata-se de uma imunodeficiência combinada grave com características peculiares. Tem herança autossômica recessiva e caracteriza-se por *rash* eritematoso maculopapular, eczema seborreico generalizado, alopecia, infecções recorrentes, linfadenomegalias, hepatoesplenomegalia, diarreia crônica com comprometimento do crescimento e desenvolvimento, já no período neonatal, com o óbito ocorrendo precocemente.

O diagnóstico se baseia no quadro clínico, associado ao encontro de eosinofilia periférica, concentrações elevadas de IgE e hipogamaglobulinemia.

Doença de Letterer-Siwe

É um tipo de histiocitose generalizada que surge entre os 4-24 meses de idade, caracterizado por lesões eczematosas seborreicas no couro cabeludo, regiões retroauriculares, períneo e dobras, associado a um componente purpúrico das lesões, principalmente no tronco.

Associadas ao quadro dermatológico há hepatoesplenomegalia, anemia com trombocitopenia, lesões osteolíticas, linfadenomegalias e otite crônica.

O diagnóstico é clínico, confirmado através da biópsia das lesões e histopatológico.

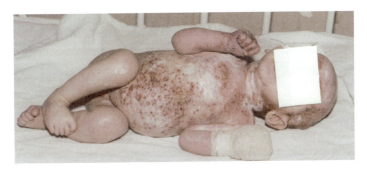

Figura 60.3 Doença de Letterer-Siwe observando-se dermatite associada a *rash* petequial difuso.

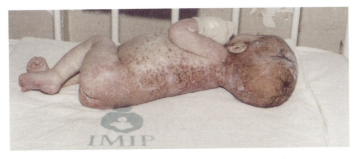

Figura 60.4 Região do dorso totalmente acometida.

Síndrome de Di George (Aplasia Tímica Congênita)

Decorre da aplasia ou hipoplasia congênita do timo com alteração da imunidade celular.

O quadro clínico surge precocemente com sintomas presentes ao nascimento: fácies típica, orelhas de implantação baixa, hipertelorismo e micrognatia. Na pele surge eritrodermia descamativa semelhante à dermatite seborreica e posteriormente se instala um quadro de candidíase mucocutânea crônica e rebelde ao tratamento.

Há associação a malformações cardíacas, como tetralogia de Fallot e arco aórtico direito. Hipoparatireoidismo associado a tetania pela hipocalcemia é um achado comum.

A deficiência da imunidade celular leva a infecções recorrentes por vírus, bactérias, fungos e protozoários. Pneumonia por *Pneumocystis carinii*, diarreia e atraso no desenvolvimento podem ocorrer de forma associada.

Infecção pelo HIV

A dermatite seborreica é frequente em doentes com AIDS, desencadeada ou exacerbada pela infecção pelo HIV. Caracteriza-se pela intensidade dos sintomas e resistência aos tratamentos habituais.

A hipótese explicativa para as relações entre a infecção pelo HIV e dermatite seborreica é o favorecimento à proliferação do *Pityrosporum ovale*, pela imunossupressão provocada pelo HIV.

Em paciente com dermatite seborreica disseminada, de difícil tratamento, associada a manifestações sistêmicas como retardo do crescimento, adenomegalias, infecções graves não específicas, monilíase oral recorrente ou persistente, diarreias frequentes e prolongadas, febre não explicada, a possibilidade de infecção pelo HIV deve ser lembrada.

DERMATITE ATÓPICA

Também chamada de eczema constitucional ou neurodermite disseminada, é a manifestação cutânea da doença atópica caracterizada por um curso crônico.

Na sua patogenia existe interação de fatores genéticos, fisiológicos e imunológicos, com depressão da imunidade celular e consequente predisposição a infecções secundárias.

O quadro clínico se caracteriza por lesões eczematosas de acometimento facial, na fronte e regiões malares, poupando o centro facial. Prurido é uma manifestação constante, com tendência a cronicidade e recidivas frequentes. Geralmente surge mais tardiamente em relação à dermatite seborreica, habitualmente a partir do terceiro mês de vida.

A dermatite atópica também pode estar presente em doenças sistêmicas graves.

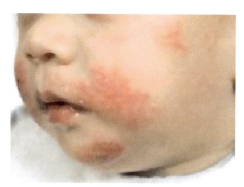

Figura 60.5 Dermatite atópica na face poupando a região central.

Síndrome de Wiskott-Aldrish

É uma imunodeficiência ligada ao cromossomo X que se caracteriza pela tríade plaquetopenia, eczema atópico e infecções de repetição, acometendo pacientes do sexo masculino. A possibilidade de atingir paciente do sexo feminino pode ser explicada a partir de uma mutação.

A doença é progressiva e, inicialmente, os pacientes apresentam sangramentos esporádicos, seguidos de infecções repetidas por bactérias e o surgimento do eczema em torno do primeiro ano de vida.

Além da clínica sugestiva para o diagnóstico, são achados laboratoriais comuns: plaquetopenia com plaquetas diminutas, linfopenia progressiva, alteração da função das células T, IgM baixa, IgA e IgE elevadas.

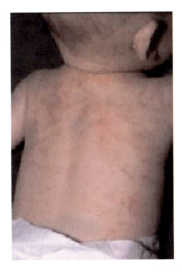

Figura 60.6 Síndrome de Wiskott-Aldrish.

Alergia Alimentar

É um problema que atinge, principalmente, as crianças no primeiro ano de vida. Geralmente, as crianças desenvolvem alergia na ordem pela qual os alimentos são introduzidas na dieta e, como o leite de vaca é a primeira proteína estranha introduzida na alimentação, a alergia ao leite de vaca representa a doença alérgica mais comum na infância.

A dermatite atópica na alergia ao leite, no decorrer de sua evolução, pode mudar de localização e alternar com sintomas respiratórios e gastrointestinais. Na presença de eczema em criança com história de diarreia, má absorção e/ou sintomas respiratórios, a alergia à proteína do leite de vaca deve ser aventada.

Síndrome de Netherton

Doença autossômica recessiva, rara, caracterizada por eritema difuso semelhante à dermatite atópica, sobre a qual surgem áreas de descamação policíclicas, migratórias. Há frequente associação a atopia, aminoacidúria e defeitos nos cabelos, cabelos "em bambu" ou *Tricorrexis invaginata.*

Síndrome de Hiper-IgE

Síndrome na qual há manifestações cutâneas pruriginosas, idênticas à dermatite atópica, e na qual há grande produção de IgE e deficiência da imunidade celular, determinando infecções repetidas por estafilococos, infecções pulmonares recorrentes e candidíase.

O diagnóstico se baseia na clínica associada à dosagem de IgE, bastante elevada (20.000 UI ou mais), eosinofilia moderada e leucometria normal ou elevada.

Fenilcetonúria

Doença autossômica recessiva, rara, que ocorre pela deficiência ou falta de uma enzima, a fenilalanina-oxidase. Não há, consequentemente, oxidação da fenilalanina para a formação de tirosina, ocorrendo acúmulo da fenilalanina no sangue e excreção de seus derivados na urina: ácido fenilpirúvico e fenilacético.

Há ainda um bloqueio da formação da melanina pelo nível elevado de fenilalanina no sangue.

O quadro dermatológico é caracterizado pela descoração da pele e cabelos, olhos azuis, lesões eczematosas do tipo dermatite atópica e retardo mental, associados a alterações no eletroencefalograma.

ACRODERMATITE ENTEROPÁTICA

Engloba duas entidades distintas: a primeira, uma afecção de herança autossômica recessiva, e a outra, secundária à desnutrição em crianças.

Caracteriza-se pela tríade característica: dermatite de localização acral, alopecia e diarreia.

Os doentes apresentam baixos níveis séricos de zinco, e os resultados terapêuticos com a sua reposição são espetaculares.

Não se conhece bem a causa da doença herdada, admitindo-se que os doentes tenham anormalidades na absorção do zinco no tubo digestivo; talvez anomalias nas moléculas ligantes do zinco, que estão presentes no leite materno e ausentes no leite de vaca, razão da ausência de sintomas durante a amamentação ao peito.

As lesões cutâneas iniciam-se como placas eritematosas, escamosas, erosivas e crostosas na face, em torno da boca, couro cabeludo e regiões anogenitais características, lembrando dermatite seborreica e psoríase.

Evolutivamente, as lesões podem apresentar vesículas e bolhas, podendo surgir erosões e pústulas. Podem ocorrer também onicodistrofia, paroníquia e alopecia progressiva.

Diarreia com fezes espumosas e volumosas é um sintoma frequente.

A evolução é crônica, com exacerbações, e sem tratamento é fatal.

Para confirmação diagnóstica, além dos dados clínicos, recorremos à dosagem de zinco, que encontra-se baixa, assim como à fosfatase alcalina e lipídeos.

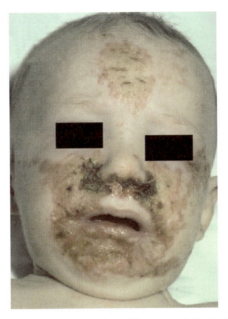

Figura 60.7 Acrodermatite enteropática por deficiência de zinco.

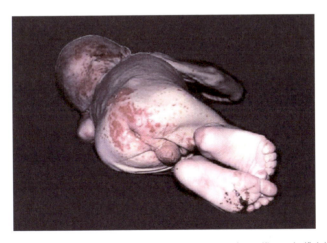

Figura 60.8 Acrodermatite enteropática acometendo região periorificial.

DERMATOSE DO *KWASHIORKOR*

O quadro surge, geralmente, entre os 6 meses e os 5 anos de vida, e varia de acordo com a intensidade da deficiência nutricional.

As formas mínimas caracterizam-se por sequidão e descamação fina da pele, especialmente em membros inferiores e dorso.

Nas formas graves, o aspecto é pelagroide, com áreas de hiperpigmentação nas superfícies expostas ao sol. As lesões iniciam-se como manchas avermelhadas e posterior-

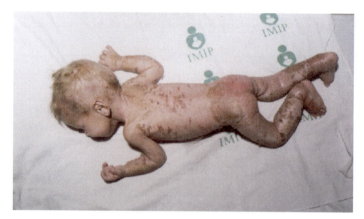

Figura 60.9 Dermatose do *kwashiorkor*.

mente se tornam enegrecidas, endurecidas e crostosas. A fusão dessas áreas é seguida por descamação e esfoliação, com a pele abaixo tornando-se limpa e lisa.

Pode haver lesões purpúricas nos casos mais graves.

Os cabelos mostram-se descamados, castanho-claros ou louros, por vezes apresentando faixas claras e escuras configurando o "sinal da bandeira".

Em associação ao quadro cutâneo há retardo do crescimento, edema generalizado, anemia, diarreia e alterações psicomotoras.

Bibliografia

1. Azulay RD, Azulay DR, Azulay-Abulafia L. *Dermatologia*, 5. ed. Rio de Janeiro: Guanabara-Koogan, 2008.
2. Callen D. *Dermatologic signs of interne disease*, 2. ed. 2003.
3. Freedberg IM, Eisen AZ, Wolf K et al. *Fitzpatrick's dermatology in general medicine*, 6. ed. New York: McGraw-Hill, 2003.
4. Helm KF, Marks JG. *Differential diagnosis in dermatology*. New York: London. Churchill, Livingstone, 1998.
5. Rodrigues MM. IMIP. *Dermatologia do nascer ao envelhecer*. Rio de Janeiro: Medbook, 2012.
6. Sampaio S. *Dermatologia*, 2. ed. São Paulo: Artes Médicas, 2001.
7. Sontheimer RD. Skin manifestations of systemic autoimmune connective tissue disease: diagnostics and therapeutics. *Best Pract Res Clin Rheumatol*. 2004 Jun;18(3):429-62.

CAPÍTULO 61

Claudia Corrêa de Araújo
Gilliatt Hanois Falbo Neto
David Negrão Grangeiro

Massas Abdominais

INTRODUÇÃO

Na investigação das massas abdominais na criança, é preciso ter em mente alguns pontos fundamentais, a fim de ordenar as hipóteses diagnósticas mais prováveis, orientar a solicitação de exames complementares e a conduta terapêutica. Esses pontos são: faixa etária, localização da massa, características da massa (consistência, superfície, tamanho, mobilidade) e presença de sintomas gerais associados (febre, perda de peso, palidez, anorexia, sudorese noturna, vômitos e alterações do hábito intestinal).

Na história da doença são importantes os sintomas relacionados com a massa abdominal e sua duração. Sintomas gerais como febre, sudorese noturna, perda de peso são mais frequentemente associados a tumores malignos. Tumorações de crescimento rápido são frequentemente malignas.

Algumas afecções que cursam com massa abdominal podem estar associadas a anomalias congênitas, como síndrome de Beckwith-Wiedmann, aniridia, hemi-hipertrofia, síndrome de Peutz-Jeghers, entre outras.

Muitas vezes, o exame do abdome de uma criança com massa abdominal não é fácil. Deve-se tentar mantê-la relaxada durante o exame físico. Os recém-nascidos e lactentes podem ser examinados no colo dos pais, e as mãos do examinador devem estar aquecidas. É importante lembrar que, na criança, muitos órgãos são normalmente palpáveis. A massa abdominal dolorosa à palpação pode ser um indicativo de inflamação ou infecção.

Quando se avalia uma criança com massa abdominal, os exames de imagem são importantes para a definição do diagnóstico. A radiografia simples de abdome pode evidenciar uma área com densidade de partes moles que corresponde à massa abdominal com desvio das alças intestinais. Calcificações podem ser observadas em tumores como neuroblastoma e teratoma. Níveis hidroaéreos ocorrem nas radiografias dos pacientes com obstrução intestinal que pode ser observada em quadros de invaginação intestinal ou linfoma não Hodgkin. A ultrassonografia é um exame de custo baixo, não expõe a criança à radiação, não necessita de sedação, pode definir a origem da massa e diferencia massas sólidas de císticas. É o exame inicial na investigação de massas abdominais. Exames como tomografia e ressonância magnética são úteis quando são necessários mais detalhes anatômicos e quando há dúvida no diagnóstico.

658 Diagnóstico Diferencial em Pediatria

Quadro 61.1 Diagnóstico diferencial das massas abdominais na infância

Recém-nascidos	Lactentes, pré-escolares, escolares
Abdome superior • Hidronefrose • Rim displásico multicístico • Nefroma mesoblástico • Trombose da veia renal • Doença renal policística • Tumor de Wilms • Tumor renal rabdoide • Ectopia renal • Hemorragia de adrenal • Neuroblastoma • Cisto de colédoco • Hemangioma/hamartoma hepático • Hepatoblastoma	**Abdome superior** • Hepatoblastoma • Neuroblastoma • Tumor de Wilms • Linfoma não Hodgkin • Estenose hipertrófica do piloro • Hepatomegalia • Esplenomegalia • Cisto de colédoco • Tricobezoar gástrico
Mesogastro • Duplicação intestinal • Cisto de mesentério/omento • Teratoma retroperitoneal	**Mesogastro** • Duplicação intestinal • Neuroblastoma • Linfoma não Hodgkin • Cisto de mesentério/omento • Invaginação intestinal • Teratoma retroperitoneal
Abdome inferior • Cisto ovariano • Hidrometrocolpo • Distensão vesical (válvula de uretra posterior)	**Abdome inferior** • Plastrão apendicular • Abscesso periapendicular • Hidrometrocolpo • Distensão vesical ("bexigoma") • Fecaloma • Linfoma não Hodgkin • Cisto/tumor de ovário • Sarcoma

A idade da criança é um dos fatores mais importantes na formulação das hipóteses diagnósticas, visto que as etiologias diferem entre recém-nascidos e crianças maiores (Quadro 61.1). Assim, analisaremos o diagnóstico diferencial das massas abdominais na criança segundo a faixa etária e, dentro de cada grupo etário, segundo a sua localização.

FISIOPATOLOGIA, QUADRO CLÍNICO E LABORATORIAL

Recém-nascidos

Massa abdominal detectada no período neonatal geralmente representa malformação congênita. São importantes as informações sobre o pré-natal e a ultrassonografia pré-natal.

Cerca de 55% das massas abdominais no recém-nascido são de origem renal. A hidronefrose é a causa de massa abdominal mais comum nesse período, seguida pelo rim displásico multicístico. Outras causas menos frequentes são: rins policísticos, nefroma mesoblástico, ectopia renal, trombose de veia renal, tumor de Wilms e tumor renal rabdoide.

Hidronefrose é a dilatação do sistema coletor urinário como resultado de drenagem inadequada ou refluxo da urina. O diagnóstico pré-natal ocorre pela identificação da dilatação da pelve renal na ultrassonografia do terceiro trimestre de gestação e deve ser confirmado pela realização de ultrassonografia no recém-nascido após 48 horas de vida. Nos Estados Unidos, a hidronefrose é detectada em 1,4% dos fetos através da ultrassonografia pré-natal. Ao nascimento, entretanto, o diagnóstico não é confirmado em cerca de metade dos casos.

São causas de hidronefrose: obstrução na junção pieloureteral, refluxo vesicoureteral, obstrução na junção vesicoureteral, ureterocele, ureter ectópico e válvula de uretra posterior. A causa mais comum é a obstrução da junção pieloureteral (OJPU), correspondendo a 44% dos casos.

Na OJPU há diminuição do calibre do ureter na sua junção com a pelve renal, causando obstrução ao fluxo de urina e hidronefrose. Frequentemente é assintomática, sendo percebida durante o exame físico de rotina como massa de consistência cística, fixa, indolor, ocupando a loja renal. É mais frequente no sexo masculino e no rim esquerdo (66% dos casos), podendo ser bilateral em 10-20% dos pacientes. A ultrassonografia (USG) é o exame de imagem inicial e evidencia dilatação da pelve e cálices renais. Uretrocistografia miccional e cintilografia renal são necessárias para afastar outras causas de hidronefrose e definir a conduta terapêutica.

Nos recém-nascidos masculinos com **válvula de uretra posterior** observa-se, além da massa cística ocupando ambos os flancos, a bexiga distendida e firme. Há dificuldade no esvaziamento vesical, com jato urinário fraco. O diagnóstico pode ser suspeitado quando a USG pré-natal evidencia hidronefrose e bexiga distendida e de paredes espessadas. Pode haver oligoâmnio. A USG no recém-nascido evidencia bexiga distendida, de paredes espessadas e dilatação da uretra posterior, além de hidronefrose e dilatação ureteral. A uretrocistografia miccional confirma o diagnóstico.

No *rim displásico multicístico*, o rim afetado é não funcionante e apresenta cistos de vários tamanhos, com aspecto de cacho de uvas que pode ser confirmado por ultrassonografia. A maioria dos casos é unilateral e se manifesta como massa abdominal palpável, podendo haver hematúria e infecção urinária. Para diferenciar rim displásico multicístico de hidronefrose pode ser necessária a realização de cintilografia ou ressonância.

Nefroma mesoblástico é o tumor renal sólido mais frequente no período neonatal e se origina da proliferação do mesênquima nefrogênico. A maioria dos casos se apresenta como massa abdominal palpável, mas pode haver hematúria e síndrome paraneoplásica com hipercalcemia e hipertensão. É mais frequente em meninos, e a USG identifica uma massa sólida intrarrenal. É um tumor de evolução benigna e o tratamento é a nefrectomia.

Cerca de 10% das massas abdominais desse período são originárias da glândula suprarrenal. As mais comuns são hemorragia da adrenal, neuroblastoma e teratoma.

A *hemorragia da adrenal* pode se apresentar no recém-nascido como massa palpável no flanco, assintomática (mais frequentemente à direita) ou associada a icterícia, acompanhada de palidez cutaneomucosa e sinais de choque hipovolêmico. São fatores de risco: trauma de parto, hipóxia perinatal, sepse e distúrbios de coagulação. O diagnóstico pode ser confirmado por ultrassonografia ou ressonância magnética, e o tratamento é conservador.

As massas originárias dos órgãos genitais representam 15% das massas abdominais no período neonatal, sendo as mais frequentes o cisto ovariano e o hidrometrocolpo.

O *cisto ovariano* surge por exacerbação do desenvolvimento folicular ovariano fetal por estímulo de hormônios maternos, placentários ou fetais. O diagnóstico pode ser pré-natal através da USG do terceiro trimestre de gestação. No recém-nascido palpa-se massa cística, lateral à linha média, móvel e indolor. Dor abdominal ocorre em caso de complicações, como torção ovariana e hemorragia no interior do cisto. O principal diagnóstico diferencial é com cisto de duplicação intestinal, e a ultrassonografia pode ser diagnóstica. No caso de dúvida, a ressonância magnética pode ser útil. Cistos simples (apenas preenchidos por fluido) menores de 5 cm geralmente resolvem espontaneamente e o tratamento é conservador, com acompanhamento ultrassonográfico. Pelo risco de torção, cistos simples maiores de 5 cm devem ser tratados. Nesses casos pode-se realizar aspiração percutânea guiada por USG ou cirurgia. Cistos complexos (presença de componentes sólidos) geralmente são resultado de torção perinatal e têm indicação cirúrgica.

O *hidrometrocolpo* consiste em uma dilatação do útero e da vagina, preenchidos por líquido, causada por obstrução mecânica (atresia de vagina, septo vaginal ou, mais frequentemente, hímen imperfurado). Apresenta-se clinicamente como massa hipogástrica, fixa, firme e arredondada. No caso de hímen imperfurado observa-se abaulamento do hímen ao exame da genitália. Obstrução do trato urinário é frequente e deve ser diferenciada de bexigoma. O diagnóstico é confirmado por USG e evidencia uma massa na linha média que desvia a bexiga anteriormente e o reto posteriormente. O tratamento é cirúrgico.

As massas abdominais oriundas do trato gastrointestinal representam cerca de 15% do total de massas abdominais nesse período. A *duplicação intestinal* é a causa mais comum de massa de origem gastrointestinal. Sua etiologia é desconhecida e é mais frequente em meninos. As duplicações intestinais apresentam-se como estruturas tubulares ou esféricas, podendo ser encontradas em qualquer área do trato gastrointestinal, porém mais comumente no íleo e jejuno. A sintomatologia depende do seu tamanho, localização e revestimento mucoso. Os sinais e sintomas mais comuns das duplicações entéricas são massa abdominal, dor abdominal e vômitos. A massa abdominal é móvel e pode ser dolorosa ou não. A duplicação gástrica pode se apresentar com sintomatologia semelhante à da estenose hipertrófica do piloro. Pode haver sinais de obstrução intestinal, volvo, perfuração e hemorragia gastrointestinal (principalmente quando há mucosa gástrica ectópica). A USG mostra imagem cística com parede de espessura entre 2-3 mm devido à sua composição por músculo e mucosa. Outros exames que podem auxiliar no diagnóstico são o estudo contrastado do trato gastrointestinal e a ressonância magnética (RM). O tratamento é cirúrgico.

Massa Abdominal

Outras causas de massa abdominal de origem gastrointestinal são dilatação intestinal proximal a atresia, cisto de mesentério e cisto de omento.

As massas de origem hepatobiliar são responsáveis por apenas 5% das massas abdominais encontradas no período neonatal. As possíveis causas de massa nesse sítio são: hemangioendotelioma, hemangioma, hamartoma, hepatoblastoma, cisto hepático e cisto de colédoco. Nesses casos, a ultrassonografia é o exame de imagem inicial. Tomografia computadorizada, ressonância magnética e colangiorressonância podem auxiliar no diagnóstico.

Lactentes, Pré-escolares e Escolares

Nas crianças maiores, as neoplasias malignas passam a assumir maior importância do que no período neonatal. Por esse motivo, o diagnóstico não pode ser retardado. A investigação deve ser feita o mais rapidamente possível, se necessário com internamento hospitalar, principalmente quando há suspeita de neoplasia. A maioria das massas abdominais nessa faixa etária tem origem retroperitoneal, como o neuroblastoma e o tumor de Wilms.

O *tumor de Wilms* é o tumor renal mais frequente da infância e representa cerca de 6% de todas as neoplasias da criança. A média de idade de diagnóstico é 3 anos, apresentando-se com frequência semelhante entre meninos e meninas. Há associação a anomalias congênitas, como síndrome de Beckwith-Wiedemann, síndrome WAGR, hemi-hipertrofia, aniridia e malformações geniturinárias (criptorquidia, hipospádia). Nos pacientes portadores de tumor de Wilms bilateral e naqueles com anomalias congênitas associadas, a idade de diagnóstico geralmente é mais precoce. O principal diagnóstico diferencial é com neuroblastoma.

Clinicamente apresenta-se como massa abdominal assintomática percebida pelos pais durante o banho ou pelo pediatra em consulta de rotina. A massa abdominal ocupa a loja renal, tem consistência firme, superfície regular, arredondada, é indolor e fixa, sem ultrapassar a linha média (Figura 61.1).

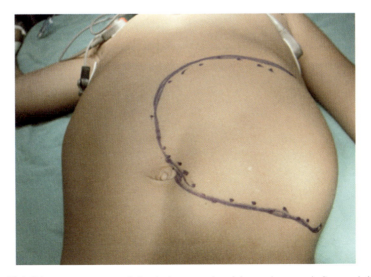

Figura 61.1 Criança com massa abdominal ocupando a loja renal esquerda (tumor de Wilms).

Pode também estar associada a dor abdominal, hematúria macroscópica ou microscópica, febre, hipertensão, anorexia, vômitos e varicocele à esquerda (obstrução da veia renal esquerda por trombo tumoral). O ultrassom e a tomografia de abdome são úteis para auxiliar no diagnóstico e estadiamento (Figura 61.2). Os exames de imagem mostram uma massa sólida de origem renal e avaliam a presença de trombo tumoral na veia cava, adenomegalias retroperitoneais, presença de metástase hepática e tumor bilateral. A radiografia simples de tórax deve sempre ser solicitada para investigação de metástase pulmonar. O tratamento consiste em quimioterapia, cirurgia e radioterapia em casos selecionados. A sobrevida geral é superior a 90%.

O *neuroblastoma* é um tumor que se origina das células da crista neural que dão origem aos gânglios simpáticos e à medula adrenal. Setenta e cinco por cento dos neuroblastomas ocorrem no abdome ou na pelve, sendo que 50% deles se originam na suprarrenal. A média de idade ao diagnóstico é de 2 anos, e os principais locais de metástase são medula óssea e ossos. O quadro clínico está relacionado com a massa abdominal, sintomas gerais, presença de metástases e produção de catecolaminas pelo tumor (Figura 61.3).

A maioria dos casos se apresenta com massa abdominal palpável. Ao exame palpa-se uma tumoração de consistência endurecida, fixa, superfície lobulada, ocupando a loja renal e deslocando o rim inferiormente, podendo ultrapassar a linha média. Paraplegia é observada em tumores paraespinhais com extensão para o forame intervertebral. Hipertensão, sudorese e irritabilidade podem ocorrer pela produção de catecolaminas pelo tumor.

Pode haver perda de peso, anorexia, dor abdominal e febre. Anemia ocorre por infiltração da medula óssea por células tumorais e equimose periorbitária e proptose ocular, por metástase para os ossos da órbita. Dores ósseas são referidas no caso de metástase para ossos longos. Pode estar associado à síndrome de Kinsbourne ou síndrome opso-

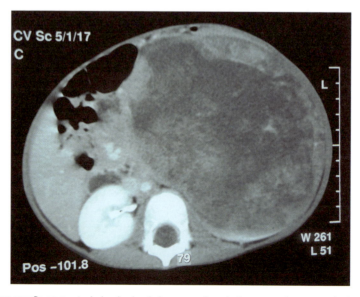

Figura 61.2 Tomografia computadorizada do abdome mostrando tumor no rim esquerdo (tumor de Wilms).

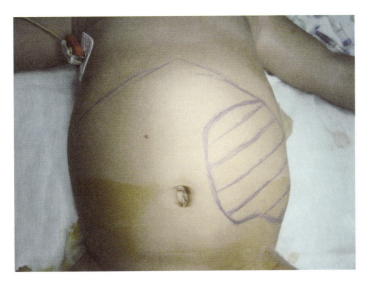

Figura 61.3 Criança com tumoração na adrenal esquerda (neuroblastoma).

clono-mioclono-ataxia, que se manifesta com movimentos oculares rápidos, irregulares, horizontais e verticais (opsoclono), mioclonias, irritabilidade e ataxia cerebelar.

A USG pode sugerir o diagnóstico pela identificação de massa sólida em topografia de suprarrenal, descolando o rim inferiormente. Tomografia computadorizada, ressonância magnética e cintilografia com MIBG (metaiodobenzilguanidina) fazem parte da investigação e estadiamento. O diagnóstico pode ser feito pelo mielograma e biópsia de medula óssea, biópsia percutânea ou ressecção da lesão primária, quando possível, e dosagem urinária dos catabólitos das catecolaminas (ácidos vanilmandélico e homovanílico). Cirurgia e quimioterapia fazem parte do tratamento.

A hidronefrose é bem menos frequente nas crianças maiores que no período neonatal, manifestando-se geralmente com dor e/ou infecção urinária e, menos frequentemente, como massa palpável.

Outras causas mais raras de massa abdominal nos flancos que fazem o diagnóstico diferencial com as citadas anteriormente são: nefroma mesoblástico (deve sempre ser lembrado em lesões intrarrenais, sólidas, em crianças com menos de um ano de idade), nefroblastomatose, teratoma renal, linfoma renal, sarcoma de células claras, lesões císticas benignas.

No epigástrio, podemos encontrar como causa de massa abdominal a *estenose hipertrófica do piloro* (EHP). A EHP é quatro vezes mais comum em meninos que em meninas, e pode haver história familiar. A causa é desconhecida. Há obstrução à saída do alimento do estômago por hipertrofia da musculatura circular do piloro, e a sintomatologia se inicia geralmente entre a segunda e a oitava semana de vida, com pico entre a terceira e a quinta semana. Ocorrem vômitos pós-alimentares, em jato, não biliosos, peristaltismo visível no epigástrio (ondas de Kussmaul) e distensão gástrica. Palpa-se uma tumoração de consistência endurecida, móvel, indolor, semelhante a uma oliva, no epigástrio, um pouco à direita da coluna vertebral. A persistência dos vômitos acarreta desidratação, perda de peso e alcalose metabólica hipocalêmica e hipoclorêmica. Observa-se icterícia em 2-5% dos pacientes por deficiência da enzima glicuroniltransferase. A palpação da oliva pilórica confirma o diagnóstico. Quando não se consegue palpar a oliva pilórica, o diagnóstico pode ser confirmado por USG, que mostra espessamento da musculatura do piloro igual ou maior que 3,5 mm e comprimento do canal pilórico igual ou maior que 16 mm. Havendo dúvida na USG, realiza-se estudo contrastado do trato gastrointestinal superior. O tratamento é cirúrgico após correção dos distúrbios hidroeletrolíticos.

Tricobezoar gástrico é o acúmulo de cabelo, geralmente do próprio paciente, no estômago. Noventa por cento dos casos ocorrem em meninas e estão relacionados com tricotilomania (distúrbio de controle de impulsos pelo qual a criança arranca os fios de cabelo para controlar a ansiedade) e tricotilofagia (quando ingere o cabelo arrancado). Pode apresentar-se como massa abdominal assintomática no epigástrio ou, nos casos em que o bezoar se estende para o duodeno (síndrome de Rapunzel), como obstrução intestinal alta. Pode haver vômitos, saciedade precoce, perda de peso e dor abdominal. O diagnóstico é confirmado por USG, que evidencia uma massa intragástrica com bolhas de ar no seu interior. Tomografia, estudo contrastado do estômago ou endoscopia também podem confirmar o diagnóstico. O tratamento é cirúrgico e deve-se realizar acompanhamento psiquiátrico da criança para evitar recidivas.

Causas mais raras de massas abdominais no epigástrio incluem as duplicações intestinais e o pseudocisto de pâncreas.

No hipocôndrio direito, podemos encontrar as hepatomegalias secundárias a doenças sistêmicas, como insuficiência cardíaca congestiva, anemias hemolíticas, esquistossomose, hepatites.

Os tumores hepáticos podem ser benignos (hemangiomas, hemangioendoteliomas, hamartoma mesenquimal, entre outros) ou malignos (hepatoblastoma, hepatocarcinoma e sarcoma mesenquimal), representando cerca de 70% dos casos. O *hepatoblastoma* é a neoplasia hepática mais comum na criança. Geralmente é diagnosticado antes dos 3 anos de idade e é mais comum em meninos. Há associação dessa neoplasia com polipose adenomatosa familiar, síndrome de Beckwith-Wiedemann, síndrome de Edward, hemi-hipertrofia, prematuridade e muito baixo peso ao nascer. O hepatoblastoma geralmente é percebido pelos pais da criança durante o banho ou pelo pediatra, durante um exame de rotina, como massa tumoral localizada no hipocôndrio direito, assintomática (Figura 61.4). Alguns pacientes podem apresentar distensão abdominal, anorexia, perda de peso, dor abdominal, febre, náusea e fadiga. Raramente ocorre icterícia. Podem ser observadas elevação no número de plaquetas, anemia e elevação das transaminases. A alfafetoproteína é um marcador tumoral do hepatoblastoma e encontra-se elevada em mais de 90% dos casos. A ultrassonografia é o exame inicial para avaliação de uma massa hepática. Tomografia computadorizada e ressonância magnética avaliam a extensão do tumor, a relação com outros órgãos, adenomegalias e vascularização hepática.

O *cisto de colédoco* é observado com maior frequência no sexo feminino. São descritos cinco tipos de cistos de colédoco, sendo o tipo I o mais frequente, correspondendo à

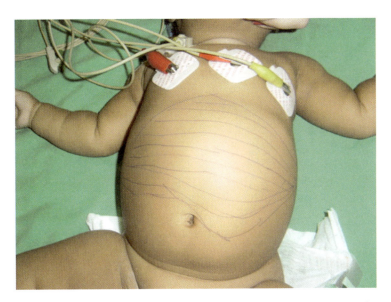

Figura 61.4 Criança com tumoração no abdome superior (hepatoblastoma).

dilatação fusiforme do colédoco. Pode ser diagnosticado entre 1-3 meses de idade com quadro de icterícia obstrutiva ou, na criança maior, após os 2 anos de idade, com a tríade clássica de icterícia, dor abdominal e massa palpável no hipocôndrio direito. A icterícia é intermitente, observando-se elevação da bilirrubina direta e fosfatase alcalina. O diagnóstico pode ser confirmado por USG, tomografia computadorizada ou colangiorressonância. O tratamento é cirúrgico.

As *colecistites* podem causar massas abdominais palpáveis no hipocôndrio direito, com quadro clínico de dor abdominal acompanhada de vômitos, com sinal de Murphy positivo. Deve sempre ser investigada a presença de condições associadas, como anemias hemolíticas e uso de nutrição parenteral total.

O *abscesso hepático* é geralmente piogênico; seu quadro clínico é muito variado, e o diagnóstico etiológico é fundamentado nas características epidemiológicas, clínicas, radiológicas, culturas hematológicas e/ou do aspirado e sorologia. Seu tratamento é geralmente clínico, com antibioticoterapia, podendo, excepcionalmente, em alguns casos, ser necessária uma drenagem percutânea ou cirúrgica.

No hipocôndrio esquerdo, as massas abdominais são representadas pelas esplenomegalias, causadas por mononucleose infecciosa, infiltração leucêmica, abscesso esplênico, esquistossomose, calazar etc.

No hemiabdome inferior, podemos encontrar como principais causas de massa abdominal as seguintes afecções: invaginação intestinal, linfoma não Hodgkin, fecaloma, plastrão apendicular, rim ectópico, cisto de mesentério, cisto de omento, rabdomiossarcoma, duplicações intestinais, massas inflamatórias (como complicações da tuberculose intestinal, da esquistossomose ou da doença de Crohn), tumores de ovário e hidrometrocolpo.

Invaginação intestinal é a invaginação de uma parte do intestino em outra. Ocorre predominantemente no sexo masculino (65% dos casos), com pico de incidência entre o quinto e o nono mês de vida. É idiopática em 95% dos casos, e o tipo mais frequente é a invaginação ileocólica. O quadro clínico é classicamente descrito como dor abdominal aguda, do tipo cólica, de forte intensidade, seguida de palidez cutaneomucosa, em lactente previamente saudável, com evacuações de muco com sangue (do tipo geleia de framboesa) e vômitos. No exame físico pode-se palpar uma massa tumoral do tipo "salsicha", móvel, no quadrante inferior direito. A tumoração pode ser palpada também nos demais quadrantes do abdome, pois o intussuscepto pode progredir por todo o intestino grosso, podendo inclusive exteriorizar-se pelo ânus. No toque retal, pode ser constatada a presença de sangue, podendo-se palpar a invaginação (nos casos em que progrediu até o reto). O diagnóstico pode ser confirmado pelo ultrassom ou, quando este não está disponível ou deixa dúvidas, pelo enema opaco. O tratamento pode ser realizado através da redução hidrostática guiada por ultrassom ou cirúrgico.

O *linfoma não Hodgkin* é uma doença maligna proliferativa do tecido linfoide que acomete mais frequentemente o sexo masculino. Ocorre geralmente entre 4-11 anos de idade e sua localização mais comum é no abdome (particularmente na região ileocecal). O paciente apresenta aumento do volume abdominal, alteração do hábito intestinal, vômitos, perda de peso e massa abdominal palpável endurecida, lobulada, fixa, indolor (Figura 61.5).

Pode, ainda, manifestar-se como invaginação intestinal. A USG e a TAC mostram aglomerados de linfonodos e/ou espessamento de parede intestinal (Figura 61.6). O diagnóstico pode ser confirmado por citologia de líquido pleural ou peritoneal (no caso de presença de derrame pleural ou ascite), mielograma e biópsia tumoral. O tratamento consiste basicamente em quimioterapia, ficando a cirurgia reservada apenas para o

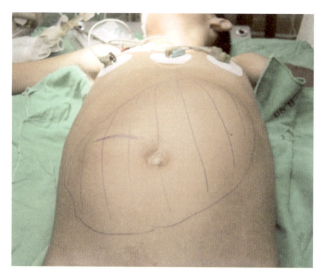

Figura 61.5 Criança com massa abdominal volumosa ocupando o mesogastro (linfoma não Hodgkin).

diagnóstico e o tratamento das complicações (perfurações, invaginação ou obstrução intestinal).

O *plastrão apendicular* resulta de apendicite aguda de evolução insidiosa em que a infecção do apêndice foi bloqueada por processo inflamatório intenso, englobando alças intestinais, mesentério e epíploo. Os principais sintomas são dor abdominal por vários dias, vômitos e febre. Ao exame físico palpa-se tumoração em fossa ilíaca direita que pode ser dolorosa ou não. Pode haver leucocitose. A USG é importante para afastar a possibilidade de abscesso periapendicular. O tratamento é conservador, com antibioticoterapia venosa e controle ultrassonográfico após uma semana.

Os *cistos de mesentério* são duas vezes mais comuns que os de omento e causas muito raras de massas abdominais. O sexo masculino é três vezes mais acometido que o feminino, e a localização mais comum é o segmento jejunoileal. Os cistos pequenos geralmente são assintomáticos. Nos cistos maiores, a dor é o sintoma mais comum, e é geralmente uma dor vaga, mal definida. Cistos muito volumosos podem ser confundidos com ascite. As crianças podem apresentar ainda vômitos, febre, icterícia obstrutiva, choque hipovolêmico (secundário a hemorragia no cisto) e volvo intestinal. O diagnóstico é confirmado por ultrassom, tomografia computadorizada ou ressonância magnética.

O *fecaloma* é percebido como tumoração palpável no hemiabdome inferior, mais comumente à esquerda, móvel e indolor. Nos volumosos, a massa pode ser fixa e dolorosa. É encontrado em crianças com constipação intestinal, sendo importante o questionamento sobre o seu hábito intestinal. Ao toque retal encontra-se a ampola retal preenchida com fezes endurecidas. É tratado com lavagem retal e, em alguns casos, é necessária a extração manual do fecaloma sob sedação.

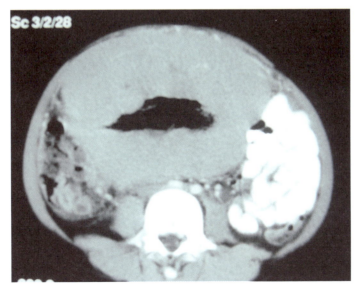

Figura 61.6 Tomografia computadorizada do abdome evidenciando espessamento importante de parede de alça intestinal (linfoma não Hodgkin).

668 Diagnóstico Diferencial em Pediatria

Bibliografia

1. Blakely ML, Ritchey ML. Controversies in the management of Wilms' tumor. *Seminars in Pediatric Surgery* 2001; 10(3):127-31.
2. Brandt ML, Helmrath MA. Ovarian cysts in infants and children. *Seminars in Pediatric Surgery*, 14:78-85, 2005.
3. Bruch SW, Ein SH, Rocchi C, Kim PC. The management of nonpigmented gallstones in children. *Journal of Pediatric Surgery* 2000; 35(5):729-32.
4. Chang TA, Chen CH, Liao MF, Chen CH. Asymptomatic neonatal adrenal hemorrhage. *Clinical Neonatology*, 5(2):23-26, 1998.
5. DiSandro MJ, Kogan BA. Ureteropelvic junction obstruction. *Urologic Clinics of North America* 1998; 25(2):187-97.
6. Ein SH, Daneman A. Intussusception. In: Grosfeld JL, O'Neill Jr. JA, Fonkalsrud EW, Coran AG. *Pediatric Surgery*, 6. ed. Mosby-Elsevier, 2006
7. Elder JS. Antenatal hydronephrosis. *Pediatric Clinics of North America* 1997; 44(5):1299-321.
8. Figueiredo SS, Araujo Junior CR, Nobrega BB et al. Estenose hipertrófica do piloro: caracterização clínica, radiológica e ecográfica. *Radiologia Brasileira*,36(2):111-116, 2003.
9. Gabriel E, Caris JJM, Martinelli HM et al. Duplicações do aparelho digestivo. *Revista do Colégio Brasileiro de Cirurgiões*, 31(6):359-363, 2004.
10. Gross TG, Perkins SL. Malignant non-Hodgkin lymphomas in children. In: Pizzo PA, Poplack DG. Principles and practice of pediatric oncology, 6. ed. Lippincott Willians & Wilkins, 2012.
11. Jensen AR, Trankiem CT, Lebovitch S, Grewal H. Gastric outlet obstruction secondary to a large trichobezoar. *Journal of Pediatric Surgery*, 40:1364-1365, 2005.
12. McHugh. Renal and adrenal tumors in children. *Cancer Imaging*, 7:41-51, 2007.
13. Rahhal RM, Eddine AC, Bishop WP. A child with an abdominal mass. *Hospital Physician*, 37-42, 2006.
14. Vianna AL, Otero PM, Cruz CAT et al. Tratamento conservador do plastrão apendicular. *Revista do Colégio Brasileiro de Cirurgiões*, 30:6;442-446, 2003.
15. Von Schweinitz D. Hepatoblastoma: recent developments in research and treatment. *Seminars in Pediatric Surgery*, 2121-30. 2012.

CAPÍTULO 62

Fátima Cristina Mendes de Matos
Sylvio de Vasconcellos e Silva Neto

Massas Cervicais

INTRODUÇÃO

A grande maioria dos tumores cervicais na criança são benignos e o diagnóstico diferencial é amplo. Torsiglieri *et al.*, em 1983, examinaram 446 tumores cervicais em crianças que foram submetidas a cirurgia. Essas lesões foram classificadas em congênitas, inflamatórias, benignas não inflamatórias, tumores benignos e malignos. A maioria dessas lesões (54%) era de origem congênita, enquanto 27% eram de causa inflamatória, 11% eram constituídas por tumores malignos, 5% foram lesões benignas não inflamatórias e 3% eram tumores benignos.

A história e o exame físico são primordiais na avaliação dos tumores cervicais pediátricos. Febre, amigdalite ou otite associadas podem estar relacionadas com linfadenopatias agudas. A localização ou os níveis cervicais (Figura 62.1) permitem ao examinador estreitar as hipóteses diagnósticas. Por exemplo, uma tumoração na linha média pode representar um cisto tireoglosso, um cisto dermoide ou um teratoma. Já as massas cervicais laterais, dependendo da altura, podem ser cistos branquiais, malformações vasculares

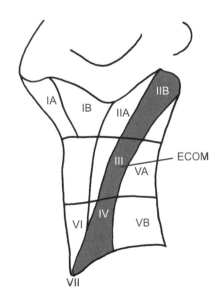

Figura 62.1 Níveis cervicais. **NIA:** linfonodos localizados no nível submentoniano; **NIB:** linfonodos localizados no nível submandibular; **NIIA:** linfonodos localizados no nível jugular alto, incluindo aqueles da região subdigástrica e abaixo do nervo acessório com limite inferior à bifurcação das carótidas; **NIIB:** linfonodos localizados no triângulo posterior alto, acima do nervo acessório; **NIII:** linfonodos localizados desde a bifurcação das carótidas até o músculo omo-hióideo; **NIV:** linfonodos localizados na cadeia jugular inferior, estendendo-se do limite inferior do **NIII** até a clavícula; **NVA:** linfonodos localizados no triângulo posterior à borda do **ECOM**, contendo os linfonodos associados ao nervo acessório; **NVB:** linfonodos localizados na região supraclavicular e na região da artéria cervical transversa; **NVI:** linfonodos localizados anteriormente desde o osso hioide até a região supraesternal, sendo a bainha carotídea seu limite lateral (paratraqueal, peritireoidiano e de Delphian); **NVII:** linfonodos localizados no nível do mediastino anterior. (A figura é uma representação esquemática realizada pela autora FCMM.)

670 Diagnóstico Diferencial em Pediatria

ou linfáticas e até nódulos tireoidianos. Tumores com evolução de mais de 6 semanas apresentam risco maior de malignidade.

No estudo de Torsiglieri *et al.*, cerca de um terço dos tumores cervicais supraclaviculares foi diagnosticado como linfoma. Em outro estudo, compreendendo uma revisão de 28 anos, realizado na Universidade de Pittsburgh, foram incluídas 411 crianças com tumores de cabeça e pescoço. Excetuando-se os tumores do sistema nervoso central e os casos de retinoblastoma, as neoplasias malignas mais frequentemente encontradas foram os linfomas de Hodgkin e outros linfomas. Em uma análise prospectiva realizada por Segupta *et al.*, em 21.216 crianças até 12 anos, 53 (0,25%) foram diagnosticadas com neoplasia maligna de cabeça e pescoço, e em 43,39% delas o diagnóstico foi de linfoma.

As anomalias congênitas são mais frequentemente encontradas em crianças mais jovens, com idade média de 3,6 anos, enquanto os tumores malignos são encontrados em crianças mais velhas, com idade média de 11,7 anos.

TUMORES CONGÊNITOS CERVICAIS

Anomalias Branquiais

As anomalias branquiais compreendem uma série de condições patológicas, e cada uma é resultante de uma anormalidade do desenvolvimento embriológico que afeta os arcos branquiais. Essas alterações representam remanescentes do aparelho branquial, que deveriam desaparecer durante o crescimento e a gênese das estruturas cervicais.

Sua apresentação clínica ocorre sob a forma de cistos ou de fístulas, geralmente congênitas, mas que podem se manifestar tardiamente. As fístulas são quase sempre diagnosticadas ao nascimento ou na infância.

O aparelho branquial desenvolve-se entre a segunda e a sexta semana de gestação. Todas as três camadas do embrião (ectoderma, mesoderma e endoderma) são envolvidas em cada parte por uma "dobra" (arco, bolsa interna e fenda externa). O ectoderma, o mesoderma e o endoderma dão origem a estruturas distintas: os arcos dão origem aos nervos; a fenda origina as artérias, músculos e cartilagens; a bolsa origina as glândulas.

Normalmente, os arcos se unem em padrões presumidos. A fusão incompleta de dois arcos pode resultar em um trato entre duas estruturas formadas pelos respectivos arcos. O primeiro e o segundo arco branquial, mais particularmente, podem dar origem a anomalias congênitas. Esses tratos são chamados de cistos do arco branquial. Os cistos branquiais representam a causa mais comum de tumor cervical congênito, seguidos pelo cisto do ducto tireoglosso e pelos cistos dermoides. Os tumores anteriores de linha média mais comuns são os cistos tireoglossos, enquanto lateralmente os mais comuns são os cistos branquiais. Existem quatro tipos de cistos branquiais, e a forma mais comum é a apresentação unilateral. Entretanto, 2-3% dos casos podem apresentar-se como cistos bilaterais.

O diagnóstico dessas afecções é realizado, além do exame físico, por exames de imagem (ultrassonografia, tomografia computadorizada e, por vezes, ressonância nuclear magnética), associados ou não a punção com agulha fina, com citologia da tumoração (nas crianças mais velhas). A Figura 62.2, A-C, é referente a uma tomografia computa-

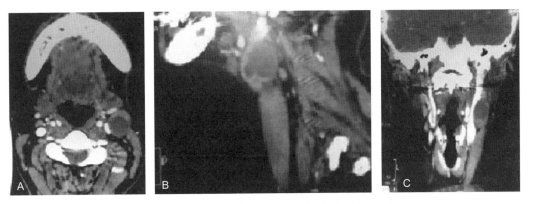

Figura 62.2 A, B e C TC com contraste de cisto branquial.

dorizada com contraste de uma paciente com 16 anos de idade com diagnóstico de cisto branquial. Esses tumores podem apresentar inflamação e infecção, podendo ocasionar, principalmente no caso do cisto tireoglosso, fistulização para a pele.

Anomalias do Primeiro Arco e Bolsa Branquiais

Anomalias envolvendo a primeira bolsa branquial incluem a atresia e o divertículo da tuba de Eustáquio, que podem ocasionar otite média recidivante. Também podemos encontrar língua bífida, membrana timpânica perfurada e cistos nasofaríngeos branquiogênicos. O antro mastóideo e as cavidades timpânicas podem estar ausentes.

As anomalias do primeiro arco branquial devem ser diferenciadas dos cistos ou *sinus* pré-auriculares, que são sempre laterais ao trajeto do nervo facial e não têm relação com o conduto auditivo externo.

Os cistos do primeiro arco branquial são divididos em dois tipos pela classificação de Work. O cisto tipo I é uma anomalia de origem ectodérmica onde há duplicação membranosa do conduto auditivo externo, com formação de cisto ou fístula posterior à concha auditiva. Já o cisto tipo II compreende anomalias compostas de ectoderma e mesoderma, com formação de cisto ou fístula na concha, no conduto auditivo externo ou no pescoço.

Anomalias do Segundo Arco e Bolsa Branquiais

As anomalias do segundo arco branquial são as mais comuns, representando cerca de 95% dos casos. Podem apresentar-se como cistos ou fístulas, com abertura ao longo da borda anterior do músculo esternocleidomastóideo, no seu terço médio, seguindo o trajeto da bainha carotídea, cruzando o nervo hipoglosso e chegando à tonsila faríngea. Essa fístula pode ser completa, incompleta externa ou incompleta interna, sendo esta a mais rara. Proctor, em 1955, descreveu uma classificação dos cistos:

- Tipo I: localizado na borda anterior do esternocleidomastóideo.
- Tipo II: localizado sobre a veia jugular interna e aderido ao esternocleidomastóideo.

672 Diagnóstico Diferencial em Pediatria

- Tipo III: estende-se por entre as artérias carótidas interna e externa.
- Tipo IV: em contato com a parede da faringe.

Quando ocorrem anomalias no desenvolvimento do segundo arco branquial, pode ocorrer malformação auricular (microtia) e dos ossículos do ouvido, além de malformações no hioide e assimetria facial.

O ducto do cisto tireoglosso resulta de um erro no desenvolvimento da segunda bolsa branquial. Na descida da tireoide para a sua posição habitual, ocorre a permanência do ducto tireoglosso, havendo a formação de um cisto que pode estar localizado entre a base da língua até o mediastino superior. A incidência é de cerca de 7% entre a população e é a tumoração cervical de linha média mais comum. Pode haver infecção do ducto e do cisto simultaneamente, com infecção das vias respiratórias superiores. A formação de fístula é secundária à infecção do cisto. O diagnóstico é feito pelo exame clínico (quando há protrusão da língua ou deglutição, o cisto tipicamente movimenta-se) e exames de imagem, como a ultrassonografia, para avaliar se a tireoide é tópica, pois pode acontecer de durante o período embrionário, a tireoide permanecer no interior do cisto, não fazendo o trajeto descendente até a região cervical anterior mais baixa.

Uma afecção rara, que ocorre em menos de 1% dos casos, é a presença de carcinoma papilífero no cisto tireoglosso. O diagnóstico dificilmente é realizado no pré-operatório.

Outra anomalia relacionada com a alteração no desenvolvimento da segunda bolsa é a tireoide lingual. Ocorre um erro na descida da tireoide e, em 90% dos casos, a glândula permanece na base da língua. Enquanto a maioria dos pacientes é assintomática, alguns casos desenvolvem disfagia ou dispneia por obstrução das vias respiratórias superiores. Em dois terços dos casos, esse é o único tecido tireoidiano funcionante, e 70% dos pacientes são hipotireóideos e necessitam de reposição hormonal. O diagnóstico é realizado através do exame físico, com realização de palpação e da laringoscopia (tumoração avermelhada, vascularizada e de consistência macia, localizada no V lingual, na transição da língua oral com a base da língua), exames laboratoriais (dosagem de hormônios) e exames de imagem, como ultrassonografia (para avaliar se há tireoide cervical), cintilografia (avalia se há captação de iodo, confirmando a existência de tecido tireoidiano), tomografia computadorizada e ressonância nuclear magnética (avaliam o tamanho e auxiliam no acompanhamento).

Anomalias do Terceiro Arco Branquial

São anomalias raras e geralmente representadas por fístulas. O cisto e o orifício externo podem aparecer na mesma localização das originárias do segundo arco, entretanto, seu trato diferencia-se do mesmo. Tipicamente ocorrem do lado esquerdo do pescoço e terminam no seio piriforme.

As anomalias do terceiro arco geralmente envolvem malformações no osso hioide e aneurismas da artéria carótida interna.

Anomalias do Quarto Arco Branquial

Os cistos do quarto arco branquial são os mais raros de todos, com cerca de 200 relatos na literatura. Esse tipo de cisto geralmente é mais baixo no pescoço que os cistos

Massas Cervicais **673**

de segundo e terceiro arcos. O seu percurso segue profundamente na bainha da carótida comum, antes de dar a volta na aorta, no lado esquerdo ou na subclávia à direita. Nesse ponto, o trato vai profundamente ao nervo laríngeo superior, permanecendo superficialmente ao nervo laríngeo recorrente. Nesse ponto, perfura a membrana tíreo-hióidea e penetra no seio piriforme. Tanto os cistos de terceiro quanto de quarto arco branquial mantêm uma relação próxima à glândula tireoide. Por esse motivo, se um paciente apresenta infecções ou abscessos de repetição na tireoide, devemos suspeitar de anomalia do terceiro ou quarto arco branquial.

As malformações do quarto arco branquial envolvem principalmente a laringe e incluem estenose de laringe, laringoproptose, condromalácia, arco aótico duplo e alça da artéria pulmonar (ou artéria pulmonar esquerda anômala).

Cistos Dermoides

Os cistos dermoides são compostos tanto por ectoderma quanto por mesoderma. Eles aparecem quando uma dobra do endoderma e do ectoderma produz um cisto.

Teratomas

Os teratomas são tumores congênitos compostos pelas três camadas embriológicas: ectoderma, mesoderma e endoderma. Apesar de serem lesões benignas, sua proximidade com estruturas vitais torna as ressecções cirúrgicas tecnicamente difíceis, levando a uma grande morbidade. Alguns teratomas são muito volumosos e podem levar à obstrução das vias respiratórias superiores. Nos países desenvolvidos, os teratomas são diagnosticados no período pré-natal e, dependendo do seu volume e localização, pode haver a necessidade de traqueostomia no momento do parto.

Anomalias dos Sistemas Linfático e Venoso

Os linfangiomas são anomalias do sistema linfático e ocorrem, em cerca de 75% das vezes, na região da cabeça e pescoço, sendo, geralmente, volumosos. Cerca de 50-60% dos casos estão presentes no nascimento e 80-90% se manifestam até o segundo ano de vida. Cerca de 80% dos casos encontram-se no terço inferior do pescoço, próximo ao triângulo posterior. Em virtude do seu grande volume, pode haver graves deformidades estéticas e comprometimento das vias respiratórias superiores. Existem várias classificações disponíveis para os linfangiomas, desde a baseada na sua localização supra ou infra- -hióidea até a baseada no tamanho dos vasos linfáticos (macrocísticos e microcísticos) e a que utiliza a espessura da adventícia. Histopatologicamente são classificados em linfangioma simples, linfangioma cavernoso e higroma cístico.

Clinicamente, caracterizam-se como tumorações de consistência amolecida, causando aumento do volume e, por vezes, deformidade.

O diagnóstico é realizado com a ultrassonografia ou a tomografia computadorizada quando as lesões são mais extensas.

Os hemangiomas são tumores que se apresentam desde o nascimento e podem ser arteriais, venosos e linfáticos ou uma combinação deles. As malformações venosas cres-

674 Diagnóstico Diferencial em Pediatria

cem à medida que o paciente vai se desenvolvendo. O crescimento espontâneo pode ocorrer estimulado por alterações hormonais, como na adolescência ou gravidez, ou por trauma e infecção.

O diagnóstico é realizado inicialmente pelo exame clínico, pelo qual o paciente apresenta tumoração macia, compressível, podendo mostrar hiperemia na pele, dependendo da proximidade com a mesma. Quando se trata de malformação venosa, não há pulsação ou frêmito. Quando há malformação arteriovenosa, pode haver, além da pulsação, hipertermia localizada na pela subjacente. A ressonância nuclear magnética é considerada um ótimo exame para avaliar e diagnosticar os hemangiomas.

LESÕES INFLAMATÓRIAS

Os linfonodos cervicais nas crianças são um desafio médico. Apesar de a maioria desses linfonodos ser de origem benigna, o medo da malignidade está sempre presente. Larsson *et al.*, em 1994, em estudo realizado em crianças na Suécia, identificaram que 38-45% das crianças saudáveis são portadoras de linfadenopatia, enquanto Park, em 1995, relatou que 90% das crianças entre 4-8 anos apresentam linfonodos cervicais.

Os linfonodos filtram os agentes infecciosos nas áreas de drenagem linfática. Inicialmente, ocorre edema linfonodal e, histologicamente, hiperplasia das células sinusoidais com infiltrado inflamatório. Um linfonodo patológico ou anormal tem tamanho acima de 1 cm, entretanto na população pediátrica o tamanho acima de 2 cm é considerado anormal.

A história clínica e o exame otorrinolaringológico são essenciais para a elucidação diagnóstica. Devemos sempre perguntar sobre quadros infecciosos prévios das vias respiratórias superiores, como amigdalites, faringites, além de infecções dentárias, otites e infecções cutâneas. Cerca de 60-80% das linfadenites agudas unilaterais são causadas por estreptococos do grupo A ou *Staphylococcous aureus*. Essas infecções incidem mais na faixa etária de 1-4 anos, frequentemente associadas a antecedente gripal ou até mesmo impetigo. Também são necessários questionamentos sobre picadas de insetos, exposição a animais, além do histórico de vacinação prévia ao aparecimento do linfonodo.

A maioria dos pacientes apresenta remissão gradativa e espontânea do quadro. Entretanto, naqueles em que não ocorre diminuição do linfonodo, há necessidade de investigação mais profunda. Sorologia para Epstein-Barr, toxoplasmose, *Bartonella*, citomegalovírus, sífilis e HIV é exame importante para o diagnóstico diferencial. A desidrogenase lática (LDH) está frequentemente aumentada em pacientes com linfoma, enquanto o PPD (ou Mantoux) encontra-se positivo em pacientes com linfadenite por micobactérias, podendo ser a forma tuberculosa ou não tuberculosa.

A ultrassonografia, a tomografia computadorizada e a ressonância nuclear magnética são importantes para diagnosticar essas lesões. A ultrassonografia, especialmente a partir das características visualizadas pelo radiologista, pode sugerir malignidade. A punção com agulha fina, guiada pela ultrassonografia, é uma forma pouco invasiva de biópsia. Entretanto, em crianças, esse método não é tão confiável quanto nos adultos, devendo ser realizado apenas em casos selecionados (crianças mais velhas e com maior entendimento). A punção tem extrema importância, nesses casos selecionados, já que a mesma não leva à violação do pescoço, não disseminando a doença e não agravando o prognóstico dos pacientes portadores de tumores suspeitos para malignidade. O padrão-ouro para o diagnóstico das linfadenopatias em crianças mais novas, que não apresentam remissão e têm histórico de aumento progressivo na infância, é a biópsia excisional.

Alguns fatores de risco para doença maligna citados na literatura são: crianças mais velhas, linfonodos supraclaviculares, linfadenopatia generalizada, linfonodos acima de 3 cm, hepatoesplenomegalia, linfonodos aumentados no mediastino e níveis elevados de LDH.

No Quadro 62.1, dividimos de forma didática os tipos de linfadenopatias.

A linfadenite aguda está relacionada com causas infecciosas, sendo que na maioria dos casos o agente etiológico é viral. Habitualmente apresenta duração de menos de 2 semanas. No quadro clínico pode haver presença de tosse, coriza e febre baixa. Pode ocorrer infecção bacteriana secundária e, naqueles pacientes com aumento linfonodal progressivo ou persistente por mais de 2 semanas, há indicação de realização de punção ou biópsia, dependendo da faixa etária.

Cerca de 31% dos pacientes com linfadenopatia bacteriana apresentam sinais flogísticos, infiltrado ou abscesso. Muitas vezes, o quadro clínico inicial desses pacientes é de amigdalite com linfonodos cervicais aumentados de forma progressiva. Há necessidade de realização de exames de imagem, como USG e tomografia com contraste nos casos em que há suspeita clínica de abscesso, pois sua evolução pode levar a obstrução de vias respiratórias superiores e até a mediatinite.

As linfadenites subagudas são mais comumente causadas por micobactérias atípicas (sendo a *Mycobacterium avium* a mais comum), doença da arranhadura do gato e toxoplasmose. A identificação da micobactéria é realizada através de cultura e PCR. Estudo conduzido por Zeharia *et al.* acompanhou 92 crianças com diagnóstico de linfadenopatia por micobactéria atípica, tratadas conservadoramente e acompanhadas por 2 anos. Cerca de 90% das crianças apresentaram linfadenopatia unifocal, que drenou espontaneamente em um período de 3-8 semanas. Oitenta e cinco por cento dos pacientes apresentaram PPD (Mantoux) acima de 10 mm.

Na doença da arranhadura do gato, frequentemente o paciente apresenta pequena pápula no local, 7-12 dias após a inoculação. Nas 4 semanas seguintes, ocorre o aparecimento da linfadenite regional, sendo que em cerca de 40% dos casos pode ocorrer supuração. Em casos não tratados pode haver involução, em 4-6 semanas e persistência por até um ano.

A linfadenopatia cervical ocorre em 90% dos casos de toxoplasmose. O diagnóstico é realizado por sorologia com dosagem dos anticorpos. As complicações incluem pneumonia e miocardite.

O vírus Epstein-Barr é o patógeno mais comum que causa a mononucleose, entretanto o citomegalovírus também pode ser envolvido nesse processo. Concomitante aos linfonodos, o paciente pode apresentar esplenomegalia e, no exame laboratorial, pode haver linfocitose com atipia em contagem acima de 10%. Edema das vias respiratórias

676 Diagnóstico Diferencial em Pediatria

Quadro 62.1 Tipos de linfadenopatias

	Agentes etiológicos	Quadro clínico	Observações
Linfadenopatia aguda	Virais: adenovírus, rinovírus, enterovírus, Epstein-Barr, entre outros	Linfonodos bilaterais, tosse, coriza, febre baixa	Podem ocorrer infecções bacterianas secundárias USG e TC com contraste são importantes para diagnóstico do abscesso
	Bacterianas: estreptoccocos do grupo A, *Staphylococcus aureus*	Eritema local, sensibilidade aumentada ao redor da tumoração, febre, sinais flogísticos Abscesso local em 31%	70% dos casos são unilaterais
Linfadenopatia subaguda	Micobactéria atípica (causa mais comum), doença da arranhadura do gato (*Bartonella henselae*), toxoplasmose, *Legionella*, Epstein-Barr e citomegalovírus, *Mycobacterium tuberculosis*	Inicialmente são tratados com ATB e não apresentam melhora do quadro	Podem persistir por 2-6 semanas Culturas nem sempre são positivas Diagnóstico por PCR. Pode ser necessária a linfadenectomia para tratamento definitivo
Linfadenopatia não infecciosa	Doença de Kawasaki (doença linfomucocutânea)	5 sinais e sintomas; são necesários 4 para o diagnóstico	As complicações incluem doenças cardíacas graves
	Doença de Kikuchi-Fujimoto (linfadenite necrosante)	Pode cursar com hepatoesplenomegalia	Pode haver recidiva da doença
	Doença de Rosai-Dorfman	Grandes linfonodos indolores e bilaterais	Exame laboratorial com hipergamaglobulinemia policlonal e leucocitose neutrofílica
	Histiocitose de Langerhans	Pode manifestar-se de formas diferentes, o que dificulta o diagnóstico: lesões osteolíticas (em 80% dos casos), linfonodos cervicais, granulomas na pele, pulmões, estômago, diabetes insípido, entre outros	1/3 dos pacientes tem história de linfadenopatia com histologia normal, entretanto com aumento sinusoidal das células de Langerhans, macrófagos e eosinofilia. Dosagem de C1a
Linfadenopatia induzida por drogas	Difenil-hidantoína, isoniazida, fenilbutazona, alopurinol, pirimetamina Imunizações: MMR, DPT, pólio, febre tifoide	Geralmente desaparecem após suspensão da medicação Em relação às vacinas, os linfonodos desaparecem com o tempo	No caso da dilantina, seu uso prolongado está associado a uma remissão bem lenta da linfadenopatia, após suspensão do medicamento

superiores, ocasionando disfagia e dispneia, é uma complicação que pode ocorrer com esses pacientes.

A tuberculose ganglionar é a segunda forma mais comum de tuberculose extrapulmonar, sendo a tuberculose pleural a mais comum. A forma ganglionar decorre da progressão dos focos bacilares e, embora qualquer cadeia linfonodal possa estar comprometida, localiza-se com maior frequência na cadeia cervical anterior, com leve predomínio à direita. As manifestações ganglionares correspondem a 20% dos casos de tuberculose extrapulmonar e, nos últimos anos, vem ocorrendo aumento de sua incidência. A doença manifesta-se com linfonodos com crescimento lento, dor e, em alguns casos, pode ocorrer fistulização com saída de secreção purulenta. Pode haver associação com AIDS; nesses casos, a sintomatologia é mais exuberante e há febre. O diagnóstico pode ser feito por meio de punção aspirativa, sendo a baciloscopia do material positiva em 10-25%, e a cultura, em 50-85% dos casos. A biópsia do linfonodo costuma ser conclusiva, demonstrando granuloma com necrose de caseificação em 91-96% dos pacientes. As Figuras 62.3 a 62.5 mostram o exame histopatológico (macroscopia e microscopia) de uma paciente de 14 anos, portadora de tuberculose ganglionar. Habitualmente, o teste tuberculínico é reator forte, exceto em indivíduos imunossuprimidos. É interessante notar que, durante a terapia antituberculosa, os gânglios comprometidos podem aumentar de volume ou, ainda, surgir novas linfonodomegalias, representando uma resposta do sistema imunológico à morte de micobactérias. Fenômeno similar também pode ser notado em pacientes infectados pelo HIV, resultando da reconstituição imunológica que ocorre logo após o início da terapia antirretroviral.

As linfadenopatias não infecciosas representam um grupo de afecções mais raras. A doença de Kawasaki apresenta cinco sinais e sintomas característicos: febre com duração superior a 5 dias, linfadenopatia cervical (usualmente unilateral), edema e eritema das palmas das mãos e planta dos pés (que podem levar a descamação local), conjuntivite purulenta bilateral e língua com aspecto de "morango". São necessários quatro sintomas para o diagnóstico. As complicações cardíacas incluem aneurisma de artéria coronária, trombose coronária e infarto agudo do miocárdio. O tratamento preconizado é feito com gamaglobulina intravenosa e aspirina, para prevenção das complicações cardíacas.

A doença de Kikuchi-Fujimoto é caracterizada pelo aumento dos linfonodos, acompanhada de febre e sudorese. Sua etiologia pode ser viral ou autoimune. A evolução é de cerca de 2-3 semanas e ocorre com maior frequência em mulheres. O diagnóstico diferencial deve ser feito com tuberculose, toxoplasmose e linfoma. Pode estar associada a infecção por HIV.

A causa da doença de Rosai-Dorfman é uma proliferação generalizada dos histiócitos sinusoidais, que leva a aumento dos linfonodos bilateralmente. A biópsia do linfonodo revela histiocitose e linfócitos fagocitados. A maioria dos pacientes apresenta regressão espontânea.

A histiocitose das células de Langerhans tem apresentação clínica e evolução muito variável. Acomete preferencialmente crianças, com pico de incidência do primeiro ao quarto ano de vida e maior predileção pelo sexo masculino. Sua etiopatogenia é desco-

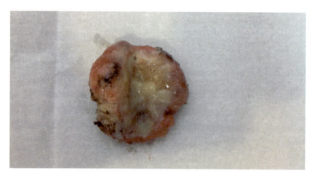

Figura 62.3 Macroscopia de linfonodo com granulomas e necrose, e seu interior (linfadenite tuberculosa). (Foto cedida pelo Dr. Tulio Lima.)

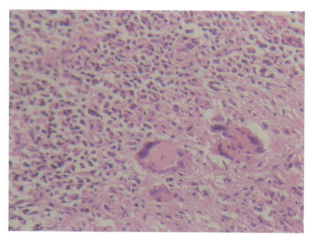

Figura 62.4 Microscopia da mesma paciente da Figura 62.3, com células gigantes multinucleadas. (Foto de nossa casuística, cedida pelo Dr. Tulio Lima.)

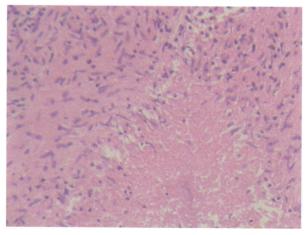

Figura 62.5 Microscopia da mesma paciente da Figura 62.3, com células epitelioides e necrose. (Foto cedida pelo Dr. Tulio Lima.)

nhecida e resulta de proliferação clonal das células de Langerhans. O anticorpo CD1a é o marcador mais específico das histiocitoses, e é recomendada a sua utilização nas amostras de rotina para o diagnóstico.

Nos casos de linfadenopatia induzida por drogas, deve-se ter em mente que qualquer criança pode ter risco de desenvolver linfadenomegalia, quando exposta às medicações descritas (Quadro 62.1).

Lesões Benignas Não Inflamatórias

Nessa categoria estão incluídos os cistos de inclusão, o torcicolo congênito e o queloide. Os cistos de inclusão são considerados "cistos dermoides adquiridos". A nomenclatura mais aceita na atualidade é de cistos epidérmicos. Geralmente ocorrem em virtude de lesões decorrentes de trauma.

Torcicolo congênito, fibromatose *colli* ou tumor do estenocleidomastóideo na infância não necessitam de biópsia para diagnóstico. Sua apresentação clínica é de uma contratura no músculo esternocleidomastóideo, com uma massa cervical palpável. Há uma flexão da cabeça da criança para o lado oposto à contratura. O diagnóstico é realizado pelo exame clínico e por exames de imagem.

O queloide é uma entidade clínica rara na criança, ocorrendo mais frequentemente entre 10-30 anos de idade, com maior frequência entre negros e ocidentais.

TUMORES BENIGNOS

Os tumores benignos são relativamente raros na população pediátrica. O neurofibroma é considerado a afecção mais comum. As lesões podem estar presentes como lesão solitária ou fazer parte de uma síndrome generalizada da neurofibromatose, associada a manchas cor de café com leite (doença de Von Recklinghausen). Os neurofibromas aparecem em decorrência de degeneração das células de Schwann, localizando-se mais frequentemente no subcutâneo. Existe incidência e 6-16% de transformação sarcomatoide nos pacientes com a doença de Von Recklinghausen.

Os lipomas são mais comuns nos adultos, entretanto podem ocorrer nas crianças. O diagnóstico é feito pelo exame clínico e pela ultrassonografia.

TUMORES MALIGNOS

O pescoço é o sítio anatômico primário mais acometido nesse grupo de pacientes. Os tumores malignos mais frequentemente encontrados durante a infância, no pescoço, são os linfomas de Hodgkin e outros tipos de linfoma, seguidos pelos sarcomas. A faixa etária mais acometida pelo linfoma de Hodgkin é a pré-adolescência, sendo que raramente ocorre em crianças menores de 5 anos. O linfoma não Hodgkin acomete predominantemente crianças na idade escolar, e os sarcomas atingem crianças na faixa etária que compreende desde a infância até os adultos jovens.

A apresentação clínica do linfoma de Hodgkin, em mais de 90% dos casos, é a linfadenomegalia cervical. Sítios extranodais são raros, entretanto, o envolvimento sistêmico ocorre em decorrência da progressão da doença. Os pacientes geralmente apresentam linfadenopatia cervical indolor e fibroelástica, sendo a região supraclavicular mais frequentemente acometida. O acometimento do mediastino pode levar a obstrução da veia cava superior. Os sintomas mais frequentemente associados são febre, sudorese noturna, perda de peso, inapetência, anorexia e prurido.

O diagnóstico é realizado por biópsia do linfonodo, além de exames de imagem, como radiografia de tórax, ultrassonografia e tomografia computadorizada, para o estadiamento da doença.

Outras neoplasias malignas, de ocorrência mais rara, também podem acometer a criança. Os tumores de tireoide representam cerca de 1,5% de todos os tumores que aparecem antes dos 15 anos e cerca de 7% dos tumores de cabeça e pescoço na infância. A incidência maior dos tumores na infância ocorre em virtude do tratamento com radioterapia, associada principalmente ao linfoma de Hodgkin e outras neoplasias malignas. Há também uma relação com exames de imagem repetidos ou a radioiodoterapia realizada no tratamento da doença de Graves. Histopatologicamente, a maioria dos tumores de tireoide são papilíferos ou mistos (papilíferos e foliculares). Os carcinomas medulares, anaplásicos e indiferenciados são raros. Cerca de 30% dos carcinomas medulares são de origem familiar, isolados ou associados a neoplasia endócrina múltipla. Os sinais e sintomas que podem estar relacionados com um carcinoma de tireoide são: crescimento rápido da tumoração tireoidiana, tireoide endurecida, com diminuição da mobilidade da tireoide à deglutição, disfonia e disfagia. Além da palpação da tireoide, é necessária a palpação das cadeias cervicais, já que na infância pode ocorrer o aparecimento de metástases regionais em cerca de 50% dos casos. Exames laboratoriais (T3, T4 livre, TSH, anticorpos antitireoglobulina e antimicrossomial) avaliam a função tireoidiana, e a dosagem de calcitonina e CEA (antígeno carcinoembrionário) são importantes na suspeita de carcinoma medular.

Os exames de imagem, como radiografia do tórax (para avaliação inicial de metástases pulmonares), ultrassonografia e, por vezes, tomografia computadorizada, são importantes para a programação cirúrgica e a avaliação da extensão da doença e seu estadiamento. A laringoscopia é mandatória para avaliação da mobilidade das cordas vocais, tanto pré-operatória quanto pós-operatória.

Os tumores da glândula salivar são de incidência rara e ocorrem com maior frequência em crianças mais velhas e adolescentes. A parótida é a glândula mais frequentemente acometida, e o tipo histológico mais comum é o carcinoma mucoepidermoide. Os sinais e sintomas mais relacionados com malignidade são crescimento rápido, dor, paralisia facial e linfadenopatia cervical. O diagnóstico deve ser feito preferencialmente por punção guiada por agulha fina, enquanto a biópsia deve ser realizada apenas nos casos de doença irressecável.

Dispomos de inúmeros métodos, como o PET scan, imunocitoquímica na punção, congelação intraoperatória, imuno-histoquímica intraoperatória, monitoração do nervo vago, do nervo laríngeo recorrente e monitoração do nervo facial, entre outros, que são de extrema validade para o diagnóstico e a terapêutica dos pacientes portadores de tumores malignos, proporcionando o tratamento oncológico adequado.

CONCLUSÕES

Os tumores cervicais na infância compreendem uma série de diagnósticos diferenciais, com inúmeras opções terapêuticas disponíveis. É necessário uma interdisciplinaridade entre as especialidades para o sucesso do tratamento. Linfonodos ou tumorações cervicais nessa faixa etária merecem um acompanhamento cuidadoso.

Bibliografia

1. Cunningham MJ, McGuirt WF, Myers EM. Cancer of head and neck in the pediatric population. In: Myers and Suen. *Cancer of head and neck*, 3. ed. Philladelphia: WB Saunders Company; 1996, p. 598-624.
2. Figueiredo J, Oliveira Jr F, Zampar, AG, Mélega, JM. Queloide: fatores de influência prognóstica. *Rev Bras Cir Plast* 2008; 23(4): 274-280.
3. Furtado JJ. Diagnóstico diferencial das linfonodopatias inflamatórias do pescoço. In: Carvalho MB. *Tratado de cirurgia de cabeça e pescoço*. Atheneu; 2001:103-114.
4. Gleisner D. Branchial Anomalies. In: *Ground rounds presentation*. University of Texas Medical branch, Dept. Of Otolaryngology. 2011 Sept. Available from: www.utmb.edu
5. Goughlin A. Pediatric cervical lymphadenopathy. In: *Ground rounds presentation*. University of Texas Medical branch, Dept. of Otolaryngology, 2011 Sept. Available from: www.utmb.edu
6. Jaffe B. Pediatric head and neck tumors: a study of 178 cases. *Laryngoscope*, 1973; 83: 1644.
7. Larsson LO, Bentzon MW, Berg K et al. Palpable lymph nodes of the neck in Swedish schoolchildren. *Acta Paediatrica* 1994; 83:1092-1094.
8. Lehn CN, Bernardo WM. Atualização no tratamento dos tumores congênitos do pescoço, baseada em evidência e centrada no paciente. *Rev Assoc Med Bras.* 2007; 53:388-390.
9. Leung AK. Cervical lymphadenopathy in children. *Can. J. Pediatr.* 3 (1991):10-7.
10. Lopes AJ, Capone D, Mogami R et al. Tuberculose extrapulmonar: aspectos clínicos e de imagem. *Pulmão* (RJ) 2006; 15(4):253-261.
11. Mihai R, Randolph GW. Thyroid surgery, voice and laryngeal examination. Time for increase awareness and accurate evaluation. *World J Endocr Surg* 2009; 1 (1): 1-5.
12. Proctor B. Lateral vestigial cysts and fistulas of the neck. *Laryngoscope*, 1955; 65: 355-9.
13. Schroeder Jr J, Mohyudin N, Maddalozzo J. Branquial anomalies in the pediatric population. *Otolaryngol Head and Neck Surg*, 2007 Aug; 137 (2):289-95.
14. Sengupta S, Pal R, Saha S et al. Spectrum of head and neck cancer in children. *J Ind Assoc Pediatr Surg*, 2009 Oct;14(4):200-3.
15. Tuttle MR, Ball DW, Bird D, Dilawari RA et al. *Medullary carcinoma*. NCNN Clinical practice guidelines in oncology. Version 3.2012. 27-32. Disponível em: www.nccn.org.
16. Wetmore RF, Handler SD, Potsic WP. Pediatric neck masses: guidelines for evaluation. *Int J Pediatric Otorhinolaryngol*, 1988 Dec; 16(3):199-210.
17. Zehria A, Eidlitz-Makus T, Haimi-Cohen Y et al. Management of nontuberculous mycobacteria-induced cervical lymphadenitis with observation alone. *Pediatr Infect Dis J*, 2008 Oct; 27 (10):920-2.

CAPÍTULO 63

Karla Danielle Xavier do Bomfim

Massas Mediastinais

INTRODUÇÃO

A existência de massa no mediastino de uma criança representa um desafio do ponto de vista diagnóstico para o pediatra geral e especialistas. A variedade de neoplasias, anomalias congênitas e infecções faz parte do diagnóstico diferencial. Aproximadamente 57% dessas massas constituem neoplasias malignas. Os pacientes com massas de histologia benigna são significativamente mais jovens, predominantemente abaixo dos 2 anos de idade.

Em cerca de um terço dos casos, as massas mediastinais não produzem sintomas até que sejam descobertas casualmente em exame radiográfico de tórax. A maioria, no entanto, tem o potencial de provocar sintomas compressivos, que podem se revelar de forma insidiosa ou aguda.

ANATOMIA

O mediastino é a porção da cavidade torácica que está limitada anteriormente com o esterno, posteriormente com a coluna vertebral e lateralmente com as superfícies pleurais direita e esquerda. Do ponto de vista didático, está subdividido em três compartimentos: anterossuperior, médio e posterior.

O mediastino anterossuperior (Figura 63.1) tem sua porção anterior definida pelo espaço compreendido entre o coração e o esterno, e sua porção superior pela região acima do plano que conecta a quarta vértebra torácica com a junção manubrioesternal. Contém gânglios linfáticos, o timo e, raramente, um prolongamento da glândula tireoide ou paratireoide. No compartimento superior também estão presentes o arco da aorta, a artéria inominada, as carótidas, as artérias subclávias, as artérias e veias pulmonares, a veia cava superior, as veias subclávia e inominada e os nervos frênicos.

O mediastino médio (Figura 63.2) contém o coração, o pericárdio, os grandes vasos, a traqueia, os brônquios principais e os gânglios linfáticos.

O mediastino posterior (Figura 63.3) corresponde ao espaço situado atrás do coração e das bases pulmonares, e contém o esôfago, a cadeia ganglionar simpática, os gânglios linfáticos, o ducto torácico, a aorta descendente, o sistema venoso ázigos e os nervos frênico e vago.

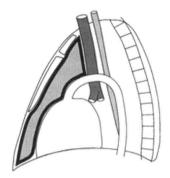 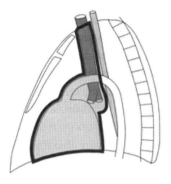 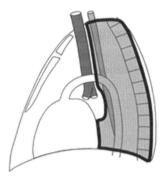

Figura 63.1 Desenho ilustrando a localização do mediastino anterossuperior (em contorno preto). (*Fonte*: http://radiographics.rsna.org/content/27/3/657.figures-only.)

Figura 63.2 Desenho ilustrando a localização do mediastino médio (em contorno preto). (*Fonte*: http://radiographics.rsna.org/content/27/3/657.figures-only.)

Figura 63.3 Desenho ilustrando a localização do mediastino posterior (em contorno preto). (*Fonte*: http://radiographics.rsna.org/content/27/3/657.figures-only.)

Alternativamente, alguns autores denominam "compartimento visceral" à área partindo da reflexão pericárdica posterior até a borda anterior dos corpos vertebrais no compartimento médio do mediastino. Nessa classificação, as estruturas cardiopericárdicas, a traqueia e o esôfago são parte do componente visceral, justapostas ao espaço paraespinhal do mediastino posterior. As demais estruturas do compartimento posterior são então denominadas "sulco paravertebral".

DIAGNÓSTICO

Cerca de um terço das crianças com massa mediastinal podem ser assintomáticas. Nos pacientes sintomáticos, as manifestações por efeito compressivo podem ocorrer de forma insidiosa ou aguda. Manifestações clínicas de caráter insidioso podem incluir os sintomas gerais, como febre, perda de peso, astenia; entre os sintomas relacionados com o efeito de massa são relatadas tosse crônica, disfagia, dor torácica, respiração ruidosa, síndrome da veia cava superior, pneumonias de repetição, hemoptise e compressão de estruturas nervosas.

Os fatores de risco associados ao desenvolvimento de disfunção respiratória aguda e asfixia são: localização da massa no mediastino anterior, diagnóstico histológico de linfoma, sintomas e sinais da síndrome de compressão da veia cava superior (edema de pescoço, face e tórax superior, acompanhado de dor de cabeça, calor local e múltiplas veias visivelmente dilatadas), evidência radiológica de compressão ou deslocamento de vasos, efusões pericárdica e pleural.

O exame físico de uma criança com massa no mediastino é variável; pode não revelar anormalidades ou demonstrar diferentes graus de dispneia, estridor, adenomegalia supraclavicular direita ou massa palpável ao nível do pescoço, fúrcula esternal ou fossas supraclaviculares. Os sinais de compressão de estruturas nervosas incluem ataxia, déficits motores periféricos e síndrome de Claude-Bernard-Horner (miose, ptose palpebral incompleta, enoftalmia, vasodilatação e anidrose da hemiface homolateral à lesão, devido à compressão ou à invasão do gânglio estrelado da cadeia simpática cervical).

As radiografias simples de tórax nas incidências posteroanterior e lateral são úteis para o diagnóstico, pois podem definir, além da localização da massa, algumas de suas características, como tamanho, forma, presença de calcificações e invasão de estruturas ósseas. A tomografia computadorizada e a ressonância magnética de tórax são importantes ferramentas para melhor definição da consistência da massa e das suas relações com estruturas circunvizinhas. A radiografia contrastada de esôfago pode demonstrar a compressão esofágica por massa no mediastino posterior.

A tomografia computadorizada (TC) de tórax com contraste hidrossolúvel está indicada quando se detectam massas mediastinais nas radiografias de tórax. A TC pode ajudar a definir a localização anatômica e informações morfológicas da massa. A ressonância magnética nuclear (RMN) pode fornecer algumas informações adicionais em relação à TC, mas está preferencialmente indicada nos casos de história prévia de anafilaxia por contraste, insuficiência renal ou nas situações de envolvimento vascular, bem como da parede torácica e da região vertebral. As lesões císticas são mais bem avaliadas pela RMN.

A avaliação ultrassonográfica (USG) pode ser utilizada para a diferenciação entre massas sólidas e císticas, e relacioná-las às estruturas circunvizinhas. A TC e a RMN são tipicamente mais acuradas que a USG. No entanto, em situações selecionadas, a USG pode ser bastante útil, por exemplo, na avaliação de estruturas intracardíacas e extracardíacas, nos casos de massas e formações císticas localizadas nas proximidades do coração e do pericárdio. Da mesma forma, a USG transbrônquica ou transesofágica pode ser útil, respectivamente, nos casos de suspeita de metástases para o mediastino médio/posterior e na avaliação de linfonodos do mediastino posterior.

Exames bioquímicos podem ser indicados em casos específicos. A função tireóidea deve ser obtida em pacientes com suspeita de bócio mediastinal; dosagem de metanefrinas e catecolameinas na urina de 24 h e dosagem de metanefrinas livres no plasma podem ser solicitadas nos casos de paragangliomas (feocromocitomas); ácidos homovanílico e vanilmandélico podem ser dosados na urina de 24 h para identificar tumores neurogênicos de origem ganglionar que produzem catecolaminas; a alfafetoproteína e/ou a betagonadotrofina coriônica humana pode estar elevada em pacientes com tumor de células germinativas não seminomatosos e devem ser solicitadas em todos os pacientes do sexo masculino com massas do mediastino anterior.

Os estudos com radionuclídeos podem ser úteis na avaliação de massas mediastinais. O ^{123}I pode ser usado para definir a natureza e a extensão de tireoides subesternais. Seu uso pode ajudar a localizar adenomas paratireóideos. O ^{123}I-metaiodobenzilguanidina (MIBG) pode identificar tumores paranganliônicos secretores de catecolaminas. A combinação de tomografia por emissão de pósitrons (PET) com diferentes traçadores, como 18-F-fluorodopamina, 18-F-fluoro-hidroxifenilalanina, 11C-epinefrina, 11-C-hidroxiepinefrina, demonstrou ajudar na localização de feocromocitomas, paragangliomas, neuroblastomas e ganglioneuromas.

A combinação de FDG 18-F-fluordesoxiglicose-*PET scan* e a combinação FDG-
-PET com TC vem substituindo o uso do gálio 67 na evolução, estadiamento e monitoração de linfomas mediastinais.

A toracoscopia é uma importante ferramenta para uso diagnóstico e terapêutico.
Outros exames que auxiliam o diagnóstico devem ser considerados a partir da necessidade de cada caso, por exemplo: o teste tuberculínico, o mielograma, a broncoscopia e a
endoscopia esofágica.

MASSAS DO MEDIASTINO ANTEROSSUPERIOR

As massas mais frequentemente encontradas no mediastino anterossuperior são os
linfomas, os teratomas e as anormalidades do timo.

A *doença de Hodgkin* com envolvimento primário do mediastino é rara na infância.
A manifestação inicial mais comum consiste no aumento indolor dos linfonodos nas regiões cervical, supraclavicular, axilar ou inguinal. O aumento secundário dos linfonodos
mediastinais é frequente, presumivelmente por propagação anatômica direta ao longo
dos canais linfáticos, podendo produzir tosse e outros sintomas compressivos. Cerca de
33% dos pacientes apresentam os sintomas "B", caracterizados por febre, perda ponderal
de pelo menos 10% nos últimos seis meses e sudorese noturna. A biópsia de linfonodo
cervical ou da massa mediastinal, o mielograma e a pesquisa de células neoplásicas em
líquido pleural fazem parte da investigação.

O *linfoma não Hodgkin* pode acometer primariamente o mediastino em até 26% dos
casos. A apresentação abdominal primária é a mais frequentemente encontrada, principalmente em nosso meio, seguida do mediastino, linfonodos periféricos e de cabeça e pescoço.
Devido ao rápido crescimento da massa e à frequente associação com derrame pleural, os
pacientes podem apresentar sintomas respiratórios graves, associados à síndrome da veia
cava superior. O diagnóstico definitivo é feito pela citologia e histopatologia.

O mediastino anterossuperior é o segundo local mais comum de origem dos *teratomas*, sendo superado apenas pela região sacrococcígea. Há poucos relatos de localização
em mediastino posterior. São habitualmente císticos, com calcificações difusas, e contêm
estruturas de uma ou mais camadas germinativas. A forma benigna ocorre em 75-80%
dos casos. Não há predileção por sexo ou idade. Produzem sintomas quando estão suficientemente aumentados para comprimir a traqueia; podem existir sinais de tamponamento cardíaco. O tumor pode ser suficientemente grande para preencher todo um
hemitórax e ser confundido com derrame pleural. É tratado com excisão cirúrgica e, nos
casos malignos, com quimioterapia adjuvante. Os marcadores sorológicos, úteis para o
diagnóstico e controle de cura, são a alfafetoproteína, a gonadotrofina coriônica humana
e o antígeno carcinoembriônico.

O *timo* é uma glândula que pode ocupar fisiologicamente grande parte do mediastino anterossuperior de um lactente sem produzir sintomas (Figura 63.4). Há relatos de localização
ectópica, no mediastino posterior e nas regiões cervical e retrofaríngea. Os cistos tímicos são
raros e podem estar associados a timos ectópicos. Apesar de, na maioria das vezes, assinto-

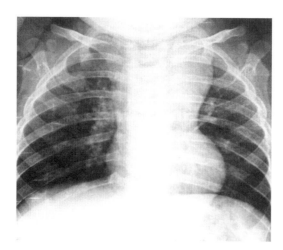

Figura 63.4 Timo normal, porém proeminente, simulando massa mediastinal em menino de 5 meses de idade. A radiografia de tórax evidencia área com aumento de opacidade no lado esquerdo do mediastino anterossuperior.

máticos, os cistos tímicos devem ser retirados cirurgicamente, pois podem sofrer infecções e hemorragias, com rápida expansão. O *timoma* é raro em crianças e habitualmente encontra-se associado a doenças como miastenia grave, aplasia eritroide e hipogamaglobulinemia. Raramente sofre metástases, e o tratamento de escolha é a excisão cirúrgica; nos casos de doença invasiva, associa-se a radioterapia ou a quimioterapia. A hipertrofia tímica é uma manifestação conhecida do hipertireoidismo, porém não é comum em crianças ou adolescentes. A regressão da massa se dá com o uso de antititeroidianos.

O mediastino anterossuperior possui um plexo linfonodal bem mais extenso que os compartimentos médio e posterior, e, por esse motivo, doenças granulomatosas como a *tuberculose*, a *histoplasmose* e a *sarcoidose* podem provocar adenomegalias de maior tamanho e ser confundidas com linfomas. A *tuberculose ganglionar*, na sua forma pseudotumoral, pode produzir lesão com expansão progressiva.

Outras possibilidades diagnósticas relatadas na literatura são *metástases tumorais, leucemias, abscessos, cistos hidáticos, hemangiomas, cistos dermoides, lipoblastoma, prolongamento anormal* ou *ectopia da tireoide, tumores de paratireoide (p. ex.: adenoma de paratireoide), aneurisma congênito da aorta, cistos pericárdicos, hérnia diafragmática congênita (Morgagni), pseudocisto pancreático, massa resultante de infecção esternal, com extensão para o mediastino anterior, feto no feto* (fetus in fetu), *doença de Castleman (hiperplasia angiofolicular linfonodal)* e *granulomatose de Wegener*.

MASSAS DO MEDIASTINO MÉDIO

As massas mais comumente encontradas no mediastino médio são os linfomas e os cistos broncogênicos. Os linfomas do mediastino predominam no compartimento anterossuperior, conforme descrito na seção precedente. Nas crianças abaixo de 2 anos de idade, são mais comuns os cistos broncogênicos.

Os *cistos broncogênicos* são anomalias congênitas que se originam do intestino anterior. São formados por uma fina parede, constituída por células musculares lisas, cartilagem e epitélio respiratório, e contêm material viscoso; raramente se comunicam com a luz de brônquios ou traqueia. A apresentação clínica é variável, desde o desconforto respiratório ao nascimento até a aparição mais tardia dos sintomas, na idade adulta. Apesar de alguns cistos serem assintomáticos, a maioria é sintomática nos primeiros 2 anos de vida. Há sempre o risco de compressão, infecção, hemorragia e ruptura. A localização mais frequente é a mediastinal média (regiões carinal, paratraqueal e paraesofágica), porém são descritos cistos intrapulmonares, subpleurais, pericárdicos, paravertebrais e cervicais. A tosse é o sintoma mais frequente. As complicações relatadas são hemoptise severa, pneumotórax, pleurite, compressão esofágica, infecção do cisto e pneumonias pós-obstrutivas. A radiografia simples de tórax pode revelar áreas de enfisema obstrutivo, atelectasia e indentação do esôfago ou silhueta cardíaca. O estudo contrastado do esôfago demonstra a compressão posterior da luz esofagiana, e a tomografia computadorizada evidencia a presença do cisto. O *cisto hidático* é o principal diagnóstico diferencial de imagem, nas áreas endêmicas. O diagnóstico diferencial também inclui *abscesso pulmonar*, *tuberculose*, *doenças fúngicas*, *malformações vasculares*, *neoplasias*, *corpo estranho*, *enfisema lobar congênito*, *pneumonia*, *pneumotórax* e *estenose brônquica*. O prognóstico após a excisão cirúrgica completa é bom.

MASSAS DO MEDIASTINO POSTERIOR

A porção posterior do mediastino é a localização mais frequente das massas mediastinais descritas na infância, e isso se deve à incidência dos tumores neurogênicos nessa região. As duplicações intestinais e a meningocele torácica anterior também são entidades descritas.

Os *tumores neurogênicos* constituem neoplasias derivadas da crista neural primitiva, responsável pela formação de gânglios sensitivos e do sistema nervoso autônomo, da medula da adrenal, das células de Schwann, dos melanócitos, das células C da tireoide, entre outras estruturas. Cerca de 20% dos tumores neurogênicos do mediastino são malignos. Os tipos histológicos mais encontrados são o ganglioneuroma, o neurofibroma e o neuroblastoma. São mais raramente encontrados o ganglioneuroblastoma (Figura 63.5), o neurofibrossarcoma, o ganglioneurossarcoma, o paraganglioma (feocromocitoma extra-adrenal) e o neurinoma. Alguns desses tumores, quando derivam do sistema simpático, podem ser bioquimicamente ativos, secretando catecolaminas, podendo causar hipertensão, rubor facial, sudorese excessiva e diarreia crônica.

O *ganglioneuroma* é histologicamente benigno, origina-se dos gânglios da cadeia simpática e pode atingir grandes proporções. É mais comum em crianças acima dos 2 anos de idade. A excisão cirúrgica é o tratamento de escolha.

O *neurofibroma* também é de natureza histológica benigna e se origina de nervos do mediastino posterior — intercostal, frênico, vago, simpáticos ou plexo braquial. Ocorre com maior frequência em pacientes portadores de neurofibromatose tipo I, também

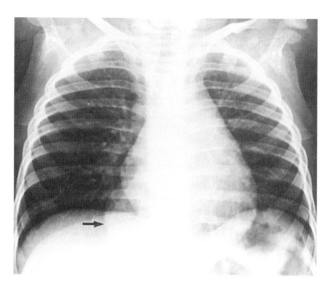

Figura 63.5 Ganglioneuroblastoma descoberto incidentalmente em um menino de 1 ano de idade. A radiografia de tórax evidencia massa paravertebral justafrênica.

chamada de forma periférica da doença de von Recklinghausen. A degeneração maligna pode ocorrer em cerca de 40% dos casos. Nessa doença, podem ocorrer os neurofibromas plexiformes, em que há extensão do tumor ao longo das ramificações dos pequenos nervos, o que torna a excisão cirúrgica mais difícil.

O *neuroblastoma* é um tumor maligno de origem nos gânglios simpáticos e acomete principalmente crianças menores de 2 anos. Os principais sintomas decorrem da compressão da medula espinhal e feixes nervosos: síndrome de Claude Bernard-Horner; dor, parestesias ou paralisias devidas ao envolvimento de troncos nervosos ou extensão intravertebral. Pode ocasionar sintomas de metástases a distância ou, ocasionalmente, erodir através da parede torácica, tornando-se visível. Possui diferentes graus de agressividade e malignidade, podendo sofrer regressão espontânea, involuir para uma forma benigna, o ganglioneuroma, ou evoluir para uma forma grave, em que podem ocorrer metástases precocemente, crescimento rápido do tumor e óbito. A localização mediastinal do tumor geralmente confere melhor prognóstico que a localização abdominal. A radiografia de tórax demonstra massa no mediastino posterior e pode evidenciar alterações ósseas, como corrosões de costelas e aumento dos espaços intercostais. A tomografia computadorizada e a ressonância magnética avaliam a extensão do tumor para dentro do canal medular. A dosagem urinária de catabólitos de catecolaminas é útil ao diagnóstico. O tratamento é cirúrgico, com quimioterapia adjuvante.

As *duplicações intestinais* são replicações de determinada porção do trato gastrointestinal (TGI), onde podem ser encontradas as camadas musculares longitudinal e muscular, a submucosa, a muscular da mucosa e mucosa, assemelhando-se ao intestino ou estômago e apresentando forma esférica ou tubular. Podem ocorrer em qualquer porção do TGI, desde a boca até o ânus. No mediastino, a duplicação intestinal mais comum

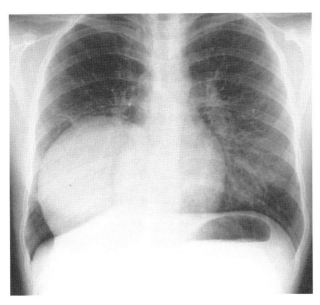

Figura 63.6 Cisto neuroentérico descoberto incidentalmente em uma adolescente de 13 anos de idade. A radiografia de tórax mostrou massa bem definida e discreta escoliose; a ultrassonografia torácica evidenciou massa preenchida por líquido, com conexão vertebral.

é o cisto de duplicação esofágica, que é derivado do intestino anterior; representa uma massa intimamente aderida à parede muscular do esôfago, habitualmente próximo à bifurcação traqueal, podendo se relacionar intimamente com a traqueia, porém sem comunicação com a luz dessas estruturas. Algumas vezes estende-se inferiormente e penetra na cavidade abdominal. O revestimento interno do cisto pode incluir epitélio respiratório ou mucosa gástrica. Está sempre sob risco de ulceração e perfuração ou de crescimento acelerado. Pode ser assintomático ou estar mais comumente relacionado com desconforto respiratório e, ocasionalmente, com disfagia. Há uma forma variante, denominada cisto neuroentérico (Figura 63.6), originário de um defeito de separação entre a notocorda e o intestino anterior. A estrutura do cisto neuroentérico é composta por camadas mais finas de tecido fibroso e epitelial. Deve ser suspeitado em toda massa do mediastino posterior em que há alterações vertebrais concomitantes, representadas por disrafismos espinhais. Na investigação, além da radiografia de tórax e da tomografia computadorizada, podem ser úteis o estudo contrastado do esôfago e a cintilografia com tecnécio, esta última para evidenciar mucosa gástrica. O tratamento baseia-se na ressecção cirúrgica.

A *meningocele torácica anterior* é decorrente de lesões degenerativas adquiridas da coluna vertebral, em crianças com deformidades espinhais preexistentes. Sinais neurológicos deficitários podem ocorrer. O diagnóstico pode ser confirmado pela tomografia computadorizada, ressonância magnética nuclear ou perimielografia.

O mediastino posterior é um sítio raro de localização de *teratomas* e *outros tumores de células germinativas, prolongamento anormal* ou *ectopia da tireoide* e *cistos broncogênicos*.

MISCELÂNEA

Existem massas mediastinais que não apresentam localização anatômica específica e são representadas principalmente pelos higromas císticos e tumores do tecido adiposo (p. ex.: lipoblastoma, lipossarcoma).

Os higromas císticos ou linfangiomas (Figura 63.7) são tumores congênitos decorrentes de defeitos dos vasos linfáticos em estabelecer drenagem adequada com o sistema venoso. Ocorrem principalmente na região cervical baixa, mas podem se estender para o mediastino (habitualmente anterossuperior ou médio). No nível mediastinal, os tipos primários são raros; podem ser assintomáticos ou responsáveis por sintomas respiratórios e derrames quilosos na cavidade pleural ou pericárdica.

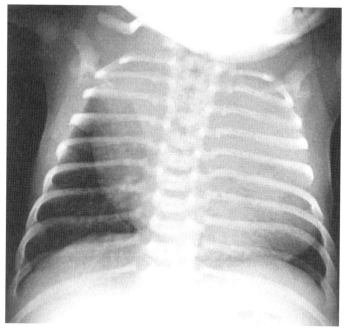

Figura 63.7 Higroma cístico envolvendo o timo em neonato com 7 dias de vida, apresentando desconforto respiratório moderado. A radiografia de tórax evidencia alargamento e preenchimento da silhueta mediastinal.

Os tumores do tecido adiposo são representados principalmente pelas formas benignas — o lipoma e o lipoblastoma. O lipoma é uma coleção benigna de tecido adiposo normal, circundado por cápsula de tecido conjuntivo; é removido cirurgicamente. O lipoblastoma é um tumor raro, originário de tecido adiposo embrionário, que ocorre, quase exclusivamente, em crianças menores de 3 anos de idade. Pode se apresentar na forma localizada e bem delimitada, conhecida como lipoblastoma, ou na forma difusa e multicêntrica, denominada lipoblastomatose. Esses tumores podem atingir grandes proporções. Há raros casos relatados de localização mediastinal.

Bibliografia

1. Achuo-Egbe YN, Hong-McAtee I, Radulescu VC. A case report of hyperthyroid-associated thymic hypertrophy in a child, presenting as an anterior mediastinal mass. *Eur J Pediatr* [Internet]. Jul 2011 [acesso em: 22 jul 2012];170(7):937-40 (Abstract). Disponível em: http://www.ncbi.nlm.nih.gov/pubmed?term=J%20Pediatr%202011%20Jul%3B170(7)%3A937-40.
2. Bita G, Farshid J, Hamid-Reza F. Intratoracic lipoblastoma in a 15-month-old infant. Rare Tumors [Internet]. 21 October 2011 [acesso em: 2 ago 2012]; 3(4):e51. Disponível em: http://www.pagepress.org/journals/index.php/rt/article/view/2626
3. Boussetta K, Tinsa F Ghaffari H et al. Mediastinal tuberculosis mass in a three-month-old boy. *Tunis Med* Internet]. Aug 2010 [acesso em: 2 ago 2012]; 88(8):606-4. Disponível em: http://www.latunisiemedicale.com/article-medicale-tunisie.php?article=1399&Codelang=en
4. Franco R, Santana MA, Coelho Filho JC, Pereira-Silva JL. Pseudotumoral form of primary progressive tuberculosis: a diagnostic to be considered. *Braz J Infect Dis* 2003; 7(2):166-70.
5. Gunaydin M, Celik FC, Tander B *et al.* Two cases of fetus in fetu. *J Pediatr Surg* [Internet]. Sep 2011 [acesso em: 22 jul 2012]; 46(9):e9-e12 (Abstract). Disponível em: http://www.ncbi.nlm.nih.gov/pubmed/21929974
6. Kim OH, Wo Kim WS, Mi Kim MJ et al. US in the diagnosis of pediatric chest diseases. *Radiographics* 2000; 20:653-71.
7. Muller ML. Up to Date [Internet]. Evaluation of mediastinal masses; [revisado em 2012 maio; atualizado em 2012 jan 6; acesso em 22 jun].[aproximadamente 4 p.]. Disponível em: http://www.uptodate.com.
8. Raffensperger JG. *Swenson's pediatric surgery*. 5. ed. Norwalk: Appleton & Lange, 1990.
9. Ravitch MM. Mediastinal cysts and tumors. In: Welch, KJ. *Pediatric Surgery*, 4. Ed. St.Louis: Year Book Medical Publishers, 1986. p. 602-18.
10. Sarper A, Avten A, Golbasi I et al. Broncogenic cyst. *Tex Heart Inst J* 2003;30(2): 105-108.
11. Tannuri U. Tumores intratorácicos. In: Rozov T. *Doenças pulmonares em pediatria: diagnóstico e tratamento*. São Paulo: Atheneu, 1999. p. 205-14.
12. Whitten CA, Khan S, Munneke GJ, Grubnic S. A diagnostic approach to mediastinal abnormalities. RadioGraphics [Internet]. May 2007 [acesso em 25 ju 2012]; 27:657-71. Disponível em: http://radiographics.rsna.org/content/27/3/657.figures-only

CAPÍTULO 64

Ana Cláudia Mendonça dos Anjos

Neutropenia

DEFINIÇÃO

É importante, primeiramente, definir valor absoluto de neutrófilos: é o produto dos leucócitos (ou glóbulos brancos — GB) pela fração de polimorfonucleares somados aos bastões, neutrófilos = GB × % (PMN + bastões)/100. Neutrófilos metamielócitos e formas mais jovens não estão incluídos nos neutrófilos absolutos.

Neutrófilos < 1.500/μL, para adultos, é geralmente aceito como definição de neutropenia. No entanto, a faixa normal de neutrófilos varia com a idade: na primeira semana de vida, o limite inferior da normalidade é de 5.000/μL, caindo posteriormente para 1.000/μL entre a segunda semana de vida e o primeiro ano de idade.

CATEGORIA

A neutropenia pode ser categorizada em leve (1.000-1.500/μL), moderada (500-1.000/μL) e grave (< 500/μL).

O risco de infecção aumenta quando os neutrófilos estão < 1.000/μL (Quadro 64.1).

Quadro 64.1 Relação do número absoluto de neutrófilos com o risco de infecção

Contagem absoluta de neutrófilos	Avaliação de risco
> 1.500/μL (> 1,5 × 10⁹/L)	Nenhum
1.000-1.500/μL	Não há risco significativo de infecção, a febre pode ser abordada ambulatorialmente
500-1.000/μL	Algum risco de infecção, a febre pode ocasionalmente ser abordada ambulatorialmente
< 500/μL	Risco significativo de infecção, a febre deve ser sempre abordada com o paciente internado, com antibióticos intravenosos; poucos sinais clínicos de infecção
< 200/μL	Risco muito importante de infecção, a febre deve ser sempre abordada com o paciente internado, com antibióticos intravenosos, poucos ou nenhum sinal clínico de infecção

Neutropenia **693**

PROPENSÃO A INFECÇÃO E SIGNIFICADO DA NEUTROPENIA

Somente 3% dos neutrófilos estão circulando no sangue periférico; a maior parte está localizada na medula óssea, em outros tecidos e na periferia dos vasos sanguíneos. Portanto, o hemograma (HMG) não reflete a capacidade de proteção contra infecção bacteriana.

Além do número de neutrófilos, reserva medular adequada (celularidade e maturação dos neutrófilos) e a capacidade destes migrarem até o local de infecção são muito importantes (Quadro 64.2).

Quadro 64. 2 Risco de infecção por tipo de neutropenia

Risco	Diagnóstico	Reserva de medula	Imunidade T/B	Relação com número total de neutrófilos
Baixo ou nenhum risco	Crônica benigna	Normal	Normal	Ausente
	Étnico	Normal	Normal	Ausente
	Pós-infecciosa	Normal/levemente diminuída	Normal	Presente/ ausente
	Hiperesplenismo	Normal/aumentada	Depende da causa de hiperesplenismo	Ausente
Risco moderado	Pós-infecciosa	Diminuída	Normal	Presente/ ausente
	Induzida por fármacos	Diminuída/normal	Normal	Presente
	Cíclica	Variável	Normal	Presente
	Nutricional	Variável	Normal/variável	Presente
	Imune (mediada por anticorpos)	Normal	Anormal	Ausente
	Imune (LES, IVC)	Variável	Anormal T/B	Ausente/ presente
Alto risco	DLGLG, APSB	Muito diminuída ou ausente	Células T anormais	Presente
	Síndrome de Shwachman-Diamond	Diminuída	Normal/?	Presente
	Síndrome de Kostmann	Diminuída	Normal/?	Presente
	Induzida por fármacos	Muito diminuída ou ausente	Anormal	Presente
	Quimioterapia antineoplásica	Muito diminuída ou ausente	Anormal T/B	Presente
	Anemia aplástica	Diminuída/ausente	Provavelmente células T anormais	Presente
	Infiltração da medula/ SMD/leucemia	Diminuída/ausente	Provavelmente anormal	Presente

APSB: aplasia pura de série branca; DLGLG: doença linfoproliferativa de grandes linfócitos granulares; ICV: imunodeficiência comum variável; LES: lúpus eritematoso sistêmico; SMD: síndrome mielodisplásica.

694 Diagnóstico Diferencial em Pediatria

Quadro 64.3 Importantes sinais e sintomas clínicos de neutropenia

Indicador	Comentários
Febre	Determina a necessidade de tratamento imediato. Febre periódica pode sugerir neutropenia cíclica. Febre recorrente sugere tipos mais graves de neutropenia, doença autoimune subjacente ou malignidade
Gengivite	Muitas vezes ignorada e frequentemente presente em neutropenia crônica clinicamente significativa. Gengiva normal indica reserva medular normal
Úlceras da mucosa*	Sugere neutropenia com reserva medular diminuída, especialmente úlceras sem nenhuma evidência de exsudado
Dor abdominal*	Dor ou desconforto abdominal, mesmo que de leve intensidade, pode indicar ulcerações de mucosa intestinal que podem servir como potencial porta de entrada para bactérias entéricas
Abscesso**	Material purulento claro localizado em qualquer lugar (tímpano, exsudato de faringe etc.) na presença de neutropenia significativa é forte evidência de reserva medular adequada e capacidade de liberação dos neutrófilos para os tecidos
Esplenomegalia	Indica um estado inflamatório crônico e sugere que a neutropenia não é benigna. Pode ser o único sinal de inflamação crônica em alguns distúrbios, como artrite reumatoide sistêmica ou doença linfoproliferativa de linfócitos grande e granular
Velocidade de hemossedimentação dos eritrócitos (VHS)	Sugere inflamação de tecidos profundos. VHS pode ser muito útil na avaliação da neutropenia e monitoração de formas graves de neutropenia crônica
Proteína C reativa (PCR)	Indica a ativação de monócitos. PCR sugere inflamação e apresenta alteração mais rápida do que a VHS. A interpretação da PCR e da VHS se sobrepõem mas não têm o mesmo significado. Uma pode estar significativamente elevada quando a outra está normal
Monocitose	Monocitose significativa (30-50%) é muitas vezes vista em neutropenia congênita (neutropenia cíclica, síndrome de Kostmann)
História pregressa	Infecções importantes e recorrentes ou incomuns; diarreia crônica; retardo no crescimento
Dismorfia	Características dismórficas podem indicar síndrome de falência medular primária

* Sintomas e sinais sugestivos de reserva medular diminuída.
** Sintomas e sinais sugestivos de reserva medular adequada.

Alguns dados da história clínica e achados do exame físico fornecem informações importantes para inferir se neutrófilos suficientes estão chegando de forma adequada ao local de infecção (Quadro 64.3).

INCIDÊNCIA DE NEUTROPENIA EM INDIVÍDUOS NORMAIS

A definição anteriormente descrita de neutropenia (neutrófilos < 1.500/μL) é aplicável a todas as faixas etárias e grupos étnicos, exceto recém-nascidos e certas populações (afro-americanos, alguns judeus, etíopes e alguns árabes) que normalmente apresentam níveis levemente inferiores de leucócitos e neutrófilos.

Neutropenia (étnica) benigna familiar ou leucopenia benigna familiar ocorre em indivíduos que apresentam resposta normal a processos infecciosos sem produzir leucocitose. Não há aumento de incidência de infecções nesses casos. Esse tipo de neutropenia tem sido relatado em alguns grupos étnicos, como judeus, negros, árabes e indianos, não devendo ser uma entidade distinta da descrita anteriormente, sendo o melhor nome a ser utilizado o de neutropenia étnica benigna.

CLASSIFICAÇÃO E ETIOLOGIA DA NEUTROPENIA ISOLADA

As causas de neutropenia isolada podem ser classificadas por mecanismo ou por agente etiológico.

São quatro mecanismos básicos:

- Diminuição da produção.
- Granulopoiese inefetiva.
- Deslocamento dos polimorfonucleares para o endotélio vascular ou outros tecidos.
- Aumento da destruição periférica.

Para confirmação desses mecanismos são necessários estudos leucocinéticos em cultura de medula óssea ou com radioisótopos aplicados em polimorfonucleares em sangue periférico, procedimentos somente aplicáveis em laboratórios de pesquisa. A vantagem dessa classificação é a facilidade da correlação com a propensão a infecção (Quadro 64.2).

Por outro lado, classificar a neutropenia em adquirida ou congênita proporciona um meio prático de abordar o diagnóstico diferencial desse distúrbio na prática médica (Quadro 64.4). É importante ressaltar que, com essa classificação, teremos uma grande sobreposição de distúrbios ou mesmo várias interações entre fatores genéticos e ambientais.

NEUTROPENIAS ADQUIRIDAS

- *Pós-infecciosa*: é a causa mais comum. Geralmente é de curta duração (3-11 dias) e raramente resulta em superinfecção bacteriana. Mecanismo: redistribuição, sequestração e agregação, destruição por anticorpos circulantes. Os vírus associados mais comuns são vírus sincicial respiratório, influenza A e B, parvovírus B19, EBV e HHV6.
- *Induzida por medicamento e agranulocitose*: é a segunda principal causa. É uma reação idiossincrásica. Exclui substâncias citotóxicas e requer que a droga tenha sido usada dentro das 4 semanas que antecederam a neutropenia. Exemplos: clozapina, drogas antitireoidianas (tionamidas), sulfassalazina. O mecanismo é a destruição imunomediada dos neutrófilos circulantes por anticorpos induzidos por droga ou efeito tóxico direto aos precursores da medula óssea (Quadro 64.5).
- *Nutricional*: deficiência de vitamina B_{12} e folato. O ácido metilmalônico e a homocisteína encontram-se aumentados na deficiência de vitamina B_{12} e somente a homocisteína aumentada na deficiência de folato.

696 Diagnóstico Diferencial em Pediatria

Quadro 64.4 Classificação das neutropenias

Adquirida
Infecção
Bacteriana
Parasitária
Riquétsias
Viral — por exemplo, hepatite B, vírus Epstein-Barr, HIV, HCV
Doenças vasculares do colágeno
Síndrome de Felty
Lúpus eritematoso sistêmico
Ativação do complemento
Hemodiálise
Leucaférese
Síndrome da angústia respiratória aguda
Neutropenia induzida por droga
Clozapina
Tionamida
Sulfassalazina
Autoimune
Benigna da infância e forma crônica do adulto
Síndrome de linfócitos grande granulares
Timoma
Neutropenia isoimune
Reação transfusional
Neutropenia crônica idiopática
Aplasia pura de série branca
Hiperesplenismo
Deficiência nutricional
Alcoolismo
Vitamina B_{12} ou folato
Deficiência de cobre com ceruloplasmina baixa
Doenças que afetam a medula óssea*
Pós-quimioterapia
Hipoplasia (anemia aplástica, anemia de Fanconi)
Leucemia aguda e crônica

Congênita
Neutropenia congénita grave (síndrome de Kostmann)
Síndrome de Shwachman-Diamond-Oski
Mielocatexia
Neutropenia cíclica
Síndrome de Chédiak-Higashi
Disgenesia reticular
Disqueratose congênita

*A neutropenia geralmente não ocorre como defeito isolado nessas doenças.

- *Deficiência de cobre*: ocorre na síndrome do intestino curto com nutrição parenteral, má absorção, após cirurgias gástricas por *bypass* ou quando o cobre é removido da formulação intravenosa e não reintroduzido. O cobre e a ceruloplasmina devem ser dosados para confirmação diagnóstica.
  – Doença imunológica primária: os anticorpos antineutrófilos medeiam a destruição dos neutrófilos pelo baço (opsonização) ou por lise do complemento. Pode

Quadro 64.5 Principais drogas que apresentam associação definitiva com agranulocitose

Drogas antitireoidianas (tionamidas)
Metimazol
Carbimazol
Propiltiouracil
Anti-inflamatórios
Sulfassalazina
Anti-inflamatórios não hormonais
Sais de ouro
Penicilamina
Fenilbutazona
Antipirina
Dipirona
Fenacetina
Psicotrópicos
Clozapina
Fenotiazinas
Tricíclicos e tetracíclicos
Meprobamato
Cocaína/heroína (adulterada com levamisole)
Medicamentos gastrointestinais
Sulfassalazina
Histamina — antagonistas dos receptores de H_2
Fármacos cardiovasculares
Antiarrítmicos (tocainida, procainamida, flecainida)
Ticlopidina
Inibidores da ECA (captopril, enalapril)
Propranolol
Dipiridamol
Digoxina
Medicamentos dermatológicos
Dapsona
Isotretinoína

Antibióticos
Macrolídeos
Trimetoprim-sulfametoxazol
Cloranfenicol
Sulfonamidas
Penicilinas semissintéticas
Vancomicina
Cefalosporina
Drogas antimaláricas
Amodiaquina
Cloroquina
Quinina
Antifúngicos
Anfotericina B
Flucitosina
Anticonvulsivantes
Carbamazepina
Fenitoína
Etossuximida
Valproato
Diuréticos
Tiazidas
Acetazolamida
Furosemida
Espironolactona
Drogas antiadrenérgicas
Aminoglutetimida
Sulfonilureias
Clorpropamida
Tolbutamida
Agentes quelantes de ferro
Deferiprona

ocorrer isoladamente ou em associação a outras citopenias. São fatores desencadeantes: infecções, exposição à droga e deficiências imunológicas. Na maioria das vezes, é de difícil avaliação, pois a propensão a infecção está mais relacionada com doença de base do que com neutropenia.

- *Neutropenia isoimune neonatal*: ocorre a passagem de anticorpos antineutrófilos através da placenta que destroem antígenos específicos dos neutrófilos herdados do pai. Geralmente é uma neutropenia moderada a grave, com boa evolução.
- *Neutropenia autoimune crônica (ou crônica benigna da infância)*: ocorre em menores de 4 anos de idade que apresentam infecções recorrentes. A resolução é espontânea com o desaparecimento dos anticorpos. Não há necessidade de tratamento específico, pois a reserva medular é normal.
- *Neutropenia idiopática crônica (ou crônica benigna)*: ocorre em adolescentes e adultos, sem apresentar remissão espontânea. Tem boa evolução, pois possui reserva medular normal. Em 30-40% dos casos, os anticorpos podem ser detectados.

698 Diagnóstico Diferencial em Pediatria

- *Aplasia pura de células brancas*: doença rara, com desaparecimento total dos granulócitos da medula óssea. Está associada a timomas e decorre da presença do anticorpo que medeia a atividade inibitória ao GM-CFU. Não há reserva medular, portanto há risco de infecção.
- *Outras doenças autoimunes*: linfocitose T-gama e síndrome de Felty. Há diminuição importante da reserva medular, portanto há risco de infecção.
- *Ativação do complemento*: a exposição do sangue a membranas artificiais (diálise e oxigenação extracorpórea) pode resultar em ativação do complemento através da cascata da via clássica, que induz agregação e aderência do neutrófilo à superfície endotelial, geralmente do pulmão. Como prevenção deve-se usar membranas biocompatíveis.
- *Hiperesplenismo*: causado por aumento do baço por qualquer etiologia. O mecanismo é decorrente do resgate dos neutrófilos. Raramente pode causar infecções graves.
- *Doenças da medula óssea*: geralmente, a neutropenia é associada a variáveis graus de anemia e trombocitopenia. São exemplos: anemia aplástica, leucemias, mielodisplasias, pós-quimioterapias.

NEUTROPENIAS CONGÊNITAS (QUADRO 64.4)

- *Síndrome de Kostmann ou agranulocitose congênita*: doença rara autossômica; alguns casos podem ter herança recessiva, e outros, dominante, na dependência da mutação envolvida. O mecanismo é por aumento da apoptose das células mieloides. É característica a ocorrência de infecções graves e frequentes logo após o nascimento. Apresenta predisposição para evolução de doenças clonais como leucemias e mielodisplasias. Ao mielograma encontramos o setor mieloide hipoplásico nos estágios de promielócitos e mielócitos, com parada de maturação.
- *Síndrome de Shwachman-Diamond-Oski*: doença rara, autossômica recessiva, caracterizada por insuficiência exócrina pancreática, disfunção da medula óssea e disostose metafisária. Apresenta predisposição para evolução de doenças clonais, como leucemias e mielodisplasias.
- *Neutropenia cíclica*: ocorre oscilação regular, em média a cada 21 dias, do número de neutrófilos, monócitos, eosinófilos, linfócitos e reticulócitos. A história de infecções recorrentes é marcante, como faringite, gengivite e estomatite.
- *Mielocatexia*: caracterizada por dismielopoiese, neutropenia e infecções recorrentes. Os neutrófilos apresentam morfologia alterada e apoptose acelerada.
- *Neutropenia disgranulopoiética congênita*: doença rara autossômica recessiva. O mecanismo é um defeito na síntese de grânulos primários e específicos, com lise celular intramedular.
- *Síndrome de Chédiak-Higashi*: é caracterizada por albinismo oculocutâneo, neuropatia periférica progressiva e neutropenia. Os achados patognomônicos são organelas e grânulos gigantes em diferentes tipos celulares.

APRESENTAÇÃO CLÍNICA

As infecções recorrentes são as únicas consequências significativas. Os sítios mais comuns são a cavidade ou mucosa oral, a pele e, em caso de neutropenia grave e persistente, as infecções pulmonares que cursam habitualmente com hemocultura positiva.

É importante lembrar que o neutropênico grave sem reserva medular não apresenta sinais clássicos de infecção.

RISCO DE INFECÇÃO

Pacientes com neutropenia grave secundária a quimioterapia, falência ou exaustão medular, têm alto risco para infecção bacteriana grave, principalmente se os neutrófilos estiverem abaixo de 100/µL por mais que 5 dias.

A monocitose pode diminuir o risco da infecção, pois o monócito também tem função fagocítica.

PATÓGENOS ESPECÍFICOS ASSOCIADOS À NEUTROPENIA

Geralmente são patógenos piogênicos, entéricos ou fungo (cândida). Usualmente são patógenos endógenos.

Os sítios mais comuns são cavidade oral, mucosa, pele, região perianal e genital. Na neutropenia grave persistente ocorre associação de bacteremia, geralmente evoluindo com infecção pulmonar e do trato gastrointestinal. Em caso de uso de cateteres e outros dispositivos, a bactéria mais comum é o estafilococo coagulase-negativo.

DIAGNÓSTICO

A confirmação da neutropenia é feita através da avaliação do sangue periférico com coloração Wright-Giemsa.

Na pseudoneutropenia ocorre aglomeração dos neutrófilos na presença de paraproteinemia e alguns anticoagulantes.

A abordagem sugerida para pacientes com neutropenia isolada é ilustrada na Figura 64.1.

Se a neutropenia é isolada, independentemente do seu grau, mas sem qualquer achado clínico anormal, hemogramas seriados com intervalos cada vez maiores são a abordagem mais adequada.

Se houver sintomas clínicos relacionados com neutropenia ou outras linhagens celulares alteradas, uma avaliação mais abrangente deverá ser realizada (Quadro 64.6).

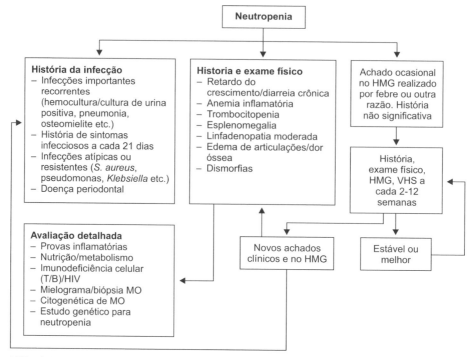

Figura 64.1 Algoritmo do diagnóstico da neutropenia.

Quadro 64.6 Avaliação laboratorial de diagnóstico para neutropenia

Teste	Comentários
Hemogramas seriados	A observação do hemograma completo ao longo do tempo é muitas vezes a melhor abordagem
Velocidade de hemossedimentação dos eritrócitos (VHS), proteína C reativa (PCR)	Elevações da VHS e/ou PCR, na ausência de qualquer infecção evidente sugere infecção subjacente devido a neutropenia ou presença de doença autoimune
ANA*, C3, C4, anti-DNA	Testes de triagem para a presença de doença vascular de colágeno
Ácido metilmalônico, homocisteína, cobre, ceruloplasmina, piridoxina	Indica anormalidade em micronutrientes que podem ser associados a falência da medula. Ácido metilmalônico e/ou homocisteína elevados sugerem deficiência de vitamina B_{12} ou folato, mesmo que os níveis séricos estejam normais
Mielograma e biópsia de medula óssea com citogenética	Testes para avaliar a possibilidade de malignidade hematológica, síndrome mielodisplásica, parada de maturação
CD3/CD16 e 56,57, imunoglobulinas	Células *natural killer*/subpopulações de células T citotóxicas. Um clone de > 20% sugere doença de linfócitos grandes granulares; imunodeficiência pode apresentar neutropenia
Testes genéticos	Testes genéticos específicos estão disponíveis para avaliação de algumas das neutropenias congênitas

* ANA inclui tanto anticorpo antineutrófilo como anticorpos antinucleares.

Bibliografia

1. Andersohn F, Konzen C, Garbe E. Systematic review: agranulocytosis induced by nonchemotherapy drugs. *Ann Intern Med* 2007; 146:657.
2. Carmel R. How I treat cobalamin (vitamin B12) deficiency. *Blood* 2008; 112:2214.
3. Dale DC, Bolyard AA, Aprikyan A. Cyclic neutropenia. *Semin Hematol* 2002; 39:89.
4. Donadieu J, Fenneteau O, Beaupain B et al. Congenital neutropenia: diagnosis, molecular bases and patient management. *Orphanet J Rare Dis* 2011; 6:26.
5. Elting LS, Rubenstein EB, Rolston KV, Bodey GP. Outcomes of bacteremia in patients with cancer and neutropenia: observations from two decades of epidemiological and clinical trials. *Clin Infect Dis* 1997; 25:247.
6. Hsieh MM, Everhart JE, Byrd-Holt DD et al. Prevalence of neutropenia in the U.S. population: age, sex, smoking status, and ethnic differences. *Ann Intern Med* 2007; 146:486.
7. Jabbour N, DiGiuseppe JA, Usmani S, Tannenbaum S. Copper deficiency as a cause of reversible anemia and neutropenia. *Conn Med* 2010; 74:261.
8. Kyono W, Coates TD. A practical approach to neutrophil disorders. *Pediatr Clin North Am* 2002; 49:929.
9. Segel GB, Halterman JS. Neutropenia in pediatric practice. *Pediatr Rev* 2008; 29:12.
10. Tigue CC, McKoy JM, Evens AM et al. Granulocyte-colony stimulating factor administration to healthy individuals and persons with chronic neutropenia or cancer: an overview of safety considerations from the Research on Adverse Drug Events and Reports project. *Bone Marrow Transplant* 2007; 40:185.

CAPÍTULO 65

Silvio da Silva Caldas Neto

Obstrução das Vias Respiratórias Superiores

As chamadas vias aéreas superiores são os órgãos do aparelho respiratório compreendidos entre o nariz e a laringe. São estruturas cavitárias revestidas, em sua maior parte, por epitélio cilíndrico ciliado por onde o ar passa e onde ele é acondicionado antes de chegar às vias respiratórias inferiores. Algumas doenças podem causar redução do lúmen desses órgãos, dificultando, portanto, a passagem do ar, às vezes trazendo consequências que vão desde um erro no desenvolvimento até insuficência respiratória grave que pode ameaçar a vida do indivíduo. Algumas dessas doenças são características da idade infantil e podem causar obstrução em diversos níveis da árvore respiratória, como as cavidades nasais, a faringe e a laringe.

Todo o processo de desenvolvimento físico da criança é regulado por diversas forças que, juntamente com a ação de hormônios, modelam estruturas ósseas, condicionam ações musculares, posicionamento de tendões etc. Essas forças, quando atuam sobre um organismo em crescimento, não precisam ser de grande intensidade para causar tais efeitos. No caso do desenvolvimento craniofacial, um simples desvio no fluxo de ar respirado pode ser suficiente para alterá-lo de forma importante. Por isso, a obstrução respiratória alta na criança reveste-se de grande relevância na clínica pediátrica, envolvendo a atuação de vários profissionais de saúde, como otorrinolaringologistas, pediatras, fonoaudiólogos e odontólogos.

Além dos problemas relativos ao desenvolvimento craniofacial, a obstrução respiratória alta pode também alterar significativamente o desenvolvimento geral da criança por meio de diversos mecanismos. Por perturbar a qualidade do sono da criança, traz distúrbios de aprendizado e alterações comportamentais. A mastigação e a deglutição se tornam laboriosas, tendendo o indivíduo a alimentar-se inadequadamente. O esforço respiratório exercido pode alterar gradientes de pressão entre alvéolos e sangue, aumentando a resistência pulmonar e a sobrecarga cardíaca, chegando a causar, às vezes, *cor pumonale*. O esforço respiratório para vencer a obstrução pode ainda condicionar deformidades na caixa torácica. Finalmente, crianças que respiram mal costumam apresentar infecções respiratórias de repetição, com necessidade frequente de administração de antibióticos e trazendo igualmente efeitos deletérios para o seu desenvolvimento.

Por essas razões, os profissionais devem estar atentos para o diagnóstico precoce dessa condição, bem como direcionar esforços para a sua resolução e para a reversão das

Obstrução das Vias Respiratórias Superiores **703**

alterações estruturais eventualmente surgidas. Todavia, para tanto é necessário identificar a causa e a topografia da obstrução, que pode variar bastante. Esse diagnóstico diferencial norteará as condutas terapêuticas e deve ser definido pela utilização de um protocolo propedêutico bem dirigido.

OBSTRUÇÃO NASAL

As cavidades nasais são separadas na linha mediana por uma parede, o septo do nariz, e têm, nas suas paredes laterais, estruturas osteomucosas, as conchas nasais, que se projetam para o seu interior. A maior dessas conchas é a inferior, que possui uma rede capilar submucosa diferenciada que lhe confere um aspecto esponjoso. Essa organização histológica promove, sob regulação autonômica, aumento ou diminuição do volume da concha, a partir de determinados estímulos ligados às condições do ar inspirado. Assim, características físicas do ar, bem como o teor de certas substâncias em suspenção, podem determinar reflexos neurovasculares que, intumescendo ou retraindo as conchas nasais, regulam o fluxo aéreo dentro do nariz. Um aumento exagerado das conchas ou uma alteração anatômica do septo pode reduzir o lúmen nasal, tornando mais difícil a passagem do ar.

Quadro Clínico

Independentemente da etiologia da obstrução nasal, há sinais e sintomas básicos que se repetem de caso a caso. A respiração bucal de suplência está sempre presente em maior ou menor grau, sendo mais importante à noite. Os roncos também são frequentes durante o sono, mas crianças muito obstruídas costumam roncar inclusive quando acordadas. São o produto sonoro da vibração dos tecidos da faringe que se colabam devido à resistência nasal ao ar inspirado, que incrementa o gradiente de pressão negativa na faringe. Alterações vocais são comuns devido à deficiente ressonância nasal (rinolalia fechada). Alterações faciais e orais típicas do respirador bucal também podem surgir e incluem alongamento global da face com hipoplasia do terço médio, hipotonia das musculaturas mastigatória e facial, queda do lábio inferior, mordida aberta e/ou cruzada, palato ogival, entre outras. Como a obstrução ao fluxo de ar, em geral, se acompanha também de obstrução ao fluxo de secreções, essas crianças costumam apresentar rinorreia frequente, de aspectos variados.

Esses sinais e sintomas são, via de regra, associados a outros que vão variar de acordo com a etiologia da obstrução e que veremos a seguir.

Etiologia

Desvio do Septo do Nariz

O desvio do septo é uma das causas mais comuns de obstrução nasal na criança, porém raramente atua como fator isolado. Na nossa experiência, aparece em 14% dos pacientes com obstrução nasal até os 12 anos de idade. Pode ser originado de forma congênita devido a trauma pelo canal do parto ou surgir posteriormente por desarmonia do crescimento do septo em relação à cavidade do nariz. Geralmente envolve a porção mais

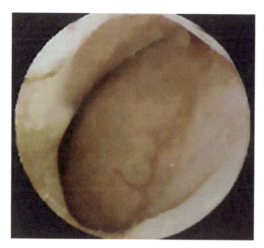 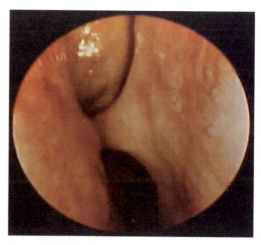

Figura 65.1 Desvio anterior do septo nasal para a direita (rinoscopia anterior).

Figura 65.2 Desvio posterior do septo visto por endoscopia nasal.

anterior da cartilagem quadrangular. O diagnóstico é feito normalmente pela simples rinoscopia anterior (Figura 65.1), mas desvios mais posteriores podem passar despercebidos e só ser visualizados por meios endoscópicos de exame (Figura 65.2). A radiografia simples é um método muito precário para identificar tais desvios e deve ser evitada. O único tratamento que existe para o desvio do septo é a cirurgia. Entretanto, na criança ainda em desenvolvimento, a chance de recidiva do desvio é muito grande. Além disso, não é comum que o desvio de septo isoladamente seja responsável pela obstrução nasal e suas repercussões, sendo a cirurgia nesses casos de pouca ajuda. Normalmente se tratam os outros fatores obstrutivos e deixa-se para corrigir o septo em uma faixa mais avançada de idade, se essa anormalidade for intensa o suficiente para atrapalhar o fluxo de ar.

Rinite Crônica

Os processos inflamatórios agudos da mucosa nasal não têm nenhuma repercussão para o desenvolvimento craniofacial e por isso não serão comentados neste capítulo. Contudo, alterações crônicas do revestimento mucoso das conchas inferiores causam obstrução nasal persistente e consistem na causa mais comum de respiração bucal na criança. A etiologia dessas alterações pode ser diversa e nem sempre é facilmente identificada.

Na *rinite alérgica*, a história clínica normalmente traz queixas de prurido nasal, crises de espirros ou coriza associados a obstrução. História pessoal ou familiar de atopia é bastante comum. A rinoscopia anterior costuma mostrar conchas inferiores edemaciadas e pálidas, bem como secreção nasal aquosa (Figura 65.3). Como em qualquer outro tipo de rinite, a endoscopia nasal e os exames radiológicos pouco ou nada contribuem para essa definição. Testes cutâneos de hipersensibilidade imediata, dosagem de IgE sérica, testes de provocação nasal e citologia nasal podem dar a confirmação diagnóstica, porém nem sempre são necessários para a definição de uma conduta terapêutica.

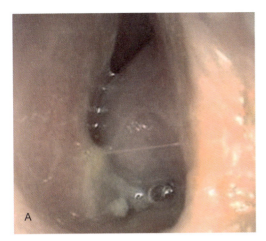 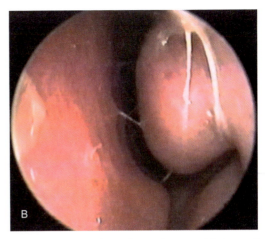

Figura 65.3 A. Aspecto característico da rinite alérgica (palidez mucosa e edema da concha — cavidade nasal esquerda). **B.** Musoca hiperemiada e alguma queratinização, comum em rinites crônicas não alérgicas.

A *rinite medicamentosa* é rara na infância porque dificilmente nessa faixa etária se utiliza vasoconstritor tópico de forma mais constante. Nesses casos, o relato de uso crônico desse tipo de droga é fundamenrtal para a suspeita diagnóstica. O aspecto da mucosa é pouco específico, sendo um achado constante a hipertrofia das conchas inferiores.

A *rinite eosinofílica não alérgica* é um quadro caracterizado por intensa eosinofilia, sem que haja reação alérgica propriamente dita na mucosa. Os sintomas são bastante inespecíficos, e o exame físico pode assemelhar-se ao da rinite alérgica. Também muito incomum na criança, essa etiologia só pode ser confirmada através de citologia nasal, que mostra quantidade elevada de eosinófilos, porém sem mastócitos.

A *rinite vasomotora* costuma aparecer por descontrole do mecanismo de regulação autonômica do ciclo nasal. Geralmente, o paciente se queixa de obstrução nasal quando exposto a choques térmicos ou apenas quando se deita. A rinoscopia pode revelar mucosa nasal normal ou hiperemiada (Figura 65.3).

Corpo Estranho

Corpos estranhos de nariz são mais frequentes em crianças até 3 anos de idade. Na maior parte das vezes, é unilateral, no lado direito. Em geral, o ato de introduzir objetos no nariz não é testemunhado por adultos, sendo denunciado, após um ou mais dias, pela presença de rinorreia purulenta unilateral, além da própria obstrução nasal. Os tipos mais comuns de corpo estranho nasal são fragmentos de esponja ou papel, sementes diversas, peças de brinquedos, entre outros. A rinoscopia anterior confirma facilmente o diagnóstico, apesar de, em certas ocasiões, a grande quantidade de secreção esconder um corpo estranho localizado mais profundamente, não devendo o examinador furtar-se a aspirar criteriosamente as fossas nasais nos casos suspeitos. Muito raramente, um corpo estranho pode alojar-se no segmento mais posterior da cavidade do nariz ou mesmo no *cavum*, requerendo exame endoscópico para a sua identificação. O exame radiológico simples pode revelar corpos estranhos radiopacos, mas é raramente necessário. É importante salientar que esse quadro, por ser agudo, não tem repercussão no desenvolvimento craniofacial. O tratamento é feito pela remoção do corpo estranho, que, dependendo da idade e da cooperação da criança, bem como do tipo e situação anatômica do objeto, pode ser feito no ambulatório ou sob anestesia geral.

Polipose Nasal

Pólipos nasais são tumorações resultantes de edema intenso e localizados em áreas restritas da mucosa nasal ou sinusal. Via de regra, esses processos se iniciam no interior das cavidades etmoidais, estendendo-se para a cavidade nasal através dos meatos médio e/ou superior. Essas formações podem aparecer de forma isolada, porém na maioria das vezes são múltiplas, bilaterais e difusas, compondo o quadro chamado de polipose nasal ou nasossinusal. É uma situação muito pouco comum em crianças e, quando presente nesse grupo etário, deve levantar fortemente a suspeita de doenças mucociliares (mucoviscidose, síndrome de Kartagener). Testes específicos para tais patologias devem ser realizados para elucidação etiológica.

Os pólipos, quando atingem o andar inferior da cavidade do nariz, costumam causar obstrução nasal de grau variável e progressivo, bem como rinorreia mucoide ou mucopurulenta bilateral. Também nesses casos a rinoscopia anterior costuma mostrar claramente as tumorações de coloração acinzentada, translúcidas e de superfície lisa, que ocupam parcial ou completamente as cavidades nasais. Às vezes, os pólipos podem estar ocultos nos meatos e somente ser vizualiados por meio de endoscopia nasal; entretanto, esses pólipos não costumam causar obstrução respiratória. A Figura 65.4 mostra a visão endoscópica de um caso de polipose nasal.

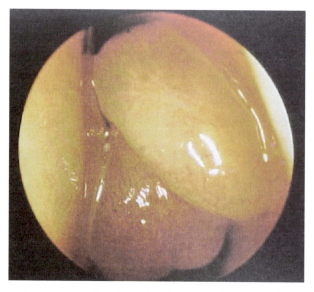

Figura 65.4 Aspecto endoscópico da polipose nasal (fossa nasal esquerda).

Atresia Coanal

Apesar de constituir uma entidade bastante infrequente, a atresia coanal é a causa mais comum de obstrução nasal congênita. Parece acometer mais meninas do que meninos e pode ser uni ou bilateral. Estima-se em 1:5.000 a sua incidência.

O recém-nascido é respirador nasal obrigatório, ou seja, ele não sabe assumir uma respiração bucal adequada em presença de obstrução nasal grave. Quando a atresia é unilateral, a repercussão respiratória é leve. Entretanto, se é bilateral, a criança sofre grandes dificuldades respiratórias, com períodos frequentes de cianose.

A hipótese diagnóstica é geralmente levantada na sala de parto, pelo quadro obstrutivo alto característico e pela impossibilidade de progressão da sonda de aspiração nasal. Todavia, os casos unilaterais podem às vezes passar despercebidos por meses ou até anos, sendo evidenciada por rinorreia purulenta constante.

A confirmação diagnóstica é mais bem feita por tomografia computadorizada das cavidades nasais, que pode distinguir as atresias membranosas das ósseas, bem como determinar a extensão da obstrução.

O tratamento é feito cirurgicamente, sendo apreciável o risco de reestenose e a necessidade de novas cirurgias. Quando é bilateral, é comum a necessidade de medidas salvadoras no pós-parto imediato, que pode passar pela aplicação de uma cânula de Guedel ou até por uma cricotomia ou traqueotomia de urgência.

Tumores Nasais

Os tumores nasais são também muito incomuns na infância. Entre os benignos, podemos encontrar hemangiomas, papilomas, teratomas, gliomas, mucoceles etc. Os malignos são extremamente raros, sendo o mais comum o rabdomiossarcoma. A evolução clínica, bem como o aspecto ao exame físico, varia, obviamente, de acordo com a natureza da lesão. Apresentam-se como obstrução nasal unilateral progressiva, acompanhada ou não de rinorreia mucopurulenta por infecção secundária dos seios paranasais. Os exames endoscópicos e radiológicos são fundamentais na diferenciação dos tumores e no planejamento terapêutico, mas o diagnóstico definitivo é dado pela avaliação histopatológica

OBSTRUÇÃO NASOFARÍNGEA

De modo geral, todos os sintomas presentes na obstrução nasal ocorrem também quando a obstrução é nasofaríngea, por impedir a passagem do ar no nariz para a garganta, obrigando igualmente a criança a complementar a respiração pela boca. Exceção se faça ao prurido nasal e aos espirros, mais característicos da rinite. Além disso, outros sintomas novos podem aparecer, como veremos a seguir.

Vegetações Adenoides

Localizada na parede posterossuperior da nasofaringe, a tonsila faríngea faz parte do anel linfático de Waldeyer, conjunto de órgãos linfoides que ocupam posições diversas em torno das aberturas da faringe para as cavidades oral e nasais. As tonsilas faríngeas

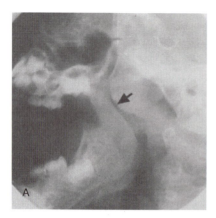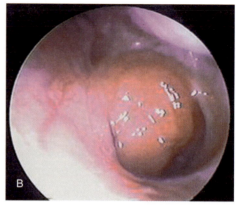

Figura 65.5 A. Radiografia do *cavum* mostrando hipertrofia adenoidiana reduzindo de forma importante a coluna aérea da rinofaringe (seta). **B.** Imagem endoscópica de caso semelhante.

no recém-nascido são muito rudimentares. À medida que a criança se expõe a agentes antigênicos, o tecido linfoide se hiperplasia e hipertrofia. O anel de Waldeyer apresenta então uma curva de crescimento que acompanha a de outros órgãos linfoides do corpo, como o baço, o timo e as placas de Peyer. A hipertrofia da tonsila faríngea assume um aspecto que recebe o nome de *vegetações adenoides* ou *hipertrofia adenoidiana*. Acontece que, quando essa hipertrofia se dá de forma exagerada, devido à sua localização, pode causar grau variado de obstrução do fluxo aéreo da rinofaringe, obrigando a criança a adotar padrão respiratório bucal. Entre nossos pacientes até 12 anos com obstrução nasal, as vegetações adenoides estão presentes em 57%.

Só se pode diagnosticar a hipertrofia adenoidiana por meio de exames radiológicos (radiografia simples do *cavum* em perfil) ou endoscópicos (Figura 65.5). Esses exames mostram com bastante clareza a existência da hipertrofia, mas às vezes podem não ser decisivos com respeito à determinação da relação causa-efeito. Tanto um exame quanto o outro, quando avaliados de forma menos cautelosa, podem levar a erros de interpretação dessa relação, como exemplificado na Figura 65.6.

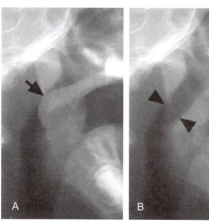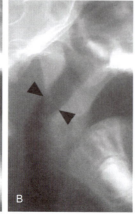

Figura 65.6 Radiografia do *cavum*. **A.** Palato elevado, tocando a tonsila faríngea (seta), simulando obstrução da rinofaringe por vegetações adenoides. **B.** Mesmo paciente, com palato na posição normal, mostrando a coluna aérea preservada (cabeças de seta).

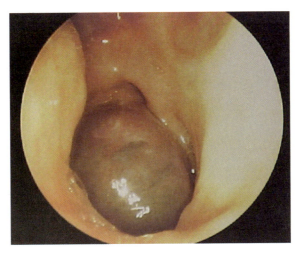

Figura 65.7 Visão endoscópica de nasoangiofibroma ocupando a nasofaringe.

Tumores de Nasofaringe

São afecções raramente encontradas em crianças. Normalmente são benignos. O mais comum é o nasoangiofibroma (Figura 65.7), tumor vascular que acomete mais adolescentes. Manifestam-se com obstrução progressiva associada a episódios de sangramento nasal importante. Seu diagnóstico é suspeitado por meio de radiografia do *cavum* e endoscopia nasal, e confirmado por tomografia computadorizada, ressonância magnética e angiografia. Em casos mais avançados, a rinoscopia anterior pode revelar massa de coloração vinhosa ocupando as cavidades nasais, e a orofaringoscopia pode mostrar palato abaulado para a frente. Seu tratamento é cirúrgico e, dependendo da sua extensão, pode ser realizado por meio de endoscopia ou de cirurgias externas mais agressivas. Outras massas que fazem parte do diagnóstico diferencial são cisto de retenção, cisto de Tornwaldt, encefalocele, glioma, craniofaringioma, entre outros. Os tumores malignos, representados principalmente pelo carcinoma epidermoide, são raríssimos na infância.

Obstrução Orofaríngea

Hipertrofia de Tonsilas Palatinas

As tonsilas palatinas também fazem parte do anel linfático de Waldeyer, localizadas em cada lado do istmo das fauces. Assim como as tonsilas faríngeas, também seguem a curva de crescimento do tecido linfoide e podem, quando muito hipertrofiadas, obstruir a via respiratória superior. Apesar de localizadas na orofaringe, podem rechaçar o palato para trás e para cima, fazendo com que este se aproxime da parede posterior do *cavum* (Figura 65.8). Nessas condições, mesmo com a tonsila faríngea normal, pode-se ter obstrução do fluxo de ar entre o nariz e a faringe, manifestando-se como obstrução nasal e obrigando a criança a respirar pela boca. O ronco é um sintoma proeminente nesses casos.

A orofaringoscopia (Figura 65.9) mostra facilmente essa hipertrofia. O tamanho das tonsilas palatinas pode ser traduzido em cruzes, sendo + aquelas que se escondem

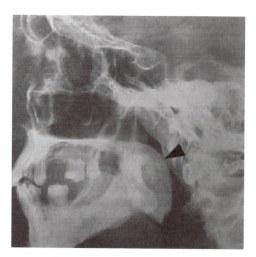

Figura 65.8 Radiografia do *cavum* mostrando obstrução da coluna aérea pela tonsila faríngea. A cabeça de seta indica o contato do palato com a parede posterior da rinofaringe.

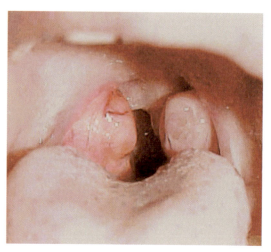

Figura 65.9 Hipertrofia moderada a grave de tonsilas palatinas.

nas lojas tonsilares, ++ as que sobressaem levemente das lojas mas que não ultrapassam a metade da distância entre a loja e a úvula, +++ aquelas que ultrapassam a metade dessa distância mas não chegam a tocar a úvula, e ++++ as que tocam a úvula, eventualmente tocando-se na linha mediana. Porém, em casos limítrofes, sobretudo em crianças pouco colaboradoras, pode ser muito difícil estabelecer com certeza a relação de causa e efeito entre a hipertrofia e o quadro clínico. As tentativas de se quantificar a hipertrofia tonsilar para ajudar nessas decisões nem sempre auxiliam muito nesses casos limítrofes, que acabam sendo interpretados com base na experiência pessoal de cada médico, por meio de avaliações empíricas das características anatômicas e evolutivas de cada caso. A hipertrofia das tonsilas palatinas esteve presente em 21% das nossas crianças com obstrução nasal.

Tumores de Orofaringe

Assim como nos outros níveis da árvore respiratória, os tumores dessa região são muito raros nas crianças. O mais comum é o linfoma, que pode acometer as tonsilas faríngeas. Lesões de outra natureza são ainda mais raras, e seu tratamento vai depender das características histológicas e anatômicas do tumor.

OBSTRUÇÃO LARÍNGEA

Este é um nível mais baixo de acometimento das vias respiratórias superiores. Diferentemente do que vimos antes, não causa dificuldade de passagem do ar pelo nariz. Não há sintomas relacionados com inflamação da mucosa nasal nem há roncos ou respiração bucal de suplência. O sintoma predominante é o estridor, que é o ruído provocado pela vibração dos tecidos laríngeos durante a passagem do ar por um lúmen estreitado nesse

Obstrução das Vias Respiratórias Superiores **711**

nível. Esse estridor pode ser inspiratório ou expiratório. Pode aparecer somente quando há maior demanda respiratória como, por exemplo, durante o choro. Pode ser constante, às vezes causando insuficiência respiratória importante.

Laringomalácia

É congênita e a principal causa de estridor laríngeo no recém-nascido. Trata-se de imaturidade neuromuscular da laringe do bebê, que atribui uma flacidez exagerada aos tecidos supraglóticos. Durante a inspiração, ocorre um colabamento desses tecidos em direção à glote, dificultando a passagem do ar. Durante a expiração, esses tecidos são "expulsos" pelo fluxo aéreo, permitindo uma passagem sem obstáculos. Portanto, a característica mais marcante é o estridor exclusivamente inspiratório, desencadeado principalmente pelo choro. Pode aparecer nos primeiros momentos do nascimento ou instalar-se progressivamente. Pode vir acompanhado de cianose, mas raramente promove insuficiência grave. Costuma regredir espontaneamente ao longo dos primeiros 6-18 meses de vida.

Estenose Subglótica

Corresponde a um estreitamento no nível imediatamente inferior às pregas vocais e superior ao primeiro anel traqueal. Produz estridor inspiratório e expiratório. Também varia de acordo com a demanda respiratória e, portanto, pode trazer repercussões variáveis sobre essa função. É a segunda causa mais comum de estridor laríngeo no recém-nascido. Além da ocorrência congênita, pode ser também adquirida em crianças maiores que tiveram necessidade de intubação traqueal prolongada ou repetitiva.

Paralisia de Pregas Vocais

É a terceira causa mais comum de estridor congênito. Está comumente associada a malformações do sistema nervoso central, como meningomielocele e malformação de Chiari, com herniação do tronco cerebral, que condiciona um tracionamento do nervo vago, responsável pela mobilidade das pregas vocais. Estas tendem a paralisar em posição mediana, obviamente reduzindo o espaço glótico. O estridor é bidirecional, mas predominantemente inspiratório porque, à inspiração, forma-se pressão negativa no tubo respiratório que tende a colabar as estruturas moles, enquanto, na expiração, a pressão positiva aumenta um pouco a fenda glótica.

Laringite Aguda

É adquirida, de etiologia, em geral, viral. Pode ser alérgica ou, mais raramente, bacteriana. Nesse quadro, ocorre um edema difuso da laringe, que pode ser leve a grave. Como altera a estrutura histológica das pregas vocais, diferentemente do que vimos antes, além dos sintomas respiratórios, pode causar mudanças na voz (disfonia, rouquidão). Na verdade, a maioria dos casos de laringite se manifesta muito mais com tosse e rouquidão do que com obstrução respiratória. Entretanto, nos casos em que ocorre edema importante da laringe, as queixas obstrutivas podem ser dramáticas, mesmo porque as medidas terapêuticas clínicas podem não surtir efeito com a urgência requerida pelo quadro. A tosse

712 Diagnóstico Diferencial em Pediatria

pode ter um som muito grave, que lhe confere um aspecto característico conhecido como "tosse de cachorro" e por isso, nesses casos, o quadro é também chamado de laringite estridulosa. A laringite aguda é de instalação rapidamente progressiva, que começa com tosse e rouquidão, e que pode, naqueles quadros mais graves, evoluir de maneira relativamente rápida para insuficência respiratória.

Epiglotite Aguda

Trata-se de uma infecção aguda na supraglote, notadamente na epiglote, que adquire aspecto muito edemaciado e hiperemiado, o que, aliado à ação da gravidade, pode rapidamente evoluir para obstrução grave da laringe. O *Haemophylus influenzae* é de longe a bactéria mais comum.

Corpo Estranho

Os corpos estranhos impactados na laringe podem não ser um evento raro, mas, diferentemente dos corpos estranhos de brônquios, quase nunca chegam ao médico, pois são de reversão rápida (geralmente um objeto impactado na laringe acaba sendo expulso ou descendo para níveis mais inferiores). Contudo, vale a pena lembrar neste capítulo mais como preocupação a ser passada aos pais de crianças pequenas no sentido de prevenir tais problemas.

Outras causas de obstrução laríngea na infância podem ser lembradas, mas, pela sua raridade talvez não mereçam maior detalhamento, como membrana laríngea completa, tumores laríngeos ou traumas laríngeos.

Bibliografia

1. Almeida ER, Grasel SS, Beck RMO. Faringotonsilites e hipertrofia de tonsilas. In: Caldas Neto S et al. (eds). *Tratado de otorrinolaringologia. Cirurgia cervicofacial*, 2. ed., vol. IV. São Paulo: Roca, 2011, p. 14-28.
2. Cedin AC, Bezzerra APCA. Atresia coanal congênita. In: Caldas Neto S et al. (eds). *Tratado de otorrinolaringologia. Cirurgia cervicofacial*, 2. ed., vol. III, São Paulo: Roca, 2011, p. 11-18.
3. Cooper BC. Nasorespiratory function and orofacial development. *Otolaryngol Clin North Am* 1989, 22(2): 413-42.
4. Di Francesco RC. Adenoideite/aumento da tonsila faríngea. In: Caldas Neto S et al. (eds). *Tratado de otorrinolaringologia. Cirurgia cervicofacial*, 2. ed., vol. IV. São Paulo: Roca, 2011, p. 3-6.
5. Di Francesco RC. Síndrome do respirador bucal. In: Caldas Neto S et al. (eds). *Tratado de otorrinolaringologia. Cirurgia cervicofacial*, 2. ed., vol. IV. São Paulo: Roca, 2011, p. 7-13.
6. Handley GH, Reilly JS. Nasal obstruction in children. *Otolaryngol Clin North Am* 1989, 22(2):383-96.
7. Khul G, Schweiger C, Smith MM. Anomalias congênitas da laringe. In: Caldas Neto S et al. (eds). *Tratado de otorrinolaringologia. Cirurgia cervicofacial*, 2. ed., vol. IV. São Paulo: Roca, 2011, p. 259-271.
8. Kimmelman CP. The problem of nasal obstruction. *Otolaryngol Clin North Am* 1989, 22(2):253-64.
9. Kuriloff DB. Nasal obstruction due to benign and malignant neoplasms. *Otolaryngol Clin North Am* 1989, 22(2):351-366.
10. Lucente FE. Rhinitis and nasal obstruction. *Otolaryngol Clin North Am* 1989, 22(2):307-18.
11. Monteiro ELC, Capasso R, Pereira PHM. Laringites agudas e crônicas inespecíficas. In: Caldas Neto S et al. (eds). *Tratado de otorrinolaringologia. Cirurgia cervicofacial*, 2. ed., vol. IV. São Paulo: Roca, 2011, p. 272-285.
12. Paparella MM, Shumrick DA, Gluckman JL, Meyerhoff WL. *Otolaryngology*, 3. ed., vol. IV. WB Philadelphia: Saunders, 1991, 622 p.
13. Pinheiro SD, Freitas MR. Obstrução nasal. In: Caldas Neto S et al. (eds). *Tratado de otorrinolaringologia. Cirurgia cervicofacial*, 2. ed., vol. III. São Paulo: Roca, 2011, p. 31-46.
14. Sih T. *Otorrinolaringologia pediátrica*. Rio de Janeiro: Revinter, 1998, 404 p.

CAPÍTULO 66

Ana van der Linden

Paralisias Agudas

Na prática clínica, cerca de um quinto dos pacientes que procuram atendimento se queixa de fraqueza como sintoma importante. Por esse motivo, o conhecimento e o manejo correto dos sinais e sintomas relacionados com quadros de déficit de força são essenciais, não só ao especialista, mas a todo médico que mantenha contato com pacientes na esfera clínica. Neste capítulo será abordada apenas a fraqueza muscular relacionada com distúrbios neurológicos.

É fundamental a definição de alguns termos: usa-se plegia para designar a ausência total de função, e paresia para o déficit parcial. Esses termos incluem qualquer tipo de função (motora, sensitiva, trófica), mas na prática são mais utilizados para deficiência motora.

Dependendo da topografia do acometimento motor, podemos encontrar:

- *Monoplegia* (paresia): quando os sintomas acometem apenas um membro.
- *Hemiplegia* (paresia): quando acomete um hemicorpo.
- *Paraplegia* (paresia): quando membros simétricos são acometidos, podendo ser braquial ou crural.
- *Tetraplegia* (paresia): quando os quatro membros são acometidos por uma só lesão.
- *Dupla hemiplegia* (paresia): quando os dimídios são comprometidos em virtude de duas lesões.

Com relação às paresias, elas podem ser descritas como proximais, distais ou globais e, dependendo do tempo de instalação, são classificadas como agudas ou crônicas.

Assim, usamos o nome *paralisia aguda* para designar a perda total (plegia) ou parcial (paresia) da força muscular, instalada em poucas horas. Para facilitar a exposição, utilizaremos os termos paralisia e plegia para representar tanto a ausência como a diminuição da força muscular.

A paralisia pode ser decorrente de lesão:

- No sistema nervoso central (SNC), caracterizada pela presença dos sintomas e sinais da síndrome piramidal (déficit da força muscular, hipertonia elástica, hiper-reflexia profunda, abolição dos reflexos superficiais, sinal de Babinski).
- No sistema nervoso periférico (SNP), evidenciada pela síndrome do motoneurônio inferior (paralisia, atrofia muscular, hipotonia e arreflexia de distribuição segmentar).

714 Diagnóstico Diferencial em Pediatria

HEMIPLEGIA AGUDA

É caracterizada por comprometimento da força muscular em um dimídio do corpo, que se instala em horas, devida a uma lesão unilateral da via motora principal, entre os neurônios de origem da via piramidal e sua sinapse com os motoneurônios alfa do corno anterior da medula.

Para o diagnóstico, a anamnese é uma etapa fundamental, e quatro elementos são importantes para pesquisar:

- Modo de instalação: brutal ou mais progressivo e perfil evolutivo: permanece estável, regride espontaneamente ou se agrava progressivamente ou por surtos.
- Existência de sintomas associados e sua cronologia em relação à instalação da hemiplegia, que tem valor tanto na localização da lesão causal como na orientação etiológica.
- Fatores desencadeantes, como traumatismos cervicais ou cranianos, esforço físico, doença cardíaca.
- Antecedentes neurológicos (TIA, esclerose múltipla), cardiológicos (hipertensão arterial, valvulopatia, distúrbio do ritmo), clínicos gerais (tabagismo, diabetes, patologia neoplásica), uso de drogas como anticoagulantes, que possam orientar o diagnóstico etiológico.

O exame neurológico permite determinar o local e a extensão da lesão. O déficit motor é contralateral à lesão; quando a lesão é cortical, o déficit é parcial e frequentemente associado a crises epilépticas parciais; quando subcortical, o déficit não é total, é desproporcional variando com o território atingido. A hemiplegia é total, proporcional nas lesões capsulares. No acometimento do tronco cerebral, a deficiência motora contralateral se associa a sintomas dependentes de lesão homolateral de pares cranianos.

O exame neurológico deve ser completado pelo exame físico geral, na pesquisa de doença cardiovascular, neoplásica ou infecciosa.

Os exames complementares, escolhidos e orientados pela anamnese, exames clínico geral e neurológico, permitirão fazer o diagnóstico etiológico.

Existem várias causas que levam à hemiplegia aguda, entre elas o acidente vascular cerebral (isquêmico ou hemorrágico), as epilepsias, as infecções do SNC, as migrâneas (complicada ou hemiplégica familiar), os traumatismos cranioencefálicos, os distúrbios metabólicos (diabetes melito e hipoglicemia) e a hemiplegia alternante.

Acidente Vascular Cerebral

Pode ser isquêmico ou hemorrágico. No período neonatal, o acidente vascular cerebral (AVC) isquêmico por oclusão arterial é mais frequente nos recém-nascidos a termo que nos prematuros. Pela ressonância nuclear magnética (RNM) do crânio podem ser vistos três padrões de infarto: de zona arterial de fronteira, mais associados a reanimação neonatal e baixo débito; de múltiplas artérias, geralmente relacionado com cardiopatias congênitas e policitemia; de artéria única, que pode ser causado por lesão da artéria carótida durante parto laborioso.

O recém-nascido geralmente apresenta crises epilépticas repetitivas focais ou generalizadas nos primeiros dias de vida e, na maioria dos casos, resíduos hemiparesias que poupa a face.

Nas crianças, depois do período neonatal, as causas mais frequentes de AVC são as cardiopatias congênitas, as coagulopatias e as hemoglobinopatias (anemia falciforme), as vasculites (LES, infecções, abuso de drogas do tipo anfetamina e cocaína) e vasculopatias (doença de moyamoya, MELAS).

Frequentemente, a hemiplegia está associada a crises epilépticas; quando o hemisfério cerebral comprometido é o dominante, ocorre distúrbio da linguagem. Dependendo da localização e extensão da área lesada, pode ocorrer hemianopsia e alteração do nível de consciência.

A investigação de uma criança com AVCI deve incluir avaliação cardiológica completa, testes para detectar as coagulopatias, vasculites ou vasculopatias e exames de imagem: RNM do encéfalo, angiorressonância do encéfalo e de vasos cervicais; quando o AVC é hemorrágico é necessário realizar angiografia cerebral.

Epilepsias — Paralisia de Todd

A paralisia de Todd é o nome usado para descrever a hemiparesia que dura minutos ou dias e que segue uma crise epiléptica parcial motora, frequentemente mais prolongada ou causada por anormalidade estrutural subjacente.

Os exames de imagem podem ser normais, e o EEG mostra atividade paroxística focal no hemisfério contralateral. O SPECT, se realizado em fase precoce, mostra aumento de captação focal da área comprometida.

Infecções

Nas meningites bacterianas que cursam com vasculite ou trombose venosa pode ocorrer hemiplegia, assim como nas encefalites virais por herpes simples, devido a necrose do parênquima. Os pacientes geralmente apresentam crises epilépticas precedendo a instalação da hemiplegia. No abscesso cerebral, o aparecimento da hemiplegia é mais frequentemente de evolução lenta e progressiva.

Os exames de imagens (CT e RNM) e LCR são importantes para o diagnóstico.

Migrânea

A migrânea hemiplégica familiar tem herança autossômica dominante, relacionada com um gene localizado no cromossomo 19p. As crises aparecem após os 2 anos de idade ou na adolescência. Os sintomas duram 2-3 dias e consistem em cefaleia unilateral pulsátil, hemiparesia motora e sensitiva, predominando na face e membro superior, contralateral à dor. Pode ocorrer afasia se o hemisfério dominante for afetado. Confusão mental, torpor e sintomas psicóticos podem ocorrer. Os déficits neurológicos geralmente se resolvem completamente, mas sequelas permanentes são possíveis.

Para o diagnóstico, é essencial história familiar de migrânea hemiplégica. O EEG pode evidenciar atividade focal delta polimórfica no hemisfério contralateral à paresia. Os exames de imagens são normais, e a angiografia cerebral está contraindicada durante a crise.

Traumatismo Cranioencefálico

O traumatismo cranioencefálico é a principal causa de morte por violência contra a criança, e metade dos sobreviventes fica com deficiências neurológicas permanentes.

Hematoma epidural ou subdural, laceração cerebral e hemorragia intracerebral podem produzir sinais focais, como hemiplegia. Como o edema cerebral é frequente nessas situações, a diminuição do nível de consciência e as convulsões são as manifestações mais comuns.

Hemiplegia Alternante

É uma entidade rara, e a hemiplegia é a maior característica. A etiologia é mal definida, parecendo estar ligada à migrânea.

A doença tem início antes dos 18 meses com crises de hemiplegia, hemidistonia ou ambas. As crises duram minutos a dias. Nas crises mais prolongadas, as alterações podem mudar de dimídio ou ambos os lados podem ser afetados. O membro superior geralmente é mais comprometido que o inferior. A hemiplegia desaparece durante o sono e reaparece ao despertar.

Os exames complementares são todos normais (EEG, RNM e angiorressonância do encéfalo).

PARAPLEGIA E TETRAPLEGIA AGUDA

A paraplegia crural pode ser decorrente de lesão na medula espinhal (segmentos torácicos ou lombares), nas raízes correspondentes ou nos nervos periféricos.

Quando ocorre comprometimento nas raízes ou nos nervos periféricos, o paciente se apresenta com fraqueza muscular, perda sensitiva distal, atrofia/hipotonia muscular e arreflexia nos segmentos comprometidos.

Entretanto, se a paraplegia é de origem espinhal, além do déficit motor, existe espasticidade, hiper-reflexia profunda, sinal de Babinski, distúrbios esfincterianos, déficit sensitivo com nível dermatômico correspondente à lesão.

Dependendo da localização da lesão, diferentes síndromes podem ser detectadas:

- Síndrome de paraplegia total, na secção medular fisiológica, caracterizada por deficiência motora e anestesia completa associadas à síndrome autonômica também total.
- Paraplegia flácida permanente, relacionada com grande mielomalácia lombar ou sacral.
- Síndrome da artéria espinhal anterior, caracterizada por paraplegia e termoanalgesia com preservação da sensibilidade profunda, de localização cervical ou dorsolombar (síndrome da artéria de Adamkiewicz).
- Síndrome de Brown-Séquard ou de hemissecção medular.
- Síndrome medular central, puramente cervical, encontrada em pessoas idosas por hiperextensão cervical, caracterizada por déficit motor nos membros superiores.
- Síndrome siringomiélica, na qual se observa dissociação da sensibilidade (anestesia termoálgica com preservação da sensibilidade tátil e profunda), arreflexia, paralisia e atrofia muscular de distribuição segmentar.

Paralisias Agudas **717**

- Paraplegias de origem central (encefálica) por lesão bilateral dos lobos paracentrais de etiologia vascular, tumoral ou traumática (hematoma subdural bilateral), caracterizadas pela ausência de distúrbios esfincterianos.
- Síndrome da cauda equina, caracterizada por paralisia flácida com amiotrofia e distúrbios sensitivos em sela.

Entre as causas que levam à paraplegia e à tetraplegia agudas podemos citar doenças infecciosas, doenças desmielinizantes/autoimunes, malformações vasculares, luxação atlantoaxial, infarto medular neonatal, traumatismo medular, tumores na medula espinhal, mielinose central pontina (hiponatremia), bloqueio neuromuscular e paralisias periódicas familiares.

Doenças Infecciosas

Discite

É um distúrbio relativamente pouco frequente na infância, em que o disco está inflamado. Geralmente ocorre por infecção bacteriana, viral ou trauma. O principal agente bacteriano é o *Staphylococcus aureus*.

Clinicamente, a criança se apresenta febril e há recusa em ficar em pé ou caminhar, associado a dor nas costas. As crianças preferem ficar em decúbito lateral. Observa-se perda da lordose lombar e hipersensibilidade ao toque nas costas.

O exame neurológico é normal (força, tônus e reflexos tendinosos), à exceção da presença de ponto doloroso localizado. A radiografia da coluna revela redução do espaço intervertebral, e a RNM da coluna evidencia processo inflamatório discal, com ou sem osteomielite vertebral. Laboratorialmente, observamos elevação do VSH.

Mielite por Herpes-Zóster

Em pacientes imunodeprimidos pode haver reativação do vírus varicela-zóster latente nos gânglios sensitivos após a infecção primária por varicela. O quadro clínico é caracterizado pela erupção cutânea em região torácica, bastante característica, seguida por paraplegia.

É importante fazer exame de imagem da coluna para excluir outras causas. O LCR mostra pleiocitose e elevação da concentração das proteínas.

Abscesso Epidural

É raro em crianças abaixo de 10 anos. A maioria ocorre por disseminação hematogênica de bactérias, sendo o *S. aureus* o mais frequente.

A clínica é caracterizada inicialmente por dor nas costas associada a febre. Cefaleia, vômitos e rigidez cervical se desenvolvem, sugerindo quadro de meningite. A localização é geralmente torácica, e a compressão medular leva a paraplegia espástica com distúrbios esfincterianos.

O LCR, realizado pela suspeita inicial de meningite, é estéril, com aumento da concentração de proteínas e pleiocitose mista, com predominância de linfócitos. O diagnóstico definitivo é feito com RNM da medula.

718 Diagnóstico Diferencial em Pediatria

Osteomielite Tuberculosa

Na osteomielite tuberculosa, a infecção é causada por disseminação hematogênica do *M. tuberculosis*, podendo atingir a coluna vertebral em qualquer nível. A sintomatologia é de dor, fazendo com que o paciente se recuse a andar, simulando um déficit motor. Quando o processo infeccioso atinge a medula, o paciente apresenta paraparesia, parestesias e disfunção esfincteriana. Sintomas sistêmicos como febre, perda de peso e mal-estar podem estar presentes.

O diagnóstico é sugerido pela RNM da coluna, que também demonstra a extensão da lesão. O exame do LCR por punção lombar deve ser evitado pelo risco de agravar a sintomatologia neurológica. Quando realizado, mostra elevação da concentração das proteínas, podendo exceder 1.000 mg%, além de hipoglicorraquia e pleiocitose.

Esquistossomose Medular

O acometimento do sistema nervoso central pelo *Schistosoma* pode provocar uma variedade de síndromes, dependendo da localização ectópica dos ovos e da espécie do mesmo. Quando a localização é medular, pode haver mielite transversa, formação de granuloma intratecal ou em raízes terminais, causando radiculite e, mais raramente, oclusão da artéria espinhal anterior. As espécies *mansoni* e *haematobium* têm predileção espinhal.

O quadro clínico é de dor lombossacral e radicular, paraplegia de instalação aguda associada a distúrbios esfincterianos. Observa-se então a tétrade clássica:

- Dores radiculares
- Distúrbios motores
- Distúrbios sensitivos
- Distúrbios esfincterianos

Os exames que devem ser solicitados em casos suspeitos de esquistossomose radiculomedular são:

- Leucograma, que pode revelar uma eosinofilia.
- Pesquisa de ovos de *Schistosoma mansoni* nas fezes.
- LCR, que mostra aumento moderado da proteína e eosinofilorraquia, além das reações imunológicas para esquistossomose (ELISA, fixação do complemento e hemaglutinação).
- Biópsia retal, se a pesquisa de ovos nas fezes for negativa.
- RNM de medula, cujas alterações são inespecíficas: alteração de sinal com ou sem aumento de volume segmentar medular. Na suspeita clínica deve ser iniciada a terapêutica com corticoides, enquanto se tenta a confirmação laboratorial do distúrbio.

Miosite Infecciosa Aguda

A miosite aguda em crianças acontece durante infecção viral. Clinicamente, o paciente apresenta dor muscular grave, simétrica e fraqueza que pode causar incapacidade importante dentro de 24 horas. Os músculos apresentam-se dolorosos à palpação, e os reflexos tendinosos permanecem presentes.

A CPK sérica encontra-se bastante elevada.

Infecções por Enterovírus

Poliovírus, *Coxsackievirus* e o grupo de *Echovirus* são neurotrópicos e produzem doença paralítica por destruição dos neurônios motores do tronco cerebral e medula espinhal.

O paciente apresenta febre, mal-estar e quadro gastrointestinal. Pode evoluir com sinais de irritação meníngea, dores nas costas e fraqueza muscular flácida de caráter assimétrico.

O diagnóstico é feito pelo isolamento do vírus nas fezes. O LCR mostra aumento da concentração das proteínas e pleiocitose, com predomínio de linfomononucleares após a primeira semana.

Doenças Desmielinizantes

Síndrome de Guillain-Barré

É uma doença desmielinizante aguda do sistema nervoso periférico (raízes), caracterizada clinicamente por fraqueza muscular, que usualmente aparece poucos dias após infecção viral ou imunização. Ocorre geralmente em crianças acima de 3-4 anos, porém pode ter início mais cedo. Enterite causada por *Campylobacter jejuni* é o fator desencadeante em até 18% dos casos.

O início da síndrome é usualmente abrupto, com fraqueza muscular afetando os membros inferiores, com curso ascendente. O nervo facial é envolvido em 50% dos casos, e oftalmoplegia ocorre apenas em 3% dos pacientes. Sintomas sensitivos como disestesias ou dor estão presentes em metade dos casos. Não existem distúrbios esfincterianos. Os reflexos profundos estão abolidos precocemente. É frequente a ocorrência de disfunção autonômica. A paralisia da musculatura respiratória é uma complicação comum e requer atendimento em UTI.

O LCR pode ser normal nos primeiros dias. Em seguida, nota-se uma dissociação proteinocitológica (leucócitos de até 10/mm^3 e proteína elevada). A presença de bandas oligoclonais é transitória e se correlaciona com a gravidade da doença.

A eletroneuromiografia (ENMG) mostra sinais de desmielinização, na grande maioria dos casos.

Esclerose Múltipla

A esclerose múltipla (EM) é uma doença desmielinizante adquirida, que na infância tem mais frequentemente um curso clínico de surtos e remissões (2-3 vezes maior que no adulto). Os surtos podem se manifestar por neurite óptica e/ou déficits encefálicos multifocais (hemiplegia, tetraplegia sensitivomotora, paraplegia, ataxia). Para o diagnóstico é necessário confirmação clínica e neurorradiológica (RNM) de disseminação em espaço e tempo.

Apenas 3-5% dos pacientes portadores de EM têm seu primeiro surto na infância.

O LCR mostra presença de bandas oligoclonais em mais de 90% dos pacientes, pleocitose predominantemente linfocitária (50-100 leucócitos/mm³) e aumento da concentração de proteínas. A RNM é o exame de escolha para evidenciar as lesões típicas da doença: presença de *black holes*, > 2 lesões periventriculares, lesão no tronco cerebral desmielinizante com distribuição diferente no espaço e tempo.

Mielite Transversa Aguda

É um distúrbio agudo caracterizado por comprometimento motor, sensitivo e autonômico, secundário a lesão inflamatória da medula espinhal. Vários processos neuropatológicos podem ocasionar essa síndrome, como infecção, esclerose múltipla, insuficiência vascular, irradiação e malformação vascular. Entretanto, na maioria dos casos, a etiologia permanece desconhecida.

O início é agudo e marcado por dor e desenvolvimento abrupto de paraplegia sensitivomotora e distúrbios esfincterianos. Febre pode estar presente.

A fraqueza é inicialmente flácida, surgindo posteriormente a espasticidade.

O nível sensitivomotor é torácico em 80% dos casos e cervical em 10%.

O LCR pode mostrar pleiocitose em 25% dos pacientes e aumento da concentração proteica em 25-50%.

Para o diagnóstico, é importante fazer uma RNM para excluir compressão medular por neoplasia ou abscesso.

Malformações Vasculares

As malformações vasculares da medula são lesões incomuns. Trata-se de malformações arteriovenosas (MAV) ou fístulas arteriovenosas. Os angiomas cavernosos e as telangiectasias são menos comuns.

As MAV têm localização preferencial na região toracolombar. A maioria das crianças apresenta paraplegia espástica de progressão lenta e perda do controle esfincteriano. Quando a hemorragia subaracnóidea é a manifestação inicial, é mais provável que a malformação esteja na região cervical. O trauma pode precipitar o sangramento, levando a paraplegia ou tetraplegia aguda associada a dor nas costas. A RNM apresenta alterações indiretas (congestão, aumento de vasos no local, hemorragia residual), e a angiografia vai evidenciar a extensão da malformação, confirmando o diagnóstico.

Traumatismos Raquimedulares

A luxação congênita da odontoide pode produzir uma tetraplegia aguda ou lentamente progressiva, que clinicamente se assemelha a uma amiotrofia espinhal infantil.

A lesão medular por fratura-luxação da coluna vertebral geralmente é causada por acidente automobilístico. O uso obrigatório, no Brasil, de instrumental para contenção das crianças nos automóveis, tem reduzido a frequência de tais lesões.

A tomografia computadorizada (TC) da coluna evidencia fratura e instabilidade. Na presença de sinais de comprometimento medular ou de raízes, a RNM deve ser realizada.

Infarto Medular Neonatal

O infarto medular neonatal é uma complicação da cateterização da artéria umbilical. Pode ocorrer embolização para a artéria de Adamkiewicz quando a ponta do cateter for colocada entre os níveis T8 e T11. O RN vai apresentar paraplegia aguda que, às vezes, é irreversível.

Tumores Medulares

Os mais comuns na infância são o neuroblastoma, o ependimoma e o astrocitoma.

Neuroblastoma

É o tumor sólido extracraniano mais comum da infância. Metade dos casos ocorre antes dos 2 anos de idade e 60% antes do primeiro ano de vida.

A disfunção neurológica pode ocorrer por invasão direta através dos forames, por metástase e por efeitos "humorais" diretos.

Ependimoma

São tumores mais frequentemente intracranianos que intraespinhais. Tendem a se localizar na região lombar ou na cauda equina. Os pacientes podem apresentar **escoliose**, dor nos membros inferiores ou no dorso, parestesias ou fraqueza em um ou ambos os membros inferiores.

Astrocitoma

É um tumor longo, podendo estender-se do tronco cerebral até o cone medular, onde tem aspecto cístico. Os sintomas iniciais podem ser dor no pescoço e nas costas associada a paraplegia. Para o diagnóstico é essencial a realização da RNM.

Mielinose Central Pontina

É caracterizada por desmielinização simétrica da base central da ponte. Isso ocorre devido a correção rápida da hiponatremia. O quadro clínico é marcado por confusão mental, quadriplegia aguda e, às vezes, disfunção dos nervos cranianos.

Botulismo

O *Clostridium botulinum* produz uma toxina que interfere com a liberação da acetil-colina na junção neuromuscular. Clinicamente, caracteriza-se pelo aparecimento, 12-48 horas após ingestão do alimento contaminado, de náuseas e vômitos associados a paralisia dos nervos cranianos oculomotores e velopalatinos, levando a estrabismo e distúrbio da deglutição. Dificuldades respiratórias e tetraplegia flácida ocorrem nos casos mais graves e são responsáveis pelo óbito.

Paralisias Periódicas

As paralisias periódicas são canalopatias. São classificadas geralmente em relação ao nível do potássio sérico em hiper, hipo e normocalêmica.

Paralisia Periódica Hipercalêmica

De transmissão autossômica, tem início na primeira década de vida, podendo inclusive acometer lactentes, caracterizando-se por ataques súbitos de paralisia flácida nos quatro membros, desencadeados por repouso após exercício e pelo frio. Esses ataques súbitos ocorrem a qualquer hora do dia e são breves, durando geralmente menos de uma hora. Na vigência da crise, observam-se taxas elevadas de potássio sérico.

Paralisia Periódica Hipocalêmica

É uma afecção também de caráter dominante, que se inicia mais comumente na segunda ou terceira década de vida e é caracterizada por ataques de paralisia flácida, geralmente, noturnos ou matinais. Podem ser desencadeados por repouso após exercício, ingestão de hidratos de carbono ou pelo frio.

Dura várias horas a um dia. No momento da crise, a taxa de potássio sérico está baixa.

MONOPLEGIA

Designa a paralisia flácida de um membro e é habitualmente causada por anormalidade na coluna vertebral ou na porção proximal dos nervos. Muitas condições que resultam em hemiplegia, paraplegia e tetraplegia podem iniciar o quadro com monoplegia.

Causas Traumáticas

- Lesão do plexo braquial, obstétrica, ocorre em função da tração exercida sobre o plexo no momento da retirada do feto do canal do parto. Em cerca de 80% dos casos, a paralisia acomete os músculos inervados pelo plexo braquial superior (raízes C5 e C6) – é a chamada paralisia de Duchenne-Erb, na qual o déficit é da abdução e rotação externa do ombro.

  Paralisia de todo o plexo ocorre em torno de 10% e existe associada uma síndrome de Horner. Nos restantes 10%, o comprometimento é das raízes C7, C8 e T1 (paralisia de Déjerine-Klumpke), com déficit distal.

  O prognóstico é favorável na maioria dos casos, havendo, porém, certo grau de sequela, sobretudo na paralisia do plexo braquial inferior.
- Lesão do nervo ciático. A aplicação de injeções intramusculares nas nádegas pode causar paralisia do nervo ciático. Acomete os músculos da loja anterolateral da perna, levando ao pé caído. Alterações da sensibilidade podem estar presentes no dorso do pé ou nas regiões maleolares. O prognóstico varia de acordo com o grau da lesão.
- Lesão do nervo radial. Ocorre geralmente por pressão externa do úmero próximo à saída do ramo motor do músculo tríceps ou por fratura do úmero. O paciente fica com punho e dedos caídos, e distúrbios sensitivos no dorso da mão, próximo ao polegar.

- Lesão do nervo ulnar. O ponto mais comum da lesão é o cotovelo. Esse tipo de lesão resulta de pressão externa, fratura ou luxação na região distal do úmero, ou inflamação, como no mal de Hansen. É observada diminuição da sensibilidade no lado ulnar da mão, quinto dedo e metade adjacente do quarto dedo, além de falta de força muscular nessa região. Há atrofia dos músculos intrínsecos da mão.
- Lesão do nervo mediano. É causada por compressão do nervo no túnel do carpo. As características mais comuns são hipoestesia e dor na mão.
- Compressão do nervo fibular. A característica principal é o pé caído, pelo fato de a dorsiflexão e a eversão do pé ficarem paréticas. A sensibilidade geralmente não é alterada, mas algumas vezes observamos hipoestesia na parte lateral da perna e dorso do pé. Nas lesões traumáticas, a ENMG é útil para localizar o ponto da lesão.

Bibliografia

1. Aicardi J. *Diseases of the nervous system in childhood*. London: MacKeith Press, 1998.
2. Bigi S, Banwell B. Pediatric multiple sclerosis. *J Child Neurol* 27 (11): 1378-83, 2.012.
3. Fenichel GM. *Neurologia pediátrica. Sinais e sintomas*. Rio de Janeiro: Revinter, 2000.
4. Heinzlef O, Roullet E. Myélopathies aigues. *EMC, Neurologie*, 17-071-A-10,2005, Elsevier-Paris.
5. Jokic C, Azouvi P, Monteil I, Bussel B. Hémiplégies. *EMC, Neurologie*, 17-004-A-10, 1993, Elsevier, Paris.
6. Mutarelli EG. *Propedêutica neurológica. Do sintoma ao diagnóstico*. São Paulo: Sarvier, 2000.
7. Van der Linden V. *Síndrome de Guillain-Barré na infância*. Dissertação de Mestrado, USP, SP, 2003.
8. Yelnik A, Resch C, Even Schneider A, Dizien O. Paraplégies. *EMC, Neurologie*, 17-005-B-10,2006, Elsevier, Paris
9. Rosemberg S. *Neuropediatria*. São Paulo: Sarvier, 1995. 330 p.
10. Scheld WM, Whitley RJ, Durack DT. *Infections of the central nervous system*. New York: Lippincott-Raven, 1997. 1064 p.
11. Smith CD, Baumann RJ. Clinical features and magnetic resonance imaging in congenital and childhood stroke. *J Child Neurol* 1991; 6: 263-72.

CAPÍTULO 67

Julianny Sales Silva
Mariana Pires Jovino Marques

Pneumonias Persistentes e Recorrentes

INTRODUÇÃO

Infecções respiratórias agudas representam uma causa importante de morbimortalidade na infância em todo o mundo. É comum encontrarmos crianças com quadros recorrentes de afecções respiratórias, o que, de acordo com os estudos, podem acontecer até oito vezes por ano nos primeiros anos de vida e, diante disso, muitas vezes, o diagnóstico de pneumonia é aventado.

As pneumonias recorrentes e persistentes (PRP) representam uma causa relativamente frequente de admissões hospitalares e, como podem ter etiologia ampla e gravidade diversa, devem sempre ser valorizadas e investigadas, no intuito de evitar condutas terapêuticas inadequadas.

A definição etiológica é fundamental na instituição de tratamento coerente e prevenção de sequelas que podem ser graves e permanentes, se os ciclos infecciosos não forem interrompidos.

Este capítulo tem a finalidade de promover uma orientação diagnóstica diante de um paciente com história sugestiva de pneumonias recorrentes e/ou persistentes.

DEFINIÇÃO

Pneumonia recorrente é definida como a presença de três episódios de pneumonia (com resolução completa, tanto clínica como radiológica), em 6 meses ou mais de três episódios em 1 ano.

Na pneumonia persistente, a alteração radiológica persiste por mais tempo que o esperado. Esse tempo varia de acordo com o agente etiológico: 2-3 semanas para o vírus sincicial respiratório e o parainfluenza, 6-8 semanas para o pneumococo, e até 12 meses para o adenovírus. A determinação do agente etiológico nem sempre é possível, sendo estabelecido um limite de 3 meses para a resolução radiológica.

Como não é rotina o controle radiológico após resolução da pneumonia aguda, essa diferenciação entre persistente e recorrente, na prática, nem sempre é possível.

EPIDEMIOLOGIA

Não existem muitos estudos sobre PRP em crianças, porém sabe-se que, quando são excluídos os casos de asma e fibrose cística, apenas 25% têm causa definida: síndromes aspirativas, anomalias estruturais, imunodeficiências, bronquiectasias, entre outras. Nos 75% sem causa aparente, muitos tiveram diagnóstico de asma após observação clínica, história detalhada, resposta a broncodilatadores e testes de função pulmonar. A asma parece ser a causa mais comum de PRP, principalmente em países desenvolvidos.

PATOGENIA

O trato respiratório é sabidamente estéril desde a região subglótica até os alvéolos, o que é garantido pela existência de múltiplos mecanismos interdependentes que protegem naturalmente os pulmões de agentes potencialmente causadores de doenças respiratórias. O nariz aquece, umidifica e filtra o ar inspirado. O reflexo normal de deglutição leva o alimento ao esôfago, longe da traqueia. Caso haja falha dos mecanismos citados, partículas inaladas ou aspiradas são removidas pelo reflexo da tosse. Partículas menores ficam presas no muco produzido pelo trato respiratório e são transportadas para a faringe através do clareamento mucociliar. Os macrófagos alveolares fagocitam partículas que tenham resistido aos mecanismos anteriores e, em conjunto com outras células do sistema imune, como os leucócitos e os linfócitos B e T, além das imunoglobulinas, complemento, lisozimas e antiproteases, promovem a proteção do sistema respiratório.

Falhas em qualquer uma dessas fases podem causar PRP decorrentes de alterações anatômicas ou funcionais do trato respiratório ou em estruturas adjacentes.

CLASSIFICAÇÃO

Para facilitar o estudo da etiologia das PRP, as mesmas podem ser classificadas de acordo com:

1. Alterações nos mecanismos de defesa do aparelho pulmonar:
   - Malformações congênitas
   - Síndromes aspirativas
   - Defeitos no clareamento mucociliar
   - Alterações da imunidade local ou sistêmicas
2. Distribuição anatômica das infecções:
   - Localização fixa: acometem ou predominam em um mesmo segmento, geralmente relacionado com um processo anatômico.
   - Localização variável: acometem áreas diferentes do pulmão e podem estar relacionadas com algum distúrbio funcional ou imunodeficiências.
   - É importante lembrar que pneumonias de localização fixa podem disseminar-se por outras áreas previamente não acometidas. Da mesma forma, doenças funcionais também podem provocar pneumonia de localização fixa, caso deixem sequelas.

726 Diagnóstico Diferencial em Pediatria

Quadro 67.1 Fatores etiológicos de pneumonia recorrente ou persistente

Malformações congênitas	– Vias respiratórias: fenda palatina, síndrome de Pierre-Robin, fístula traqueoesofágica, traqueomalácia – Pulmonares: hipoplasia pulmonar, sequestro pulmonar, malformação adenomatoide cística, cisto broncogênico – Cardiovasculares: doença cardíaca congênita, anel vascular
Síndromes aspirativas	– Refluxo gastroesofágico – Anormalidades de deglutição – Corpo estranho
Defeitos no clareamento mucociliar	– Fibrose cística, anormalidades ciliares – Anormalidades no clareamento secundário a infecções
Alterações da imunidade local ou sistêmica	– Imunodeficiências primárias – Imunodeficiências adquiridas: infecção por HIV, terapia imunossupressora, desnutrição

Adaptado de Freire LMS. *Diagnóstico diferencial em pediatra*. Parte XX, Cap. 142, p. 1044. Rio de Janeiro: Guanabara Koogan, 2008.

Quadro 67.2 Causas de pneumonias de repetição segundo sua localização

Pneumonias de localização fixa	– *Obstrução intraluminal:* aspiração de corpo estranho, tumores brônquicos, metástases – *Compressão extrínseca:* linfadenopatias, tumores mediastinais, hérnias diafragmáticas, anomalias esofágicas, tumores de parede torácica, cistos em desenvolvimento, cardiopatias congênitas – *Anormalidades estruturais:* brônquio traqueal, estenose ou atresia brônquica, traqueomalácia, broncomalácia, bronquiectasias localizadas congênitas ou pós-infecciosas, síndrome do lobo médio, sequestro pulmonar, cisto broncogênico, enfisema lobar, malformação adenomatoide cística
Pneumonias de localização variável	– *Síndromes aspirativas:* DRGE, incoordenação cricofaríngea, fístula traqueoesofágica, fissura laríngea – *Imunodeficiências primárias* – *Imunodeficiências secundárias:* desnutrição grave, infecções (HIV, sarampo, mononucleose), câncer, medicamentosa (corticoide e imunossupressores) – *Outras doenças pulmonares:* asma, fibrose cística, displasia broncopulmonar, fibrose pulmonar idiopática, hemossiderose pulmonar, síndrome de Loefler

Adaptado de Freire LMS. *Diagnóstico diferencial em pediatra*. Parte XX, Cap. 142, p. 1044. Rio de Janeiro: Guanabara Koogan, 2000.

ETIOLOGIA

Aspiração de Corpo Estranho

Pode acometer qualquer faixa etária, principalmente lactentes e crianças pré-escolares. É mais frequente no sexo masculino (relação de 2:1), sendo considerada importante causa de morte acidental em crianças.

Dependendo da idade do paciente, do tipo de corpo estranho aspirado e de sua localização nas vias respiratórias, pode haver obstrução parcial ou total à passagem de ar.

Muitas vezes, evidencia-se o episódio agudo de engasgo, seguido de tosse e sibilância (tríade clássica), além de diminuição da ausculta pulmonar, dispneia de intensidade variada e cianose. Superado o quadro inicial, segue-se um período oligossintomático ou mesmo assintomático, que pode variar de horas a semanas, até o reaparecimento dos sintomas.

A imagem radiológica costuma ser de hiperinsuflação generalizada ou localizada, desvio do mediastino e enfisema obstrutivo, além de atelectasias. A confirmação diagnóstica e o tratamento são feitos por broncoscopia.

Um corpo estranho obstruindo a luz do brônquio altera os mecanismos de defesa do pulmão, levando a acúmulo de secreção, aumento da colonização bacteriana e infecção subsequente. Se o corpo estranho não for removido, as infecções podem se repetir ou perpetuar, levando a destruição parenquimatosa e bronquiectasias.

Tumores

Apesar de as metástases representarem a maioria dos tumores pulmonares (cerca de 80%), elas costumam vir acompanhadas de outros comemorativos clínicos e não com PRP.

O adenoma brônquico é uma neoplasia benigna que se origina nas glândulas da mucosa das vias respiratórias. Trata-se de um tumor constituído por células mucosse-cretoras, que geralmente formam glândulas que crescem para dentro da luz, formando massa obstrutiva e podendo apresentar-se sob a forma de PRP. O diagnóstico é feito com biópsia da lesão guiada por broncoscopia.

Outra possibilidade diagnóstica é o pseudotumor inflamatório. Consiste em uma massa pulmonar única, firme, bem delimitada, decorrente de processo inflamatório local. Em alguns casos há relato de doença pulmonar prévia. A maioria dos pacientes é assintomática. Quando presentes, os sintomas mais relatados são febre e tosse, dispneia, hemoptise, dor torácica e perda de peso.

Em todos os casos, a suspeição diagnóstica geralmente ocorre a partir de uma radiografia de tórax com imagens sugestivas.

Adenomegalias

As adenomegalias hilares podem obstruir extrinsecamente os brônquios e levar a infecções de repetição. Os gânglios podem aumentar por acometimento infeccioso ou tumoral. No nosso meio, a tuberculose e os linfomas são as causas mais frequentes.

Tuberculose

É uma doença de grande importância epidemiológica no nosso meio. Para confirmar o diagnóstico, na prática, lançamos mão de epidemiologia positiva, quadro clínico sugestivo, teste de Mantoux positivo e alterações radiológicas.

A tuberculose deve sempre ser pensada em crianças que não melhoram da pneumonia, apesar do tratamento antibiótico adequado. Os sintomas mais frequentes são febre, astenia, emagrecimento, tosse seca ou produtiva. Em adolescente pode haver hemoptise.

728 Diagnóstico Diferencial em Pediatria

Na infância, o quadro radiológico mais frequente é representado pelas adenomegalias hilares, as quais podem manifestar-se apenas por alargamento mediastinal. Entretanto, não há padrão específico.

Tumores Mediastinais

Os tumores mediastinais, na criança, compreendem um grupo heterogêneo de lesões com origem embrionária distinta. Podem apresentar-se como cistos benignos ou lesões malignas.

As manifestações clínicas são inespecíficas, geralmente decorrentes do crescimento de massa em local limitado, causando compressão das estruturas adjacentes.

Na infância, existe predominância dos tumores de origem neurogênica (mediastino posterior) e dos linfomas não Hodgkin (mediastino anterior). A radiografia de tórax pode sugerir massa ou alargamento mediastinal.

Compressões Vasculares

As malformações vasculares mais observadas são: *duplo arco aórtico*, *artéria inominada anômala*, *artéria pulmonar ocluída* e *anomalia dos grandes vasos*. Podem comprimir as vias respiratórias (infecções de repetição, sibilância recorrente), além de poder ocasionar, de forma associada, compressão esofágica (disfagia, refluxo gastroesofágico).

As pneumonias podem ocorrer tanto pela compressão traqueal como pela broncoaspiração, em consequência da compressão esofágica.

Bronquiectasias

Alterações estruturais da parede brônquica podem acontecer durante surtos de infecções virais ou bacterianas, ou em associação a condições que geram infecções, como fibrose cística ou discinesia ciliar, que predispõem o paciente a processos inflamatórios e infecciosos de repetição. A obstrução brônquica associada leva ao déficit do *clearance* mucociliar e acúmulo de secreção com maior possibilidade de infecção. A dilatação da árvore brônquica pode ser irreversível, se houver perpetuação do processo inflamatório e infeccioso.

As bronquiectasias podem ser congênitas ou, mais frequentemente, adquiridas. Podem surgir após um único episódio infeccioso. Acometem principalmente os menores de 5 anos, por serem mais suscetíveis a sequelas pós-inflamatórias.

No quadro clínico, predominam tosse matinal com abundante expectoração e febre intermitente. A radiologia pode evidenciar imagem sugestiva, em "favo de mel", porém a tomografia computadorizada de tórax é o padrão-ouro.

Malformações Congênitas

São mais frequentes em lactentes jovens, porém podem permanecer assintomáticas até a idade escolar, manifestando-se apenas após infecção.

Sequestro Pulmonar

É uma anomalia congênita que envolve parênquima e vascularização pulmonar. É definida como tecido pulmonar não funcionante, sem comunicação com a árvore traqueobrônquica normal e com fluxo sanguíneo da circulação sistêmica através de vasos anômalos. Apresenta-se:

- *Extralobar:* forma completamente separada do pulmão e que apresenta envolvimento pleural próprio; geralmente está localizado em mediastino posterior, sendo comumente diagnosticado na infância ou adolescência; habitualmente não sofre infecção, podendo ser descoberto de forma ocasional (cirurgia de hérnia diafragmática de Bochdalek); quando apresenta grande dimensão, provoca sintomas compressivos e desconforto respiratório.
- *Intralobar:* é o mais comum, geralmente diagnosticado após a segunda década de vida; ocorre no interior do parênquima, mais frequentemente no segmento basal do lobo inferior, podendo ser sede de pneumonia no lobo afetado. Pode haver história de pneumonias de repetição. Podem ocorrer alterações cardíacas em decorrência da derivação do fluxo sanguíneo da esquerda para a direita, a depender do calibre do vaso anômalo que irriga o sequestro, além de provocar hemoptise.

Como têm arquitetura totalmente distorcida, são mais suscetíveis a infecção quando se manifestam com febre, tosse, expectoração, dispneia e consolidação parenquimatosa. Lembrar-se de sequestro pulmonar caso não haja melhora clínica e radiológica após a instituição de antibioticoterapia adequada, principalmente se a imagem estiver em lobo inferior esquerdo.

Malformação Adenomatoide Cística

A malformação adenomatoide cística (MAC) é uma forma rara de doença pulmonar congênita, não apresenta etiologia exata e resulta do desenvolvimento anômalo dos bronquíolos terminais e respiratórios, com proliferação adenomatoide e formação de cistos. Não tem predileção por lobos, hemitórax esquerdo ou direito; raramente é bilateral. Ao exame histológico, as lesões possuem deficiência de cartilagem e excesso de tecido elástico.

A classificação mais comumente adotada tem como parâmetro o tamanho dos cistos encontrados e varia desde grandes cistos com paredes espessas com alvéolos normais de permeio (mais frequente e de melhor prognóstico), múltiplos cistos pequenos separados por tecido pulmonar normal até massa volumosa densa, compacta, inteiramente adenomatosa contendo microcistos.

Os sintomas decorrem fundamentalmente do efeito compressivo do cisto sobre o parênquima pulmonar remanescente e dos episódios infecciosos que acometem essas estruturas.

O diagnóstico pode ser feito no pré-natal, pela ultrassonografia, ou após o nascimento, mediante suspeita clínica e radiografia simples de tórax, a qual demonstra região de hipertransparência e ausência de trama correspondente ao cisto; pode-se observar nível hidroaéreo quando há infecção associada.

Síndromes Aspirativas

As síndromes aspirativas englobam um grande grupo de doenças. Muitas vezes, o evento aspirativo é facilmente percebido, com engasgos, tosse, sufocação, cianose, refluxo

730 Diagnóstico Diferencial em Pediatria

nasal do alimento e regurgitações durante a dieta, todavia existem as microaspirações, que costumam passar despercebidas, mas, a longo prazo, podem ser causa de pneumonias de repetição.

Os distúrbios de deglutição são causados por incoordenação e/ou falha em alguma fase da deglutição que pode propiciar aspiração e infecções respiratórias de repetição. São mais prevalentes em prematuros (apresentam incoordenação entre a deglutição e a respiração) e em crianças com doenças neurológicas (paralisia cerebral, doenças neuromusculares). Para a detecção dessa disfunção, nesses pacientes o exame de escolha é a videofluoroscopia de deglutição, a qual faz uma avaliação dinâmica do processo.

Algumas malformações, como fissura palatina, fenda laríngea ou fístula traqueoesofágica, podem ser causas de aspiração e nem sempre são de fácil diagnóstico. Sintomas como tosse, dispneia e cianose durante a alimentação devem alertar para essas possibilidades. Para avaliar a presença de alterações anatômicas, como fístula traqueoesofágica, membranas esofágicas, o estudo contrastado do estômago, esôfago e duodeno (EED) é indicado para o diagnóstico.

A doença do refluxo gastroesofágico é outra causa de aspiração e que pode acometer qualquer idade. Em lactentes, pode manifestar-se como sono intranquilo, má aceitação da dieta (dor), perda de peso, anemia, irritabilidade e melena, além de sintomas respiratórios, os quais podem não estar presentes durante a alimentação, mas à noite, quando a criança deita. Crianças maiores têm doença do tipo adulto, com dor epigástrica ou retroesternal, além de regurgitações, vômitos, má digestão e sensação de queimor. Lembrar que os sintomas respiratórios podem vir isolados, sem queixas digestivas. A cintilografia com captação pulmonar é o exame de escolha para evidenciar a presença de conteúdo gástrico nas vias respiratórias inferiores, porém seu uso no nosso meio ainda é limitado por causa do custo elevado. Lembrar que o EED não está indicado para a pesquisa de refluxo gastroesofágico.

Asma

Doença inflamatória crônica caracterizada por hiper-responsividade das vias respiratórias inferiores e limitação variável ao fluxo aéreo, reversível espontaneamente ou com tratamento. Manifesta-se clinicamente por episódios recorrentes de sibilância, dispneia, chiado, aperto no peito, sensação de falta de ar e tosse, que melhoram com broncodilatadores.

Esse é o grande diagnóstico diferencial das pneumonias recorrentes, principalmente se, após investigação, não se encontrar outra etiologia. Lembrar que pneumonia de repetição é uma forma incomum de apresentação da asma, porém a asma é uma causa comum de pneumonias recorrentes. Os testes de função pulmonar com avaliação da resposta a broncodilatadores podem contribuir para o diagnóstico diferencial.

Imunodeficiências

Devem ser lembradas em casos de infecção de repetição, nas causadas por germes atípicos ou oportunistas e em infecções com curso grave ou prolongado.

Crianças com imunodeficiências costumam mostrar-se visivelmente doentes, com déficit de crescimento e desenvolvimento, e infecção em outros sítios, todavia devemos

Pneumonias Persistentes e Recorrentes **731**

estar atentos a esse diagnóstico pela possibilidade de formas mais brandas da doença, que são menos sintomáticas.

As imunodeficiências podem ser específicas ou não específicas, sendo possível dividir as específicas em primárias ou secundárias.

Quadro 67.3 Causas das imunodeficiências

Imunodeficiências específicas primárias	Imunodeficiências específicas secundárias	Imunodeficiências não específicas
– Deficiência de anticorpos – Imunodeficiência celular – Imunodeficiências combinadas – Imunodeficiências parcialmente combinadas	– HIV – Neoplasias – Por uso de imunossupressores – Desnutrição energética proteica	– Defeitos na fagocitose – Defeitos no sistema de complemento – Outros: hipoesplenismo secundário a esplenectomia ou doença falciforme

Distúrbios Mucociliares

Fibrose Cística

Doença hereditária autossômica recessiva que apresenta mutação no gene que codifica uma proteína transmembrana reguladora do transporte iônico (CFTR), principalmente sódio, cloro e água, ocasionando, nas glândulas mucosas, desidratação das secreções e aumento da viscosidade, favorecendo a obstrução dos ductos com consequente reação inflamatória e posterior processo de fibrose, e, nas glândulas serosas, aumento do nível do cloro no suor.

O muco viscoso e o *clearance* mucociliar diminuído podem levar a sinusite, bronquite, pneumonia, bronquiectasia, fibrose e falência respiratória. A colonização bacteriana secundária à retenção de muco favorece metaplasia do epitélio brônquico e desorganização da estrutura ciliar. As bronquiectasias são comuns após repetidos episódios de pneumonia.

O defeito básico acomete células de vários órgãos. As manifestações clínicas são variadas, podendo ocorrer precocemente ou na vida adulta, dependendo do tipo de mutação, bem como de fatores ambientais e do hospedeiro. O acometimento respiratório está associado a maior morbidade.

Os pacientes evoluem com tórax enfisematoso, expectoração purulenta, principalmente matinal, taquipneia, dispneia, cianose periungueal e baqueteamento digital, além de falta de ar durante exercícios e, posteriormente, até mesmo em repouso. As complicações incluem hemoptises recorrentes, atelectasias, empiema, enfisema progressivo, pneumotórax, fibrose pulmonar, osteopatia hipertrófica e *cor pulmonale* (maior causa de morte).

Apresenta ainda manifestações digestivas que são, na sua maioria, secundárias à insuficiência pancreática. A obstrução dos ductos biliares impede a liberação das enzimas pancreáticas, acarretando má digestão e má absorção de gorduras, proteínas e carboidratos. O paciente evolui com diarreia crônica, fezes volumosas e gordurosas, além de desnutrição, apresentando anorexia e ganho ponderal inadequado.

732 Diagnóstico Diferencial em Pediatria

De acordo com o Consenso da Cystic Fibrosis Foundation — Rosenstein e Cutting (1998), para o diagnóstico de fibrose cística, temos:

- A
  - Uma ou mais características clínicas e/ou
  - História familiar de fibrose cística e/ou
  - Teste de *screening* neonatal positivo (tripsina imunorreativa — IRT)
- B
  - Teste do suor-cloro ≥ 60 mEq/L (duas dosagens) ou
  - Presença de duas mutações características ou
  - Diferencial de potencial nasal alterado — técnica não disponível no Brasil (Rosestein *et al.*, 1998)

A dosagem de cloro no suor por iontoforese (com estimulação por pilocarpina) é considerada padrão-ouro pela alta sensibilidade e especificidade (> 95%), baixo custo e por não ser invasiva. A quantidade do suor deve ter, no mínimo, 100 mg. O resultado é considerado positivo quando a concentração de cloro é maior que 60 mEq/L. Resultados entre 45-60 mEq/L são considerados duvidosos, e o exame deve ser repetido.

Discinesia Ciliar Primária

Doença genética autossômica recessiva causada por mutação que afeta qualquer um dos genes responsáveis pela codificação dos cílios (pelo menos 100 genes) caracterizada por anormalidades ultraestruturais ciliares que comprometem a atividade ciliar normal, com consequências diretas sobre o *clearance* mucociliar, predispondo a infecções respiratórias repetidas e resultando em doença obstrutiva crônica do trato respiratório.

As células ciliadas têm ampla distribuição e função, o que explica a grande variedade de manifestações clínicas de evolução crônica: rinite, sinusite, otite média, bronquite, pneumonias repetidas, bronquiectasias, infertilidade masculina e feminina, anormalidades da córnea, hiposmia ou anosmia e *situs inversus*.

Cílios hipofuncionantes ou mesmo imóveis prejudicam o transporte mucociliar, o que leva a estase de secreções e proliferação bacteriana. Nos primeiros anos de vida, o acometimento da via respiratória superior e ouvido médio predomina, com sintomas usualmente recorrentes. Com a progressão da doença, surgem sintomas de infecção de trato respiratório inferior e o desenvolvimento de complicações, como bronquiectasias, hipocratismo digital e déficit de crescimento. A tríade clássica de sinusopatia, bronquiectasia e *situs inversus* está presente em aproximadamente metade dos pacientes, constituindo a síndrome de Kartagener. As bronquiectasias surgem após anos de lesão constante da parede brônquica. Pneumonias e atelectasias são muito frequentes.

O diagnóstico é clínico e feito em pacientes com história de pneumopatia crônica e infecções de vias respiratórias superiores de repetição, associadas a uma ou mais das seguintes alterações: *situs inversus* (no paciente ou em parente próximo), espermatozoides vivos (imóveis ou pouco móveis), transporte mucociliar ausente ou quase inexistente.

Podemos encontrar, ainda, cílios da mucosa nasal ou traqueobrônquica com alterações estruturais microscópicas típicas da síndrome, sendo possível lançar mão da análise ultraestrutural de fragmentos de mucosa respiratória para confirmação, porém a análise normal não exclui o diagnóstico; seria necessário observar o funcionamento do cílio *in loco* para confirmar a discinesia.

Fatores Ambientais

Fumo, cozimento a lenha e poeira são os poluentes ambientais mais comumente relacionados com manifestações respiratórias em crianças, sendo que o fumo é, sem dúvida, o mais importante.

Crianças abaixo de 1 ano são as mais acometidas, tanto pela fragilidade das suas vias respiratórias como pelo maior tempo de exposição (passam mais tempo em casa).

As crianças têm mais risco de evoluir com rinite, otite, amigdalite, bronquiolite, bronquite, crises de sibilância, broncoespasmo e pneumonias.

Acredita-se que os poluentes possam danificar o epitélio respiratório e seus mecanismos de defesa, predispondo a infecções.

Cardiopatias

As cardiopatias podem levar a pneumonia persistente, caso haja obstrução extrínseca de um brônquio pelo coração aumentado de tamanho, ou a pneumonias recorrentes em cardiopatias que cursam com aumento do fluxo pulmonar e até hipertensão pulmonar (canal arterial, CIV, CIA, tetralogia de Fallot).

Buscar na história e no exame físico dados relacionados com o aparelho cardiovascular (sopro cardíaco, hepatomegalia, turgência jugular, edema etc.).

Síndrome de Löffler

Representa a manifestação respiratória decorrente do ciclo pulmonar de alguns parasitas intestinais ou sistêmicos.

O quadro clínico clássico é de tosse, broncoespasmo e febre baixa. Os parasitas relacionados com a síndrome são: *Ascaris lumbricoides*, *Strongyloides stercoralis*, *Schistossoma mansoni*, *Toxocara canis* e *Ancylostoma braziliensis*.

Os achados radiológicos evidenciam infiltrado pulmonar uni/bilateral e com densificações heterogêneas, as quais têm caráter migratório e resolução espontânea após 4 semanas. A eosinofilia é um achado laboratorial muito associado à síndrome.

DIAGNÓSTICO

O primeiro passo é definir se a criança apresenta pneumonias de repetição, o que nem sempre é fácil, já que, muitas vezes, ela é avaliada após uma longa história de doença.

É considerado normal que crianças apresentem até oito episódios de infecção respiratória por ano, usualmente de etiologia viral. Devemos ficar atentos porque as pneumonias podem ser confundidas com infecção de vias respiratórias superiores (VRS), o que

734 Diagnóstico Diferencial em Pediatria

pode causar a instituição de terapêutica inadequada para o caso, bem como confundir a avaliação da história pregressa e prejudicar a definição diagnóstica.

Outra causa comum de confusão é a asma. Apesar de a asma ser a principal causa de PRP, muitas crianças não têm pneumonia, mas apenas o evento agudo de asma. Como o quadro clínico pode ser semelhante, inclusive com imagem radiológica compatível (as atelectasias podem simular condensações), a diferenciação pode não ser fácil. Além do mais, a asma pode ser desencadeada por infecção viral das VRS, o que pode dificultar ainda mais o diagnóstico. Por isso, para adequado diagnóstico diferencial, é fundamental a avaliação detalhada da história clínica, com ênfase para a cronologia dos eventos, exame físico minucioso e, quando possível, revisão das radiografias realizadas. Só então poderemos definir qual tipo de investigação é a mais adequada para cada paciente.

Crianças saudáveis podem ter pneumonias recorrentes sem que tenham doença de base. Se a criança tem crescimento e desenvolvimento adequados, exame físico e radiografia do tórax normais entre os episódios, ausência de infecções extrapulmonares, antecedentes pessoais negativos e história familiar de infecção recorrente e afastada a possibilidade de tuberculose, é possível que realmente não haja doença subjacente. Nessas crianças, a investigação pode ser menos agressiva, e o acompanhamento é importante para definir a necessidade de maiores intervenções.

Em crianças com pneumonia persistente, é provável que haja doença de base, principalmente de causas estruturais.

Anamnese

O principal objetivo da anamnese é identificar a doença de base. Os seguintes dados devem ser pesquisados:

- *Antecedentes e hábitos*
  - História perinatal: dados maternos (pré-natal, abortos, natimortos) que podem sugerir alterações congênitas ou hereditárias. Informações sobre parto e nascimento: idade gestacional, exposição prolongada a oxigênio e dispositivos utilizados (ventilação mecânica, ventilação não invasiva, CPAP, halo), uso de surfactante (displasia broncopulmonar). Avaliar tratamento recebido e a evolução do quadro.
  - História familiar: asma, alergias, fibrose cística, anomalias congênitas; fatores de risco para imunodeficiências primárias e secundárias, infecções de repetição.
  - Hábitos e fatores ambientais: exposição a irritantes inalatórios, principalmente ao fumo (diminui as defesas do epitélio), admissão em creches ou escolas (a exposição a outras crianças aumenta a possibilidade de adquirir infecções), contato com tuberculose.
- *Idade*: Pormenorizar a idade do início dos sintomas, pois doenças congênitas ou hereditárias, bem como malformações do sistema respiratório ou digestivo, geralmente se manifestam no período neonatal. Os lactentes apresentam maior predisposição para o desenvolvimento de alterações respiratórias em virtude das vias respiratórias mais estreitadas, maior frequência na aquisição de infecções e imaturidade imunológica.

- *Achados associados*:
  - Sinais de má absorção: avaliar o aspecto das fezes, presença de esteatorreia, dor abdominal associada e suas características, ganho ponderal inadequado (fibrose cística).
  - Engasgos ou tosse durante a alimentação que possam sugerir algum processo aspirativo.
  - Considerar e avaliar a possibilidade de aspiração de corpo estranho.
  - Em pacientes neuropatas, considerar o uso de óleo mineral (pela possibilidade de aspiração e desenvolvimento de pneumonia lipofílica) e distúrbios da deglutição (pneumonia aspirativa).
  - Náuseas, regurgitações, vômitos (doença do refluxo gastroesofágico) e a recorrência desses sintomas.
  - Sinais de infecções recorrentes em outros órgãos e sistemas.
- *Características dos episódios*: Detalhar a sequência de eventos que levaram ao diagnóstico, como: início dos sintomas e suas características, tipo e duração da tosse, presença e duração da febre, desconforto respiratório, sibilância, sintomas de infecção de vias respiratórias superiores, fatores desencadeadores dos sintomas respiratórios (relação com a dieta, mudança de decúbito, hora do dia, exposição a agentes irritantes), tipo e duração da antibioticoterapia, bem como resposta ao tratamento, alterações radiológicas, necessidade de oxigênio e hospitalização (pesquisar internamento em unidade de terapia intensiva). Realizar os mesmos questionamentos em relação aos episódios subsequentes. Avaliar os períodos entre os episódios (sintomáticos ou assintomáticos). Sempre que possível, estabelecer cronologia clínica e radiológica entre os eventos.

Exame Físico
- Estado nutricional: a desnutrição pode ser causa contribuinte para as PRP ou pode estar relacionada com a doença de base (fibrose cística, imunodeficiências primárias ou adquiridas, entre outras causas).
- Semiologia completa do aparelho respiratório:
  - Inspeção: aumento do diâmetro anteroposterior do tórax, grau do desconforto respiratório (taquipneia, uso de musculatura acessória, tiragem intercostal e batimento de asa do nariz). Quando presentes, esses sinais são sugestivos de doença crônica.
  - Percussão: avaliar condensação ou derrame pleural.
  - Palpação: através do frêmito toracovocal é possível sugerir a presença de condensação e derrame pleural, bem como diferenciá-los.
  - Ausculta pulmonar: avaliar o murmúrio vesicular (presente uni/bilateralmente, diminuído, ausente) e determinar o segmento acometido, bem como indicar a presença de ruídos adventícios (estertores finos ou grossos, sibilos, sopro tubário). Relacionar com os episódios anteriores através de radiografias.
- Outros aspectos: adenomegalias (tumores, tuberculose), alterações características de doenças genéticas e imunodeficiências, polipose nasal (fibrose cística, rinite alérgica),

736 Diagnóstico Diferencial em Pediatria

cianose, baqueteamento digital, sopro cardíaco, hipoplasia de tonsilas amigdalianas (hipogamaglobulinemia congênita), estigmas de atopia (pele seca, irritável, prurido, linhas de Dennie Morgan, pitiríase alba, ceratose pilar), abdome escavado (hérnia diafragmática).

Exames Complementares

Devem ser direcionados de acordo com a hipótese diagnóstica sugerida pela anamnese e exame físico.

Exames Laboratoriais

- Hemograma: inespecífico.
- Teste do suor (iontoforese): realizado com estimulação por pilocarpina, na possibilidade do diagnóstico de fibrose cística.
- Imunoglobulinas.
- CD4, CD8, sorologia para HIV, a depender da idade.

Exames de Imagem

- Radiografia de tórax: a avaliação seriada sugere etiologia fixa ou variável do processo. A presença de infiltrados, condensações, atelectasias deve ser avaliada de acordo com a anamnese e o exame físico de cada paciente de forma individualizada, visto que atelectasias próprias de uma crise asmática, por exemplo, podem ser confundidas com condensação pneumônica, havendo diagnóstico equivocado com a instituição de terapêutica inadequada.
- Tomografia computadorizada de tórax: avaliar de forma mais acurada o parênquima pulmonar. Realizada em casos selecionados.
- Ultrassonografia de tórax: comprometimento pleural ou lesões parenquimatosas próximas à parede torácica.
- Outros exames: estudo radiológico contrastado do esôfago, estômago e duodeno (avaliar a anatomia desses órgãos), pHmetria de 24 h (DRGE), videofluoroscopia de deglutição (distúrbios da deglutição).

Bibliografia

1. Carvalho BTC, Cocco RR, Rodrigues WM et al. Pneumonias de repetição em paciente com deficiência de anticorpos e imunoglobulinas normais. *J Pneumol* 2002;28(3):155-158.
2. Freire LMS. *Diagnóstico diferencial em pediatria*. Rio de Janeiro: Guanabara Koogan, 2008.
3. Heffelfinger JD, Davis TE, Gebrian B et al. Evaluation of children with recurrent pneumonia diagnosed by world health organization criteria. *Pediatr Infect Dis J*. 2002: 21: 108-12.
4. Light MJ et al. *Pediatric pulmonology*. American Academy of Pediatrics. Aug, 2011.
5. Lynch T, Bialy L, Kellner JD et al. PLoS One. *A systematic review on the diagnosis of pediatric bacterial pneumonia: when gold is bronze*. 2010 Aug 6; 5(8):e11989. Epub 2010 Aug 6.
6. Malcon M, Gomes NH, Jorge V, Geyer G. Pseudotumor inflamatório em criança pré-escolar. *J Pneumol* 2003;27(5):279-281).
7. Nai GA, Filho CZ, Viero RM, Defaveri J. Malformação congênita adenomatoide cística do pulmão: relato de quatro casos. *J Pneumol* 2008;24(5):335-338.

8. Padman R, Flathers K, Passi V. Cystic fibrosis infant care challenges in diagnosis and management in the era of newborn screening. *Del Med J*. 2012 May; 84(5):149-55.
9. Paulo FS, Bittencourt PAM. Aspiração de corpos estranhos. *J Pediatr* (RJ) 2002; 78 (1):9-18.
10. Peres, LC, Castro, ECC. Adenoma de células mucosas do brônquio em criança de 5 anos: relato de caso e revisão da literatura. *J. Bras. Patol. Med. Lab.* [on-line]. 2003.
11. Ribeiro JD, Ribeiro MAGO, Ribeiro AF. *Fibrose cística. Tratado de clínica médica*. Cap. 224. Roca, 2006.
12. Rozov T et al. *Doenças pulmonares em pediatria — diagnóstico e tratamento*. 2. ed. São Paulo: Sarvier, 2011.
13. Santos LRL, Maksoud João G, Tannuri U et al. Anéis vasculares na infância: diagnóstico e tratamento. *J Pediatr* (RJ) 2005; 78 (3): 244-50.
14. Sequestro pulmonar: uma série de nove casos operados. *J Pneumologia*, vol. 28, n. 4. São Paulo, jul/ago 2002.
15. Sociedade Brasileira de Pneumologia e Tisiologia. Diretrizes da Sociedade Brasileira de Pneumologia e Tisioligia para o manejo da asma. *J Bras Pneumol*. v. 38, Suplemento 1, p. S1-S46. Editora Cubo, abril 2012.

CAPÍTULO 68

Roberta Souza da Costa Pinto Meneses

Poliúria e Polidipsia

INTRODUÇÃO

Poliúria corresponde ao aumento do volume urinário > 2.000 mL/m²/24 h para a faixa etária pediátrica. Isso pode ser observado quando a capacidade de concentração urinária está comprometida (progressão da doença renal crônica terminal), na ingestão excessiva de líquidos (polidipsia primária), nos estados hiperosmolares do plasma levando à diurese osmótica (diabetes melito), na redução de edemas com uso excessivo de diuréticos (como na insuficiência cardíaca ou síndrome nefrótica), na secreção inadequada do hormônio antidiurético (diabetes insípido central) ou resposta renal inadequada ou ausente à ação do hormônio antidiurético (diabetes insípido nefrogênico) e em algumas doenças metabólicas renais (tubulopatias) ou endócrinas.

FISIOPATOLOGIA

- *Diabetes insípido hipotalâmico ou central*: poliúria e polidipsia, que podem ter início em qualquer faixa etária, geralmente de modo súbito. O volume urinário pode chegar a 10 litros por dia. O paciente apresenta sede intensa, acordando à noite para ingerir água, o que pode provocar irritabilidade e agitação em lactentes. A densidade urinária é baixa (< 1.010), com função renal normal. Essa situação acontece devido à falha na produção do hormônio antidiurético (HAD), que age no túbulo contorcido distal e coletor aumentando a reabsorção de água. O paciente pode evoluir para desidratação hipertônica, mas o uso do hormônio antidiurético restabelece o controle urinário.

  O diabetes insípido (DI) central, neurogênico ou hipotalâmico, pode ser congênito ou hereditário e adquirido.
  - DI congênito: diabetes insípido congênito esporádico; DI neuro-hipofisário familiar autossômico dominante; síndrome de Wolfram (herança autossômica recessiva que pode vir associada a diabetes melito, atrofia óptica, surdez neurológica e anomalias do trato urinário); DI associado a malformações cerebrais (Laurence-Moon-Biedl, displasia septo-óptica).
  - DI adquirido: idiopático; traumático ou pós-cirúrgico; associado a lesões na região hipotalâmico-hipofisária, como granulomatoses (sarcoidose, histiocitose, tu-

berculose), tumores (astrocitoma, meningioma, adenoma hipofisário, craniofaringioma, germinoma, linfoma, metástases, gliomas), aneurisma cerebral, vasculites, infecções, sela vazia.

- *Diabetes insípido nefrogênico*: semelhante ao diabetes insípido hipofisário, o paciente apresenta poliúria, polidipsia e incapacidade de concentrar urina, no entanto essa situação acontece desde o nascimento. A queixa normalmente é a troca de fraldas excessiva durante o dia, irritabilidade, vômitos, atraso do crescimento e febre sem sinais de infecção. O diagnóstico deve ser precoce devido ao risco de óbito ou retardo do desenvolvimento intelectual. A produção do HAD é normal, porém os rins não respondem à sua ação. Sua transmissão é genética, de caráter recessivo ligado ao sexo, e as provas de função renal são normais.
- *Diabetes melito*: o paciente apresenta poliúria com glicosúria, além de sede intensa e perda de peso. Pode acontecer em qualquer faixa etária. Observamos, no exame laboratorial, além da glicemia sérica elevada, ânion *gap* elevado com acidose metabólica.
- *Polidipsia primária*: a poliúria acontece devido à ingestão excessiva de água sem alterações nos exames laboratoriais, exceto pela densidade urinária, que é baixa. Pode ter início em qualquer faixa etária, sendo rara na primeira infância. Em situações de restrição hídrica, a concentração urinária normaliza e o paciente não apresenta desidratação.
- *Tubulopatias*: o paciente apresenta retardo no desenvolvimento ponderoestatural, poliúria, polidipsia e quadro de raquitismo secundário. Presença de distúrbios hidroeletrolíticos e/ou ácido-básicos serve como ponto de partida para investigação diagnóstica. A presença de alcalose metabólica hipocalêmica (potássio sérico baixo) pode ser observada nas seguintes tubulopatias:
- *Síndrome de Bartter:* o paciente apresenta ainda hipocloremia, perda urinária de cloro e potássio, níveis plasmáticos elevados de renina, aldosterona e angiotensina II sem hipertensão, incapacidade de concentração urinária e aumento de prostaglandinas urinárias.
- *Síndrome de Liddle:* observamos hipertensão arterial, hipercaliurese e diminuição da secreção da aldosterona. O paciente apresenta hipertensão arterial sistêmica, parestesia e fraqueza muscular. Tem caráter autossômico dominante.
- *Síndrome de Gilteman:* nessa síndrome há presença de hipocalciúria, hipomagnesemia, episódios de tetania e fraqueza muscular associados a alcalose metabólica hipocalêmica.

Na acidose tubular renal (ATR), observamos a presença de acidose metabólica hiperclorêmica com ânion *gap* sérico normal. A ATR pode ser dividida em:

- ATR tipo I ou distal: observamos a presença de potássio sérico baixo ou normal, ânion *gap* urinário positivo, hipocitratúria, nefrocalcinose e litíase.
- ATR tipo II ou proximal: presença de potássio sérico baixo ou normal, normocitratúria ou hipercitratúria, ânion *gap* urinário negativo; na síndrome de Fanconi encontramos ainda fosfatúria, glicosúria, aminoacidúria.

740 Diagnóstico Diferencial em Pediatria

- ATR tipo III: variante da acidose tubular renal tipo I com disfunção tubular proximal temporária.
- ATR tipo IV: o paciente apresenta hipercalemia (potássio sérico elevado) devido à ausência ou falha na resposta tubular à aldosterona. Deve ser avaliada a presença ou não de hipertensão arterial sistêmica com análise da renina e aldosterona séricas.
- Doença renal crônica: nos estágios mais avançados da doença renal crônica, o rim perde a capacidade de concentração urinária com poliúria e polidipsia. Isso pode ser observado na evolução das seguintes afecções: doença renal policística, pielonefrite crônica, uropatias obstrutivas, hipoplasia ou displasia renal. O paciente apresenta alteração na função renal, acidose metabólica com ânion *gap* elevado e déficit no crescimento ponderoestatural. Em algumas situações, ainda podem ser observados hipertensão arterial sistêmica e aumento de área cardíaca.

QUADROS CLÍNICO E LABORATORIAL

Podemos observar, além de poliúria e polidipsia, perda de peso, déficit de crescimento ponderoestatural, irritabilidade, febre sem sinais de infecção, retardo no desenvolvimento intelectual, constipação intestinal, taquipneia, hálito cetônico ou urêmico, confusão mental, desorientação, fraqueza muscular, tetania, desidratação e vômitos.

Nos exames laboratoriais: sumário de urina com hipostenúria (densidade urinária < 1.010), glicosúria, aminoacidúria, cilindros hialinos, granulosos, hematúria e proteinúria; ureia e creatinina podem estar normais ou elevadas; sódio sério normal ou elevado; potássio sérico normal, baixo ou elevado; presença de acidose ou alcalose metabólica detectada através da coleta de gasometria arterial; glicemia de jejum normal ou elevada; de acordo com a investigação, avaliar a necessidade de realização de tomografia computadorizada do SNC e/ou ultrassonografia renal e de vias urinárias.

DIAGNÓSTICO DIFERENCIAL

- Teste de privação hídrica por 7 horas, seguido de administração de 10 µg intravenoso de DDAPV (desmopressina). Esse teste deve ser executado com o paciente internado, em vigilância rigorosa, com o objetivo de detectar precocemente sinais de desidratação. O paciente deve ser pesado no início do teste e a cada hora; caso haja perda ponderal próxima de 5%, o teste deve ser interrompido. Durante a realização do teste devem ser coletadas amostras de urina, alternando períodos de uma hora com duas horas (total de cinco coletas), e três coletas de sangue para a avaliação da osmolaridade e sódio sérico nos intervalos entre as coletas urinárias. Nos pacientes com polidipsia primária, a densidade urinária (DU) eleva-se (> 1.020), o sódio sérico permanece normal e o peso praticamente não se altera. Se, no final da prova, a densidade urinária permanecer baixa (< 1.005), o sódio sérico elevado (> 150 mEq/L) e o peso diminuído mais de 3%, confirma-se o diagnóstico de diabetes insípido. Nesse momento injeta-se o DDAVP venoso, se a densidade urinária elevar-se (> 1.010 — mede-se a DU ½ hora, 1 hora e 2 horas após), confirma-se uma boa resposta renal ao DDAVP, sendo dado o diagnóstico de DI central ou neurogênico; caso não haja resposta (se a densidade urinária permanecer baixa); estaremos diante de DI nefrogênico–vasopressina resistente.

- Cálculo do ânion *gap* urinário: $(Na^+ + K^+) - Cl^-$
  Positivo: ATR tipo I e ATR tipo III
  Negativo: ATR tipo II e ATR tipo IV
- pH urinário na vigência de acidose metabólica:
  Maior que 5,5: ATR tipo I e ATR tipo III
  Menor que 5,5: ATR tipo II e ATR tipo IV
- Potássio sérico:
  Normal ou baixo: ATR tipo I, ATR tipo II, ATR tipo III
  Elevado: ATR tipo IV ou ATR distal hipercalêmica

Bibliografia

1. Andrade OVB, Guersoni AC, Nilo C. Diabetes insípido nefrogênico. In: Toporovski J, Mello VR, Martini Filho D et al. *Nefrologia pediátrica*. Rio de Janeiro: Guanabara Koogan, 2006, p. 493.
2. Andrade OVB. Abordagem geral das principais tubulopatias. In: Toporovski J, Mello VR, Martini Filho D et al. *Nefrologia pediátrica*. Rio de Janeiro: Guanabara Koogan, 2006, p. 447–53.
3. Bichet DG. Nephrogenic diabetes insipidus. *Journal Medicine*.1998;104;431-42.
4. Knoepfelmacher M. Diabetes insípido. In: Monte O, Longui CA, Calliari LEP. *Endocrinologia para o pediatra*. Rio de Janeiro: Atheneu, 1998;42:305-14.
5. Maghnie M, Cosi G, Genovese E et al. Central diabetes insipidus in children and young adults. *The NEJ Medicine*. 2000;343:14:998-1001.
6. Majzoub JA, Srivatsa A. Diabetes insipidus: clinical and basic aspects. *J Pediat Endocrinol Reviews*, 2006;4;Sppl 1:60-5.
7. Morello JP, Bichet DG. Nephrogenic diabetes insipidus. *Annual Review of Physiology*, 2001;63:607-30.
8. Pernetta C. Poliúria. In: *Diagnóstico diferencial em pediatria*. São Paulo: Sarvier, 1987;37:575–82.
9. Ringer SA. Renal tubular acidosis. *Neo Reviews*, 2010;11;5:252-56.
10. Rodriguéz-Soriano J, Vallo A. Renal tubular acidosis. *Pediatric Nephrology*, 1990;4:268-75.
11. Rodriguéz-Soriano J. Renal tubular acidosis: the clinical entity. *J Am Soc Nephrol*, 2002;13:2160-70.
12. Wang LC, Cohen ME, Duffner PK. Etiologies of central diabetes insipidus in children. *Pediatric Neurology*,1994;11:273-77.

CAPÍTULO 69

Iracy de Oliveira Araujo

Proteinúria

INTRODUÇÃO

A presença, na urina, de proteína em quantidades que excedem a normalidade é considerada proteinúria, um importante marco de doença renal. Níveis elevados de proteinúria são bons preditores para progressão do dano renal em crianças e adultos. A proteinúria também está relacionada com lesão renal e representa um fator de risco para doença cardiovascular. Proteinúria grave persistente é fator de risco para aterosclerose na infância e está associada a hipercolesterolemia, hipertrigliceridemia e hipercoagulabilidade.

É fundamental a diferenciação entre a proteinúria transitória com a ortostática e a persistente, decorrente de uma doença renal.

Durante o processo de formação da urina, um ultrafiltrado de plasma com quantidade ínfima de proteína em relação ao plasma é gerado. Isso ocorre devido ao mecanismo de barreira do capilar glomerular. Metade da proteína excretada normalmente pelo rim são proteínas secretadas pelo epitélio tubular, mais frequentemente a proteína de Tamm-Horsfall, uma glicoproteína secretada pelo ramo ascendente da alça de Henle. A outra metade é formada por proteínas plasmáticas, principalmente a albumina. Entretanto, outras proteínas podem ser encontradas: imunoglobulinas, transferrinas, β-microglobulinas, entre outras.

Na infância é considerado normal a excreção proteica de até 100 mg/m²/dia (4 mg/m²/hora) até um total de 150 mg/dia. No período neonatal, esse valor pode chegar até 300 mg/m²/dia.

Proteinúria com valores superiores a 40 mg/m²/h (1.000 mg/m²/dia) ou 50 mg/kg/dia denomina-se proteinúria nefrótica.

FISIOPATOLOGIA

O aumento da excreção de proteína pode ser devido a três mecanismos:

- Causa glomerular
- Causa tubular
- Proteinúria de hiperfluxo (*overflow*)

1. Proteinúria glomerular ocorre devido a um aumento da filtração de macromoléculas pelos capilares glomerulares, por um dano na parede glomerular. A passagem de proteínas de alto peso molecular, como a albumina, excede a capacidade de reabsorção tubular. É a causa mais comum de proteinúria na infância e pode ser devida a uma disfunção do sistema de poros da membrana glomerular, da perda das cargas negativas dessa membrana ou da combinação de ambos os mecanismos. Pode ser decorrente de afecções glomerulares ou de situações como febre, exercícios intensos ou proteinúria ortostática.
2. Proteinúria tubular ocorre com menor frequência devido a um defeito na reabsorção de proteínas pelos túbulos. Ocorre a excreção de proteínas de baixo peso molecular como a β-2-microglobulina e a α-1-microglobulina. A proteinúria tubular pode estar associada a outros fatores como glicosúria, acidose tubular renal proximal ou fosfatúria, por exemplo. Menos frequentemente, ocorre maior produção de proteína pelos túbulos.
3. Proteinúria de hiperfluxo ocorre devido a produção exagerada pelo organismo de certos tipos de proteínas "normais" ou "anormais" que excedem a capacidade de reabsorção proximal. Como exemplo temos a proteína de Bence Jones nos pacientes com mieloma múltiplo; esse mecanismo não é observado em crianças.

QUADROS CLÍNICO E LABORATORIAL

A proteinúria pode estar presente em crianças com sintomatologias diversas ou na criança assintomática quando é evidenciada apenas após um exame de urina.

Podemos encontrar, correlacionando-se com doença renal, edema, hipertensão ou insuficiência renal. Como sintomas não específicos do trato urinário podemos encontrar *rash*, púrpura ou artrite. Também podem estar presentes sintomas gerais como febre, mal-estar ou perda de peso.

A proteinúria transitória geralmente associa-se a febre, estresse, desidratação ou exercícios e não se correlaciona com doença renal.

A proteinúria ortostática é definida como a elevação dos níveis de proteína na urina na posição vertical, que normalizam na posição supina. Ocorre, geralmente, na idade escolar ou adolescência. A excreção total de proteína raramente excede 1 $g/m^2/dia$.

A avaliação da proteinúria pode ser realizada por diferentes testes de urina.

1. Teste de fita reativa tipo Dipstick: de fácil execução e manuseio, pode ser executado no consultório ou no atendimento de emergência. É eficaz para detectar albumina, porém não detecta as proteínas de cadeia leve, como as imunoglobulinas, bem como a proteína de Bence Jones, sendo indicado, portanto, apenas para a avaliação de proteinúria de origem glomerular. É graduado em cruzes de 0 até 4++++, não identificando valores pequenos de albumina nem microalbuminúria.
As correlações com os níveis de albumina são:
- Traços: entre 15-30 mg/dL
- 1+: entre 30-100 mg/dL

744 Diagnóstico Diferencial em Pediatria

- 2+: entre 100-300 mg/dL
- 3: entre 300-1.000 mg/dL
- 4+: maior que 1.000 mg/dL

2. Ácido sulfossalicílico a 3% (teste do ASS): em 5 mL de urina adicionam-se algumas gotas do ácido sulfossalicílico que, na presença de proteína, torna-se turva. Detecta também proteínas de baixo peso molecular, sendo portanto útil no diagnóstico tanto de proteinúria glomerular quanto da tubular.

3. Relação proteína/creatinina urinária: útil nos pacientes que não têm controle esfincteriano, é realizada coletando-se uma única amostra de urina e tem boa correlação com os resultados obtidos com a dosagem da urina de 24 horas. Consideram-se sem proteinúria valores abaixo de 0,2 em lactente e até 0,5 até os 2 anos de idade. Valores maiores que 2 correspondem a proteinúria nefrótica.

4. Proteinúria na urina de 24 horas: método quantitativo em que temos a avaliação de perda urinária de proteína em um período de 24 horas. Tem como desvantagens a dificuldade de coleta em crianças sem controle esfincteriano e a necessidade de acondicionamento refrigerado da urina durante o período da coleta.

Considera-se como presença de proteinúria valores acima de 4 $mg/m^2/h$ e proteinúria de nível nefrótico valores acima de 40 $mg/m^2/h$ ou 50 mg/kg/dia.

Bibliografia

1. Gagnadoux MF. *Evaluation of proteinuria in children*. www.uptodate.com.
2. Hogg RJ, Portman RJ, Milliner D et al. Evaluation and management of proteinuria and nephrotic syndrome in children: recommendations from a pediatric nephrology panel established at the national kidney foundation conference on proteinuria, albuminuria, risk, assessment, detection, and elimination (PARADE). *Pediatrics* 2000; 105;1242.
3. Kirsztajn GM. Avaliação clínica e laboratorial em nefrologia. In: Toporovski J, Mello VR, Martini Filho D et al (eds.) *Nefrologia pediátrica*, 2. ed. Rio de Janeiro: Guanabara Koogan, 2006.
4. Riella MC, Riella LV, Riella CV, Zunino D. Avalição clínica e laboratorial da função renal. In: Riella MC (ed.). *Princípios de nefrologia e distúrbios hidroeletrolíticos*, 5. ed. Rio de Janeiro: Guanabara Koogan, 2010.
5. Rose BD, Herrin JT. *Orthostatic or postural proteinuria*. www.uptodate.com.
6. Zatz R. Proteinuria. In: *Fisiopatologia renal*. São Paulo: Atheneu, 2000.

CAPÍTULO 70

Thereza Selma Soares Lins

Puberdade Atrasada

INTRODUÇÃO

A determinação da etiologia da puberdade atrasada na fase inicial da avaliação é um desafio. É importante diferenciar as crianças destinadas à evolução espontânea, embora atrasada da puberdade, daquelas com distúrbios permanentes de infantilismo sexual.

FISIOLOGIA DA PUBERDADE NORMAL

A puberdade normal é caracterizada pela maturação do eixo hipotálamo-hipófise-gônadas (HHG) e inicia-se com o aumento da secreção do hormônio de liberação das gonadotrofinas (GnRH — *gonadotrophin-releasing hormone*) no hipotálamo, que vai estimular a adeno-hipófise a secretar as gonadotrofinas: hormônio luteinizante (LH — *luteinizing hormone*) e hormônio foliculoestimulante (FSH — *follicle-stimulating hormone*). As gonadotrofinas vão estimular as gônadas (testículos e ovários) na produção de esteroides sexuais (testosterona e estradiol) e na maturação das células germinativas (espermatozoides e oócitos).

CONCEITO

Puberdade atrasada é definida como ausência do desenvolvimento mamário em meninas após os 13 anos e ausência do aumento testicular em meninos após os 14 anos. O aparecimento de pelos pubianos não é considerado na definição porque pode resultar da maturação das glândulas adrenais (adrenarca), independentemente da ativação do eixo HHP.

ETIOLOGIA

As causas da puberdade atrasada estão relacionadas no Quadro 70.1 e são divididas em quatro grupos principais:

* *Retardo constitucional do crescimento e puberdade (RCCP)*
  Trata-se de uma variante normal do desenvolvimento. Os adolescentes afetados alcançam completa e espontânea maturação sexual mais tardiamente.

746 Diagnóstico Diferencial em Pediatria

- *Hipogonadismo hipopogonadotrófico funcional*
  É causado por doenças sistêmicas que retardam a puberdade, que se inicia espontaneamente quando o fator etiológico for resolvido.
- *Hipogonadismo hipogonadotrófico*
  É o resultado da deficiência permanente de gonadotrofinas, em função de distúrbios hipofisários ou hipotalâmicos.
- *Hipogonadismo hipergonadotrófico*
  Caracteriza-se por níveis elevados de gonadotrofinas, em decorrência de alteração gonadal.

Quadro 70.1 Etiologia do atraso puberal

---

1. Retardo constitucional do crescimento e puberdade (RCCP)
2. Hipogonadismo hipogonadotrófico funcional
   - DOENÇAS SISTÊMICAS CRÔNICAS: doença celíaca, fibrose cística, anemia falciforme, talassemia, artrite reumatoide juvenil, AIDS,doença renal crônica, anorexia nervosa, bulimia.
   - DESNUTRIÇÃO
   - ENDOCRINOPATIAS: hipotiroidismo, diabetes melito mal controlado, síndrome de Cushing
   - EXCESSO DE EXERCICIO FÍSICO NAS ATLETAS FEMININAS
3. Hipogonadismo hipogonadotrófico
   - DOENÇAS DO SISTEMA NERVOSO CENTRAL:
     - Lesões do SNC: tumores (craniofaringioma, astrocitomas, germinomas, prolactinomas), histiocitose, lesões vasculares, malformações congênitas e trauma
     - Radioterapia
     - Síndromes genéticas: Prader-Willy, Laurence-Moon-Bield
   - DEFICIÊNCIA ISOLADA DE GONADOTROFINAS
     - Síndrome de Kallmann
     - Hipoplasia adrenal congênita (ligada ao X)
     - Deficiência isolada de LH ou FSH
     - Associado a obesidade
     - Idiopático
   - PAN-HIPOPITUITARISMO IDIOPÁTICO
4. Hipogonadismo hipergonadotrófico
   - SINDROMES GENÉTICAS: síndrome de Turner, síndrome de Klinefelter, síndrome de Noonan
   - DISGENESIAS GONADAIS
   - RADIOTERAPIA /QUIMIOTERAPIA
   - TRAUMAS, CIRURGIAS OU INFECÇÕES
   - CRIPTORQUIDIA OU ANORQUIA
   - OOFORITE AUTOIMUNE

QUADRO CLÍNICO

Retardo Constitucional do Crescimento e Puberdade

É a causa mais comum de atraso puberal. Trata-se de indivíduos saudáveis que iniciam espontaneamente a puberdade após o limite superior da normalidade. O seu crescimento e seu desenvolvimento puberal ocorrem em ritmos diferentes das crianças e adolescentes representativos da média, havendo uma variação tanto da época quanto da duração do fenômeno puberal. As crianças e adolescentes afetados alcançam completa maturação sexual, embora o processo seja mais longo.

O quadro clínico revela paciente de aspecto sadio, sem dismorfismos, estatura abaixo do 3º percentil durante a infância. A idade óssea se encontra habitualmente atrasada em 2 anos ou mais, embora esteja adequada para a idade estatural. Pacientes do sexo masculino são os que mais frequentemente procuram assistência médica.

A história familiar geralmente revela que a mãe teve menarca após os 15 anos ou que o pai ou tios tiveram o estirão puberal após os 16 anos. Quando esses indivíduos atingem idade óssea de 11-13 anos nas meninas e 12-14 anos nos meninos, iniciam a maturação puberal.

A essa altura, quando submetidos ao teste de estímulo do GNRH, mostram resposta puberal de LH. Esses resultados mostram que os caracteres sexuais secundários iniciarão dentro de 6 meses.

Hipogonadismo Hipogonadotrófico Funcional

Doenças sistêmicas crônicas (gastrointestinais, renais, pulmonares, cardíacas, oncológicas etc.) e má nutrição também podem retardar a puberdade. Em geral, perda de peso superior a 20% do peso ideal causada por doença ou dieta voluntária pode acarretar deficiência de gonadotrofinas. O retorno ao peso ideal restaura a secreção de gonadotrofinas.

Anorexia nervosa é uma causa funcional de hipogonadismo, com prevalência em ascensão entre as adolescentes, que envolve perda de peso com significativa disfunção psicológica.

Exercícios físicos vigorosos envolvendo atletas femininas podem retardar a puberdade.

Hipogonadismo Hipogonadotrófico

Essa classificação reflete uma condição irreversível, requerendo reposição terapêutica. O atraso puberal no hipogonadismo hipogonadotrófico é resultante da deficiência de gonadotrofinas, podendo ser secundária a um defeito genético ou adquirido não detectado até a idade puberal.

Laboratorialmente, caracterizam-se por respostas diminuídas de gonadotrofinas quando submetidas ao teste de estímulo com GnRH.

Doenças do Sistema Nervoso Central

- *Tumores*: Tumores intrasselares e, principalmente, extrasselares podem acarretar infantilismo sexual. A neoplasia mais comumente associada à deficiência de gonadrotrofina é o craniofaringioma, que pode acarretar outras deficiências hormonais (especialmente deficiência de GH).
- *Radioterapia do SNC*: Para tratamento de leucemias e tumores tem sido uma causa de frequência crescente de deficiência de gonadotrofinas, que pode se acompanhar de outras deficiências hormonais.
- *Outras doenças do SNC*: Doenças infecciosas, infiltrativas, traumas cranianos e defeitos do desenvolvimento de linha média (displasia septo-óptica) podem acarretar hipogonadismo hipogonadotrófico.

Deficiência Isolada de Gonadotrofinas

Pacientes com deficiência isolada de gonadotrofinas apresentam-se com atraso puberal, mas com estatura e idade óssea normais, quando examinados no início do período puberal.

Devido à ausência de esteroides gonadais, não entram em puberdade, e a idade óssea se atrasa, o crescimento ósseo persiste e adquire estatura com proporções eunucoides.

A síndrome de Kallmann é a forma mais comum de deficiência isolada de gonadotrofinas, estando associada a anosmia ou hiposmia, resultado da agenesia ou hipoplasia de bulbos olfativos. Pacientes do sexo masculino podem apresentar criptorquidia, micropênis e ginecomastia.

Pan-hipopituitarismo Idiopático

Ocorre quando, além da deficiência de gonadotrofinas, o GH também é afetado. A velocidade de crescimento diminui e resulta em baixa estatura. Podem vir associadas outras deficiências hormonais, como TSH e/ou ACTH.

Outras Doenças

A deficiência de gonadotrofinas faz parte de distúrbios genéticos, como síndromes de Prader-Willi e de Laurence-Moon-Biedl.

Hipogonadismo Hipergonadotrófico

É causado por alteração gonadal e se caracteriza por níveis elevados de gonadotrofinas com constantes níveis baixos de esteroides sexuais. As causas mais comuns do hipogonadismo hipergonadotrófico estão associadas a alterações do cariótipo e apresentam menor dificuldade diagnóstica.

Hipogonadismo Hipergonadotrófico em Meninas

Distúrbios Congênitos

Síndrome de Turner (disgenesia gonadal 45X) e suas variantes são a causa mais frequente de hipogonadismo hipergonadrotófico no sexo feminino, que apresenta quadro clínico típico: baixa estatura, atraso puberal, vários estigmas somáticos (pterígio *coli*, pescoço curto, implantação baixa da linha do cabelo, hipertelorismo mamário, hipoplasia do 4° metacarpiano, cúbito valgo).

Muitas dessas pacientes podem apresentar outras alterações que devem ser investigadas, como cardiopatia (coarctação da aorta) e malformações renovasculares (rim em ferradura, malformações ureterais).

Distúrbios Adquiridos

A insuficiência ovariana primária adquirida pode resultar de quimioterapia e radioterapia.

Hipogonadismo Hipergonadotrófico em Meninos

Distúrbios Congênitos

Síndrome de Klinefelter (ou disgenesia dos túbulos seminíferos) e suas variantes são a causa mais frequente de insuficiência testicular primária.

Classicamente, o paciente afetado apresenta alta estatura com proporções eunucoides, genitália externa pouco desenvolvida, testículos pequenos e endurecidos à palpação, ginecomastia. Pode haver déficit do coeficiente intelectual associado.

Distúrbios Adquiridos

Insuficiência testicular primária adquirida pode resultar de quimioterapia e radioterapia da pélvis ou gônadas.

Investigação Clínica

A investigação clínica inicia-se com avaliação clínica cuidadosa. A história deve incluir:

- Qualquer enfermidade atual ou anterior.
- Uso de medicações, quimioterapia ou radioterapia prévia de regiões do hipotálamo, hipofisária ou gonadal.
- Transtornos alimentares, como anorexia.
- Distúrbios neurológicos: cefaleia, alterações visuais, alterações do olfato (hiposmia ou anosmia).
- Anormalidades do aparelho geniturinário: anorquia, criptorquidia, micropênis.
- Idade do início da puberdade dos pais e irmãos.

No exame físico, a investigação clínica pode ser facilitada por:

- Presença de dismorfismo (estigmas de síndromes de Turner, Klinefelter, Prader-Willi, Laurence-Moon-Biedl etc.).
- Sinais específicos de doenças crônicas.
- Antropometria constando de peso, altura, envergadura, distância púbis-chão e púbis--vértice, para avaliar presença de proporções eunucoides.
- Caracterizar estádio puberal pelos critérios de Tanner, medir o pênis e caracterizar a consistência de localização dos testículos.

Investigação Laboratorial

A investigação laboratorial inicial do atraso puberal é feita inicialmente com hemograma completo, velocidade de hemossedimentação, exames bioquímicos, determinação de idade óssea, além de ultrassonografia pélvica (avaliação de útero e ovário).

Exames Hormonais

- LH e FSH: níveis elevados significam hipogonadismo hipergonadotrófico.

- Testosterona nos meninos: níveis ≥ 20 ng/dL geralmente predizem desenvolvimento puberal nos 12-15 meses seguintes.
- TSH e T_4 livres; avaliação da função tireoidiana.
- Prolactina: afastar hiperprolactinemia.
- Ressonância magnética de área hipotálamo-hipofisária: útil no diagnóstico de hipogonadismo hipogonadotrófico.
- Inibina B sérica: utilizada no sexo masculino para diferenciar RCCP do hipogonadismo hipogonadotrófico. Níveis elevados sugerem maior probabilidade de RCCP.
- IGF-1 para avaliação da deficiência de produção de hormônio de crescimento.
- Teste do GnRH: se as dosagens basais de LH, FSH, testosterona revelarem valores baixos, o diagnóstico é de hipogonadismo hipogonadotrófico ou de retardo constitucional do crescimento e puberdade; nesses casos, realiza-se o teste de estímulo com GnRH. Existem duas possibilidades:
  1. Resposta do LH do tipo puberal: trata-se de retardo constitucional do crescimento e puberdade.
  2. Resposta do LH do tipo pré-puberal: nesse caso, o diagnóstico diferencial entre RCCP e hipogonadismo hipogonadotrófico não pode ser realizado. Apenas a evolução da puberdade diferencia essas duas entidades.

Pacientes com LH e FSH elevados são portadores de hipogonadismo hipergonadotrófico e não necessitam ser submetidas ao teste do GnRH. Nesses casos, solicita-se cariótipo para afastar síndrome de Turner ou Klinefelter.

Bibliografia

1. Harrington J, Palmert MR. Clinical review: distinguishing constitutional delay of growth and puberty from isolated hypogonadotropic hypogonadism: critical appraisal of available diagnostic tests. *J Clin Endocrinol Metab*, 2012; 97(9):3056-67.
2. Kaplowitz PB. Delayed puberty. *Pediatr Rev*, 2010;31(5):189-95
3. Palmert MR, Dunkel I. Delayed puberty. *N Engl J Med*, 2012;366;443-53.
4. Styne D, Grumbach MM. Puberty: ontogeny, neuroendocrinology, physiology, and disorders. In: Larsen PR et al. (eds.). Williams Textbook of Endocrinology. 11ed., Philadelphia: WB Saunders, 2008. p. 969-1166.
5. Young J. Approach to the male patient with congenital hypogonadotropic hypogonadism. *J Clin Endocrinol Metabol*, 2012;97:707-18.

CAPÍTULO 71

Ana Hermínia de Azevedo Ferreira
Thereza Selma Soares Lins

Puberdade Precoce

INTRODUÇÃO

A puberdade é um período de transição entre a infância e a vida adulta na qual ocorre a maturidade reprodutiva. Tem início entre 8-13 anos no sexo feminino e por volta dos 9-14 anos no sexo masculino.

DEFINIÇÃO

Considera-se puberdade precoce o aparecimento de caracteres sexuais secundários antes dos 8 anos nas meninas e antes dos 9 anos nos meninos. Estudos mais recentes revelam que o início da puberdade normal pode ocorrer em meninas entre 6-8 anos.

A puberdade precoce pode comprometer a estatura final e levar a repercussões emocionais para a criança e seus familiares, além de torná-la vulnerável ao abuso sexual.

CLASSIFICAÇÃO

A puberdade precoce pode ser classificada de acordo com o Quadro 71.1. O diagnóstico diferencial entre os tipos de puberdade precoce e as variantes da normalidade é importante para a correta instituição terapêutica e o seguimento clínico.

Quadro 71.1 Classificação da puberdade precoce

Variantes normais do desenvolvimento puberal
Telarca precoce isolada
Pubarca precoce isolada
Menarca precoce isolada
Puberdade precoce central
Puberdade precoce periférica

Adaptado de Brito *et al.*[1]

Variantes Normais do Desenvolvimento Puberal

Telarca Precoce Isolada

A telarca precoce isolada consiste no aparecimento de mamas uni/bilaterais em meninas, geralmente observadas no período neonatal e em lactentes, com involução espontânea ao longo de meses/anos, podendo persistir até a idade puberal. Na telarca precoce isolada não há aumento da velocidade de crescimento ou avanço da idade óssea, e os níveis basais de gonadotrofinas e de esteroides sexuais encontram-se em valores pré-puberais. A ultrassonografia (USG) pélvica não mostra anormalidades. É uma condição benigna, que não necessita de tratamento, porém algumas meninas com telarca precoce isolada podem evoluir para puberdade precoce central. Essas crianças devem ser sempre acompanhadas clínica e laboratorialmente a cada 6 meses.

Pubarca Precoce Isolada

É caracterizada pelo aparecimento de pelos pubianos em meninas menores de 8 anos e em meninos menores de 9 anos. Pode estar associada ao aparecimento de pelos axilares, odor axilar, bem como avanço de idade óssea e da velocidade de crescimento, porém sem comprometimento da estatura final ou progressão da puberdade. O principal diagnóstico diferencial se faz com a forma não clássica (tardia) de hiperplasia adrenal congênita. Estudos mostram associação entre pubarca precoce e crianças nascidas prematuras ou pequenas para a idade gestacional (PIG), bem como com obesidade ou sobrepeso.

Menarca Precoce Isolada

Condição em que ocorre sangramento vaginal isolado antes dos 8 anos nas meninas, sem outras manifestações de desenvolvimento puberal. Os episódios de sangramento não são cíclicos. Um exame cuidadoso da genitália externa deve ser realizado para excluir causas como traumatismo ou manipulação genital.

Puberdade Precoce Central

Puberdade precoce central (PPC) verdadeira ou dependente de gonadotrofinas é causada pela ativação prematura do eixo hipotálamo-hipófise-gônadas (HHG). É sempre isossexual (mesmo gênero do paciente) e segue a cronologia da puberdade normal: inicia com o aparecimento de mamas e aceleração do crescimento em meninas e aumento do volume testicular nos meninos seguidos por desenvolvimento de pelos pubianos (pubarca). A menarca é o marco final da puberdade feminina.

Etiologia

A etiologia da PPC está descrita no Quadro 71.2. É mais frequente em meninas, e nelas, a maioria dos casos é idiopática. Em meninos é mais prevalente a causa orgânica, sendo os tumores do sistema nervoso central (SNC) a causa mais frequente.

Puberdade Precoce **753**

Quadro 71.2 Etiologia da puberdade precoce central

Idiopática
Alterações no SNC
- hamartoma hipotalâmico
- malformações congênitas (hidrocefalia, cisto aracnoide, mielomeningocele)
- tumores (craniofaringiomas, astrocitoma, glioma, ependimoma)
- traumas
- infecções
- doenças granulomatosas (tuberculose, sarcoidose)
- irradiação/quimioterapia

Exposição crônica a esteróides sexuais (p. ex., hiperplasia adrenal congênita não tratada)
Mutações ativadoras do gene *CPR54*
Exposição a disruptores endócrinos

Puberdade Precoce Periférica

A puberdade precoce periférica (PPP), independentemente de gonadotrofinas ou pseudopuberdade precoce, é caracterizada pela produção de esteroides sexuais sem a maturação do eixo HHG, podendo ser isossexual ou heterossexual (virilização em meninas e feminização em meninos).

Etiologia

A etiologia da PPP está listada no Quadro 71.3. Algumas causas de PPP podem evoluir para PPC (puberdade precoce secundária ou combinada) devido ao estímulo prolongado dos esteroides sexuais no eixo hipotálamo-hipófise, como é o caso da hiperplasia congênita (HAC) quando se inicia o tratamento com glicocorticoides e do hipotireoidismo primário não tratado.

Quadro 71.3 Etiologia da puberdade precoce periférica

Hiperplasia adrenal congênita — deficiência de 21-hidroxilase, 11-hidroxilase e 3-β-hidroxiesteroide desidrogenase
Uso de esteroides sexuais
Tumores (tumores produtores de hCG, tumores testiculares, ovarianos e adrenais, cistos ovarianos)
Produção autônoma de esteroides sexuais
Hipotireoidismo primário
Síndrome de McCune-Albright
Testotoxicose familiar (mutação ativadora do receptor de LH)
Mutações do gene da aromatase (CYP19)

DIAGNÓSTICO CLÍNICO

A história e o exame físico detalhado são importantes para o correto diagnóstico. Deve-se estabelecer o início do aparecimento dos caracteres sexuais secundários e a sua progressão (rápida ou lenta) e questionar dados que possam esclarecer a etiologia da puberdade precoce: história familiar de desenvolvimento puberal precoce, história de lesões do SNC (trauma, infecções, irradiação), uso de esteroides sexuais etc.

754 Diagnóstico Diferencial em Pediatria

No exame físico, descrever os caracteres sexuais secundários, com a medida do volume testicular (testículo com volume > 4 mL ou > 2,5 cm de comprimento indica maturação testicular).

A curva de crescimento permite avaliar a velocidade de crescimento, a qual está aumentada na puberdade precoce.

DIAGNÓSTICO LABORATORIAL

Dosagens Hormonais

Os exames devem ser solicitados de acordo com a história clínica e o exame físico.

- *Na avaliação de PPC*: Inicialmente deve-se dosar LH (*luteinizant hormone*), FSH (*policle-stimulanting hormone*), estradiol (meninas) e testosterona (meninos) em condições basais. Esperamos encontrar níveis puberais de LH e FSH, bem como de esteroides sexuais. Em meninas, níveis baixos de estradiol não excluem o diagnóstico de puberdade precoce. Quando o LH e o FSH estão em níveis pré-puberais, deve-se realizar o teste de estímulo com GnRH (*gonadotrofin-releasing hormone*) exógeno, para estabelecer o diagnóstico de PPC.
- *Na avaliação de PPP*: Nesses casos encontramos níveis puberais de testosterona e estradiol com níveis pré-puberais de gonadotrofinas. A investigação laboratorial deve prosseguir de acordo com a suspeita etiológica.

Exames de Imagem

- *Idade óssea*: Encontra-se avançada em todos as causas de puberdade precoce, exceto no hipotireoidismo. A idade óssea é importante para avaliar a eficácia da terapêutica e também é usada para prever a estatura final.
- *Ultrassonografia pélvica:* Permite a avaliação dos volumes ovariano e uterino, e a detecção de cistos ou neoplasias.
- *Ressonância magnética*: Deve ser realizada para investigação etiológica da PPC.

Bibliografia

1. Brito VN, Latronico AC, Arnhold IJ, Mendonça BB. Update on the etiology, diagnosis and therapeutic management of sexual precocity. *Arq Bras Endocrinol Metab* 2008; 52:18-31.
2. Grumbach MM, Styme D. Puberty: ontogeny, neuroendocrinology, physiology, and disorders. In: Larsen PR, Kronenberg HM, Melmed S, Polonsky KS (eds). *Williams textbook of endocrinology* (10. ed.). Philadelphia: W.B. Saunders; 2003:1115-1286.
3. Monte O, Longui CA, Calliari LEP. Puberdade precoce: dilemas no diagnóstico e tratamento. *Arq Bras Endocrinol Metab* 2001; 45:321-328.
4. Nakamoto JM, Franklin SL, Geffner ME. Puberdade. In: MS Kappy, Allen DB, Geffner ME (eds). *Prática pediátrica: endocrinologia*. Rio de Janeiro: Guanabara Koogan, 2012: 245-283.
5. Neville KA, Walker JL. Precocious pubarche is associated with SGA, prematurity, weight gain, and obesity. *Arch Dis Child*, 2005; 90: 258-261.

6. Ong K, Potau N, Petry CJ et al. Opposing influences of prenatal and postnatal weight gain on adrenarche in normal boys and girls. *J Clin Endocrinol Metab*, 2004;89:2647-51.
7. Parent AS, Teilmann G, Juul A et al. The timing of normal puberty and the age limits of sexual precocity: variations around the world, secular trends, and changes after migration. *Endocr Rev*, 2003; 24:668-93.
8. Pasquino AM, Pucarelli I, Passeri F et al. Progression of premature thelarche to central precocious puberty. *J Pediatr*, 1995;126:11-4.
9. Silva ACCS, Adan LFF. Crescimento de meninos e meninas com puberdade precoce. *Arq Bras Endocrinol Metab* 2003; 47:422-431.
10. Verreschi ITN. Fisiologia da puberdade. In: Monte O, Longui CA, Calliari LEP, Kochi C (eds.). *Endocrinologia para o pediatra.* São Paulo: Atheneu, 2006:145-149.

CAPÍTULO 72

Cláudio Marques

Quadril Doloroso

INTRODUÇÃO

A dor aguda ou crônica do quadril são queixas frequentes na faixa etária pediátrica, principalmente a forma aguda nos serviços de urgência.

Essas queixas podem decorrer de um grupo de doenças no qual o diagnóstico diferencial se torna muitas vezes difícil. História clínica, exame físico e exames complementares devem ser realizados de forma precoce na pesquisa da etiopatogenia devido à necessidade do tratamento precoce nos casos mais urgentes, como infecções e tumores.

ETIOLOGIA

Infecciosa
- Artrite séptica
- Sacroileíte
- Discite
- Osteomielite
- Psoíte
- Tuberculose

Inflamatória
- Sinovite transitória do quadril
- Artrite idiopática juvenil
- Febre reumática

Tumoral
- Leucemia
- Linfoma
- Neuroblastoma
- Osteoma osteoide

Mecânica Degenerativa

- Doença de Legg-Calvé-Perthes
- Displasia epifisária
- Epifisiólise
- Condrólise idiopática
- Protrusão acetabular idiopática
- Osteoporose transitória
- Fraturas, avulsões

PRINCIPAIS DADOS SEMIÓTICOS PARA O DIAGNÓSTICO DIFERENCIAL

Sinovite Transitória do Quadril

Responde por 90% dos casos de artralgia do quadril na criança. Apresenta etiologia indefinida. Acomete a faixa etária de 18 meses a 13 anos, sendo mais frequente entre 3-8 anos. Geralmente há história de infecção prévia de vias respiratórias superiores (mais de 50% dos casos), 2-3 semanas antes ou, ainda, trauma leve. Cursa sem febre ou com febre de baixa intensidade. No exame físico, observam-se claudicação e dor moderada, principalmente na rotação do quadril. Tem evolução benigna, autolimitada (a maioria em duas semanas). Laboratorialmente não são encontradas alterações, exceto VSH, PCR e leucócitos levemente aumentados. Na ultrassonografia pode ser observado derrame articular anecogênico ou, menos frequentemente, com debris. A radiografia é normal ou demonstra aumento do espaço articular coxofemoral.

Artrite Séptica do Quadril

Trata-se de uma urgência médica. Apresenta-se com dor no quadril e febre geralmente acentuadas. Acomete mais os menores de 4 anos (70% dos casos). No exame físico, a dor é intensa e impede a mobilidade do quadril. VSH, PCR e contagem de leucócitos encontram-se geralmente aumentados. Na ultrassonografia, demonstra-se derrame articular geralmente com debris. A radiografia pode demonstrar inicialmente aumento do espaço articular do quadril e, posteriormente (10-14 dias de evolução), destruição óssea. A ressonância nuclear magnética só deve ser solicitada nos casos em que haja dúvida diagnóstica. A punção articular deve ser realizada nos casos duvidosos.

Doença de Legg-Calvé-Perthes

A osteonecrose da epífise femoral proximal do fêmur é mais frequente em meninos (4:1), na faixa etária dos 4-9 anos. Inicia-se com dor insidiosa e progressiva no quadril e claudicação. Apresenta evolução autolimitada (6 meses a 1 ano) e tem bom prognóstico nos menores de 10 anos de idade. O quadro laboratorial é normal. O exame de ultrassom pode demonstrar derrame articular e irregularidade da epífise femoral. A radiografia é inicialmente normal; na fase intermediária demonstra linha radiotransparente subcondral (sinal do crescente), colapso e esclerose da cabeça femoral e fragmentação da epífise; na fase final, reossificação da cabeça femoral e deformidade residual. A RNM é o exame de escolha para o diagnóstico precoce.

Epifisiólise Proximal do Fêmur

Trata-se de um deslizamento da epífise femoral proximal. Acomete mais frequentemente meninos (2:1) na faixa etária dos 13 anos e meninas na idade dos 11,5 anos. A história clínica caracteriza-se por artralgia progressiva no quadril ou joelho, limitação da rotação interna do quadril e abdução, claudicação em rotação externa. A ultrassonografia pode demonstrar derrame articular e deslizamento. A radiografia pode evidenciar o sinal da "pata de rã"; inicialmente ocorre alargamento da epífise proximal do fêmur e, posteriormente, deslizamento da epífise e irregularidade da placa epifisária. A RNM é importante nos casos duvidosos ou na avaliação de complicações, necrose avascular ou condrólise.

Artrite Idiopática Juvenil

A artrite isolada do quadril é rara. A maior incidência ocorre nas crianças acima de 8 anos e do sexo masculino. A ultrassonografia pode apresentar derrame articular e/ou espessamento sinovial. A RNM detecta precocemente alterações sinoviais e de partes moles, e, tardiamente, alterações ósseas, como erosões, estreitamento do espaço articular e cistos.

Fraturas – Avulsões

Trata-se de lesões das cartilagens das epífises e apófises, após traumas diretos ou indiretos nos locais de inserções de tendões. É mais frequente em crianças e adolescentes praticantes de esportes. Os principais músculos acometidos são o reto femoral, o iliopsoas, o adutor magno e o sartório. A radiografia é normal ou demonstra presença de fragmentos ósseos, avulsionados nas espinhas ilíacas ou no trocânter femoral. A RNM está indicada quando a radiografia for normal ou no diagnóstico diferencial com tumores ou quadro infeccioso.

Condrólise Idiopática

É mais frequente em adolescentes do sexo masculino. Sintomas sistêmicos e alterações laboratoriais estão ausentes. Na radiografia, podem ser observadas alterações precoces (osteoporose, erosões subcondrais no acetábulo ou cabeça femoral) ou tardias (fechamento precoce da fise femoral proximal, protrusão acetabular, osteoartrose e anquilose).

Protrusão Acetabular Idiopática

É mais frequente no sexo feminino, na fase pré-púbere. Clinicamente apresenta-se com dor insidiosa e progressiva no quadril. A radiografia, inicialmente, evidencia a superfície da cabeça temporal ultrapassando a linha ilioisquiática. É unilateral, com progressão bilateral em torno dos 18 meses.

Osteoporose Transitória do Quadril

Acomete geralmente crianças acima de 10 anos. A sua etiologia ainda não está esclarecida; alguns autores acreditam em uma manifestação regional de algoneurodistrofia ou distrofia simpaticorreflexa ou do complexo regional ou microfraturas subcondrais na cabeça femoral. O quadro clínico é caracterizado por dor e claudicação progressivas, com melhora espontânea em 3-6 meses.

No exame radiológico evidenciam-se osteoporose e hipercaptação na cintilografia óssea. Na RNM, apresenta padrão difuso de edema da medula óssea na cabeça femoral, colo e, às vezes, na região intertrocantérica. Pequeno derrame articular pode ser detectado.

Osteoma Osteoide

Clinicamente apresenta-se com dor subaguda ou recorrente, tipicamente noturna e caracteristicamente aliviada por salicilatos em adolescentes. A radiografia pode ou não demonstrar "nicho" transparente com esclerose marginal relacional. A RNM é o exame de escolha para localizar o "nicho".

Bibliografia

1. Betz RR, Cooperman DR, Wopperer JM et al. Late sequelae of septic arthritis of the hip in infancy and childhood. *J Pediatr Orthop* 1990; 10: 365-72.
2. Chung SMK. Diseases of the developing hip joint. *Pediatric Clin North Am* 1996;33:457-73.
3. Doria AD, Silva CAA. Radiografia convencional e ultrassonografia de doenças articulares na infância. In: Oliveira SKF, Azevedo ECL. *Reumatologia pediátrica*, 2. ed. Rio de Janeiro: Revinter; 2001. p. 92-101.
4. Garcia Filho RJ. Tumores ósseos. In: Bruschini S. *Ortopedia pediátrica*. São Paulo: Atheneu, 1993. p. 181-218.
5. Hill RA, Fixsen JA. Investigation and management of the painful hip in childhood. *Br. J Hosp Med* 1994; 51:270-4.
6. Hollingworth P. Differential diagnosis and management of the hip pain in childhood. *Br J Rheumatol*, 34: 78-82,1995.
7. Koop S, Quanbeck D. Three common causes of childhood hip pain. *Pediatr Clin North Am*, 1996;43:1053-66.
8. Islado A, Kuwajima SS: Epifisiólise. In: Ortopedia pediátrica, 2. ed. Atheneu: 208-289, 1998.
9. Lang P, Gessant HK, Jergesen HE, Murray WR. Imaging of the hip joint. *Clin Orthop* 1992; 274:135-53.
10. Rayle SG. Investigation of the irritable hip. *J Ped Orthop* 12:396-397, 1992.
11. Swichuk LE. Pediatric hip pain. *Emerg Radiol* 9:219-224, 2002.
12. Zacher J, Gursche A. Hip pain. *Best Proc Res Clin Rheumatol* 17:71-85, 2003.

CAPÍTULO 73

João Guilherme Bezerra Alves

Retardo do Crescimento

Retardo ou déficit de crescimento, nome consagrado na língua inglesa como *failure to thrive* (FTT), é definido como um distúrbio do crescimento de crianças ocasionado por privações de ordem social, nutricional ou emocional, resultando em perda de peso e retardo no desenvolvimento físico, psíquico e social. O FTT nos primeiros 1.000 dias de vida (vida intrauterina e 2 primeiros anos), quando não reconhecido precocemente e tratado de forma adequada, está associado a alterações cognitivas e comportamentais no futuro, baixa estatura e queda da imunidade e, principalmente, maior risco para doenças crônicas não transmissíveis ao longo da vida (aterosclerose, doenças cardiovasculares, doença vascular cerebral, obesidade, diabetes melito, síndrome metabólica).

O professor Fernando Figueira ensinava, com muita razão, que o primeiro pediatra era o obstetra e que a pediatria deveria ter mais intimidade com a obstetrícia. Sabe-se hoje, embora esse conhecimento ainda seja rudimentar, que muitas doenças da vida adulta têm as suas origens na vida intrauterina. Dessa forma, o pediatra precisa se inteirar melhor do pré-natal de seus futuros pacientes.

Quando ocorre na vida fetal, o FTT é denominado restrição do crescimento fetal intraútero (RCIU). O RCIU aumenta de forma importante a morbimortalidade perinatal e ao longo de toda a vida dos sobreviventes. O conceito de RCIU é do concepto que, pelos parâmetros ultrassonográficos, encontra-se com crescimento abaixo do 10.° percentil para a sua idade gestacional, atingindo 3-10% das gestações. Vários são os fatores de risco materno para RCIU (Quadro 73.1).

Quadro 73.1 Fatores de risco materno para retardo do crescimento fetal intraútero

Baixo nível socioeconômico	Hipertensão
Obesidade ou subnutrição	Doença renal
Adolescente ou idade avançada	Cardiopatia
Ganho ponderal insuficiente na gravidez	Doença hepática
Doença sexualmente transmissível	Endocrinopatia
Abortamento de repetição	Anemia
História de natimorto	Hemoglobinopatia
Uso de drogas	Colagenose
Tabagismo	Síndrome do anticorpo antifosfolípide
Etilismo	Doença mental

Na vida extrauterina, a maioria dos autores considera como portadoras de FTT as crianças que apresentam peso inferior ao percentil 3 para sua idade e sexo, segundo os modelos de gráficos de crescimento baseados nos dados da Organização Mundial da Saúde (OMS) e/ou do National Center for Health Statistic. Nesse conceito, devemos excluir as crianças prematuras, aquelas com baixo crescimento por doenças genéticas, as que apresentam déficit de crescimento constitucional e as crianças com perda de peso transitória decorrente de afecções agudas intercorrentes. Por outro lado, devem ser incluídas como portadoras de FTT as crianças que, tendo seu gráfico de crescimento adequadamente preenchido, apresentem desaceleração no ganho ponderal, mesmo encontrando-se com o peso acima do percentil 3, representada pela queda do seu canal de crescimento que chegue a cruzar dois percentis maiores (p90 → p75 → p50 → p25 → p10 → p5).

Os recém-nascidos prematuros e aqueles com retardo do crescimento intraútero, uma vez superada a sua causa (Quadro 73.2), apesar de apresentarem rápida velocidade de crescimento, muitas vezes só ultrapassam o percentil 3 após os primeiros meses de vida.

Mesmo com a abrangência desse conceito, devemos lembrar que sua especificidade não é de 100%, uma vez que rotula como portadoras de FTT as crianças constitucionalmente pequenas, ou seja, normais. Portanto, na abordagem diagnóstica inicial, essas crianças constitucionalmente pequenas devem ser descartadas como portadoras de FTT. Habitualmente, os pais e outros familiares apresentam baixa estatura, e as crianças que apresentam o seu crescimento ponderal abaixo do percentil 3 desde os primeiros meses de vida são ainda crianças saudáveis, ativas, bem-humoradas, com ingestão alimentar adequada e que apresentam desenvolvimento neuropsíquico e motor dentro da normalidade.

O FTT atinge 5-10% das crianças de países ricos e cerca de 30% nos países pobres. Trata-se de um fenômeno médico e psicossocial complexo, de etiologia multifatorial. De modo geral, o FTT é classificado como de causa orgânica e não orgânica (funcional). As causas orgânicas refletem uma condição médica que provoca retardo no crescimento, e as causas funcionais refletem problemas sociais ou ambientais. As causas não orgânicas são responsáveis por mais de 70% dos quadros de FTT. Apesar dessa divisão, essas duas categorias não são mutuamente excludentes. Uma etiologia mista se faz presente muitas vezes, quando os efeitos de uma doença orgânica se combinam com problemas psicossociais simultâneos ou vice-versa.

Quadro 73.2 Causas de retardo do crescimento intraútero

Maternas	Placentárias	Fetais
Pobreza	Calcificações	Gemelaridade
Subnutrição	Infartos	Infecções
Anemia	Tromboses	Malformações
Alcoolismo	Placenta prévia	Cromossomopatias
Tabagismo	Placenta velamentosa	
Drogas	Envelhecimento precoce da placenta	
Hipertensão		
Diabetes		
Infecções		
Irradiação		

CAUSAS FUNCIONAIS (NÃO ORGÂNICAS)

Desnutrição Energeticoproteica

A desnutrição energeticoproteica (DEP), também chamada de desnutrição primária ou subnutrição, é a causa mais comum de FTT nos países pobres. Constitui uma doença social, portanto eminentemente sociológica, antropológica e econômica. No Brasil, felizmente, deixou de ser endêmica, sendo hoje ultrapassada pelo excesso de peso/obesidade, caracterizando uma rápida transição nutricional registrada nas duas últimas décadas.

A DEP é resultante da interação entre o aporte inadequado de calorias e proteínas e as infecções comuns, como diarreia e pneumonia. Diante da carência proteicocalórica, a resposta inicial do organismo consiste em deter seu crescimento físico, que se traduz clinicamente a curto prazo por um déficit ponderal. A manutenção desse agravo alimentar leva também à detenção do crescimento estatural. A diminuição da massa muscular e do tecido celular subcutâneo também é manifestação inicial da DEP.

Ao lado da detenção do crescimento, e dependendo da intensidade do agravo nutricional, a DEP pode vir acompanhada de alterações cutâneas (pele seca, atrofia do tecido celular subcutâneo), mucosas (queilites, língua atrófica), fâneros (cabelo fino, seco, quebradiço, alopecia), musculares (hipotrofia e alterações do tônus), ósseas (osteoporose), oculares (manchas de Bitot, úlceras de córnea, xeroftalmia, queratomalácia, fotofobia, cegueira noturna), hepatomegalia (esteatose hepática), edema (hipoalbuminemia), entre outras. Também é comum a associação a quadros infecciosos, distúrbios hidroeletrolíticos e alterações emocionais (depressão, apatia, irritabilidade).

Em lactentes, a DEP grave assume um quadro clínico característico, conhecido como marasmo. A criança apresenta-se inquieta, chorosa, habitualmente faminta e com olhar vivo. Ao lado da escassez do tecido celular subcutâneo e da atrofia muscular (Figura 73.1), a pele apresenta-se seca, sem elasticidade e enrugada, dando ao lactente uma "fácies com aspecto senil".

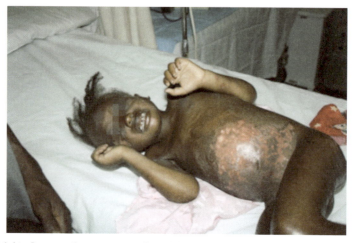

Figura 73.1 Atrofia muscular e escassez do tecido celular subcutâneo em criança com marasmo.

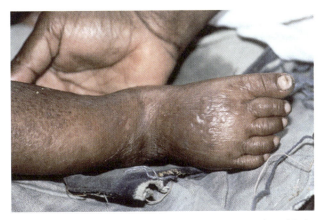

Figura 73.2 Edema e lesões cutâneas em criança com *kwashiorkor*.

Em crianças maiores, geralmente a partir do segundo ano de vida, o quadro grave da DEP pode apresentar características clínicas próprias, denominado *kwashiorkor*. Diferentemente do marasmo, a criança apresenta-se apática, geralmente com edema, lesões cutâneas do tipo pelagroide (Figura 73.2), e a hepatomegalia é um achado frequente.

O papel inicial do médico diante da criança que apresenta DEP é verificar se esta é primária, ou seja, decorrente de situação socioeconômica precária que propicie oferta alimentar insuficiente ou se é secundária a alguma afecção de ordem orgânica ou mental. Na maioria das vezes, a história clínica e o exame físico completos são suficientes para classificar a DEP como de causa primária. Exames laboratoriais ou outros testes devem ser realizados apenas seletivamente, para confirmar algum diagnóstico específico sugerido pela história e/ou exame físico.

A história deve ter início com a caracterização socioeconômica da família. A constituição da família, as condições de moradia, a profissão, a escolaridade, o emprego dos pais e a renda familiar são indicativos importantes das condições de vida da criança. Segundo estudos do Banco Mundial, renda *per capita* abaixo de um dólar por mês é indicativa de situação de miséria.

Síndrome da Privação Materna

A síndrome da privação materna, também denominada síndrome de privação psicossocial, é bem mais frequente do que é diagnosticada. A deficiência de crescimento e desenvolvimento apresentada por algumas crianças é considerada por alguns autores integrante do grande capítulo da "síndrome da criança vítima de maus-tratos".

Existem evidências de relacionamento mãe-filho inadequado, decorrente de uma relação de apego não bem formada. O apego é uma variação do vínculo afetivo, no qual existe a necessidade da presença do outro e um acréscimo na sensação de segurança na presença deste. A síndrome da privação materna habitualmente é evidenciada através de um transtorno alimentar na criança, frequentemente negado pela mãe. O ato da alimentação é caracterizado pela falta do apego ou vínculo afetivo entre mãe e

764 Diagnóstico Diferencial em Pediatria

filho, e passa a ser um ato sem prazer. Habitualmente, as crianças chamam a atenção dos profissionais de saúde devido ao acentuado déficit de crescimento ou por outros problemas de saúde.

Mais frequentemente, acomete os lactentes entre 3-8 meses de idade. O sinal mais precoce dessa síndrome é a ausência de sinais de desenvolvimento, como o não estabelecimento de contato visual, a ausência do riso social, a falta de reciprocidade vocal, a ausência do levantar de braços quando da tentativa de se tirar o bebê do berço (para lactentes com mais de 5 meses) e o fato de a criança não procurar ajustar seu corpo ao adulto que a nina no braço. Também são achados comuns a hipotonia muscular e o retardo no desenvolvimento motor e cognitivo.

Em muitos casos são detectadas alterações da personalidade dos pais, depressão, uso de drogas e/ou elevado estresse psicossocial.

CAUSAS ORGÂNICAS

Apesar de as causas orgânicas serem causas bem menos frequentes no FTT do que as funcionais, o número de diagnósticos dessa ordem é bastante extenso. Entretanto, a história clínica aponta o diagnóstico correto em mais de 80% dos casos.

A informação sobre os alimentos oferecidos à criança e sobre a sua aceitação diária é fundamental para a classificação da FTT de causa orgânica. Um dos meios diagnósticos para a triagem das causas orgânicas de FTT na criança é fundamentado na adequação da sua ingestão calórica, levando em consideração a queixa principal (Quadro 73.3).

Quadro 73.3 Triagem das causas orgânicas de FTT na criança

1. Ingestão calórica inadequada
   - Perda do apetite: infecções, anemia (ver o Capítulo 8, Anorexia)
   - Dificuldade na ingestão alimentar: prematuridade, insuficiência do leite materno, erro alimentar, atresia de coana, fenda palatina, micrognatia, glossoptose, dispneia, ICC, fístula traqueoesofágica, apneia obstrutiva, síndromes congênitas
   - Vômitos: estenose hipertrófica do piloro, quadro de semiobstrução intestinal congênita, doença do refluxo gastroesofágico, hipertensão intracraniana, insuficiência adrenal, drogas
2. Absorção calórica inadequada
   - Diarreia: infecção intestinal, enteroparasitoses, doença celíaca, mucoviscidose, deficiência da lactase, intolerância ao leite de vaca, doença inflamatória intestinal
   - Constipação: megacólon congênito ou adquirido
   - Icterícia: hepatite crônica ativa, cirrose, doença das vias biliares
   - Dor abdominal: pancreatite
3. Aumento das necessidades calóricas
   - Febre: infecções crônicas (tuberculose, infecção do trato urinário), colagenoses
   - Dispneia: cardiopatias congênitas e adquiridas, pneumopatia crônica, asma brônquica grave
   - Perda de peso acentuada: neoplasias, imunodeficiência adquirida, hipertireoidismo
   - Convulsões: erros inatos do metabolismo
4. Incapacidade de uso calórico apropriado
   - Poliúria: diabetes melito, diabetes insípido, acidose tubular renal
   - Oligúria: insuficiência renal crônica
   - Edema: hipotireoidismo
   - Baixa estatura: displasia óssea, cromossomopatias, raquitismo, hipotireoidismo, hipoparatireoidismo, insuficiência hipofisária, síndrome encefálica, deficiência do hormônio do crescimento

A evolução ponderal durante a internação, apesar de dever ser evitada a hospitalização, sempre que possível, é um dado importante para tentar estabelecer o diagnóstico diferencial entre uma causa orgânica e funcional de FTT. Na FTT de origem orgânica, apesar de todos os cuidados adequados, em especial os dietéticos, a criança não consegue ganhar peso. Diferentemente, aquelas crianças portadoras de FTT de origem funcional rapidamente ganham peso durante a internação, ou seja, provavelmente têm dentro de casa razões de ordem nutricional ou emocional que as levam ao FTT.

Bibliografia

1. Cole SZ, Lanham JS. Failure to thrive: an update. *Am Fam Physician*, 2011;83(7):829-34.
2. Jaffe AC. Failure to thrive: current clinical concepts. *Pediatr Rev* 2011;32(3):100-7.
3. Kirkland RT, Motil KJ. Etiology and evaluation of failure to thrive (undernutrition) in children younger than two years. *Uptodate*, 2012.
4. Pantalone KM. Failure to thrive. *Clin Pediatr* (Phil), 2008;47(4):404-5.
5. Santos LC, Figueiredo SR, Souza AS, Marques M. Instituto Materno-Infantil Prof. Fernando Figueira. *Medicina fetal*. Rio de Janeiro: Medbook, 2008.
6. Schmalz M, Boos K, Schmalz G, Huntington MK. Failure to thrive. *J Fam Pract*, 2009;58(10):539-44.

CAPÍTULO 74

Gabriela Ferraz Leal

Retardo Mental

DEFINIÇÃO E CLASSIFICAÇÃO

Segundo a Organização Mundial da Saúde, retardo mental (RM) é o funcionamento intelectual significativamente abaixo da média que se manifesta antes dos 18 anos de idade, acompanhado de limitações em duas ou mais das seguintes habilidades: comunicação, cuidado consigo próprio, convivência doméstica, habilidades sociais, uso de recursos comunitários, autossuficiência, saúde, segurança, desempenho acadêmico, lazer e trabalho. Para crianças menores de 5 anos de idade, usa-se a expressão "atraso global do desenvolvimento", a qual consiste no atraso significativo em duas ou mais das seguintes áreas: desenvolvimento motor, fala/linguagem, cognição, desenvolvimento social/pessoal e atividades da vida diária. Acredita-se que o atraso global do desenvolvimento prediga a manifestação futura do RM.

A classificação do RM baseia-se, em grande parte, na medida do funcionamento intelectual por meio de testes de QI, os quais, apesar das críticas e de suas limitações inerentes, são considerados o método mais prático para se classificar a habilidade intelectual. Existem vários testes de QI. As escalas de Bayley do desenvolvimento infantil são um dos métodos mais comuns de se avaliar o desenvolvimento mental, motor e comportamental em crianças abaixo de 3 anos e 6 meses de idade. O Wechsler Intelligence Scale for Children (WISC) é um teste de inteligência para crianças entre 6-16 anos e que pode ser realizado sem a necessidade de leitura ou escrita.

Os resultados dos testes de QI seguem uma distribuição normal, sendo a média 100 e o desvio-padrão 15. Medidas de QI de mais de dois desvios-padrão abaixo da média, isto é, abaixo de 70 são indicativas de RM. A gravidade do RM é classificada da seguinte forma: RM leve (QI de 50-70), RM moderado (QI de 35-50), RM grave (QI de 20-35) e RM profundo (QI abaixo de 20).

A prevalência do RM moderado a grave em crianças na idade escolar é de cerca de 3,8/1.000. Quanto ao RM leve, não existe uniformidade entre os diferentes estudos. A prevalência do RM é maior nos homens que nas mulheres (1,3:1-1,9:1), devido ao grande número de genes existentes no cromossomo X que, quando mutados, causam RM.

RM SINDRÔMICO E NÃO SINDRÔMICO

O RM pode ocorrer como manifestação clínica isolada (RM não sindrômico) ou vir acompanhado de outras alterações físicas, comportamentais ou neurológicas (RM sindrômico). É importante salientar que alguns fatores etiológicos do RM podem estar associados tanto a uma forma sindrômica quanto não sindrômica de RM como, por exemplo, mutações no gene *FMR1*, relacionado com a síndrome do X frágil.

ETIOLOGIA

A etiologia do RM é bastante variada e inclui tanto fatores ambientais quanto genéticos; contudo, apesar dos enormes avanços no conhecimento médico e científico, um percentual importante (30-50%) dos casos permanece sem diagnóstico etiológico, mesmo após exaustiva investigação.

Os seguintes dados devem ser obtidos quando se aborda um paciente com RM:

- História familiar e heredograma (pelo menos três gerações): verificar se o quadro clínico é esporádico ou familiar, o seu modo de herança (nos casos familiares) e a existência ou não de consanguinidade, abortamentos, natimortos e mortes neonatais.
- História do paciente: avaliar se o RM pode estar relacionado com: (a) fatores pré-natais, como infecções congênitas (TORCH), doenças metabólicas maternas (fenilcetonúria) e uso de teratógenos (álcool, anticonvulsivantes, ácido retinoico, varfarina); (b) fatores perinatais e pós-natais, como prematuridade, meningoencefalites, trauma cerebral.

Obter informações sobre o crescimento pós-natal, a existência ou não de malformações congênitas, visão, audição e comportamento do paciente.

- Exame físico geral e dismorfológico completos.

As causas ambientais mais frequentes de RM são as infecções congênitas, a hipóxia perinatal, a prematuridade extrema, as infecções do sistema nervoso central no período pós-natal, o trauma cerebral e o uso de teratógenos durante a gestação (o álcool é o mais comum).

As causas genéticas mais comuns de RM são as anomalias cromossômicas, as quais geralmente incluem, no seu quadro clínico, outras alterações além do RM. O distúrbio cromossômico mais comum é a síndrome de Down (trissomia do cromossomo 21), cuja incidência é aproximadamente de um em 700 nativivos. Os afetados apresentam, além de RM (geralmente moderado), face característica, hipotonia muscular, pescoço curto e com excesso de pele na região posterior. Malformações congênitas do coração e/ou do trato gastrointestinal ocorrem em 30-40% dos pacientes. O diagnóstico da síndrome de Down pode, quase sempre, ser firmado apenas com dados clínicos, entretanto o exame cromossômico é essencial para determinar o risco de recorrência da síndrome na prole dos pais do paciente.

O exame cromossômico convencional (análise por microscopia óptica de cromossomos obtidos de cultura de linfócitos e corados com bandeamento G) feito para investigação da síndrome de Down detecta facilmente defeitos cromossômicos numéricos, como a trissomia do cromossomo 21, contudo os defeitos estruturais só são identificados quando maiores que cinco milhões de pares de base (megabases, MB). Alterações cromossômicas menores que 5 MB são chamadas de submicroscópicas e podem ser detectadas por meio de outras técnicas de análise genômica, entre elas o *array-CGH* (*Comparative Genomic Hybridization*).

O *array-CGH* permitiu, nos últimos anos, o reconhecimento de algumas formas de RM sindrômico e não sindrômico causadas por alterações genômicas consistindo em perda (microdeleção) ou ganho (microduplicação) de segmentos cromossômicos submicroscópicos. Alguns exemplos são a síndrome de microdeleção 1p36, a síndrome de microdeleção 22q13 e a síndrome de microdeleção 9q34.

A síndrome do X frágil, causada pelo aumento no número de repetições do trinucleotídeo CGG no gene *FMR1*, é a forma herdável mais comum de RM, com prevalência de um para 4.000 e um para 8.000 nas populações geral masculina e feminina, respectivamente. A denominação síndrome do X frágil foi dada porque, quando células do paciente são cultivadas em meio deficiente em folato, observa-se, à microscopia óptica, uma constrição cromossômica no braço longo do cromossomo X. O RM é geralmente moderado a grave nos homens e leve nas mulheres (nestas, a inteligência pode ser limítrofe). As mulheres são menos afetadas porque possuem dois cromossomos X, um com o gene mutado e o outro com o gene normal. É comum os afetados apresentarem, além do RM, alterações comportamentais (p. ex., hiperatividade, fala repetitiva, movimentos estereotipados, timidez, contato visual limitado) e físicas (face alongada, orelhas proeminentes, pés planos e macrorquidia nos homens). O exame cromossômico convencional não detecta todos os casos da síndrome do X frágil, assim o teste indicado para diagnóstico é o exame molecular, que consiste na análise do gene *FMR1*.

Bibliografia

1. Aradhya S, Manning MA, Splendore A, Cherry AM. Whole-genome array-CGH identifies novel contiguous gene deletions and duplications associated with developmental delay, mental retardation, and dysmorphic features. *Am J Med Genet* 2007;143:1431-1441.
2. Curry CJ, Stevenson RE, Aughton D et al. Evaluation of mental retardation: recommendations of a Consensus Conference: American College of Medical Genetics. *Am J Med Genet* 1997;72:468-477.
3. Garber KB, Visootsak J, Warren ST. Fragile X syndrome. *Eur J Hum Genet* 2008;16:666-672.
4. Majnemer A, Shevell MI. Diagnostic yield of the neurologic assessment of the developmentally delayed child. *J Pediatr* 1995;127:193-199.
5. Moog U. The outcome of diagnostic studies on the etiology of mental retardation: considerations on the classification of the causes. 2005;137:228-231.

CAPÍTULO 75

Luziene Alencar Bonates Lima

Síncope

A síncope é uma entidade clínica relativamente frequente em crianças e adolescentes. Consiste na perda súbita da consciência e do tônus postural, de curta duração, seguida de recuperação espontânea e completa. Na pré-síncope há instabilidade postural súbita e diminuição da consciência, de rápida recuperação, mas sem chegar à inconsciência.

Estima-se que até 15% das crianças apresentarão pelo menos um episódio sincopal antes de atingir a adolescência, período durante o qual um em cada cinco jovens experimentará um evento. Apesar da etiologia benigna da síncope em crianças, existem casos secundários a doenças graves (cardíacas) que podem levar, inclusive, à morte súbita.

A síncope pode ser classificada de acordo com a causa subjacente em: autonômica, cardíaca e não cardíaca (Quadro 75.1). A maioria dos casos na faixa etária pediátrica é decorrente de alterações benignas do tônus vasomotor.

Quadro 75.1 Classificação da síncope de acordo com a etiologia

Etiologia	
Autonômica	Neurocardiogênica Disautonômica
Cardíaca	Causas arrítmicas Cardiomiopatias Pós-cirúrgicas Vasculares
Não cardíaca	Metabólica (hipoglicemia, anemia)
	Neurológicas (convulsões, cefaléias tipo enxaqueca) Psiquiátricas (Histeria, crises de hiperventilação, ataques de pânico)

SÍNCOPE MEDIADA PELO SISTEMA NERVOSO AUTÔNOMO

Síncope Neurocardiogênica

Também conhecida como *síncope vasovagal*, é a causa mais frequente em crianças, correspondendo a 50% ou mais dos casos que chegam às emergências pediátricas. Apresenta tipicamente fatores precipitantes, como situações de estresse físico (posição

770 Diagnóstico Diferencial em Pediatria

ortostática prolongada, calor ambiental excessivo) ou emocional (coleta de sangue, visão de procedimentos cirúrgicos), além de poder ser desencadeada por gatilhos como reflexo da deglutição, micção ou evacuação. Alguns pacientes também relatam a ocorrência de pródromos (escotomas visuais, visão dupla ou escurecida, náuseas e diaforese). O nível de consciência é recobrado em poucos minutos, porém em alguns casos, na inexistência de um adequado posicionamento do paciente, podem ocorrer convulsões secundárias a hipóxia.

O mecanismo fisiopatológico envolve exacerbação das alterações reflexas do tônus vasomotor e da frequência cardíaca mediadas por barorreceptores responsáveis pela manutenção da pressão arterial.

Síncope Disautonômica

É o segundo tipo mais frequente de síncope mediada pelo sistema nervoso central. Também conhecida como hipotensão ortostática, ocorre com mudanças posturais ligadas à queda abrupta da pressão arterial (redução ≥ 20 mmHg na pressão arterial sistólica ou ≥ 10 mmHg na pressão arterial diastólica) nos primeiros três minutos após o paciente assumir a posição de pé.

Pode resultar de depleção de volume (hemorragia ou desidratação), anemia e medicamentos que alteram o tônus vasomotor e a frequência cardíaca, como diuréticos, fenotiazidas, bloqueadores dos canais de cálcio.

SÍNCOPE CARDÍACA

Estima-se que 8-20% dos episódios de síncope sejam secundários a uma etiologia cardíaca. A despeito da baixa incidência, sua mortalidade pode alcançar taxas de até 30% ao ano após o primeiro episódio. Podem ser divididas em causas arrítmicas e não arrítmicas.

Entre as causas arrítmicas, as taquicardias ventriculares, hemodinamicamente mal toleradas, são a causa mais frequente e não apresentam sinais prodrômicos. A síndrome do QT longo é uma causa importante de síncope e de morte súbita em crianças, tanto em suas formas congênitas como nas adquiridas (uso de fármacos, distúrbios eletrolíticos, hemorragia subaracnóidea), manifestando-se pelo episódio de síncope associado a taquicardias ventriculares do tipo *torsades de pointes* com mortalidade descrita de até 70%.

Podem ainda ser citadas como causas arrítmicas de síncope as taquiarritmias decorrentes da síndrome de Wolff-Parkinson-White e da displasia arritmogênica do ventrículo direito.

As bradiarritmias também são causa de síncope e estão associadas a disfunção do nó sinusal e a bloqueios atrioventriculares.

As causas cardíacas não arrítmicas de síncope estão associadas, em sua maior parte, a complicações na evolução de cardiopatias congênitas e adquiridas. Os pacientes com lesões obstrutivas da saída do ventrículo esquerdo, como estenose aórtica subvalvar ou supravalvar, podem evoluir com episódios de síncope, que são indicativos de gravidade e da necessidade de intervenção cirúrgica.

Há, ainda, os casos de obstrução ao fluxo sanguíneo na saída do ventrículo esquerdo, durante atividade física, observada em casos de cardiomiopatia hipertrófica que podem levar a episódios de síncope e de morte súbita.

SÍNCOPE NÃO CARDÍACA

As causas não cardíacas são responsáveis por cerca de 8% de todos os episódios de síncope. Envolvem múltiplas etiologias, que são facilmente diagnosticadas através de minuciosa anamnese.

A vertigem paroxística benigna faz parte desse grupo e se associa a mudanças posturais, vertigem e nistagmo.

Dentre as causas neurológicas, a enxaqueca basilar frequentemente é antecedida por aura e escotomas visuais. Já as convulsões raramente causam síncope, dentre estas citamos as crises de ausência que se iniciam de forma súbita, interferindo com atividades como mastigação, caminhar e falar, são de curta duração e em geral o paciente não se recorda do evento. E as convulsões atônicas caracterizadas pela perda súbita do tônus muscular.

Como exemplos de causas metabólicas de síncope podem ser citadas as hipoglicemias associadas ao uso de insulina ou hipoglicemiantes orais em pacientes diabéticos.

Podem, ainda, ser citados como causa de síncope certas alterações psiquiátricas como a histeria, os distúrbios de ansiedade e os ataques de pânico, sendo estes distúrbios mais observados em adolescentes do sexo feminino e caracterizados pela sua recorrência frequente em curtos intervalos de tempo.

DIAGNÓSTICO DIFERENCIAL

Diante de uma criança com queixas de síncope, é imprescindível realizar anamnese detalhada e rigoroso exame físico, sendo eles suficientes para diagnosticar a etiologia do processo em até 40% dos casos.

A anamnese deve ser dirigida ao paciente e se possível a alguma testemunha do evento. Devem ser indagadas as características e a duração dos episódios, sua frequência, presença de fatores precipitantes, presença de pródromos, a postura do paciente no momento do evento, presença de sinais e sintomas associados, relação com o esforço físico, a presença de comorbidades. Antecedentes familiares de morte súbita podem ser indicativos de causa cardíaca (Síndrome do QT longo, cardiomiopatia hipertrófica).

Durante a realização do exame físico, atenção especial aos sinais vitais e ao exame dos aparelhos cardiovascular e neurológico. Na inspeção, a presença de palidez transitória sugere causa vasovagal, já a persistente sugere anemia ou estados hipovolêmicos que podem deflagrar uma síncope disautonômica. A constatação de cianose central e defor-

772 Diagnóstico Diferencial em Pediatria

midades torácicas podem sugerir comprometimento cardíaco (cardiopatias congênitas) ou pulmonar (hipertensão pulmonar).

Os níveis de pressão arterial devem ser aferidos nas posições deitada, sentada e em pé, sobretudo na suspeita de etiologia disautonômica. No exame cardiovascular, devem ser palpados os pulsos centrais e periféricos com avaliação de sua amplitude e simetria; na ausculta cardíaca deve se observar o ritmo cardíaco e a presença de sopros ou ruídos cardíacos anormais sugestivos da presença de cardiopatia estrutural. No exame neurológico devem ser pesquisadas alterações focais ou generalizadas.

A avaliação complementar dos episódios de síncope é inicialmente realizada através do eletrocardiograma. Este exame é capaz de identificar até 96% das causas arrítmicas bem como sugerir a presença de anormalidades cardíacas estruturais. Em situações específicas (taquiarritmias e bradiarritmias) pode ser necessário a realização de um Holter de 24 horas para melhor caracterização da arritmia e para avaliação de sua repercussão hemodinâmica. O teste ergométrico é reservado para os casos de síncope associados ao esforço físico. O ecocardiograma deve ser solicitado para confirmar a suspeita de cardiopatias estruturais.

Para os casos mediados pelo sistema nervoso autônomo pode ser realizado o *Tilt Test*, porém resultado negativo não exclui o diagnóstico.

Uma vez identificada a etiologia da síncope, o tratamento deve ser individualizado. No grupo de etiologia mediada pelo sistema nervoso autônomo a terapêutica é direcionada a medidas preventivas dos episódios (evitar fatores desencadeantes, manter boa hidratação), e casos os episódios sejam recorrentes os pacientes devem ser encaminhados para acompanhamento especializado para avaliar a necessidade de terapêutica medicamentosa.

Bibliografia

1. Driscoll DJ, Jacobsen SJ, Porter CS. Syncope in children and adolescents. *J Am Coll Cardiol* 1997; 29:1039–45.
2. DiMario FJ, Wheeler CS. Clinical categorization if childhood syncope. *J Child Neurol* 2011; 26:548–51.
3. Kapoor WN. Syncope. *N Engl J Med* 2000; 343:1856–62.
4. Lewis DA, Dhala A. Syncope in the pediatric patient. The cardiologist's perspective. *Pediatr Clin North Am* 1999; 46:205–19.
5. Pace AE, Scaglione J. Síncope en pediatria: etiologia, diagnóstico y tratamiento del lactante al adolescente. Parte 1. *Arch Argent Pediatr* 2004; 102 (5):344–52.
6. Pace AE, Scaglione J. Síncope en pediatria: etiologia, diagnóstico y tratamiento del lactante al adolescente. Parte 2. *Arch Argent pediatr* 2004; 102(5):461–67.
7. Massin MM, Bourguignont A, Coremans C. Syncope in pediatric patients presenting to an emergency department. *J Pediatr* 2004; 145:223–28.
8. Mosqueda-Garcia R, Furlan R, Tank J et al. Neurocardiogenic syncope. *BMJ* 2004; 329:336–41.
9. Task Force for the Diagnosis and Management of Syncope, European Society of Cardiology, European Heart Rhythm Association. Guidelines for the diagnosis and management of syncope. *Eur Heart J* 2009; 30:2631–71.

CAPÍTULO 76

Mara Alves da Cruz Gouveia
Gisélia Alves Pontes da Silva

Síndrome de Má Absorção Intestinal

INTRODUÇÃO

A síndrome de má absorção (SMA) é um distúrbio relacionado com o inadequado aproveitamento de um ou mais constituintes da dieta, podendo ser assintomática ou ocasionar manifestações clínicas que vão desde uma sintomatologia inespecífica até um quadro clínico grave associado a déficit nutricional, a depender da etiologia e da intensidade do acometimento. Compreende tanto distúrbios nas funções de digestão como nas de absorção dos nutrientes e pode estar relacionada com um nutriente específico ou com um conjunto de nutrientes.

Distúrbios na digestão podem ser causados pelas doenças que afetam a produção de enzimas digestivas no estômago, no pâncreas ou na superfície do tubo digestivo. Alterações na produção, secreção e atuação dos sais biliares também podem levar a prejuízo na digestão, especialmente das gorduras. Como consequência da má digestão haverá secundariamente prejuízo na absorção.

O déficit na absorção dos nutrientes pode ocorrer quando a área de superfície de absorção é inadequada. Acontece quando há lesões na mucosa ou após o encurtamento cirúrgico do tubo digestivo. Em alguns casos menos frequentes, a despeito de que a superfície de absorção seja adequada, a absorção pode estar comprometida. É o caso da doença de inclusão das microvilosidades e dos distúrbios da motilidade, como a pseudo--obstrução, que impede a progressão do bolo alimentar.

O objetivo deste capítulo é descrever de forma sucinta a fisiopatologia, as manifestações clínicas, o diagnóstico diferencial e orientar como iniciar a investigação complementar da SMA em crianças e adolescentes com ênfase na má digestão/absorção de carboidratos e gorduras. Informações mais aprofundadas sobre as doenças que entram no diagnóstico diferencial fogem ao escopo do capítulo e devem ser buscadas em livros de referência.

MÁ DIGESTÃO/ABSORÇÃO DE AÇÚCARES

Fisiopatologia, Manifestações Clínicas e Investigação Complementar

A digestão e a absorção incompleta dos carboidratos fazem com que moléculas de mono/di/oligossacarídeos permaneçam na luz intestinal, criando um gradiente osmó-

774 Diagnóstico Diferencial em Pediatria

tico que provoca a passagem de água do meio interno para a luz do intestino delgado. As bactérias presentes, principalmente no cólon, fermentam os carboidratos gerando radicais ácidos, ácidos graxos voláteis de cadeia curta, que em parte são absorvidos pela mucosa colônica. Se os produtos resultantes da má digestão/absorção excederem a capacidade de fermentação das bactérias, poderão produzir diarreia osmótica. As fezes são geralmente volumosas, aquosas e explosivas. Outros sintomas associados são eructações, dor e distensão abdominal, flatulência e hiperemia perianal que ocorrem após a ingestão do carboidrato. Quando a má digestão/absorção dos carboidratos tem expressão clínica, estamos frente a um quadro de *intolerância* ao açúcar da dieta.

A má digestão/absorção dos carboidratos pode ser primária, por deficiência congênita ou hereditária de dissacaridases, assim como por deficiência congênita dos transportadores dos monossacarídeos ou secundária, por sobrecarga de carboidratos na dieta ou a pela destruição da borda em escova dos enterócitos causada por diversas enfermidades. A mucosa tem importante papel na ação digestiva dos carboidratos. Apesar de os carboidratos sofrerem a ação da amilase salivar e pancreática, é na mucosa que parte dos carboidratos é convertida em monossacarídeos mediante a ação das dissacaridases e posteriormente absorvidos.

A hipótese de SMA é feita a partir de anamnese cuidadosa em que deve ser estabelecida uma relação temporal entre a ingestão do açúcar e o aparecimento da sintomatologia, e de exame clínico minucioso em busca de sintomas sugestivos da intolerância ao açúcar.

A investigação complementar pode ser iniciada através da medida do pH fecal (< 5,5), da detecção de substâncias redutoras nas fezes recentemente emitidas pela dosagem de hidrogênio no ar expirado. Um pH fecal ácido é indicativo da presença de ácidos graxos de cadeia curta nas fezes. A detecção de substâncias redutoras indica má digestão/absorção dos açúcares redutores. O teste de hidrogênio no ar expirado é um dos testes mais empregados atualmente no diagnóstico da má digestão/absorção dos açúcares, principalmente na intolerância à lactose. É um teste não invasivo e mede de forma indireta (concentração do H_2 no ar expirado produzido através da fermentação bacteriana colônica) a má digestão/absorção dos açúcares. Onde não se dispõe desse teste, a análise da curva glicêmica após sobrecarga do açúcar pode ser feita.

DIAGNÓSTICO DIFERENCIAL

Causas mais Frequentes

O distúrbio mais importante e mais frequente relacionado com a má digestão dos carboidratos é a *intolerância à lactose*; os outros tipos de intolerância aos diversos carboidratos são menos comuns.

A intolerância à lactose é caracterizada por um desequilíbrio entre a quantidade de lactose ingerida e a capacidade de hidrólise da lactase. Essa enzima, que converte a lactose em glicose e galactose, é localizada no topo da vilosidade intestinal. A atividade da lactase intestinal já está presente no período perinatal, no entanto, após 3-12 anos de idade, dois grupos de indivíduos emergirão: um grupo com a atividade da lactase baixa (hipolactasia) e outro grupo de indivíduos que mantêm o nível de atividade da lactase na idade adulta. Esse fato decorre de uma mutação genética e é chamada de *hipolactasia do tipo adulto* ou *deficiência ontogenética de lactase.* A idade de início da hipolactasia primária varia entre diferentes grupos étnicos, sendo os asiáticos, africanos e latinos os mais acometidos.

Há uma variabilidade intraindividual e interindividual considerável na gravidade dos sintomas, de acordo com a quantidade de lactose ingerida e a capacidade do paciente para digeri-lo. Os fatores que contribuem para essa variação incluem o teor de lactose contido nos alimentos, a taxa de esvaziamento gástrico, a capacidade da microflora do cólon para fermentar lactose, o tempo de trânsito intestinal, a capacidade de fermentação bacteriana colônica e a percepção individual de dor abdominal e desconforto. Embora a hipolactasia esteja relacionada com diarreia crônica, os indivíduos afetados geralmente não perdem peso. Os sintomas só ocorrem se há ingestão de lactose. Alguns pacientes podem ter constipação devido à diminuição da motilidade intestinal, possivelmente causada pela produção de metano.

Boa anamnese e exame físico são os passos iniciais — e fundamentais — para o diagnóstico de intolerância à lactose. Uma dieta isenta de lactose pode ser tentada como teste diagnóstico. Deve ser retirada toda fonte de lactose da dieta por um período de até 15 dias e posteriormente ser reintroduzida. Os sintomas deverão desaparecer totalmente, com recidiva após a reintrodução do carboidrato. O teste do hidrogênio no ar expirado também pode ser utilizado no diagnóstico. Ele se baseia na não produção humana de hidrogênio. A fermentação da lactose não absorvida por bactérias colônicas produz hidrogênio, e esse gás será eliminado pelo pulmão, podendo ser detectado no ar expirado. O teste é realizado com a ingestão de 2 g/kg de lactose em solução aquosa a 20%, com dose máxima de 50 g. A concentração de hidrogênio é medida antes e em intervalos de 30-60 minutos, ao longo de 2-3 horas após a ingestão. Aumento de hidrogênio expirado maior que 20 ppm após 60 minutos da ingestão sugere má absorção de lactose. Os sintomas clínicos devem ser registrados e reforçam a suspeita diagnóstica.

A curva de tolerância à lactose é um teste com muitos falsos positivos e falsos negativos; ela avalia a capacidade digestiva da lactase através do aumento da glicemia. É realizada após a ingestão de 2 g/kg de lactose ou 50 g/m^2 de superfície corpórea em solução aquosa a 20%, com dose máxima de 50 g. A glicemia é então analisada antes e 60 e 120 minutos após a ingestão da lactose; se não houver elevação maior que 30 mg/dL após a ingestão, considera-se que houve má digestão desse carboidrato.

A *deficiência congênita de lactase* é uma entidade extremamente rara e a sintomatologia está presente desde o nascimento. É um defeito genético de herança autossômica recessiva. Tem apresentação clínica exuberante, com a criança apresentando diarreia aquosa profusa e sinais de desidratação, que pode levar ao óbito se não diagnosticada precocemente. Com dieta restritiva de lactose há resolução do quadro. Existe deficiência fisiológica de lactase no RN prematuro. Os níveis da enzima são baixos até a 27ª-32ª semana de gestação, quando se elevam rapidamente. No entanto, se a criança for saudável, o cólon pode recuperar os carboidratos não absorvidos sem levar a desnutrição e/ou diarreia.

776 Diagnóstico Diferencial em Pediatria

A *intolerância secundária à lactose* ou a outros açúcares é uma entidade bem mais frequente. Ocorre devido a uma lesão da mucosa no intestino delgado. Uma vez que a lactase é a enzima que se encontra na posição mais apical da borda em escova, é a enzima mais comprometida. Pode ocorrer após agressão por agentes infecciosos (parasitas, bactérias e vírus), na doença celíaca, doença inflamatória intestinal, enterites induzidas por drogas ou radiação e na enteropatia alérgica. Quando a causa primária é afastada, o curso é transitório e, se a causa primária não puder ser corrigida, há necessidade de se restringir a ingestão da lactose para que o indivíduo não apresente os sinais de intolerância.

A *deficiência congênita de sacarase-isomaltase* é uma entidade rara, de herança autossômica recessiva. O quadro clínico pode variar de acordo com a atividade enzimática residual, podendo ocorrer tanto casos exuberantes com diarreia crônica e desnutrição, como quadros compatíveis com intestino irritável e dor abdominal crônica. A enzima sacarase-isomaltase é uma dissacaridase que também se encontra nas microvilosidades intestinais e é quebrada em sacarase e isomaltase pelas proteases pancreáticas. A sacarase hidrolisa a sacarose em glicose e frutose. A isomaltase rompe o enlace glicosídico α-1,6 do amido. Todos os pacientes com essa deficiência não apresentam sacarase e têm isomaltase em diversos graus de atividade. Os recém-nascidos e lactentes acometidos não apresentam sintomas quando em aleitamento materno exclusivo, mas sim quando são introduzidos alimentos que contêm sacarose ou isomaltose. As manifestações clínicas tendem a melhorar com a idade. A *má absorção congênita da glicose-galactose* é uma doença autossômica recessiva rara. A glicose e a galactose são transportadas ativamente por meio do transportador ligado a glicose-sódio (SGLT1), localizado nas microvilosidades intestinais. No entanto, a frutose é transportada por difusão passiva pelo transportador GLUT5, não dependente de sódio. Assim, as crianças acometidas apresentam uma mutação no transportador SGLT1. O quadro clínico é exuberante, com diarreia osmótica importante, desidratação e acidose metabólica, que pode levar ao óbito. Inicia-se logo após o nascimento com a criança em aleitamento materno e cessa com o jejum. O quadro se mantém com o uso de fórmulas infantis contendo lactose, galactose ou glicose e não ocorre quando se utilizam fórmulas contendo apenas frutose.

Intolerância secundária à sobrecarga dietética de frutose tem sido descrita como causa de diarreia aquosa, distensão e dor abdominal, principalmente em adolescentes. Decorre da ingestão excessiva de líquidos com alto teor de frutose.

Quadro 76.1 Distúrbios associados à digestão e à má absorção dos açúcares

Primários	Secundários
Má absorção de glicose-galactose	Alergia alimentar
Deficiência de sacarase-isomaltase	Atrofia congênita das microvilosidades intestinais
Deficiência congênita de lactase	Enteropatia de *tufting*
Deficiência congênita de trealase	Enteropatia autoimune
Má absorção de frutose	Doença celíaca
Deficiência ontogenética de lactase	Enterite pós-viral
(hipolactasia do adulto)	Enterite por radiação

MÁ ABSORÇÃO DE GORDURAS E ESTEATORREIA

Fisiopatologia, Manifestações Clínicas e Investigação Complementar

A esteatorreia é a consequência da má digestão ou da má absorção de gorduras. É caracterizada por perda nas fezes de mais de 5% da gordura ingerida e apresenta-se com diarreia, fezes volumosas e pálidas com odor fétido, difíceis de escoar, que flutuam ou aderem à parede do vaso sanitário. A gordura fecal é composta por uma mistura de gordura ingerida, gordura da bile, secreção intestinal, células descamadas e bactérias. Indivíduos normais com dieta isenta de gordura ainda assim excretam, pelo menos, 0,5-1 g de gordura por dia.

Por se tratar de um nutriente importante para o organismo, geralmente há pouca gordura não digerida nas fezes. Com isso, a presença de esteatorreia, na maioria das vezes, indica uma doença de má digestão/absorção. A chegada de grande quantidade de gordura no cólon provoca diarreia. A má digestão de gorduras pode levar a má absorção de vitaminas lipossolúveis, gerando complicações. A deficiência de vitamina A pode causar infecções frequentes e deteriorização do tecido ocular, que leva a xeroftalmia; baixo nível de vitamina D gera quadros variados de osteopenia; a deficiência de vitamina E pode causar danos neurológicos, e a de vitamina K, coagulopatias.

A má digestão/absorção de gorduras pode ser decorrente de deficiência de lipase e/ou colipase, de anormalidades na síntese, excreção, desconjugação e reabsorção de sais biliares, de defeitos na ressíntese de triglicerídeos, e na formação e excreção de quilomícrons; e da obstrução dos vasos linfáticos intestinais.

Má digestão/absorção isolada dos lipídeos é extremamente incomum. A deficiência congênita de lipase é uma entidade rara caracterizada por fezes não diarreicas com grande quantidade de gordura e sem outros sintomas clínicos além do aumento do apetite. A absorção de gordura chega a ser menor que a metade. A deficiência de colipase se apresenta com quadro de esteatorreia mais leve associada a atresia de vias biliares.

Na maioria das vezes, a má digestão de gorduras faz parte de um quadro clínico geral de insuficiência pancreática. O surgimento de esteatorreia na insuficiência pancreática é mais proeminente que a esteatorreia decorrente da má digestão/absorção de gorduras associada à alteração na concentração de sais biliares no intestino delgado proximal ou a lesões da mucosa intestinal. Os níveis de lipase são os primeiros a diminuir porque é uma enzima mais suscetível à destruição proteolítica e à desnaturação pelo pH ácido decorrente da menor secreção de bicarbonato pelo pâncreas. O pH ácido também prejudica a ação e a secreção dos sais biliares.

A *colestase* é definida como a interrupção ou a redução do fluxo biliar. Como consequência, as concentrações dos ácidos biliares intraduodenais diminuem para um nível abaixo da concentração crítica micelar necessária para a solubilização e o transporte dos lipídeos, assim como das vitaminas lipossolúveis para o interior do enterócito, gerando má absorção de gorduras. São várias as causas de colestase, e todas elas podem levar à má absorção. Vale ressaltar que qualquer forma de hepatopatia crônica, colestática ou não, pode produzir insuficiência pancreática exócrina. A cirrose e a hipertensão portal persis-

778 Diagnóstico Diferencial em Pediatria

tente podem levar a fibrose pancreática por congestão venosa ou ausência de mecanismos reguladores hepáticos da secreção pancreática.

Os distúrbios da formação dos quilomícrons são raros e decorrem de mutações no gene da proteína transportadora microssômica dos triglicerídeos, a qual medeia o transporte intracelular de lipídeos associados à membrana do intestino e do fígado, e é necessária para a formação normal dos quilomícrons no enterócito e VLDL no fígado. Como consequência, os lipídeos não são transportados ao sistema linfático.

O método de eleição para definir a presença de esteatorreia é o teste de quantificação de gorduras, também conhecido como teste de Van de Kamer. Esse teste é realizado pela coleta de todas as fezes ao longo de 3 dias e o paciente deve ingerir uma quantidade de gordura padronizada. São considerados alterados os valores de gordura fecal de: em crianças em uso de leite materno exclusivo com idade inferior a 6 meses, a dosagem superior a 0,93 g de gordura por dia; em crianças com dieta artificial e idade inferior a 6 meses, 2,25 g de gordura por dia; em crianças com idade superior a 6 meses, 3 g de gordura por dia; 7 g/dia nas crianças acima de 6 anos e nos adolescentes. Esse teste possui alguns inconvenientes, como a coleta da amostra, a ingestão da dieta padronizada e a necessidade de laboratório qualificado.

Os testes semiquantitativos, no entanto, são mais fáceis de realizar e mais utilizados na prática clínica. A técnica de Sudam III avalia a esteatorreia através da visualização dos glóbulos de gordura em amostra de fezes coradas com o corante Sudam III. A presença de gordura é graduada pela quantidade de glóbulos de gordura identificados. A técnica de Sudam III tem baixa sensibilidade no diagnóstico de esteatorreia leve e moderada. A sua sensibilidade melhora com a realização de amostras seriadas.

Outro teste semiquantitativo é a pesquisa do esteatócrito. É realizada centrifugação de um homogeneizado obtido da mistura das fezes com água em um tubo capilar e depois é medida a camada de gordura que, quando presente, se situa no topo do microcapilar, e a camada sólida, que se situa na base do capilar. O resultado do esteatócrito é expresso em porcentagem: camada de gordura/camada de gordura + camada sólida × 100. Valores abaixo de 2,5% em crianças maiores de 2 anos são considerados normais; em recém-nascidos, esses valores são mais elevados. O esteatócrito é um teste de triagem que tem correlação boa com o teste de Van de Kamer, considerado o padrão-ouro. Além disso, tem a vantagem de ser realizado em uma única amostra de fezes.

A avaliação da insuficiência pancreática exócrina é difícil. Além da análise de gordura fecal, conforme mencionado anteriormente, as enzimas pancreáticas podem ser medidas de forma direta ou indireta, avaliando-se os efeitos secundários da falta de enzima. Os testes diretos apresentam várias limitações: são invasivos, trabalhosos e necessitam de equipamento especial e de profissionais treinados. No entanto, são considerados padrão-ouro. São realizados através da coleta do suco duodenal, via tubo oroduodenal ou nasoduodenal. São quantificadas as enzimas e o bicarbonato após estímulo.

O teste da elastase fecal é uma técnica indireta de fácil execução, baixo custo e boa aceitação pelos pacientes. Avalia a concentração da elastase nas fezes através do método

Síndrome de Má Absorção Intestinal **779**

ELISA. A elastase é uma protease digestiva humana específica, sintetizada nas células acinares e secretada no duodeno. Durante o trânsito intestinal, a elastase liga-se principalmente aos sais biliares e, em contraste com outras enzimas pancreáticas, não é degradada durante a passagem pelo intestino. Inconvenientes: o teste pode não diagnosticar a insuficiência pancreática leve e moderada; a elastase é baixa nas primeiras semanas de vida, chegando a níveis normais em lactentes.

Diagnóstico Diferencial

A fibrose cística é a causa mais comum de insuficiência pancreática na infância. As outras causas são mais raras. Elas podem ser congênitas ou adquiridas, conforme demonstrado no Quadro 76.2.

Quadro 76.2 Causas associadas à má digestão de gorduras

Congênitas	• Fibrose cística • Síndrome de Shwachman-Diamond • Síndrome de Johanson-Blizzard • Síndrome de Pearson • Deficiências enzimáticas específicas
Adquiridas	• Pancreatites crônicas (formas familiares, anormalidades anatômicas congênitas, insultos traumáticos, químicos e metabólicos) • Obstruções do conduto pancreático

A *fibrose cística* é uma doença autossômica recessiva causada por diversas mutações em um gene localizado no cromossomo 7, que codifica uma proteína chamada de CFTR, responsável pela regulação dos íons nas membranas. Essa proteína se comporta como um canal de cloro, que regula diretamente os movimentos da partícula de cloro e indiretamente os movimentos do sódio e água. Como resultado há produção de muco anômalo e espesso em todos os órgãos, especialmente nos pulmões, pâncreas, intestinos, fígado e glândulas sudoríparas. O quadro clínico é diverso, a idade de apresentação e a intensidade do acometimento podem variar. A forma clínica clássica é apresentada com má absorção, principalmente de gordura e proteína, devido a insuficiência pancreática, diarreia crônica com esteatorreia, desnutrição, deficiência de vitaminas lipossolúveis e pneumopatia crônica. A insuficiência pancreática acomete cerca de 85% dos pacientes com fibrose cística e pode ser evidente desde o nascimento ou se desenvolver durante o primeiro ano de vida.

Outros sintomas incluem íleo meconial, síndrome de obstrução intestinal distal, prolapso retal, hepatopatia com predominância dos sintomas de hipertensão portal e intolerância aos hidratos de carbono como complicação tardia da afetação pancreática. O diagnóstico se baseia na demonstração de CFTR anômalo, habitualmente com o estudo de eletrólitos no suor — aumento do cloro acima de 60 mEq/L em duas amostras de suor — junto com a clínica compatível. De maneira alternativa, o achado de duas mutações reconhecidas para fibrose cística é suficiente para realizar o diagnóstico.

A *síndrome de Shwachman-Diamond* é a segunda causa mais comum de insuficiência pancreática na faixa etária pediátrica. Nela há uma substituição do tecido do pâncreas

780 Diagnóstico Diferencial em Pediatria

exócrino por gordura durante a gestação. O conduto pancreático permanece intacto e, com o tempo, há melhora da função pancreática. Clinicamente é caracterizada por insuficiência pancreática com esteatorreia, principalmente no início da vida, alterações hematológicas, especialmente neutropenia variável, alterações ósseas, cárie dentária e baixa estatura. As outras causas de insuficiência pancreática congênita são bem menos comuns. A *síndrome de Johanson-Blizzard* é uma doença autossômica recessiva rara caracterizada por insuficiência pancreática exócrina, hipoplasia ou aplasia de asas nasais e aplasia do couro cabeludo. Outros sintomas podem estar associados, como atraso no desenvolvimento, deficiência de crescimento, perda auditiva, hipotireoidismo, anormalidades dentárias, além de anomalias cardíacas e no aparelho geniturinário.

A *síndrome de Pearson* é uma doença mitocondrial em que há associação de insuficiência pancreática exócrina e anemia sideroblástica.

Deficiências congênitas isoladas de lipase e tripsinogênio também são relatadas, no entanto são ainda mais infrequentes.

A *abetalipoproteinemia* é um distúrbio autossômico recessivo caracterizado por má absorção de gorduras, acantocitose e hipocolesterolemia na infância. Com o decorrer dos anos, a deficiência de vitaminas lipossolúveis leva ao desenvolvimento de retinite pigmentosa, coagulopatia, ataxia, neuropatia e miopatia.

A *hipobetalipoproteinemia familiar* é um distúrbio autossômico codominante. Os indivíduos heterozigotos têm níveis de colesterol LDL e apo B em torno da metade dos níveis normais, e os homozigotos têm níveis muito baixos ou nenhuma apo B plasmática. A hipobetalipoproteinemia familiar heterozigota não está associada a sintomas, no entanto os indivíduos homozigotos apresentam clínica semelhante à abetalipoproteinemia. Outro distúrbio da formação dos quilomícrons é a *doença de Anderson* ou doença de retenção de quilomícron, uma doença bastante rara, com características parecidas com as da abetalipoproteinemia.

A *doença celíaca* é uma intolerância ao glúten que cursa com atrofia grave da mucosa do intestino delgado superior. Como consequência, estabelece-se um defeito na utilização dos nutrientes. A intolerância é permanente, mantém-se por toda a vida e se apresenta nos indivíduos geneticamente predispostos em combinação com fatores ambientais favoráveis, como a ausência de amamentação. A doença tem caráter imunológico.

As características clínicas diferem consideravelmente em função da idade de apresentação. Os sintomas intestinais e o atraso no crescimento são frequentes nas crianças diagnosticadas nos primeiros anos de vida. O diagnóstico da doença em momentos posteriores da infância vem marcado pela apariação de sintomas extraintestinais ou sintomas mais suaves, como retardo no crescimento, diarreia intermitente, dor abdominal ou sintomas parecidos com cólon irritável. São relatadas inúmeras associações a outras doenças, principalmente autoimunes, como dermatite herpetiforme (considerada a doença celíaca da pele), déficit seletivo de IgA, diabetes melito tipo I, tiroidites, hepatites autoimunes, entre outras.

O quadro clássico da doença é de uma criança que apresenta história de diarreia crônica com padrão compatível com esteatorreia, desnutrição, distensão abdominal e hipotrofia da musculatura glútea. A má absorção de gordura pode também ocorrer por um possível comprometimento do pâncreas exócrino. Essa alteração parece ocorrer devido à diminuição da liberação de mediadores estimulantes (colecistocinina) pela mucosa atrofiada, pela redução dos precursores das enzimas pancreáticas e por alterações estruturais do pâncreas decorrente da desnutrição.

O diagnóstico é confirmado pela biópsia de duodeno demonstrando infiltrado de linfócitos intraepiteliais, hiperplasia de criptas e atrofia vilositária; no entanto, esse não é um achado específico da doença. Colabora no diagnóstico a sorologia positiva para doença celíaca (principalmente a antitransglutaminase IgA) e a presença de marcadores genéticos (HLA-DQ2 e HLA-DQ8).

Outra causa de má absorção predominantemente das gorduras é a *linfangiectasia intestinal*. Ela é decorrente de inflamação dos vasos linfáticos que leva à produção de fluxo linfático insuficiente, aumento do tamanho dos vasos linfáticos intestinais, ruptura dos vasos quilíferos e derrame do quilo na luz intestinal. Como consequência pode ocorrer enteropatia perdedora de proteínas, hipoalbuminemia e edema da parede intestinal, causando má absorção e esteatorreia. A suspeita pode ser confirmada com biópsias múltiplas do intestino delgado, onde se observam ductos linfáticos dilatados na lâmina própria, na mucosa e submucosa.

A linfangiectasia intestinal pode ser decorrente de doenças que causam obstrução linfática ou elevada pressão linfática, como fibrose retroperitoneal, pancreatite crônica, tumores abdominais e retroperitoneais, tuberculose mesentérica, doença de Crohn, má rotação intestinal, doença de Whipple, doença celíaca, pericardite constritiva e insuficiência cardíaca congestiva.

MÁ ABSORÇÃO DE PROTEÍNAS

Na membrana dos enterócitos há diferentes tipos de peptidases, incluindo oligopeptidases que continuam o processo de digestão das proteínas parcialmente digeridas pelo estômago e pelas enzimas pancreáticas, gerando aminoácidos, dipeptídeos e tripeptídeos. Da absorção nos enterócitos participam diferentes transportadores dependentes e independentes da bomba de sódio-potássio-ATPase. Existem os transportadores específicos de aminoácidos neutros, ácidos e básicos e os transportadores de dipeptídeos e tripeptídeos, que são menos específicos. Dada a inespecificidade dos transportadores presentes na membrana do epitélio intestinal, não é comum que alterações específicas no transporte de aminoácidos se associem a deficiências clinicamente relevantes.

Dos defeitos hereditários, os mais conhecidos são a síndrome de Hartnup e a cistinúria. A *síndrome de Hartnup* se apresenta com erupções cutâneas semelhantes à pelagra. É um defeito no transporte de aminoácidos neutros. A *cistinúria* é caracterizada por um defeito na reabsorção de cistina e, com isso, aumenta a concentração urinária desse aminoácido, favorecendo a formação de cálculos renais. Por outro lado, os defeitos adquiridos são mais frequentes, como a insuficiência pancreática exógena e a deficiência transitória de enzimas do epitélio intestinal secundária a uma lesão da mucosa.

782 Diagnóstico Diferencial em Pediatria

A má digestão/absorção intestinal decorrente do comprometimento da mucosa frequentemente é global, afeta a digestão e a absorção de carboidratos, gorduras e proteínas, estando relacionada com doenças que comprometem a integridade da superfície absortiva da mucosa. São exemplos a doença celíaca, a enteropatia alérgica, a infestação maciça por giárdia, a doença de Crohn, a enteropatia ambiental, a desnutrição grave, as imunodeficiências congênita e adquirida e a ressecção intestinal.

CONSIDERAÇÕES FINAIS

A presença de síndrome de má digestão/absorção de açúcares e gorduras é relativamente frequente na infância e está associada à presença de diarreia, distensão abdominal e, quando mais grave, a déficits nutricionais. O pediatra é quem inicialmente faz a suspeita diagnóstica e inicia a investigação complementar. No entanto, as situações clínicas mais complexas exigem investigação complementar especializada e, para tanto, a presença do gastroenterologista pediátrico. É fundamental a instituição precoce do tratamento e o acompanhamento clínico de modo a garantir a nutrição e o crescimento e desenvolvimento da criança e do adolescente.

Bibliografia

1. Brandt KG, Lins MGM, Marmo MCR, Silva GAP. Síndrome de má absorção: diagnóstico diferencial e exploração diagnóstica. In: Carvalho E, Silva LR, Ferreira CT. *Gastroenterologia e nutrição em pediatria*. Manole, 2012, p. 228-251.
2. Schmitz J. Maldigestion and malabsorption. In: Walker WA, Oliver G, Kleinman RE. *Pediatric gastrointestinal disease and management*. 4. ed. London: BC Decker, 2004.
3. Kleinman RE, Sanderson IR, Goulet O et al. *Walker's pediatric gastrointestinal diseases*. 5. ed, BC Decker Inc, 2008.
4. Wyllie R, Hyams J, Kay M. *Pediatric gastrointestinal and liver disease*. 4. ed, Elsevier-Saunders, 2011.
5. Carvalho E, Silva LR, Ferreira CT. *Gastroenterologia e nutrição em pediatria*. Manole, 2012, p. 228-251.
6. Mattar R, Mazo DFC, Carrilho FJ. Lactose intolerance: diagnosis, genetic, and clinical factors. *Clin Exper Gastroenterol* 2012; 5:113-21.
7. Suchy FJ, Brannon PM, Carpenter TO et al. National Institutes of Health. Consensus Development Conference: lactose intolerance and health. *Ann Intern Med* 2010; 152:792-6.
8. Owen SR, Greenson JK. The pathology of malabsorption: currents concepts. *Histopathology* 2007; 50:526-35.
9. Vieira MC, Kawakami E, Machado RS. Métodos diagnósticos em gastroenterologia pediátrica. In: Lopez FA, Campos Júnior D. *Tratado de pediatria*, 2. ed, Manole, 2010. p. 1069-81.
10. Lins MGM, Antunes MMC, Silva GAP. Intolerância alimentar. In: Alves JGB, Ferreira OS, Maggi RRS, Correia JB. Fernando Figueira. *Pediatria*. 4. ed, Medbook, 2011, p. 636-42.
11. Braden B. Methods and functions: breath tests. *Best Pract Res Clin Gastroenterol* 2009; 23:337-52.
12. Walker-Smith J, Barnard J, Bhutta Z et al. Chronic diarrhea and malabsorption (including short gut syndrome). Working Group Report of the First World Congress of Pediatric Gastroenterology, Hepatology and Nutrition. *J Pediatr Gastroenterol Nutr* 2002; 35:S98-S105.
13. Lappinga PJ, Abraham SC, Murray JA et al. Small intestinal bacterial overgrowth: histopathologic features and clinical correlates in an underrecognized entity. *Arch Pathol Lab Med* 2010; 134:264-70.
14. Keller J, Aghdassi AA, Lerch MM et al. Tests of pancreatic exocrine function — clinical significance in pancreatic and non-pancreatic disorders. *Best Pract Res Clin Gastroenterol* 2009; 23:425-39.
15. Amann ST, Joseph SA, Toskes PP. Acid steatocrit: a simple, rapid gravimetric method to determine steatorrhea. *Am J Gastroenterol* 1997; 92:2280-4.

CAPÍTULO 77

Gabriela Ferraz Leal

Síndromes Genéticas com Obesidade

A obesidade pode fazer parte do quadro clínico de dezenas de diferentes entidades nosológicas de origem genética. Contudo, neste capítulo serão abordadas apenas as quatro principais síndromes de obesidade: Prader-Willi, Cohen, Börjeson-Forssman-Lehmann e Bardet-Biedl.

SÍNDROME DE PRADER-WILLI

Na síndrome de Prader-Willi, a obesidade é acompanhada de hipotonia, deficiência mental e hipogonadismo.

Os afetados nascem com baixo peso e apresentam hipotonia grave e dificuldades importantes de alimentação no período neonatal. Técnicas especiais de alimentação são necessárias durante várias semanas. Nos primeiros 6-12 meses de vida, pode ocorrer atraso do crescimento. Na segunda metade no primeiro ano de vida, ocorre uma melhora do tônus muscular e do ganho de peso e, por volta dos 3-5 anos de idade, a obesidade torna-se aparente. A obesidade tem distribuição generalizada, poupando apenas a extremidade distal dos dedos das mãos e a região superior do crânio. O paciente tem apetite excessivo e não se sacia mesmo após ingerir grande quantidade de alimentos. Entre a meia-infância e a adolescência, a obesidade torna-se mais proeminente. Na adolescência e idade adulta, a obesidade torna-se mais grave e geralmente leva a problemas cardiorrespiratórios e diabetes melito. Cerca de 66% dos afetados necessitam de insulina, contudo a perda de peso por meio de dieta pode torná-la desnecessária.

Acredita-se que a hipotonia, provavelmente de origem central, seja também a responsável pelo atraso no desenvolvimento motor. Os afetados habitualmente se sentam sem apoio por volta dos 12 meses de idade e andam sem apoio por volta de 24-30 meses.

A deficiência mental é geralmente leve a moderada. O diagnóstico precoce com tratamento da obesidade pode melhorar o prognóstico do comprometimento intelectual. A maioria dos pacientes tem temperamento alegre e amável, contudo a partir do final da infância podem começar a apresentar distúrbios de comportamento, como teimosia e reações violentas.

Os afetados do sexo masculino geralmente apresentam micropênis, hipoplasia escrotal, anomalias testiculares e oligospermia. Como consequência do hipogonadismo, as características sexuais secundárias estão ausentes ou pouco desenvolvidas. No sexo feminino, é comum observar algum desenvolvimento mamário. A menarca, quando ocorre, é tardia e os ciclos menstruais são irregulares.

Outros achados relevantes são perímetro cefálico normal com diâmetro bifrontal diminuído, olhos amendoados, boca em formato de V invertido e entreaberta, estrabismo, mãos e pés pequenos. Esta última característica torna-se mais evidente após os dois anos de idade.

Cerca de 70% dos afetados têm uma deleção no braço longo do cromossomo 15 (15q11-q13) de origem paterna, detectada pela técnica de FISH (*fluorescence in situ hybridization*). A maioria dos casos restantes é secundária a dissomia uniparental materna, ou seja, ambos os cromossomos do par 15 do afetado têm origem materna.

SÍNDROME DE COHEN

Essa síndrome consiste em obesidade, hipotonia, deficiência mental, face característica e mãos e pés estreitos. A obesidade é truncal e geralmente torna-se evidente entre 5-12 anos de idade.

A hipotonia pode ser observada desde o nascimento, persistindo até a adolescência, levando a atraso do desenvolvimento motor. Cifoescoliose e cifose, frequentes na síndrome de Cohen, podem ser explicadas pela hipotonia.

A deficiência mental de grau moderado a grave é vista em quase todos os pacientes e acompanha-se, quase sempre, de comportamento alegre e amável.

Os achados faciais característicos são fissuras palpebrais oblíquas para baixo, filtro nasolabial curto, boca entreaberta, incisivos centrais superiores proeminentes, lábio superior arqueado e evertido, hipoplasia maxilar e ponte nasal alta. Microcefalia está presente em cerca de metade dos afetados.

Além de mãos e pés estreitos com dedos finos e longos, muitos pacientes apresentam articulações hiperextensíveis e cúbito valgo. Neutropenia congênita assintomática tem sido documentada em muitos casos.

O padrão de herança da síndrome de Cohen é autossômico recessivo.

SÍNDROME DE BÖRJESON-FORSSMAN-LEHMANN

Além da obesidade, todos os afetados masculinos apresentam microcefalia, face característica (arco ósseo supraorbitário proeminente, olhos fundos, nistagmo, ptose, orelhas grandes), retardo mental moderado a grave, hipotonia com atraso grave do desenvolvimento motor e hipogonadismo (micropênis, testículos pequenos ou não palpáveis, puberdade atrasada).

Essa síndrome é ligada ao X com expressão clínica variável nas mulheres heterozigotas. Algumas afetadas são assintomáticas, enquanto outras apresentam, em intensidades variáveis, as alterações craniofaciais e cognitivas características da síndrome.

SÍNDROME DE BARDET-BIEDL

As principais características da síndrome de Bardet-Biedl são obesidade, polidactilia, retardo mental, hipogenitalismo e retinopatia. A obesidade geralmente surge durante a infância e é mais acentuada no tronco e região proximal dos membros. Ao contrário do que se observa na síndrome de Prader-Willi, a obesidade não é acompanhada de apetite aumentado.

A polidactilia é extremamente comum, ocorrendo em cerca de 95% dos pacientes. Sindactilia e braquidactilia também podem ser encontradas.

O retardo mental é geralmente leve a moderado e ocorre em cerca de 45% dos pacientes.

Quase todos os afetados do sexo masculino apresentam micropênis e testículos de tamanho reduzido. O desenvolvimento puberal não é alterado, havendo distribuição normal de pelos e aparecimento das demais características sexuais secundárias. A maioria das afetadas do sexo feminino tem menarca, ciclos menstruais e desenvolvimento puberal normais.

A retinopatia ocorre em 85-100% dos casos e é secundária a uma degeneração dos fotorreceptores (cones e bastonetes). As alterações visuais surgem na primeira ou, mais frequentemente, segunda década de vida e levam à cegueira, em 85% dos pacientes, por volta dos 30 anos de idade. A fundoscopia revela retinite pigmentosa. Outras alterações oftalmológicas encontradas são catarata, miopia, nistagmo, glaucoma e microftalmia.

Anomalias renais estruturais e/ou funcionais são muito comuns na síndrome de Bardet-Biedl. As primeiras consistem em redução do parênquima renal, cistos, divertículos, alterações dos cálices e hidronefrose. As alterações funcionais são hipertensão arterial, alterações na concentração urinária, acidose tubular renal e insuficiência renal. As alterações funcionais surgem nas primeiras duas décadas de vida e não apresentam correlação com os defeitos estruturais.

O padrão de herança é autossômico recessivo com importante heterogeneidade genética. Atualmente são conhecidos 15 genes associados à síndrome de Bardet-Biedl.

Bibliografia

1. Beales PL, Elcioglu N, Woolf AS et al. New criteria for improved diagnosis of Bardet-Biedl syndrome: results of a population survey. *J Med Genet* 1999;36:437-446.
2. Cassidy SB. Prader-Willi syndrome. *J Med Genet* 1997;34:917-923.
3. Kivitie-Kallio S, Norio R. Cohen syndrome: essential features, natural history and heterogeneity. *Am J Med Genet* 2001;102:125-135.
4. Turner G, Gedeon A, Mulley J et al. Börjeson-Forssman-Lehmann syndrome: clinical manifestations and gene localization to Xq26-27. *Am J Med Genet* 1989;34:463-469.

CAPÍTULO 78

Frederick Lapa Santos
Cleusa Cavalcanti Lapa Santos

Sopros: Diagnóstico na Infância

Os sopros cardíacos são o principal motivo de interconsulta com o cardiologista na criança, sendo portanto de primordial importância que se distinga um sopro funcional de um patológico, para que se possa conduzir essas crianças de maneira adequada, evitando ansiedade excessiva na família e limitações físicas indevidas.

MECANISMO

Normalmente, a circulação sanguínea no interior do sistema cardiovascular é silenciosa, uma vez que a corrente é laminar, em forma de colunas paralelas (Figura 78.1).

Os sopros são o resultado de turbulência quando o sangue circula em grande velocidade. A turbulência provoca vibrações audíveis (sopros) e, quando de magnitude mais acentuada, origina vibrações palpáveis (frêmito), percebidas como um tremor característico à palpação.

Três são os fatores produtores de turbulência:

- Aumento da corrente através de válvulas normais ou anormais (direção normal) — Figura 78.2 A.
- Corrente para adiante através de válvula estenosada, irregular, ou para um vaso dilatado (direção normal) — (Figura 78.2 B e C).
- Corrente para trás através de válvula insuficiente ou defeito congênito — comunicação interventricular (CIV) e persistência do canal arterial (PCA; direção invertida); Figura 78.2 D.
- Combinação desses fatores (Figura 78.2 E).
- Vibração de uma estrutura livre como, por exemplo, uma corda tendínea rota.

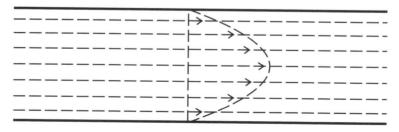

Figura 78.1 Corrente laminar silenciosa.

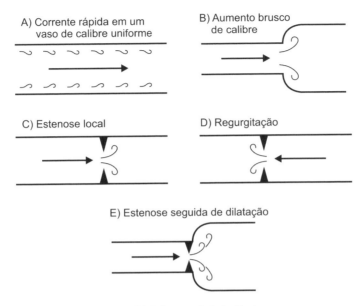

Figura 78.2 Causas de turbulências.

O aparecimento de turbulência em experimentos é dado pelo número de Reynolds e é proporcional à velocidade:

$$\frac{\text{Constante crítica de turbulência}}{\text{Número de Reynolds}} = \frac{RVD}{Y} = 970 \pm 80 \text{ (no sangue)}$$

onde R = raio; V = velocidade; D = densidade do sangue; Y = viscosidade do sangue.

Quando se adiciona um fator local (p. ex., estenose), surge turbulência com velocidades menores. A velocidade é de importância na gênese e interpretação dos sopros. A velocidade da corrente, que se pode cognominar de fator turbulência, é o resultado de diferenças de pressão entre o coração e os vasos, e entre as cavidades cardíacas entre si. Além disso, tal desnível pressórico é o responsável não somente pelo sopro, mas também pela sua forma, tipo e momento.

Exemplo de situações que podem alterar a constante crítica de turbulência, aumentando o numerador ou diminuindo o denominador da equação:

↑ V = hipertermia, taquicardia e hipertireoidismo
↑ R = dilatações pós-estenóticas e aneurismas
↓ Y = anemia

Muitos dos sopros não têm significado patológico, constituindo meros achados estetoacústicos (sopros funcionais ou inocentes). Entretanto, sempre devem ser diferenciados dos sopros patológicos, já que estes representam sinais de doença cardiovascular

788 Diagnóstico Diferencial em Pediatria

que deverá ser bem diagnosticada com vistas ao prognóstico e ao acompanhamento apropriado da doença de base no que tange ao tratamento, clínico ou cirúrgico, e às medidas preventivas.

Caracterização/Classificação dos Sopros

Para melhor entendimento do fenômeno acústico, várias características devem ser identificadas:

- *Intensidade.* Depende da amplitude das vibrações.
  Podem ser graduados em cruzes variando de 1+ a 6+ (ou graus 1-6):
  1+ tão leve que só é audível após esforço intenso do examinador
  2+ leve (mas prontamente detectável)
  3+ proeminente, mas não forte
  4+ forte, já se acompanhando de frêmito
  5+ muito forte
  6+ audível com o estetoscópio afastado da parede torácica

- *Frequência, tom ou altura.* Depende do número de vibrações por segundo (ciclos por segundo), dividindo-se os sopros em:
  - *Sopro de baixa frequência* (*graves*) — vibrações de 1-100 Hertz.
    Ex.: Ruflar diastólico da estenose mitral (EM); mais bem audível com a campânula do estetoscópio.
  - *Sopros de média frequência* — entre 100-400 Hertz: a maioria dos sopros sistólicos.
  - *Sopros de alta frequência* (*agudos*) — acima de 500 Hertz.
    Ex.: Insuficiência aórtica e os sopros cardiovasculares em geral; mais bem audíveis com a membrana do estetoscópio.

- *Timbre ou qualidade.* Depende da forma da vibração, dividindo-se em:
  - *Sopros ruidosos* — a maioria dos sopros; as vibrações não possuem harmonias musicais.
  - *Sopros musicais* — mais raros.
    Ex.: Tipo "corneta" (estenose aórtica em válvulas calcificadas), "harpa" (comunicação interatrial ou interventricular — CIA ou CIV), "gaita" (retroversão de cúspide aórtica), "flauta" (estenose de estruturas vasculares).

- *Duração.* O período de tempo do sopro do início ao fim, quando se recorre aos prefixos gregos *proto-* (início), *meso-* (meio), *tele-* (final) ou *holo-* (total, inteiro) em relação à duração na sístole ou na diástole: protossistólico, protodiastólico, contínuo, mesossistólico, mesodiastólico, sistodiastólico, telessistólico, telediastólico, holossistólico, holodiastólico.

A duração do sopro guarda paralelo estreito com o distúrbio hemodinâmico. Na estenose mitral (EM), a duração do sopro diastólico é o maior guia do grau da estenose. Nos sopros diastólicos de regurgitação, a duração representa uma boa medida do grau da insuficiência aórtica ou pulmonar.

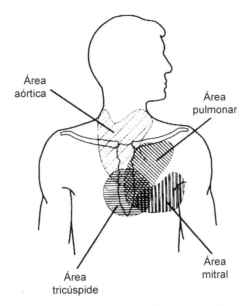

Figura 78.3 As quatro áreas primárias da ausculta cardíaca.

- *Topografia*
  - Sede: área onde o sopro é mais intenso (área mitral, área aórtica, área tricúspide, área pulmonar ou no mesocárdio (Figura 78.3).
  - Irradiação: partindo da sede, se há distribuição do sopro para outros locais.
- *Caráter morfológico (configuração)*
  - *Em crescendo*: a intensidade aumenta progressivamente do início ao término do fenômeno.
  - *Em decrescendo*: a intensidade diminui do início ao fim.
  - *Em crescendo-decrescendo*: há aumento progressivo até um máximo (pico) e então reduz paulatinamente, assumindo a forma de um losango ao fonocardiograma.
  - *Em platô:* mantém-se uniforme em intensidade do início ao fim.

Antes de dividir os sopros em sistólicos, diastólicos, contínuos e sistodiastólicos, é importante uma breve revisão do ciclo cardíaco (Figura 78.4).

A sístole elétrica tem início ao começar a se inscrever o complexo QRS do ECG; a sístole mecânica, ao se fechar as valvas atrioventriculares, correspondendo à ausculta da primeira bulha (B_1) prolongando-se até o fechamento das valvas semilunares, aórtica e pulmonar, que é anunciado pela segunda bulha (B_2).

A diástole, por sua vez, começa com a ausculta de B_2 e estende-se até a B_1 subsequente.

Embora se saiba que BI compõe-se de dois elementos, o primeiro correspondendo ao fechamento da valva mitral (M_1) e o segundo sendo o componente tricuspídeo (T_1) perfeitamente identificados ao fonocardiograma, do ponto de vista prático apenas se ausculta um som como se fosse único.

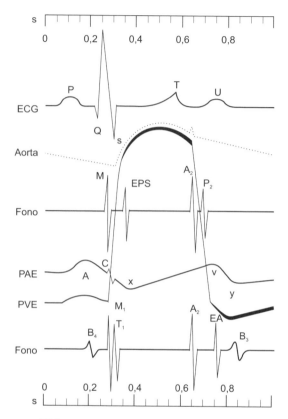

Figura 78.4 Ciclo cardíaco com ECG, pulso aórtico, fonocardiograma basal, curva de pressão atrial esquerda (PAE), curva de pressão ventricular esquerda (PVE) e fonocardiograma apical (B_3: terceira bulha; B_4: quarta bulha; EPS: estalido protossistólico; EA: estalido de abertura).

No caso de B_2, o primeiro componente reflete o fechamento da valva aórtica (A_1) e é fisiologicamente mais intenso que o segundo componente pulmonar (P_2). Durante a inspiração, devido a um aumento de retorno venoso para o ventrículo direito, e consequentemente um volume maior de sangue a ser ejetado na circulação arterial pulmonar, há um atraso maior de inscrição de P_2 correspondendo ao desdobramento fisiológico da segunda bulha, ou seja, há um desdobramento variável de B_2.

Há de se considerar a intensidade das bulhas, que varia da intensidade normal (normofonética) a alterada (hipofonética ou hiperfonética): se há desdobramento normal da B_2 (desdobramento fisiológico) ou, pelo contrário, patológico (amplo, fixo ou paradoxal) da B_2; se a B_2 é única (caracterizando má posição da aorta — anteriorizada, como nos casos de transposição das grandes artérias) — todas essas informações são muito úteis na análise de um sopro, ajudando na suposição diagnóstica.

PRIMEIRA BULHA

Raciocínio feito em relação ao ventrículo direito (tricúspide) ou esquerdo (mitral).

Hipofonética

Ex.: na insuficiência mitral e/ou tricúspide, cujo sopro sistólico encobre B_1; nas miocardiopatias dilatadas.

Hiperfonética

Ex.: na EM leve a moderada ou mesmo grave com válvula não calcificada: havendo calcificação, M_1 deixa de ser vibrante.

SEGUNDA BULHA

Hipofonética

A_2 diminuído. Ex.: estenose valvar aórtica.
P_2 diminuído. Ex.: estenose valvar pulmonar.

Hiperfonética

A_2 aumentado. Ex.: hipertensão arterial sistêmica.
P_2 aumentado nas cardiopatias que cursam com hiperfluxo pulmonar e/ou hipertensão arterial pulmonar. Ex.: CIA, CIV, PCA.

Única

Encontrada quando há estenose grave ou atresia de uma das valvas sigmóideas.
Ex.: estenose pulmonar ou aórtica crítica, atresia pulmonar ou aórtica.
Ou na presença de grandes vasos mal posicionados.
Ex.: transposição das grandes artérias e tetralogia de Fallot.

Desdobramento Não Fisiológico

Amplo e fixo. Ex.: CIA.
Paradoxal. Ex.: estenose aórtica valvar grave.

SITUAÇÃO NO CICLO CARDÍACO

Critério Fundamental

Sopros Sistólicos

Começam com B_1 ou após B_1 e terminam com B_2 ou antes de B_2 (Figura 78.5).

Quadro 78.1 Mesossistólicos ("ejetivos")

- Passagem de sangue de uma câmara de alta pressão para outra de menor pressão; aumenta em intensidade e depois diminui (losango)
- EAo (estenose aórtica) e EP (estenose pulmonar) nas modalidades valvar, supravalvar e infravalvar (ou subvalvar)

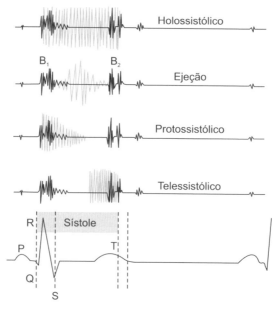

Figura 78.5 Quatro tipos de sopro cardíaco sistólico.

Estenose Aórtica Valvar (EAoV)

Sopro mesossistólico, pico precoce e duração curta ou pico relativamente tardio e duração prolongada. Seja longo ou curto, mantém a forma de um losango, começando em geral com um estalido protossistólico (EPS) e terminando antes de A_2. Sua sede é no foco aórtico (segundo espaço intercostal direito — eid) ou foco aórtico acessório (terceiro espaço intercostal esquerdo — eie), irradiando-se para o pescoço. Acompanha-se de frêmito. O componente aórtico (A_2) de B_2 tende a ser normal na estenose aórtica de leve repercussão e hipofonético na de moderada e grave intensidade, podendo levar, nesta última, a um desdobramento paradoxal de B_2.

Estenose Pulmonar Valvar

A estenose pulmonar valvar (EPV) segue os padrões da EAoV; inicia-se após B_1 ou com um EPS pulmonar, em crescendo-decrescendo, e termina antes de P_2, que é atrasada e hipofonética. O sopro engloba A_2, sendo P_2 hipofonética nos casos de maior gravidade da lesão. Essa consideração é válida na EPV com septo ventricular intacto. Nos casos em que há uma CIV associada à EP, como na tetralogia de Fallot, quanto maior a obstrução valvar pulmonar, mais curto será o sopro.

Quadro 78.2 Holossistólicos ("regurgitativos")

- Mantêm a mesma intensidade do início ao fim
- CIV
- IM (insuficiência mitral)
- IT (insuficiência tricúspide)

CIV

Sede no terceiro/quarto EIE, irradiando-se pela borda esternal esquerda e direita e também para o dorso.

IM

Sede na ponta irradiando-se posterolateralmente para a axila e até o ângulo da escápula esquerda.

IT

Sede na área tricúspide, aumentando de intensidade com a inspiração (sinal de Rivero-Carvallo).

Sopros Diastólicos

Começam com B_2 ou após B_2 e terminam antes de B_1 (Figura 78.6).

Quadro 78.3 Protodiastólicos ("aspirativos")

- IAo (insuficiência aórtica)
- IP (insuficiência pulmonar)

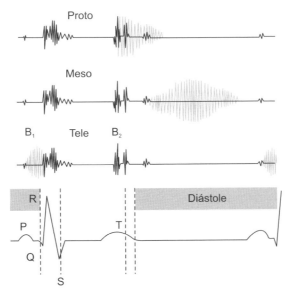

Figura 78.6 Sopros diastólicos.

IAo

Além da doença reumática, que geralmente compromete também a valva mitral, devem ser lembradas a endocardite infecciosa (com destruição dos folhetos valvares) e a síndrome de Marfan (com a dilatação progressiva da raiz da aorta) como causas de IAo. O sopro é protodiastólico, em decrescendo, associado a uma B_2 hipofonética, devido ao apagamento de A_2. Os pulsos arteriais são amplos, com uma pressão arterial diferencial caracterizada por pressão sistólica normal ou elevada e uma pressão diastólica baixa que, em conjunto com um sopro de maior duração (podendo chegar até holodiastólico), guardam relação com a gravidade hemodinâmica da regurgitação aórtica. Deve-se fazer uma ressalva em relação aos casos muito graves de IAo com insuficiência ventricular esquerda grau IV, que passam a exibir uma convergência de pressão arterial, e o sopro torna-se difícil de ser auscultado. Não é visto com frequência em crianças, uma vez que a IAo exige muito tempo para exaurir os mecanismos de compensação, de modo que casos mais graves são mais encontrados no adulto. Exceção ocorre na IAo aguda com destruição maciça do aparelho valvar, que pode ser encontrada na endocardite infecciosa em qualquer faixa etária.

IAo pode ser uma complicação em cerca de 5% das crianças portadoras de CIV. Nesses casos, o sopro será sistodiastólico (componente sistólico relacionado com CIV, e o diastólico provocado pela IAo).

IP

A causa mais comum de insuficiência pulmonar é a hipertensão arterial pulmonar (HP) secundária a cardiopatias congênitas com *shunt* esquerda-direita elevado (p. ex., CIV e PCA, e menos frequentemente a CIA) que podem inverter o sentido do fluxo quando não corrigidas cirurgicamente em tempo hábil. Essa modalidade de HP é denominada síndrome de Eisenmenger.

A HP idiopática é uma causa mais raras do aumento tensional arterial pulmonar.

No Nordeste brasileiro, deve ser lembrada ainda a HP secundária ao comprometimento esquistossomótico da árvore vascular pulmonar. O dado epidemiológico é da maior importância para se identificar essa etiologia, que cursa com muita gravidade.

O sopro diastólico pulmonar, quando devido a uma hipertensão pulmonar, é cognominado sopro de Graham-Steel, começando com a B_2. É mais bem audível na borda esternal esquerda alta, entre o terceiro e o quarto eie, podendo ser percebido mais baixo, nos casos com grande deformidade torácica.

Quadro 78.4 Mesodiastólicos

- Fluxo normal através de estenose da valva mitral (EM) ou estenose da valva tricúspide (ET), por doença reumática ou, mais raramente, de causa congênita
- Fluxo aumentado através de valva atrioventricular não estenosada:
  Mitral (IM, CIV, PCA)
  Tricúspide (IT, CIA e drenagem anômala das veias pulmonares)
  Nos estados de alto débito cardíaco e no bloqueio atrioventricular total, podendo ocorrer no plano mitral ou tricúspide

---

EM

A febre reumática é a principal responsável por essa cardiopatia ainda tão prevalente no Brasil. O sopro mimetiza o som de um tambor sendo percutido por baquetas ("ruflar diastólico") e é precedido por um estalido de abertura de valva. A sede auscultatória é no ápex ventricular e mais perceptível com o paciente em decúbito lateral esquerdo, utilizando-se a campânula do estetoscópio. Durante o ritmo sinusal, o sopro assume um incremento telessistólico ("reforço pré-sistólico"), dado pela contração atrial esquerda, potente o suficiente para vencer a barreira imposta pela estenose.

EM Relativa da IAo

Uma causa peculiar de sopro mesodiastólico mitral é dada pelo sopro funcional mitral, que pode estar associado a uma grande IAo; o jato regurgitante aórtico desloca o folheto anterior da valva mitral para cima, ocasionando uma EM relativa (sopro de Austin-Flint): a presença de uma B_3, os sinais característicos da IAo e a ausência de estalido de abertura da mitral depõem pelo caráter funcional do sopro, ou seja, descartando uma real EM orgânica, que pode ocorrer em associação com uma IAo reumática.

Sopros Sistodiastólicos

Ocorrem na sístole e na diástole, havendo leve hiato entre os dois componentes.

Quadro 78.5 Sistodiastólicos

- CIV + IAo
- Agenesia de valva pulmonar

Sopros Contínuos

Começam na sístole e continuam sem interrupção através da B_2 em toda a diástole ou parte da diástole (Figura 78.7).

Quadro 78.6 Contínuos

- PCA
- Janela aortopulmonar
- Fístula arteriovenosa coronária
- Circulação colaleral brônquica

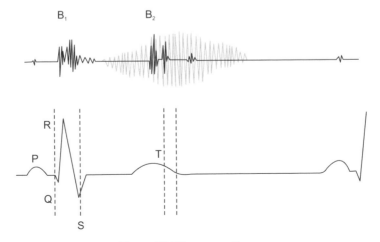

Figura 78.7 Sopros contínuos.

PCA

Apresenta o sopro contínuo mais conhecido; o pico do sopro é logo antes da B_2 que está encoberta pelo sopro e diminui na telediástole. Inicia suave e aumenta em intensidade até alcançar seu pico com a B_2 ou imediatamente após B_2. Os pulsos arteriais são caracteristicamente amplos na PCA.

Quadro 78.7 Sistólicos

- Sopro de Still
- Sopro de fluxo pulmonar
- Sopro sistólico supraclavicular ou braquiocefálico
- Sopro sistólico aórtico

Quadro 78.8 Contínuos

- Rumor venoso
- Sopro da artéria mamária

Sopros Sistólicos

Sopros Inocentes

Em geral, os sopros inocentes são de intensidade igual ou inferior ao grau 3, não se acompanhando de frêmito. São sistólicos ou contínuos, nunca diastólicos restritos.

Sopro de Still

É o sopro inocente mais encontrado em crianças; tem timbre vibratório, musical, como um som obtido dedilhando uma corda retesada de instrumento musical (Figura 78.8). A faixa etária em que é mais perceptível está compreendida entre 2-6 anos de idade, podendo contudo já haver na lactância e se estender até a adolescência. Compõe-se de baixa a média frequência, restringindo-se ao período protossistólico. Varia de grau 1-3, com ausculta mais intensa em rebordo esternal esquerdo baixo, podendo se irradiar até o ápex. Mais intenso no decúbito dorsal, diminui na posição ortostática.

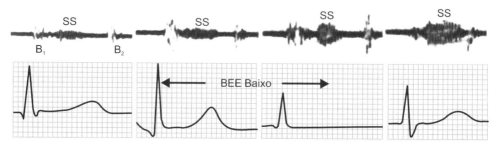

Figura 78.8 Quatro exemplos de sopro de Still mais bem audível ao longo da borda esternal esquerda baixa. Quarto caso de uma criança de 5 anos com febre; o sopro desapareceu após normalização da temperatura.

Sopros: Diagnóstico na Infância **797**

Gênese

Provavelmente relacionada com a presença de falsos tendões ventriculares, embora se questione a ejeção pela valva pulmonar, o deslocamento do sangue no ventrículo ou mesmo um estreitamento fisiológico da via de saída do ventrículo esquerdo.

Sopro de Fluxo Pulmonar

Protossistólico ou mesossistólico, restringindose ao segundo espaço intercostal esquerdo (foco pulmonar) e ao terceiro. Intensidade de grau 2-3. Diferentemente do sopro musical de Still, o sopro de fluxo pulmonar é áspero, sendo também mais audível em decúbito dorsal, especialmente se a criança prender a expiração, manobra essa que intensifica o sopro. Diminui na posição ortostática e em inspiração mantida. Há uma relação com deformidade da parede torácica (*pectus excavatum*, dorso reto ou cifoescoliose) que certamente comprime e aproxima a via de saída do ventrículo direito à parede torácica.

Diagnóstico Diferencial com Sopros Patológicos

- *CIA*: outros elementos da semiologia cardíaca ajudam na diferenciação do sopro da CIA, que se traduz por um sopro de hiperfluxo pela valva tricúspide. Não se observa no sopro inocente impulsão de mesocárdio (que aponta para aumento do ventrículo direito na CIA), sendo o desdobramento de B_2 fisiológico (à diferença da CIA, que costuma cursar com desdobramento amplo de B_2).
- *EPV*: em relação ao diferencial com a EPV, nota-se que no sopro inocente de fluxo pela valva pulmonar não há frêmito nem EPS de ejeção, e a duração do sopro não é longa. Todos esses três últimos elementos estão presentes na EPV, além da hipofonese da B_2 ($\downarrow$ P2).

Sopro de Estenose das Artérias Pulmonares

A turbulência causada pela estenose relativa ou angulação da artéria pulmonar esquerda após o fechamento fisiológico do canal arterial é causa comum de sopro no recém-nascido e no lactente jovem, tendendo a desaparecer entre o quinto e o sexto mês de vida. Habitualmente o sopro é suave, protomesossistólico, de grau 1-2, audível em região infraclavicular esquerda e/ou direita, região axilar e dorso. A segunda bulha caracteristicamente é normal. Tais sopros ocorrem porque na vida fetal a artéria pulmonar principal é uma estrutura relativamente dilatada, já que recebe grande parte do sangue derivado do débito cardíaco procedente do ventrículo direito, sendo logo em seguida desviado através do dueto arterioso para a aorta. As artérias pulmonares direita e esquerda, que se originam da artéria pulmonar principal, como ramos laterais, são relativamente pequenas, uma vez que recebiam pouco fluxo na vida intrauterina. Após o nascimento, os pulmões se expandem, persistindo contudo uma disparidade relativa por algum tempo. Ressalte-se ainda que as artérias pulmonares emergem em ângulos agudos a partir da artéria pulmonar principal, explicando-se em parte a turbulência sanguínea criada. Axilas e dorso são os locais preferenciais para auscultar esse sopro; a taquipneia fisiológica do recém-nascido dificulta a sua identificação, haja vista a semelhança do tom suave do sopro com a do murmúrio respiratório. Com frequências cardíacas mais baixas, o sopro se intensifica, pois o volume sanguíneo tende a aumentar.

Um alerta especial deve ser dado em relação às estenoses significativas das artérias pulmonares em situações patológicas que cursam com tais estreitamentos ou mesmo hipoplasia das estruturas (síndrome de William e na rubéola congênita). Nesses casos, o sopro tende a ser mais intenso e mais duradouro, estendendo-se além de B_2, ocorrendo em crianças após os primeiros meses de vida.

Sopro Sistólico Supraclavicular ou Braquiocefálico

Em crianças e adultos jovens, pode-se ouvir um sopro mesossistólico nas regiões supraclaviculares com irradiação para o pescoço. Pode ainda ser auscultado, em menor intensidade, na região superior torácica. Apresenta intensidade máxima com o paciente deitado ou sentado; ao se hiperestender os ombros, levando os cotovelos até o dorso, o sopro diminui ou desaparece, sobretudo se a manobra for executada com rapidez.

Gênese

Turbulência de sangue nos vasos braquiocefálicos ao saírem da aorta.

Sopro Sistólico Aórtico

Ocorre em crianças maiores e adultos; ejetivos, mesossistólicos, predomínio pela área aórtica. Situações que aumentam o débito cardíaco (ansiedade excessiva, anemia, hipertireoidismo, febre) podem dar origem a esse sopro de fluxo pela valva aórtica.

Lembrar que, em atletas, pode-se ouvir sopros sistólicos curtos, "em losango", durante as frequências cardíacas mais baixas.

Diagnóstico Diferencial

Miocardiopatia hipertrófica (MH) forma obstrutiva: valorizar a história familiar, morte súbita em indivíduos jovens, em especial durante ou após atividade física intensa. A manobra de Valsava intensifica o sopro sistólico na MH, ao passo que a posição de cócoras, aumentando o retorno venoso ao coração, tende a diminuí-lo. Isso ocorre porque nessa posição se afasta mais o folheto anterior da valva mitral do septo interventricular, reduzindo a obstrução dinâmica da via de saída do ventrículo esquerdo.

Rumor Venoso

É a modalidade de sopro contínuo inocente mais encontrada, sendo sua detecção melhor na base do pescoço, lateralmente ao músculo esternocleidomastóideo. Tende a ser mais intenso na região cervical direita, estando a criança sentada. Em geral é grau 3, podendo ser mais intenso. O rumor venoso desaparece ou diminui bastante de intensidade ao se comprimir a veia jugular ou ao girar a cabeça do paciente em direção ao lado do sopro.

Gênese

Turbulência na veia jugular interna e na veia subclávia ao entrarem na cava superior ou angulação da veia jugular interna ao passar sobre o processo transverso do atlas.

Sopro da Artéria Mamária

Geralmente descrito ao término da gestação e em mulheres lactantes, podendo mais raramente ser encontrado na adolescência. Mais bem audível sobre a mama. Pode variar de um dia para o outro e desaparece no fim da lactação.

Bibliografia

1. Brauwald E, Perloff OR. Physical examination of the heart and circulation. In: *Heart disease — a text book of vascular medicine*. 6. ed. New York: W.B. Saunders, Braunwald/Zipres/Libbly, 2001, p. 45.
2. Chang AC, Hanley FL, Wernousky G, Wessel DL. *Pediatric cardiac intensive care*. New York: Williams & Wilkins, 1998.
3. Ebaid M. *Cardiologia em pediatria*. São Paulo: Roca, 2000.
4. Emmanovilides GC, Adams M. *Heart disease in infants, children and adolescents*. 6. ed. Lippincott: Williams & Wilkins, 2001.
5. Emmanovilides GC, Baylen BG. *Neonatal cardiopulmonary distress*. Year Book Medical Publishers, Inc. 1988.
6. Kohinger ME. Assessment of heart murmurs in childhood. *J Pediatr* (RJ). 2003; 79 Suppl 1:S87-96.
7. Pelech AN. The physiology of cardiac auscultation. *Pediatr Clin North Am* 2004; 51(6):1515-35.
8. Poddar B, Basu S. Approach to a child with a heart murmur. *Indian J Pediatr* 2004; 71(1):63-6.
9. Santana MVT. *Cardiopatias no recém-nascido — diagnóstico e tratamento*. São Paulo: Atheneu, 2000.
10. Michael AC. Cardiac auscultation: rediscovering the lost art. *Curr Probl Cardiol* 2008; 33: 326-408.

CAPÍTULO 79

Rita de Cássia Coelho Moraes de Britto

Tosse Aguda e Crônica

A tosse é um dos sintomas mais frequentes na prática do pediatra e uma das principais causas de uso inadequado e desnecessário de medicação na pediatria.

É atribuído a esse sintoma grande número de absenteísmo escolar e de falta ao trabalho pelos pais. Gera, ainda, elevado custo ao serviço de saúde, pois acaba induzindo o médico à realização de exames complementares, além de criar grande ansiedade e angústia aos pais.

A tosse é um importante mecanismo de defesa do trato respiratório que, juntamente com o sistema mucociliar, enzimas, sistema linfático e mecanismos imunes, forma excepcional barreira para os vários tipos de agressões que continuamente atingem o aparelho respiratório. Juntamente com o sistema mucociliar, é o principal mecanismo de depuração para a proteção das vias respiratórias inferiores com relação à entrada de partículas oriundas do meio ambiente. Seu mecanismo protetor permite a eliminação das secreções das vias respiratórias, proteção contra aspiração de secreções e corpo estranho.

Por outro lado, é importante fator na disseminação de microrganismos presentes nas vias respiratórias, contribuindo na transmissão de diversas doenças, como tuberculose, coqueluche etc.

Após a chegada do estímulo irritativo (químico, mecânico, térmico ou inflamatório) nos receptores da tosse (localizados em toda a mucosa das vias respiratórias superiores até a bifurcação dos brônquios de médio calibre, seios paranasais, conduto auditivo externo, membrana timpânica, pleura, pericárdio, diafragma, estômago e esôfago), esse estímulo é conduzido pelo nervo vago até o centro da tosse no cérebro, localizado difusamente na medula. Não se sabe ao certo o local exato desse centro, de onde partem os impulsos eferentes através dos nervos vago, frênico e outros nervos motores, estimulando a laringe, a árvore traqueobrônquica, os músculos constritores torácicos e abdominais, desencadeando o ato de tossir. A tosse é um ato reflexo.

A tosse se inicia com uma inspiração profunda e rápida, seguida do fechamento da glote, contração dos músculos expiratórios, elevação dos níveis pressóricos nas regiões subglóticas, pleural, abdominal, circulatória, cerebral e intraocular. A glote se abre ocorrendo a passagem de um fluxo de ar rápido que remove as secreções respiratórias. Essas secreções são então arremessadas na boca. Esse mecanismo pode ocorrer voluntária ou involuntariamente.

A tosse pode ser classificada de acordo com vários critérios. Quanto ao *tempo de duração* em:

- *Aguda*: tosse com duração menor que 3 semanas.
- *Subaguda*: tem duração de 3-4 semanas (nesse grupo geralmente estão incluídos os pacientes com tosse que persiste após infecção).
- *Crônica*: tem duração de mais de 4 semanas.

Quanto às suas *características* pode ser:

- *Seca*: quando não há presença de secreções, a tosse é irritativa, podendo ser paroxística, estridulosa, ladrante etc. Algumas causas de tosse seca são asma, aspiração de corpo estranho, irritantes inalatórios e agentes infecciosos como *B. pertussis*, *Chlamydia* e outros. A tosse seca pode evoluir para produtiva.
- *Produtiva*: é caracterizada por secreção. Na criança pequena, a secreção será arremessada à boca e, como não sabe escarrar, realizará a deglutição desse conteúdo ou o eliminará por vômito. Algumas doenças se caracterizam por levar à produção maior de secreções no nível do trato respiratório, determinando o tipo de tosse produtiva, como pode ser observado em infecções virais ou bacterianas, discinesia ciliar primária, fibrose cística, fístulas traqueoesofágicas, doença do refluxo gastroesofágico (DRGE), infecções respiratórias recorrentes etc.

Quanto à *eficácia*, pode ser:

- *Eficaz*: quando desempenhar adequadamente sua função de toalete do aparelho respiratório; quanto maior for a fase inspiratória da tosse, melhor será seu papel na expulsão de secreções.
- *Ineficaz*: quando há fatores que interferem no reflexo da tosse ou alteram a sua capacidade de limpeza da via respiratória. É o que ocorre em pessoas que têm a musculatura respiratória comprometida devido a lesões neuromusculares, alterações na propriedade reológica do muco, deformidades da caixa torácica ou das vias respiratórias.

Quadro 79.1 Classificação da tosse

Tempo de duração	Tipo de tosse	Quanto à eficácia
Aguda Menor que 3 semanas	**Seca** Quando não há secreções	**Eficaz** Quando desempenhar adequadamente sua função de toalete do aparelho respiratório
Subaguda 3-4 semanas	**Produtiva** Presença de secreção	**Ineficaz** Na presença de fatores que interfiram no reflexo da tosse ou que alterem sua capacidade de limpeza da via respiratória
Crônica Mais de 4 semanas		

DIAGNÓSTICO

A tosse é um sintoma que pode ocorrer em grande variedade de doenças pulmonares e extrapulmonares, sendo de fundamental importância a elucidação de sua etiologia. Na investigação diagnóstica de tosse, história clínica detalhada, abordando fatores de exposição ambiental (fumo, poeira, odores fortes, fumaça, exposição a animais etc.), história parental e da criança de alergia (dermatite, alergia alimentar e medicamentosa, urticárias, rinites e asma), doenças respiratórias prévias (bronquiolite, pneumonias, tuberculose), melhora com uso de drogas, aspiração de corpo estranho, são fundamentais para apontar em que direção o médico deve prosseguir na investigação da sua etiologia.

O diagnóstico está alicerçado na história clínica e em achados de exame físico para, a partir deles, se direcionarem os exames laboratoriais a serem solicitados. A avaliação clínica é abrangente devido à multiplicidade de causas e deve seguir a sequência normal e detalhada de uma consulta médica.

Inicialmente, a história clínica deve ser clara, precisa e ter cronologia em relação aos fatos e ao aparecimento dos sintomas. Alguns aspectos deverão sempre ser abordados no paciente com essa queixa: história neonatal, alimentação, engasgos, possibilidade de aspiração de corpo estranho, alergias, dermatites, contato com doentes de tuberculose, tratados ou não, história familiar de asma, bronquite, tosse crônica, fibrose cística, contato e/ou exposição a fatores ambientais (fumaça de cigarro, tinta fresca, almofadas, tapetes, carpetes, objetos guardados, mofo etc.), drogas utilizadas, tempo de uso, efeitos colaterais observados e respostas (agentes betabloqueadores, inibidores da ECA, drogas antineoplásicas, nitrofurantoína etc). Importante é caracterizar o tipo de tosse, a sua intensidade, a interferência com o sono e outras atividades do dia, a duração e o aspecto da secreção, entre outros. Na criança, geralmente, a tosse vem associada a outros sintomas que poderão guiar a investigação.

O exame físico deve ser minucioso e completo, incluindo a análise do crescimento ponderoestatural, o desenvolvimento neurológico, malformações da caixa torácica e do abdome. Observar indícios de doença sistêmica (gravidade e cronicidade como hipóxia, baqueteamento digital, cianose ou outros aspectos), alterações dermatológicas, cardíacas e abdominais, entre outros. A semiótica respiratória deve incluir inspeção, palpação e ausculta detalhadas.

No roteiro diagnóstico da tosse crônica na infância, a radiografia de tórax é, na maior parte das vezes, o exame inicial da investigação.

Devido à multiplicidade de causas de tosse, é imprescindível que se determine sua etiologia para que o tratamento seja direcionado à causa e não ao sintoma.

TOSSE AGUDA

Na abordagem do diagnóstico diferencial das causas de tosse leva-se em consideração inicialmente a sua classificação quanto ao tempo de duração. Doenças que cursam com tosse aguda deverão ter abordagem diferente daquelas condições em que a tosse persiste por um período de tempo superior a 3 semanas.

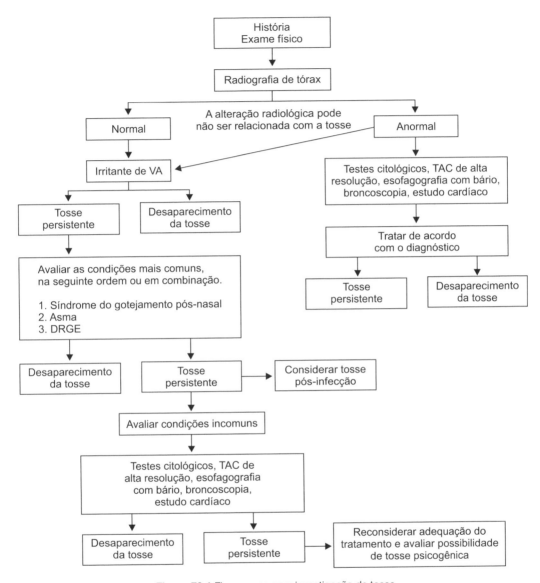

Figura 79.1 Fluxograma para investigação de tosse.

Quadro 79.2 Causas de tosse aguda

Rinofaringite aguda
Faringite aguda
Laringite aguda
Laringotraqueobronquite aguda
Bronquiolite aguda
Aspiração de corpo estranho
Pneumonias
Sinusite aguda

804 Diagnóstico Diferencial em Pediatria

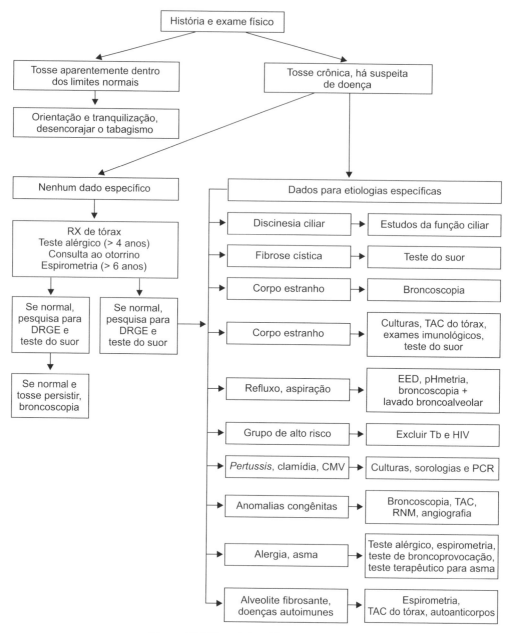

Figura 79.2 Diagnóstico diferencial de tosse.

TOSSE CRÔNICA

A abordagem da tosse crônica deve ser distinta daquela sugerida para os pacientes com tosse aguda, pois habitualmente esse é um sintoma relacionado com as mais diversas afecções, sendo necessário estabelecer a relação causal entre o sintoma, a tosse, e sua etiologia, de modo a direcionar corretamente o diagnóstico.

Tosse Aguda e Crônica **805**

Na avaliação clínica, algumas informações podem ser muito úteis na identificação do fator causal (Quadro 79.3).

Assim como na tosse aguda, várias são as possibilidades de diagnóstico do paciente que tem como sintoma principal a tosse. Entretanto, nas diversas faixas etárias podemos encontrar condições distintas que levam o paciente a apresentar esse sintoma.

Algumas anomalias congênitas podem estar associadas à tosse, sobretudo em lactentes jovens. A tosse geralmente é decorrente da compressão da traqueia e dos brônquios. Pode estar associada a estridor ou dificuldade respiratória durante a alimentação. Em pacientes com esses sintomas, devem ser lembradas malformações como duplo arco aórtico, artéria inominada anômala, artéria pulmonar ocluída, anomalia dos grandes vasos, traqueomalácia, sequestro pulmonar, cisto broncogênico e tumor congênito de mediastino.

Algumas cardiopatias congênitas que levam à hipertensão pulmonar ocasionam compressão brônquica e podem cursar com tosse crônica associada a dificuldade respiratória (defeito septal ventricular, ducto arterioso patente, estenose pulmonar, tetralogia de Fallot etc.). Diante da suspeita clínica de tosse dessa etiologia, esses pacientes devem ter uma avaliação cardiológica cuidadosa, com realização de exames a depender da possibilidade diagnóstica; entretanto, a radiografia de tórax já permite uma avaliação da área cardíaca, enquanto o ecocardiograma fornecerá informações quanto à presença de malformações e níveis pressóricos pulmonares.

Entre todas essas possíveis etiologias, aquelas que mais frequentemente estão associadas à tosse crônica na criança são asma, DRGE e síndrome do gotejamento pós-nasal (sinusite, rinite alérgica). Pode haver associação dessas enfermidades em um mesmo paciente como, por exemplo, asma e DRGE.

Atualmente tem sido observado que a tosse crônica sem sibilância, em crianças, pode ter como etiologia fatores ambientais como tabagismo dos pais, partículas derivadas da combustão, frequência a creches, exposição a inseticidas e animais no domicílio.

Quadro 79.3 Abordagem do diagnóstico do paciente com tosse

História clínica	Exame físico
Características da tosse	Condições gerais: peso, estatura, IMC, inspeção, auscultação, palpação cardíaca e respiratória
Tipo de tosse	
Duração da tosse	Observar cianose, baqueteamento digital, deformidade torácica e abdominal
Intensidade/frequência	
Exposição a irritantes/poluentes: fumo, poeira, odores fortes, fumaça, exposição a animais etc.	Desenvolvimento neurológico
	Indícios de doenças sistêmicas ou crônicas
Fatores desencadeantes/agravantes	
Medicações/fatores de alívio	
Antecedentes pessoais e familiares, como prematuridade, uso prolongado de oxigênio, dermatite, alergia alimentar e medicamentosa, urticárias, rinites e asma, atopia entre familiares	
Doenças respiratórias prévias (bronquiolite pneumonias, tuberculose)	
Outras condições, como cardiopatia, fibrose cística, síndromes genéticas, regurgitações frequentes, cianose, aspiração de corpo estranho etc.	

806 Diagnóstico Diferencial em Pediatria

Quadro 79.4 Causas de tosse crônica

Faixa etária	Causas de tosse
Recém-nascidos	Infecções de vias respiratórias por vírus Irritação das vias respiratórias por poluentes (fumaça) Pneumonia por *Chlamydia* DRGE Fístula traqueoesofágica Fenda palatina Paralisia das cordas vocais Doença cardíaca congênita
Lactentes	Infecções virais Hiper-reatividade das vias respiratórias Sinusite subaguda e crônica Irritação das vias respiratórias por fumo Aspiração de corpo estranho Pneumonias
Escolares	Infecções virais Hiper-reatividade das vias respiratórias Sinusite Irritantes das vias respiratórias Rinite alérgica Fibrose cística Pneumonia por tuberculose
Adolescentes	Infecções virais e bacterianas Hiper-reatividade brônquica Sinusite Inalação de irritantes respiratórios Tosse psicogênica Discinesia ciliar primária

Bibliografia

1. Bricks LF. Judicious use of medication in children. *J Pediatr* (RJ) 2003; 79(Supl. 1):S107-S1.
2. Chang AB, Glomb WB. Guidelines for evaluating chronic cough in pediatrics: ACCP evidence-based clinical practice guidelines. *Chest* 2006 ;129(1 Suppl):260S-83S.
3. Chang AB, Landau LI, Van Asperen PP et al. Cough in children: definitions and clinical of the Thoracic Society of Australia and New Zealand. *MJA* 2006; 184 (8):398-403.
4. Chung KF, Pavord ID. Prevalence, pathogenesis, and causes of chronic cough. *The Lancet* 2008, 371 (9621):1364-1374.
5. De Blasio F, Dicpinigaitis PV, Rubin BK et al. *An observational study on cough in children: epidemiology, impact on quality of sleep and treatment outcome*. Cough 2012, 8:1 http://www.coughjournal.com/content/8/1/1.
6. Diretrizes brasileiras no manejo da tosse crônica. *J Bras Pneumol* 2006; 32(supl. 6):S403-S446.
7. Ford AC, Forman D, Moayyedi P, Morice AH. Cough in the community: a cross sectional survey and the relationship to gastrointestinal symptoms. *Thorax* 2006; 61:975-979.
8. Hay AD, Wilson AD. The natural history of acute cough in children aged 0 to 4 years in primary care: a systematic review. *British Journal of General Pratice*, May 2002.
9. Morice AH and committee members. The diagnosis and management of chronic cough. *Eur Respir J* 2004; 24:481-492.
10. Pavarod IA, Chung KF. Management of chronic cough. *The Lancet* 2008; 371(9621):1375-1384.

CAPÍTULO 80

Emanuel Sávio Cavalcanti Sarinho

Urticária

Urticária é síndrome bastante comum e estima-se que uma em cada cinco pessoas apresente pelo menos um episódio durante a vida. As lesões típicas são caracterizadas por pápulas ou placas eritematoedematosas fugazes que ficam brancas sob pressão em decorrência da presença de vasos dilatados e edema da derme, em geral pruriginosas, em alguns podendo coalescer e, nesses casos, persistir além de poucas horas. Quando mais intensa, caracteriza-se por vir associada a angioedema em boa parte dos casos.

Angioedema é a expressão do acometimento da derme profunda, de tecidos subcutâneos e submucosos, podendo envolver face, língua, extremidades, genitália, aparelho respiratório e trato gastrointestinal. Pode vir isolado, constituindo a mesma entidade nosológica ou ser expressão de outras condições distintas, como o angioedema hereditário.

A forma mais simples de demonstração experimental de urticária é aquela que aparece dentro de minutos após a injeção de histamina através da camada da pele do modelo animal. O mecanismo-chave para a liberação de histamina, na maioria dos casos, é a clássica combinação do alérgeno com o anticorpo do tipo IgE na superfície dos basófilos e dos mastócitos. As principais reações à histamina e a outros mediadores na urticária são prurido, aumento da permeabilidade vascular, vasodilatação com o consequente eritema e um reflexo axonal que aumenta a extensão das lesões. A urticária pode ser induzida por alérgeno através de qualquer rota: oral, inalada ou mesmo por contato com a pele.

As lesões urticariformes usualmente podem ocorrer em qualquer parte do corpo e tendem à resolução em até 24 horas na maioria dos casos; apresentam-se como placas circunscritas ou coalescentes, eritematosas, acompanhadas, frequentemente, de prurido ou, em alguns casos, de sensação dolorosa ou em queimação. Inicialmente apresentam palidez central envolvida por um halo de eritema, mas à medida que progridem tendem a assumir coloração uniforme e eritematosa. As placas ocorrem mais frequentemente nas extremidades e no tronco, mas podem acometer qualquer parte do corpo.

A classificação das urticárias favorece o diagnóstico e o manejo.

Quanto à *evolução*, considera-se *urticária aguda* aquela que não ultrapassa 4-6 semanas de duração, enquanto a *urticária crônica* é definida quando as lesões persistem por mais de seis semanas, de forma contínua ou recorrente. Menos de um terço dos casos de urticária são crônicos. Pode acometer indivíduos de todas as faixas etárias, porém é mais frequente nos adultos e adolescentes, e nesse grupo etário mais comum nas mulheres que nos homens. As *urticárias físicas* são consideradas um subtipo de urticária crônica em que as urticas são induzidas por estímulo ambiental, como calor, frio, água, pressão sobre a pele, exercício, vibração ou exposição solar. Provavelmente, resultam de maior sensibilidade das células mastocitárias a tais condições, porém o mecanismo patogênico exato ainda não foi elucidado.

É importante ressaltar esses conceitos porque alimentos raramente encontram-se implicados como causa de urticária crônica, enquanto é mais frequente em urticária aguda. Da mesma forma na investigação complementar da urticária crônica, a investigação laboratorial deve explorar a suspeita clínica, evitando-se custos desnecessários e que pouco beneficiam o paciente.

Quanto ao *mediador principal*, a urticária pode ser histaminérgica, que se apresenta com grandes placas e contornos geográficos, representando a maioria dos casos. A urticária colinérgica apresenta-se na forma de lesões pequenas e disseminadas, principalmente em membros inferiores, estando mais relacionada com estímulos físicos.

Quanto à *gravidade*, a urticária pode ser leve (lesões esparsas, sem angioedema), moderada (lesões grandes, múltiplas, com prurido intenso e/ou angioedema) e grave (quando, além da pele, há acometimento de outro sistema orgânico; nesses casos deve ser considerada e tratada de imediato como anafilaxia).

Quanto à *resposta ao tratamento*, considera-se como sensível aquela urticária que responde satisfatoriamente aos anti-histamínicos anti-H1 e resistente aquela que persiste sintomática apesar de mais de 48 horas de tratamento adequado.

Conforme já mencionado, até 20% das crianças e adolescentes podem apresentar um episódio de urticária aguda. É uma condição autolimitada que se resolve em 24 horas ou em poucos dias. Comumente decorre de uma infecção viral infantil, de reação alérgica a drogas ou a alimentos. Assim vem o aprendizado de que a degranulação mastocitária nem sempre é expressão de doença alérgica.

A etiologia pode ser óbvia no paciente que chega ao pronto-atendimento com urticária aguda após uso de anti-inflamatórios ou que apresenta ataques repetidos de urticária após picada de insetos ou placas repetidas quando em contacto com o frio. Mas, em alguns casos, é um verdadeiro desafio para o médico.

Muitos fatores podem precipitar um quadro de urticária e necessitam ser investigados adequadamente na história clínica e no exame físico. Sempre é bom perguntar: *Está usando alguma medicação? Alimentou-se com algum produto não habitual? Encontra-se com astenia ou está resfriado?* Um exame físico adequado deve contemplar o exame da pele, linfonodos, olhos, orofaringe, articulações, pescoço, ouvidos, coração, pulmões e abdome, no esforço de encontrar alguma condição de base associada (doença do tecido conjuntivo, aumento da tireoide, aumento de linfonodos etc.). A presença de manifestações concomitantes, como desconforto respiratório, hipotensão ou sintomas gastrointestinais, sugere uma anafilaxia. Nessas oportunidades, exige-se intervenção imediata, e a investigação fica para mais tarde. É importante tratar com adrenalina e suporte vital esses pacientes em emergência médica.

Na ausência da implicação de um possível agente etiológico pela história e exame físico, pode-se pensar na ajuda de exames complementares. O hemograma pode ser útil em revelar eosinofilia sugerindo uma urticária alérgica; o estudo de enzimas hepáticas auxilia a comprovar a integridade hepática, e a pesquisa de estreptococos em orofaringe pode ajudar quanto a uma etiologia infecciosa. Contudo, a solicitação de exames deve ser norteada pelo raciocínio clínico, pela gravidade e persistência do quadro de urticária.

Pacientes pediátricos com urticária crônica têm sido uma condição cada vez mais frequente, necessitando de investigação mais ampla das várias possibilidades diagnósticas, descritas a seguir. Infelizmente, muitas vezes, apesar da adequada investigação, a etiologia da urticária crônica não chega a ser adequadamente estabelecida.

Um roteiro de *diagnóstico diferencial*, partindo dos prováveis agentes etiológicos de síndrome urticariforme aguda para quadros progressivamente crônicos, é apresentado a seguir:

- *Urticária por vírus.* Tem sido cada vez mais valorizada a participação de vírus como a causa mais comum na gênese de quadros de urticária aguda em pediatria. Rinovírus, adenovírus, vírus sincicial respiratório e enterovírus têm sido incriminados como causas comuns. Urticária também pode ser manifestação prodrômica de mononucleose e de hepatites A, B e C. Esses agentes desencadeiam ativação imune, com formação de imunocomplexos e/ou ativação do complemento e/ou degranulação mastocitária direta.
- *Urticária por medicamentos.* É uma das causas comuns de urticária aguda e angioedema. Deve sempre ser investigada. As drogas mais frequentemente envolvidas são analgésicos e anti-inflamatórios não hormonais (aspirina, acetaminofeno, dipirona, ibuprofeno e diclofenaco), antibibióticos (penicilina/derivados e outros antibióticos/quimioterápicos como eritromicina, ciprofloxacina, sulfatrimetoprima e outros), anticonvulsivantes (fenobarbital, hidantoína, ácido valproico) e medicamentos cada vez mais utilizados em pediatria, como inibidores da enzima de conversão, codeína, morfina e outros. A reação aos meios de contraste também pode ser implicada. É importante ressaltar que qualquer medicamento pode ser causa de urticária, tanto uma vitamina como um anti-helmíntico.
- *Urticária por alimentos.* É outra causa comum de urticária aguda em pediatria. Os alimentos mais incriminados são camarão, peixe, moluscos, chocolate, amendoim, nozes e castanhas. Nesses casos, as reações alérgicas tipicamente ocorrem de imediato ou em 30-60 minutos após o consumo do alimento. Leite, ovo e trigo podem ser desencadeantes em crianças de baixa idade, entretanto qualquer alimento pode ser o agente causal. Liberação não imunológica de histamina pode ocorrer após a ingestão de morangos, *kiwi*, alguns tipos de queijo, tomate, pimenta e pimentão. Da mesma forma, algumas bactérias presentes em alimentos contaminados (atum, sardinha) podem converter a histidina em altos níveis de histamina, gerando urticária por intoxicação alimentar.
- *Urticária por infecções bacterianas e vasculite infecciosa.* Em alguns casos de urticária aguda, e especialmente nas urticárias crônicas, pode-se suspeitar de etiologia bacteriana, principalmente quando há febre ou resposta débil à adrenalina. Infecções

por estreptococos e pneumococos podem se manifestar com síndrome urticariforme. Sinusite aguda pode vir acompanhada de urticária. Quando há queda do estado geral, deve-se pensar em vasculite por doenças infecciosas mais graves, como meningococcemia em fase inicial ou síndrome do choque tóxico; nesses casos, é comum a presença de púrpura como componente das lesões.

Em alguns casos de urticária crônica, a infecção por *Mycoplasma pneumoniae* tem sido incriminada, pois em alguns estudos observou-se melhora após o tratamento adequado. O mesmo tem sido relatado em relação ao *Helicobacter pylori*.

- *Urticária por parasitos.* As parasitoses, especialmente na fase aguda, na qual ocorre grande exposição alergênica ao hospedeiro, podem provocar urticária. São comuns casos de síndrome de urticária na esquistossomose aguda, na estrongiloidíase e na ascaridíase. Há relatos de casos de urticária crônica que melhoram após tratamento adequado de parasitoses intestinais. Pensar nessa possibilidade quando existe intensa eosinofilia.
- *Urticária por inalantes.* Pode ocorrer urticária após exposição a ácaros em pessoas hipersensíveis. Substâncias voláteis presentes em tintas, perfumes, inseticidas, desodorizantes de ambiente também podem ser fatores etiológicos ocasionais.
- *Urticária por picadas de abelhas e de vespas.* A reação a picadas de insetos como abelhas ou vespas pode ocasionar urticária ou até mesmo anafilaxia.
- *Urticária por corantes e aditivos alimentares.* Aditivos, tanto naturais quanto sintéticos, também podem ser fatores causais e não são inertes à saúde humana, como querem fazer crer, mas exageradamente incriminados e atualmente não são considerados causas frequentes de quadro de urticária crônica. Assim, o médico deve ter cuidado e, quando pensar nessa possibilidade, realizar anamnese adequada para verificar se o quadro é constante, com exposições repetidas e, sempre que possível, realizar teste de provocação. Os agentes mais incriminados são a tartrazina (corante amarelo-vermelho), o glutamato monossódico (usado na culinária chinesa e japonesa) e o metabissulfito de sódio (presente em alguns queijos e vinhos).
- *Urticária pelo exercício.* Frequentemente, é do tipo colinérgico, sendo considerada um tipo especial de urticária física pela maior frequência com que ocorre. Em alguns casos, pode ser acompanhada de anafilaxia, especialmente após refeição com alimentos ricos em carboidratos. Determinados alimentos como trigo, camarão, cereais e maçã podem desencadear anafilaxia em pacientes predispostos, após exercício pós-prandial.
- *Urticária física.* É aquela precipitada por frio, calor, luz solar e pressão. A repetição do quadro e o fato de as lesões se apresentarem em menor tamanho e duração inferior a duas horas lembram essa possibilidade. Em muitos casos, é acompanhada de dermografismo.
- *Urticária por contato.* Pode acontecer após contato imediato com determinadas substâncias como tecidos sintéticos, solventes e outros produtos químicos.
- *Urticária por fungos.* Há relatos de casos isolados de urticária, especialmente de evolução crônica, que melhoraram após o tratamento da candidíase. Entretanto, esses poucos relatos ainda necessitam de confirmação na literatura.

- *Urticária por vasculite autoimune.* Algumas vasculites e colagenoses em fase inicial podem manifestar-se com aparência urticariforme, como a doença de Kawasaki, o lúpus eritematoso sistêmico, a artrite crônica da infância e a esclerose múltipla. O início das lesões tende a ser insidioso, o prurido é de pouca intensidade ou ausente, a resposta à adrenalina é pobre e a localização geralmente predomina nos membros inferiores. Algumas vezes, a lesão é dolorosa, e não pruriginosa. Características interessantes são a tendência de persistirem por mais de 24-48 horas, serem fixas e apresentarem vários níveis de coloração.
- *Urticária como expressão de doenças sistêmicas.* A urticária pode ser expressão de uma doença da tireoide. Em pacientes com quadro crônico de etiologia a esclarecer, afecções da glândula tireoide devem ser descartadas. Urticária crônica pode representar ainda expressão de síndrome paraneoplásica em pacientes com linfoma, doença de Hodgkin ou outra neoplasia.
- *Eritema multiforme.* O eritema multiforme, menos frequentemente, envolve lesões que lembram morfologicamente a urticária e pode ser precipitado por agentes etiológicos semelhantes, como drogas e infecções. Uma fase prodrômica mais exagerada, acompanhada por febre, astenia, sensação de queimação e acometimento de mucosas, pode ocorrer naqueles pacientes que progridem para a síndrome de Stevens-Johnson, que é um processo potencialmente fatal.
- *Urticária da doença do soro.* A urticária é um dos componentes da doença do soro, afecção de hipersensibilidade mediada por imunocomplexos do tipo IgG em resposta ao uso de medicamentos, administração de soro heterólogo ou mesmo picada de insetos. O curso da doença é insidioso, variando de dias a semanas. Febre, artralgias e linfadenopatias são proeminentes.
- *Urticária pelo látex.* É uma causa comum de anafilaxia, mas também pode ocasionar quadros isolados de urticária. Especialmente de risco são os pacientes pediátricos que apresentam procedimentos hospitalares frequentes, como aqueles portadores de espinha bífida. Ainda pode ocorrer urticária pelo látex após exposição a balões e preservativos. É importante lembrar que pessoas com hipersensibilidade ao látex podem desenvolver reações alérgicas com certas frutas (banana, *kiwi*, abacate, maracujá, castanha), especialmente na forma de síndrome de alergia oral. Essa síndrome caracteriza-se por prurido na mucosa oral, às vezes acompanhado de espirros e de angioedema, ou até mesmo urticária ou eritema em região perioral.
- *Pênfigo bolhoso e dermatite herpetiforme.* Ambos são processos vesiculobolhosos de etiologia autoimune. As lesões iniciais são muito pruriginosas e claramente urticariformes. A simetria das lesões na dermatite herpetiforme e a progressão das lesões no pênfigo bolhoso para a típica bolha auxiliam no diagnóstico dessas doenças.
- *Mastocitose cutânea.* As lesões tendem a ser fixas, castanho-escuras e persistentes, constituindo os mastocitomas. Pode ocorrer o sinal de Darier, que é o aparecimento da lesão urticariforme enegrecida e eritema perilesional, após leve escoriação ou atrito.
- *Urticária de etiologia emocional.* É um diagnóstico basicamente de exclusão, havendo relatos de melhora da sintomatologia rebelde após psicoterapia e/ou uso de tran-

812 Diagnóstico Diferencial em Pediatria

quilizantes. Ocorre por fatores estressantes que aumentam a reatividade da pele aos estímulos que ocasionam o prurido.
- *Urticária por autoanticorpos*. É uma causa que cada vez mais vem sendo relatada nos casos de urticária em que não se consegue estabelecer o diagnóstico causal. Em mais da metade dos pacientes com urticária crônica, tida como idiopática, foram identificados autoanticorpos contra a subunidade alfa dos receptores de alta afinidade para a IgE, o que tem aberto um novo e interessante campo de estudo.
- *Urticária idiopática*. Quando, apesar de todos os esforços, o médico não chega à etiologia do quadro, o que pode ocorrer em muitos casos de urticária crônica, apesar da adequada investigação.

Bibliografia

1. BSACI guidelines for the management of chronic urticaria and angio-oedema. *Clin Exp Allergy*, 2007; 37:631-650.
2. Clarke P. Urticaria. *Aust Fam Physician* 2004; 33(7):501-3.
3. Graves MW. Chronic urticaria in childhood. *Allergy* 2000; 55(4):309-20.
4. Knowles A, Shapiro L, Shear NH. Drug eruptions in children. *Adv Dermatol* 1999; 14:399-415.
5. Kozmhinsky V, Carrera MC. Doenças dermatológicas. In: Alves JGB, Ferreira OS, Maggi RS, Correia JB. *Fernando Figueira — Pediatria*. Instituto Materno-Infantil de Pernambuco (IMIP), 4. ed. Rio de Janeiro: Guanabara Koogan, 2011.

CAPÍTULO 81

Ítalo Roberto Torres de Medeiros

Vertigem

INTRODUÇÃO

A vertigem é um sintoma que comumente associamos à vida adulta. No entanto, esse sintoma pode ser mais comum do que imaginamos na infância. Vertigens e tonturas são sintomas relacionados com a percepção alterada do "comportamento equilíbrio". O termo tontura representa de forma ampla a quebra dessa sensação de estabilidade, já que a vertigem corresponde particularmente a um tipo específico de tontura, aquela que roda. A vertigem é, portanto, a tontura com padrão.

Desde o nascimento, nosso labirinto (a orelha interna) está pronto para funcionar, e a maturação desse sistema, denominado vestibular, vai sofrendo um processo de "lapidação" até por volta dos 16 anos de idade. Durante esse processo, e graças à mielinização das vias neurais, surgem o engatinhar, o andar e por fim o correr. O labirinto, juntamente com a visão e a propriocepção, mantém as informações periféricas necessárias ao nosso cérebro, para que auxiliado pelo cerebelo possa tomar e controlar todas as reações motoras fundamentais para o equilíbrio.

A queixa espontânea de tontura e/ou vertigem em crianças realmente não é um fato comum, no entanto a anamnese ativa e direcionada surpreende com os achados. O primeiro motivo envolvido com essa afirmação é o fato de a criança não saber verbalizar seus sintomas. Acrescemos a isso a não valorização do sintoma pelos pais e parentes e, por fim, o desconhecimento de alguns colegas médicos sobre o assunto.

A prevalência no Brasil é ainda desconhecida, mas estudos populacionais na Finlândia e Escócia sugerem que 5,7-15% das crianças já tenham experimentado vertigem e/ou tonturas nessa faixa etária.

FISIOPATOLOGIA

Os sistemas vestibulares, visuais e proprioceptivos correspondem a estruturas que guardam uma relação de simetria entre os dois lados do corpo. Costumamos dizer que funcionam como se fossem uma balança. A quebra dessas informações de paralelismo entre um lado e outro geralmente vai resultar em tontura e/ou vertigem.

Entre todas as estruturas periféricas envolvidas no equilíbrio, o labirinto é aquele que possui a maior capacidade de detecção de frequências de movimento e, portanto, é o

814 Diagnóstico Diferencial em Pediatria

que tem maior sensibilidade para percepção dos deslocamentos, garantindo ao cérebro as informações da situação de posicionamento do corpo no espaço. A assimetria da função entre os dois lados gera a vertigem classicamente definida. Assim sendo, esse sintoma, de todas as tonturas descritas, é um dos que mais está relacionado com as disfunções do labirinto e das suas vias vestibulares periféricas. A tontura não rotatória, por sua vez, pode decorrer do comprometimento vestibular periférico bilateral (dos dois labirintos e/ou suas vias) ou ainda do sistema visual, do sistema proprioceptivo e do córtex cerebral. As tonturas decorrentes puramente do sistema visual ou proprioceptivo são muito raras na criança.

Os sintomas neurovegetativos comumente associados às disfunções do labirinto (náuseas, vômitos, palidez, sudorese etc.) decorrem da ativação do sistema parassimpático relacionado com o sistema vestibular periférico.

QUADRO CLÍNICO E DIAGNÓSTICO

Como em toda otoneurologia, a história da doença e sua evolução é imperativa para o reconhecimento sindrômico e até etiológico da doença. No caso das crianças, as informações "maternas" e/ou parentais desempenham importância crucial nesse diagnóstico. Os escolares, no entanto, já podem nos auxiliar nesse relato pessoal de sua sensação.

A anamnese detalhada da criança deve ser direcionada para o tipo de tontura ou mesmo do sintoma de apresentação, do tempo e evolução dessa tontura, queixas auditivas (surdez e zumbido), cefaleias, presença de torcicolos, comportamentos escolares cognitivos e sociais, desenvolvimento neuropsicomotor, cinetose, sintomas neuroautônomicos, quedas e problemas com brinquedos infantis.

No Quadro 81.1 apresentamos os sintomas e sinais mais observados em um grupo de 101 crianças vestibulopatas atendidas na Divisão de Otorrinolaringologia do Hospital das Clínicas da Faculdade de Medicina da Universidade de São Paulo (HC-FMUSP). Esse quadro representa a frequência do aparecimento dessas queixas no paciente com vestibulopatia.

Na maioria dos casos, o exame físico das crianças com vertigem e/ou tonturas é normal. A otoscopia compatível com otite média serosa, otite crônica simples ou mesmo colesteatoma pode sugerir, em algumas crianças com vertigem, que essas doenças podem estar associadas etiologicamente ao distúrbio do equilíbrio. Alterações nos exames de pares cranianos, coordenação, força e/ou reflexos são altamente indicativas de doença vestibular central. A cognição e a memória devem ser avaliadas de forma inicial para avaliar o grau de desenvolvimento da criança.

Por fim, os nistagmos assumem o seu papel dentro da otoneurologia. A busca por nistagmos vestibulares patológicos periféricos ou centrais reforça esse diagnóstico. No entanto, essa pesquisa é uma das mais difíceis dentro da avaliação da vertigem na infância. O bebê e a criança pré-escolar pouco contribuem para a visualização dos nistagmos espontâneos, semiespontâneos ou mesmo para as provas oculomotoras que avaliam a integridade do tronco encefálico (rastreio e sacada). Muitas vezes, a visualização desses nistagmos só é possível após longo condicionamento e uso da semiologia armada (eletronistagmografia).

Quadro 81.1 Sintomas e sinais encontrados em crianças com vestibulopatia

Sintomas e sinais	%	Sintomas e sinais	%
Cefaleia	85	Enurese noturna	37
Tonturas	84	Esbarrões	34
Alterações de comportamento	84	Medo de altura	30
Cinetose	77	Dificuldade de expressão da linguagem	28
Distúrbio do sono	77	Hipoacusia	29
Inquietude	72	Dificuldade de aquisição da linguagem	23
Choro sem etiologia	71	Dificuldade em subir escadas	23
Convulsões	69	Movimentos espásticos	22
Preferência por berço	61	Palidez	15
Problemas escolares	61	Atraso para andar	12
Otopatias	60	Atraso para sentar	10
Dores abdominais	59	Atraso para engatinhar	10
Zumbido	44	Sudorese	10
Queda	44	Cabeça pendente	9
Dificuldade com brinquedos	44	Atraso para ficar em pé	9
Medo de escuro	42	Pânico	8
Náuseas	38		

As manobras diagnósticas de Dix Hallpike e Head Roll podem avaliar a presença de nistagmo de posicionamento e definir a presença da labirintopatia denominada VPPB (vertigem paroxística postural benigna).

As provas de equilíbrio estático (Romberg) e dinâmico (Fukuda, Babinski-Weil e marcha) podem ajudar a identificar o grau de comprometimento do equilíbrio na criança, bem como sugerir a topografia central ou periférica da lesão.

A eletronistagmografia é o exame mais divulgado e consiste no registro gráfico dos movimentos oculares durante estímulos visuais e testes vestibulares. A avaliação dos movimentos oculomotores durante estímulos visuais sacádicos, de perseguição e otocinéticos visa à avaliação de seu ganho, latência e acurácia. Os testes vestibulares (provas rotatória pendular decrescente, decúbitos e calórica) avaliam os nistagmos de origem vestibular (simetria entre os lados, morfologia, amplitude, velocidade, latência e frequência). O exame é capaz de sugerir a origem topográfica da lesão vestibular (periférica ou central).

A audiometria é um importante instrumento para o diagnóstico em crianças maiores de 3-4 anos. Avalia a transmissão do som por meio da orelha externa e média, além da função coclear (labirinto anterior). Problemas na condução sonora sugerem o comprometimento da orelha externa ou média, enquanto perdas sensorioneurais são referenciadas à orelha interna (doença de Ménière, fístula perilinfática, malformações de orelha interna, trauma etc.).

816 Diagnóstico Diferencial em Pediatria

As disfunções metabólicas hoje são muito frequentes na faixa etária infantil, e um perfil laboratorial do estado metabólico-hormonal, que inclui hemograma, glicemia de jejum, colesterol, triglicérides e dosagem dos hormônios tireoidianos, é sempre solicitado. Para as crianças que apresentam instabilidade, queixas auditivas flutuantes, ingestão frequente de doces e açúcar livre, jejum prolongado e história familiar de diabetes, é indicada a curva glicoinsulinêmica de 3 horas para avaliação de hiperinsulinemia e hipoglicemia reativa.

A tomografia computadorizada (TC) e a ressonância magnética (RM) são úteis em crianças que apresentam vertigem associada a déficits neurológicos, cefaleia ou assimetria labiríntica, que sugiram doenças retrococleares, puramente neurológicas ou, ainda, em crianças que sofreram traumas cranianos.

DIAGNÓSTICO DIFERENCIAL DE VERTIGEM E/OU TONTURA

Discutiremos a seguir o diagnóstico diferencial das tonturas e, portanto, as manifestações clínicas mais encontradas nessa faixa etária.

Vertigem Paroxística Benigna da Infância

A vertigem paroxística benigna da infância (VPBI) é a doença mais frequente entre as nossas crianças com queixas de vertigem. A primeira descrição foi feita por Basser e é datada de 1964.

Caracteriza-se por um quadro abrupto e recorrente de crises de vertigens em crianças, geralmente escolares, sem fatores desencadeantes ou predileção por sexo e que podem durar de segundos a horas com resolução total do quadro após esse período. Durante a "intercrise", o paciente é assintomático e o exame absolutamente inocente. As crises são associadas a náusea, vômitos, palidez e sudorese. Cefaleia pode coexistir, mas não é fundamental para o fechamento do diagnóstico, conquanto seja relativamente comum. O enjoo ou mal-estar do movimento (que chamamos de cinetose) também habitualmente está presente no quadro em descrição. Queixas auditivas não são esperadas, e um nistagmo de topografia vestibular periférico pode ser observado no paciente. Na história familiar, antecedentes de migrânea costumam ser frequentes.

A Sociedade Internacional de Cefaleia (através da publicação da Classificação Internacional de Cefaleias — ICHD2) propõe que, para estabelecer o diagnóstico de VPBI, são necessários pelo menos cinco episódios de vertigens rápidas e súbitas (acompanhadas ou não de vômitos) com exame neurológico, audiometria e eletroencefalograma normais. Os testes vestibulares usualmente apresentam-se sem alterações nas intercrises.

Evoluem, na maior parte das vezes, satisfatoriamente, com resolução temporal do quadro na adolescência. Algumas crianças, no entanto, com repercussões clínicas, questões comportamentais e/ou fobias associadas à recorrência do quadro, demandam uma intervenção muito mais assertiva. A família precisa ser orientada quanto ao curso benigno da doença.

A cefaleia, quando presente, e com o passar dos anos, assume um padrão com características de migrânea em até 50% dos casos. Por esse motivo, acredita-se em uma relação entre VPBI e migrânea, e alguns autores consideram a vertigem paroxística beninga como equivalente da enxaqueca com repercussões vestibulares.

TORCICOLO PAROXÍSTICO DA INFÂNCIA

A primeira descrição dessa doença foi feita também na década de 1960, por Snyder. Trata-se de um quadro com episódios de torção cervical, com a cabeça rotacionada para o lado contralateral em bebê ou pré-escolar. Pode durar minutos a dias. A faixa etária dessa doença é habitualmente menor que na VPBI. O torcicolo costuma ocorrer sempre para o mesmo lado e pode ser acompanhado por náuseas, vômitos e palidez. O menor sente-se confortável com o desvio da cabeça, e a tentativa dos pais de correção resulta em choros intensos. Há uma tendência à resolução espontânea das crises por volta de meses ou anos, raramente ultrapassando 4-5 anos.

A teoria mais aceita para a fisiopatologia do torcicolo paroxístico em nossos dias considera que a postura assumida pela criança seja uma resposta proprioceptiva a uma disfunção labiríntica. Está também relacionada com o quadro de VPBI e com a própria enxaqueca, mas em um grupo de crianças com faixa etária menor.

OTITES MÉDIAS

Uma das primeiras condutas frente a uma criança com vertigem é a avaliação da otoscopia. Isso se deve ao fato de que as doenças da orelha média podem cursar com assimetria de informações labirínticas para o cérebro e, portanto, com o aparecimento da queixa de vertigem.

Alguns autores chegam a referir que isso seria a causa mais frequente de vertigem nessa faixa etária, mas na nossa experiência clínica diária a VPBI ainda representa a manifestação clínica mais comum.

Entre essas afecções, a mais relacionada é a otite média secretora ou serosa. No entanto, não podemos esquecer as disfunções tubárias, otites médias crônicas, colesteatomas e até perfurações timpânicas.

Comumente atribuímos a essas doenças queixas relativas à hipoacusia com repercussões sociais, cognitivas e comportamentais, mas essa doença pode estar associada ao desenvolvimento de queixas de distúrbios do equilíbrio. A associação entre o déficit de audição e as vertigens pode sugerir como causa do surgimento das tonturas a orelha média.

A audiometria assume papel fundamental, e a presença do nistagmo de caráter periférico pode ser observada nos pacientes sintomáticos. A justificativa para a disfunção da orelha interna vai desde a alteração do gradiente pressórico entre a orelha média e interna, como é visto na disfunção tubária com vertigem, até a entrada de toxinas inflamatórias na orelha interna vista nas otites secretoras ou, ainda, de agentes infecciosos (vírus ou bactérias) na região labiríntica. Nesse último caso, o quadro caracteriza a verdadeira "labirintite" e tem um curso mais grave, com surdez sensorioneural e sintomatologia autonômica marcante.

818 Diagnóstico Diferencial em Pediatria

NEURITE VESTIBULAR

A neurite vestibular, apesar de ter sua apresentação de forma semelhante à encontrada nos adultos, já teve vários agentes etiológicos virais descritos na faixa infantil, como adenovírus ou influenza. No adulto, a relação é predominantemente feita com o herpes simples.

A criança pode ter uma história, em até 60% dos casos, de infecção de vias respiratórias imediatamente anterior, desenvolvendo um quadro abrupto de vertigem com muitas náuseas e vômitos. Não existem queixas auditivas, e a audiometria normal é a mais comum. É possível encontrar nesse paciente agudo os nistagmos vestibulares de topografia periférica. A eletronistagmografia demonstra paresia (hiporreatividade) de um dos vestíbulos. A apresentação é muito sintomatológica, mas com o passar dos dias vai diminuindo até a resolução total do quadro.

VERTIGEM POSICIONAL PAROXÍSTICA BENIGNA

É uma doença que cursa com vertigem de caráter postural. Caracteriza-se por um quadro recorrente de vertigem que dura segundos e é desencadeada por uma movimentação específica da cabeça. A fisiopatologia está associada ao deslocamento de pequenas partículas de carbonato de cálcio para dentro dos anéis semicirculares da orelha interna. Felizmente são muito raras na criança e não deve ser confundida com a VPBI, que traz outro processo fisiopatológico, vinculado às migrâneas.

DOENÇA DE MÉNIÈRE

É outra manifestação clínica pouco frequente em crianças e, quando encontrada, aparece predominantemente em adolescentes. A vertigem surge associada à pressão em uma das orelhas (plenitude aural) e à queixa de hipoacusia e zumbido. Esse conjunto de sintomas habitualmente aparece simultaneamente, e, na audiometria, pode ser encontrada surdez sensorioneural. A fisiopatologia está associada a aumento de produção ou déficit de drenagem do líquido da orelha interna, a endolinfa. A esse processo fisiopatológico denominamos "hidropisia" ou hipertensão endolinfática. Menos de 2% do total dos pacientes acometidos são crianças.

MALFORMAÇÕES

As displasias de Mondini, aplasias de Michel, aquedutos vestibulares alargados, neurofibromatoses são algumas doenças de cunho genético ou congênito que eventualmente podem apresentar vertigem em seu curso clínico. A queixa de hipoacusia e/ou alterações audiométricas de perda de audição sensorioneural aliada aos achados de exames de imagem (tomografias computadorizadas e/ou ressonância magnéticas de mastoide, podem fechar o diagnóstico.

QUADROS CENTRAIS

A vestibulopatia puramente central é extremamente rara em criança, e a vertigem, por sua vez, não é um sintoma comumente encontrado nesse grupo etário portador de doenças neurológicas. Tonturas, convulsões, cefaleias, desmaios, sinais focais corticais, comprometimento de outros pares cranianos, alterações de força, motricidade e coordenação podem sugerir a presença dos quadros centrais. Doenças como esclerose múltipla, epilepsia temporal, tumores de tronco ou córtex, doença cerebelar e ataxia podem ser responsáveis pelos sintomas. Os quadros psiquiátricos, principalmente a histeria, podem ser reportados pelas crianças como tonturas. Sintomas ansiosos com crises de hiperventilação podem ajudar no diagnóstico da doença.

Bibliografia

1. Baloh RW, Honrubia V. Childhood onset of benign positional vertigo. *Neurology*, 1998; 50(5):1494-6.
2. Cohen HA, Nussinovitch M, Ashkenasi A et al. Benign paroxysmal torticollis in infancy. *Pediatr Neurol*, 1993; 9(6):488-90.
3. Choung YH, Park K, Kim CH et al. Rare cases of Ménière's disease in children. *J Laryngol Otol*, 2006; 120(4):343-52.
4. Cumberworth VL, Patel NN, Rogers W, Kenyon GS. The maturation of balance in children. *J Laryngol Otol*, 2007; 121(5):449-54.
5. Formigoni GGS, Simoceli L, Medeiros IRT. Avaliação otoneurológica e audiológica na criança. In: Diament A, Cypel S. *Neurologia infantil*. 4. ed. São Paulo: Atheneu, 2005. p.127-37.
6. Formigoni LG, Santoro PP, Medeiros IRT et al. Avaliação clínica das vestibulopatias na infância. *Rev Bras Otorrinolaringol*, 1999; 65(1):78-82.
7. Golz A, Netzer A, Angel-Yeger B et al. Effects of middle ear effusion on the vestibular system in Children. *Otolaryngol Head Neck Surg*, 1998; 119(6):695-9.
8. Jahn K, Langhagen T, Schroeder AS, Heinen F. Vertigo and dizziness in childhood – update on diagnosis and treatment. *Neuropediatrics*, 2011; 42(4):129-34.
9. Herraiz C, Calvin FJ, Tapia MC et al. The migraine: benign paroxysmal vertigo of childhood complex. *Int Tinnitus J*, 1999; 5(1):50-2.
10. Medeiros IRT, Bittar RSM. Vertigem na infância. In: Di Francesco RC, Bento RF. *Otorrinolaringologia pediátrica*. Barueri: Manole, 2009, p. 70-80.
11. Medeiros IR, Bittar RS, Pedalini ME et al. Vestibular rehabilitation therapy in children. *Otol Neurotol*, 2005;26(4):699-703.
12. Millichap JG, Yee MM. The diet factor in pediatric and adolescent migraine. *Pediatric Neurol*, 2003;28(1):9-15.
13. Ramos S, Ramos RF, Caovilla HH. Reabilitação vestibular. In: Campos CAH, Costa HOO. Tratado de otorrinolaringologia, 4. ed. São Paulo: Roca, 2002.
14. Riina N, Ilmari P, Kentala E. *Arch Otolaryngol Head Neck Surg*. 2005; 131:996-1000.
15. Zannoli R, Zazzi M, Muraca MC et al. A child with vestibular neuritis. Is adenovirus implicated? *Brain Dev*, 2006; 28(6):410-2.

CAPÍTULO 82

Margarida Maria de Castro Antunes

Vômitos

Os vômitos são respostas apropriadas para defender o organismo contra toxinas alimentares e outros agressores, porém são frequentemente ativados em diversas doenças na infância, sendo um dos sintomas mais relatados em consultório pediátrico.

FISIOPATOLOGIA DO VÔMITO

Os centros do vômito medular e do sistema nervoso central dão início e coordenam os eventos de náusea, regurgitações e vômito, assim como aos fenômenos autonômicos associados (taquicardia, salivação, taquipneia, sudorese e palidez cutânea) que acompanham as náuseas e vômitos.

Mecanismos que Originam os Vômitos

Distúrbios da motilidade do trato digestivo, especialmente os que causam retardo no esvaziamento gástrico, que pode ser ocasionado por doenças primárias do tubo digestivo (doença do refluxo gastroesofágico, gastroparesia, vômitos cíclicos da infância), doenças infecciosas virais (mononucleose infecciosa, rotavírus, hepatites virais), bacterianas (infecções do trato urinário, sepse, enteroinfecções bacterianas), alérgicas e metabólicas.

Reflexo vagal ativado por irritação da mucosa gástrica e esofágica desencadeado por toxinas alimentares, substâncias citotóxicas, radiação e distensão gástrica exacerbada.

Estimulação direta da região do centro do vômito no SNC, por drogas, estimulação nervosa ou alteração vascular.

Estimulação do sistema vestibular, o que ocorre em labirintopatias e síndromes vertiginosas, assim como na cinetose.

Os fenômenos inflamatórios levam a grandes alterações da função motora do tubo digestivo através do estímulo direto das células musculares e neurológicas por citocinas. Esse fato explica a associação de vômitos aos quadros de alergia às proteínas alimentares, visto que os fenômenos inflamatórios são acentuados nessa patologia.

Em infecções por alguns vírus (p. ex., rotavírus, mononucleose, herpes), além dos mecanismos inflamatórios ocorrem lesões diretas no sistema nervoso entérico. Essas alterações levam a retardo do esvaziamento gástrico e, consequentemente, a vômitos e recusa alimentar importante que muitas vezes persistem algum tempo após a resolu-

820

Vômitos **821**

ção do quadro infeccioso. Nas infecções por rotavírus, os vômitos e a recusa alimentar frequentemente são importantes e agravam a desidratação e a desnutrição das crianças acometidas.

Roteiro para Diagnóstico Diferencial da Criança com Vômitos

Alguns aspectos ajudam a direcionar o raciocínio clínico na investigação de vômitos:

* *Idade*: as causas mais prevalentes de vômito por faixa etária estão descritas no Quadro 82.1.
* *História clínica*: investigar os seguintes aspectos:
  a. Idade do início dos vômitos.
  b. Periodicidade: diária, cíclica, intervalo entre as crises.
  c. São espontâneos ou sempre vêm precedidos de tosse, choro, são provocados pela criança?
  d. Relação com a alimentação. Vômitos que ocorrem após engasgos durante o momento da alimentação sugerem que existe distúrbio de deglutição ou erro na técnica de alimentação.
  e. Relação com a tosse e outros sintomas respiratórios. Precede ou é consequência?
  f. Conteúdo: sangue, muco, bile, alimentos.
  g. Associação a outros sintomas: febre, diarreia, distensão abdominal, irritabilidade, distúrbios de comportamento, cefaleia, perda de peso, distúrbios visuais e do sono.

Quadro 82.1 Causas de vômitos prevalentes por faixa etária

Lactentes	Pré-escolares	Escolares	Adolescentes
Regurgitações infantis	Gastroenterites agudas	Gastroenterites agudas	Intoxicações alimentares
Doença do refluxo gastroesofágico (DRGE)	Intoxicações alimentares	Intoxicações alimentares	Gastroenterites agudas
	DRGE	Infecções sistêmicas	Infecções respiratórias
Alimentação excessiva	Infecções sistêmicas	Hepatite aguda	Enxaqueca
Gastroenterites agudas	Intoxicação exógena	Reação a medicamentos	Hepatite aguda
Alergias alimentares	Doença celíaca	Síndrome dispéptica	Síndrome dispéptica funcional
Infecções sistêmicas	Alergias alimentares	Doença péptica	Gravidez
Estenose hipertrófica do piloro	Malformações do tubo digestivo	Doença celíaca	Doença péptica
Malformações do tubo digestivo (bridas congênitas, má rotação intestinal)	Intussuscepção intestinal	Síndrome dos vômitos cíclicos	Distúrbios do apetite (anorexia nervosa, bulimia)
	Hipertensão intracraniana	Malformações do tubo digestivo (má rotação intestinal, vólvulos, bridas)	Intoxicação exógena (tentativa de suicídio, abuso de álcool, drogadição)
Doenças metabólicas (hiperplasia congênita de adrenal, galactosemia, tirosinemia, acidose tubular renal)	Doenças metabólicas	Apendicite aguda	Pancreatite aguda
		Distúrbios do apetite (anorexia, bulimia)	Colecistopatias
		Doenças metabólicas (porfiria aguda intermitente, distúrbios do ciclo da ureia)	Hipertensão intracraniana
Hipertensão intracraniana			Doença inflamatória intestinal
		Hipertensão intracraniana	Distúrbios psiquiátricos

822 Diagnóstico Diferencial em Pediatria

h. História alimentar detalhada: volume e conteúdo das refeições (volume excessivo, alimentação rica em aditivos químicos e irritantes gástricos).
- *Exame físico: observar*
  a. Estado de hidratação.
  b. Avaliação nutricional (curva de peso e estatura), pele e fâneros (sinais de desnutrição crônica, eczema atópico), sinais de obesidade (sugere hiperalimentação ou regurgitações funcionais).
- *Medida da pressão arterial*
  a. Exame do abdome (distensão, sinais de peristaltismo de luta, visceromegalias, dor localizada, dor difusa, sinais de irritação peritoneal).
  b. Exame neurológico completo: observar sinais de irritação meníngea, equilíbrio, exame de fundo de olho.

CAUSAS DE VÔMITOS

As causas de vômitos são divididas classicamente em obstrutivas e não obstrutivas.

Causas Obstrutivas

As causas obstrutivas mais frequentes estão listadas no Quadro 82.2. Os vômitos secundários a processos obstrutivos do trato digestivo são desencadeados por estimulação da inervação aferente do intestino. Quando ocorre obstrução abaixo do duodeno observa-se que os vômitos são corados por bile. Na ausência de obstrução, os vômitos repetidos causam refluxo do conteúdo duodenal para o estômago, também levando à ocorrência de vômitos tingidos por bile.

Procuramos discutir neste capítulo os principais diagnósticos diferenciais das crianças com vômitos crônicos, mais prevalentes ou com maior morbidade por faixa etária, excluindo as causas infecciosas que serão abordadas em capítulos específicos.

PRINCIPAIS SÍNDROMES CLÍNICAS COM VÔMITOS

Regurgitações Funcionais (Refluxo Gastroesofágico Funcional, Regurgitações do Lactente)

Regurgitações são relatadas por aproximadamente 70% dos pais e parentes de lactentes aos 4 meses de vida, diminuindo para 15% aos 7 meses de vida. Embora as regurgitações sejam os primeiros sintomas da doença do refluxo gastroesofágico (DRGE), elas são muito mais frequentes em crianças sadias do que em portadoras de doença.

Essa situação é causada pela imaturidade tanto anatômica quanto de motilidade do trato digestivo alto dos primeiros meses de vida somada à pequena capacidade gástrica da idade. Além disso, também contribuem a posição deitada adotada pelos lactentes jovens e o fato de a dieta nesse período ser predominantemente líquida.

Quadro 82.2 Causas de vômitos de origem obstrutiva, classificadas de acordo com a região do tubo digestivo acometida

	Congênitas	Adquiridas
Esôfago	Atresia de esôfago	Estenoses
	Anel vascular	Corpo estranho
	Acalasia	Doença de Chagas
		Doença do colágeno
Estômago	Membranas antrais	Bezoares
	Estenose do piloro	Corpo estranho
		Estenose ulcerosa do piloro
		Gastroenteropatia eosinofílica
	Atresia duodenal	Bridas pós-cirúrgicas
	Pâncreas anular	Doença de Crohn
	Má rotação	Intussuscepção
Intestino delgado	Vólvulo	Tumor
	Atresia ileal	
	Íleo meconial	
	Hérnia	
	Doença de Hirschsprung	Colite de Crohn
	Atresia de cólon	Retocolite ulcerativa
Cólon	Ânus imperfurado	Doença de Chagas
	Estenose retal	
	Síndrome de pseudo-obstrução	

As regurgitações do lactente são um problema transitório do primeiro ano de vida. As crianças têm ganho de peso satisfatório, por vezes até excessivo, e nenhuma outra manifestação de doença. São crianças alegres, com bom apetite, sono tranquilo, e na sua história alimentar muitas vezes existe oferta de volume elevada, que se acentua, pois os pais costumam oferecer uma segunda refeição após o episódio de regurgitação. Com a introdução dos alimentos pastosos e posteriormente sólidos observa-se diminuição importante no número de regurgitações, que tendem a desaparecer entre o oitavo e o décimo mês de vida.

Nessas crianças não se faz necessária nenhuma investigação diagnóstica, visto que a diferenciação dessa condição com a doença do refluxo gastroesofágico é realizada em bases clínicas.

Doença do Refluxo Gastroesofágico (Refluxo Gastroesofágico Patológico)

Existe doença do refluxo gastroesofágico quando ocorrem sintomas ou complicações associados aos episódios de vômitos e/ou regurgitações.

A DRGE é causada por um distúrbio primário de motilidade do trato digestivo. É uma doença crônica e pode ser complicada com esofagite péptica. Em algumas situações, existe dificuldade de diagnóstico entre DRGE e regurgitações funcionais, e se faz necessário evitar tanto o manuseio excessivo dos lactentes com regurgitações funcionais quanto deixar de identificar a criança com DRGE já com manifestações no período de lactente. Na maioria dos casos, essa diferenciação é realizada com o seguimento cuidadoso da criança.

Na DRGE, os vômitos podem estar relacionados tanto com sintomas do aparelho digestivo quanto com sistema respiratório e também com sintomas neurocomportamentais e supraesofágicos. As crianças portadoras de esofagite péptica, em geral, apresentam extrema irritabilidade, recusa alimentar, retardo no crescimento e desenvolvimento, e podem ter perda crônica de sangue e disfagia.

Alergia aos Alimentos

A alergia aos alimentos (AA) e a DRGE são as doenças que cursam com vômitos mais frequentes no primeiro ano de vida. Muitas vezes, as duas condições coexistem. A alergia alimentar é um possível diagnóstico para as crianças que iniciaram com vômitos após a introdução do leite artificial, têm antecedentes de alergia na família e outras manifestações de atopia (rinite, dermatite atópica e broncoespasmo).

A alergia aos alimentos, comumente, é a primeira manifestação de atopia em crianças geneticamente predispostas, evoluindo com o aumento da idade para sensibilização aos alérgenos respiratórios. Esse fato ocorre porque, na criança pequena, o tubo digestivo representa papel importante do ponto de vista imunológico. O tubo digestivo é a maior superfície de contato com o meio externo e está ligado a um sistema imunológico próprio, o que facilita a sensibilização às proteínas heterólogas introduzidas precocemente na dieta.

A maioria das crianças com AA no primeiro ano de vida apresenta exames laboratoriais que pesquisam antígenos alimentares (dosagens séricas de IgE específicas e o teste cutâneo) negativos. Portanto, o diagnóstico de AA é realizado com a história clínica e com o teste de retirada e desencadeamento.

Síndrome dos Vômitos Cíclicos da Infância

A síndrome dos vômitos cíclicos da infância é um distúrbio funcional que se caracteriza por três ou mais episódios repetidos e cíclicos de vômitos e náuseas intratáveis, com intervalo livre de sintomas entre as crises, desde que sejam excluídas causas obstrutivas do trato digestivo, neurológicas, infecciosas e metabólicas conhecidas que justifiquem esse quadro.

Os episódios são estereotipados e podem durar horas a dias. Em média, a duração é de 24 horas. Embora a crise varie de intensidade e modo de apresentação entre as crianças acometidas, observa-se que obedece a um padrão na mesma criança. Raramente as crianças apresentam pródromos, porém um fator desencadeante pode ser identificado (alimentos, hipoglicemia, fatores emocionais, fadiga, frio). A idade de início varia entre 2-7 anos.

As crises têm início súbito e geralmente são à noite ou no início do dia. Além dos episódios de vômitos e náuseas intensos e repetidos, a criança assume uma atitude de sonolência, letargia ou mesmo prostração, com recusa alimentar ou fazendo refeições sucessivas para vomitar em seguida, na tentativa de diminuir a náusea. Muitas vezes, os episódios levam a desidratação, distúrbios hidroeletrolíticos (especialmente hipocalemia) e até sangramento digestivo secundário a vômitos, sendo necessário internação com hidratação venosa, jejum, sedativos e antieméticos para controle das crises.

Muitas crianças queixam-se de dor abdominal no início do quadro, epigástrica ou mesmo periumbilical, de moderada ou forte intensidade. Outros sintomas associados são relatados: fotofobia, cefaleia, diarreia leve e febre baixa. Outas alterações que sugerem um fenômeno autonômico envolvido, como hipertensão e taquicardia, desaparecem com a resolução da crise de vômitos. Discreta leucocitose pode ser acompanhada por secreção inapropriada do hormônio antidiurético.

Existem diversas teorias sobre a fisiopatologia dessa síndrome: enxaqueca abdominal, distúrbio funcional da motilidade do tubo digestivo, neuropatia autonômica, distúrbios metabólicos, entre outros. O mais aceitável, porém, é de que a expressão "vômitos cíclicos" englobe um conjunto de distúrbios diversos com disfunção da interação entre cérebro e intestino.

Existe história familiar de enxaqueca, cinetose e outros distúrbios funcionais e de motilidade como síndrome do intestino irritável em 40-60% desses pacientes. Os diagnósticos diferenciais principais são com tumores do sistema nervoso central, obstrução intestinal intermitente secundária a bridas, má rotação intestinal, invaginações intestinais recorrentes ou outras alterações anatômicas do trato digestivo, psicopatias, distúrbios do apetite (especialmente bulimia), uropatias obstrutivas, pancreatite recorrente, pseudo-obstrução intestinal, doença péptica e doenças metabólicas, como feocromocitoma, Addison e porfiria aguda intermitente.

A síndrome dos vômitos cíclicos pode assumir formas graves, levando a esofagite péptica erosiva, disfagia e até estenose esofágica secundária. No curso da doença, geralmente, desapareçam os sintomas no primeiro ano após o diagnóstico em mais de 50% dos pacientes; o restante dos pacientes fica assintomático na puberdade, e pequena parcela das crianças pode persistir sintomática nos primeiros anos após a puberdade.

Bulimia

A bulimia é uma doença grave que cursa com vômitos. Frequentemente é pouco diagnosticada no início do quadro. Os distúrbios alimentares (anorexia nervosa e bulimia) têm seu início geralmente na adolescência, mas podem ser encontrados na infância e resultam em sequelas graves, tanto do ponto de vista psicológico quanto

826 Diagnóstico Diferencial em Pediatria

físico, interferindo no crescimento, estado emocional e adaptação social desses indivíduos. A incidência de bulimia e anorexia nervosa tem aumentado nas duas últimas décadas. Atualmente estima-se que 1% das mulheres entre 16-18 anos é acometido por distúrbios alimentares.

O critério de diagnóstico de bulimia pelo *Manual de Diagnóstico e Estatística dos Transtornos Mentais* inclui: (1) episódios recorrentes de surtos de apetite aumentado com ingestão de grande quantidade de alimentos em curtos períodos de tempo; (2) durante essas grandes refeições existe o sentimento de incapacidade de parar de comer; (3) após os episódios de alimentação ocorrem vômitos provocados ou uso de laxativos; (4) ocorrência de, no mínimo, dois episódios por semana nos últimos 3 meses; (5) a autoavaliação é induzida pela imagem corporal, especialmente pelo peso e silhueta.

Os vômitos repetidos nos pacientes portadores de bulimia podem induzir a complicações, como erosões do esmalte dentário, distúrbios hidroeletrolíticos (especialmente hipocalemia) e esofagite erosiva. Alguns pacientes apresentam hipertrofia de glândulas parótidas pela salivação excessiva durante os episódios de vômito.

São descritos fatores de risco associados à bulimia. Dificuldades de manter o peso corporal dentro do considerado ideal pela paciente, antecedentes de depressão e de distúrbios do apetite na família, história de abuso sexual e de maus-tratos no início da vida são comuns em pacientes portadores de bulimia.

O diagnóstico diferencial desses pacientes por vezes é extremamente difícil, visto que existe resistência na família em admitir distúrbios emocionais nos seus filhos. A procura pelo serviço de saúde muitas vezes é motivada pelas sequelas do quadro de vômitos repetidos: dor abdominal secundária a esofagite péptica ou internamento por desidratação.

É preciso estar atento ao diagnóstico de bulimia em adolescentes que se internam repetidas vezes por vômitos. Muitos desses pacientes são investigados exaustivamente do ponto de vista gastroenterológico, inclusive com endoscopia digestiva. Ao exame endoscópico podem estar presentes alterações inflamatórias da mucosa gástrica e esofágica, o que resulta em serem conduzidos por longos períodos como doença péptica. Sempre observar, nesses pacientes, que a dor abdominal se instalou após o quadro de vômitos e que os fatores de risco para distúrbios alimentares estão presentes.

Vômitos em Pacientes com Doença Neurológica Crônica

Crianças com doenças neurológicas crônicas frequentemente apresentam vômitos. Pelas próprias alterações somáticas e musculares que esses pacientes apresentam, a ocorrência de refluxo gastroesofágico e vômitos é inerente à sua evolução.

No entanto, os vômitos podem ser induzidos por outros fenômenos que não a DRGE, como tosse, alterações posturais, incoordenação orofaríngea, uso de drogas e causas de origem central. Esse é um dos motivos da alta morbidade e falha associada à cirurgia antirrefluxo nessas crianças.

Nos pacientes com disfagia e indicação de gastrostomia não é obrigatória a realização de cirurgia antirrefluxo associada. Ela será indicada em pacientes selecionados e que apresentam sinais de esofagite grave não responsiva ao tratamento clínico.

Bibliografia

1. Andrews PLR, Richardsfinida CA, Smith JE. The neurophysiology of emesis: lessons from basic science for understanding paediatric problems. *J Pediatr Gastroenterol Nutr* 2001, 32:S12-S13.
2. Corazziari E. Neuro-enteric mechanisms of gastrointestinal motor function. *J Pediatr Gastroenterol Nutr* 1997; 25:S3-S4.
3. Nelson SP, Chen EH, Synair GM, Christoffel KK. Prevalence of symptoms of gastroesophageal reflux during infancy. A pediatric practice-based survey. Pediatric practice research group. *Arch Pediatr Adolesc Med* 1997; 151(6): 569-72.
4. Sigurdsson L, Flores A, Putnam PE et al. Postviral gastroparesis: presentation, treatment and outcome. *J Pediatr* 1997; 130:751-4.
5. Orestein S. Regurgitation & GERD. *J Pediatr Gastroenterol Nutr* 2001; 32:S16-S18.
6. Rasquin-Weber A, Hyman P E, Cucchiara S et al. Childhood functional gastrointestinal disorders. *Gut* 1999; 45:(Suppl II) II60-II68.
7. Cucchiara S, Bortolotti M, Minella R, Auricchio S. Fasting and postprandial mechanisms of gastroesophageal reflux in children with gastroesophageal reflux disease. *Dig Dis Sci* 1993; 38:86-92.
8. Sontag SJ. Gastroesophageal reflux and asthma. *Am J Med* 1997; 103(5A):84S-90S.
9. Iacono G, Carroccio A, Catavaio F et al. Gastroesophageal reflux and cows' milk allergy in infants: a prospective study. *J Allergy Clin Immunol* 1996; 97:822-7.
10. Kelly KJ, Lazenby AJ Rowe PC et al. Eosinophilic esophagitis attributed to gastroesophageal reflux: improvement with an amino-acid based formula. *Gastroenterology* 1995; 109:1503-12.
11. Glassman M, George D, Grill B. Gastroesophageal reflux in children. *Gastroenterol Clin North Am* 1995; 24:71-98.
12. Thompson JK, Koehler RE, Richter JE. Detection of gastroesophageal reflux; value of barium studies compared with 24-hr pH monitoring. *Am J Radiol* 1994; 162: 621-26.
13. Gomes H, Lallemand A, Lallemand P. Ultrasound of gastroesophageal junction. *Pediatr Radiol* 1993; 23:94-99.
14. Benini L, Sembenini C, Castellani G et al. Gastric emptying and dispeptic symptoms in patients with gastroesophageal reflux. *Am J Gastroenterol* 1996; 91:1351-4.
15. Mayer L. Mucosal immunity and gastrointestinal antigen processing. *J Pediatr Gastroenterol Nutr* 2000; 30:S4-S12.
16. Catavaio F, Carrocio A, Iacono G. Milk-induced reflux in infants less than one year of age. *J Pediatr Gastroenterol Nutr* 2000; 30:S36-S44.
17. Ravelli AM. Cyclic vomiting syndrome. *J Pediatr Gastroenterol Nutr* 2001:32; S14 – S1.
18. Fleisher DR. Cyclic vomiting. In: Hyman PE. *Pediatric gastrointestinal motility disorders.* New York. Academy Professional Information Services, Inc, 1994, p. 89-103.
19. Rowe J, Shelton R, Helderman H et al. Influence of the emetic reflex on vasopressin release in man. *Kidney Int* 1979; 16:729-35.
20. Fleisher DR. Cyclic vomiting syndrome a paroxismal disorder of brain-gut interaction. *J Pediatric Gastroenterol Nutr* 1997; 25:(suppl): S13-5.
21. Fleisher DR, Matar M. The cyclic vomiting syndrome: a report of 71 cases and literature review. *J Pediatric Gastroenterol Nutr* 1993; 17: 361-9.
22. Kotler LA, Walsh BT. Eating disorders in children and adolescents: pharmacological therapies. *Eur Child Adolesc Psychiatry* 2000; 9 Suppl 1:I108-116.
23. Palla B, Litt IF. Medical complications of eating disorders. *Pediatrics* 1988; 81:613.
24. Grilo CM, Masheb RM. Childhood psycological, physical, and sexual maltreatment in outpatientes with binge eating disorder: frequency and associations with gender, obesity, and eating-related psicopathology. *Obes Res* 2001; 9(5):320-5.
25. Araújo LA, Silva LR, Mendes FAA. Digestive tract neural control and gastrointestinal disorders in cerebral palsy. *J Pediatr* (RJ) 2012; 88(6):455-64.
26. Spiroglou K, Xinias I, Karatzas N et al. Gastric emptying in children with cerebral palsy and gastroesophageal reflux. *Pediatr Neurol* 2004;31:177-82.
27. Beatie M, Dhawan A, Puntis JWL. Gastrostomia placement and subsequent care. In: *Paediatric gastroenterology hepatology and nutrition.* Oxford, New York: Oxford Press, 2009.

Índice Remissivo

A

Abaulamento do abdome, 1-6
- algoritmo, 1
- alterações na musculatura da parede abdominal, 4
- ascite, 3
- aumento do tamanho de vísceras, 6
- condição fisiológica, 2
- diarreia aguda ou crônica, 4
- edema, 2
- infecções graves do trato digestivo, 4
- megacolo, 5
- obesidade, 2
- obstrução intestinal, 5
- pneumoperitônio, 3
- síndrome prune belly, 4
- tumores intra-abdominais, 6

Abdome
- dor
- - aguda, 338-355
- - - adenite mesentérica, 351
- - - anexite/torção de ovário, 351
- - - apendicite aguda, 350
- - - bridas congênitas ou pós-operatórias, 345
- - - cetoacidose diabética, 355
- - - colecistite aguda, 351
- - - cólica do lactente, 354
- - - constipação intestinal, 345
- - - diagnóstico, 340
- - - diverticulite de Meckel, 351
- - - doença inflamatória intestinal, 352
- - - enterocolite necrosante, 348
- - - etiologia, 339
- - - fisiopatologia, 338
- - - gastroenterites agudas, 352
- - - invaginação intestinal, 345
- - - novelo de áscaris lumbricoides, 347
- - - pancreatite aguda, 351, 352
- - - púrpura de Henoch-Schönlein, 355
- - - úlcera péptica, 351
- - - urolitíase, 355
- - recorrente, 357-371
- - - *Clostridium difficile*, infecções, 370
- - - constipação, 369
- - - dados importantes da história e do exame físico, 360
- - - diagnóstico diferencial, 361
- - - dismenorreia, 366

- - - enxaqueca abdominal, 362
- - - fisiopatologia, 358
- - - funcional, 361
- - - *Helicobacter pylori*, infecção, 367
- - - infecção do trato urinário, 365
- - - intolerância à lactose, 370
- - - invaginações intestinais, 364
- - - isolada, 362
- - - orgânica, 361
- - - pancreatite crônica, 368
- - - parasitoses intestinais, 365
- - - quadro clínico e laboratorial, 359
- - - tuberculose abdominal, 364
- - - tumores da parede intestinal, 364
- - massa, 657-668
- - - abscesso hepático, 665
- - cisto(s)
- - - colédoco, 664
- - - mesentério, 667
- - - ovariano, 660
- - - colecistites, 665
- - duplicação intestinal, 660
- - escolares, 661
- - estenose hipertrófica do piloro, 663
- - fecaloma, 667
- - hemorragia da adrenal, 659
- - hepatoblastoma, 664
- - hidrometrocolpo, 660
- - hidronefrose, 659
- - invaginação intestinal, 666
- - lactentes, 661
- - linfoma não Hodgkin, 666
- - nefroma mesoblástico, 659
- - neuroblastoma, 662
- - plastrão apendicular, 667
- - pré-escolares, 661
- - recém-nascidos, 658
- - rim displásico multicístico, 659
- - tricobezoar gástrico, 664
- - tumor de Wilms, 661
- - válvula de uretra posterior, 659
- - cervicais, 669-681
- - anomalias
- - - branquiais, 670
- - - sistemas linfático e venoso, 673
- - lesões inflamatórias, 674
- - tumores
- - - benignos, 679
- - - malignos, 679

Abetalipoproteinemia, 117, 221, 780
Abscesso
- cerebral, cefaleia, 142
- epidural, 717
- hepático, 500
- - piogênico, icterícia, 568
- hepático, 665
- periamigdaliano, dispneia, 236
- peritonsilar, 427
- profundo, febre prolongada, 462
- retrofaríngeo, 426
Abuso de substâncias, 199
Acidemias orgânicas, 408
Acidente vascular cerebral, 714
Ácido(s)
- fólico, deficiência, anemia, 86
- graxos, oxidação, distúrbios, 549
Acidose tubular renal, 739
Acidúria glutárica tipo I, 269
Acolia fecal, 159
Acrocianose, 147
Acrodermatite enteropática, 217, 654
ACTH, insensibilidade (alta estatura), 28
Açúcares, má absorção, 773
Adenite mesentérica, 351
Adenoides (hipetrofia), dispneia, 236
Adenomegalias, 7-16
- abordagem complementar, 13
- artrite idiopática juvenil, 9
- axilar, 10
- cervical, 10
- citomegalovírus (CMV), 12
- classificação, 9
- diagnóstico, 9
- doenças autoimunes, 11
- epitroclear, 10
- exame físico, 8
- fármacos causadores, 11
- histiocitoses, 11
- HIV, 12
- ilíaca, 10
- imunodeficiências primárias, 11
- infecções sistêmicas, 11
- inguinal, 10
- lipidoses, 11
- lúpus eritematoso sistêmico, 9
- neoplasias, 11
- occipital, 10
- pneumonia, 727

829

830 Índice Remissivo

- poplítea, 10
- pré-auricular, 10
- roteiro de investigação, 14
- sinais de alerta, 11
- sintomas, 9
- submaxilar/submentoniana, 10
- supraclavicular, 10
- vírus Epstein-Barr (EBV), 12
Adrenoleucodistrofia, 640
Aedes aegypti, 441
Afecções dos testículos, 18
- criptorquidia, 18
- orquiepididimite, 19
- torção
- - apêndice testicular, 19
- - testicular, 18
- trauma testicular, 20
Afibrinogenemia, 293
Agamaglobulinemia ligada ao X, 596
Agenesia dos músculos da parede
    abdominal, abaulamento do
    abdome, 4
Agenesia pulmonar, dispneia, 238
Agranulocitose congênita, 698
AIDS, ver HIV
Alergia alimentar, 653
- leite de vaca
- - constipação intesinal, 183
- - diarreia, 216
- - hemorragia digestiva, 495
- vômitos, 824
Alfa-talassemia, 518
Alta estatura, 21
- classificação, 23
- constitucional ou familiar, 25
- deficiência/resistência
    estrogênica/deficiência
    androgênica, 28
- diagnóstico diferencial, 23
- fisiopatologia, 21
- gigantismo pituitário, 25
- grande para a idade gestacional
    (GIG), 23
- hipertireoidismo, 27
- homocistinúria, 27
- insensibilidade ao ACTH, 28
- obesidade, 27
- puberdade, 28
- quadro(s)
- - clínico, 22
- - laboratorial, 22
- síndrome
- - Bannayan-Riley-Ruvalcaba, 25
- - Beckwith-Wiedemann, 24
- - Klinefelter, 26
- - Marfan, 26
- - Marshall-Smith, 25
- - Perlman, 25
- - Simpson-Golabi-Behmel, 25
- - Sotos, 24
- - Weaver, 25
- - X frágil, 27
- - XYY, 27
Alterações
- craniofaciais, 251
- doenças neurológicas, 252

- musculatura da parede abdominal,
    abaulamento do abdome, 4
Alucinações hipnagógicas, 304
Amígdalas (hipertrofia), dispneia, 236
Amiloidose, 523
Amiotrofia espinhal infantil, 556
- benigna, 557
- grave, 556
- intermediária, 557
Anel
- Kayser-Fleischer, 570
- vascular congênito, 243
Anemia(s), 76-87
- anamnese, 77
- aplástica, 87
- avaliação laboratorial, 79
- Cooley, 518
- deficiência
- - ácido fólico, 86
- - G6PD, 85
- - vitamina B$_{12}$, 86
- Diamond-Blackfan, 87
- dispneia, 244
- esferocitose, 84
- exame físico, 78
- falciforme, 84, 374
- - icterícia, 566
- Fanconi, 286
- ferropriva, 80
- hemolíticas, 517
- - artrite, 110
- - autoimune, 521, 564
- - isoimune, 564
- icterícia, 78
- macrocíticas, 85
- microcítica, 80
- normocíticas, 83
- talassemias, 83
Angioceratose difusa, 289
Angiografia seletiva, 493
Anomalias
- branquiais, 670
- - primeiro arco e bolsa
    branquiais, 671
- - quarto arco, 672
- - segundo arco e bolsa branquiais, 671
- - terceiro arco, 672
- sistemas linfático e venoso, 673
Anorexia, 89-94
- afecções, carências, 93
- distúrbios hidroeletrolíticos e
    metabólicos, 93
- doenças
- - neurológicas, 93
- - sistema digestivo, 93
- falsa, 90
- fármacos causadores, 94
- infecções, 92
- nervosa, 91
- psicológica, 90
- verdadeira, 90
Anorquia, 207
Aorta, dissecção, dor torácica, 387
Aparelho branquial, 670
Apêndice testicular, torção, 19
Apendicite aguda, 350

Aplasia
- cerebelo, 115
- tímica congênita, 651
Apneia obstrutiva do sono, 279
Arritmias, dor torácica, 387
Artéria
- brônquica, 481
- pulmonar, 480
Articulação temporomandibular,
    alteração, cefaleia, 142
Artralgias, 95
Artrites, 95
- anemia hemolítica, 100
- causas psicológicas, 100
- discite, 98
- doença(s)
- - inflamatória, 96
- - Legg-Calvé-Perthes, 100
- - metabólicas, 100
- - Osgood-Schalatter, 99
- epifisiólise, 100
- febre reumática, 97
- granulomatosa pediátrica, 453
- hipermobilidade, 99
- idiopática juvenil, 96, 515
- - adenomegalia, 9
- - quadril, 758
- indiferenciada, 516
- neoplasias, 97
- osteomielite, 98
- pés planos, 100
- pós-estreptocócica, 97
- pós-infecção intestinal e geniturinária, 98
- psoriásica, 515
- relacionada com entesite, 515
- reumatoide juvenil, febre
    prolongada, 466
- séptica, 98
- - quadril, 757
- sistêmica, 515
- traumas, 100
- tuberculose, 98
- virais, 97
Ascite, 102-107
- cirrose, 105
- classificação, 104
- hemorrágica, 104
- infecção maciça por *Strongyloides
    strecoralis*, 106
- líquido ascítico, 102
- pancreática, 106
- peritonite
- - bacteriana, 106
- - cancerosa, 106
- - tuberculosa, 105
- quilosa, 104
Ascite, abaulamento do abdome, 3
Asma, 730
- dispneia, 240
- dor torácica, 381
Aspiração de corpo estranho, 428
- hemoptise, 483
- pneumonia, 726
Astrocitoma, 114, 721
Ataxia, 108
- abetalipoproteinemia, 117

Índice Remissivo **831**

- apraxia oculomotora tipo 1 e tipo 2, 118-119
- astrocitoma, 114
- cerebelar
- - aguda, 109
- - associada a deficiência de coenzima Q10, 119
- crônica, 113
- deficiência
- - isolada de vitamina E, 117
- - piruvato desidrogenase, 112
- doença(s)
- - Hartnup, 113
- - metabólicas, 112
- - mitocondrial, 120
- - Niemann Pick C, 119
- - urina do xarope de bordo (leucinose), 112
- encefalite de tronco cerebral, 111
- ependimoma, 114
- episódica do tipo 1 e do tipo 2, 111
- episódica hereditária, 302
- espinocerebelar dominante, 120
- Friedreich, 116
- hemangioblastoma, 114
- intoxicações exógenas, 109
- malformações
- - cerebelares, 115
- - Chiari tipo I, 116
- meduloblastoma, 114
- migrânea basilar, 112
- neoplasias
- - cerebelo e IV ventrículo, 114
- - sistema nervoso central, 113
- - tronco cerebral, 115
- recorrente familiar, 111
- síndrome
- - Kinsbourne, 110
- - Marinesco-Sjögren, 119
- - Miller Fisher, 110
- síndrome de Joubert, 115
- telangiectasia, 117
- vertigem paroxística benigna, 111
Ataxia-telangiectasia, 289
- características, 599
- defeito, 599
- laboratório, 599
Atelectasia, 241
Atresia
- coanal, 707
- coanas, dispneia, 236
- esôfago, dispneia, 236
- vias biliares, 160
- - diagnóstico, 160
- - prognóstico, 160
- - tratamento, 160
- vias biliares, 160, 573
Autismo, 63
Avulsões do quadril, 758

B
Baço, 498
Bactérias, infecções
- febre prolongada, 461
- vulvovaginite, 188

Baixa estatura, 122-132
- avaliação
- - clínica, 129
- - laboratorial, 129
- avaliação da criança, 123
- - idade-altura e idade-peso, 125
- - peso, 123
- - proporções corporais, 125
- - *target height* (TH), estatura-alvo, 124
- - velocidade de crescimento, 124
- causas
- - primárias, 127
- - secundárias, 127
- causas, 125
- definição, 122
- diagnóstico da etiologia, 129
- epidemiologia, 123
- familiar, 126
- investigação da criança, 127
- retardo constitucional do crescimento e puberdade, 126
Balismo, 275
Beta-talassemia, 518
Bexiga
- hiperativa, 231
- hipoativa, 232
Bilirrubina, 563
- deficiência ou inibição da conjugação hepática, 584
- direta, 578
- indireta, 577
- sobrecarga ao hepatócito, 581
Bolhas, 442
Botulismo, 721
Braquicefalia, 33
Bridas congênitas ou pós-operatórias, 345
Bronquiectasia, 241, 728
- hemoptise, 483
Bronquiolite viral aguda, 240
Brucelose, 502
Bulimia, 825
Buloses, 133
- classificação, 133
- conceito, 133
- dermatite de Duhring-Brocq, 135
- dermatose
- - bolhosa crônica da infância, 135
- - IGA linear, 135
- pênfigo
- - foliáceo, 134
- - vulgar, 134
- penfigoide bolhoso, 134

C
Calazar, 505
- adenomegalia, 12
- hepatoesplenomegalia, 505
- icterícia, 570
Câncer, febre prolongada, 466
Candida albicans, vulvovaginite, 188
Cardiopatia(s)
- congênita
- - cianose, 149
- - dispneia, 243
- - dor torácica, 384
- - pneumonia, 733

Carência de ferro, anorexia, 93
Cataplexia, 304
Cavidades nasais, obstrução, 703
- etiologia, 703
- quadro clínico, 703
Cefaleia, 137
- abordagem, 305
- abscesso cerebral, 142
- agrupada ou "em salvas" (cluster), 140
- alteração da articulação temporomandibular, 142
- apresentação, 145
- causas oftalmológicas, 142
- diagnóstico, 145, 305
- hidrocefalia, 144
- hipertensão arterial, 141
- malformação vascular, 144
- meningoencefalite, 142
- migrânea (enxaqueca), 139
- primária, 139
- pseudotumor cerebral (hipertensão intracraniana benigna), 144
- quadros infecciosos sem acometimento do SNC, 141
- secundária, 141
- sinusite, 141
- tensional, 140
- traumatismo craniano, 143
- tumores do sistema nervoso central, 143
Celulite, 625
Cerebelite, 109
Cerebelo
- aplasia, 115
- hipoplasia, 115
Cetoacidose diabética, 355
Chiado, 643
Cianose, 146-154
- acrocianose benigna, 148
- aparelho cardiovascular, 149
- cardiopatia congênita cianogênica, 149
- causas pulmonares, 148
- central, 148
- congestão pulmonar, 150
- coqueluche do lactente, 153
- desidratação aguda, 148
- diagnóstico, 146
- diferencial, 154
- exposição ao frio, 148
- fenômeno de Raynaud, 148
- hemoglobina M, 154
- hiperfluxo pulmonar, 150
- hipertensão arterial pulmonar persistente no recém-nascido, 151
- hipocalcemia, 153
- hipoglicemia, 153
- imaturidade do centro respiratório, 152
- insuficiência cardíaca congestiva, 152
- isquemia miocárdica transitória com insuficiência tricúspide, 151
- kernicterus, 153
- lesões obstétricas intracranianas, 152
- metemoglobina, 153
- miocardite, 153
- periférica, 147
- policitemia, 148
- refluxo gastroesofágico, 153

832 Índice Remissivo

- sedação materna, 152
- sepse neonatal, 153
- *shunt* arteriovenoso pulmonar, 152
Ciclo da ureia, distúrbios, 409
Cintilografia, 493
Circulação
- arterial pulmonar, 480
- brônquica, 481
- êntero-hepática aumentada de bilirrubina, 583
Cirrose, 575
- ascite, 105
Cistinúria, 781
Cisto(s)
- broncogênico, 432, 687
- colédoco, 164, 664
- - icterícia, 573
- cordão, 206
- dermoides, 673
- duplicação esofágica, 431
- hidático, 687
- intracordal, 227
- mesentério, 667
- neuroentérico, 432
- ovariano, 660
- pulmonar congênito, dispneia, 238
- renais, 330-336
- - classificação, 330
- - conceito, 330
- - doença
- - - cística adquirida, 334
- - - renal policística autossômica dominante e recessiva, 331, 332
- - - von Hippel Lindau, 332
- - esclerose tuberosa, 332
- - fisiopatologia da cistogênese, 331
- - nefronoftise, 333
- - rim
- - - esponja medular, 334
- - - multicístico displásico, 334
- - simples, 334
Citomegalovirose, 611
- congênita, 611
- - diagnóstico, 611
- - quadro clínico, 611
- icterícia, 568
Citomegalovírus, infecção
- adenomegalia, 11
- febre prolongada, 463
- hepatoesplenomegalia, 503
Citrobacter, 507
Cloridorreia congênita, 218
Clostridium difficile, infecção, 370
Coagulação intravascular disseminada, 287
Coarctação da aorta, 532
Cocaína, uso, dor torácica, 387
Coenzima Q10, deficiência, 119
Colangite esclerosante, 574
Colecistite aguda, 351
- icterícia, 572
Colecistites, 665
Coleções sanguíneas extravasculares, 583
Colelitíase, icterícia, 572
Colestase, 156-166
- cisto de colédoco, 164

- conceito, 156
- deficiência de alfa-1-antitripsina, 165
- diagnóstico diferencial, 160
- familiar intra-hepática, 162
- - progressiva, 164
- fisiopatologia, 156
- hepatite neonatal idiopática, 166
- nutrição parenteral, 166
- quadro clínico e laboratorial, 157
- síndrome de Alagille, 162
Cólica do lactente, 354
Colites infecciosas, 219
- hemorragia digestiva, 495
Colonoscopia, 492
Coma, 168
- avaliação do paciente, 170
- definição, 168
- escala de Glasgow, 171
- etiologia, 168
- fisiopatologia, 168
- infeccioso, 173
- metabólico, 174
- origem vascular e cardíaca, 175
- quadro clínico, 170
- secundário a afecções neurológicas, 176
- traumático, 173
Compressões vasculares, 728
Comunicação, 245
- distúrbios, 248
Concentração de hemoglobina do reticulócito, 82
Condrólise idiopática, 758
Constipação intestinal, 178-184
- aguda, 178
- alergia à proteína do leite de vaca, 183
- causas orgânicas, 184
- conceito, 178
- crônica, 178
- diagnóstico diferencial, 181
- doença celíaca, 183
- dor abdominal, 369
- dor abdominal aguda, 345
- exames complementares, 180
- fibrose cística, 184
- fisiopatologia, 179
- hipotireoidismo, 183
- quadro clínico, 180
Convulsão, 191
- cianose, 153
- neonatal benigna, 296
Coqueluche do lactente, cianose, 153
Cordas vocais, 424
- paralisia, 429, 711
Coreia, 265
- Huntington juvenil, 268
Corpo estranho
- brônquios, dispneia, 241
- esofágico, 383
- laringe, 712
- - dispneia, 237
- nariz, 705
Corrimento vaginal, 185-190
- exame físico, 185
- história clínica, 185
- investigação, 185
- leucorreia fisiológica, 186

- vulvovaginite
- - alérgica, 190
- - corpo estranho, 189
- - específica, 188
- - inespecífica, 186
Cortisol, deficiência, 544
Costelas deslizantes, 380
Costocondrite, 380
Crânio, alterações, 29-38
- braquicefalia, 33
- cranioestenose, 29
- craniostenose total, 37
- diagnóstico diferencial, 38
- em trevo, 38
- escafocefalia, 32
- plagiocefalia, 33, 37
- síndrome
- - Apert, 34
- - Carpenter, 35
- - Crouzon, 34
- - Pfeiffer, 35
- - Saethe-Chotzen, 35
- trigonocefalia, 36
Cranioestenose, 29
- diagnóstico, 31
- distúrbios metabólicos, 30
- epidemiologia, 29
- etiologia, 30
- genética, 31
- infecções, 31
- malformação primária, 30
- posição intrauterina, 31
- quadro clínico, 31
- total, 37
Crescimento
- dor, 373
- normal, 122
Criptorquidia, 18, 207
- causas, 18
- definição, 18
- diagnóstico, 18
Crise(s)
- febris, 300
- hipertensiva, 529
- neonatais, 191-202
- - abuso de susbtâncias, 199
- - apneia, 300
- - benignas, 200
- - classificação, 192
- - clônicas focais ou multifocais, 300
- - deficiência de piridoxina, 199
- - diagnóstico etiológico, 194
- - distúrbios metabólicos e hidroeletrolíticos, 196
- - encefalopatia
- - - bilirrubínica aguda, 198
- - - hipóxico-isquêmica, 196
- - mioclônica precoce, 201
- - erros inatos de metabolismo, 197
- - familiar benigna, 200
- - incontinência pigmentar, 199
- - infecções do sistema nervoso central, 196
- - mioclônicas, 300
- - semiologia, 191
- - síndrome de Ohtahara, 201

Índice Remissivo   **833**

- - tocotraumatismos, 198
- - tônicas, 300
- olhar fixo ou devaneio, 301

D
Defeitos
- coagulação, 292
- congênitos da glicosilação, 543
- membrana celular, 517
- metabolismo da hemácia, 520
- parede abdominal, 203
- - diagnóstico diferencial, 203
- - fisiopatologia, 203
- - região inguinoescrotal, 205
- - anorquia, 207
- - cisto de cordão, 206
- - criptorquidia, 207
- - distopias testiculares, 207
- - ectopia testicular, 207
- - fisiopatologia, 205
- - hérnia inguinal, 206
- - hidrocele, 206
- - testículo retrátil, 207
Deficiências
- acetil-CoA desidrogenase de cadeia
  média (MCAD), 550
- ácido fólico, anemia, 86
- alfa-1-antitripsina, 165, 527
- - icterícia, 570
- antagonista do receptor
- - IL-1 (DIRA), 454
- - IL-36 (DITRA), 454
- antogenética da lactose, 775
- auditivas, 253
- coenzima Q10, 119
- comum variável, 596
- congênitas
- - dissacaridose, 217
- - lactase, 775
- - sacarase-isomaltase, 776
- creatina, 269
- fator VII, 293
- fator XI, 293
- fator XIII, 293
- ferro, anorexia, 93
- frutose-1,6-difosfatase, 548
- G6PD, anemia, 85
- glicose-6-fosfato desidrogenase,
  520, 565
- IgA, 595
- isolada de gonadotrofinas, 748
- mevalonato-quinase/síndrome de
  hiperimunoglobulinemia D e febre
  periódica, 450
- piridoxina, 199
- piruvato
- - descarboxilase, 548
- - desidrogenase, 112
- - quinase, 520
- protrombina, 293
- sistema complemento, 603
- vitamina B$_{12}$, anemia, 86
Déficit de crescimento, 760
Deglutição, 256
- distúrbios, 256
- - fisiopatologia, 257

- - instrumentos de avaliação, 262
- - sintomas, 258
- fases, 259
- sangue materno, 494
Dengue, 441
- exantema, 446
- faixa etária, 446
- incubação, período, 446
- período de contágio, 446
- pródromos, 446
- sinais e sintomas, 446
Depressão na infância ou adolescência, 51
Dermatite
- atópica, 652
- - alergia alimentar, 653
- - fenilcetonúria, 654
- - síndrome
- - - hiper-IgE, 654
- - - Netherton, 653
- - - Wiskott-Aldrich, 653
- herpetiforme, 135
- seborreica, 649
- - doença
- - - Leiner, 649
- - - Letterer-Siwe, 651
- - infecção pelo HIV, 652
- - síndrome
- - - DiGeorge, 651
- - - Ommen, 650
Dermatomiosite juvenil, 374
Dermatose
- bolhosa crônica da infância, 135
- cinzenta, 316
- IGA linear, 135
- kwashiorkor, 655
Derrame pleural, 209, 242, 382
- conceito, 209
- diagnóstico diferencial, 211
- fisiopatologia, 209
Desidratação, cianose, 148
Desnutrição energeticoproteica, 762
Desvio
- septo do nariz, 703
- tônico paroxístico do olhar vertical, 302
Desvitaminoses, 375
Diabetes
- artrite, 100
- insípido
- - hipotalâmico ou central, 738
- - nefrogênico, 739
- melito, 739
Diarreia, 212-222
- abaulamento do abdome, 4
- abetalipoproteinemia, 221
- acrodermatite enteropática, 217
- alergia ao leite de vaca, 216
- cloridorreia congênita, 218
- colites infecciosas, 219
- conceitos, 212
- crônica, 213
- deficiências congênitas de
  dissacaridases, 217
- doença
- - celíaca, 220
- - Crohn, 218
- duração, 212

- enteropatia
- - ambiental, 215
- - perdedora de proteínas, 221
- fibrose cística, 220
- funcional, 214
- hipoglicemia, 549
- imunodeficiência, 218
- inflamatória, 218
- intolerância
- - lactose, 215
- - monossacarídeos, 217
- osmótica/secretora, 214
- persistente, 213
- retocolite ulcerativa inespecífica, 219
- síndromes
- - intestino irritável, 214
- - Shwachman, 221
- - Zollinger-Ellison, 221
- tipos, 212
Discinesia(s)
- ciliar primária, 732
- paroxísticas, 302
- - cinesigênica, 302
- - hipnogênica, 303
- - induzida pelo exercício, 303
- - não cinesigênica, 303
Discite, 98, 717
Disfagias orofaríngeas, 256
- base sensorial, 261
- disfunções motoras orais, 258
- sintomas, 260
Disfluências, 252
Disfonia, 223
- alterações estruturais mínimas das
  pregas vocais, 227
- avaliação da voz, 223
- causas, 224
- cisto intracordal, 227
- fonotrauma, 225
- laringite, 225
- nódulos vocais, 225
- papilomatose laríngea recorrente, 26
- paralisias laríngeas, 228
- pólipo vocal, 227
- visualização laríngea, 224
Disfonias, 253
Disfunção do trato urinário inferior
  (DTUI), 230
- bexiga
- - hiperativa, 231
- - hipoativa, 232
- conceito, 230
- diagnóstico, 232
- fisiopatologia, 230
- micção
- - disfuncional, 232
- - postergada, 232
- quadro clínico, 231
Dislexia, 250
Dismenorreia, 366
Displasia broncopulmonar, 239, 327
Dispneia, 235-244
- abscesso periamigdaliano, 236
- adenopatias do mediastino, 242
- agenesia pulmonar, 238
- anel vascular congênito, 243

834 Índice Remissivo

- anemias, 244
- após o período neonatal, 236
- asma, 240
- atelectasia, 241
- atresia
- - esôfago, 236
- - uni/bilateral das coanas, 236
- bronquiectasia, 241
- bronquiolite viral aguda, 240
- cardiopatias congênitas, 243
- cistos pulmonares congênitos, 238
- corpo estranho
- - brônquios, 241
- - laringe, 237
- derrame pleural, 242
- displasia broncopulmonar, 239
- doenças congênitas
- - laringe, 237
- - traqueia, 238
- edema angioneurótico da laringe, 237
- enfisema lobar congênito, 238
- epiglotite, 238
- eventração diafragmática, 239
- fibrose cística, 242
- hemorragia intracraniana do
  recém-nascido, 243
- hérnia diafragmática, 238
- hipertrofia de amígdalas e adenoides, 236
- hipoplasia pulmonar, 238
- hipotonia muscular, 244
- insuficiência cardíaca congestiva, 243
- intoxicações, 244
- laringite
- - diftérica, 237
- - estridulosa, 237
- laringotraqueobronquite, 237
- lesões traumáticas da laringe e
  pós-intubação, 237
- logo após o nascimento, 235
- malformações
- - congênitas da boca, 236
- - sistema nervoso central, 244
- miocardite, 243
- pericardite, 243
- pneumomediastino, 242
- pneumonias bacterianas, 239, 240
- rinite, 236
- síndrome
- - aspiração meconial, 239
- - desconforto respiratório, 239
- - taquipneia transitória do
  recém-nascido, 239
- tumores
- - laringe, 237
- - mediastino, 242
- - pescoço, 237
Dissecção de aorta, dor torácica, 387
Distonia, 266
- hereditária progressiva com flutuação
  diurna, 267
- paroxística do lactente, 303
- torção idiopática, 266
Distopias testiculares, 207
Distrofia
- muscular congênita, 558
- - clássica, 558

- - Fukuyama, 559
- - merosina
- - - negativa, 558
- - - positiva, 558
- - músculo-oculocerebral, 559
- - síndrome de Walker-Walburg, 559
- neuroaxonal infantil, 638
- simpaticorreflexa, 376
Distúrbios
- ciclo da ureia, 409
- comunicação, 245, 248
- escrita, 253
- gliconeogênese, 547
- hemorrágicos, 283-293
- - aumento de destruição
- - - imunomediada, 286
- - - mecanismo não imune, 287
- - defeitos da coagulação, 292
- - diminuição de produção, 286
- - hiperesplenismo, 288
- - púrpuras
- - - plaquetárias, 285
- - - vasculares, 288
- - trombocitopatias, 288
- hidroeletrolíticos, 196
- leitura, 253
- linguagem, 249
- metabólicos, 196
- movimento, 265-275
- - balismo, 275
- - coreia, 265
- - distonia, 266
- - mioclonia, 270
- - tiques, 274
- - tremor, 274
- oxidação de ácidos graxos, 549
- paroxísticos, 295-306
- - ataxias episódicas hereditárias, 302
- - cefaleias, 305
- - crise de olhar fixo ou devaneio, 301
- - desvio tônico paroxístico do olhar
  vertical, 302
- - discinesias paroxísticas, 302
- - distonia paroxística do lactente, 303
- - epilepsias, 295
- - hiperplexia ou doença do
  sobressalto, 302
- - masturbação, 304
- - mioclonia benigna da infância, 303
- - mioclono benigno neonatal do
  sono, 303
- - perda de fôlego (tomada de choro), 301
- - pseudocrises, 302
- - síncope, 300
- - síndrome
- - - hiperventilação, 301
- - - Sandifer, 304
- - torciclo paroxístico benigno da
  infância, 303
- - transtornos do sono, 304
- - vertigem paroxística benigna, 303
- pigmentares, 307-322
- - dermatose cinzenta, 316
- - diagnósticos diferenciais, 308
- - eritema pigmentar fixo, 316
- - esclerose tuberosa, 308

- - fitofotodermatite, 317
- - hanseníase na forma
- - - indeterminada, 309
- - - tuberculoide, 318
- - hipocromia residual, 310
- - hipomelanose de Ito, 311
- - ictiose ligada ao sexo, 318
- - incontinência pigmentar, 318
- - líquen estriado, 312
- - mancha café com leite, 318
- - mastocitose, 319
- - melanoma maligno, 320
- - nevo
- - - acrômico, 313
- - - halo, 314
- - - melanocítico, 320
- - piebaldismo, 315
- - pitiríase
- - - alba, 313
- - - versicolor, 314
- - pitiríase versicolor, 321
- - tinha negra palmar, 321
- - vitiligo, 315
- - xeroderma pigmentoso, 322
- respiratórios no recém-nascido, 323-329
- - displasia broncopulmonar, 327
- - pneumonias, 326
- - síndrome
- - - aspiração meconial, 325
- - - desconforto respiratório, 323
- - taquipneia transitória do RN, 324
- sono, 276-281
- - hipersonia, 279
- - insônia, 277
- vias biliares, 572
Diverticulite de Meckel, 351
Doença(s)
- Alexander, 635
- arranhadura do gato, 675
- autoinflamatórias (DAI), 448
- biliar, 368
- Bruton, 596
- Byler, 574
- Canavan, 637
- Caroli, 574
- celíaca, 780
- - constipação intestinal, 183
- - diarreia, 220
- - dor abdominal, 367
- - císticas renais, 330-336
- Crohn, 218, 363, 367
- - febre prolongada, 467
- depósito, 521
- - glicogênio, 524, 545
- - lisossômico, 409
- Fabry, 410
- - dor e fadiga, 411
- - erupção cutânea ou alteração da
  pele, 412
- - heterozigotos, 411
- - homozigotos, 411
- - transpiração prejudicada, 412
- falciforme, 519
- Gaucher, 409, 521
- Gaucher tipo III, 639
- granulomatosa crônica, 603

Índice Remissivo 835

- granulomatosa, febre
prolongada, 467
- Hand-Schüller-Christian, 468
- Hartnup, 113
- hemolíticas enzimáticas, 582
- Hodgkin, 511, 685
- inflamatória
- - intestinal, 352, 496
- - multissistêmica de início
neonatal/síndrome neurológica,
cutânea e articular crônica infantil
(NOMID/CINCA), 451
- Kawasaki, 290
- - complicações, 445
- - definição, 444
- - dor torácica, 387
- - exantema, 444, 446
- - faixa etária, 446
- - febre prolongada, 468
- - incubação, período, 446
- - período de contágio, 446
- - pródromos, 446
- - sinais e sintomas, 446
- Kikuchi-Fujimoto, 677
- Krabe, 634
- - início tardio, 639
- Lafora, 272
- Landing, 560
- Legg-Calvé-Perhes, 100, 376, 757
- Leigh, 635
- Leiner, 649
- Lesch-Nyhan, 269, 638
- Letterer-Siwe, 469, 651
- linfoproliferativas, 374
- lisossomais, 639
- Lobstein, 290
- Louis-Bar, 117
- Lyme, febre prolongada, 465
- Ménière, 818
- Menkes, 635
- metabólica hepática, 570
- mitocondrial, 120, 635
- neuromusculares congênitas, 244
- Niemann Pick, 119, 413, 522
- - A, 632
- - C, 640
- - icterícia, 572
- Osgood-Schlatter, 99, 376
- parenquimatosa renal, 530
- Pelizaeus-Merzbacher, 636
- policística renal, 531
- Pompe, 414
- Pringle, 308
- refluxo gastroesofágico, 366
- renovascular, 532
- Ritter, 628
- Rosai-Dorfman, 677
- sobressalto, 302
- soro, 516
- Still, 515
- Tay-Sachs, 634
- tecido conjuntivo, 374
- Unverricht-Lundborg, 272
- urina do xarope de bordo, 112, 407
- von Hippel Lindau, 332
- von Willebrand, 292

- Wilson, 267, 526
- - icterícia, 570
Dor(es)
- abdominal
- - aguda, 338-355
- - - adenite mesentérica, 351
- - - anexite/torção de ovário, 351
- - - apendicite aguda, 350
- - - bridas congênitas ou pós-
operatórias, 345
- - - cetoacidose diabética, 355
- - - colecistite aguda, 351
- - - cólica do lactente, 354
- - - constipação intestinal, 345
- - - diagnóstico, 340
- - - diverticulite de Meckel, 351
- - - doença inflamatória
intestinal, 352
- - - enterocolite necrosante, 348
- - - etiologia, 339
- - - fisiopatologia, 338
- - - gastroenterites agudas, 352
- - - invaginação intestinal, 345
- - - novelo de áscaris
lumbricoides, 347
- - - pancreatite aguda, 351, 352
- - - púrpura de Henoch-Schönlein, 355
- - - úlcera péptica, 351
- - - urolitíase, 355
- - recorrente, 357-371
- - - Clostridium difficile, infecções, 370
- - - constipação, 369
- - - dados importantes da história e do
exame físico, 360
- - - diagnóstico diferencial, 361
- - - dismenorreia, 366
- - - enxaqueca abdominal, 362
- - - fisiopatologia, 358
- - - funcional, 361
- - - Helicobacter pylori, infecção, 367
- - - infecção do trato urinário, 365
- - - intolerância à lactose, 370
- - - invaginações intestinais, 364
- - - isolada, 362
- - - orgânica, 361
- - - pancreatite crônica, 368
- - - parasitoses intestinais, 365
- - - quadro clínico e laboratorial, 359
- - - tuberculose abdominal, 364
- - - tumores da parede intestinal, 364
- - crescimento, 373
- musculoesquelética idiopática e
recorrente, 372-377
- - anamnese, 372
- - crescimento, 373
- - dermatomiosite juvenil, 374
- - desvitaminoses, 375
- - distrofia simpaticorreflexa, 376
- - endocrinopatias, 375
- - exames, 372
- - fibromialgia, 373
- - hemoglobinopatias, 374
- - lesões por esforço repetitivo e uso
excessivo, 377
- - leucemia linfoide, 374
- - lúpus eritematoso sistêmico, 375

- - osteocondrites, 375
- - prevalência, 372
- - sinais de alerta, 372
- - síndrome de hipermobilidade
articular benigna, 373
- - tumores ósseos, 376
- musculoesquelética, 95
- torácica, 378-395
- - alterações respiratórias, 381
- - apresentação, 378
- - arritmias-taquiarritmias, 387
- - asma brônquica, 381
- - cardiopatias, 385
- - colecistite, 383
- - corpo estranho esofágico, 383
- - costocondrite, 380
- - derrame pleural, 382
- - dissecção de aorta, 387
- - distúrbios da motilidade do
esôfago, 383
- - doença
- - - artéria coronária, 386
- - - Kawasaki, 387
- - embolia pulmonar, 382
- - epidemiologia, 378
- - escoliose, 384
- - esofagite, 383
- - estresse, 384
- - etiologia, 379
- - exame físico, 389
- - exposição a agentes tóxicos, 387
- - gastrite, 383
- - hipertensão pulmonar, 382
- - hiperventilação, 383
- - história, 388
- - idiopática, 384
- - infarto
- - - miocárdio, 387
- - - pulmonar, 382
- - infecção por herpes-zóster, 384
- - ingestão de substância cáustica, 383
- - investigação complementar, 391
- - massas mamárias, 383
- - miocardite, 386
- - miosite, 384
- - neoplasia, 384
- - pericardite, 386
- - pleurite, 382
- - pneumomediastino, 382
- - pneumotórax, 382
- - pontada Texidor, 381
- - prolapso da valva mitral, 386
- - síndrome
- - - costela deslizante, 380
- - - dor em parede torácica
idiopática, 381
- - - Tietze, 380
- - traumas, 380
- - úlcera, 383
- - vasoespasmo coronariano, 387
- - xifoidinia, 381
- xifoide, 381
Drogas, febre, 468
Ducto do cisto tireoglosso, 672
Dupla hemiplegia, 713
Duplicação intestinal, 660, 688

836 Índice Remissivo

E

Ectima, 624
Ectopia testicular, 207
Eczema
- constitucional, 652
- seborreico, 649
Edema, 397-402
- abaulamento do abdome, 2
- angioneurótico da laringe, dispneia, 237
- diminuição da drenagem linfática, 399
- fatores
- - hormonais, 400
- - renais, 400
- glótico de origem alérgica (angioneurótico), 428
- permeabilidade capilar, aumento, 399
- pressão
- - coloidosmótica
- - - plasma, diminuição, 398
- - - tecidual, aumento, 399
- - hidrostática
- - - capilar, aumento, 397
- - - intersticial, diminuição, 399
Eliptocitose, 565
- hereditária, 518
Embolia pulmonar, 382
Emergência hipertensiva, 529
Enantemas, 434
Encefalite de tronco cerebral, 111
Encefalomiopatia mitocondrial com fibras vermelhas rasgadas, 642
Encefalopatia
- bilirrubínica, 198, 577
- epiléptica infantil precoce com surto-supressão, 297
- hipóxico-isquêmica, 196
- HIV, 638
- mioclônica precoce, 201, 297
Endocardite infecciosa, 462, 501
- hepatoesplenomegalia, 501
Endocrinopatias, 375
Endoscopia digestiva alta, 491
Enema opaco, 492
Enfisema lobar congênito, dispneia, 238
Enterobius vermicularis, vulvovaginite, 189
Enterocolite necrosante, 348
Enteropatia
- ambiental, 215
- perdedora de proteínas, 221
Enterorragia, 489
Enterovírus, infecções, 719
Enxaqueca, 139
- abdominal, 362
Ependimoma, 114, 721
Epifisiólise, 100
- proximal do fêmur, 758
Epiglote, 424
Epiglotite, 426
- aguda, 712
- dispneia, 238
Epilepsia(s), 295
- ausência
- - infância, 196
- - juvenil, 297

- benigna
- - infância com paroxismo occipital, 296
- - infância com pontas rolândicas ou centrotemporais, 295
- - occipital, 295
- - sintomas afetivos, 296
- crises TCG ao despertar, 297
- generalizada com crise febril *plus*, 300
- generalizadas simtomáticas ou criptogênicas, 297
- mioclônica
- - astática, 298
- - benigna do lactente, 296
- - grave da infância, 298
- - juvenil, 297
- - progressiva, 272
- noturna do lobo frontal, 300
- parciais
- - benignas da infância, 295
- - sintomática e criptogênica, 299
Epiloia, 308
Epstein-Barr, infecções
- adenomegalia, 11
- mononucleose infecciosa, 462
Erisipela, 624
Eritema
- discrômico persistente, 316
- infeccioso, 438
- - contágio, período, 446
- - exantema, 446
- - faixa etária, 446
- - incubação, período, 446
- - pródromos, 446
- - sinais e sintomas, 446
- pigmentar fixo, 316
Eritroblastopenia transitória da infância, 85
Erros inatos do metabolismo, 197, 404-422
- acidemias orgânicas, 408
- ciclo da ureia, distúrbio, 409
- classificação, 404
- doenças
- - depósito lisossômico, 409
- - Fabry, 410
- - Gaucher, 409
- - Niemann-Pick tipo B e C, 413
- - Pompe, 414
- - urina do xarope de bordo, 407
- fenilcetonúria, 407
- hipoglicemia, 544
- manifestações clínicas, 406
- mucopolissacaridoses, 416
Escafocefalia, 32
Escala de coma de Glasgow, 171
Escarlatina, 437, 627
- exantema, 446
- faixa etária, 446
- incubação, período, 446
- período de contágio, 446
- pródromos, 446
- sinais e sintomas, 446
Escherichia coli, 507

Esclerose
- múltipla, 719
- tuberosa, 308, 332
Escolares, massa abdominal, 661
Escoliose, 384
Escorbuto, 291
Esferocitose, 84, 517
- icterícia, 565
Esofagite, 383
- hemorragia digestiva, 494
Esofagogastroduodenoscopia, 491
Esquistossomose *mansoni*, 507
- febre prolongada, 463
- medular, 718
Estatura
- alta, 21-28
- - classificação, 23
- - constitucional ou familiar, 25
- - deficiência/resistência estrogênica/deficiência androgênica, 28
- - diagnóstico diferencial, 23
- - fisiopatologia, 21
- - gigantismo pituitário, 25
- - grande para a idade gestacional (GIG), 23
- - hipertireoidismo, 27
- - homocistinúria, 27
- - insensibilidade ao ACTH, 28
- - obesidade, 27
- - puberdade, 28
- - quadros clínico e laboratorial, 22
- - síndrome
- - - Bannayan-Riley-Ruvalcaba, 25
- - - Beckwith-Wiedemann, 24
- - - Klinefelter, 26
- - - Marfan, 26
- - - Marshall-Smith, 25
- - - Perlman, 25
- - - Simpson-Golabi-Behmel, 25
- - - Sotos, 24
- - - Weaver, 25
- - - X frágil, 27
- - - XYY, 27
- baixa, 122
- - avaliação, 123
- - causas, 125
- - definição, 122
- - diagnóstico da etiologia, 129
- - epidemiologia, 123
- - investigação da criança, 127
Esteatorreia, 220, 777
Estenose
- aórtica valvar, 792
- diastólica, 793
- hipertrófica do piloro, 663
- pulmonar valvar, 792
- subglótica, 430, 711
Estresse, dor torácica, 384
Estridor, 423-432
- abscesso
- - peritonsilar, 427
- - retrofaríngeo, 426
- agudo, 425
- aspiração de corpo estranho, 428
- crônico, 428

Índice Remissivo **837**

- diagnóstico, 424
- edema glótico de origem alérgica, 428
- epiglotite, 426
- estenose subglótica, 430
- fístulas traqueoesofágicas, 432
- laringite
- - diftérica, 427
- - estridulosa, 427
- laringomalácia, 428
- laringotraqueobronquite viral, 425
- malformações vasculares, 431
- massas mediastinais, 431
- paralisia das cordas vocais, 429
- refluxo gastroesofágico, 432
- traqueíte bacteriana, 425
- traqueomalácia, 429
- tumores da laringe, 430
Eventração diafragmática, dispneia, 239
Exame de fezes, 493
Exantema(s), 434-446
- características de algumas
     doenças, 446
- dengue, 441
- diagnóstico, 436, 445
- doença de Kawasaki, 444
- eritema infeccioso, 438
- escarlatina, 437
- maculopapular, 434
- - fino, 437
- - grosseiro, 438
- não classificáveis, 444
- petequial-purpúrico, 436, 443
- rubéola, 440
- sarampo, 438
- sepse meningocócica, 443
- súbito, 440
- - faixa etária, 446
- - incubação, período, 446
- - período de contágio, 446
- - sinais e sintomas, 446
- urticariforme, 436
- varicela, 442
- vesicobolhoso, 435, 442
Expiração, 423
Exposição ao frio, cianose, 148

F
Fala, 247
Falência orgânica, hipoglicemia, 550
Fármacos causadores de anorexia, 94
Febre
- familiar do mediterrâneo (FFM),
     448, 450
- induzida por drogas, 468
- periódica, 448-457
- - conceito, 448
- - diagnóstico diferencial, 450
- - fisiopatologia, 448
- - quadros clínico e laboratorial, 449
- prolongada, 458-471
- - abscessos profundos, 462
- - AIDS, 463
- - artrite reumatoide juvenil, 466
- - câncer, 466
- - doença
- - - Crohn, 467

- - - granulomatosa, 467
- - - Kawasaki, 468
- - - Lyme, 465
- - - tecido conjuntivo, 465
- - endocardite infecciosa, 462
- - esquistossomose, 463
- - exame físico, 460
- - exposição a contatos, 460
- - histiocitoses, 468
- - idade, 459
- - infecções, 461
- - - bacterianas, 461
- - - citomegalovírus, 463
- - - espiroquetas, 464
- - - fungos, 465
- - - parasitárias, 463
- - - riquétsias, 464
- - - virais, 462
- - laboratório, 469
- - leishmaniose, 464
- - leptospirose, 464
- - leucemias, 466
- - linfomas, 467
- - lúpus eritematoso sistêmico, 466
- - magnitude, 459
- - malária, 463
- - mononucleose infecciosa, 462
- - nosocomial, 469
- - pielonefrite, 461
- - procedência, 460
- - prognóstico, 470
- - sarcoidose, 467
- - sífilis, 465
- - síndrome hemofagocítica, 469
- - sinusite, 461
- - tempo de doença, 460
- - terapêutica, 470
- - tipo, 459
- - toxoplasmose, 464
- - tromboflebite, 468
- - tuberculose, 462
- - uso de medicamentos, 460
- - verificação, 459
- psicogênica, 468
- reumática, 97, 465
- tifoide, 461, 500
Fecaloma, 667
Fenilcetonúria, 407, 654
- clássica, 407
Fenômeno de Raynaud,
     cianose, 148
Feocromocitoma, 532
Ferritina, 82
Ferro sérico, valor da dosagem, 81
Fibromialgia, 373
Fibrose cística, 242
- constipação intestinal, 184
- definição, 731
- diarreia, 220
- icterícia, 571
- quadro clínico, 779
- sintomas, 779
Fígado, 498
Fissura anal, 495
Fístulas traqueoesofágicas, 432
Fitofotodermatite, 317

Fobia
- específica, 44
- social, 45
Foliculite, 625
- barba, 626
- decalvante, 626
- dissecante do couro cabeludo, 626
- pitirospórica, 626
- pseudofoliculite, 626
- queloidiana, 626
Foniatria, 245-254
- alterações
- - craniofaciais, 251
- - doenças neurológicas, 252
- comunicação, 245
- deficiências auditivas, 253
- disfluências, 252
- disfonias, 253
- distúrbios
- - comunicação, 248
- - leitura e escrita, 253
- - linguagem, 249
- linguagem, 246
Fonotrauma, 225
Fraturas do quadril, 758
Fungos (infecções)
- febre prolongada, 465
- vulvovaginite, 188
Furúnculo, 626

G
Gagueira, 253
Galactosemia, 524, 548
- icterícia, 571
Ganglioneuroma, 687
Gangliosidose
- GM1, 523, 560, 633
- GM2, 634, 639
Gardnerella vaginalis, vulvovaginite, 188
Gases, abaulamento do abdome, 3
Gastrite, 367
- hemorragia digestiva, 494
Gastroenterites agudas, 352
Gastrosquise, 204
Gigantismo
- cerebral, 24
- pituitário, 25
Glicogenoses, 524
Gliconeogênese, distúrbios, 547
Glicose, adaptação do metabolismo
     durante a infância e adolescência, 537
GLUT-2, deficiência, 547
Gorduras, má absorção, 777
Grande para a idade gestacional (GIG), 23
Granuloma eosinofílico, 468

H
Hanseníase na forma
- indeterminada, 309
- tuberculoide, 318
Helicobacter pylori, infecção, 367
Hemangioblastoma, 114
Hemangiomas, 673
- subglótico, 431
Hematêmese, 489
Hematoquezia, 489

838 Índice Remissivo

Hematúria na infância, 472-478
- associada, 474
- classificação, 473
- coloração da urina, 473
- diagnóstico, 475
- extraglomerular, 473
- fisiopatologia, 472
- glomerular, 473
- isolada, 474
- macroscópica, 473, 475
- microscópica, 473, 476
- quadro clínico, 472
Hemiplegia, 713
- aguda, 714
- alternante da infância, 306, 716
Hemofilia
- A, 292
- B, 293
Hemoglobina M, cianose, 154
Hemoglobinopatias, 374, 518, 583
Hemólise, 564
- adquirida, 583
Hemoptise, 480-487
- aspiração de corpo estranho, 483
- bronquiectasia, 483
- causas, 484
- circulação
- - arterial pulmonar, 480
- - brônquica, 481
- diagnóstico, 483, 485
- tuberculose, 483
Hemorragia
- adrenal, 659
- digestiva, 489-496
- - abordagem da criança, 490
- - alergia à proteína do leite de
    vaca, 495
- - alta, 494
- - angiografia seletiva, 493
- - baixa, 495
- - cintilografia, 493
- - colite infecciosa, 495
- - colonoscopia, 492
- - conceito, 489
- - deglutição de sangue materno, 494
- - doença inflamatória intestinal, 496
- - endoscopia digestiva alta, 491
- - enema opaco, 492
- - esofagite, 494
- - fissura anal, 495
- - gastrite, 494
- - hemograma com coagulograma, 492
- - laparotomia, 493
- - parasitológico de fezes, 493
- - pesquisa de sangue oculto nas
    fezes, 493
- - pólipo juvenil, 496
- - provas de função hepática, 492
- - radiografia simples do abdome, 492
- - roteiro diagnóstico, 493
- - síndrome de Mallory-Weiss, 494
- - úlcera de estresse, 494
- - vólvulo, 496
- intracraniana, 198
- - recém-nascido, 243
- prevenção, 283

Hemostasia, 283
- fisiologia, 284
- primária, 283
- secundária, 283
Hepatite
- autoimune, 574
- crônica, 575
- neonatal idiopática, colestase, 166
- viral aguda, 567
Hepatoblastoma, 664
Hepatoesplenomegalia, 498-527
- abscesso hepático, 500
- amiloidose, 523
- anemias hemolíticas, 517
- - autoimune, 521
- artrite idiopática juvenil, 515
- brucelose, 502
- calazar, 505
- deficiências
- - alfa-1-antitripsina, 527
- - glicose-6-fosfato desidrogenase, 520
- - piruvato quinase, 520
- doenças
- - depósito de glicogênio, 524
- - falciforme, 519
- - Gaucher, 521
- - infectoparasitárias, 500
- - inflamatórias, 514
- - Niemann-Pick, 522
- - soro, 516
- - Wilson, 526
- eliptocitose hereditária, 518
- endocardite, 501
- esferocitose, 517
- esquistossomose *mansoni*, 507
- febre tifoide, 500
- galactosemia, 524
- gangliosidose GM1, 523
- hemoglobinopatias, 518
- hipertensão portal, 525
- histiocitose de células de
    Langerhans, 511
- histoplasmose, 509
- infecção
- - citomegalovírus, 503
- leucemias, 510
- linfo-histiocítica hemofagocítica, 513
- linfomas, 510
- lúpus eritematoso sistêmico, 514
- malária, 508
- mononucleose infecciosa, 504
- mucopolissacaridoses, 523
- neoplasias, 510
- osteopetrose, 525
- paracoccidioidomicose, 508
- salmonelose septicêmica
    prolongada, 507
- sarcoidose, 516
- síndromes
- - ativação macrofágica, 513
- - histiocíticas, 511
- talassemias, 518
- toxocaríase, 506
- toxoplasmose, 505
- tuberculose, 502
Hepatotoxinas, 575

Hérnia
- diafragmática, dispneia, 238
- inguinal, 206
Herpes simples, 613
- diagnóstico, 614
- quadro clínico, 613
Herpes-zóster, infecção, dor torácica, 384
Herpesvírus humanos (HHV-6 e
    HHV-7), 440
Hidrocefalia, cefaleia, 144
Hidrocele, 206
Hidrometrocolpo, 660
Hidronefrose, 659
Hidrosadenite, 627
Higromas císticos, 690
Hiperbilirrubinemia
- direta (conjugada), 567
- - abscesso hepático piogênico, 568
- - calazar, 570
- - citomegalovirose, 568
- - hepatite viral aguda, 567
- - infecção do trato urinário, 569
- - infecções, 567
- - leptospirose, 569
- - malária, 569
- - mononucleose, 568
- - neonatos, 586
- - sepse, 568
- - sífilis, 569
- - tuberculose, 569
- indireta (não conjugada), 563
- - anemia
- - - falciforme, 566
- - - hemolítica, 564
- - deficiência de glicose-6-fosfato
      desidrogenase, 565
- - eliptocitose, 565
- - esferocitose, 565
- - hemólise, 564
- - síndrome
- - - Crigler-Najjar, 567
- - - Gilbert, 566
- - talassemia, 566
- indireta no recém-nascido de muito
    baixo peso, 584
- significativa em RN de 35 semanas, 579
Hiperesplenismo, 288
Hiperfenilalaninemia, 407
Hiperinsulinismo, 540
- associado ao exercício, 542
- autoimune, 543
- congênito, 541
- defeitos congênitos da glicosilação, 543
- glicoquinase, 542
- glutamato desidrogenase, 541
- hipoglicemia factícia, 543
- insulinoma, 543
- mutações no gene HNF4A, 542
- SCHAD (desidrogenase de cadeia
    curta), 542
- síndrome de Beckwith-Wiedemann, 542
Hipermobilidade articular, 99, 373
Hiperparatireoidismo, 375
Hiperplexia, 302
Hipersonia, 279, 304
- comportamental, 279

Índice Remissivo **839**

- distúrbios respiratórios do sono, 279
- movimentos anormais durante o sono, 281
- narcolepsia, 281
- transtornos psiquiátricos, 279
Hipertensão
- arterial, 528-534
- - aldosteronismo glicocorticoide remediável, 533
- - cefaleia, 141
- - classificação, 529
- - coarctação da aorta, 532
- - definição, 529
- - doença
- - - Cushing primária, 533
- - - parenquimatosa renal, 530
- - - policística renal, 531
- - - renovascular, 532
- - essencial, 530
- - feocromocitoma, 532
- - hiperaldosteronismo primário, 533
- - hiperplasia congênita da adrenal, 533
- - insuficiência renal, 531
- - intensidade da crise hipertensiva, 529
- - pielonefrites crônicas, 531
- - primária, 530
- - pulmonar persistente no recém-nascido, cianose, 151
- - secundária, 530
- - síndrome
- - - hemolítico-urêmica, 531
- - - Liddle, 534
- - - tumores, 534
- intracraniana benigna, cefaleia, 144
- portal, 525
- - intra-hepática, 526
- - pré-hepática, 525
- - supra-hepática, 526
- pulmonar, 382
Hipertireoidismo
- alta estatura, 27
- artrite, 100
Hipertrofia
- amígdalas, dispneia, 236
- tonsilas palatinas, 709
Hiperventilação, 383
Hipobetalipoproteinemia familiar, 780
Hipocalcemia, cianose, 153
Hipocromia residual, 310
Hipofibrogenemia congênita, 293
Hipogamaglobulinemia transitória da infância, 597
Hipoglicemia, 536-554
- alimentar, 550
- cetótica, 551
- cianose, 153
- coleta durante, 552
- deficiência
- - frutose-1,6-difosfatase, 548
- - hormônios contrarreguladores, 544
- - piruvato descarboxilase, 548
- definição, 536
- diagnóstico, 551
- diarreia, 549
- distúrbios
- - gliconeogênese, 547

- - oxidação de ácidos graxos, 549
- doenças de depósito de glicogênio, 545
- erros inatos do metabolismo, 544
- exame físico, 552
- factícia, 543
- falência orgânica, 550
- galactosemia, 548
- hiperinsulinismo, 539
- induzida por agentes exógenos, 551
- intolerância hereditária à frutose, 548
- malária, 549
- quadro clínico, 537
- síndrome de Fanconi-Bieckel, 547
- transitória, 539
Hipogonadismo
- hipergonadotrófico, 746, 748
- - meninas, 748
- - meninos, 749
- hipogonadotrófico, 746, 747
Hipolactasia do tipo adulto, 775
Hipomelanose de Ito, 311
Hipopituitarismo, 544
Hipoplasia
- cerebelo, 115
- pulmonar, dispneia, 238
Hipotireoidismo, 375
- artrite, 100
- congênito, icterícia, 569
- - neonatal, 584
- constipação intestinal, 183
Hipotonia, 555-562
- amiotrofia espinhal infantil, 556
- aspectos clínicos, 555
- causas, 556
- distrofia muscular congênita, 558
- doença de Landing, 560
- hipotireoidismo congênito, 562
- miastenia
- - congênita, 560
- - neonatal transitória, 559
- miopatias congênitas, 557
- síndrome
- - glicoproteínas deficientes em carboidrato, 561
- - Lowe, 561
- - Prader-Willi, 560
- - Zellweger, 561
- traumatismo raquimedular, 562
Hipoventilação pulmonar, cianose, 149
Histiocitoses de células de Langerhans, 511, 677
- diagnóstico laboratorial, 512
- febre prolongada, 468
Histoplasmose, 509
HIV/AIDS, 589
- adenomagelia, 11
- congênita, 617
- - diagnóstico, 617
- - quadro clínico, 617
- dermatite seborreica, 652
- encefalopatia, 638
- febre prolongada, 463
Homocistinúria, alta estatura, 27
Hordéolo, 626
Hormônio do crescimento, deficiência, 544

I
Icterícia, 563-576
- abscesso hepático piogênico, 568
- anemia
- - falciforme, 566
- - hemolítica, 564
- atresia das vias biliares, 573
- calazar, 570
- cirrose, 575
- cisto do colédoco, 573
- citomegalovirose, 568
- colangite esclerosante, 574
- colecistite aguda, 572
- colelitíase, 572
- deficiência
- - alfa-1-antitripsina, 570
- - glicose-6-fosfato desidrogenase, 565
- distúrbios das vias biliares, 572
- doença
- - Byler, 574
- - Caroli, 574
- - metabólica hepática, 570
- - Niemann-Pick C, 572
- - Wilson, 570
- eliptocitose, 565
- esferocitose, 565
- fibrose cística (mucoviscidose), 571
- fisiológica, 577
- galactosemia, 571
- hemólise, 564
- hepatite
- - autoimune, 574
- - crônica, 575
- - viral aguda, 567
- hepatotoxinas, 575
- hiperbilirrubinemia
- - direta (cojungada), 567
- - indireta (não conjugada), 563
- hipotireoidismo congênito, 571
- infecções, 567
- - trato urinário, 569
- leptospirose, 569
- malária, 569
- mononucleose, 568
- neonatal, 577-587
- patológica, 580
- sepse, 568
- sífilis, 569
- síndrome
- - Alagille, 574
- - Crigler-Najjar, 567
- - Dubin-Johnson e Rotor, 572
- - Gilbert, 566
- - Zellweger, 574
- talassemia, 566
- tirosinemia, 571
- tuberculose, 569
- tumores hepáticos, 576
Ictiose ligada ao sexo, 318
Imaturidade do centro respiratório, cianose, 152
Impetigo, 622
- bolhoso, 623
- não bolhoso, 623
Imunodeficiências, 588-604
- células B e T, 594

840 Índice Remissivo

- combinada grave (SCID), 594
- - características, 594
- - defeito, 595
- - laboratório, 595
- defeitos congênitos de número e/ou função de fagócitos, 601
- deficiências do sistema complemento, 603
- diarreia, 218
- doenças de desregulação imunológica, 600
- infecção de vias respiratórias, 588
- pneumonia, 730
- predominantemente de anticorpos, 595
- primárias, 590
- - ataxia-telangiectasia, 599
- - classificação, 591
- - quadros clínico e laboratorial, 592
- - sinais de alerta, 590
- - síndrome(s)
- - - DiGeorge, 598
- - - hiper-IgE, 599
- - - Wiscott-Aldrich, 598
- secundárias, 589
Incompatibilidade sanguínea materno-fetal, 581
Incontinência pigmentar, 199, 318
Infarto
- medular neonatal, 721
- miocárdio, 387
- pulmonar, 382
Infecções
- anorexia, 92
- cefaleias, 141
- congênitas, 606-621
- - citomegalovirose congênita, 611
- - herpes, 613
- - HIV, 617
- - listeriose, 610
- - parvovirose congênita, 616
- - rubéola congênita, 614
- - sífilis congênita, 606
- - toxoplasmose, 619
- enterovírus, 719
- espiroquetas, febre prolongada, 464
- febre prolongada, 461-464
- fungos, febre prolongada, 465
- graves do trato digestivo, abaulamento do abdome, 4
- hemiplegia, 715
- herpes-zóster, dor torácica, 384
- icterícia, 567
- parasitárias, febre prolongada, 463
- pele, 622
- - celulite, 625
- - doença de Ritter, 628
- - ectima, 624
- - erisipela, 624
- - escarlatina, 627
- - foliculite, 625
- - furúnculo, 626
- - hidrosadenite, 627
- - impetigo, 622
- - paroníquia, 627
- - periporite, 627

- - piodermites predominantemente
- - - estafilocócicas, 625
- - - estreptocócicas, 624
- - síndrome do choque tóxico, 628
- riquétsias, febre prolongada, 464
- sistema nervoso central, 196
- trato urinário, 355, 365, 569
- urinária, febre prolongada, 461
- vias respiratórias, 588
- virais, febre prolongada, 462
Ingestão de substância cáustica, 383
Insensibilidade ao ACTH, alta estatura, 28
Insônia, 277
- comportamental, 277
- doenças respiratórias, 278
- efeito colateral de drogas psicoativas, 278
- parassonias, 278
- psiquiátrica, 277
- transtornos
- - ciclo sono-vigília, 278
- - movimento, 278
Inspiração, 423
Insuficiência
- cardíaca congestiva
- - cianose, 152
- - dispneia, 243
- pulmonar, 794
- renal, 531
Insulinoma, 543
Intolerância
- hereditária à frutose, 548
- lactose, 215, 774
- - dor abdominal, 370
- monossacarídeos, 217
Intussuscepção intestinal, 345
Invaginação intestinal, 345, 364, 666
Involução psicomotora, 629-642
- desordem do transporte de cobre, 635
- distrofia neuroaxonal infantil, 638
- doença(s)
- - Canavan, 637
- - Krabbe, 634
- - Lesch-Nyhan, 638
- - lisossomais, 639
- - mitocondrial, 635
- - Niemann-Pick A, 632
- - Pelizaeus-Merzbacher, 636
- encefalopatia pelo HIV, 638
- gangliosidose GM 1 e GM 2, 633, 634
- lipofuscinose ceroide, 637
- mucopolissacaridoses tipo I e II, 636
- síndrome de Rett, 637
Isquemia miocárdica transitória com insuficiência tricúspide, cianose, 151

J
Jejum, adaptação, 538
Johanson-Blizzard, síndrome, 780
Joubert, síndrome, 115

K
Kawasaki, doença, 290, 387, 468
Kayser-Fleischer, anel, 570
Kernicterus, cianose, 153
Kikuchi-Fujimoto, doença, 677

Kinsbourne, síndrome, 110
Klebsiella, 507
Klinefelter, síndrome, 26
Krabe, doença, 634
Kwashiorkor, síndrome, 655

L
Lactentes
- massa abdominal, 661
- sibilante, 643
- - avaliação diagnóstica, 646
- - definição, 643
- - epidemiologia, 643
- - fatores predisponentes, 644
- - fenótipos, 645
- - fisiopatologia, 645
- - prevenção, 648
- - prognóstico, 648
Laparotomia, 493
Laringe, 424
- corpo estranho, dispneia, 237
- doenças congênitas, dispneia, 237
- lesões traumáticas, dispneia, 237
- tumores, 430
- - dispneia, 237
Laringite, 225
- aguda, 711
- diftérica, 427
- - dispneia, 237
- estridulosa, 427
- - dispneia, 237
Laringomalácia, 428, 711
Laringotraqueobronquite viral, 425
- dispneia, 237
Larva migrans visceral, 506
Leishmaniose visceral, 505
- adenomegalia, 12
Leishmaniose, febre prolongada, 464
Leptospirose
- febre prolongada, 464
- icterícia, 569
Lesões
- esforço repetitivo e uso excessivo, 377
- obstétricas intracranianas, cianose, 152
Leucemias, 510
- agudas, 510
- crônicas, 510
- febre prolongada, 466
- hepatoesplenomegalia, 510
- linfoide, 374
Leucinose, 112, 407
Leucodistrofia metacromática, 639
Leucorreia fisiológica, 186
Linfadenite
- aguda, 675
- subaguda, 675
Linfadenopatia cervical, 675
Linfangiectasia intestinal, 781
Linfangiomas, 673
- mediastino, 690
Linfo-histiocitose hemofagocítica, 513
Linfomas, 511
- febre prolongada, 467
- hepatoesplenomegalia, 511
- não Hodgkin, 666, 685

Linfonodos, 7
- aumento, 7
- cervicais, 674
Linguagem, 246
- distúrbios, 249
- organização, 247
Lipoblastoma, 690
Lipofuscinose ceroide, 273, 642, 637
Lipoma, 690
Líquen estriado, 312
Líquido
- amniótico meconial, 325
- ascítico, 102
- cavidade peritoneal, abaulamento do abdome, 3
Listeriose, 610
- diagnóstico, 610
- quadro clínico, 610
Lúpus eritematoso sistêmico, 375, 514
- adenomagelia, 9
- critérios diagnósticos, 514
- febre prolongada, 466

M
Má absorção intestinal, 773
- açúcares, 773
- gorduras/esteatorreia, 777
- proteínas, 781
Maconha, uso e dor torácica, 387
Mácula, 434
Malária, 508
- febre prolongada, 463
- hipoglicemia, 549
- icterícia, 569
Malassezia furfur, 314
Malformações
- adenomatoide cística, 729
- cerebelares, 115
- Chiari tipo I, 116
- congênitas
- - boca, dispneia, 236
- sistema nervoso central, 244
- vascular
- - cefaleia, 144
- - medula, 720
Manchas na pele, 307-322
- café com leite, 318
- dermatose cinzenta, 316
- eritema pigmentar fixo, 316
- esclerose tuberosa, 308
- fitofotodermatite, 317
- hanseníase na forma
- - indeterminada, 309
- - tuberculoide, 318
- hipocromia residual, 310
- ictiose ligada ao sexo, 318
- incontinência pigmentar acromiante, 311
- líquen estriado, 312
- mastocitose, 319
- melanoma maligno, 320
- nevo
- - acrômico, 313
- - halo, 314
- - melanocítico, 320
- piebaldismo, 315

- pitiríase
- - alba, 313
- - versicolor, 314, 321
- síndrome de Bloch-Sulzberger, 318
- tinha negra palmar, 321
- vitiligo, 315
- xeroderma pigmentoso, 322
Massa(s)
- abdominal, 657-668
- - abscesso hepático, 665
- - cisto(s)
- - - colédoco, 664
- - - mesentério, 667
- - - ovariano, 660
- - colecistites, 665
- - duplicação intestinal, 660
- - escolares, 661
- - estenose hipertrófica do piloro, 663
- - fecaloma, 667
- - hemorragia da adrenal, 659
- - hepatoblastoma, 664
- - hidrometrocolpo, 660
- - hidronefrose, 659
- - invaginação intestinal, 666
- - lactentes, 661
- - linfoma não Hodgkin, 666
- - nefroma mesoblástico, 659
- - neuroblastoma, 662
- - plastrão apendicular, 667
- - pré-escolares, 661
- - recém-nascidos, 658
- - rim displásico multicístico, 659
- - tricobezoar gástrico, 664
- - tumor de Wilms, 661
- - válvula de uretra posterior, 659
- cervicais, 669-681
- - anomalias
- - - branquiais, 670
- - - sistemas linfático e venoso, 673
- - lesões inflamatórias, 674
- - tumores
- - - benignos, 679
- - - malignos, 679
- mamárias, 383
- mediastinais, 431, 682-690
- - anterossuperior, 685
- - diagnóstico, 683
- - médio, 686
- - posterior, 687
Mastocitose, 319
Masturbação, 304
Mediastino, 682
- massas, 682
Meduloblastoma, 114
Megacolo, abaulamento do abdome, 5
Megaloeritema, 438
Melanoma maligno, 320
Melena, 489
Membranas eritrocitárias, 583
Menarca precoce isolada, 752
Meningocele torácica, 689
Meningococcemia, 443
Meningoencefalite, 142
MERRF, 273
Metemoglobina, cianose, 153

Miastenia
- congênita, 560
- neonatal transitória, 559
Micção
- disfuncional, 232
- postergada, 232
Mielinose central pontina, 721
Mielite
- herpes-zóster, 717
- transversa aguda, 720
Mielocatexia, 698
Migrânea
- basilar, 112
- hemiplégica, 715
Miocardite
- cianose, 153
- dispneia, 243
- dor torácica, 386
Mioclonia, 270
- benigna da infância, 303
- fisiológica do sono, 271
Mioclono benigno neonatal do sono, 303
Miopatias congênitas, 557
- alterações mínimas, 558
- central core, 558
- nemalínica, 557
Miosite, 384
- infecciosa aguda, 719
Mononucleose infecciosa, 504
- diagnóstico laboratorial, 504
- febre prolongada, 462
- hepatoesplenomegalia, 504
- icterícia, 568
Monoplegia, 713, 722
Motilidade do esôfago, distúrbios, 383
Movimento, distúrbios, 265-275
- balismo, 275
- coreia, 265
- distonia, 266
- mioclonia, 270
- tiques, 274
- tremor, 274
Mucopolissacaridoses, 416, 523
- I, 417, 636
- II, 418, 636
- III, 419, 636
- IV, 419
- tipo VII, 640
- VI, 420
- VII, 421
Músculos da parede abdominal, alterações (abaulamento do abdome), 4
Mutações no gene HNF4A, 542
Mutismo seletivo, 46
Mycobacterium tuberculosis, 502

N
Narcolepsia, 281, 304
Nariz
- atresia coanal, 707
- corpo estranho, 705
- desvio de septo, 703
- polipose, 706
- rinite crônica, 704
- tumores, 707

842 Índice Remissivo

Nefronoftise, 333
Neisseria gonorrhoeae, vulvovaginite, 188
Neoplasias
- artrite, 97
- cerebelo e IV ventrículo, 114
- dor torácica, 384
- sistema nervoso central, 113
- tronco cerebral, 115
Neurite vestibular, 818
Neuroblastoma, 431, 662, 688, 721
Neurodegeneração por depósito de
  ferro, 268
Neurofibroma, 687
Neutropenia(s), 692-700
- abscesso, 694
- adquiridas, 695
- aplasia pura de células
  brancas, 698
- apresentação clínica, 699
- ativação do complemento, 698
- autoimune crônica, 697
- categoria, 692
- cíclica, 602, 698
- classificação, 696
- congênita(s), 698
- - grave, 601
- deficiência de cobre, 696
- definição, 692
- diagnóstico, 699
- dismorfia, 694
- doença da medula óssea, 698
- dor abdominal, 694
- esplenomegalia, 694
- febre, 694
- gengivite, 694
- hiperesplenismo, 698
- idiopática crônica, 697
- incidência, 694
- induzida por medicamento e
  agranulocitose, 695
- isoimune neonatal, 697
- isolada, 695
- monocitose, 694
- nutricional, 695
- patógenos associados, 699
- pós-infecciosa, 695
- propensão a infecção, 693
- proteína C reativa, 694
- risco de infecção, 699
- úlcera da mucosa, 694
- velocidade de hemossedimentação
  dos eritrócitos (VHS), 694
Nevo
- acrômico, 313
- halo, 314
- melanocítico, 320
Nódulos vocais, 225
Novelo de áscaris lumbricoides, 347
Nutrição parenteral, colestase, 166

O
Obesidade
- abaulamento do abdome, 2
- alta estatura, 27
- síndrome
- - Bardet-Biedl, 785

- - Börjeson-Forssman-Lehmann, 784
- - Cohen, 784
- - Prader-Willi, 783
Obstrução
- intestinal, abaulamento do
  abdome, 5
- vias respiratórias superiores,
  702-712
- - nasal, 703, 710
- - nasofaríngea, 707
Oligoartrite, 515
Onfalocele, 204
Orquiepididimite, 19
- definição, 19
- diagnóstico, 20
Osteocondrites, 375
Osteogênese imperfeita, 290
Osteoma osteoide, 376, 759
Osteomielite, 98
- tuberculosa, 718
Osteopetrose, 525
Osteoporose transitória do
  quadril, 759
Osteossarcoma, 376
Otite média serosa, 589
Otites médias, 817
Oxidação de ácidos graxos,
  distúrbios, 549
Oxiúros, 189

P
Pan-hipopituitarismo, 544, 748
Pancreatite
- aguda, 351, 352
- crônica, 368
Panencefalite esclerosante
  subaguda, 271, 640
Pânico, 47
Papilomatose laríngea recorrente,
  226, 430
Papilomavírus humano,
  papilomatose laríngea
  recorrente, 226
Paracoccidioidomicose, 508
Paralisia(s)
- agudas, 713-723
- - abscesso epidural, 717
- - dupla hemiplegia, 713
- - hemiplegia, 713, 714
- - mielite por herpes-zóster, 717
- - monoplegia, 713, 722
- - osteomielite tuberculosa, 718
- - paraplegia, 713, 716
- - periódicas, 722
- - tetraplegia, 713, 716
- - traumatismos
  raquimedulares, 720
- - tumores medulares, 721
- cerebral discinética, 270
- cordas vocais, 429, 711
- laríngeas, 228
- sono, 304
- Todd, 715
Paramixovírus, 438
Paraplegia, 713
Parasitas, infecções, 463

Parasitoses
- intestinais, 365, 367
- vulvovaginite, 189
Parassonias, 278
Parede abdominal
- alterações dos músculos (abaulamento
  abdominal), 4
- defeitos, 203
- - diagnóstico diferencial, 203
- - fisiopatologia, 203
Paroníquia, 627
Parvovirose congênita, 616
- diagnóstico, 617
- quadro clínico, 616
Parvovírus B19, 438
Pele
- acrodermatite enteropática, 654
- dermatite
- - atópica, 652
- - seborreica, 649
- dermatose do kwashiorkor, 655
- infecções, 622
- - celulite, 625
- - doença de Ritter, 628
- - ectima, 624
- - erisipela, 624
- - escarlatina, 627
- - foliculite, 625
- - furúnculo, 626
- - hidrosadenite, 627
- - impetigo, 622
- - paroníquia, 627
- - periporite, 627
- - síndrome do choque tóxico, 628
- manchas, 307-322
- - café com leite, 318
- - dermatose cinzenta, 316
- - eritema pigmentar fixo, 316
- - esclerose tuberosa, 308
- - fitofotodermatite, 317
- - hanseníase na forma
- - - indeterminada, 309
- - - tuberculoide, 318
- - hipocromia residual, 310
- - ictiose ligada ao sexo, 318
- - incontinência pigmentar
  acromiante, 311
- - líquen estriado, 312
- - mastocitose, 319
- - melanoma maligno, 320
- - nevo
- - - acrômico, 313
- - - halo, 314
- - - melanocítico, 320
- - piebaldismo, 315
- - pitiríase
- - - alba, 313
- - - versicolor, 314, 321
- - síndrome de Bloch-Sulzberger, 318
- - tinha negra palmar, 321
- - vitiligo, 315
- - xeroderma pigmentoso, 322
Pênfigo
- foliáceo, 134
- vulgar, 134
Penfigoide bolhoso, 134

Índice Remissivo **843**

Penumotórax, 382
Perda de fôlego (tomada de choro), 301
Pericardite, 243
- dor torácica, 386
Periporite, 627
Peritonite, ascite, 105
Pés planos, 99
Pesadelo, 304
Pesquisa de sangue oculto nas fezes, 493
Petéquias, 443
Piebaldismo, 315
Pielonefrite, febre prolongada, 461
Piridoxina, deficiência, 199
Piruvato desidrogenase, deficiência, 112
Pitiríase
- alba, 313
- versicolor, 314, 321
Plagiocefalia, 33
- posterior, 37
Plastrão apendicular, 667
Pleura, 209
Pleurite, 382
Pneumomediastino, 242, 382
Pneumonia(s), 326
- bacteriana, 239, 240
- persistentes, 724-736
- - adenomegalias, 727
- - asma, 730
- - aspiração de corpo estranho, 726
- - bronquiectasias, 728
- - cardiopatias, 733
- - classificação, 725
- - compressões vasculares, 728
- - definição, 724
- - diagnóstico, 733
- - discinesia ciliar primária, 732
- - epidemiologia, 725
- - etiologia, 726
- - fatores ambientais, 733
- - fibrose cística, 731
- - imunodeficiência, 730
- - malformações congênitas, 728
- - patogenia, 725
- - síndromes
- - - aspirativas, 729
- - - Löffler, 733
- - tumores, 727
- recorrentes, 724-736
- - adenomegalias, 727
- - asma, 730
- - aspiração de corpo estranho, 726
- - bronquiectasias, 728
- - cardiopatias, 733
- - classificação, 725
- - compressões vasculares, 728
- - definição, 724
- - diagnóstico, 733
- - discinesia ciliar primária, 732
- - epidemiologia, 725
- - etiologia, 726
- - fatores ambientais, 733
- - fibrose cística, 731
- - imunodeficiências, 730

- - malformação adenomatoide cística, 729
- - patogenia, 725
- - sequestro pulmonar, 728
- - síndromes
- - - aspirativas, 729
- - - Löffler, 733
- - tuberculose, 727
- - tumores, 727
- - - mediastinais, 728
Pneumoperitônio, abaulamento do abdome, 3
Poliarterite nodosa, 291
Poliartrite, fator reumatoide, 515
Policitemia, 583
- cianose, 148
Polidipsia, 738
- diagnóstico diferencial, 740
- fisiopatologia, 738
- primária, 739
- quadros clínico e laboratorial, 740
Pólipo
- juvenil, 496
- vocal, 227
Polipose nasal, 706
Poliúria, 738
- diagnóstico diferencial, 740
- fisiopatologia, 738
- quadros clínico e laboratorial, 740
Pré-escolares, massa abdominal, 661
Pregas vocais, alterações estruturais, 227
Pressão arterial, aferição, 528
Privação materna, 763
Proteínas, má absorção, 781
Proteinúria, 742
- fisiopatologia, 742
- quadros clínico e laboratorial, 743
Proteus, 507
Protoporfirina eritrocitária livre, 82
Protozoário, vulvovaginite, 189
Protrusão acetabular idiopática, 758
Provas de função hepática, 492
Pseudocrises, 302
Pseudotumor cerebral, cefaleia, 144
Pseudoxantoma elástico, 290
Puberdade
- alta estatura, 28
- atrasada, 745
- - conceito, 745
- - etiologia, 745
- - quadro clínico, 746
- normal, fisiologia, 745
- precoce, 751
- - central, 752
- - classificação, 751
- - definição, 751
- - diagnóstico
- - - clínico, 753
- - - laboratorial, 754
- - - isolada, 752
- - - periférica, 753
Pulmão, 480
Púrpuras, 434, 443
- Henoch-Schönlein, 290, 355
- plaquetárias, 285

- trombocitopênica
- - imune, 286
- - trombótica, 287
- vasculares, 288
- - adquiridas, 290
- - hereditárias, 289
- - induzidas por drogas e agentes infecciosos, 292

Q
Quadril doloroso, 756
- artrite
- - idiopática juvenil, 758
- - séptica, 757
- avulsões, 758
- condrólise idiopática, 758
- doença de Legg-Calvé-Perthes, 757
- epifisiólise proximal do fêmur, 758
- etiologia, 756
- fraturas, 758
- osteoma osteoide, 759
- osteoporose transitória, 759
- protrusão acetabular idiopática, 758
- sinovite transitória do quadril, 757
Queloide, 679
Quinta moléstia, 438

R
Radiografia simples de abdome, 492
Raquitismo, 375
Rash, 434
Recém-nascidos
- distúrbios respiratórios, 323-329
- - displasia broncopulmonar, 327
- - pneumonias, 326
- - síndrome
- - - aspiração meconial, 325
- - - desconforto respiratório, 323
- - - taquipneia transitória, 324
- massa abdominal, 658
Receptores de transferrina, 82
Refluxo gastroesofágico, 432
- cianose, 153
- patológico, 824
Região inguinoescrotal, defeitos, 205
- anorquia, 207
- cisto de cordão, 206
- criptorquidia, 207
- distopias testiculares, 207
- ectopia testicular, 207
- fisiopatologia, 205
- hérnia inguinal, 206
- hidrocele, 206
- testículo retrátil, 207
Regurgitações, 822
Retardo
- constitucional do crescimento e puberdade, 126, 745, 746, 760
- mental, 766
- - classificação, 766
- - definição, 766
- - etiologia, 767
- - não sindrômico, 767
- - sindrômico, 767
Retocolite ulcerativa inespecífica, 219

844 Índice Remissivo

Rinite crônica, 704
- alérgica, 704
- dispneia, 236
- eosinofílica não alérgica, 705
- medicamentosa, 705
- vasomotora, 705
Rinossinusite, 588
Rins
- cistos, 330-336
- - classificação, 330
- - conceitos, 330
- - doença
- - - adquirida, 334
- - - renal policística autossômica, 331, 332
- - - von Hippel-Lindau, 332
- - esclerose tuberosa, 332
- - esponja medular, 334
- - fisiopatologia da cistogênese, 331
- - multicístico displásico, 334
- - nefronoftise, 333
- - simples, 334
- displásicos multicísticos, 659
Riquétsias, infecções, febre prolongada, 464
Ritmo circadiano, alterações, 278
Roséola infantil, 440
Rubéola, 440
- artralgia, 440
- congênita, 614
- - diagnóstico, 615
- - quadro clínico, 615
- exantema, 446
- faixa etária, 446
- incubação, período, 446
- período de contágio, 446
- pródromos, 446
- sinais e sintomas, 446
- transmissão do vírus, 440
Rumor venoso, 798

S
Salmonella typhi, 500
Salmonelose septicêmica prolongada, 507
Sangue oculto nas fezes, 489
- pesquisa, 493
Sarampo, 438
- complicações, 439
- duração, 446
- exantema, 446
- faixa etária, 446
- incubação, período, 439, 446
- período de contágio, 446
- sinais e sintomas, 446
- sinal de Koplik, 439
- surto, 439
- transmissão do vírus, 439
Sarcoidose, 516
- febre prolongada, 467
Saturação da transferrina, 82
SCHAD, 542
Schistosoma mansoni, 507
Sedação materna, cianose, 152
Sepse
- icterícia, 568

- meningocócica, 443
- - contágio, 446
- - evolução, 443
- - exantema, 446
- - faixa etária, 446
- - incubação, período, 446
- - período de incubação, 443
- - pródromos, 446
- - sinais e sintomas, 446
- - transmissão, 443
- neonatal, cianose, 153
Sequestro pulmonar, 728
Sexta moléstia, 440
Shunt arteriovenoso pulmonar, cianose, 152
Sialidose tipo I, 274
Sibilância, 643
- avaliação diagnóstica, 646
- definição, 643
- epidemiologia, 643
- fatores predisponentes, 644
- fenótipos, 645
- fisiopatologia, 645
- precoce e asma, 645
- prevenção, 648
- prognóstico, 648
Sífilis
- congênita, 606
- - diagnóstico, 608
- - precoce, 607
- - quadro clínico, 607
- - tardia, 607
- febre prolongada, 465
- icterícia, 569
Síncope, 300, 769
- autonômica, 769
- cardíaca, 769, 770
- diagnóstico diferencial, 771
- disautonômica, 770
- metabólica, 769
- não cardíaca, 771
- neurocardiogênica, 770
- simulações, 769
Síndrome(s)
- abdominal aguda obstrutiva, 342
- Alagille, 162, 574
- Alice no país das maravilhas, 306
- Alport, 286
- Apert, 34
- apneia obstrutiva do sono, 279
- artrite piogênica asséptica, pioderma gangrenoso e acne (PAPA), 454
- Asperger, 67
- aspiração meconial, 325
- - dispneia, 239
- aspirativas, 729
- ativação macrofágica, 513
- autoimune linfoproliferativa (ALPS), 600
- autoinflamatória familiar associada ao frio (FCAS), 453
- Bannayan-Riley-Ruvalcaba, 25
- Bardet-Biedl, 785
- Bartter, 739
- Beckwith-Wiedemann, 24, 542
- Bernard-Soulier, 288

- Bloch-Sulzberger, 318
- Börjeson-Forssman-Lehmann, 784
- Budd-Chiari, 526
- Carpenter, 35
- Chédiak-Higashi, 600, 698
- choque tóxico, 628
- Cohen, 784
- costela deslizante (*slipping rib syndrome*), 380
- Crigler-Najjar, 567
- Crouzon, 34
- dermatose neutrofílica atípica crônica com lipodistrofia e elevada temperatura (CANDLE), 455
- desconforto respiratório
- - dispneia, 239
- - recém-nascido, 323
- desregulação imunológica com poliendrocrinopatia (IPEX), 601
- DiGeorge, 598, 652
- dolorosas idiopáticas, 100
- Doose, 298
- dor em parede torácica idiopática, 381
- Dravet, 298
- Dubin-Johnson e Rotor, 572
- Ehlers-Danlos, 290
- Fabry, 289
- Fanconi-Bickel, 547
- Gilbert, 566
- Gilteman, 739
- glicoproteínas deficientes em carboidrato, 561
- Guillain-Barré, 244, 719
- Hartnup, 781
- hemofagocítica, 469
- hiper-IgE, 654
- hiperventilação, 301
- histiocíticas, 511
- Hunter, 418, 524
- Hurler, 417, 523
- Hurler-Scheie, 418
- icterícia pelo leite materno, 584
- intestino irritável, 214
- Job, 599
- Johanson-Blizzard, 780
- Joubert, 115
- Kasabach-Merritt, 287
- Kinsbourne, 110, 271
- Klinefelter, 26
- Kostmann, 698
- Landau-Kleffner, 299
- Lennox-Gastaut, 298
- Liddle, 534, 739
- Löffler, 733
- Louis-Bar, 289
- Lowe, 561
- má absorção intestinal, 773-782
- Majeed, 454
- Mallory-Weiss, 494
- Marfan, 26, 290
- Marinesco-Sjögren, 119
- Maroteaux-Lamy, 420, 524
- Marshall-Smith, 25
- Miller Fisher, 110
- Morquio, 419

Índice Remissivo **845**

- Muckle-Wells (MWS), 452
- Netherton, 653
- Ohtahara, 201, 297
- Omnen, 650
- Pearson, 780
- periódica associada
- - criopirina (CAPS), 448, 451
- - receptor do fator de necrose tumoral (TRAPS), 448, 451
- Perlman, 25
- pernas inquietas, 278
- Pfeiffer, 35
- Prader-Willi, 560
- - obesidade, 783
- privação materna, 763
- *prune belly*, abaulamento do abdome, 4
- Rendu-Osler-Weber, 289
- Rett, 637
- Saethe-Chotzen, 35
- Sandhoff, 634
- Sandifer, 304
- Sanfilippo, 419
- Scheie, 418
- Shwachman, 221
- Shwachman-Diamond, 603, 698, 779
- Simpson-Golabi-Behmel, 25
- Sly, 421
- Sotos, 24
- TAR, 286
- Tietze, 380
- Walker-Walburg, 559
- Weaver, 25
- West, 298
- Wiskott-Aldrich, 286, 653
- - características, 598
- - defeito, 598
- - laboratório, 598
- X frágil, 27
- XYY, 27
- Zellweger, 561, 575
- Zollinger-Ellison, 221
Sinovite transitória do quadril, 99, 757
Sinusite
- cefaleias, 141
- febre prolongada, 461
Sistema nervoso central
- infecções, 196
- neoplasias, 113
- radioterapia, 747
- tumores, 143, 747
Somatização, 54
Sonambulismo, 304
Sono, distúrbios, 276
- hipersonia diurna, 304
- movimentos anormais, 281
- narcolepsia, 304
- pesadelo, 304
- sonambulismo, 304
- terror noturno, 304
Sonolência diurna, 281
Sopros, 786-799
- artéria mamária, 799
- caracterização, 788
- ciclo cardíaco, 791
- classificação, 788

- contínuos, 795
- estenose das artérias pulmonares, 797
- fluxo pulmonar, 797
- inocentes, 796
- mecanismo, 786
- primeira bulha, 790
- rumor venoso, 798
- segunda bulha, 791
- sistodiastólicos, 795
- sistólico, 791
- - aórtico, 798
- - supraclavicular ou braquiocefálico, 798
- Still, 796
Staphylococcus aureus, 501
Streptococcus viridans, 501
Surdez, 253, 254
Susbtâncias
- branca, distúrbios, 630
- cinzenta, distúrbios, 630
Suturas cranianas
- normais, 29
- sagital, fechamento, 30

T
Talassemias, 83, 518
- alfa-talassemia, 518
- beta-talassemia, 518
- icterícia, 566
- *major*, 518
- *minor*, 518
Taquiarritmias, dor torácica, 387
Taquifemia, 253
Taquipneia transitória do recém-nascido, 239, 324
Telangiectasia hemorrágica hereditária, 289
Telarca precoce isolada, 752
Teratomas, 673
- mediastino, 685
Terçol, 626
Terror noturno, 304
Testículos, afecções, 18
- apêndice testicular, torção, 19
- criptorquidia, 18
- orquiepididimite, 19
- retrátil, 207
- torção, 18
- trauma, 20
Tetraplegia aguda, 713, 716
Ticobezoar gástrico, 664
Timo, 685
Timoma, 686
Tinha negra palmar, 321
Tiques, 274
Tireoide lingual, 672
Tirosinemia, icterícia, 571
Tocotraumatismos, 198
Tonsilas palatinas, hipertrofia, 709
Tônus muscular, 555
Tórax, dor, 378-395
- alterações respiratórias, 381
- apresentação, 378
- arritmias-taquiarritmias, 387
- asma brônquica, 381

- cardiopatias, 385
- colecistite, 383
- corpo estranho esofágico, 383
- costocondrite, 380
- derrame pleural, 382
- dissecção de aorta, 387
- distúrbios da motilidade do esôfago, 383
- doença
- - artéria coronária, 386
- - Kawasaki, 387
- embolia pulmonar, 382
- epidemiologia, 378
- escoliose, 384
- esofagite, 383
- estresse, 384
- etiologia, 379
- exame físico, 389
- exposição a agentes tóxicos, 387
- gastrite, 383
- hipertensão pulmonar, 382
- hiperventilação, 383
- história, 388
- idiopática, 384
- infarto
- - miocárdio, 387
- - pulmonar, 382
- infecção por herpes-zóster, 384
- ingestão de substância cáustica, 383
- investigação complementar, 391
- massas mamárias, 383
- miocardite, 386
- miosite, 384
- neoplasia, 384
- pericardite, 386
- pleurite, 382
- pneumomediastino, 382
- pneumotórax, 382
- pontada Texidor, 381
- prolapso da valva mitral, 386
- síndrome
- - costela deslizante, 380
- - dor em parede torácica idiopática, 381
- - Tietze, 380
- traumas, 380
- úlcera, 383
- vasoespasmo coronariano, 387
- xifoidinia, 381
Torção
- apêndice testicular, 19
- - definição, 19
- - diagnóstico, 19
- testicular, 18
- - definição, 18
- - diagnóstico diferencial, 19
- - exames complementares, 19
- - tipos, 19
Torcicolo
- congênito, 679
- paroxístico benigno da infância, 303, 817
Tosse, 800
- aguda, 800, 802
- crônica, 800, 804
- diagnóstico, 802

846 Índice Remissivo

- eficácia, 801
- produtiva, 801
- seca, 801
- subaguda, 801
Toxocaríase, 506
- adenomegalia, 12
Toxoplasma gondii, 505
Toxoplasmose, 505
- adenomegalia, 12
- congênita, 619
- - diagnóstico, 620
- - quadro clínico, 619
- febre prolongada, 464
- hepatoesplenomegalia, 505
Transferrina
- receptores, 82
- saturação, 82
Transtorno mental (TM), 39-75
- ansiedade
- - generalizada, 46
- - separação, 43
- ansiosos, 42
- autismo, 63
- bipolar, 51
- conduta, 57
- déficit de atenção/hiperatividade, 54
- déficit intelectual, 69
- depressivo unipolar, 50
- desafiador opositivo, 59
- desenvolvimento, 42, 62
- dissociativos/conversivos, 51
- espectro autista, 63
- estresse pós-traumático, 47
- externalizantes, 42
- factício por procuração, 53
- fobia
- - específica, 44
- - social, 45
- internalizantes, 41
- mutismo seletivo, 46
- obsessivo-compulsivo, 48
- pânico, 47
- síndrome de Asperger, 67
- somatização, 54
Traqueia, doenças congênitas, dispneia, 238
Traqueíte bacteriana, 425
Traqueomalácia, 429
Trato
- digestivo, infecções graves, abaulamento do abdome, 4
- urinário, infecção, 569
Traumas
- artrite, 100
- dor torácica, 380
- testicular, 20
- - definição, 20
- - diagnóstico, 20
Traumatismo
- craniano, cefaleia, 143
- cranioencefálico, 716
- - coma, 173
- raquimedular, 562, 720
Tremor, 274
Trichomonas vaginalis, vulvovaginite, 189
Trigonocefalia, 36

Trombastenia de Glansmann, 288
Trombocitopatias, 288
- adquiridas, 288
- congênitas, 288
Tromboflebite, febre prolongada, 468
Trombose da veia porta, 525
Tronco cerebral, neoplasias, 115
Tuberculose, 502
- abdominal, 364, 370
- artrite, 98
- febre prolongada, 462
- ganglionar, 677
- hemoptise, 483
- hepatoesplenomegalia, 502
- icterícia, 569
- pneumonia, 727
Tubulopatias, 739
Tumores
- cerebrais, 113
- cervicais
- - benignos, 679
- - congênitos, 670
- - malignos, 679
- hepáticos, 576
- hipertensão arterial, 534
- intra-abdominais, abaulamento do abdome, 6
- laringe, 430
- - dispneia, 237
- mediastino, 242
- - pneumonia, 728
- medulares, 721
- nasais, 707
- nasofaringe, 709
- neurogênicos, 687
- orofaringe, 710
- ósseos, 376
- parede intestinal, 364
- pescoço, dispneia, 237
- pneumonia, 727
- sistema nervoso central, cefaleia, 143
- Wilms, 661

U
Úlcera
- estresse, 494
- péptica, 351, 367
Urgência hipertensiva, 529
Urina, hematúria, 473
Urolitíase, 355
Urticária, 807
- aguda, 807
- alimentos, 809
- autoanticorpos, 812
- contato, 810
- corantes e aditivos alimentares, 810
- crônica, 807
- doença do soro, 811
- eritema multiforme, 811
- etiologia emocional, 811
- exercício, 809
- expressão de doenças sistêmicas, 811
- físicas, 808, 810

- fungos, 810
- idiopática, 812
- inalantes, 810
- infecções bacterianas, 809
- látex, 811
- mastocitose cutânea, 811
- medicamentos, 809
- parasitos, 810
- pênfigo bolhoso e dermatite herpetiforme, 811
- picadas de abelhas e vespas, 810
- pigmentosa, 319
- vasculite autoimune, 811
- vírus, 809

V
Varicela, 435, 442
- complicações, 442
- diagnóstico, 442
- exantema, 446
- faixa etária, 446
- incubação, período, 446
- período de contágio, 446
- pródromos, 446
- sinais e sintomas, 446
Vasoespasmo coronariano, dor torácica, 387
Vegetações adenoides, 707
Veias brônquicas, 481
Velocidade de crescimento (VC), 21, 124
Vertigem, 813
- diagnóstico, 814
- doença de Ménière, 818
- fisiopatologia, 813
- malformações, 818
- neurite vestibular, 818
- otites médias, 817
- paroxística benigna da infância, 816
- posicional paroxística benigna, 818
- quadro clínico, 814
- quadros centrais, 819
- torcicolo paroxístico da infância, 817
Vertigem paroxística benigna, 111, 303
Vesícula, 434
Vias
- biliares
- - atresia, 160, 573
- - icterícia, 572
- respiratórias superiores, 424
- - calibre, 424
- - epiglote, 424
- - laringe, 424
- - obstrução, 702-712
Vírus (infecções), febre prolongada, 462
Vísceras abdominais, aumento, 6
Visualização laríngea, 224
Vitamina B$_{12}$, deficiência, anemia, 86
Vitiligo, 315
- perinévico, 314
Vólvulo, 496

Vômitos, 820
- alergia aos alimentos, 824
- bulimia, 825
- causas obstrutivas, 822
- cíclicios da infância, 306, 824
- diagnóstico diferencial, 821
- doença
- - neurológica crônica, 826
- - refluxo gastroesofágico, 824
- fisiopatologia, 820
- mecanismos de origem, 820
- regurgitações funcionais, 822

Voz, avaliação, 223
Vulvovaginite
- *Candida albicans*, 188
- *Enterobius vermicularis*, 189
- *Gardnerella vaginalis*, 188
- inespecífica, 186
- *Neisseria gonorrhoeae*, 188
- *Trichomonas vaginalis*, 189

W
Walker, Walburg, síndrome, 559
Weaver, síndrome, 25

Wilson, doença, 267, 526
Wiskott-Aldrich, síndrome, 653

X
Xeroderma pigmentoso, 322
Xifoidinia, 381

Z
Zellweger, síndrome, 561
Zollinger-Ellison, síndrome, 221